イラストレイテッド
泌尿器科手術
図脳で覚える術式とチェックポイント

加藤晴朗　長野市民病院・泌尿器科部長

医学書院

著者略歴

加藤晴朗(かとうはるあき)Haruaki Kato M.D.

1960 年	静岡市に生まれる
1985 年	信州大学医学部卒業
同年	信州大学医学部泌尿器科入局
	(1986 年より,山梨県立中央病院,佐久総合病院,北信総合病院で研鑽後,
	1991 年信州大学医学部附属病院助手)
1994 年	Mansoura Urology and Nephrology Center(Egypt)に留学
1996 年	小諸厚生総合病院泌尿器科医長
1999 年	信州大学医学部附属病院講師
2013 年	長野市民病院泌尿器科部長
	現在に至る

イラストレイテッド泌尿器科手術
図脳で覚える術式とチェックポイント

発　行　2007 年 10 月 15 日　第 1 版第 1 刷Ⓒ
　　　　2024 年 8 月 1 日　第 1 版第 7 刷

著　者　加藤晴朗
発行者　株式会社　医学書院
　　　　代表取締役　金原　俊
　　　　〒113-8719　東京都文京区本郷 1-28-23
　　　　電話 03-3817-5600（社内案内）

印刷・製本　横山印刷

本書の複製権・翻訳権・上映権・譲渡権・貸与権・公衆送信権（送信可能化権を含む）は株式会社医学書院が保有します．

ISBN 978-4-260-00398-8

本書を無断で複製する行為（複写，スキャン，デジタルデータ化など）は，「私的使用のための複製」など著作権法上の限られた例外を除き禁じられています．大学，病院，診療所，企業などにおいて，業務上使用する目的（診療，研究活動を含む）で上記の行為を行うことは，その使用範囲が内部的であっても，私的使用には該当せず，違法です．また私的使用に該当する場合であっても，代行業者等の第三者に依頼して上記の行為を行うことは違法となります．

JCOPY〈出版者著作権管理機構　委託出版物〉
本書の無断複製は著作権法上での例外を除き禁じられています．複製される場合は，そのつど事前に，出版者著作権管理機構（電話 03-5244-5088，FAX 03-5244-5089，info@jcopy.or.jp）の許諾を得てください．

推薦の序

　1996年の信州大学への着任の2～3年前に加藤晴朗先生からマンスーラ大学への留学について，意見を求められたことがあった．その際私は，マンスーラ大学ではなくて，アメリカやカナダ，あるいはヨーロッパの大学への留学を勧めたことを記憶している．一番大きな理由は，私の留学先であったモントリオールのマッギル大学で当時付き合う機会のあった，エジプトから留学していた複数の泌尿器科医から感じられた強烈すぎる個性であった．エジプトでの強烈な個性のある泌尿器科医たちの人間関係は厳しそうであり，優しそうな人柄の加藤先生には難しいと感じられたからであった．しかし，実際には加藤先生はマンスーラ大学に1994年から1995年まで留学し，マンスーラ大学での留学生活を良好な人間関係のもとに十分にエンジョイしてこられた．とくにHassan先生と出会い，serous-lined tunnel法などの手術を学び，習得してきたことが本書の出版にもつながった訳であり，加藤先生の芯の強い人間性とわが道を行く姿勢に敬意を表するところである．

　本書の構成は1膀胱の手術，2泌尿器科手術に必要な各種アプローチ，3前立腺手術，4陰茎・陰嚢・尿道の手術，5女性および小児泌尿器科の手術，6尿路再建術，付録 マンスーラからなっている．加藤先生の自筆による立体感あふれるイラストを頭に入れることは手術を円滑に進める際に有用なことを確信している．読者の先生方には，本書を一読するだけではなく，手術を担当する前に，本書の相当する箇所に繰り返し目を通すことをお勧めする次第である．

　2007年　盛夏

信州大学医学部泌尿器科　西澤　理

はじめに

　如何にして優れた執刀医になるか，あるいは如何にして優れた執刀医を育てるか。外科医によって，時期によって，あるいは環境によってさまざまな考えがあるであろう。多くの手術を経験すること，できるだけ上手な手術を多くみること，手術解剖を熟知すること，あるいは手術書や解剖書をよく読んで，あるいはビデオをよく見てイメージトレーニングをしておくことなど。また技術的なことを言えば，糸結びや腹腔鏡であればトレーニングボックスを利用して，常日頃の練習を怠らない。もっと高度なことは，とっさのときに適切にトラブルを処置する判断力や冷静さ。あるいは困難な状況を打開するような想像力や創造力が要求されるような場面もあろう。もっと観念的なことを言えば，チームワークを守れるとか，常に心が安定しているとかトレーニングしようにも，できそうもない要素まで入ってくる。

　もちろん，これらの要素はすべて，優秀な外科医にとっては，必要なことであろう。あるいは優秀な外科医であれば，もっと多くのことを身につけているであろう。若い泌尿器科医のほとんどは，優れた執刀医になることを願いトレーニングに励んでいる。しかし一人あたりの症例数の少ない日本においては，如何にしてこれらの能力を身につけたらよいのであろうか。あるいは本当にとっさのトラブルに対応できるトレーニングがあるのであろうか。

　これらの要求をすべて身につける究極の方法は，手術の手順と方法をすべて暗記することである。本書ではすべての手術は，ひとつひとつの手技の連続で成り立ち，その手技を合理的な順序に従って完遂すれば，手術を滞りなく終了するようになっている。その順序にしたがって拙いイラストで説明することを試みた。例えば膀胱全摘術が，AからZまでの手技で成り立っているとすれば，A，B，C…と一つずつ暗記した手技を順番にZまで行えば，きれいに膀胱は摘出できるようになっている。一つの手技に関しては，左手の使い方まで決まっていたり，結紮の順序までわたしの場合には決まっている。これについては各指導医や施設によって多少なりとも相違があるので，あまり厳格には決めないが，私なりの方法をイラストにしてみた。残念ながらトラブル・シューティングについては手が回らなかったが，極論すればトラブルの対処も，対処の手順と仕方を暗記するのである。実際に暗記したとおりにやってみて，実際の感覚を掴み，自信をつければ判断力や冷静さ，しいては術中の感情の安定まで得られるようになる。くどいようだが，"手術は暗記である"。

　本書執筆中の苦しみでもあり，楽しみでもあるのは，いかに頭の中にあるイメージや手術のコツをわかりやすく，一発で表現するにはどんな絵を描いたらよいかだ。実際の手術野はあっちを見たりこっちを見たりして，頭の中にひとつのイメージとしてまとめることができるが，イラストにするとそれを一平面上でわからせるようにしなければならない。これは多くの手術書においても実際の手術野に比べて，立体感に欠けるのはそのためと思われる。したがって本書のイラストにおいても，解剖や写実感よりも，やはり実際の手技や手順を重視した。しかしながら，イラストを描きながら実感するのは，手術の絵を描くこと自体，手術のトレーニングになるということである。実際の手術と違って，出血することもなく，何度でもやり直すことができるのが利点である。しかし，一枚の絵を描くことによって，解剖に矛盾がないか調べたり，手技や手順を改めて反芻することにより，より理解が深まるのである。絵を描く暇がないほど症例数が多い外科医は別として，絵を描くことは，手順や手技を暗記するための助けになることを疑わない。

　この手術書を執筆するにあたり多くの方のお世話とご援助を賜ったのでこの場を借りて深謝したい。西澤　理教授はじめ信州大学医学部泌尿器科学教室の医局員一同には術中多くの要求に応えていただき感謝しています。特に西澤教授は術中写真を撮るのに苦労していた私をみて，デジカメとともに消毒可能なカメラカバー（水中写真撮影用）をプレゼントしていただき大変感謝しています。以後愛用させていただき，私のイラストの質は一段と

向上したのではないか？と思っている。また多くの貴重な手術例を見せてくれた小諸厚生総合病院医長・清河英雄先生（現・諏訪赤十字病院医長），長野松代病院医長・中川龍男先生，国立長野病院医長・小宮山斎先生（現・国立松本病院医長）および水沢弘哉先生には感謝いたします。最後に初めて手術書を執筆する私を，長期にわたり多くの助言やアイデアで励まし続けて下さった，医学書院編集部の伊東隼一氏および，大小不揃いで無計画に描いたイラストをさらに私のわがままを受け入れていただき，きれいにレイアウトして下さった制作部の玉森政次氏に深謝いたします。

2007年8月

加藤晴朗

目次

1 膀胱の手術　1

A　根治的膀胱全摘術（単純膀胱摘除術を含む）　2
1. 切開，アプローチ　2
   - ＜腹壁・腹膜の切開＞　2
   - ＜臍靱帯に沿ったアプローチ＞　3
   - ＜背側腹膜の切開＞　4
2. 骨盤リンパ節郭清　9
3. 後方アプローチ（男性）　14
   - ＜側後方靱帯の処理＞　18
4. 前方アプローチ（男性）　19
5. 女性の膀胱全摘（新膀胱作成を予定する場合）　25
6. 大網の遊離　28
7. 女性の膀胱全摘（尿道摘出する場合）　29
8. 子宮全摘出後の膀胱全摘術―逆行性のアプローチ　32
9. 尿管の剥離―尿路変向・再建のために　35
10. 男性の単純膀胱摘出術　36
11. 女性の単純膀胱摘出術　38

B　腹膜外アプローチによる膀胱手術　40
12. 腹膜剥離操作　40
13. 腹膜外アプローチによる膀胱部分切除　41
14. 腹膜外アプローチによる尿路変向の場合（特に小切開手術の場合）　42

C　その他の膀胱の手術　44
15. 尿膜管癌の手術　44
16. 膀胱憩室癌に対する膀胱部分切除術　46
17. 膀胱瘻から発生した膀胱癌に対する膀胱部分切除　48
18. 男性のbivalved cystectomy　49
19. 膀胱S状結腸瘻の手術　51

2 泌尿器手術に必要な各種アプローチ　53

A　腎・副腎へのアプローチ　54
1. 腰部斜切開による腹膜外アプローチ　54
2. 12肋骨上切開による腎・副腎へのアプローチ　56
3. 肋骨上アプローチによるドナー腎摘術　60
4. 肋骨上アプローチによる腎部分切除　63
5. 馬蹄鉄腎の半腎摘除術，左半腎の根治的腎摘術　66
6. 11肋骨上切開による腎・副腎疾患に対する腹膜外・胸膜外アプローチ　68
7. 経胸経腹アプローチ　72
8. Vertical lumbotomy　75
9. 経腹的アプローチによる根治的腎摘術　77
10. 困難を伴う腎腫瘍の手術　81

B　後腹膜リンパ節郭清術　89
　　　　　11　精巣腫瘍化学療法後の後腹膜リンパ節郭清　89
　　　　　　　＜特殊な場面＞　96
　　　C　傍腹直筋切開によるアプローチ　102
　　　　　12　傍腹直筋切開　102
　　　　　13　傍腹直筋切開法による生体腎移植（レシピエント）　105
　　　　　　　＜Graft failureの腎摘術＞　115
　　　　　14　傍腹直筋切開による腎尿管全摘術　116
　　　　　15　下部尿管腫瘍に対する腎温存術　120
　　　D　小切開手術　127
　　　　　16　小切開手術（ミニマム創泌尿器手術）　127

3　前立腺手術　137
　　A　根治的前立腺全摘術　138
　　　1　骨盤リンパ節郭清　138
　　　2　オーソドックスなアプローチ方法　139
　　　3　骨盤筋膜の切開とバンチングテクニックのピットホール　145
　　　4　尿道の離断　148
　　　5　恥骨前立腺靱帯の切離　151
　　　6　直腸周囲脂肪織からの側方アプローチによる広範前立腺全摘術　155
　　　7　尿道切断後のデノンビエ筋膜の離断　161
　　　8　外括約筋におけるlateral pelvic fasciaの処理　162
　　　9　恥骨後式前立腺全摘術の復習　164
　　　　　＜神経血管束とデノンビエ筋膜＞　174
　　B　前立腺肥大症の手術　177
　　　10　前立腺肥大症に対する恥骨後式被膜下摘除術　177
　　　11　恥骨上式前立腺被膜下摘除術　181

4　陰茎・陰囊・尿道の手術　183
　　A　陰茎の手術　184
　　　1　包茎の環状切開術　184
　　　2　陰茎癌に対する陰茎部分切除術　187
　　　3　傍尿道口のmelanoma in situの手術　192
　　　4　陰茎癌に対する全陰茎切除術　193
　　　5　陰茎癌に対する鼠径リンパ節郭清術　195
　　　　　＜鼠径リンパ節郭清術補稿＞　198
　　　6　陰茎折症の手術　199
　　　7　虚血性持続勃起症の手術　201
　　B　陰囊の手術　204
　　　8　陰囊水腫　204
　　　9　精巣腫瘍に対する高位精巣摘除術　206
　　　10　膀胱ヘルニアの手術　208
　　　11　両側精巣摘除術　210

12	精巣捻転の精巣固定術	211
13	精巣破裂の手術	213
C	尿道の手術	215
14	尿道摘除術（男性）	215
15	尿道憩室の摘出術	222
16	前部尿道の狭窄	223
17	尿道会陰瘻の手術	229
18	骨盤骨折に伴う後部尿道（主として膜様部）断裂の手術	231
	＜経会陰式アプローチ＞	236
	＜経会陰腹式アプローチへの移行＞	238
	＜尿禁制に関する考察＞	243
	＜恥骨切除の意義＞	244
	＜経恥骨式アプローチ＞	245

5　女性および小児泌尿器の手術　247

A　婦人泌尿器の手術　248

1	尿道カルンクル切除	248
2	尿道脱	249
3	外尿道口に発生したメラノーマ	250
4	傍尿道口嚢胞摘出術	252
5	尿道憩室摘出術	253
6	尿道腟瘻（1）	255
7	尿道腟瘻（2）	256
8	ボアリ法による尿管膀胱吻合術	258
9	Psoas hitch法による膀胱尿管吻合術	260
10	膀胱と腹膜の剥離	264
11	膀胱腟瘻（1）	265
12	膀胱腟瘻（2）：大きい場合	266
13	膀胱腟瘻と尿管損傷が併存する場合	267
14	女性尿道憩室癌	269
15	女性尿道癌	271
16	Bivalved cystectomy	274
17	腹圧性尿失禁に対するバーチ法	276
18	膀胱瘤の手術	278

B　小児泌尿器の手術　279

19	小児陰嚢水腫	279
20	停留精巣	282
21	2期Fowler-Stephens法（腹腔内精巣）	285
22	精索静脈瘤に対する高位精索結紮術	286
23	腎盂形成術	287
24	逆流防止術（1）	290
25	逆流防止術（2）	292
26	重複尿管に対する新吻合術	293

6 尿路再建術　295

A 失禁型尿路変向術　296
1. 尿管皮膚瘻術　296
2. 回腸導管法　300
   - ＜Wallace法＞　300
   - ＜Nesbit法＞　302
3. ストマの作成　304
4. 回腸導管補稿　307
5. 横行結腸導管法　310
6. S状結腸導管法　313
7. 回腸-回腸端々吻合　314

B 新膀胱の作成　317
8. Serous-lined tunnel principle　317
9. 回腸による新膀胱作成　319
10. Studer法　327
11. 新膀胱補稿　329
12. S状結腸による新膀胱の作成　331

C 禁制尿路変向術　332
13. マインツパウチ　332
14. マインツパウチ変法　334
15. 虫垂の取り扱いと結腸への粘膜下トンネル法　335
16. われわれの禁制尿路変向術　337
17. 回腸によるYang-Monti管（reconfigured ileum）の原理と作成法　339
18. 禁制弁を臍底部に吻合　340
19. 結腸による禁制尿路変向術　342
    - ＜Serous-lined tunnel法＞　342
    - ＜粘膜下トンネル法＞　345
    - ＜Same pedicle concept＞　346
    - ＜Yang-Monti管＞　347
20. 横行結腸による禁制尿路変向補稿　348

D その他の尿路再建術　350
21. 膀胱拡大術　350
22. 二分脊椎などによる神経因性膀胱患者で，回腸で膀胱を拡大する場合　351
23. S状結腸で膀胱を拡大する場合　353
24. 回腸による代用尿管　354
25. 胃瘻造設　355
26. 特殊な膀胱瘻(1)　356
27. 特殊な膀胱瘻(2)　358

付録　マンスーラ〜エジプトの泌尿器疾患と手術〜　363
- 1　エジプトの泌尿器医療事情　364
- 2　エジプトにおける尿路変向の歴史　367
- 3　Recto-sigmoid pouch　369
- 4　新膀胱の歴史　370
- 5　T-pouch　371
- 6　Yang-Monti 管による代用尿管　373
- 7　上部尿路結石の手術　374

参考文献　381
おわりに（泌尿器外科の秘訣）　383
索引　385

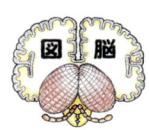

図脳コラム一覧

- 図脳（ずのう）論　23
- 北斎1　23
- 北斎2　27
- ダ・ヴィンチ　37
- サッカー1　39
- サッカー2　43
- 図脳と言語脳　43
- 図脳とモチベーション　47
- 図脳とムダ思考（見えないものを見る図脳）　100
- 見えないものを見る図脳　109
- 図脳と創造性　113
- 夢見る図脳　121
- マンガやアニメにみる図脳大国日本　135
- 美を見つめる図脳　176
- 不安・恐怖と図脳　203
- 人生を変える図脳　214
- 挑戦する図脳　231
- ひと（他人や先人）の気がつかないものを見る図脳1　370
- ひと（他人や先人）の気がつかないものを見る図脳2　379
- ひと（他人や先人）の気がつかないものを見る図脳3　379

1 膀胱の手術

"手術は暗記すればよい"と実感したのはトレーニングを開始し始めたエジプトで，毎日，毎日，膀胱全摘術を観察しているときであった．標準的な手術ではどんなに手順が多くても，はじめの皮膚切開から最後の閉創まで，すべて決められた数の手順を順番にこなしていけば，必ず完遂するのである．もちろんこの手順は，緻密な手術解剖を考察して綿密に練り上げられて完成された非の打ち所のない芸術品である．例えば，精巣の血管の内側に沿って腹膜を切り上げていくと，必ずその腹膜の裏面に尿管が現れるのである．なぜ彼らは解剖を熟知しているのか，そしてその手順がいかに合理的か，観察を続ければ続けるほど，多くの知恵に気づくのである．もちろん彼らとは，言葉の壁もあり，こういう順序でやればこうなるので理に適っているんだと説明してくれるわけではないので，自分自身で気づくしかない．最初のうちはその理由に気づかないので，なぜこうまでするのか意味がわからなかったり，あまりにも剝離面がきれいであるので，日本人とエジプト人では人体解剖が違うのではと，疑ったりしたくらいである．しかし，彼らの手術がいかに合理的で美しいか，日に日に気づいていくのである．そして，膀胱全摘のような，かなり手がこんでいる手術においても，その手順を暗記し，手順の一つずつをどのようにこなすかを覚えさえすれば，非常に完成度の高い膀胱全摘の手術が，若いトレーニング中の外科医でも必ずできるようになるのである．例えば，閉鎖動静脈の処理の場合，左手は膀胱を圧排するように軽く抑え，人差し指と薬指の間に閉鎖動静脈が入るようにして，右手で直角鉗子を用いて，その血管をすくうという具合である．これは系統的(systematic)で，step by step の手術である．少なくとも，それまで自分が日本でやってきた膀胱全摘とは考え方から根本的に異なるという印象である．それまでの日本の経験では，こちらから手をつけて，行き詰まったから，こんどはあっちへ，あっちが行き詰まれば今度はまたこっちからといった具合で，行き当たりばったり，なんとか取って，取れれば満足といった感じで，美的感覚も全くない手術であった．前回と今回ではやり方が異なったり，執刀医が変わればまたやり方も変わるのである．そして美的でない手術は，時間も長くかかるし，出血も多くなり，合併症も多い．術後の回復も遅い．

エジプトの外科医は，標準的術式は膀胱全摘のみならず，腎摘術，腎移植術，尿管狭窄の修復術などすべてにおいて，系統的な手順と手技は誰がやっても同じなように決まっているのである．この違いはやはり，帰する所は症例数の違いによるものであろう．

日本のように1年に膀胱全摘が1人の術者に数例しかできないようでは手順も忘れてしまうであろうし，手順通りやることがいかに大切かということもわからないままに，無駄に外科医の人生が過ぎてしまう．助手やスタッフも流れ作業ができない．一度膀胱全摘を習得してしまえば，あとは時々，復習する程度で技術の維持は可能であるが，多くの外科医は手術を確立させることなく，常に発展途上の段階で終わってしまうのである．したがって外科医としてある術式に自信をもつためには，一時期，完全にその手順を暗記してしまうことが重要で，そのようなトレーニングを若い時期にどこかで受けなくてはならない．いくつかの定型的な手術を暗記してしまえば，応用問題も可能であるし，そこから自分の境地も開けてくるし，困難な手術にも立ち向かうことができるようになる．

膀胱全摘術は泌尿器科医として，卒業試験に例えられるが，手順さえ暗記してしまえば，むしろバリエーションの多い前立腺全摘より簡単に思える．膀胱全摘には泌尿器科医に必要な多くの基本的手技が詰まっているのである．

A 根治的膀胱全摘術（単純膀胱摘除術を含む）

1 切開，アプローチ

〈腹壁・腹膜の切開〉

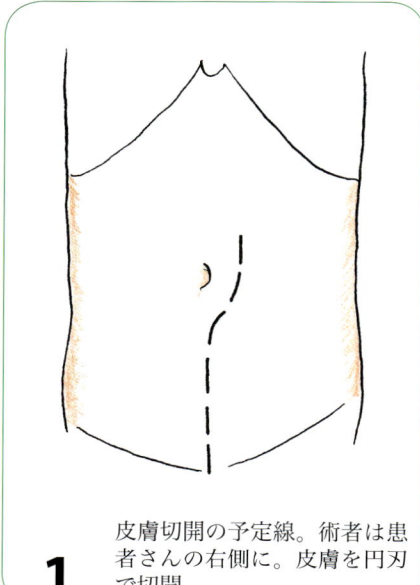

1 皮膚切開の予定線。術者は患者さんの右側に。皮膚を円刃で切開。

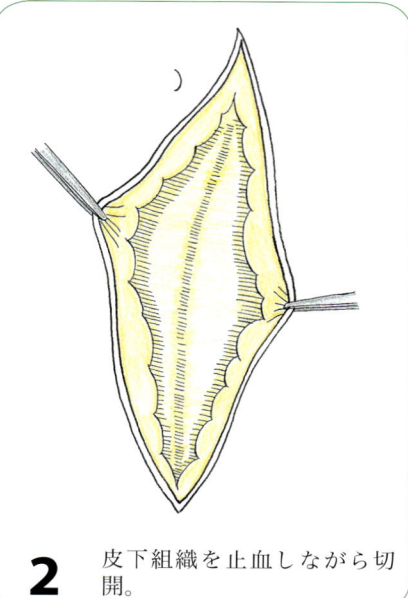

2 皮下組織を止血しながら切開。

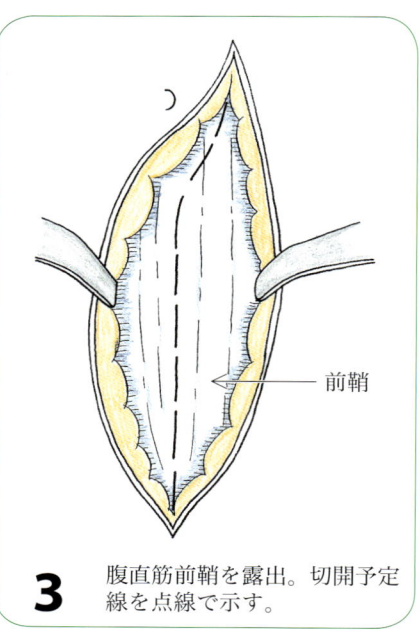

3 腹直筋前鞘を露出。切開予定線を点線で示す。

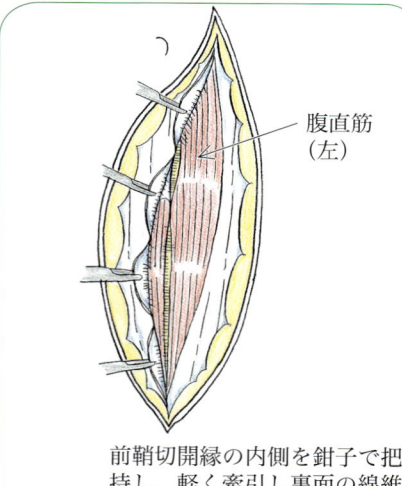

4 前鞘切開縁の内側を鉗子で把持し，軽く牽引し裏面の線維組織を電気メスで外していくと，後鞘より頭側で左の腹直筋筋腹が現れるので正中が明らかになる。

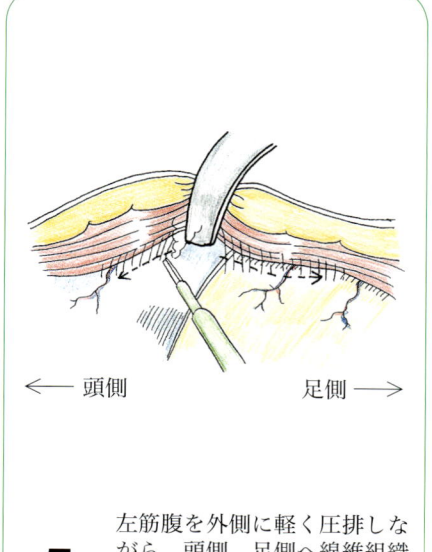

5 左筋腹を外側に軽く圧排しながら，頭側，足側へ線維組織を電気メスで外していく。

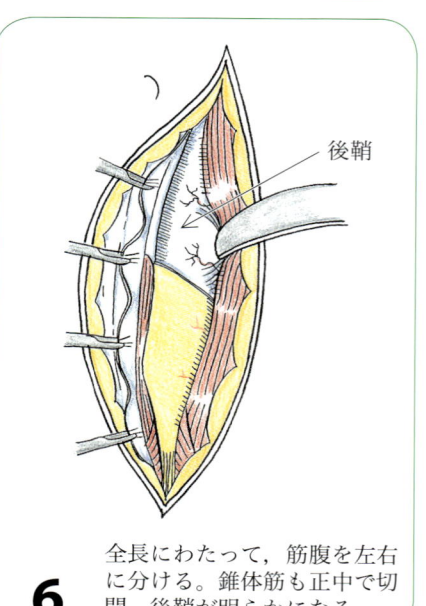

6 全長にわたって，筋腹を左右に分ける。錐体筋も正中で切開。後鞘が明らかになる。

A 根治的膀胱全摘術 3

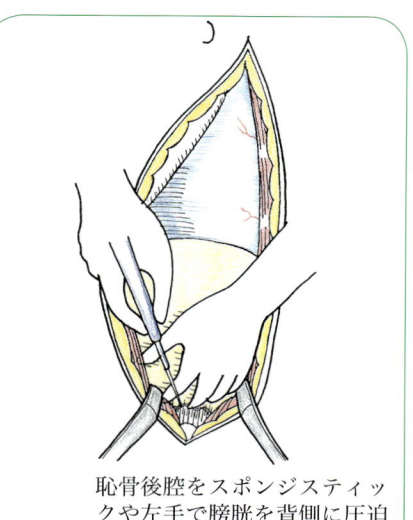

7 恥骨後腔をスポンジスティックや左手で膀胱を背側に圧迫しながら，電気メスで，細い血管を凝固しながら展開する。

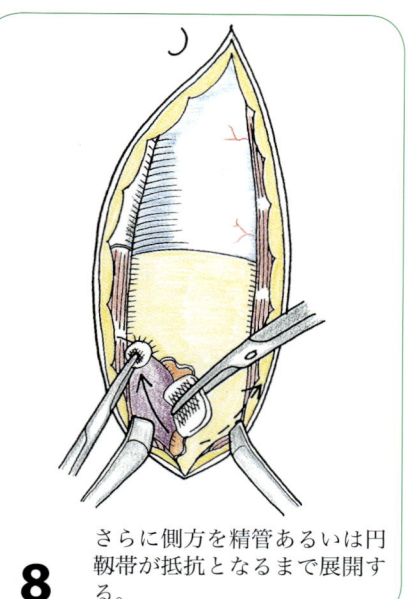

8 さらに側方を精管あるいは円靱帯が抵抗となるまで展開する。

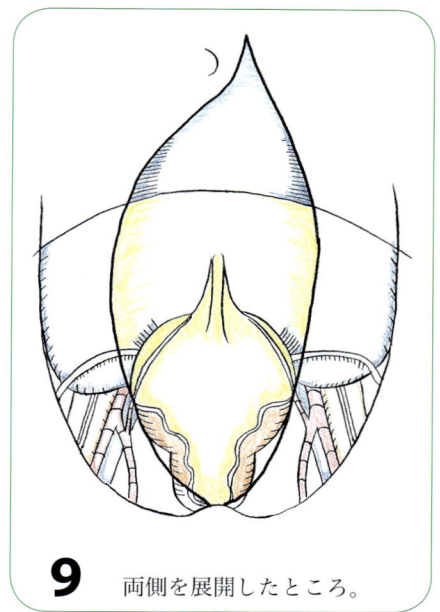

9 両側を展開したところ。

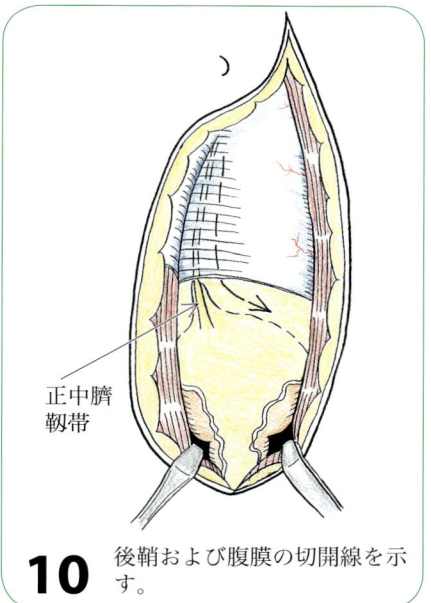

10 後鞘および腹膜の切開線を示す。

正中臍靱帯

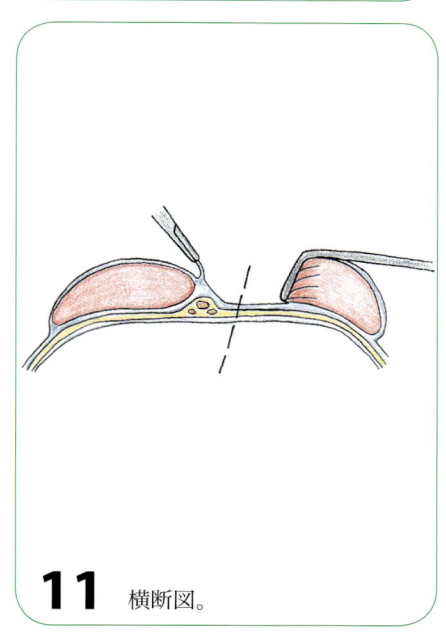

11 横断図。

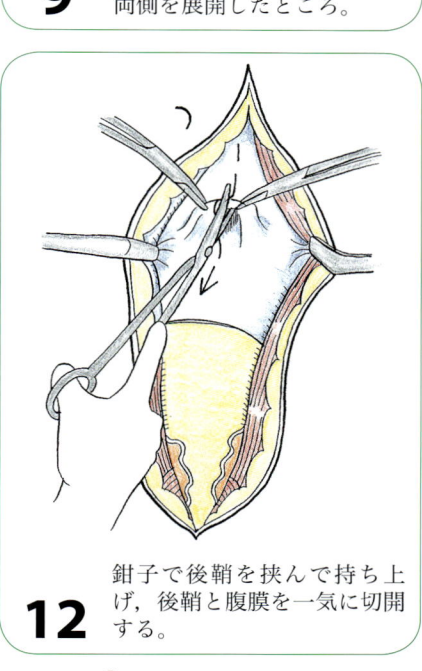

12 鉗子で後鞘を挟んで持ち上げ，後鞘と腹膜を一気に切開する。

〈臍靱帯に沿ったアプローチ〉

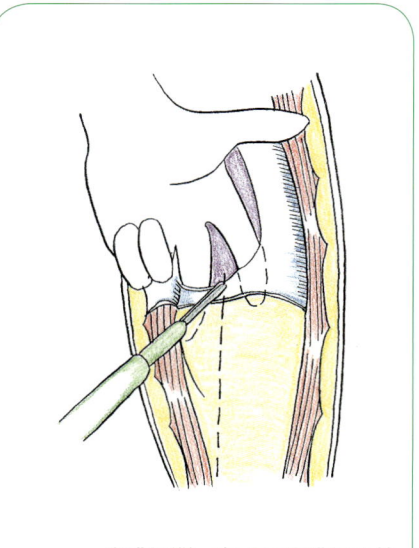

13 腹膜切開。左手で腹膜縁を持ち上げながら。

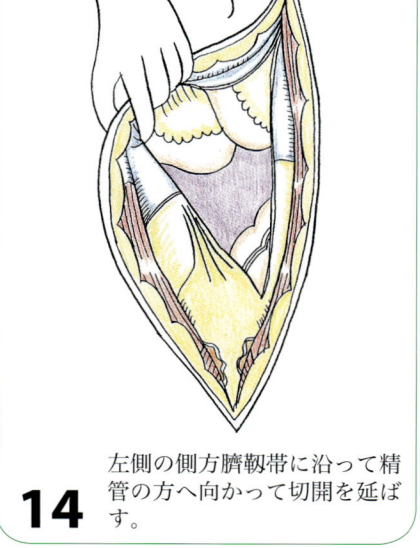

14 左側の側方臍靱帯に沿って精管の方へ向かって切開を延ばす。

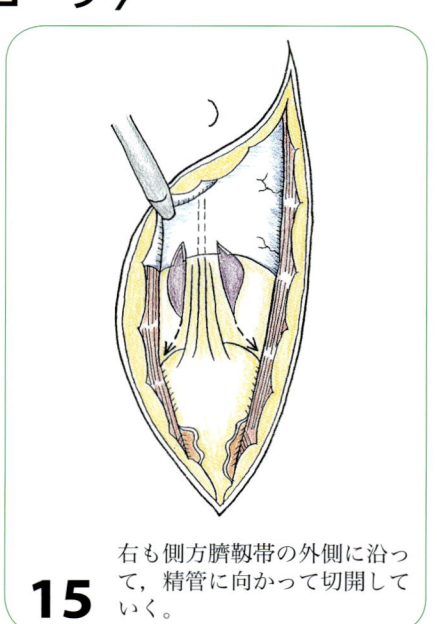

15 右も側方臍靱帯の外側に沿って，精管に向かって切開していく。

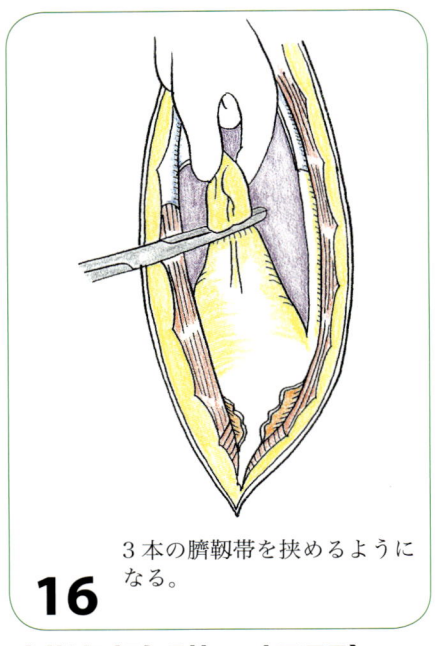

16 3本の臍靱帯を挟めるようになる。

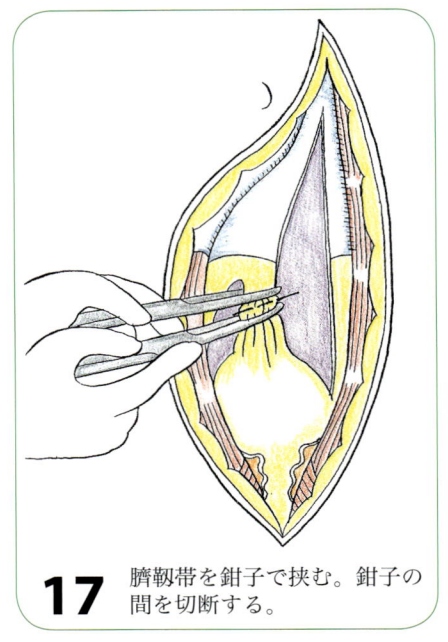

17 臍靱帯を鉗子で挟む。鉗子の間を切断する。

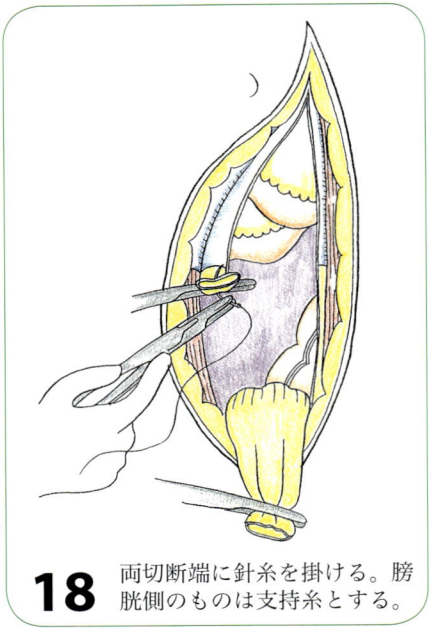

18 両切断端に針糸を掛ける。膀胱側のものは支持糸とする。

〈背側腹膜の切開〉

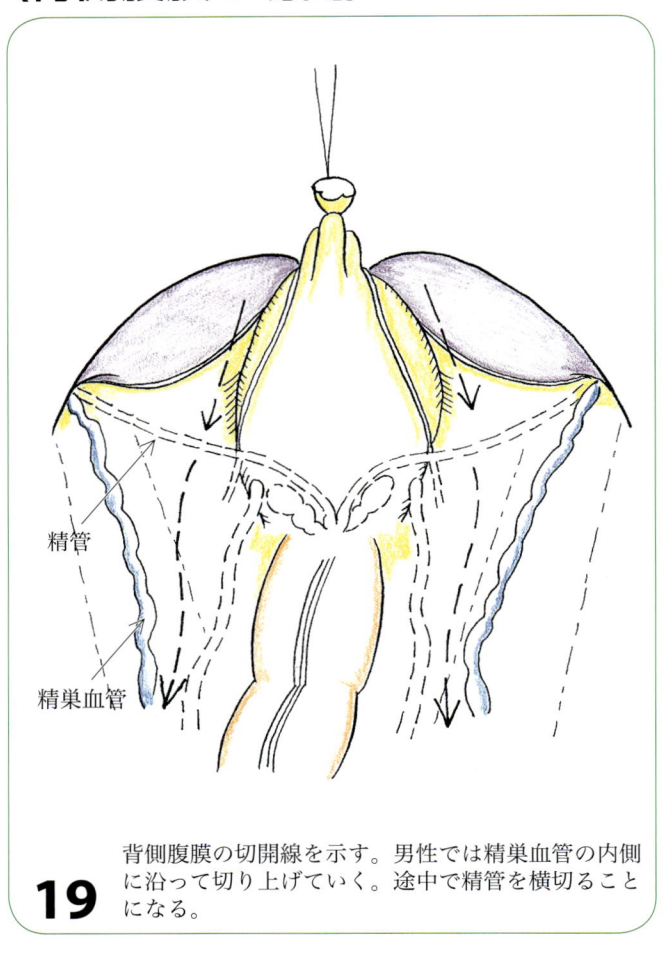

19 背側腹膜の切開線を示す。男性では精巣血管の内側に沿って切り上げていく。途中で精管を横切ることになる。

精管
精巣血管

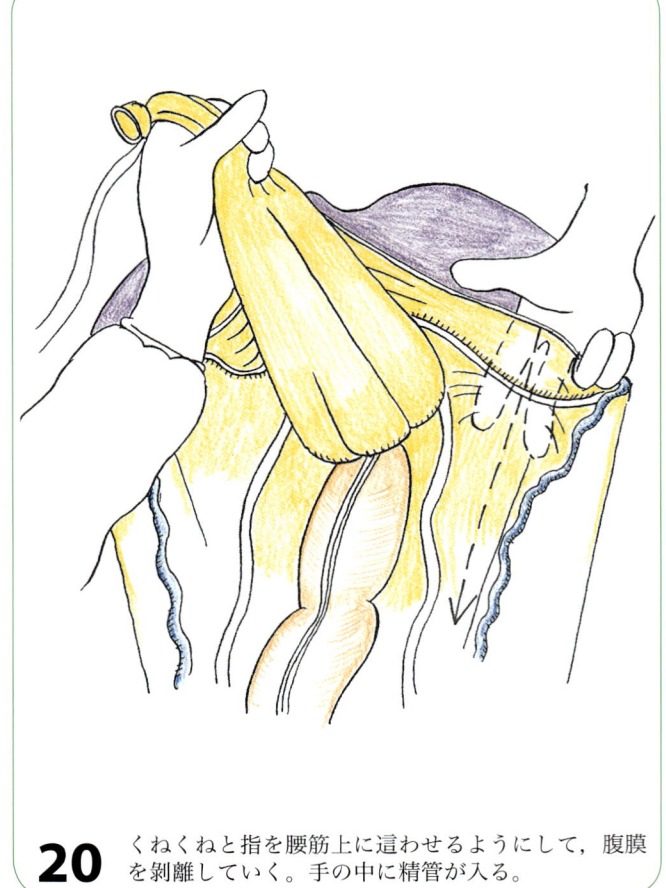

20 くねくねと指を腰筋上に這わせるようにして、腹膜を剥離していく。手の中に精管が入る。

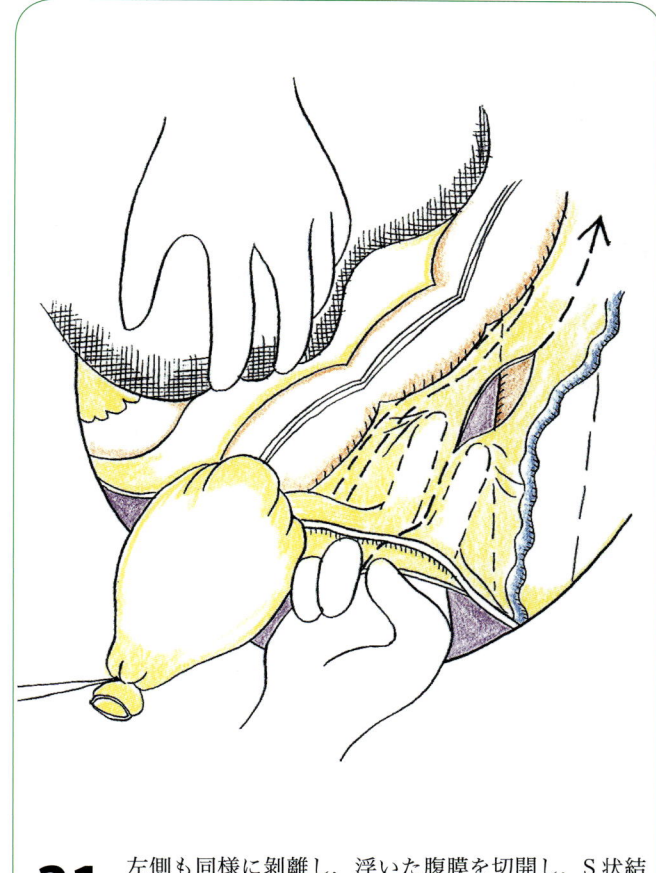

21 左側も同様に剝離し，浮いた腹膜を切開し，S状結腸の外側を切り上げていく。

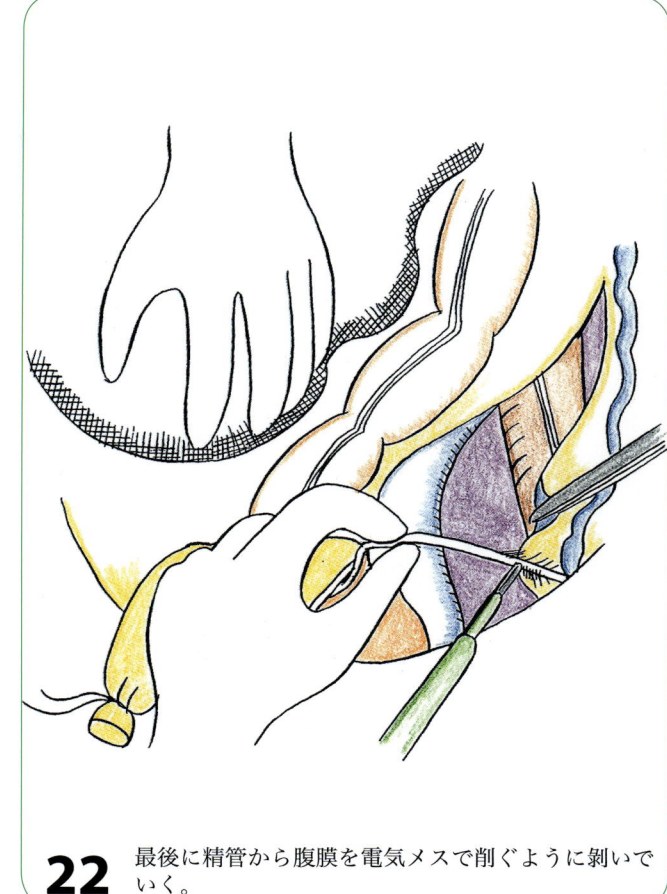

22 最後に精管から腹膜を電気メスで削ぐように剝いでいく。

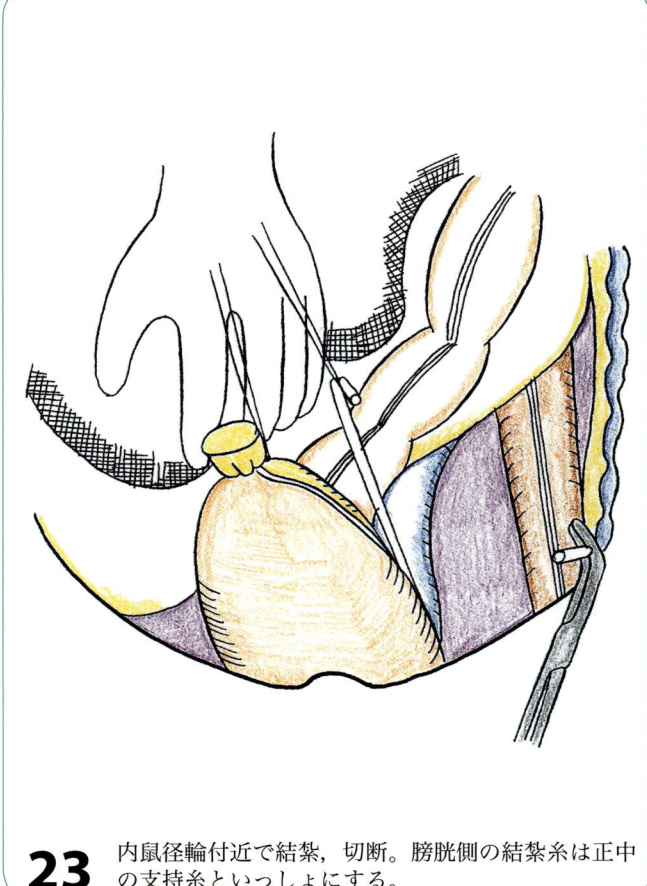

23 内鼠径輪付近で結紮，切断。膀胱側の結紮糸は正中の支持糸といっしょにする。

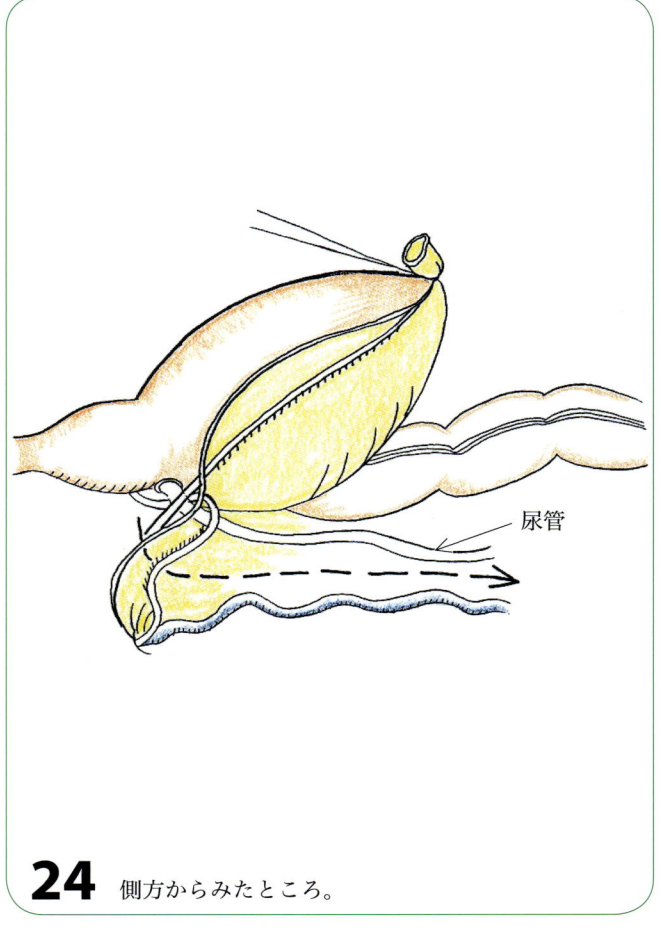

24 側方からみたところ。

尿管

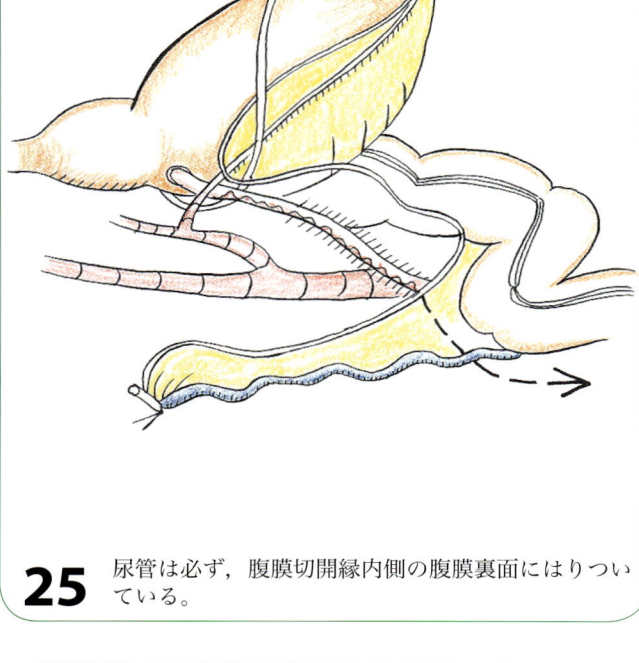

25 尿管は必ず，腹膜切開縁内側の腹膜裏面にはりついている。

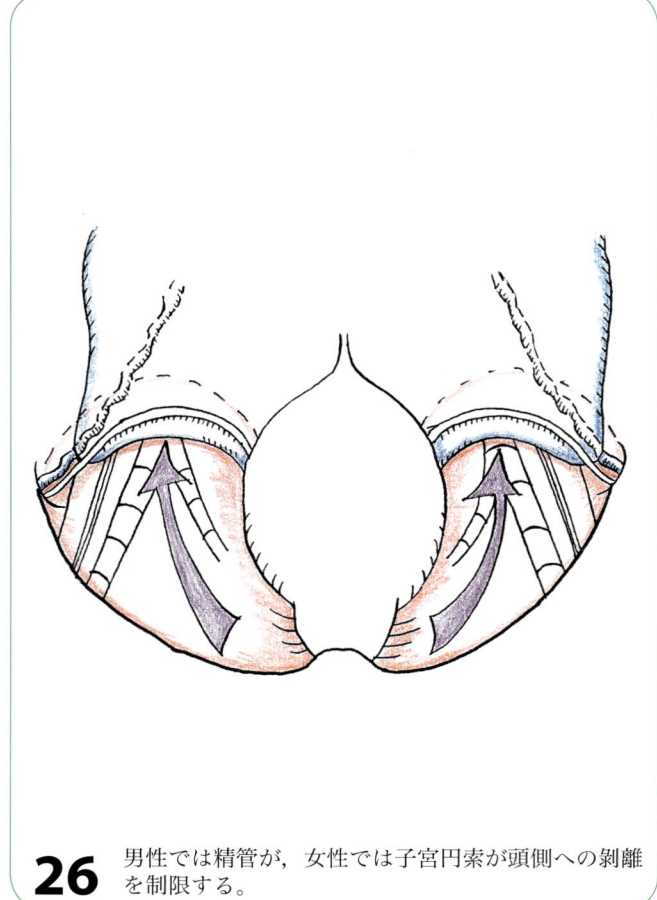

26 男性では精管が，女性では子宮円索が頭側への剥離を制限する。

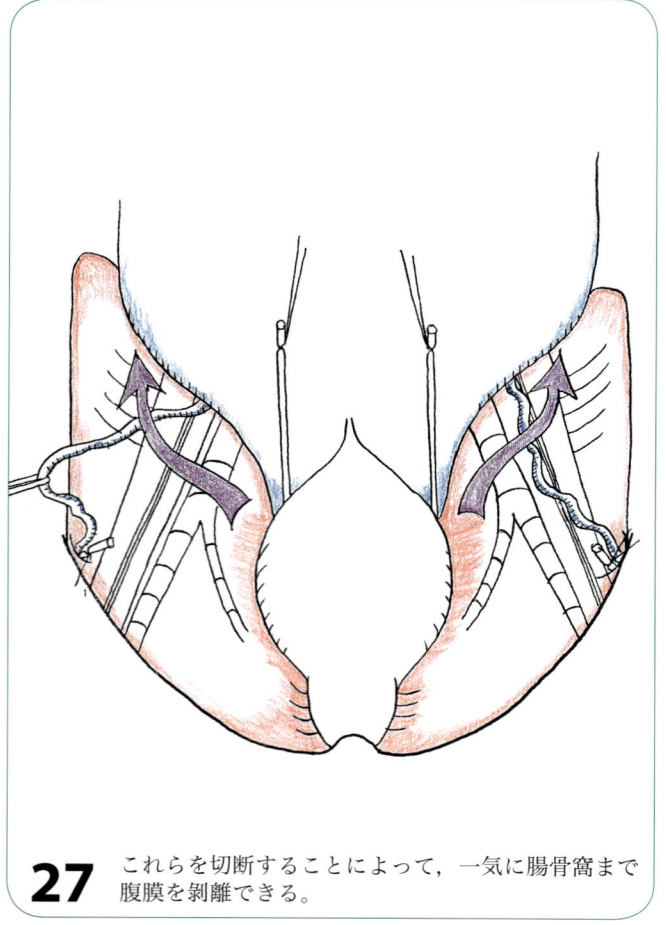

27 これらを切断することによって，一気に腸骨窩まで腹膜を剥離できる。

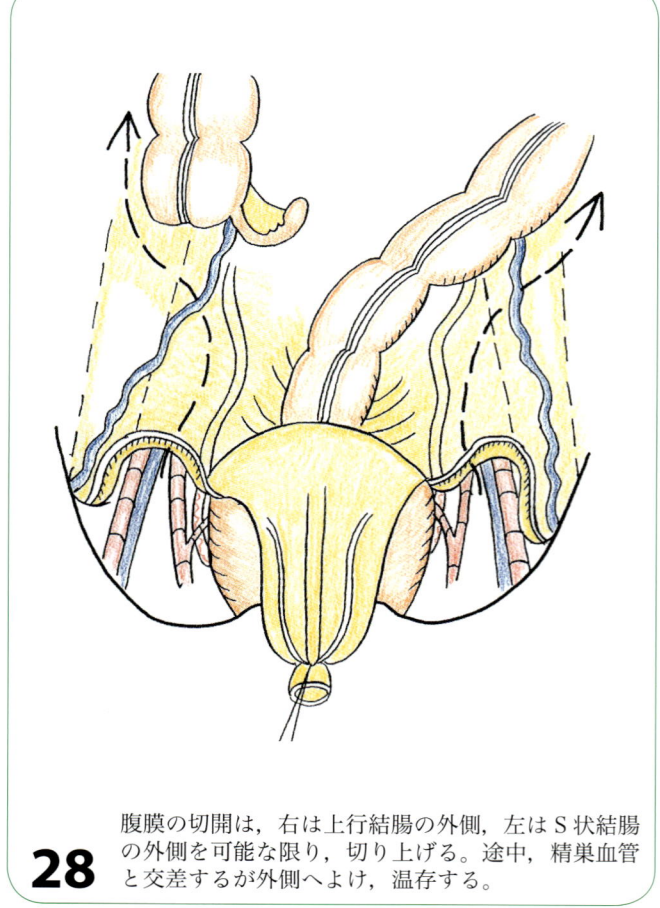

28 腹膜の切開は，右は上行結腸の外側，左はS状結腸の外側を可能な限り，切り上げる。途中，精巣血管と交差するが外側へよけ，温存する。

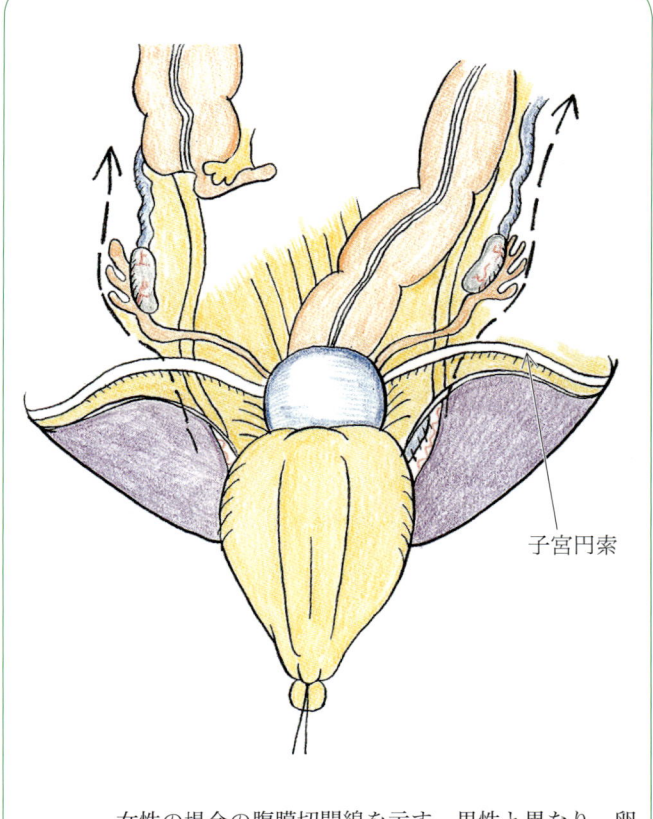

29 女性の場合の腹膜切開線を示す。男性と異なり，卵巣血管の外側に沿って切り上げていく。途中，子宮円索が手に入る。

子宮円索

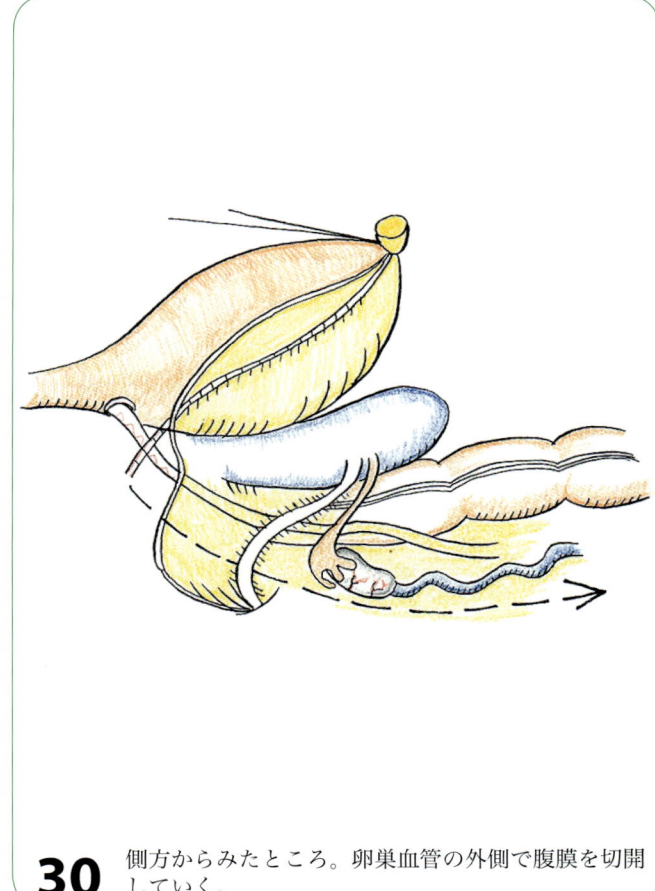

30 側方からみたところ。卵巣血管の外側で腹膜を切開していく。

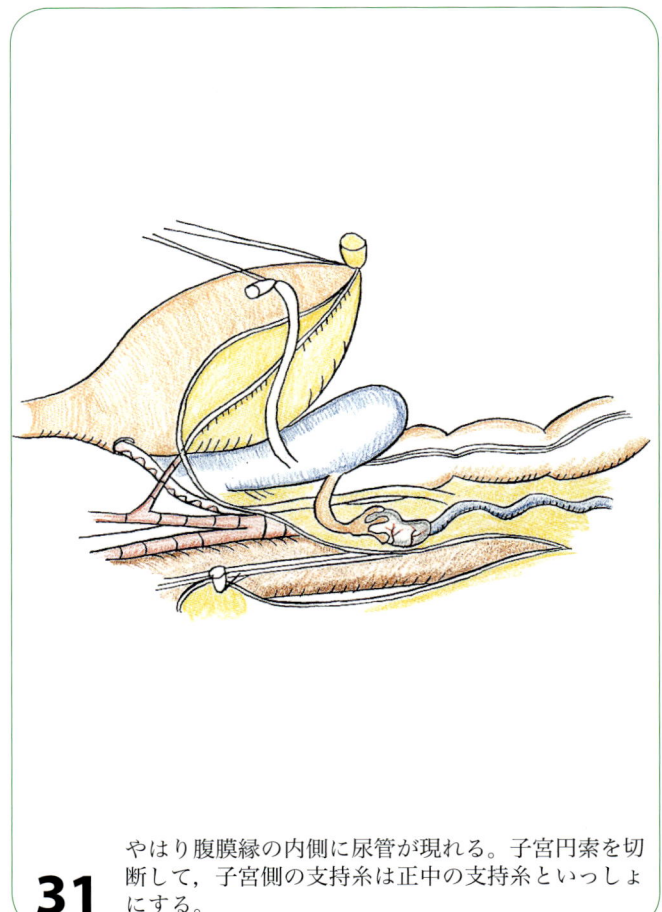

31 やはり腹膜縁の内側に尿管が現れる。子宮円索を切断して，子宮側の支持糸は正中の支持糸といっしょにする。

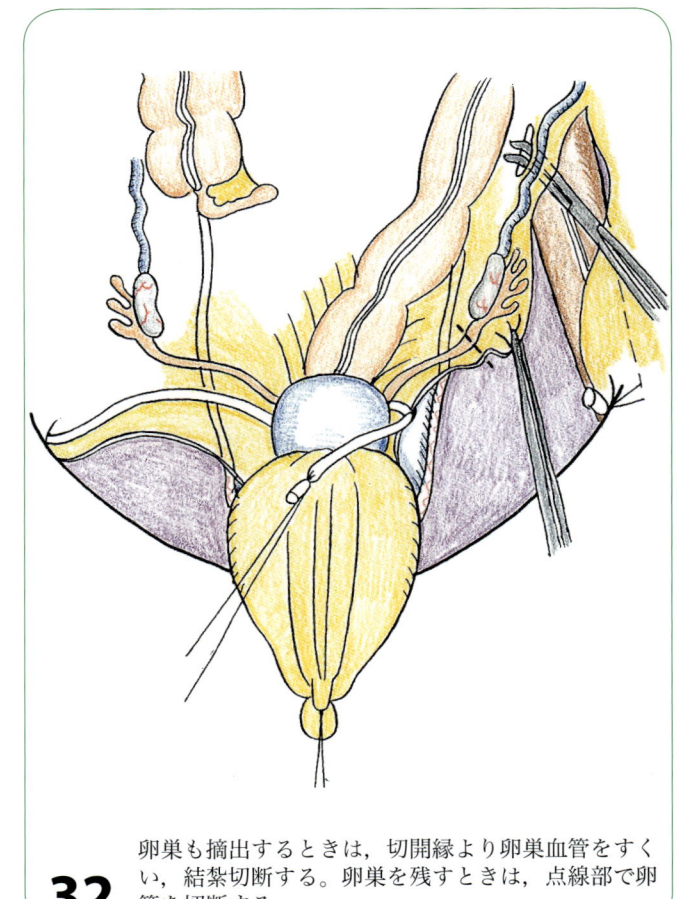

32 卵巣も摘出するときは，切開縁より卵巣血管をすくい，結紮切断する。卵巣を残すときは，点線部で卵管を切断する。

8   1 膀胱の手術

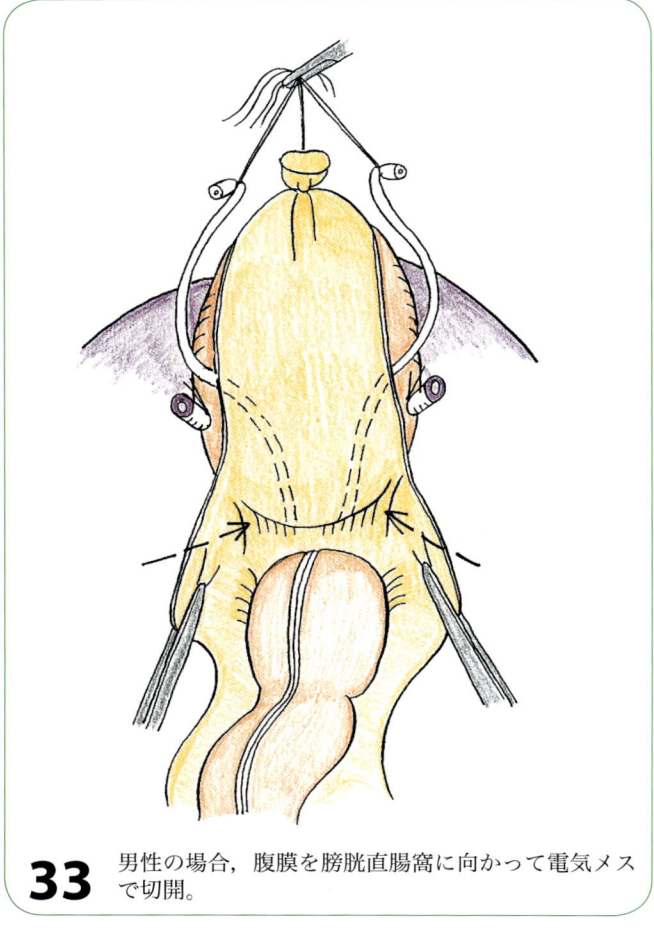

33 男性の場合，腹膜を膀胱直腸窩に向かって電気メスで切開。

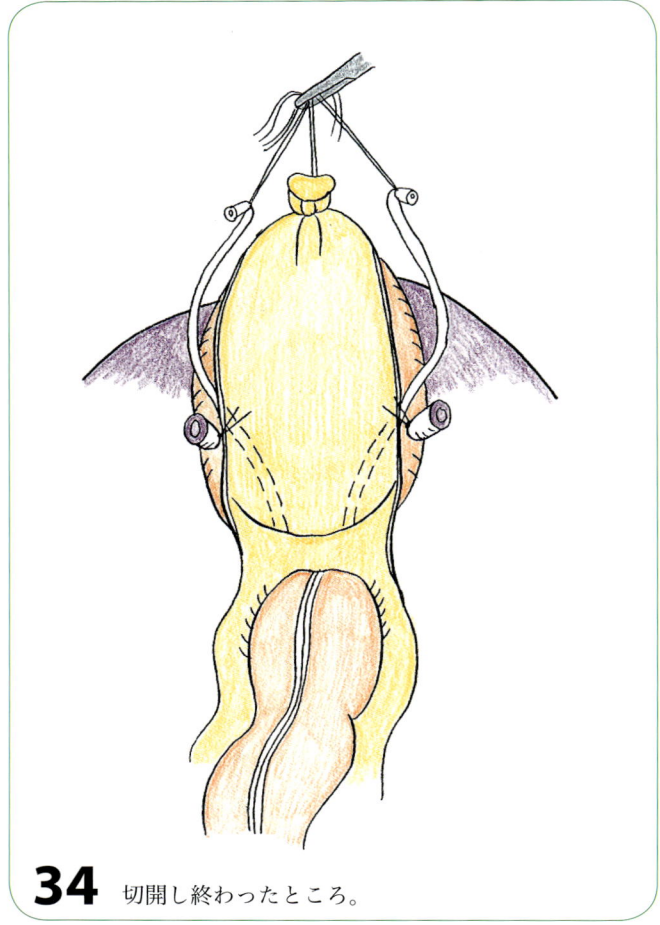

34 切開し終わったところ。

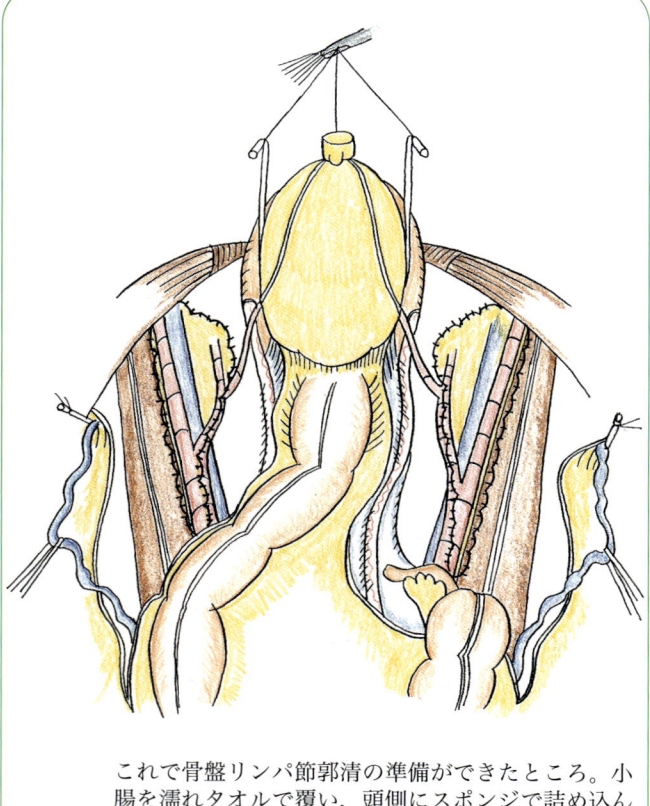

35 これで骨盤リンパ節郭清の準備ができたところ。小腸を濡れタオルで覆い，頭側にスポンジで詰め込んでしまう。最近はスポンジがないので，濡れタオルごと小腸を左右2本のオクトパスで頭側に押さえている。

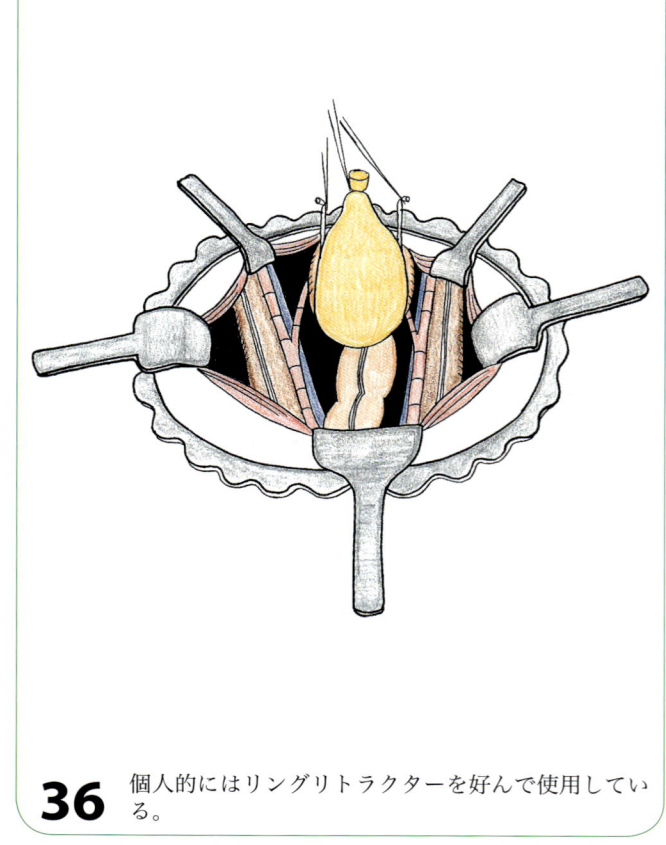

36 個人的にはリングリトラクターを好んで使用している。

2 骨盤リンパ節郭清

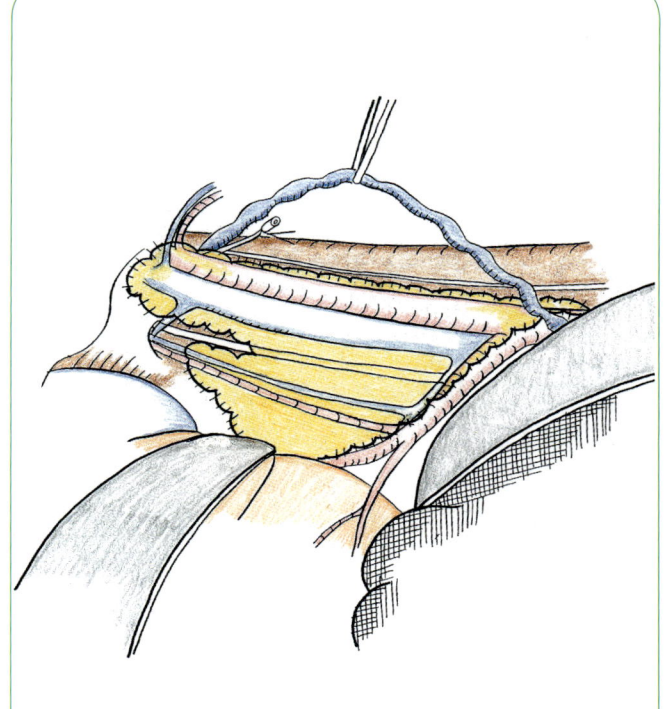

37 図は右側の郭清を示す。先に左側を施行し，今度は患者さんの左側に立つ。膀胱を頭内側にオクトパスで引くとよい。精巣血管は外側へよける。

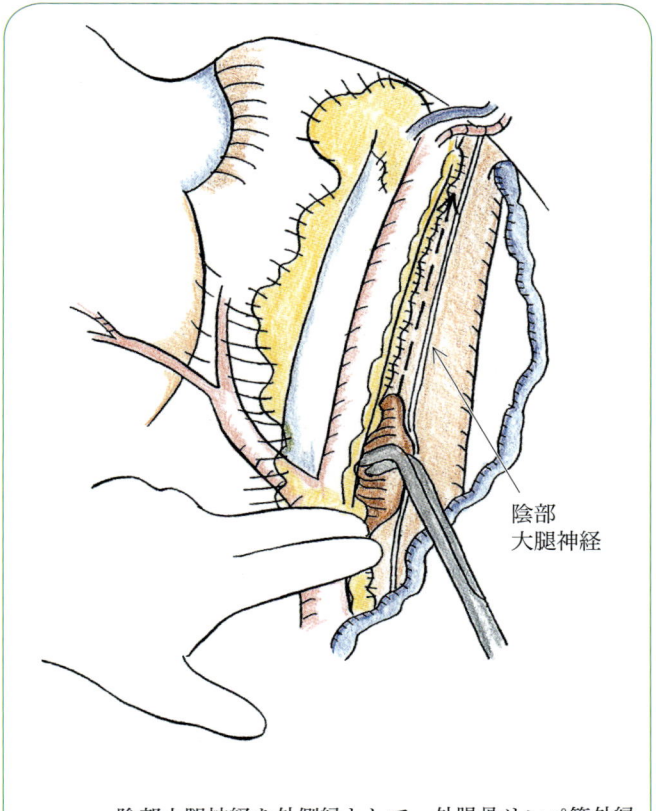

38 陰部大腿神経を外側縁として，外腸骨リンパ節外縁の膜を切開する。

陰部大腿神経

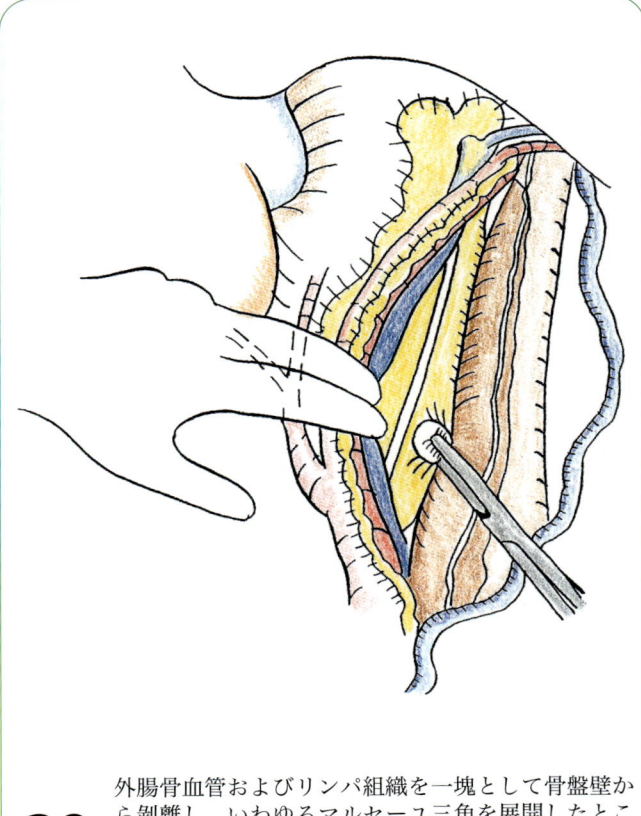

39 外腸骨血管およびリンパ組織を一塊として骨盤壁から剥離し，いわゆるマルセーユ三角を展開したところ。閉鎖神経がみえる。

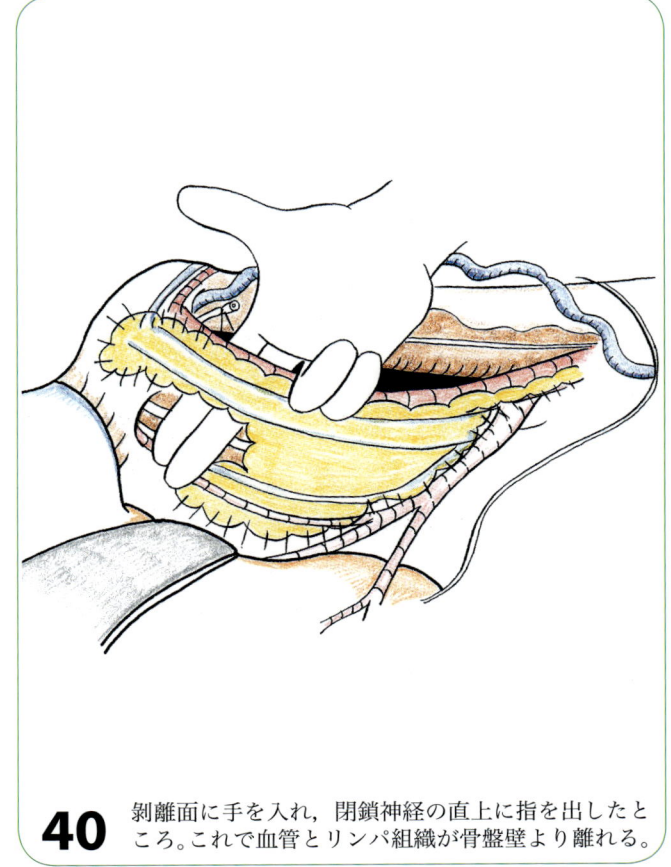

40 剥離面に手を入れ，閉鎖神経の直上に指を出したところ。これで血管とリンパ組織が骨盤壁より離れる。

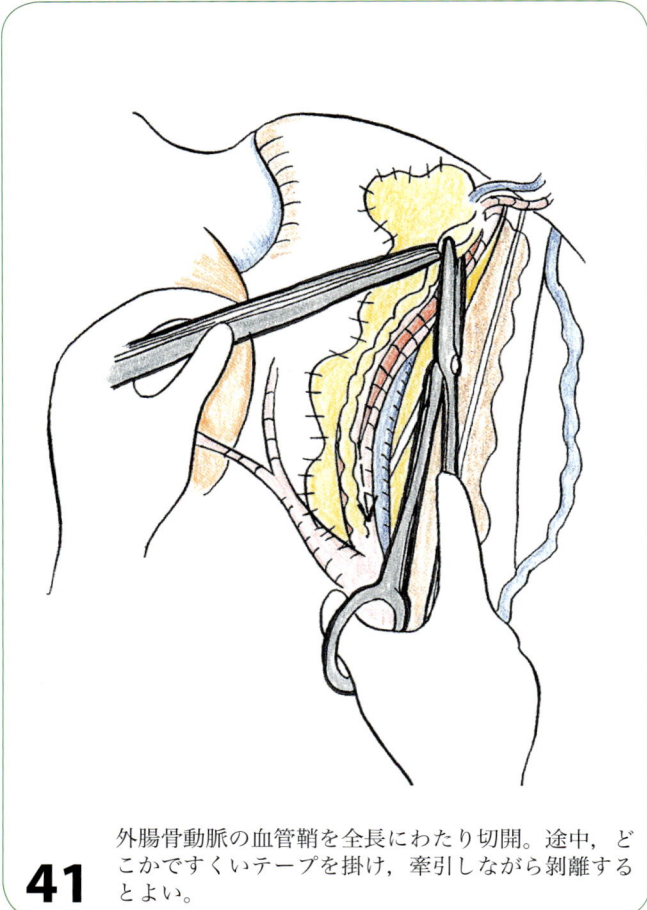

41 外腸骨動脈の血管鞘を全長にわたり切開。途中、どこかですくいテープを掛け、牽引しながら剥離するとよい。

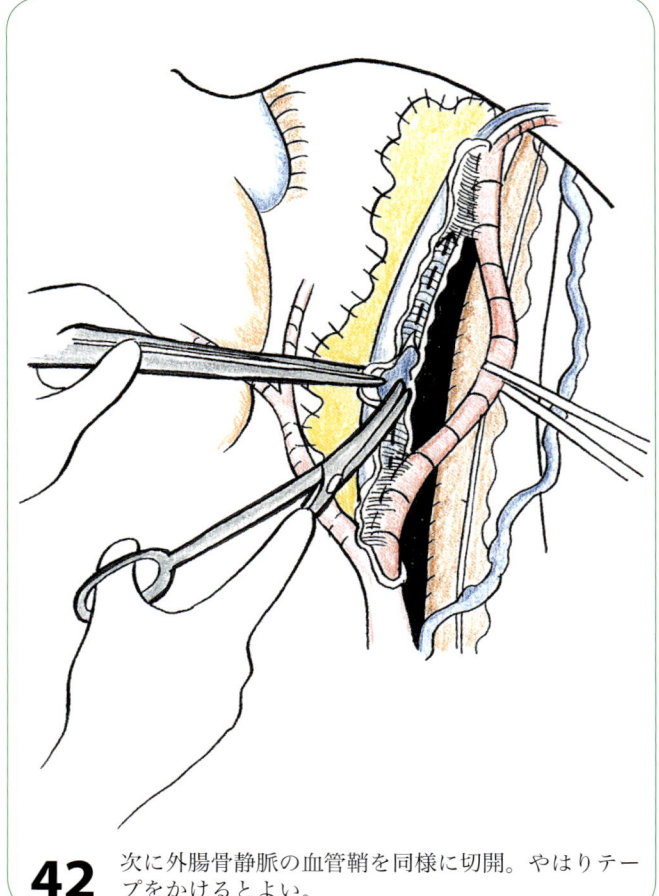

42 次に外腸骨静脈の血管鞘を同様に切開。やはりテープをかけるとよい。

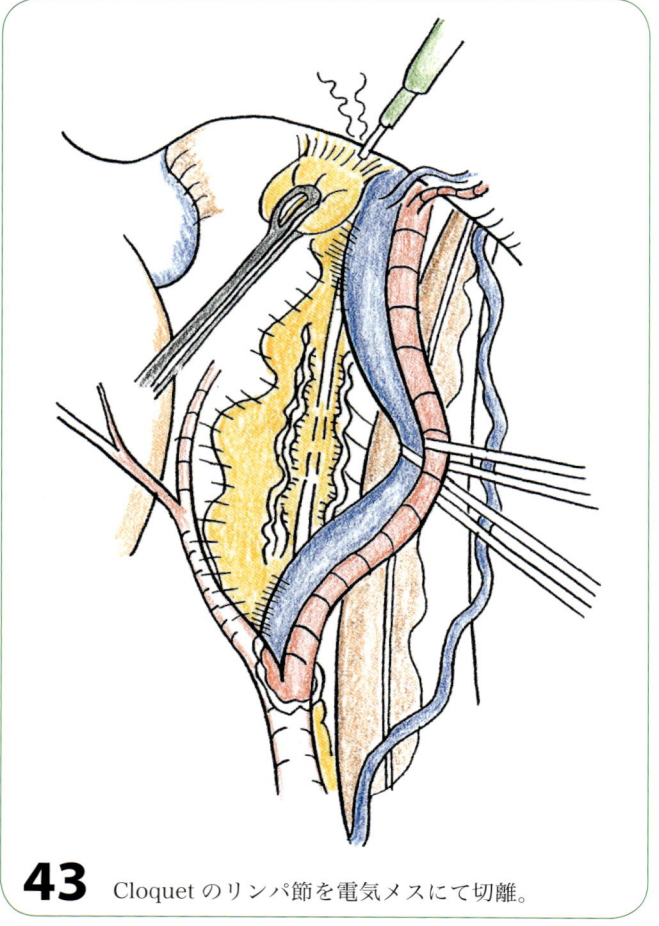

43 Cloquetのリンパ節を電気メスにて切離。

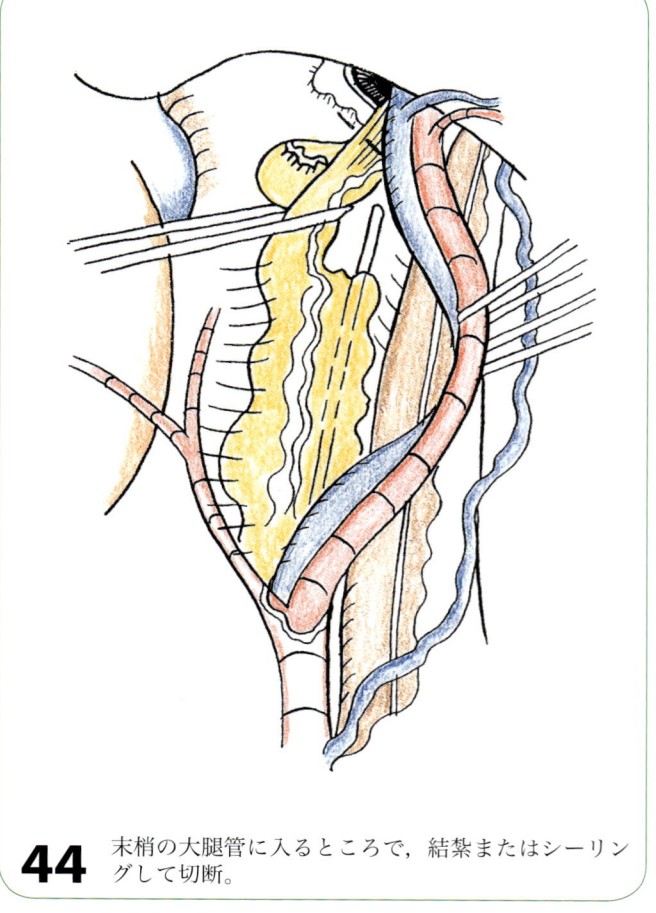

44 末梢の大腿管に入るところで、結紮またはシーリングして切断。

A 根治的膀胱全摘術　11

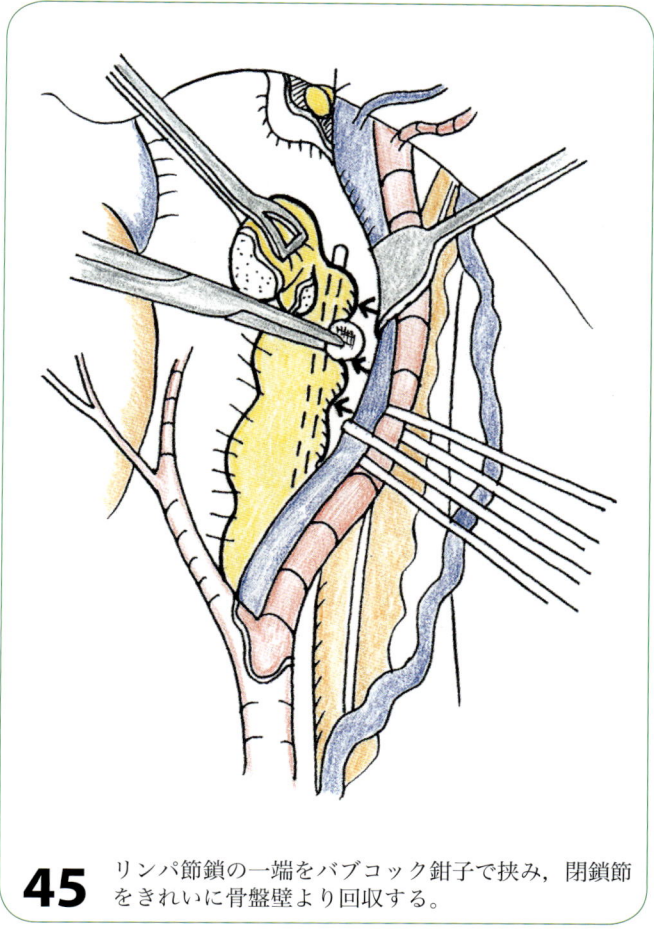

45 リンパ節鎖の一端をバブコック鉗子で挟み，閉鎖節をきれいに骨盤壁より回収する。

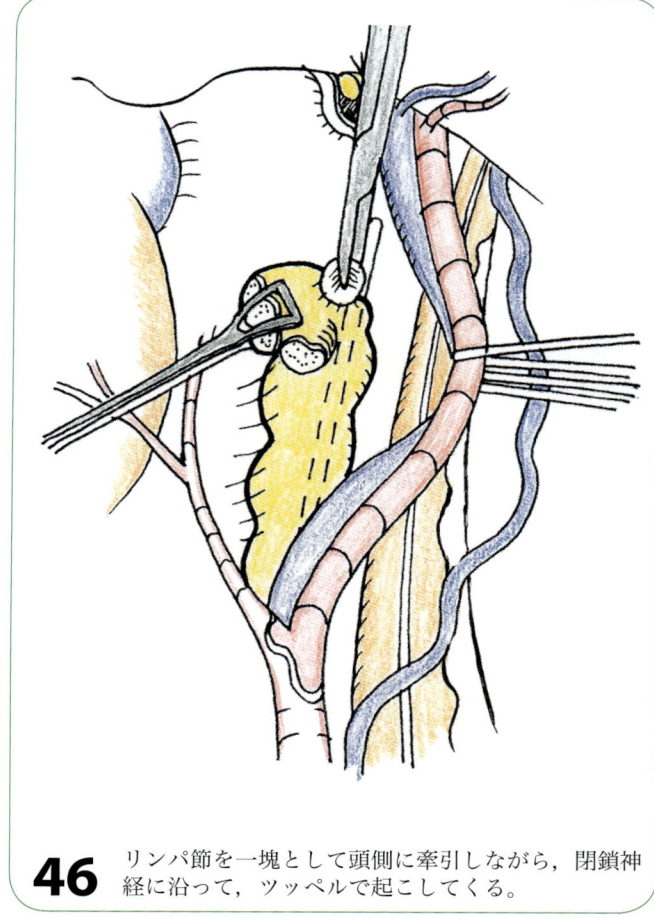

46 リンパ節を一塊として頭側に牽引しながら，閉鎖神経に沿って，ツッペルで起こしてくる。

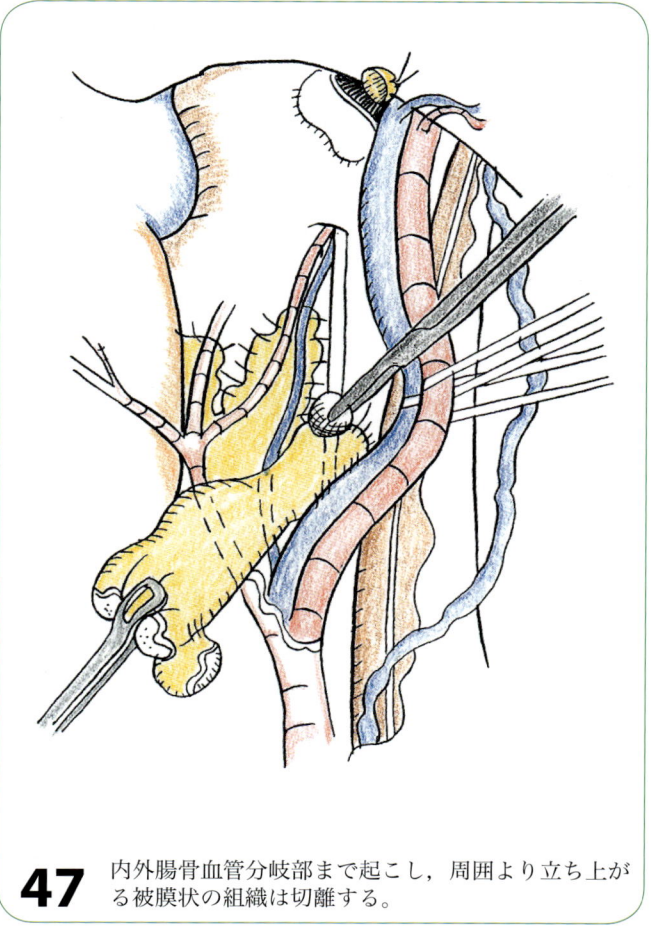

47 内外腸骨血管分岐部まで起こし，周囲より立ち上がる被膜状の組織は切離する。

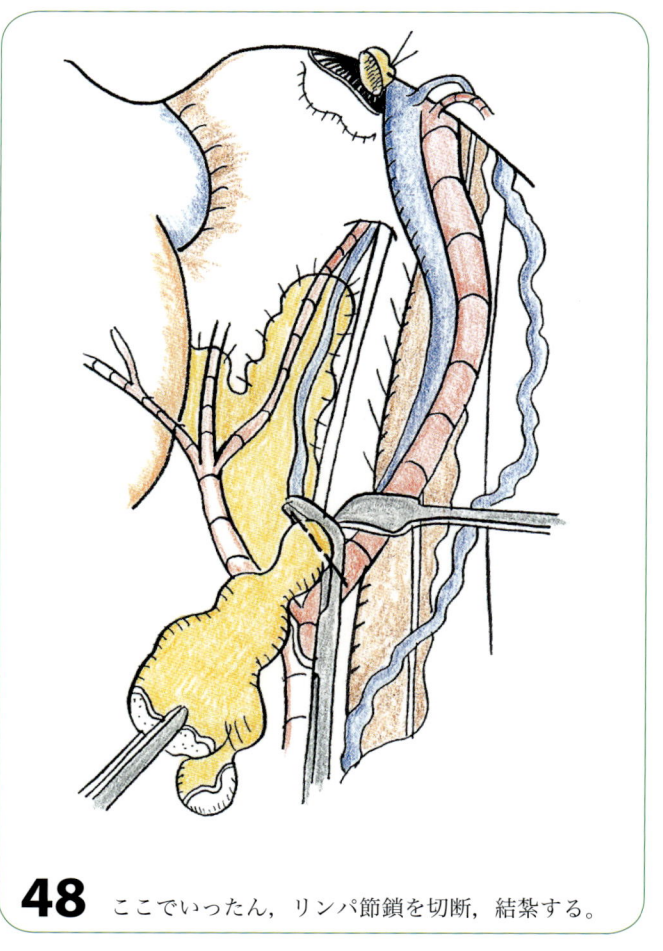

48 ここでいったん，リンパ節鎖を切断，結紮する。

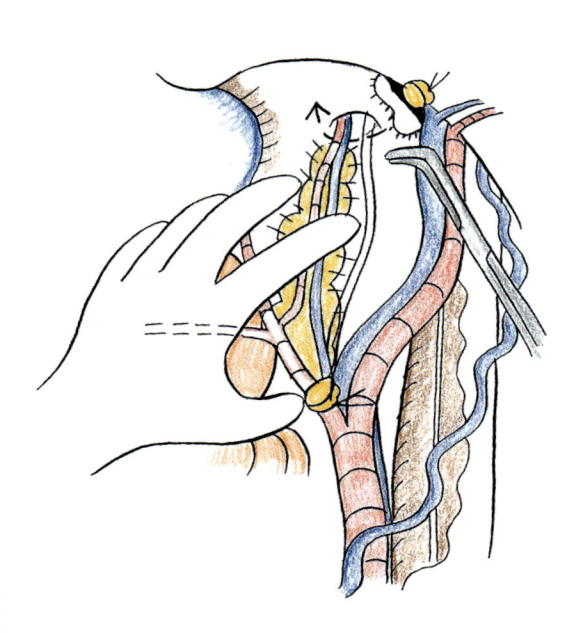

49 閉鎖動静脈周囲のリンパ組織は閉鎖動静脈を結紮,切断するとよいが,日本人の場合はたいてい,骨盤壁にへばりついているので,残せることが多い。もし切断した方がよいときはこの組織を左手の示指と中指の間に挟んで,閉鎖動静脈をすくうとよい。

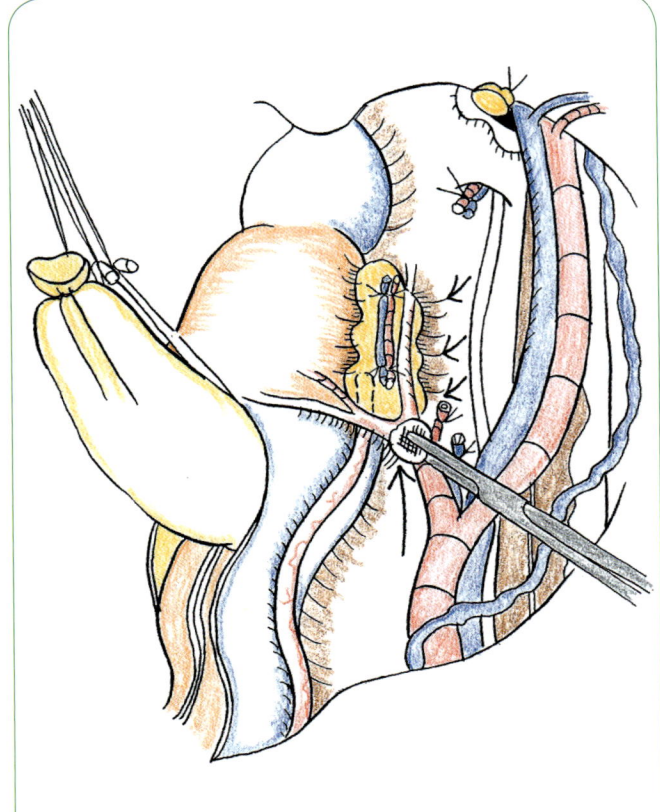

50 内腸骨動脈に沿って(図には示してないが,やはり血管鞘を切離する),ツッペルでリンパ節塊を膀胱側方に寄せる。

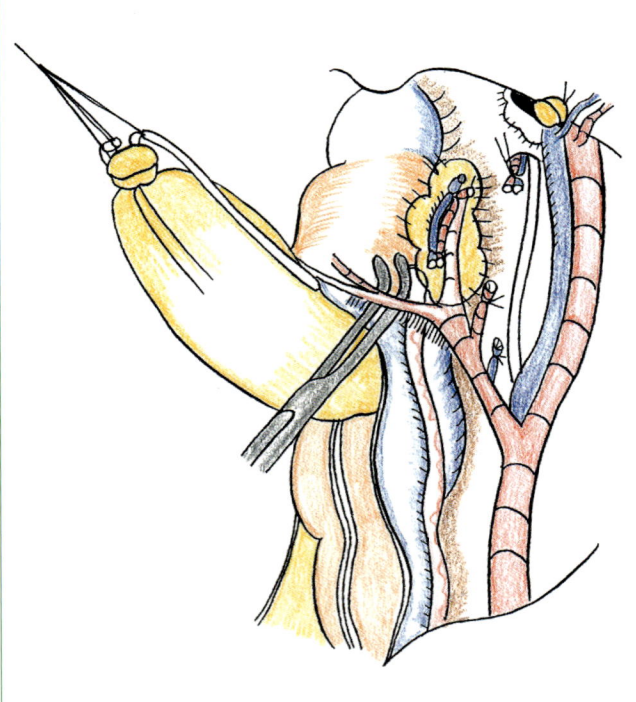

51 上膀胱動脈をすくって,結紮,切断する。このとき尿膜管と精管の牽引糸を左側に引っ張ると,上膀胱動脈がわかりやすくなる。

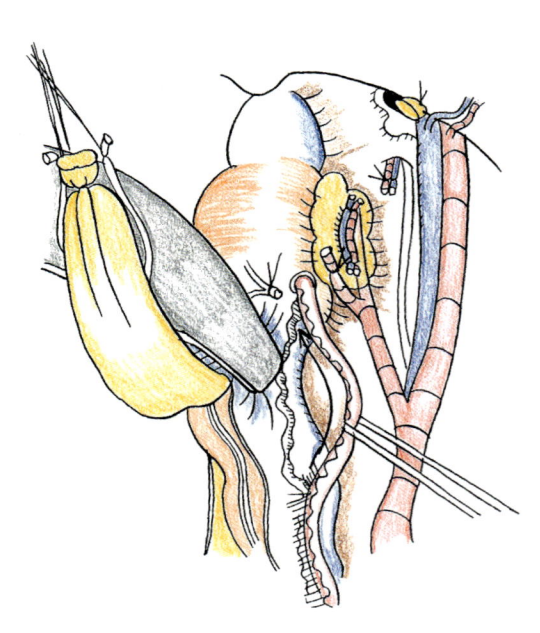

52 尿管を腹膜裏面より,剥離し,足方は膀胱壁近くまで剥離し,鉗子で挟んで切断。膀胱側は結紮する。尿管断端を病理検査に出し,適当なサイズのスプリントカテーテルを挿入して,創外に出しておく。

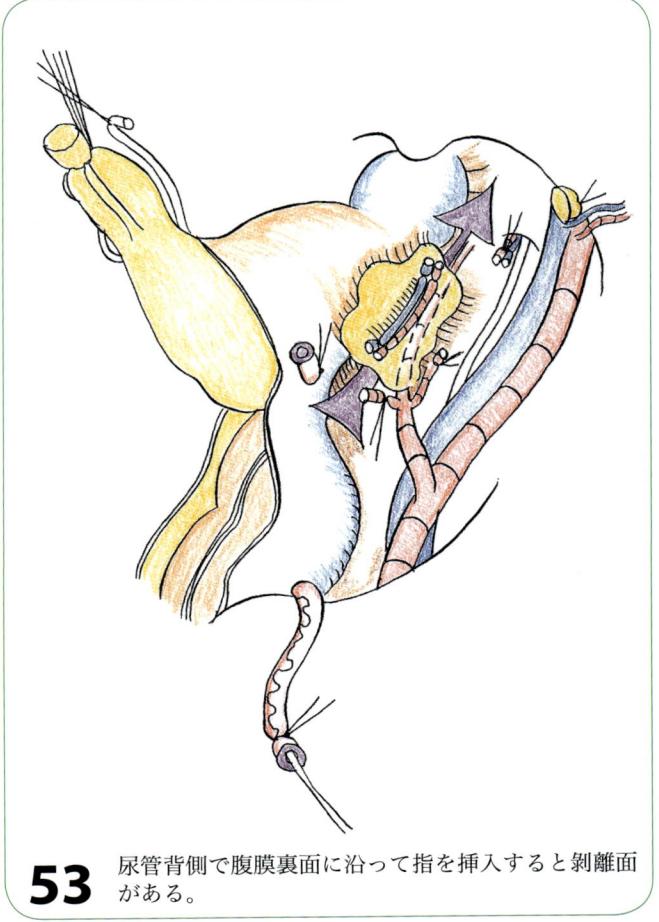

53 尿管背側で腹膜裏面に沿って指を挿入すると剥離面がある。

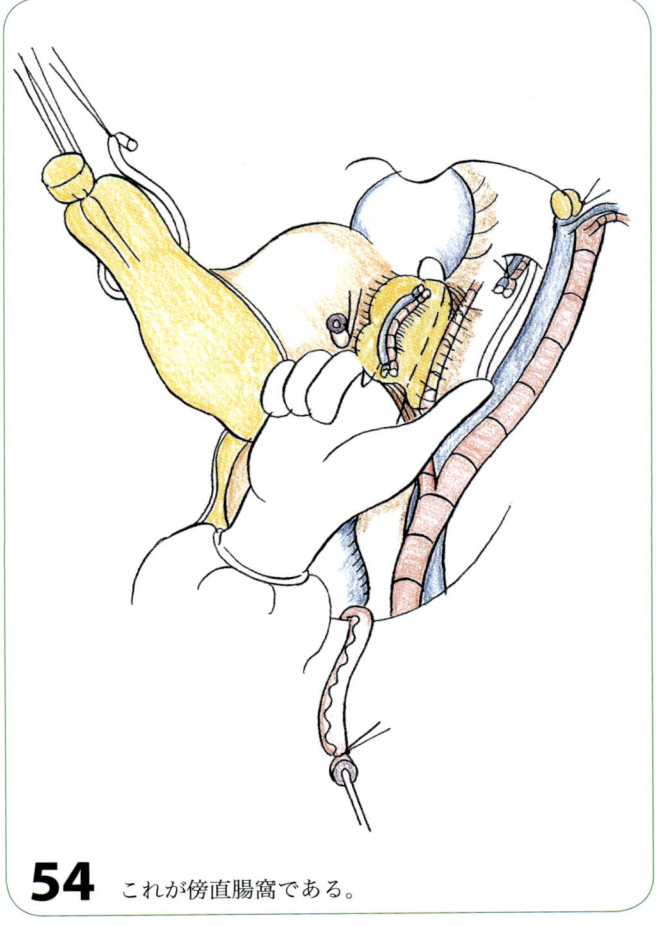

54 これが傍直腸窩である。

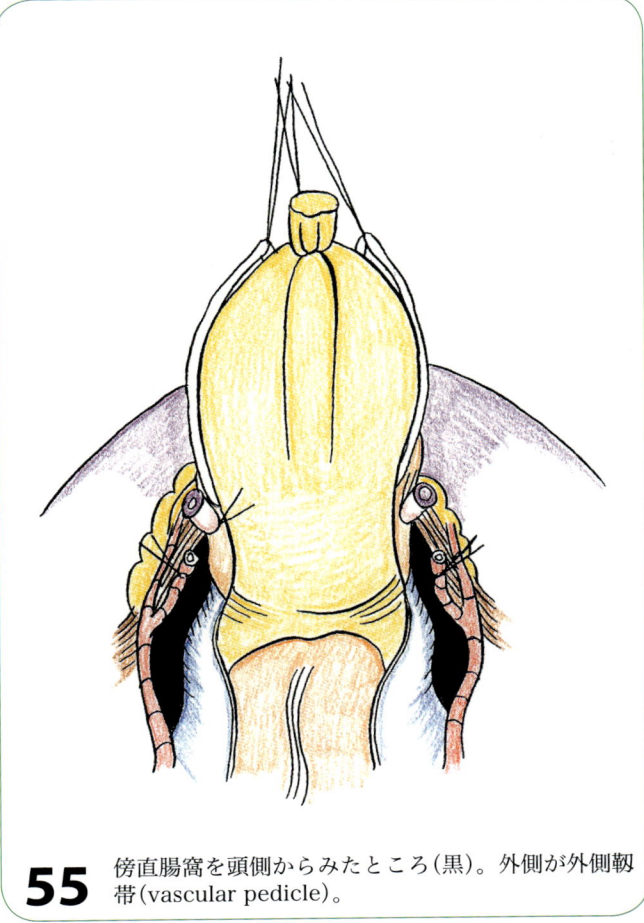

55 傍直腸窩を頭側からみたところ（黒）。外側が外側靱帯（vascular pedicle）。

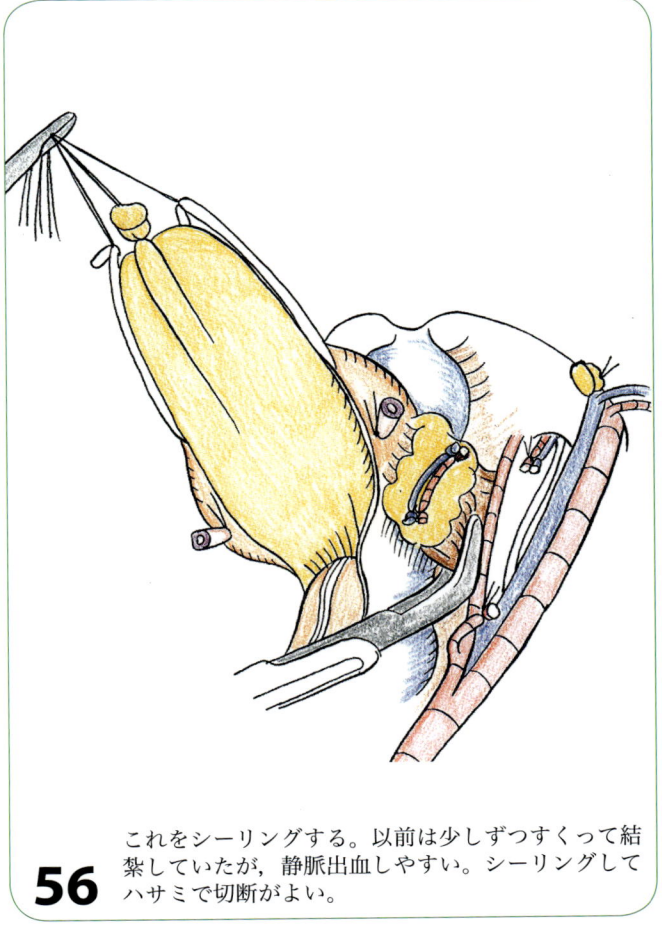

56 これをシーリングする。以前は少しずつすくって結紮していたが，静脈出血しやすい。シーリングしてハサミで切断がよい。

3 後方アプローチ（男性）

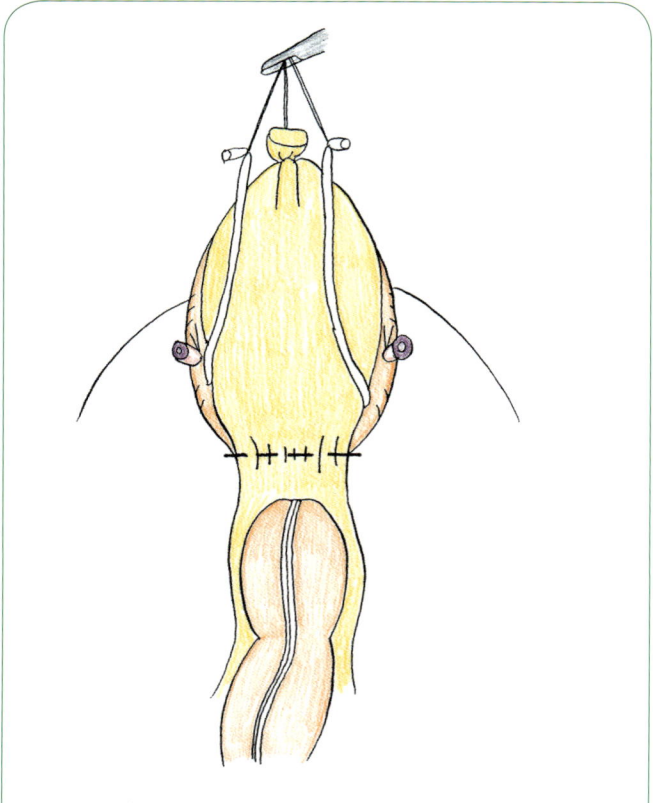

57 膀胱直腸窩のやや膀胱側（浮いているところ）で腹膜を電気メスで切開。

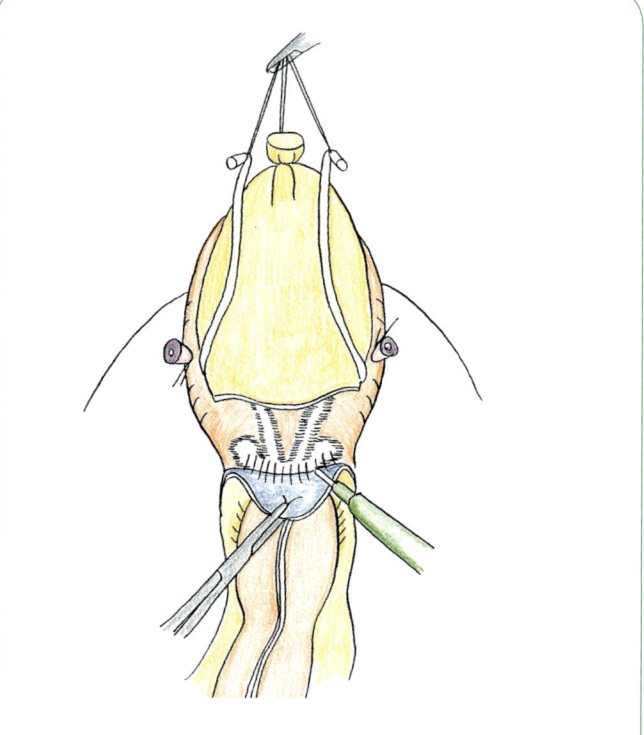

58 頭側の切開縁をつかみながら，精囊後面を剥離する。腹膜裏面に沿って線維状の組織を電気メスで削ぎながら精囊後面に入る。

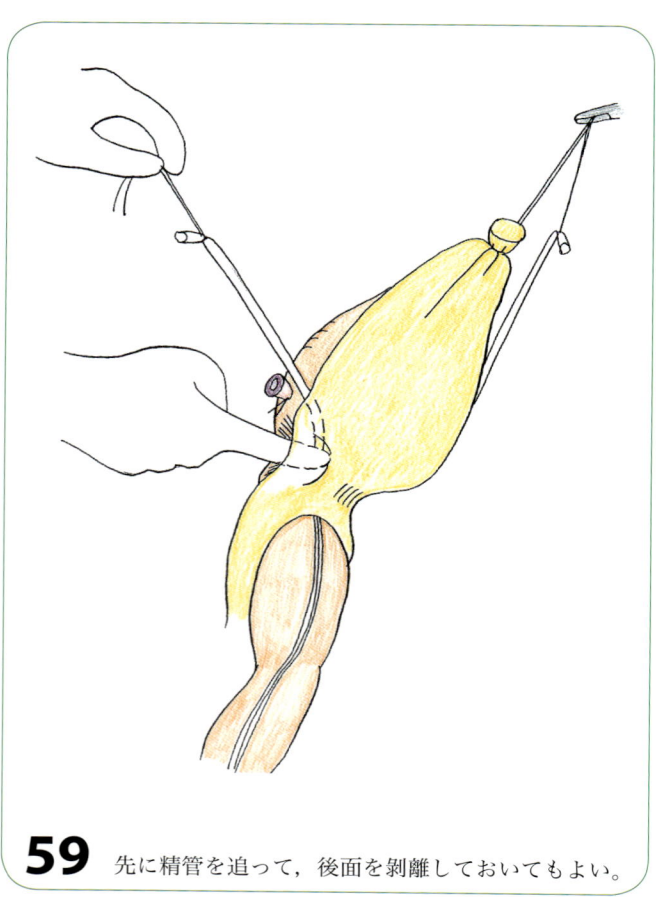

59 先に精管を追って，後面を剥離しておいてもよい。

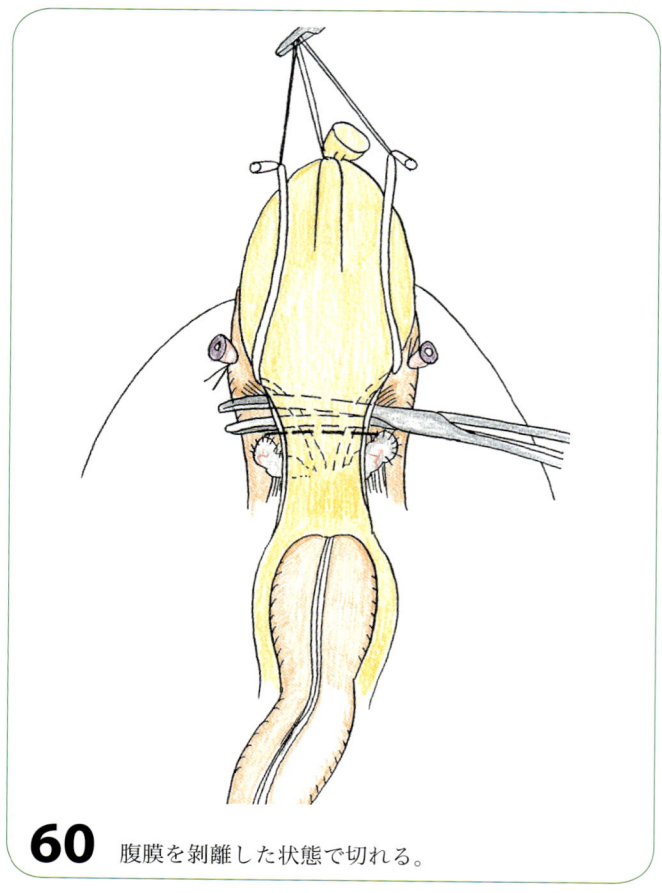

60 腹膜を剥離した状態で切れる。

A 根治的膀胱全摘術

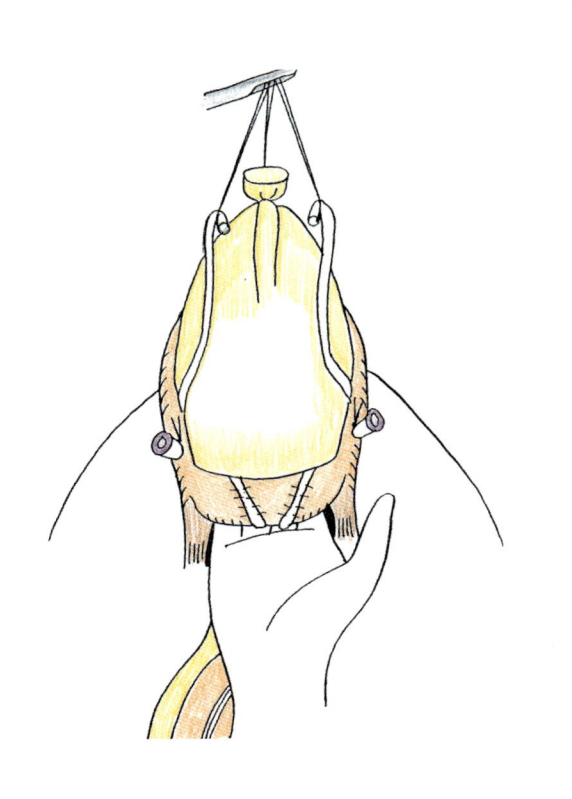

61 鈍的にくねくねと剥離すると，デノンビエ筋膜の手前で，手がとまる。そのまま前立腺背側まで剥離できることもある。

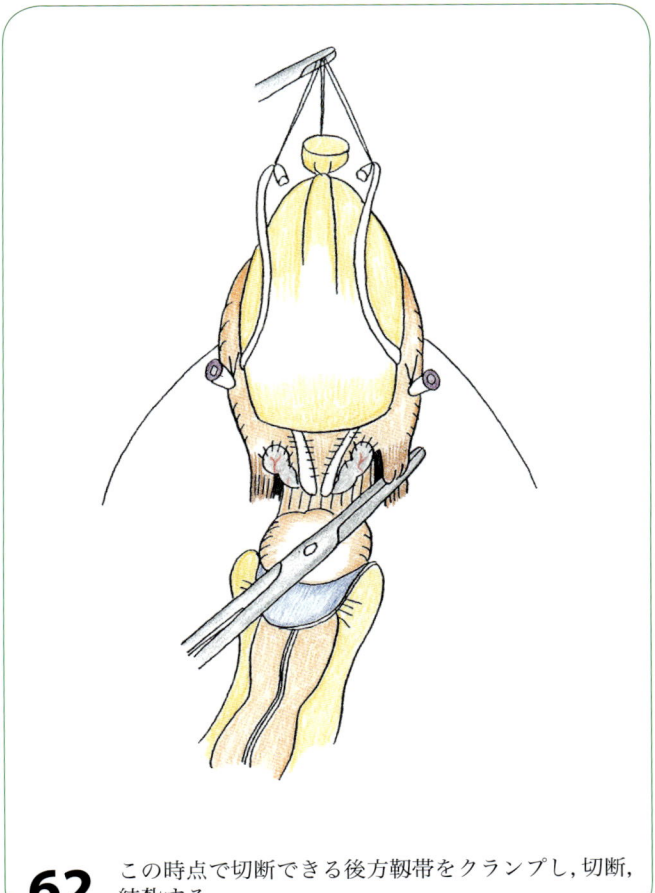

62 この時点で切断できる後方靱帯をクランプし，切断，結紮する。

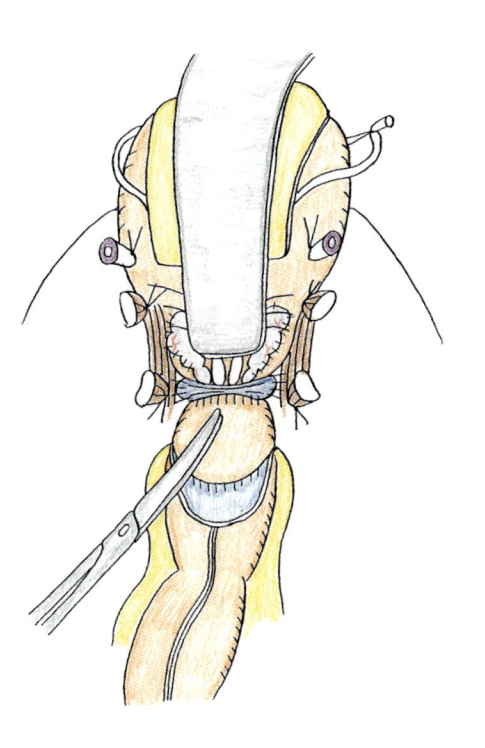

63 細い腸ベラで精囊のあたりを押さえ，囊状のデノンビエ筋膜を切開する。概念的にはデノンビエ前葉と後葉との間に入る。

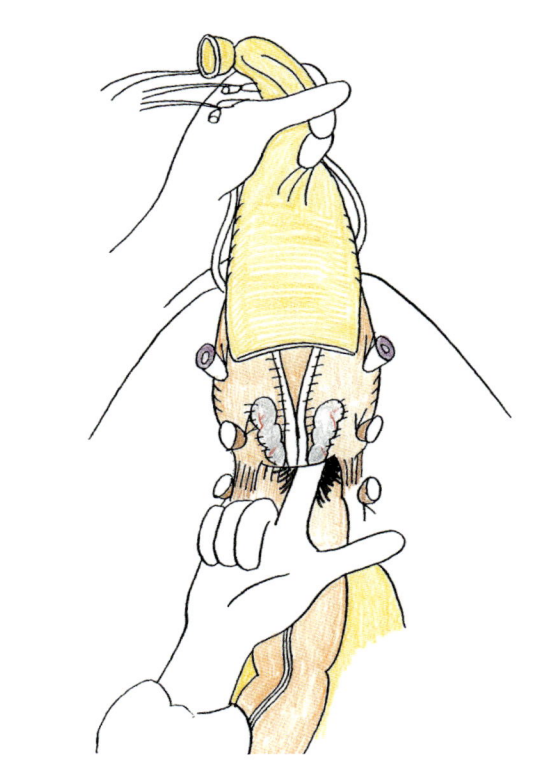

64 よい面に入れば，前立腺尖部付近まで入る。途中で剥離できないときは，もう一度デノンビエを再度切開する場合もある。

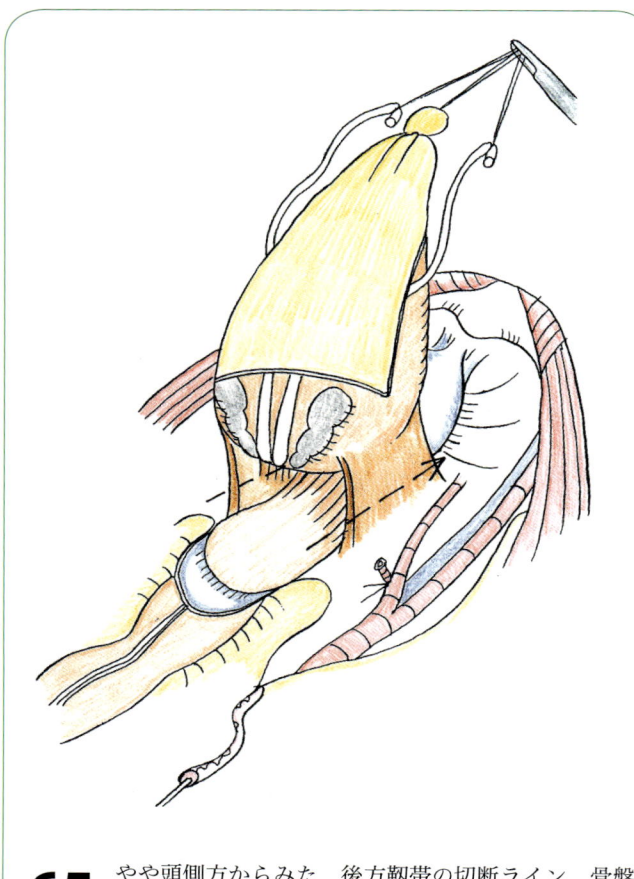

65 やや頭側方からみた，後方靭帯の切断ライン。骨盤壁にぶつかるまで切断していく。

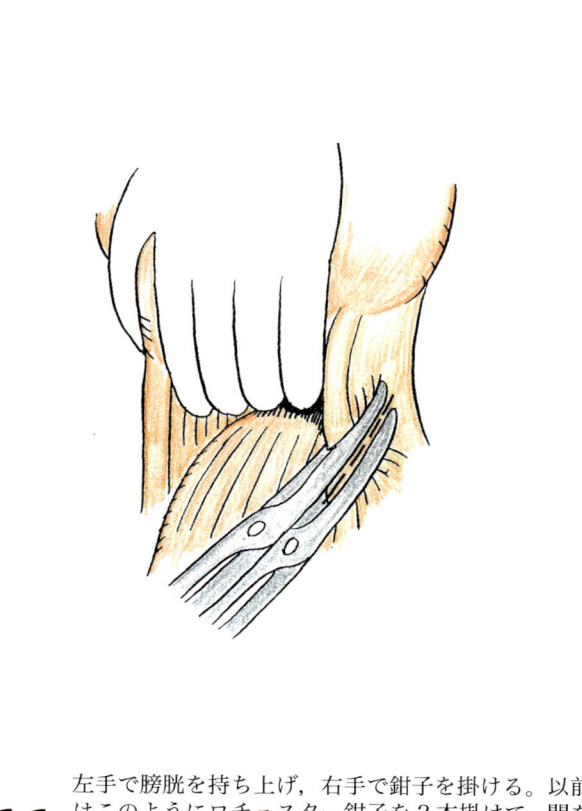

66 左手で膀胱を持ち上げ，右手で鉗子を掛ける。以前はこのようにロチェスター鉗子を2本掛けて，間を切断し，針糸を掛けて結紮していた。

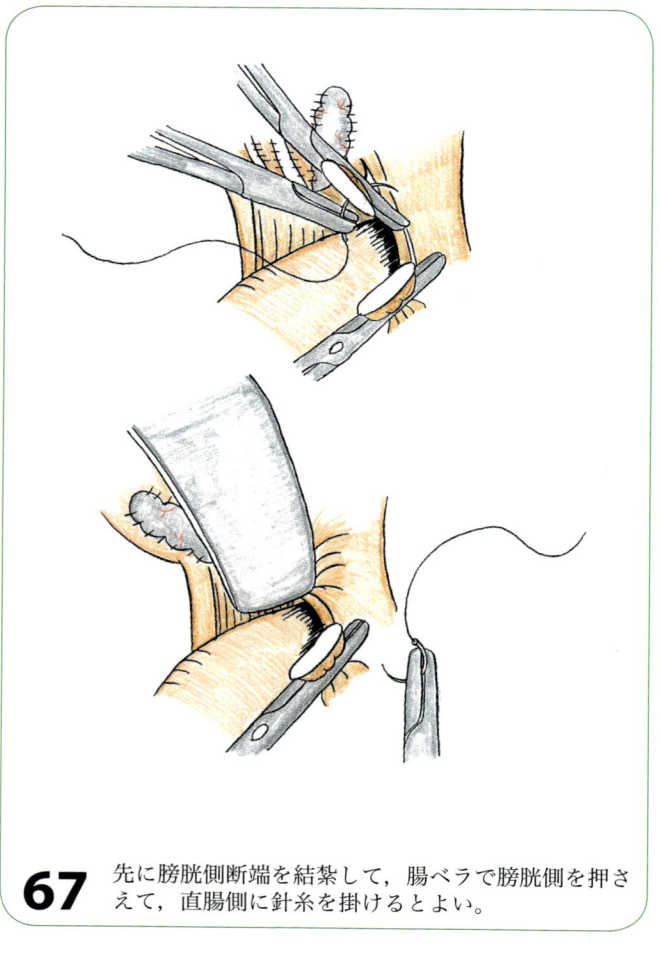

67 先に膀胱側断端を結紮して，腸ベラで膀胱側を押さえて，直腸側に針糸を掛けるとよい。

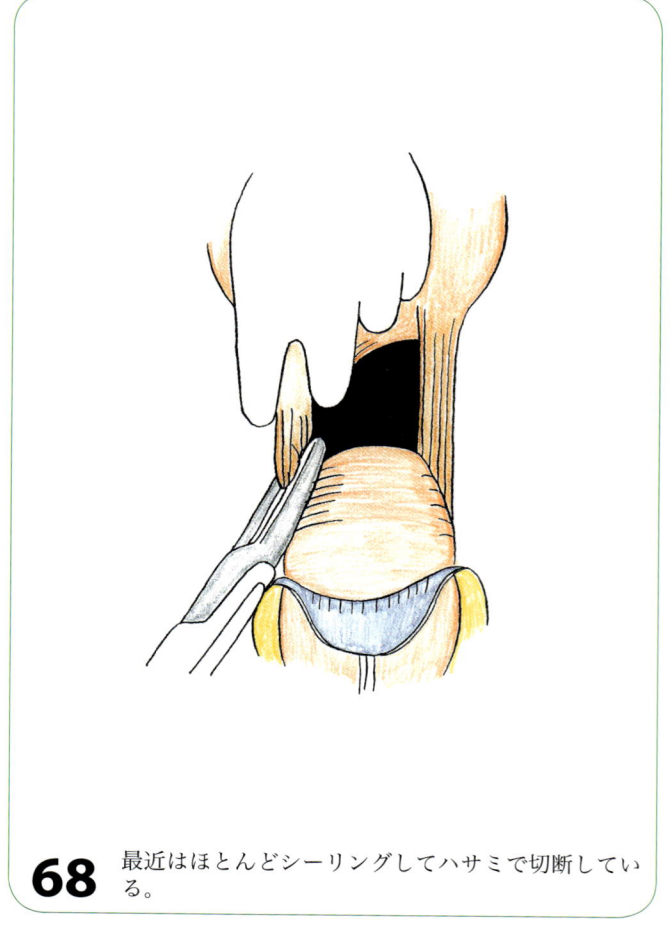

68 最近はほとんどシーリングしてハサミで切断している。

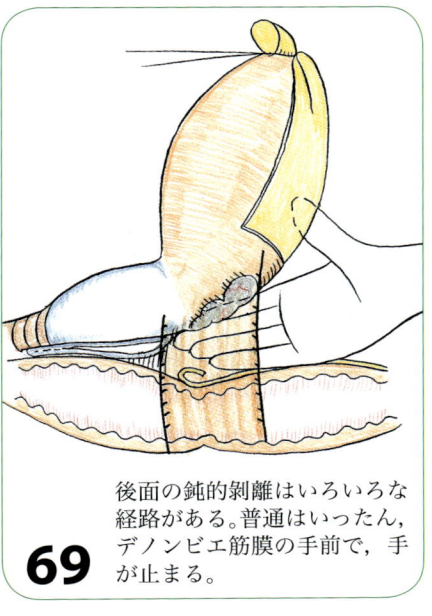

69 後面の鈍的剥離はいろいろな経路がある。普通はいったん，デノンビエ筋膜の手前で，手が止まる。

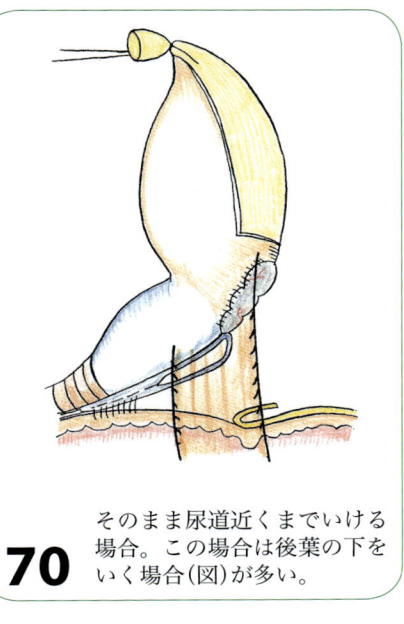

70 そのまま尿道近くまでいける場合。この場合は後葉の下をいく場合(図)が多い。

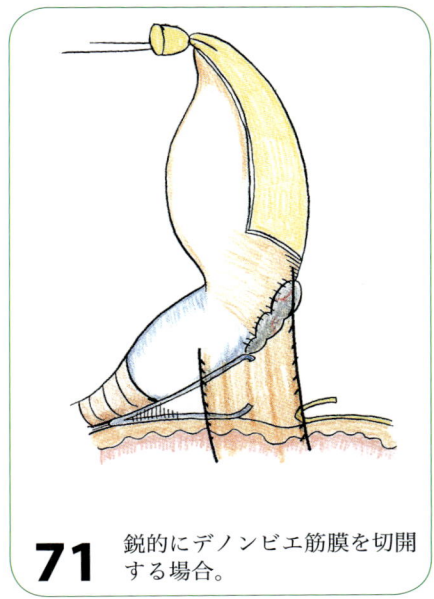

71 鋭的にデノンビエ筋膜を切開する場合。

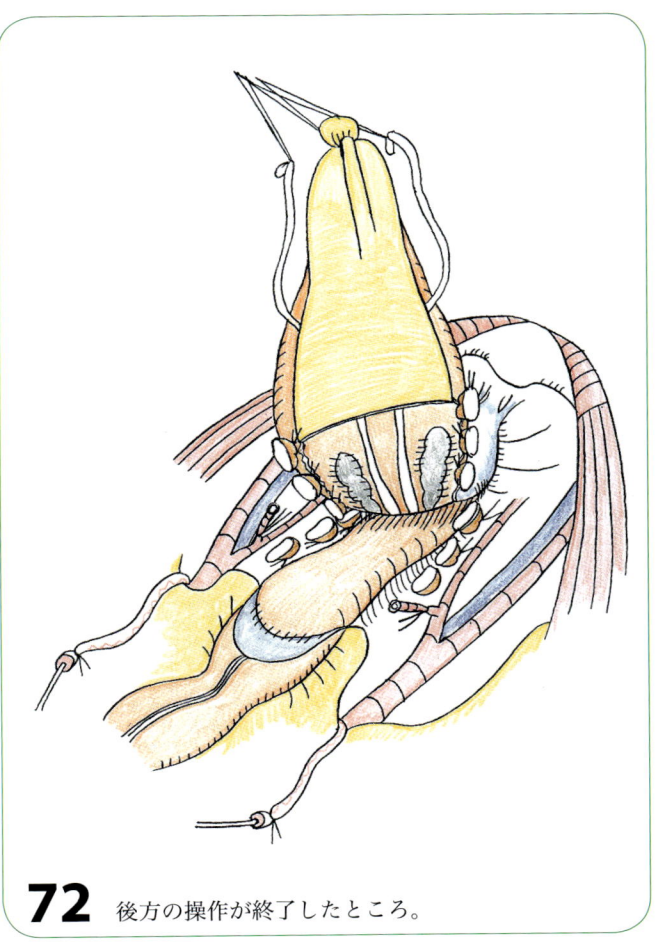

72 後方の操作が終了したところ。

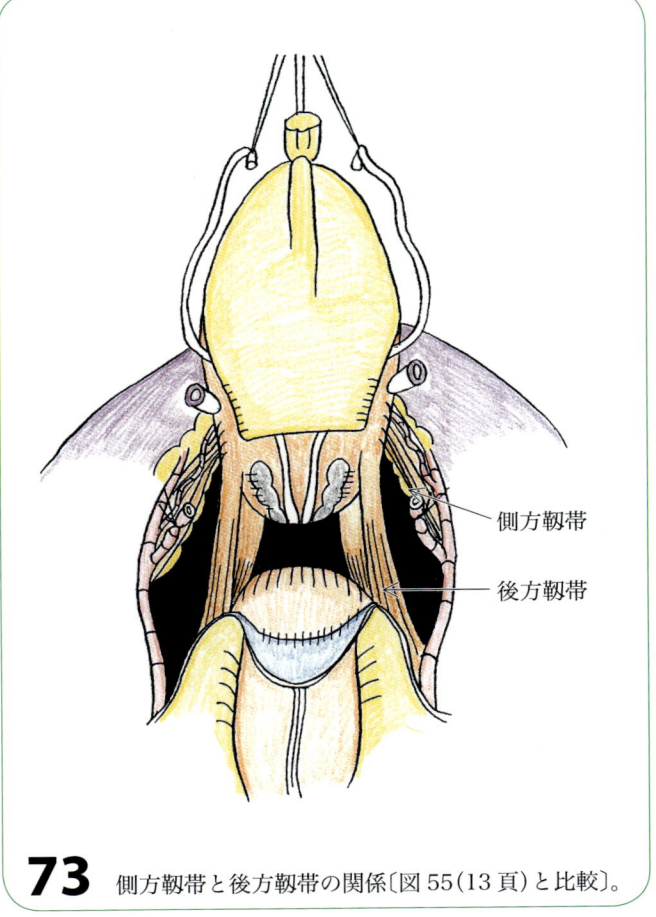

73 側方靱帯と後方靱帯の関係〔図55(13頁)と比較〕。

〈側後方靱帯の処理〉

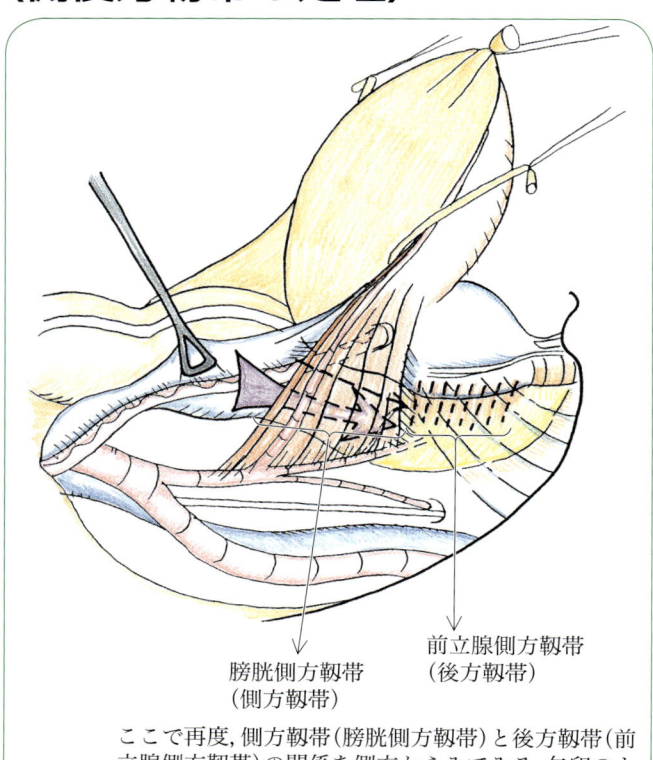

膀胱側方靱帯
（側方靱帯）

前立腺側方靱帯
（後方靱帯）

74a ここで再度，側方靱帯（膀胱側方靱帯）と後方靱帯（前立腺側方靱帯）の関係を側方からみてみる。矢印のように膀胱側方靱帯（矢印外側）と腹膜の裏面の間を鈍的に剥離し，傍直腸窩を展開する。この剥離面は前立腺側方靱帯（点線）の手前で剥離不能となる（ここで前立腺側方靱帯と癒合するためか）。

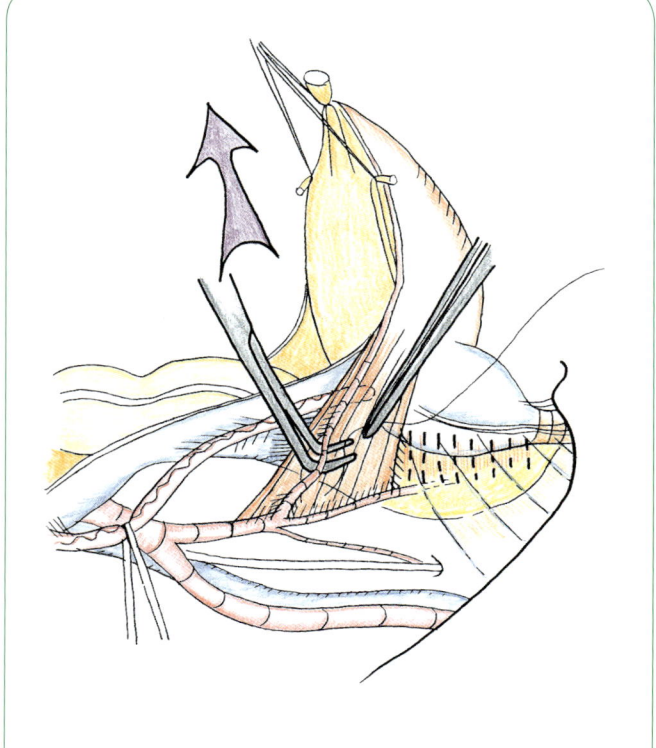

74b まず膀胱の牽引糸を対側へ牽引すると，上膀胱動脈（側方臍索）が突っ張って明らかになるので，これをすくって結紮・切断する。

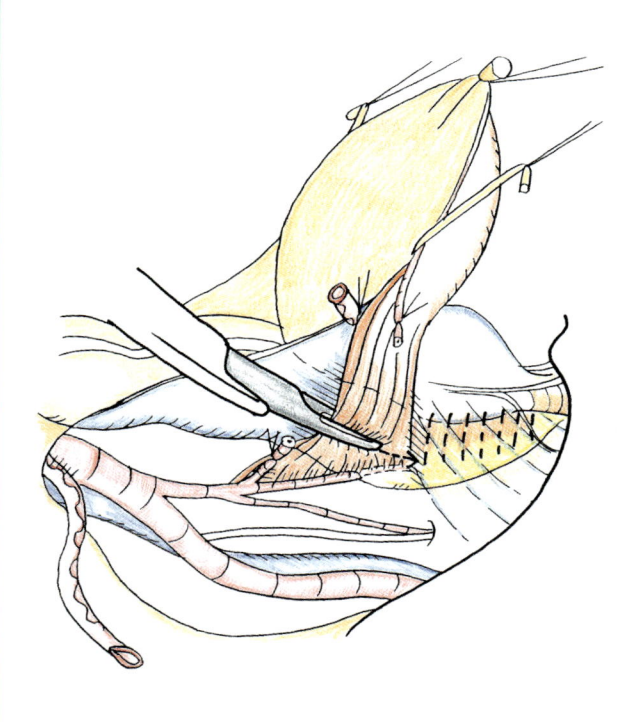

74c 次に膀胱側方靱帯を骨盤壁に突き当たるまで（前立腺側方靱帯の手前まで），シーリングして切断していく。

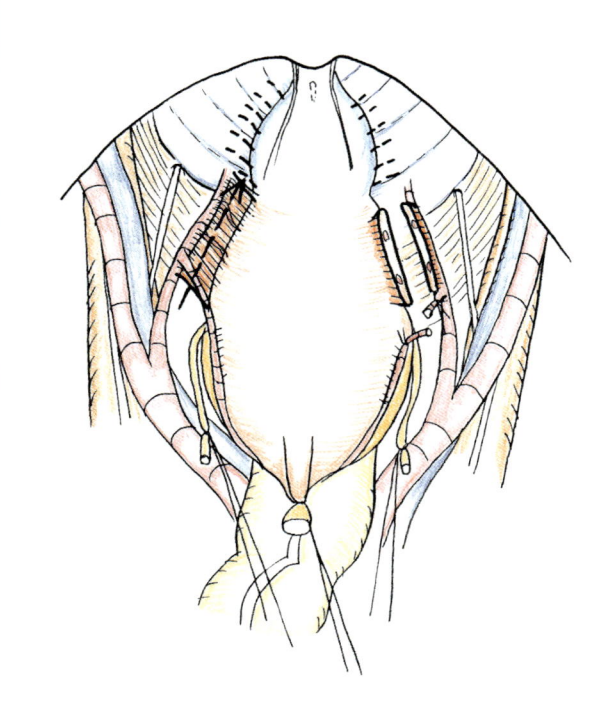

74d 膀胱を前面からみたところ。右の膀胱側方靱帯を切断したところ。矢印は左側の切断ライン。膀胱の牽引糸を反対側に牽引しながら交互に切断していくとよい。

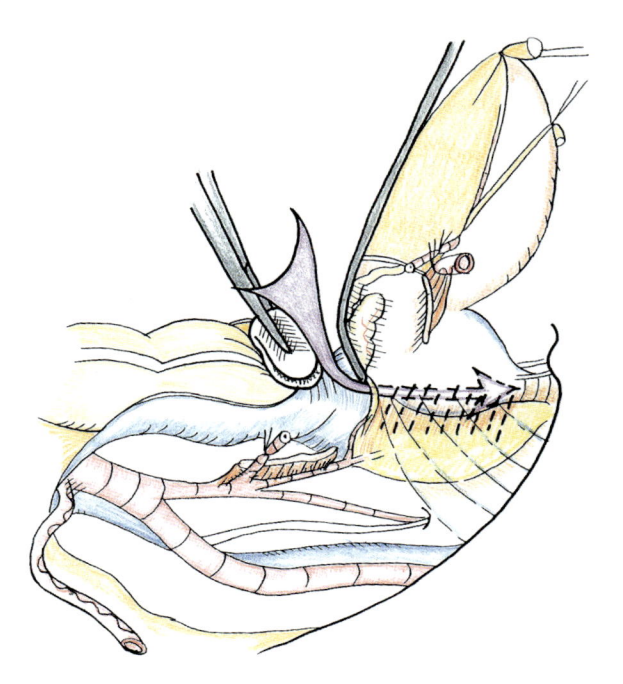

74e 膀胱直腸窩の膀胱側で腹膜を切開後，精囊との間を剥離してそのままデノンビエ筋膜の背側またはデノンビエ筋膜の前葉と後葉との間に入り（矢印），前立腺と直腸との間を尿道付近まで剥離する。神経温存を意図する場合はここで前方アプローチに移り，骨盤筋膜の切開をする。

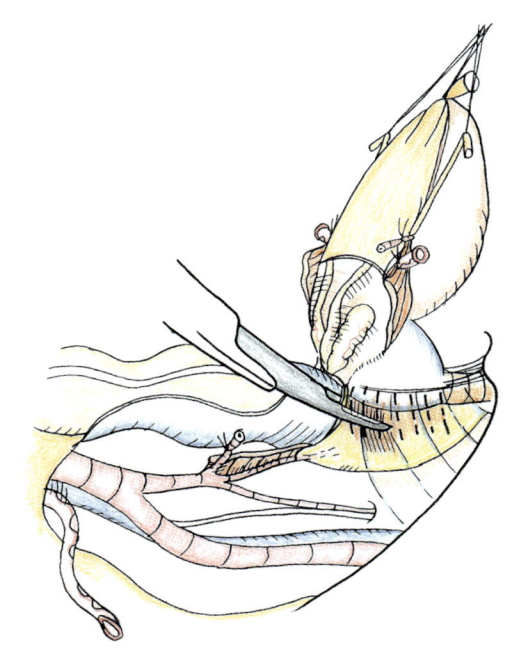

74f 神経温存をしない場合は，このまま前立腺側方靱帯を骨盤筋膜とともにシーリングして，尿道付近まで切断してしまう。前立腺の側方靱帯は直腸周囲脂肪織の中で立ちあがっているものと思われる。

4 前方アプローチ（男性）

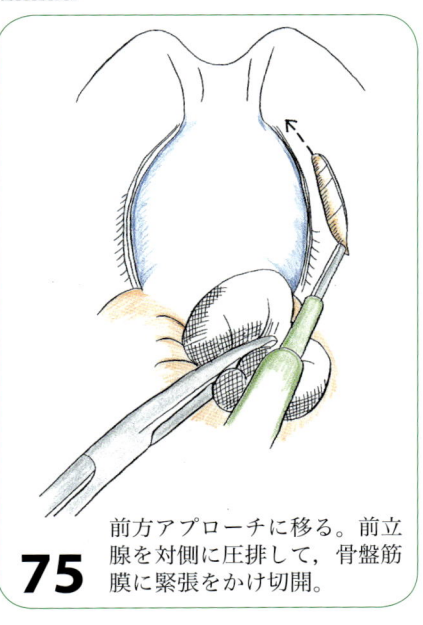

75 前方アプローチに移る。前立腺を対側に圧排して，骨盤筋膜に緊張をかけ切開。

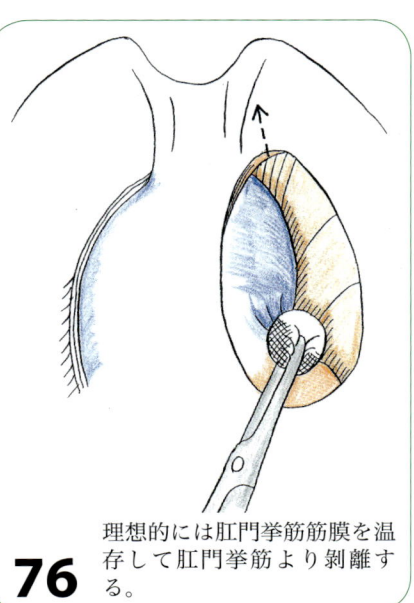

76 理想的には肛門挙筋筋膜を温存して肛門挙筋より剥離する。

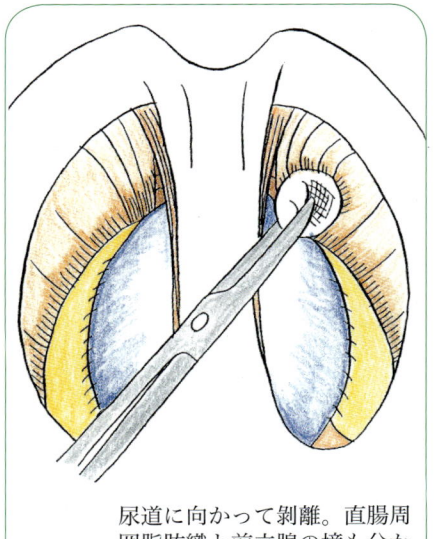

77 尿道に向かって剥離。直腸周囲脂肪織と前立腺の境も分かるようにする。

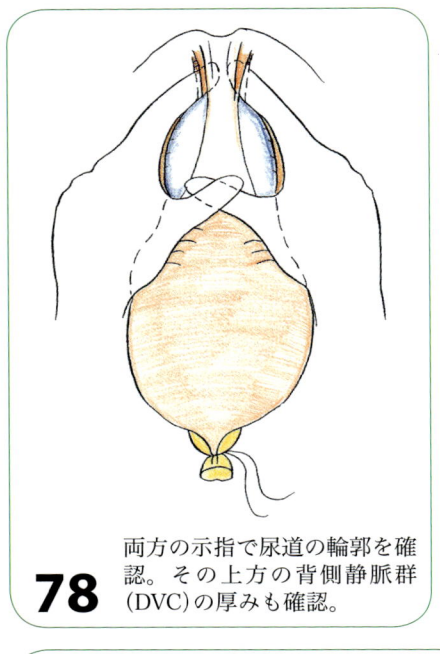

78 両方の示指で尿道の輪郭を確認。その上方の背側静脈群 (DVC) の厚みも確認。

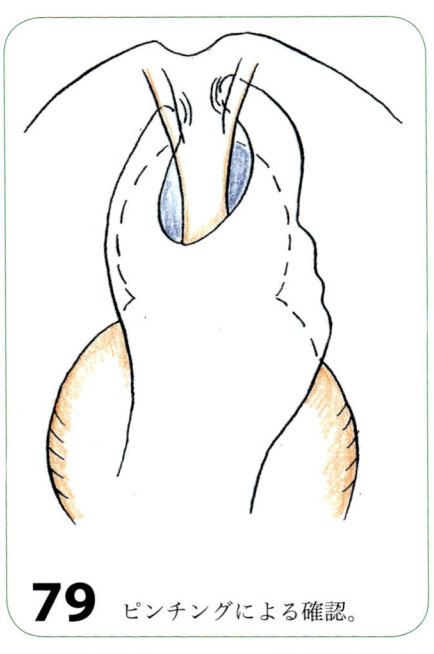

79 ピンチングによる確認。

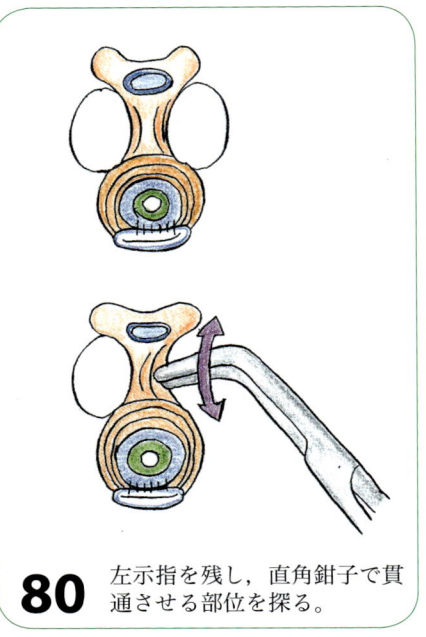

80 左示指を残し，直角鉗子で貫通させる部位を探る。

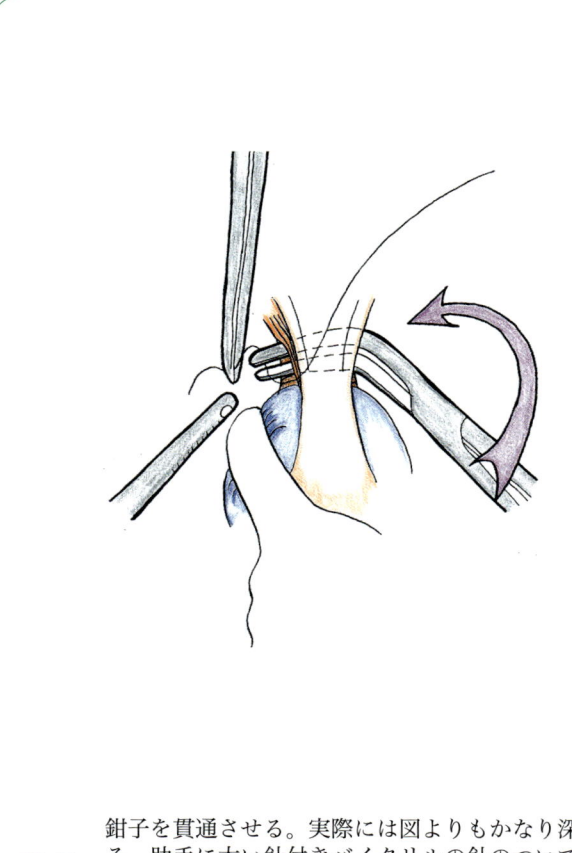

81 鉗子を貫通させる。実際には図よりもかなり深くなる。助手に太い針付きバイクリルの針のついていないほうをつかませてもらう。

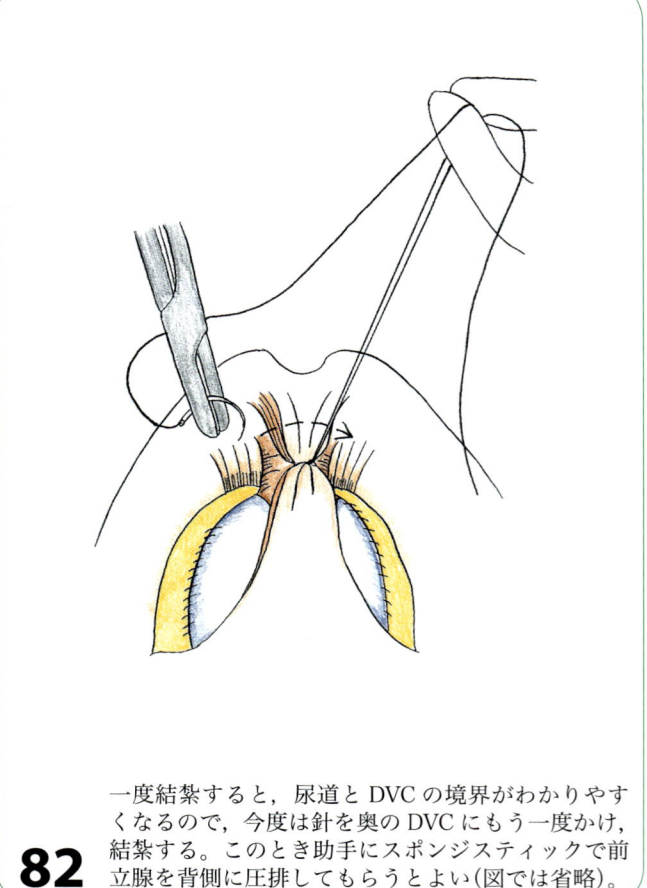

82 一度結紮すると，尿道とDVCの境界がわかりやすくなるので，今度は針を奥のDVCにもう一度かけ，結紮する。このとき助手にスポンジスティックで前立腺を背側に圧排してもらうとよい（図では省略）。

A 根治的膀胱全摘術 21

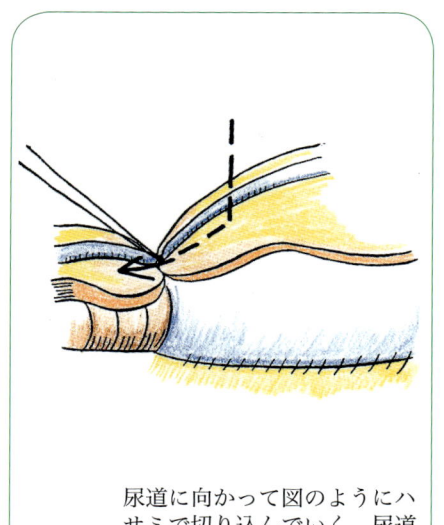

83 尿道に向かって図のようにハサミで切り込んでいく。尿道も摘出する場合は電気メスでもよい。手前はあらかじめ，シーリングしてもよい。

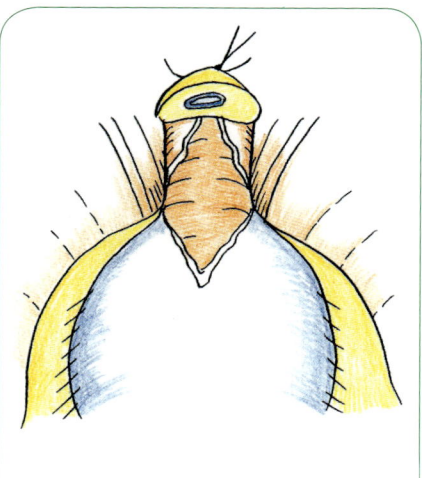

84 外括約筋を覆う膜状組織の側方をシーリングして，切っておくとよい（神経非温存の場合）。

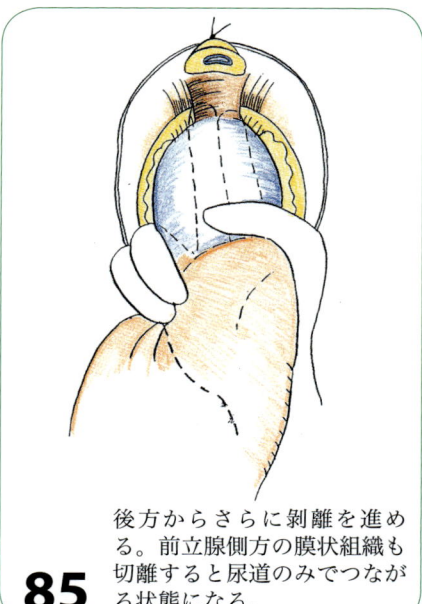

85 後方からさらに剝離を進める。前立腺側方の膜状組織も切離すると尿道のみでつながる状態になる。

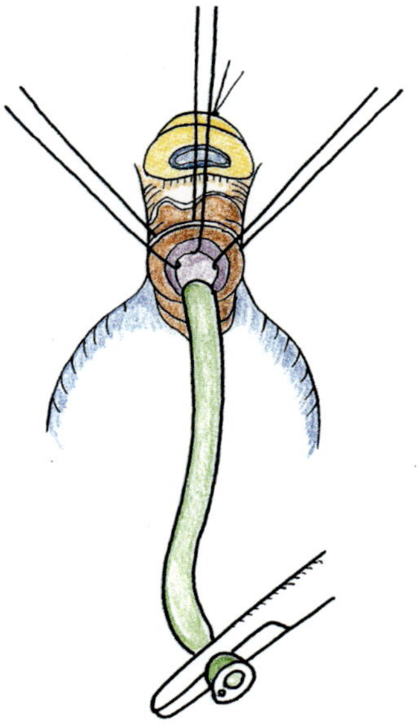

86 新膀胱を作成する場合は，ここで尿道を前立腺の尖部で切断，カテーテルを引き出し，尿道前壁に数針3-0バイクリルまたはPDSを掛けておく。

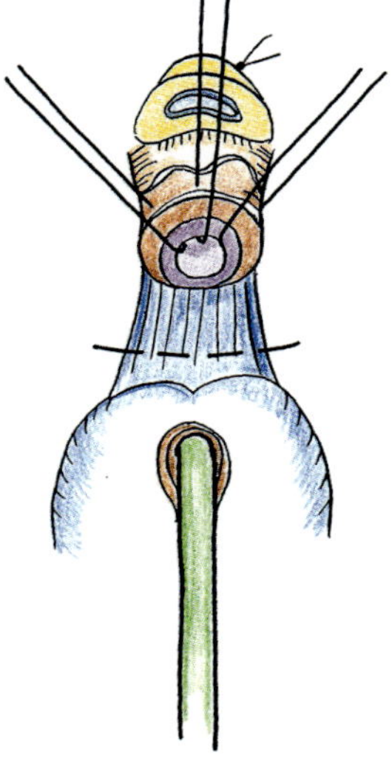

87 デノンビエ筋膜付着部を切断。

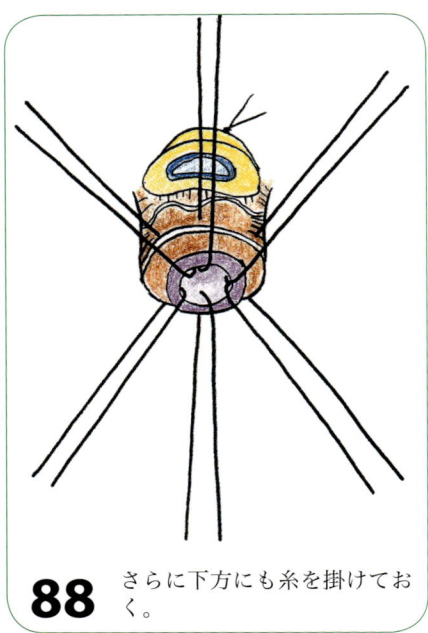

88 さらに下方にも糸を掛けておく。

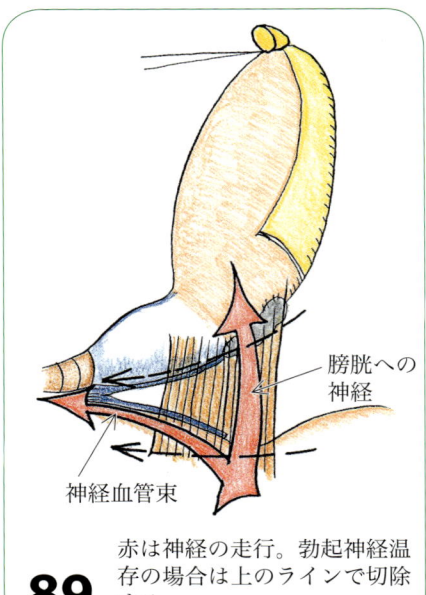

89 赤は神経の走行。勃起神経温存の場合は上のラインで切除する。

（ラベル：膀胱への神経／神経血管束）

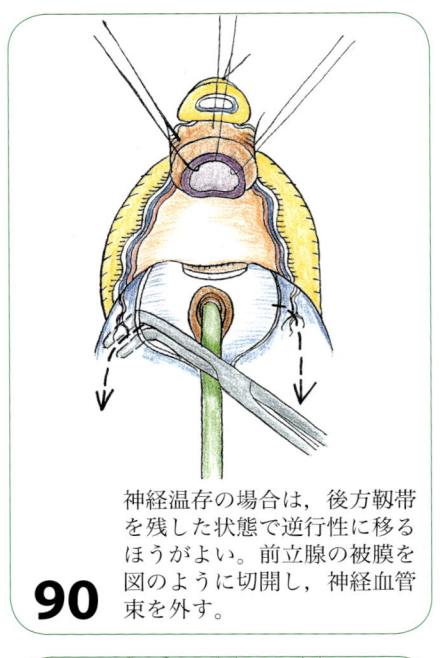

90 神経温存の場合は、後方靱帯を残した状態で逆行性に移るほうがよい。前立腺の被膜を図のように切開し、神経血管束を外す。

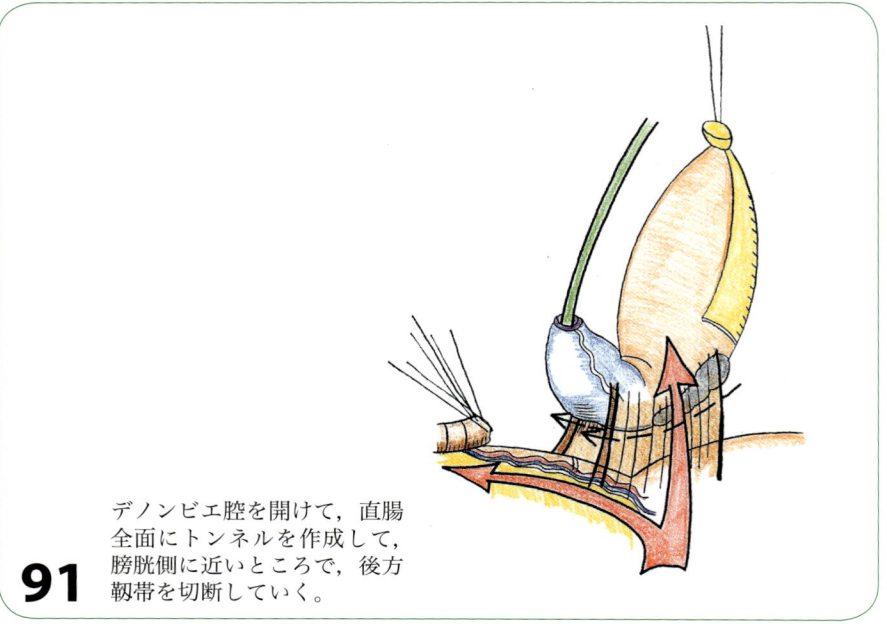

91 デノンビエ腔を開けて、直腸全面にトンネルを作成して、膀胱側に近いところで、後方靱帯を切断していく。

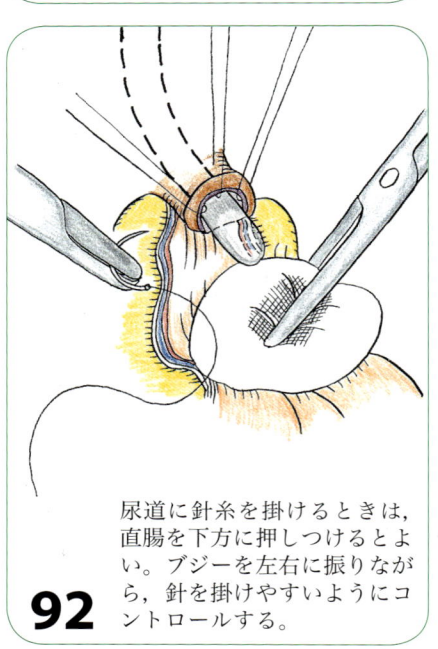

92 尿道に針糸を掛けるときは、直腸を下方に押しつけるとよい。ブジーを左右に振りながら、針を掛けやすいようにコントロールする。

図脳（ずのう）論

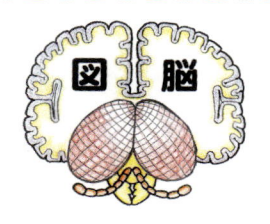

　この手術書のタイトルを考えている頃，新聞の書評で羽生善治氏の「先を読む頭脳」(新潮社)という本が紹介されていて興味を持ったので，メモしたら頭脳の頭(ず)を間違えて図(ず)と書いてしまった。瞬間，「図脳で覚える泌尿器手術」が思い浮かんで，編集部の伊東隼一さんにこのタイトルでお願いできないかと相談したところ，副題のなかに入れましょうと快諾してくださった(主タイトルにするには医学的でなかったか？)。わたしはこの図脳という造語が自分ですっかり気に入ってしまった。

　物事をひとに説明する場合，言語が一番容易であるが，事物の外見や形態を説明するには絵や図のほうがより具体化することが多い。特に初めて見た物，観察した物をより具体的に説明するには図のほうが明らかに優れている。

　われわれはある手術の予習をする場合，手術書を読んで勉強する。もちろん最近は昔と違って，DVDなどの動画で予習することも可能である。手術書をひもとく場合，まず目がいくのはその手術の手順に従ったイラストである。あるいはその場面の解剖を表現したイラストである。イラストでわからないところがあると，初めてそのイラストを説明している文章を読むことになる。イラストは重要でそこに描かれていない構造物は，存在しないことになり，そのイラストを描いた外科医(実際はイラストレーターのことが多い)あるいは，イラストを描いた当時はその構造物の認識がなかったことになる。DVDもただ眺めていても，予備知識が乏しければ何の役に立たない。DVDのある1画面を説明したイラストを添えることにより一段と理解が深まるのである。手術の学習には図脳の活用の方が優位なのである。

　ちなみに羽生さんは，ある局面の棋譜を頭に浮かべて，何手先まで何十手も読むことはもちろんのこと，初めての局面を見た瞬間に，これはこの手しかないでしょと最善手を打ってしまうらしい。これも優れた図脳の一種であろう。

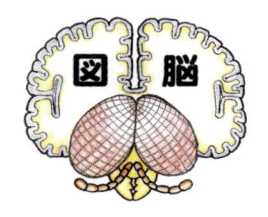

北斎 1

　北斎が晩年，何度か滞在したという信州の小布施という町に北斎館があり，以前訪れて以来，北斎の大ファンである。好みの問題であるが，世界一の画家を一人挙げよといえば，間違いなく北斎である。もちろんダ・ヴィンチやピカソなど他にも好みの画家はいるが，北斎の画業は，その量や質はもちろんのこと，意表をつく奇抜さや独創性は群を抜いている。驚異的な図脳を発達させた画家といえよう。「己六才より物の形状を写すの癖ありて　半百のころより数々画図を顕すといへども　七十年画く所は実に取るに足るものなし　七十三才にしてやや禽獣虫魚の骨格　草木の出生を悟し得たり　故に八十才にしては益々進み　九十才にしてその奥義を極め　一百歳にして正に神妙ならんか…」と以下長寿を願う文章がこの富嶽百景の跋文に続く。北斎の飽くなき向上心や求道心を，あるいはピカソに共通するような強欲なバイタリティーを感じ取る人が多いであろう。しかし逆にとれば，七十歳までの画業に対する不満足を訴えているようにも取れる。北斎の技量や観察眼は，その図脳とともに進化してきた。新しい技術を編み出し今まで気づかなかったものが見えるようになってきて，いままで描いてきたものに物足りなさを感じ，もう一度すべてを描き直したいと思ったのではないだろうか。現に以前のモチーフを晩年に利用している作品もある。たぶん北斎は百歳まで生きたとしても自分の画業に満足しなかったであろう。

　われわれ外科医もアーチストの片割れである。もちろん，絵画は失敗すれば，修正し，描き直すことも可能である。手術は時間の制約や，出血もあり，気に入らないからいって簡単にやり直すことはできない。同じ手術であっても，満足することもあれば不満足に終わることもあろう。だからこそ常に技術を磨き，外科解剖の知識を更新し，観察し直すのである。北斎の現状に満足しない向上心を常にもっているべきである。

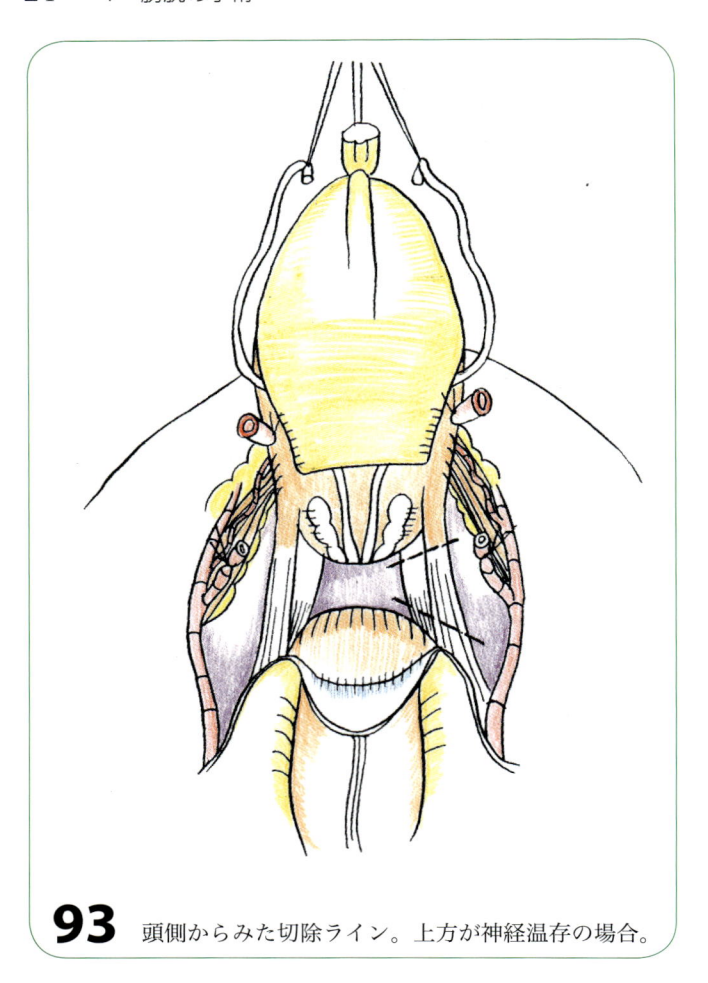

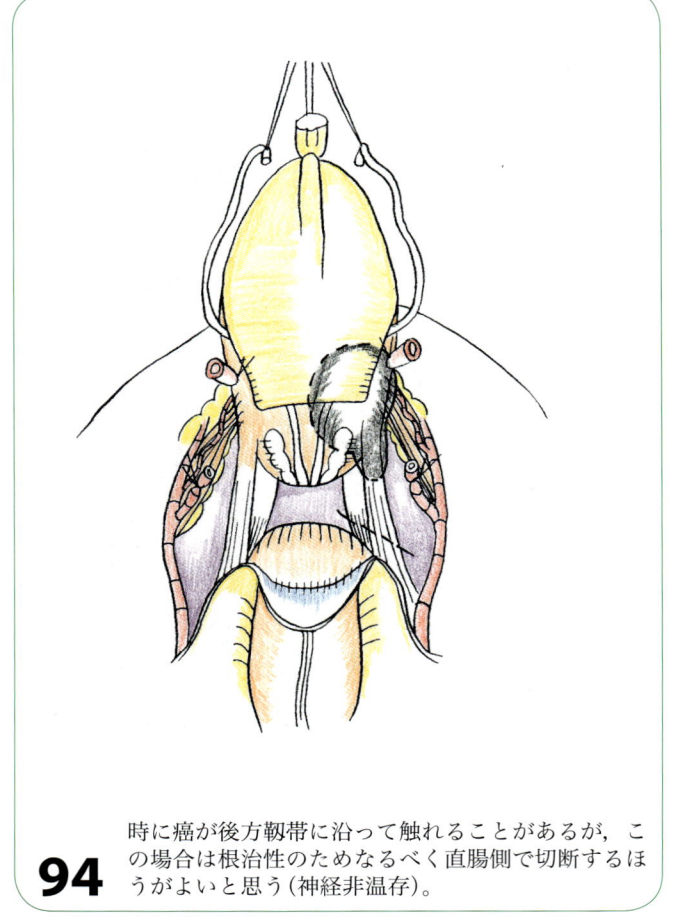

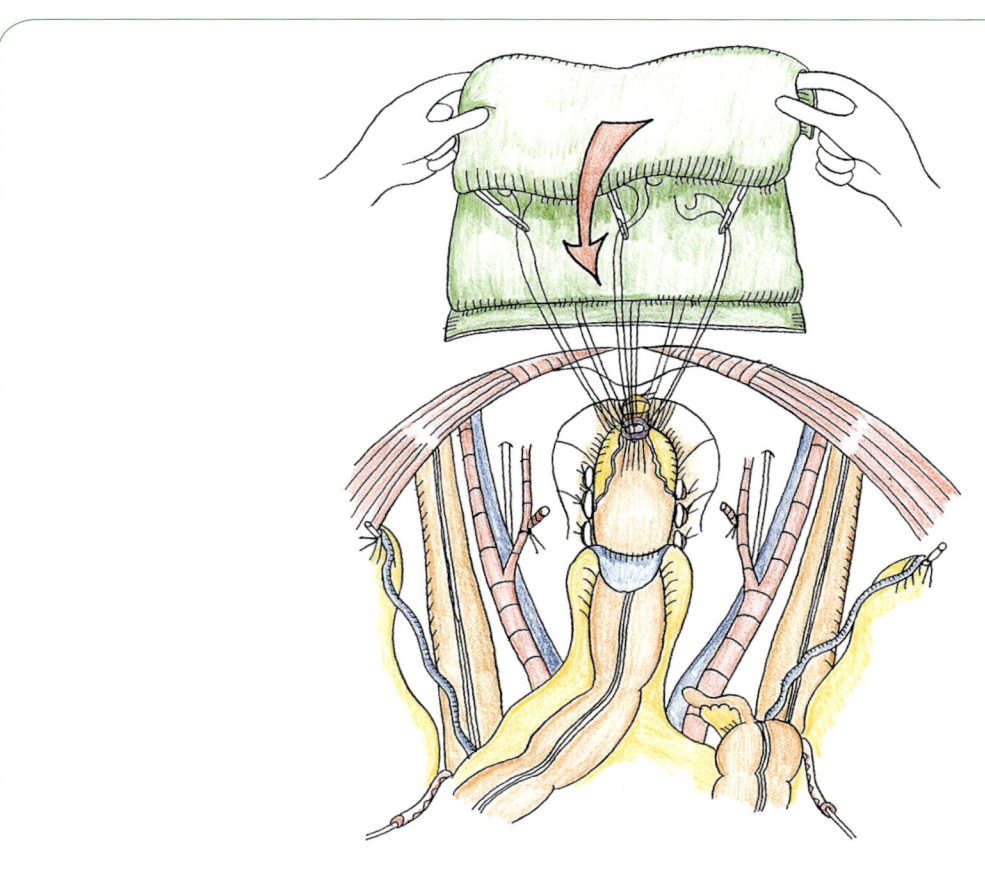

93 頭側からみた切除ライン。上方が神経温存の場合。

94 時に癌が後方靱帯に沿って触れることがあるが，この場合は根治性のためなるべく直腸側で切断するほうがよいと思う（神経非温存）。

95 尿道に掛けた針糸を上の3本と下の3本に分けて，たたんだ覆布に整理して覆う。こうしておけば，他の操作の邪魔にならない。

5 女性の膀胱全摘(新膀胱作成を予定する場合)

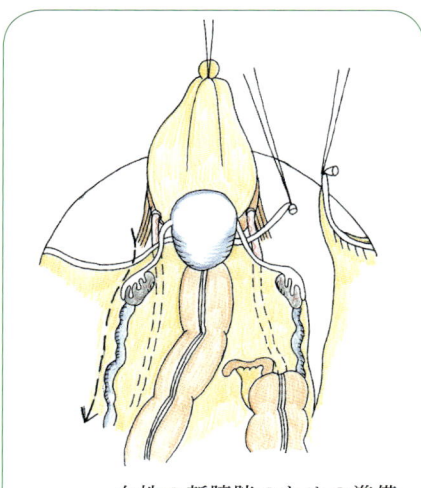

96 女性の新膀胱のための準備。子宮円索はなるべく子宮近くで切断し，遠位端を長めにとっておく。

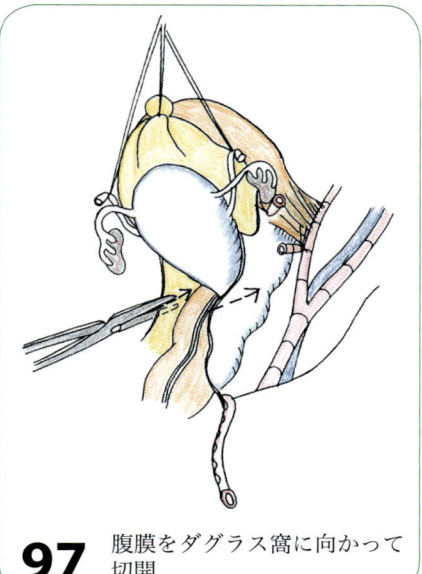

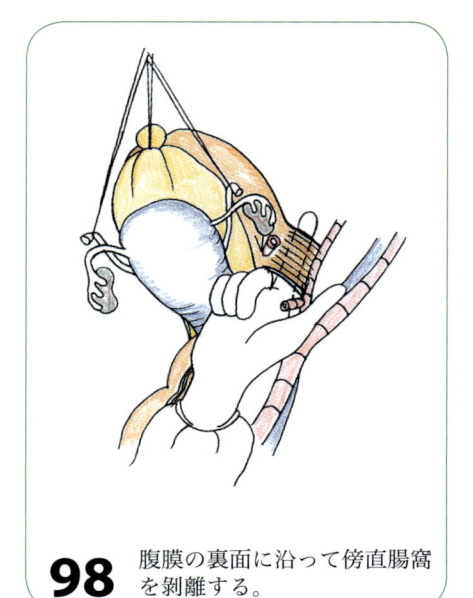

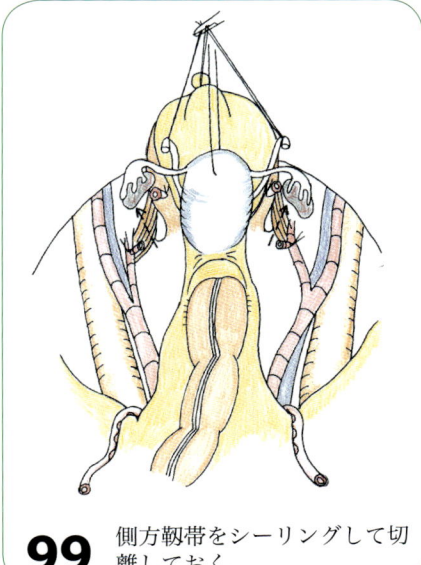

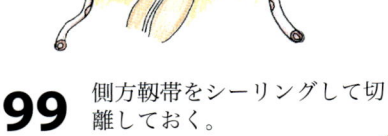

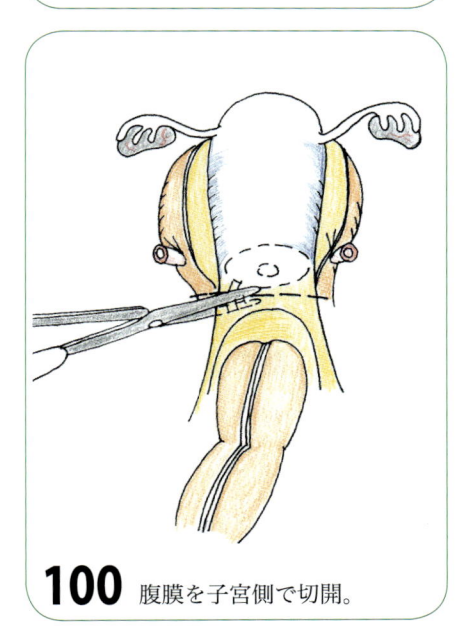

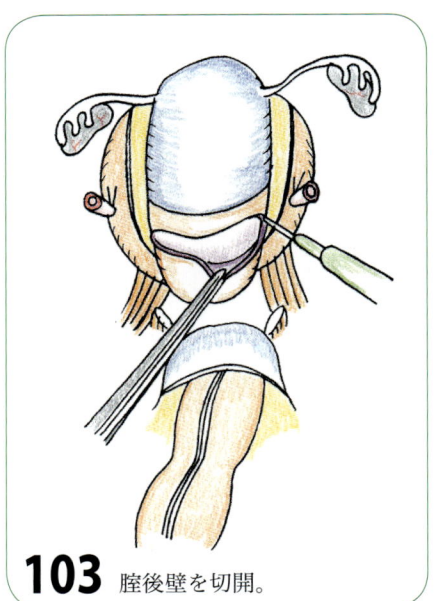

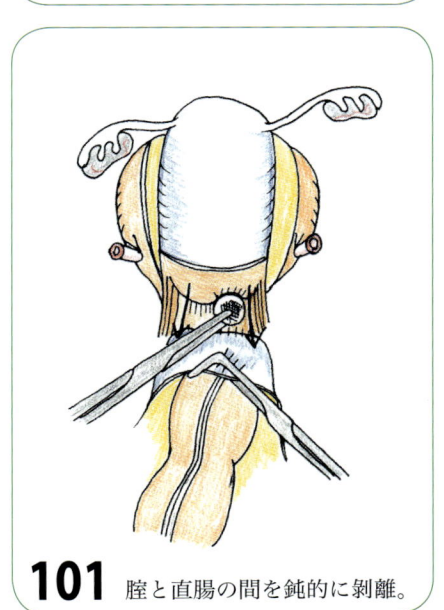

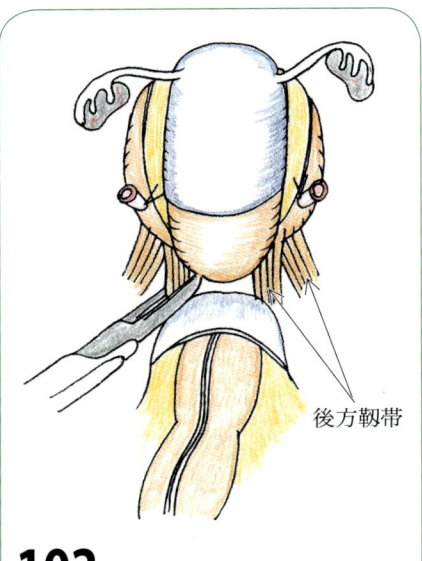

97 腹膜をダグラス窩に向かって切開。

98 腹膜の裏面に沿って傍直腸窩を剝離する。

99 側方靱帯をシーリングして切離しておく。

100 腹膜を子宮側で切開。

101 腟と直腸の間を鈍的に剝離。

102 後方靱帯を切断。(後方靱帯)

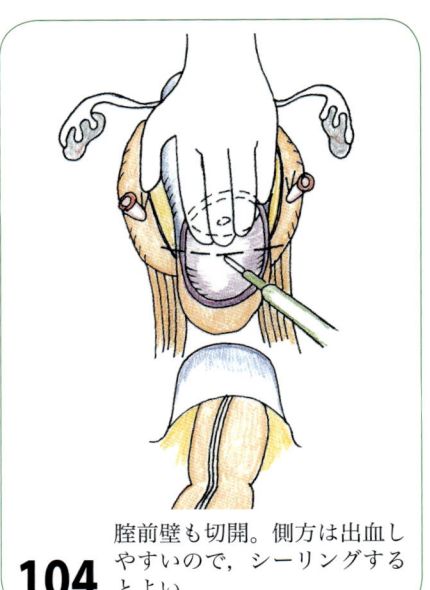

103 腟後壁を切開。

104 腟前壁も切開。側方は出血しやすいので，シーリングするとよい。

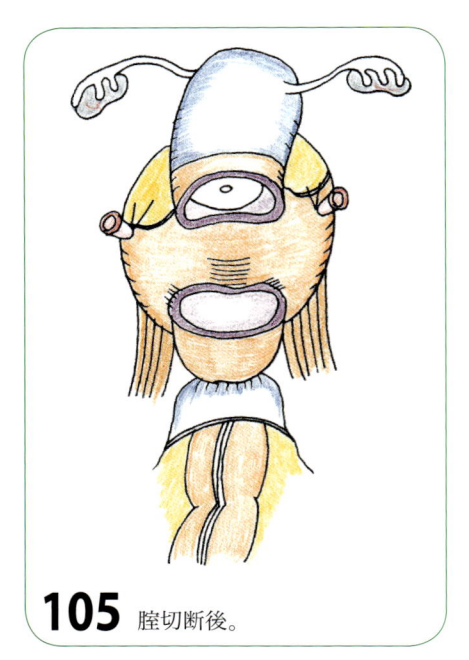

105 腟切断後。

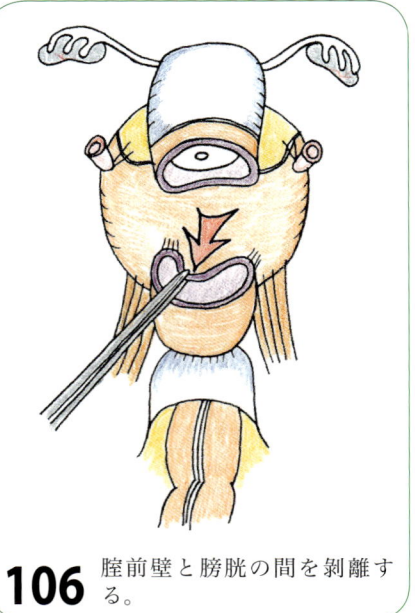

106 腟前壁と膀胱の間を剥離する。

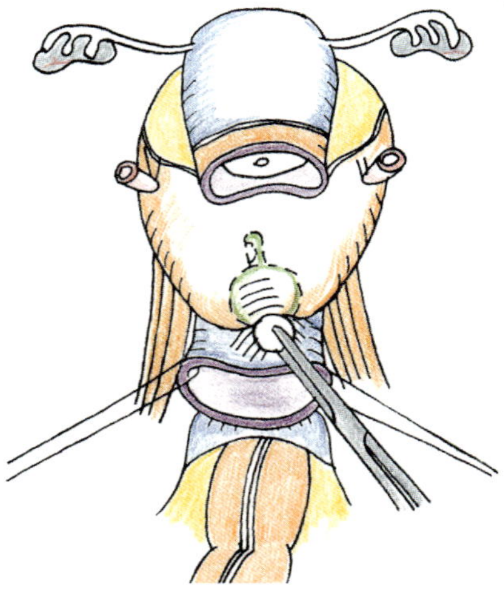

107 腟壁に沿うようにするとよい剥離面に入る。また腟断端にバイクリルで支持糸を掛けておく。

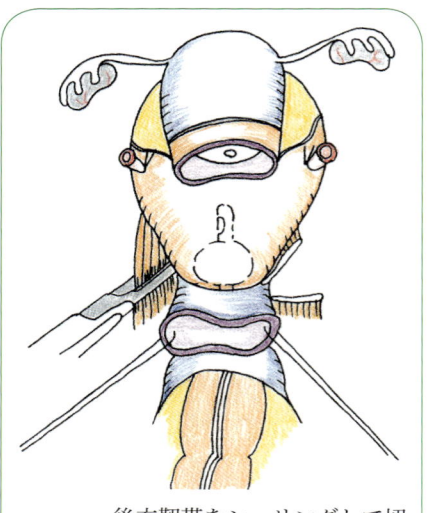

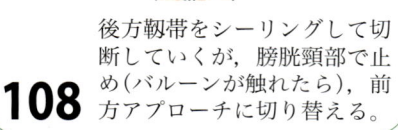

108 後方靱帯をシーリングして切断していくが，膀胱頸部で止め（バルーンが触れたら），前方アプローチに切り替える。

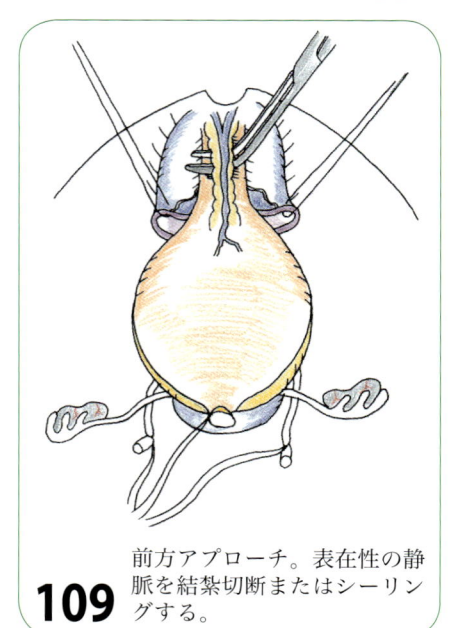

109 前方アプローチ。表在性の静脈を結紮切断またはシーリングする。

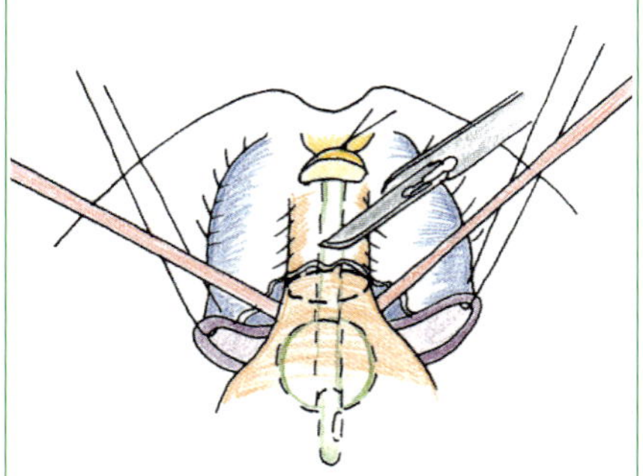

110 尿道をすくい，膀胱頸部より約1cm遠位のところで切断する。

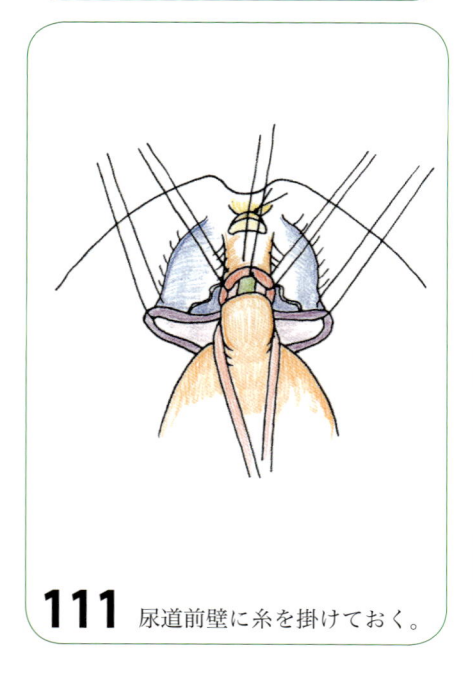

111 尿道前壁に糸を掛けておく。

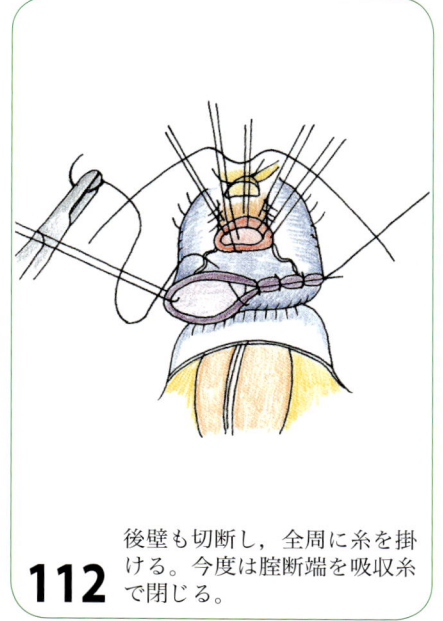

112 後壁も切断し，全周に糸を掛ける。今度は腟断端を吸収糸で閉じる。

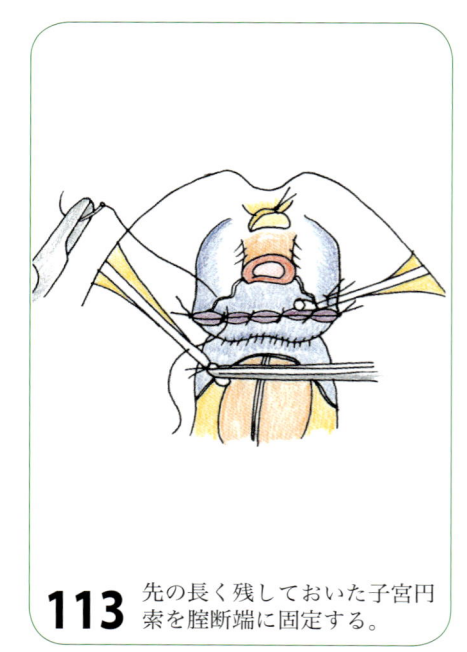

113 先の長く残しておいた子宮円索を腟断端に固定する。

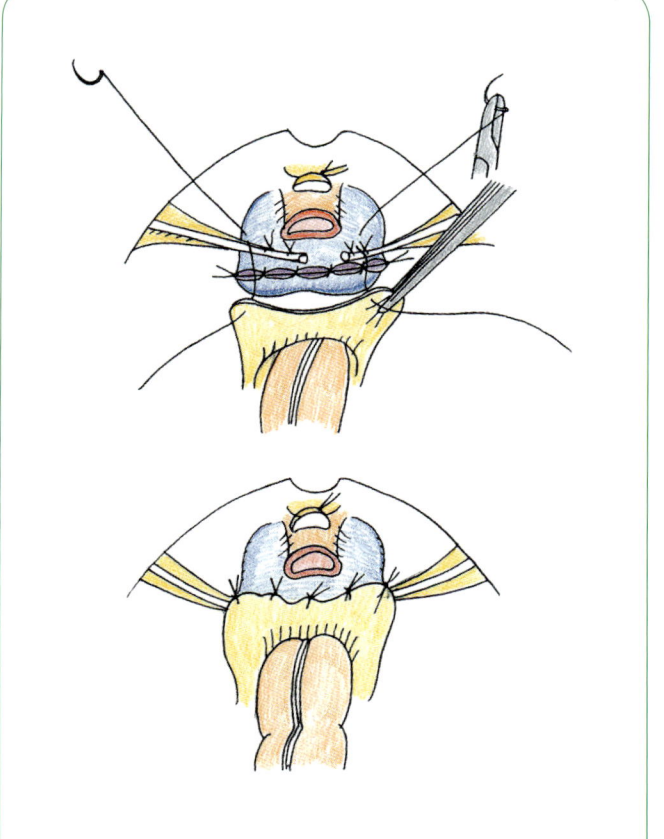

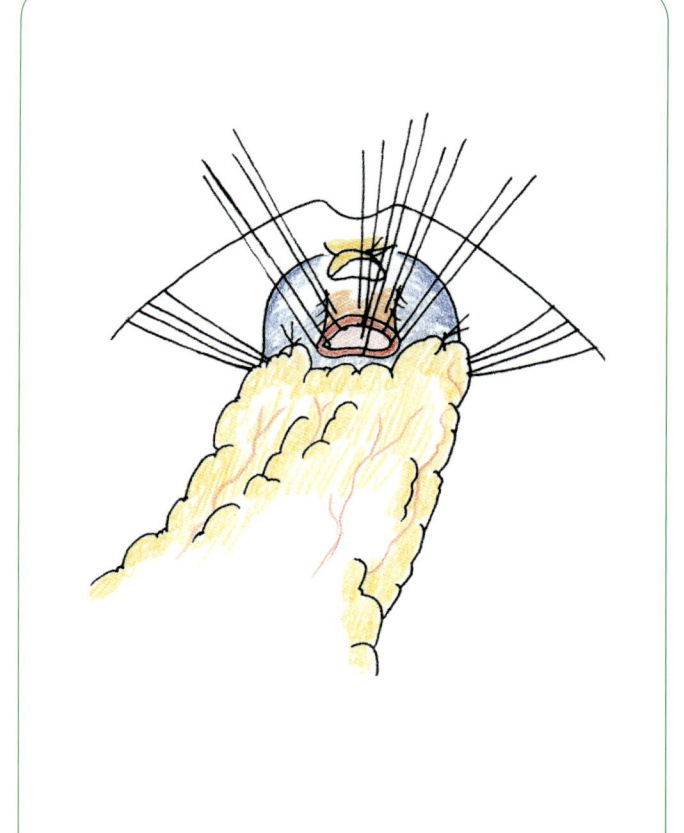

114 直腸全面の余剰な腹膜を腟断端の縫合線を覆うように固定する。

115 さらに大網を死腔を少なくするように固定し，新膀胱が背側に落ち込まないようにすることもある。

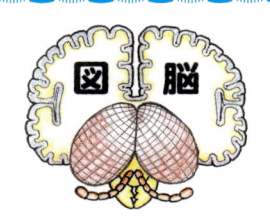

北斎 2

　北斎は森羅万象を描き，江戸の人々や風俗のすべてを，自分の図脳に焼き付けておきたかったのだと思う。自然や人々を観察し，発見したすべてを描き留めておきたかったのだと思う。優れた図脳の持ち主は，その図脳のフィルターを通して，観察したものの特徴を捉え，あるものを発見し，独自の表現で描くことによって記憶する。言語化できない事象は図脳によって処理されるのである。北斎漫画は描かれなかったものはないといわれるくらい評価されている絵手本であるが，55歳頃に初版が刊行され，ついに彼の死後まで刊行され続けられたという人気であったようである。絵手本ということになっているが，実はこれは北斎自身の創作用ノートである。北斎は絵手本という形をとりながら，自分の画域を広げ，新しく気づいた事象や表現法をメモしたのである。これはダ・ヴィンチの膨大な手記や習作などと同様な意義があるのではないか。また北斎もダ・ヴィンチも水の表現に対して類い希な観察と表現法を残している。

　北斎漫画の中に「寄せる波，引く波」というスケッチがあり，上段に寄せる波，下段に引く波を描いている。これは北斎の図脳が捉え，記憶した寄せる波と引く波の相違および表現法を記録しておいたのではないかと推測する。波の様子をじっと観察し，ある瞬間，寄せる波と引く波の違い，表現方法をひらめいたのである。そしてこの発見した喜びは描いておく以外，記憶させる方法はない。北斎漫画には他にも多くの波や水の表現に関するスケッチが描かれている。これらの多くのスケッチをもとに晩年の名作が生み出されたといっても過言ではない。

　われわれも手術解剖については，十分問題意識を持って観察しながら手術を行ってはいると思うが，理解したこと，新たに気づいたことについては図を描いておいた方が記憶に残る。図を描くことによって新たにわかることもある。図にしなかったものは忘れ去られる運命にある。

6 大網の遊離

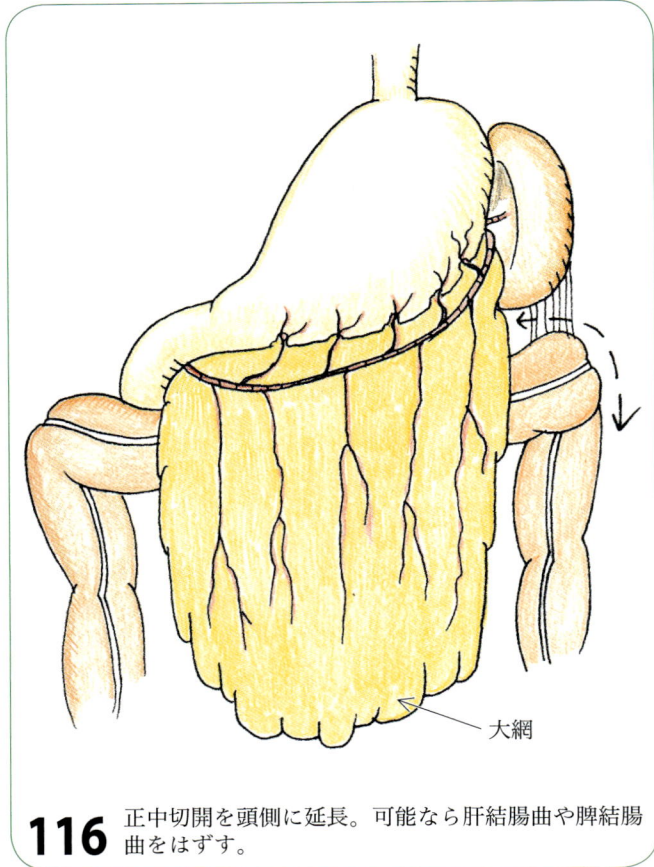

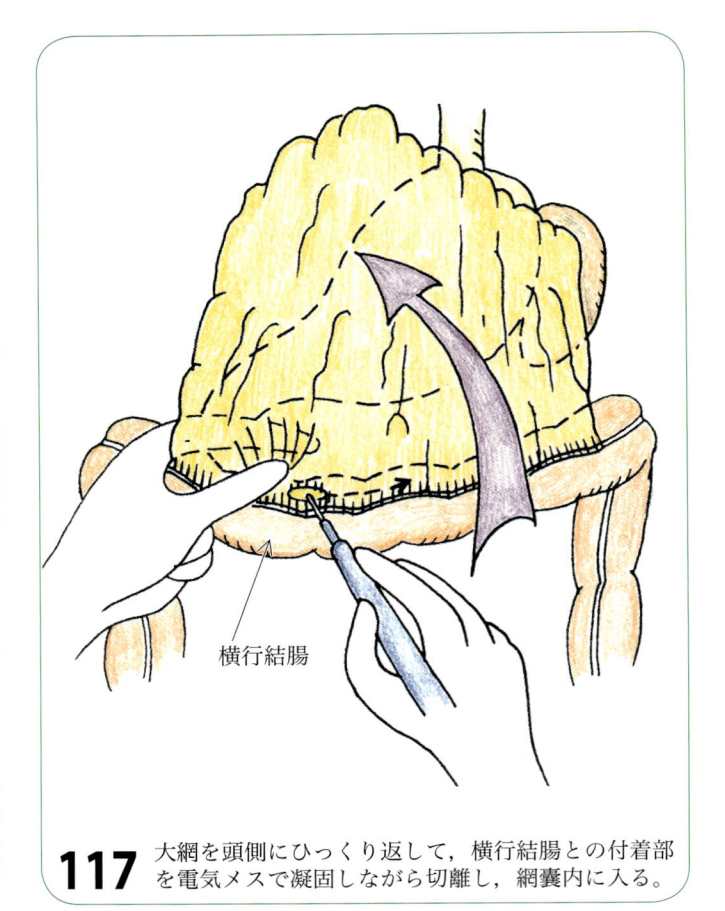

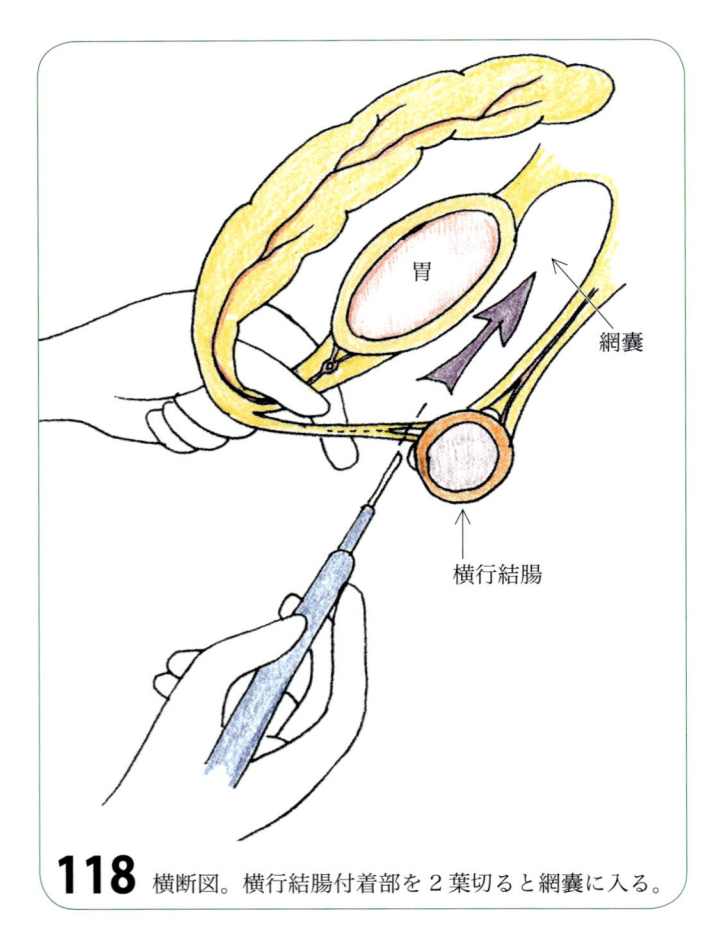

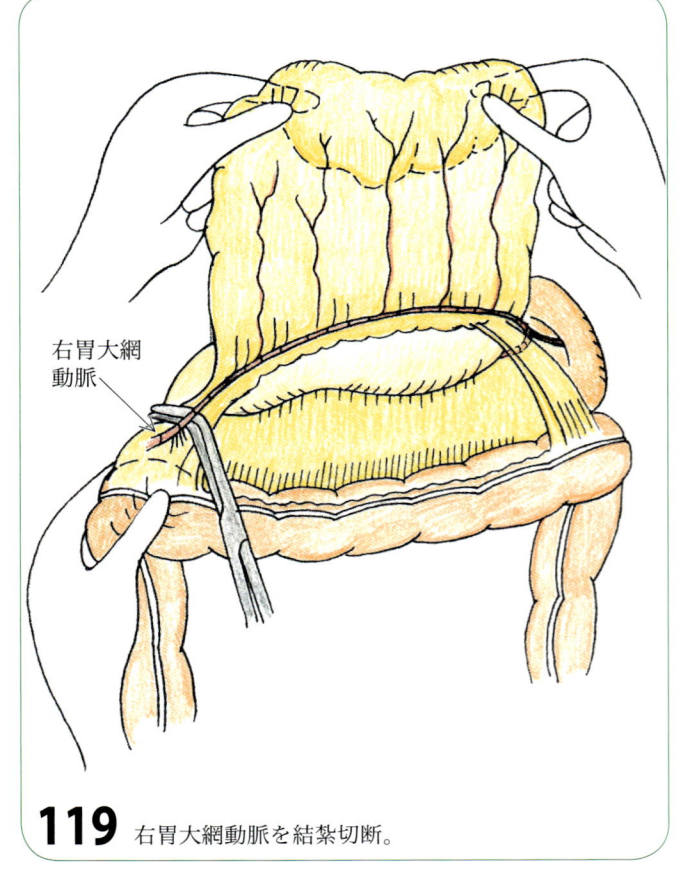

116 正中切開を頭側に延長。可能なら肝結腸曲や脾結腸曲をはずす。

大網

117 大網を頭側にひっくり返して，横行結腸との付着部を電気メスで凝固しながら切離し，網嚢内に入る。

横行結腸

118 横断図。横行結腸付着部を2葉切ると網嚢に入る。

胃
網嚢
横行結腸

119 右胃大網動脈を結紮切断。

右胃大網動脈

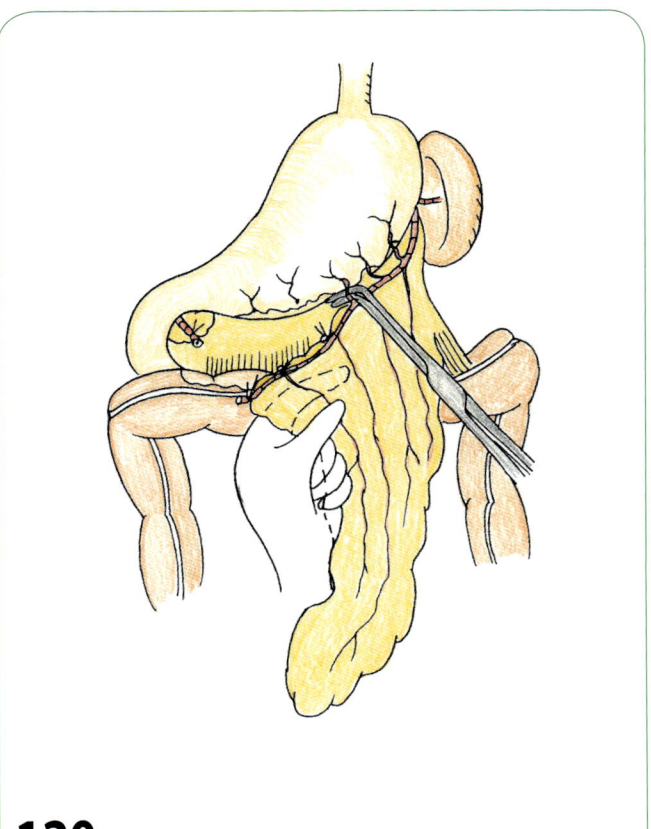

120 短胃動脈を順次切断し、左胃大網動脈を茎とする。

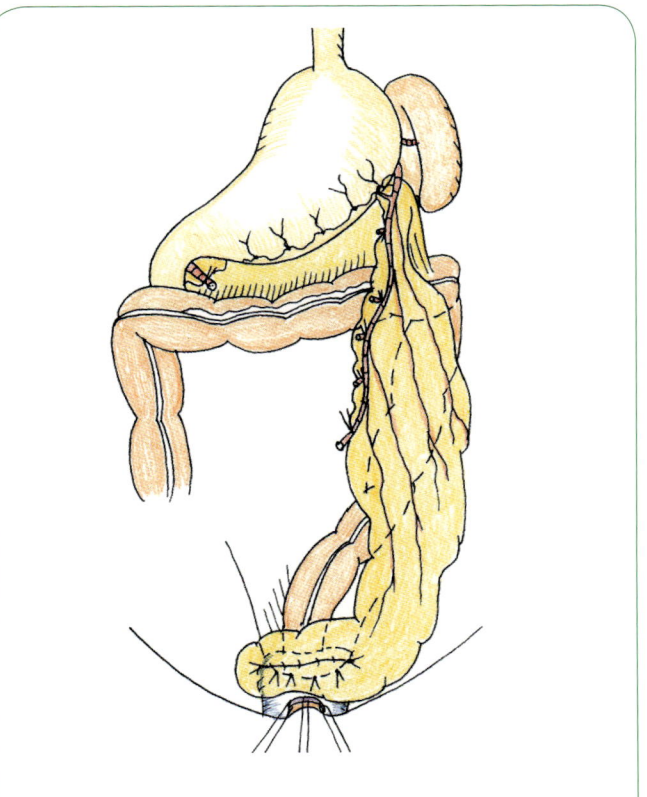

121 腹腔の左側を通して、腟断端に固定する。下行結腸を剝離して、その背側を通してもよい。

7 女性の膀胱全摘（尿道摘出する場合）

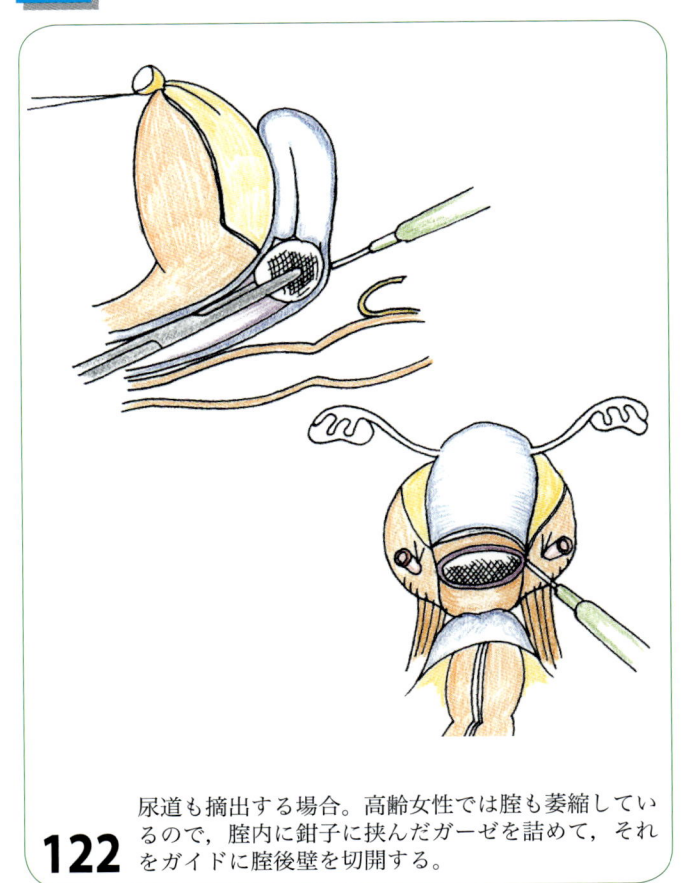

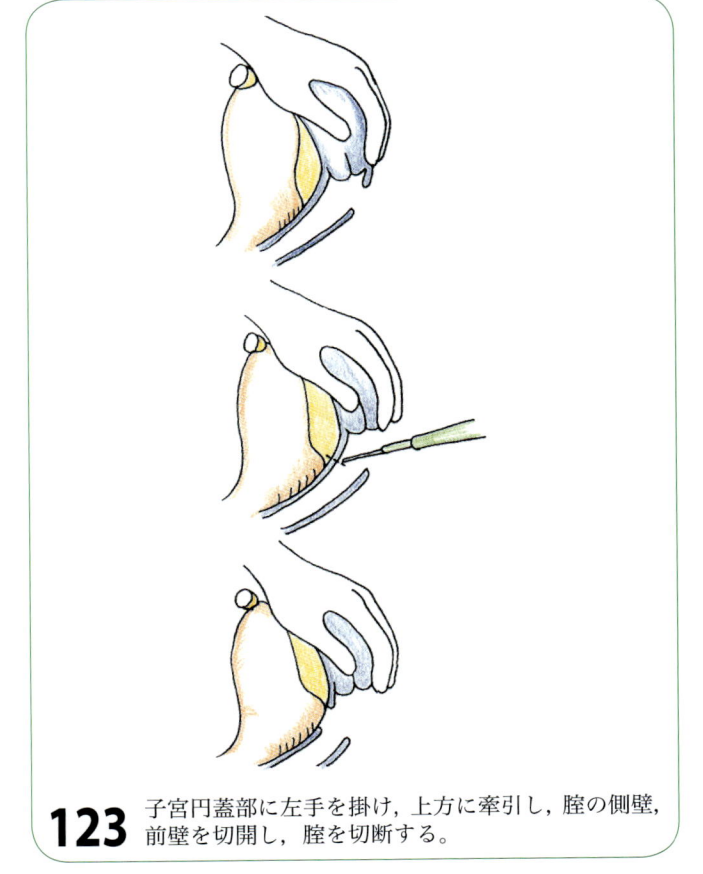

122 尿道も摘出する場合。高齢女性では腟も萎縮しているので、腟内に鉗子に挟んだガーゼを詰めて、それをガイドに腟後壁を切開する。

123 子宮円蓋部に左手を掛け、上方に牽引し、腟の側壁、前壁を切開し、腟を切断する。

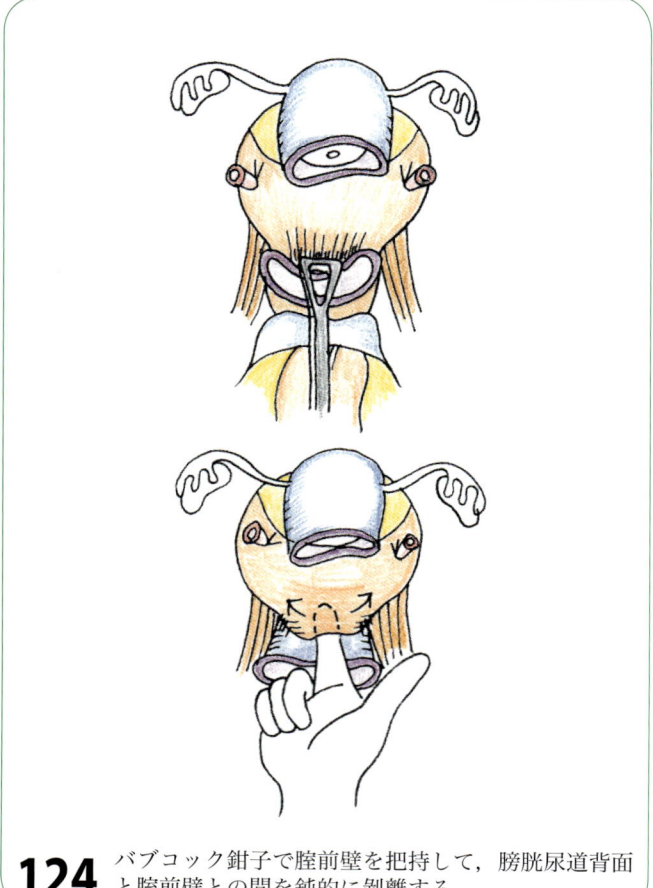

124 バブコック鉗子で腟前壁を把持して，膀胱尿道背面と腟前壁との間を鈍的に剥離する。

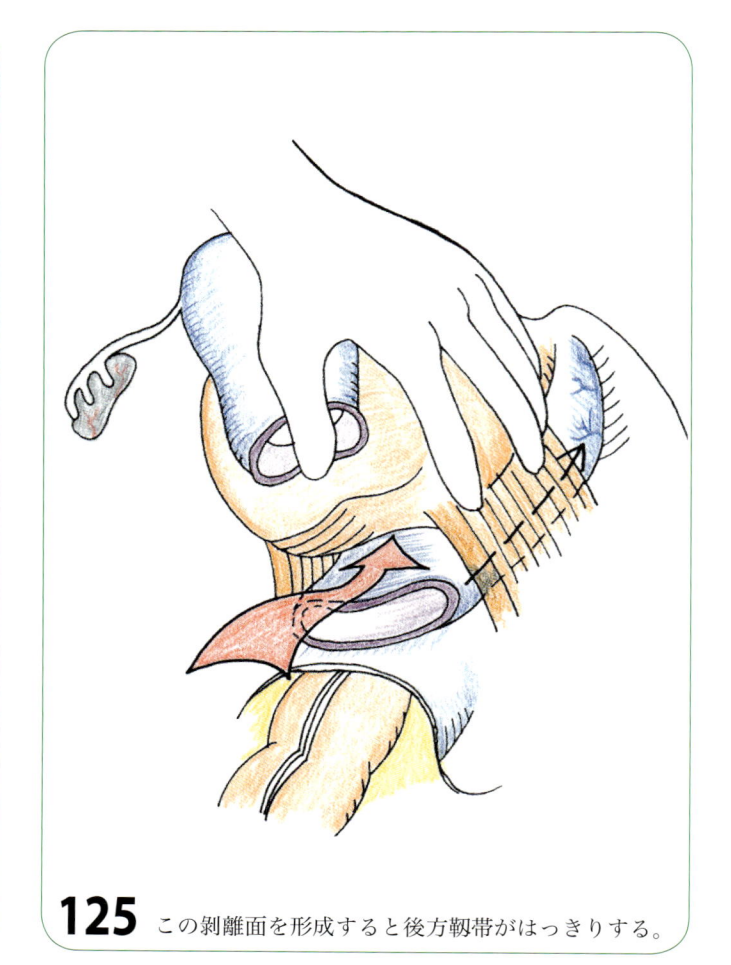

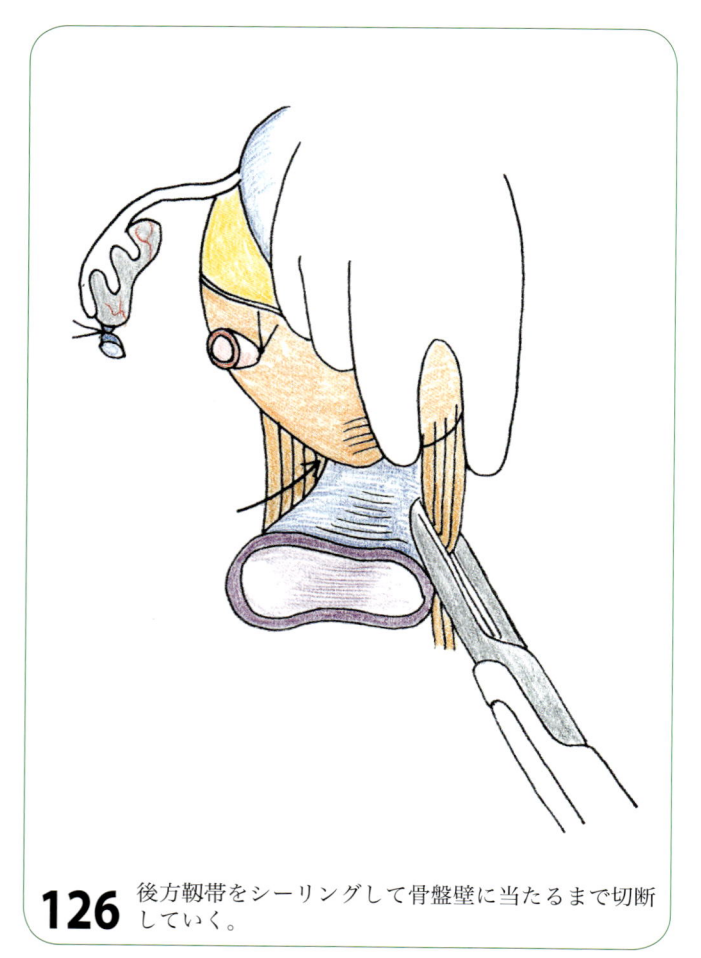

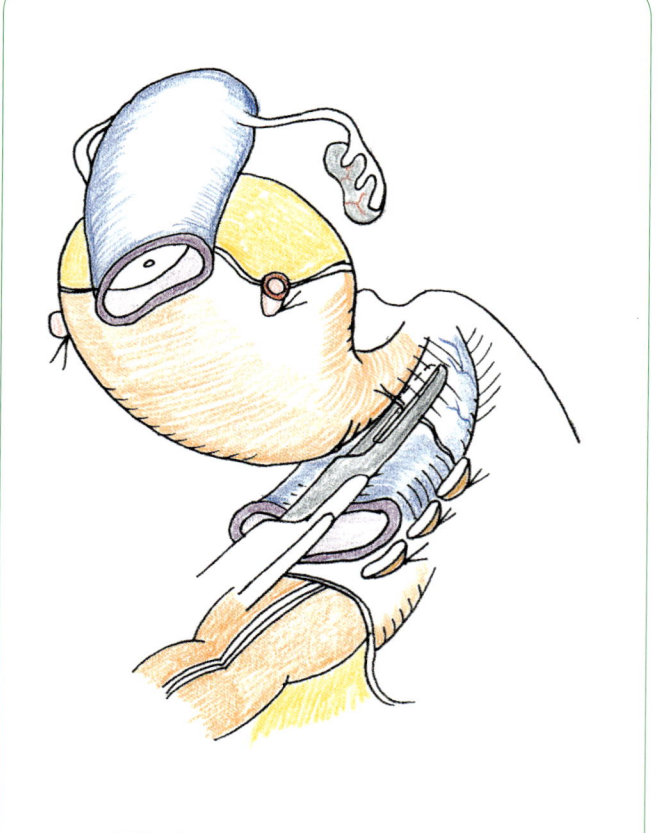

125 この剥離面を形成すると後方靱帯がはっきりする。

126 後方靱帯をシーリングして骨盤壁に当たるまで切断していく。

127 尿道も摘出する場合。尿道後面を腟より剥離し，側方の骨盤筋膜を切開。この時点で腟断端を閉鎖。

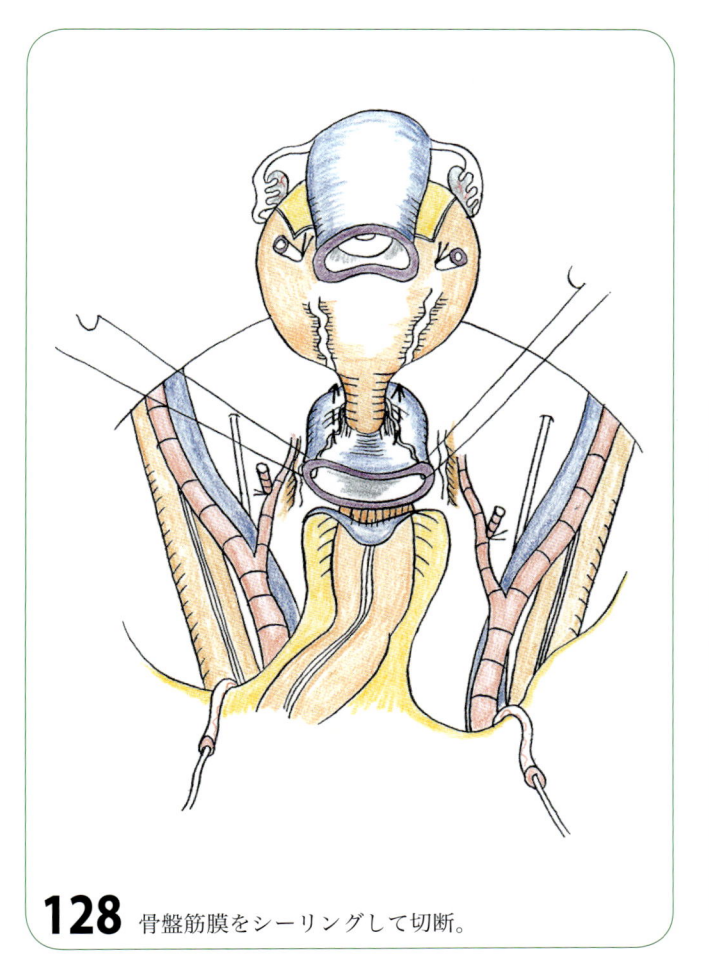

128 骨盤筋膜をシーリングして切断。

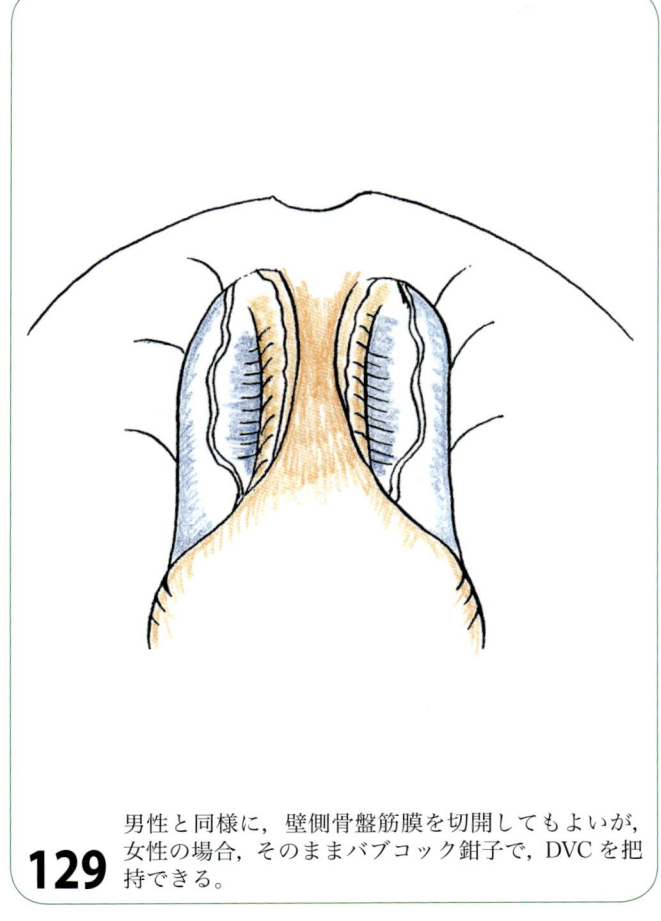

129 男性と同様に，壁側骨盤筋膜を切開してもよいが，女性の場合，そのままバブコック鉗子で，DVCを把持できる。

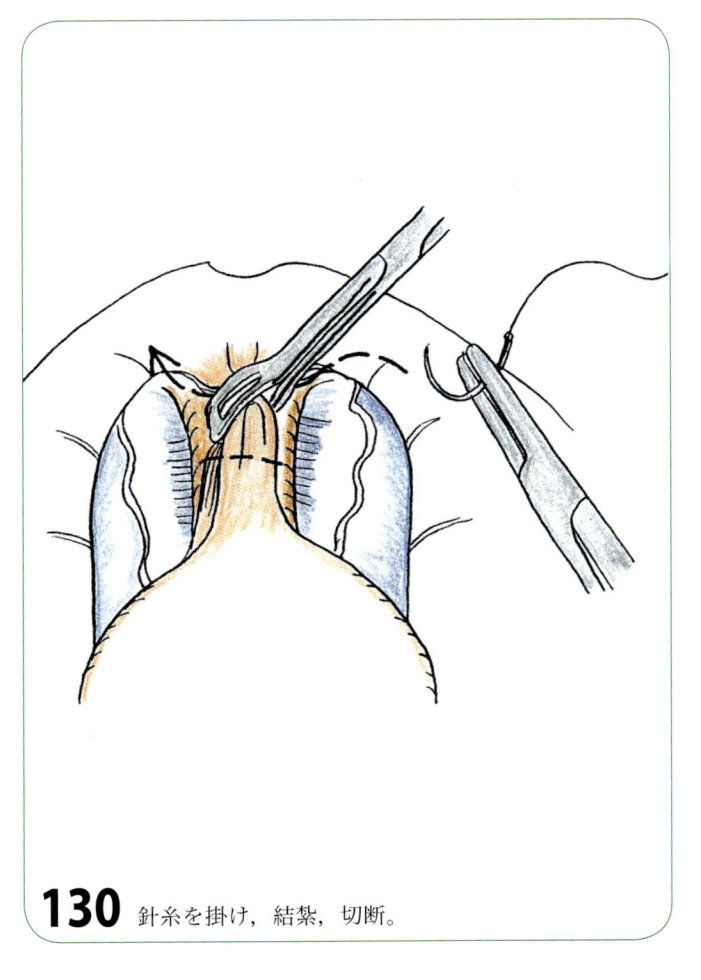

130 針糸を掛け，結紮，切断。

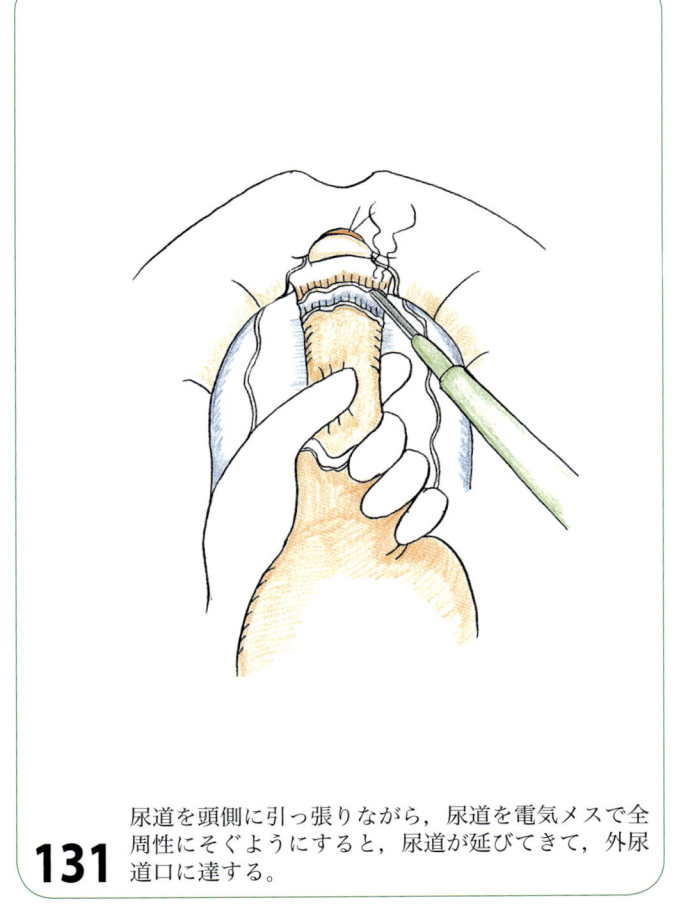

131 尿道を頭側に引っ張りながら，尿道を電気メスで全周性にそぐようにすると，尿道が延びてきて，外尿道口に達する。

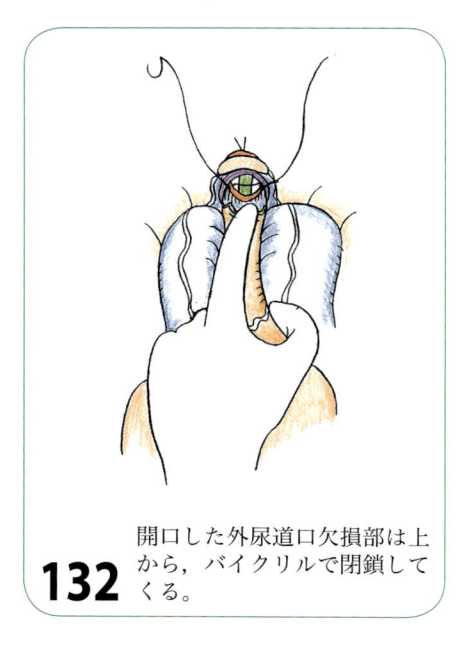

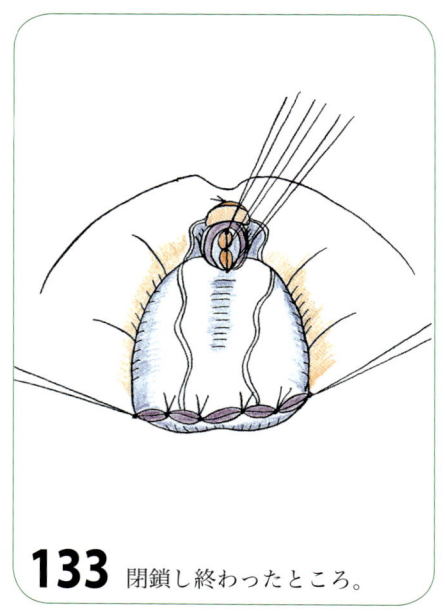

132 開口した外尿道口欠損部は上から，バイクリルで閉鎖してくる。

133 閉鎖し終わったところ。

8 子宮全摘出後の膀胱全摘術－逆行性のアプローチ

　子宮頸癌などで以前に子宮全摘を行っていると，腹膜切開時のアプローチが多少異なる。また腟断端を温存する場合，後方からのアプローチの際，腟前壁と膀胱との境界が不明瞭である。ここでは逆行性のアプローチを紹介する。

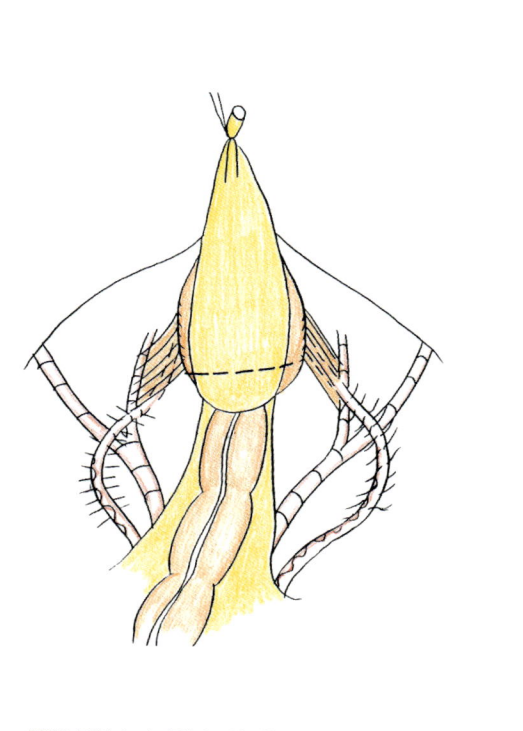

134 膀胱側腔から頭側へ腹膜を切り上げる。リンパ節郭清も行われていると，尿管は概して，骨盤外側にへばり付くように走向しているので，頭側の剥離されていないところから，丁寧に膀胱側に向かって剥離する。

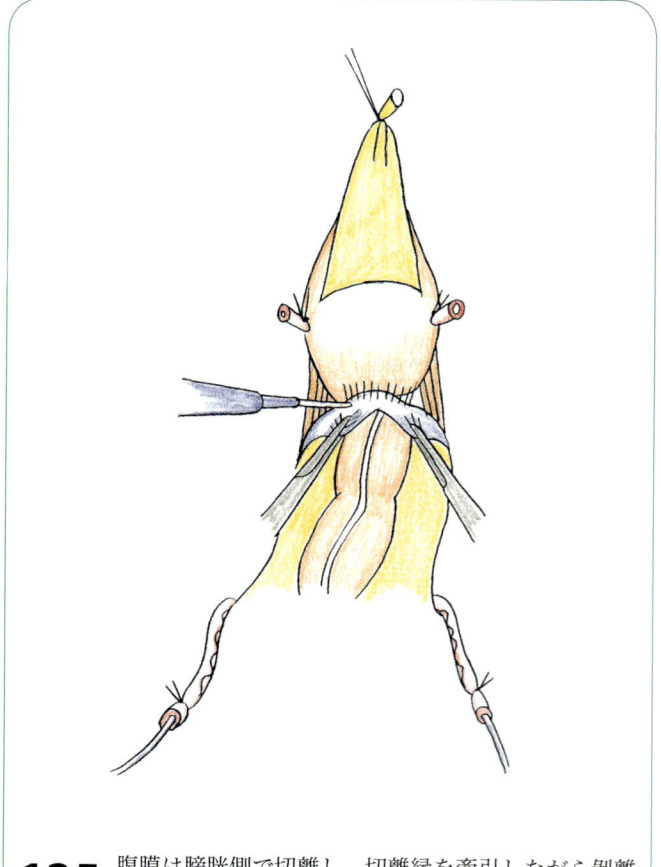

135 腹膜は膀胱側で切離し，切離縁を牽引しながら剥離しやすい面（腹膜側）で剥離していく。

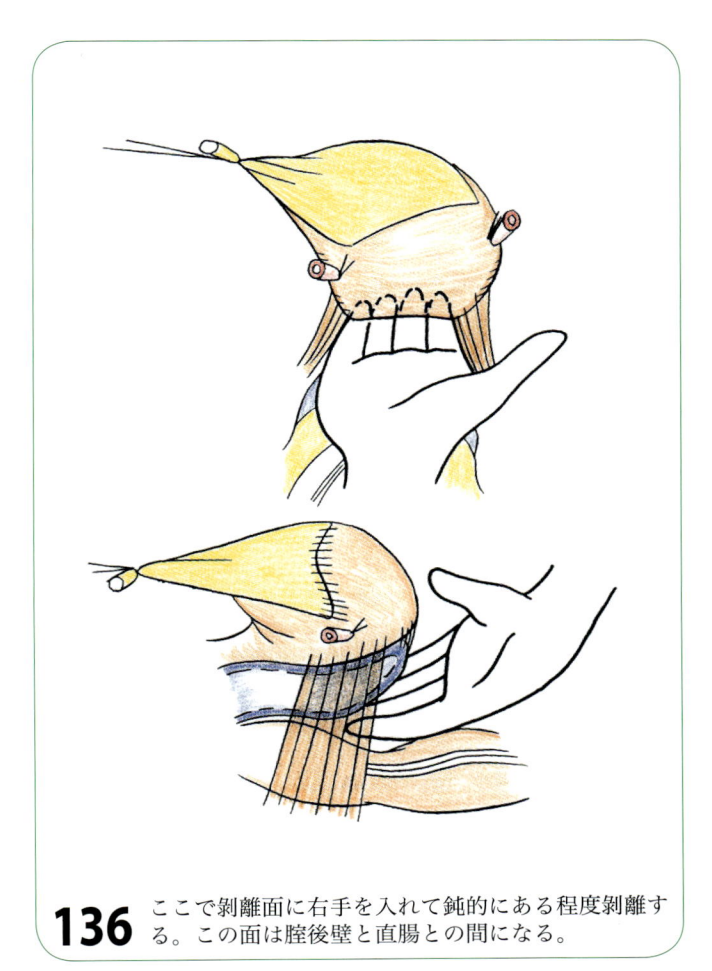

A 根治的膀胱全摘術　33

136 ここで剥離面に右手を入れて鈍的にある程度剥離する。この面は腟後壁と直腸との間になる。

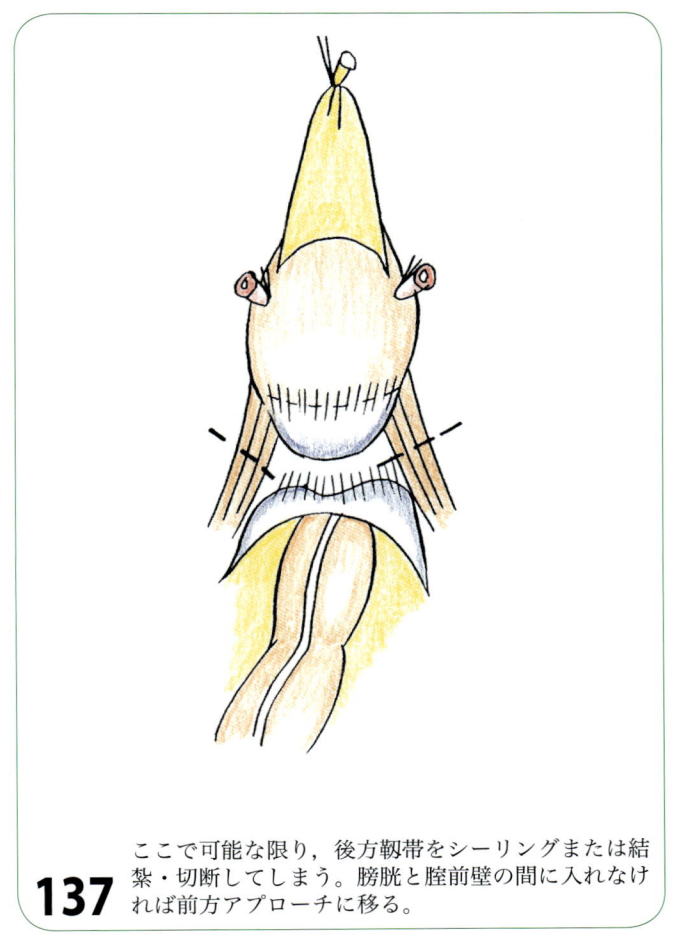

137 ここで可能な限り，後方靱帯をシーリングまたは結紮・切断してしまう。膀胱と腟前壁の間に入れなければ前方アプローチに移る。

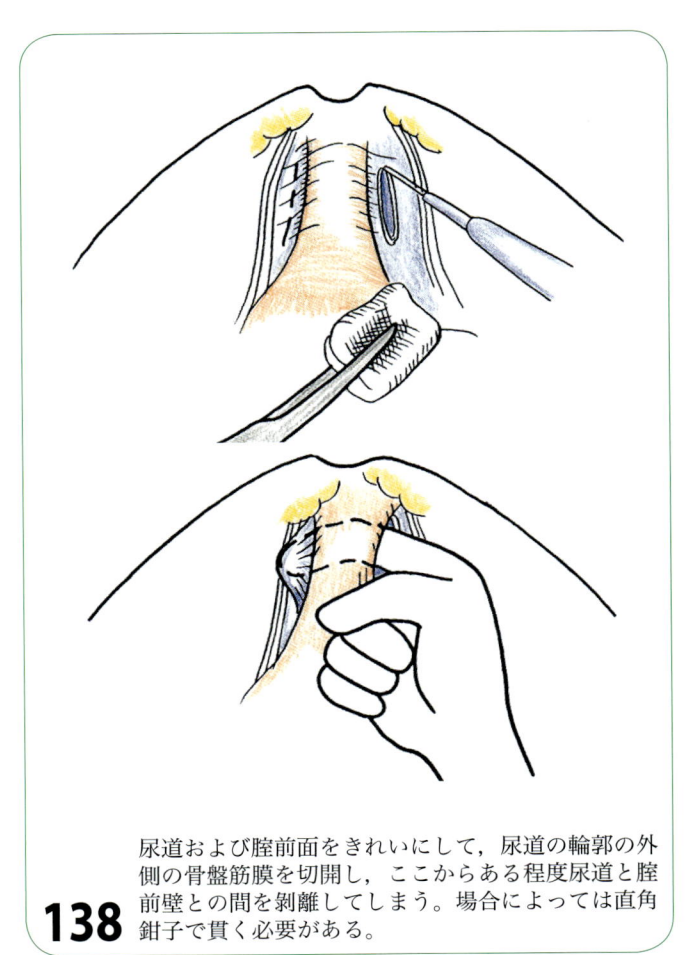

138 尿道および腟前面をきれいにして，尿道の輪郭の外側の骨盤筋膜を切開し，ここからある程度尿道と腟前壁との間を剥離してしまう。場合によっては直角鉗子で貫く必要がある。

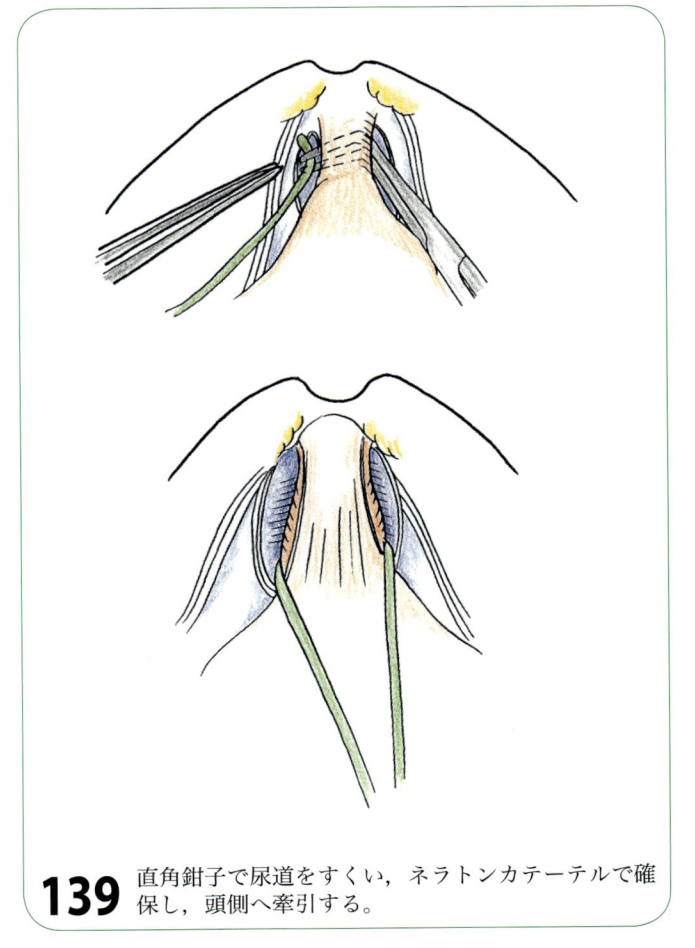

139 直角鉗子で尿道をすくい，ネラトンカテーテルで確保し，頭側へ牽引する。

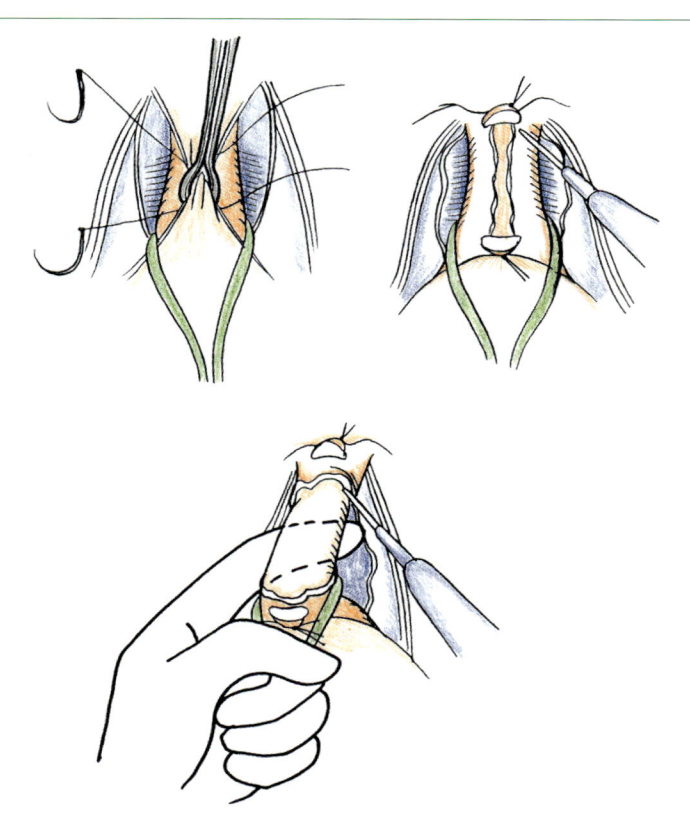

140 尿道上の骨盤筋膜切開縁をバブコック鉗子でバンチングする。この膜は予想以上に薄い。がっちり挟むと尿道を切り込むので注意。結紮糸の間で組織を切断する。あとは尿道を左示指で牽引しながら、電気メスで全周性にそぎながら、外尿道口まで達する（予め外尿道口周囲を腟側から切開，剥離しておいてもよい）。一部達したら尿道カテーテルを抜いて尿道をクランプして切断する。

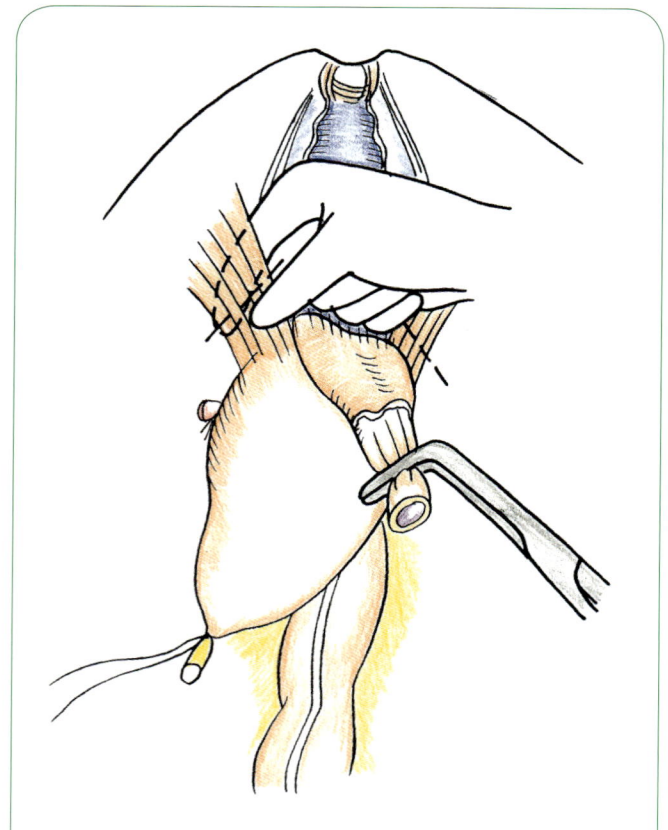

141 今度は逆行性に腟前壁と膀胱との間を剥離してきて，残りの後方靱帯をシーリングして切断してしまう。

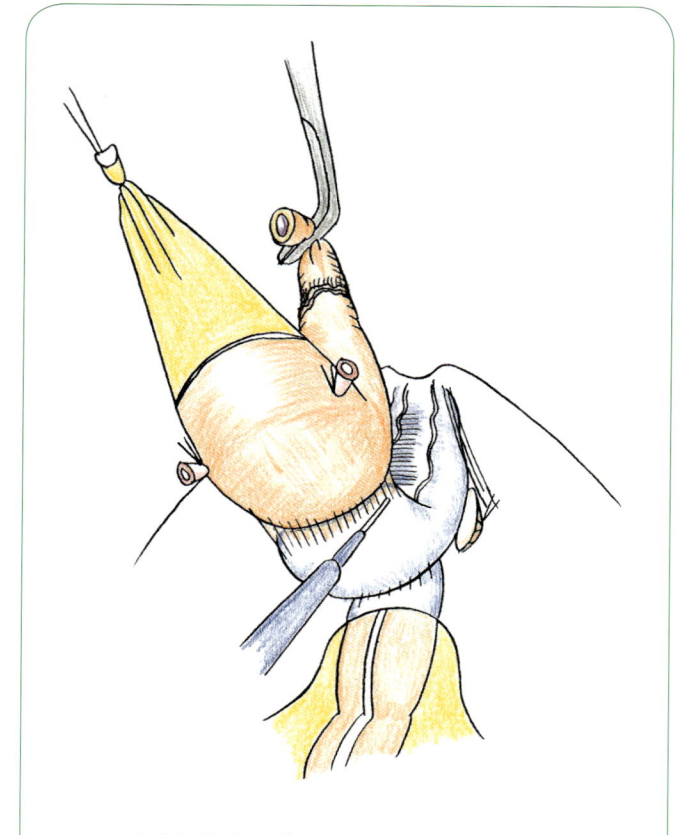

142 あとは後方アプローチで入れなかった面もわずかな組織が付着しているだけなので、電気メスで切離して摘出する。

A 根治的膀胱全摘術 35

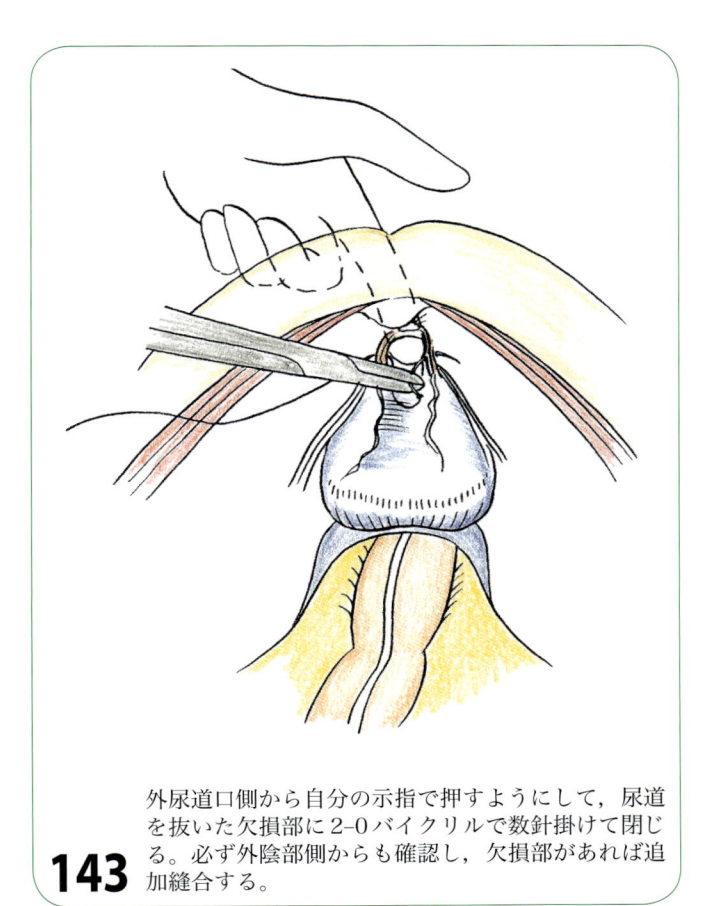

143 外尿道口側から自分の示指で押すようにして，尿道を抜いた欠損部に 2-0 バイクリルで数針掛けて閉じる。必ず外陰部側からも確認し，欠損部があれば追加縫合する。

9 尿管の剥離－尿路変向・再建のために

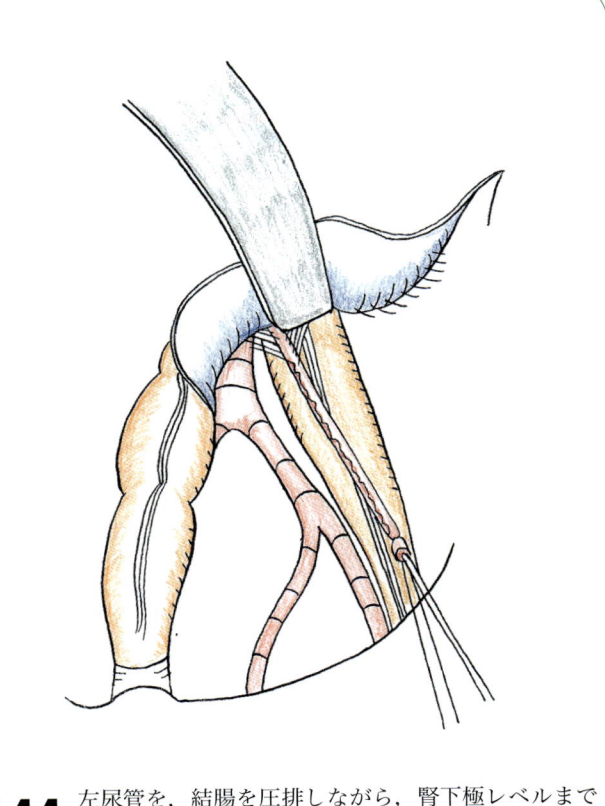

144 左尿管を，結腸を圧排しながら，腎下極レベルまで剥離する。

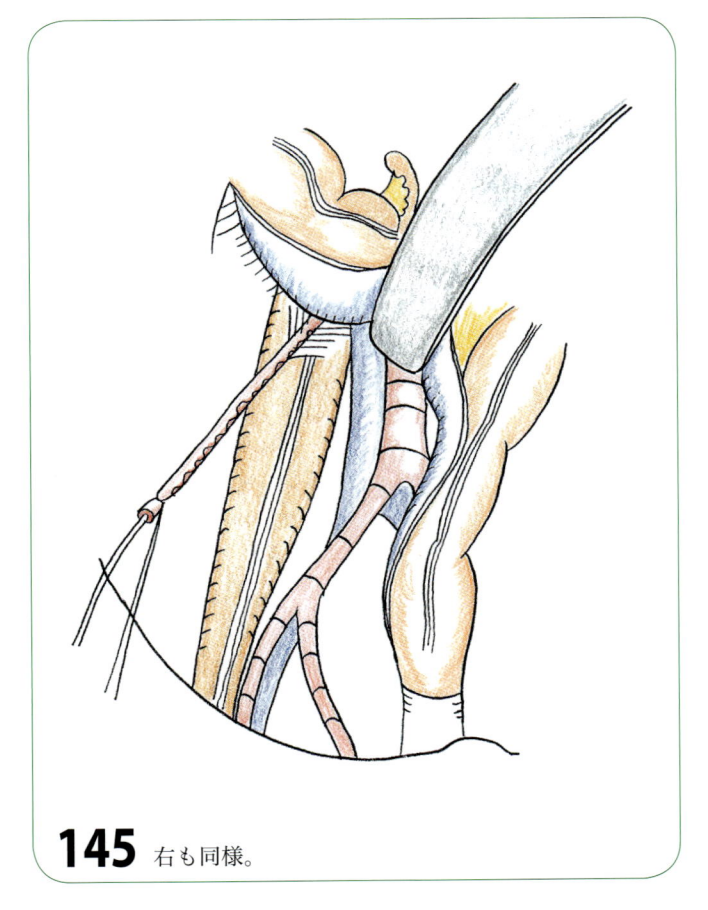

145 右も同様。

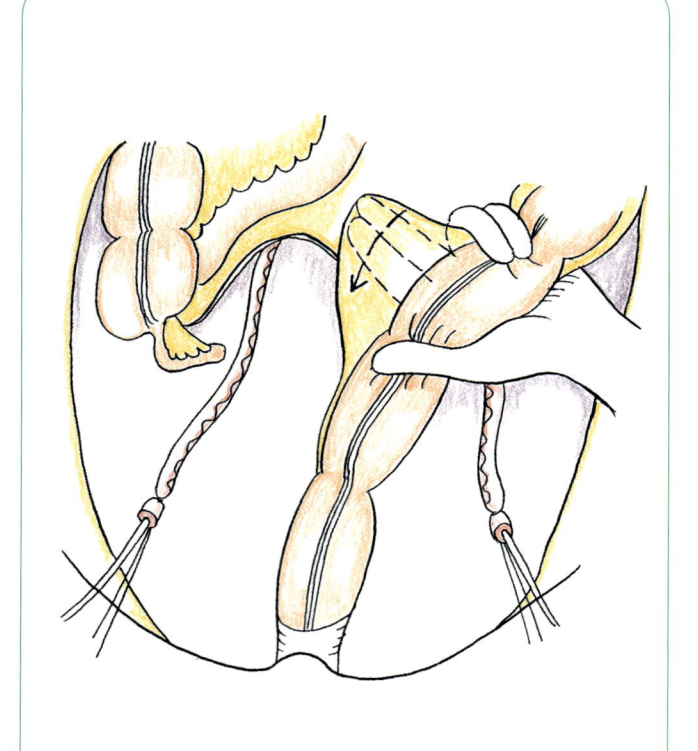

146 左尿管がなるべく最短で，右側に移動できる位置のS状結腸間膜を切開して，尿管の通る窓を作る。

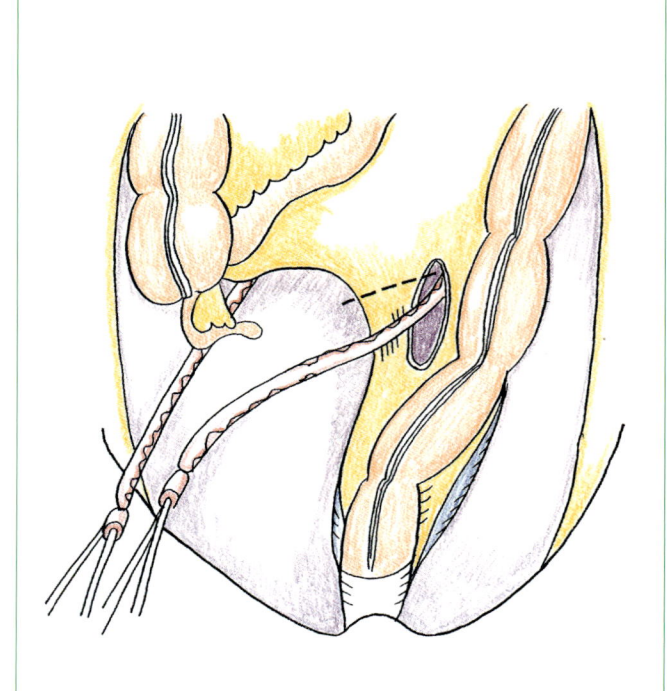

147 左尿管を通し，右に移動。尿路変向や再建に備える。点線のように腹膜を開放するとよい。

10 男性の単純膀胱摘出術

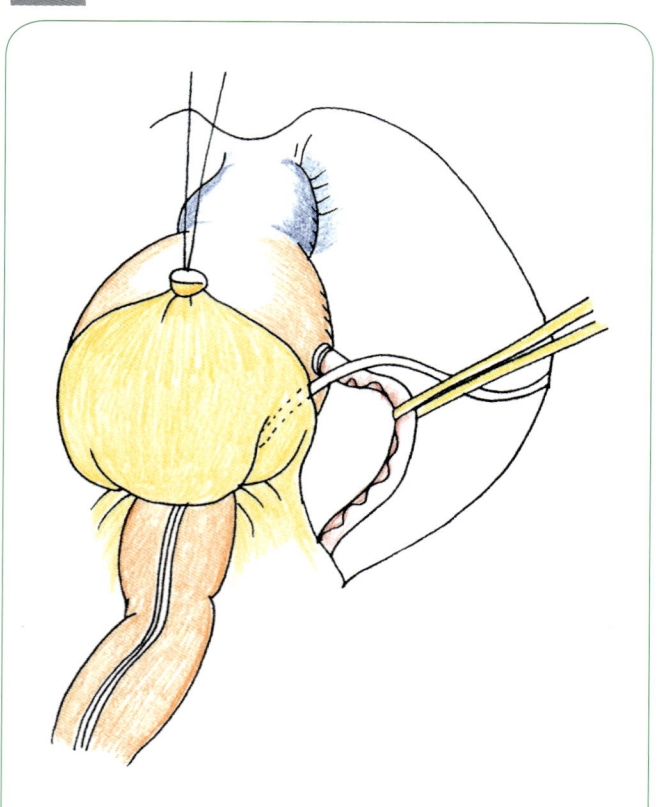

148 精管を温存して腹膜を切開。尿管も剥離してテープを掛けておく。

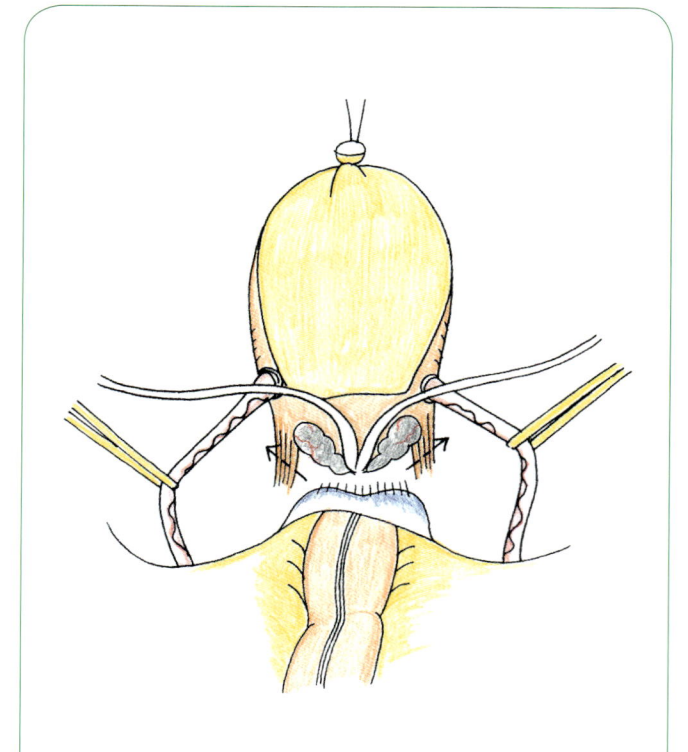

149 膀胱直腸窩の膀胱側で腹膜を切開し，デノンビエ手前まで剥離した後，そこまでの後方靱帯を切断する。膀胱三角部を温存する場合は切断しない。

A 根治的膀胱全摘術　37

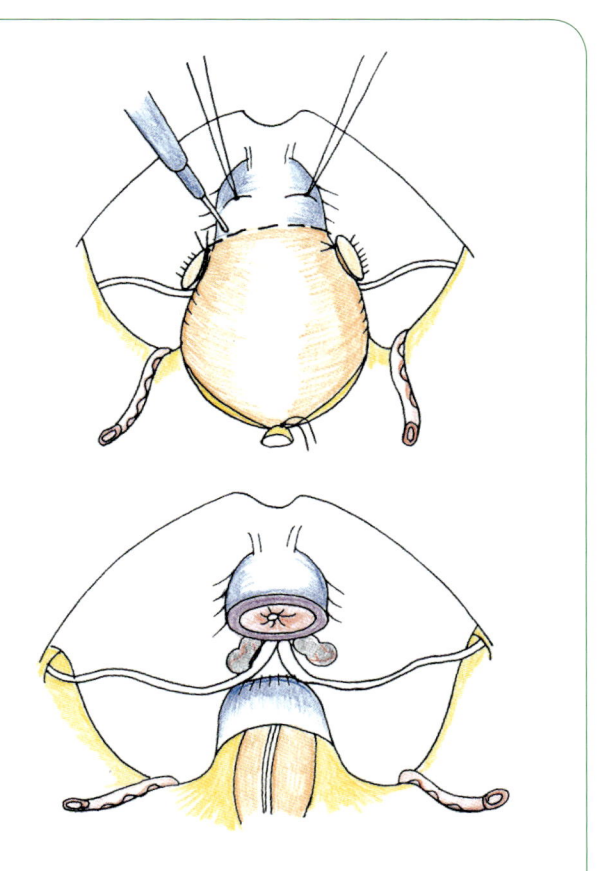

150 前立腺のみを残す場合は，尿管を切断し，前立腺に支持糸をかけて膀胱頸部を凝固しながら切断する。

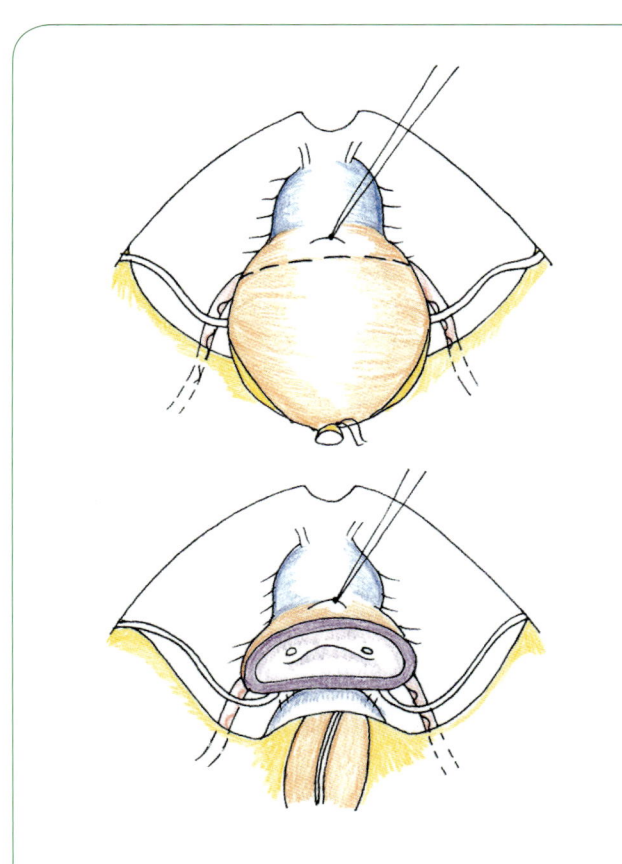

151 三角部を温存する場合は尿管もそのままにして三角部上で切断。

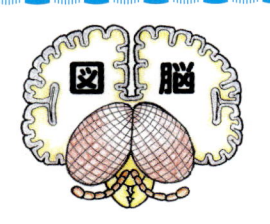

ダ・ヴィンチ

　レオナルド・ダ・ヴィンチといえば今やロボティック・サージェリーのロボットの名前にもなっているほど有名な，「万能の天才」として知れわたっている。絵画の領域では「モナリザ」や「最後の晩餐」が有名であるが，これらを含めて，完成された絵画は僅かしかなく，「未完成の画家」としても有名である。ちなみに不可解なモナリザよりも，人物の表現にドラマ性があり，ダ・ヴィンチの習得した解剖学の知識が生かされている最後の晩餐の方が個人的には好みである。なぜ未完成な作品が多いのか。彼の完璧主義？意志の弱さ？いつもいくつかのことに興味や労力を奪われるため？いろいろ推測されているが，彼は完成にこだわらなかったのではないか。あるいはこれで完成と決着を付けなかった，あるいは彼にとっては常に作品は未完成だったのかもしれない。

　手術の外科解剖もこれだけの歴史の上に立ちながら，常に新しい知見が得られ，新しい方法が開発されていく。手術も常に未完成なのである。

　またダ・ヴィンチが，万能の天才と呼ばれる所以は，彼の膨大な手記やスケッチに残された建築，軍事，水力学，解剖学，音楽の知識や，大砲やヘリコプター，飛行機などの設計が時代を遙かに超えたレベルにあったからであろう。これらも当時の技術からは到底，完成に至ったものはないが，彼の求めるものは完成ではなく，自分の観察や想像から生み出された真実ではなかったであろうか。だから完成にはこだわらない。

　これらの手記は膨大なスケッチと鏡文字というメモより構成されているので，図脳と言語脳の両方を駆使されて多くのアイデアが創出されたといえるが，もしダ・ヴィンチが図脳という頭の使い方をしなかったら，果たして万能の天才といわれたかどうか，疑問である。われわれも図脳を駆使してたくさんのアイデアを生み出したいものである。

11 女性の単純膀胱摘出術

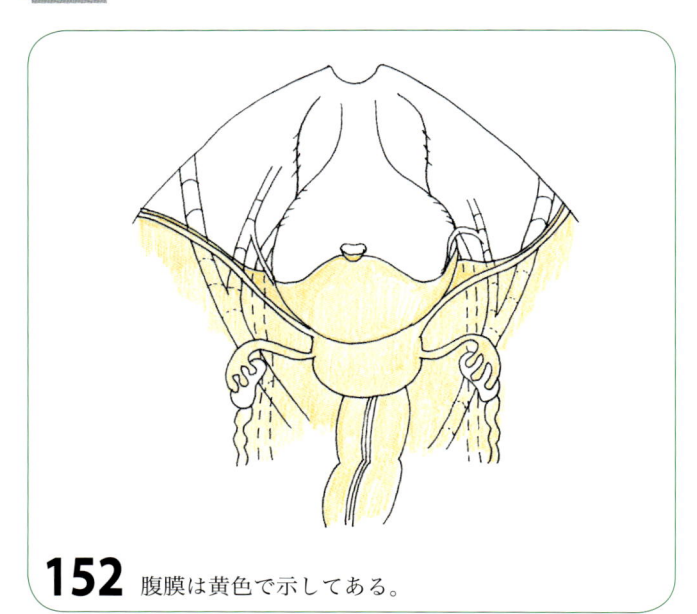

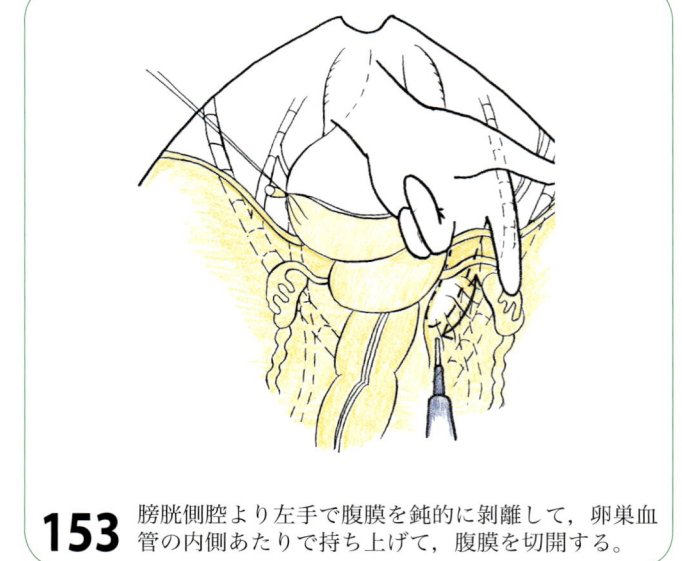

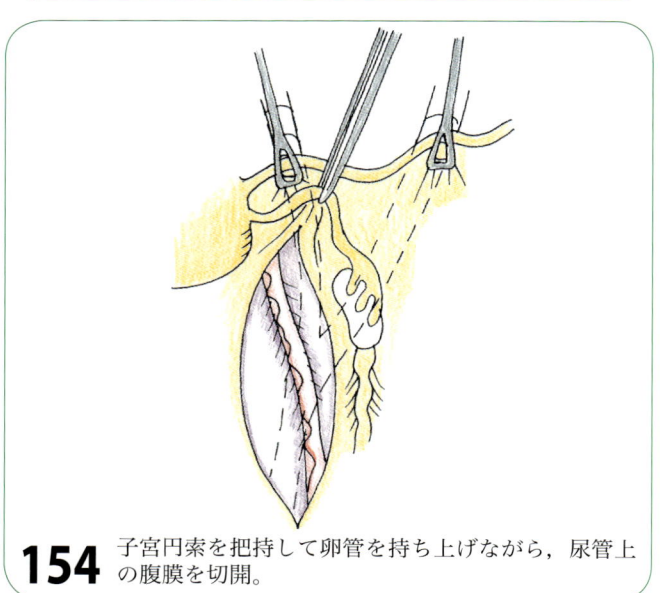

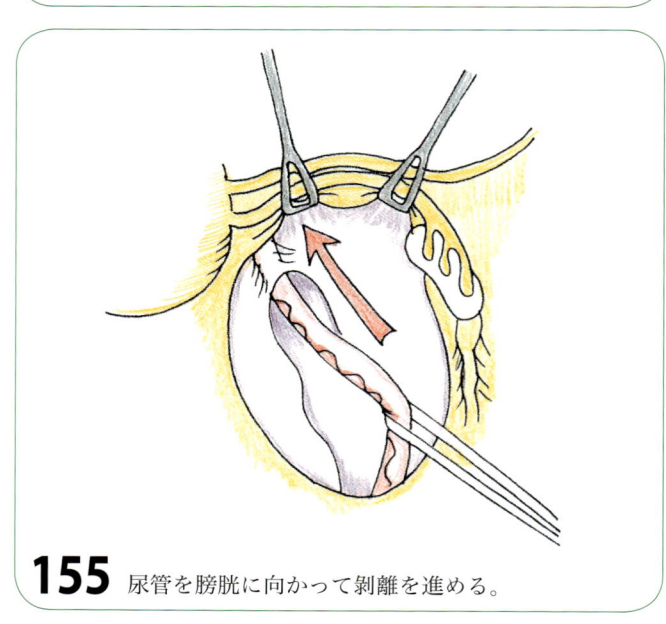

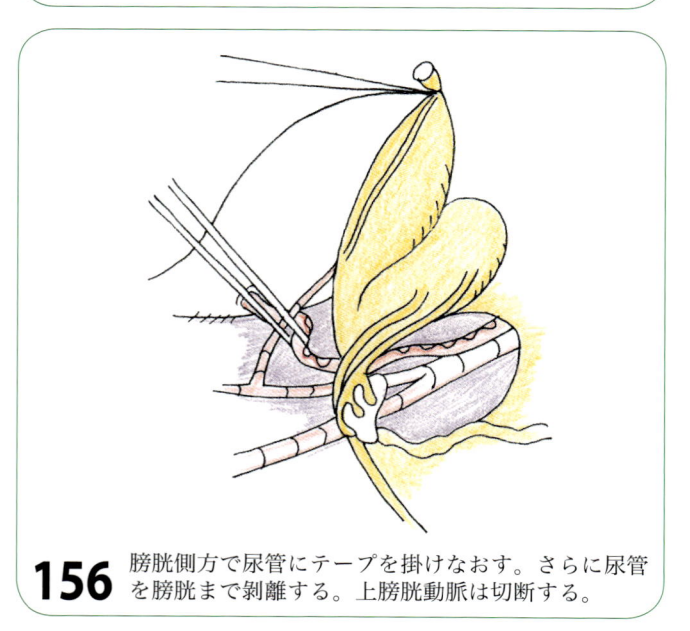

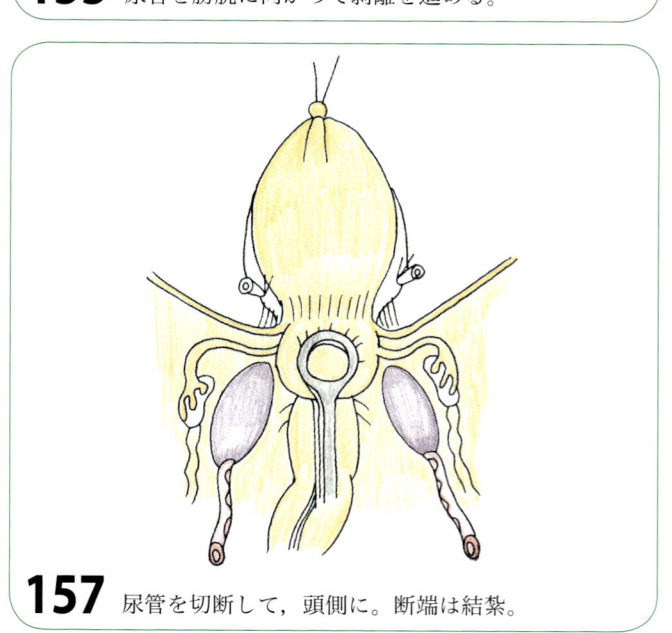

152 腹膜は黄色で示してある。

153 膀胱側腔より左手で腹膜を鈍的に剥離して，卵巣血管の内側あたりで持ち上げて，腹膜を切開する。

154 子宮円索を把持して卵管を持ち上げながら，尿管上の腹膜を切開。

155 尿管を膀胱に向かって剥離を進める。

156 膀胱側方で尿管にテープを掛けなおす。さらに尿管を膀胱まで剥離する。上膀胱動脈は切断する。

157 尿管を切断して，頭側に。断端は結紮。

A　根治的膀胱全摘術　39

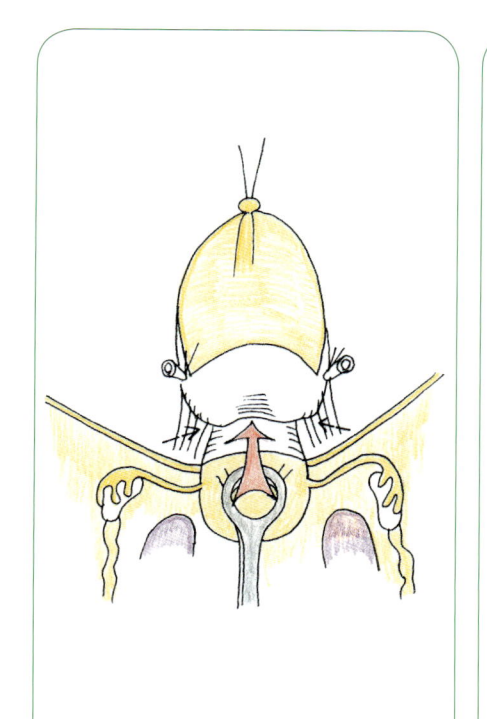

158 膀胱と子宮の間の腹膜を切開して，膀胱と子宮，腟の間を剝離。後方靱帯を切断。

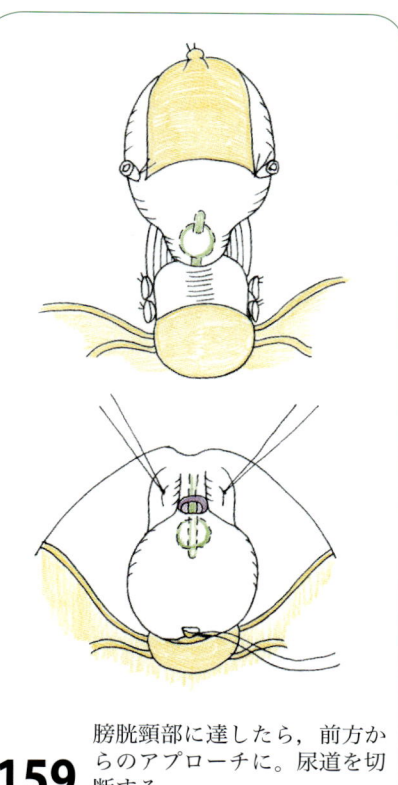

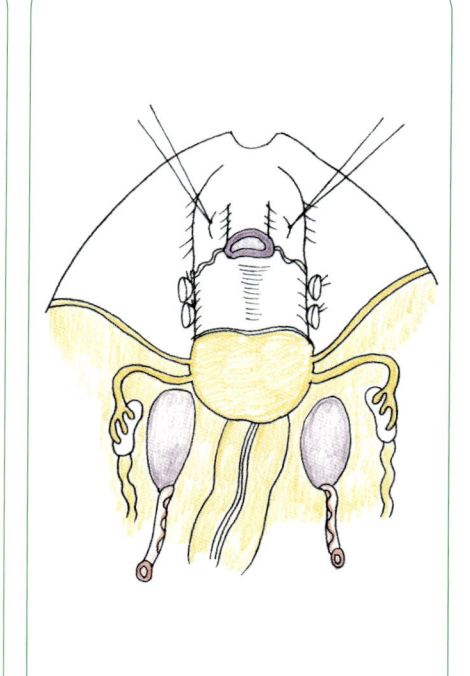

159 膀胱頸部に達したら，前方からのアプローチに。尿道を切断する。

160 適応があれば，子宮を残して膀胱を摘出すれば，新膀胱も背側に落ち込みにくい。

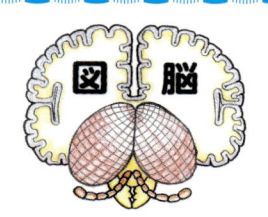

図脳　サッカー　1

　サッカーの話になるが，日本のサッカーはゴール前での決定力の欠如が長い間の弱点であった。確かに素晴らしいゴールシーンはどのシュートをみても，シュートまでの過程が創造力に富んでいるし，ボールのコースもここしかないというところに絶妙のスピードで決まるのである。決定力に関する私の考察は，ゴール近くでボールを受け取った時には優れたストライカーはすでに周りの状況を把握しており，どのようにディフェンスをかわし，ゴールのどこに，どの程度の感覚で蹴り込むか，すでにシュートまでの過程を瞬時にイメージ（想像）できることによると推測する。すなわち図脳である。ディフェンスやキーパーの出方によってはシュートまでのイメージをインプットし直すことも必要であろう。決定力のあるストライカーは頭の中に微調整可能な設計図があるため冷静で，ディフェンスに比べて動きに余裕が出てくるはずである。一方，決定力のない選手は，最後のシュートを蹴る瞬間になって初めて，どこへ，どのように，どのくらいの強さでいくのか考えるために，頭は軽いパニック状態を起こすのである。これではディフェンスに簡単に潰されてしまうか，いいタイミングでシュートが蹴れない。

　優秀な外科医に必要な能力の一つにこの想像力があるであろう。すなわち手術を考えた瞬間より，患者さんの体型，年齢による変化，以前の手術の跡，腫瘍の位置や大きさ，周囲組織との関係，画像診断を参考にどのような手術になるか想像が始まるのである。手術が近くなると，頭の中で何通りもの可能性を考え，初めから終わりまでの過程を描き切るのである。ときには出血した時の対処方法やヘマした時の対処方法まで頭の中で用意しておくのである。ところどころに見せ場も用意すると最高だが，サッカーほど瞬時の想像力は必要ない。

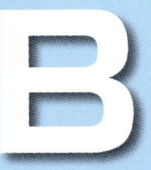

B 腹膜外アプローチによる膀胱手術

12 腹膜剝離操作

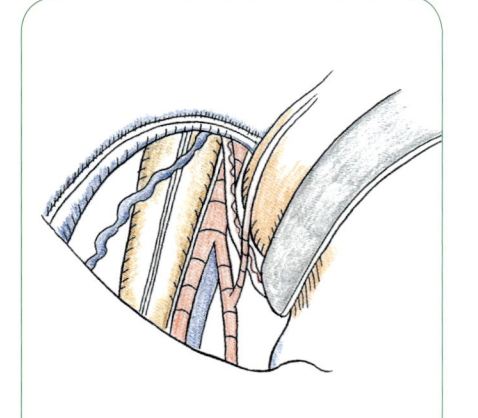

161 最近は適応を選んで，侵襲の少ない腹膜外で膀胱を摘出する方法も行われるようになった。特に小切開手術の際には理にかなった方法である。側方の剝離を十分に行う。

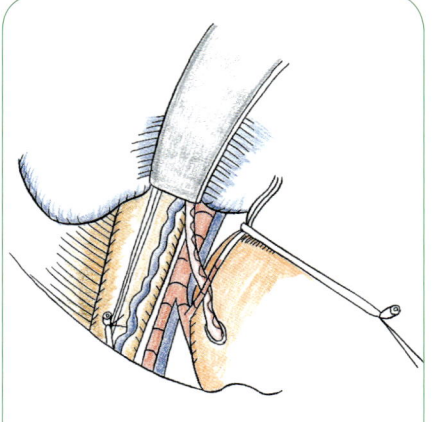

162 精管を内鼠径輪付近で切断結紮して，腹膜を腸骨窩まで十分剝離する。精管の近位側を膀胱背側に向かって追っていくが，側方臍索が抵抗となる。

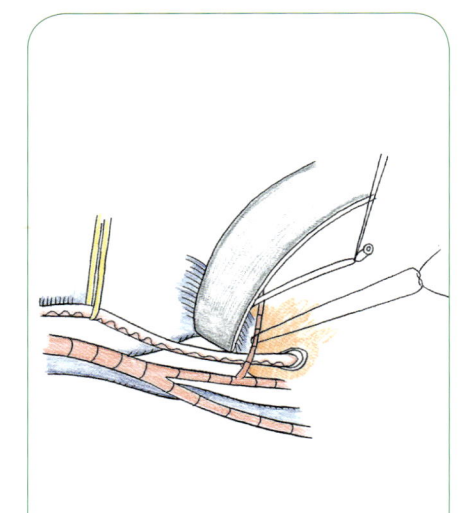

163 これを結紮切断して，さらに精囊付近まで鈍的に追っていく。

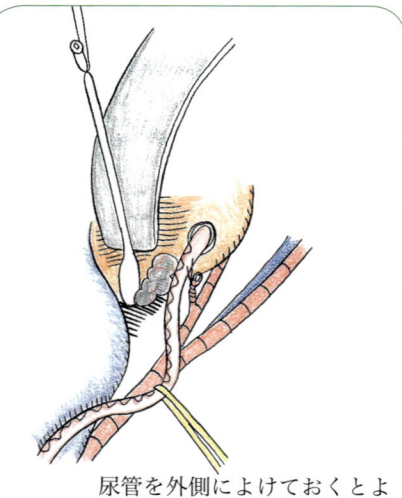

164 尿管を外側によけておくとよい。この操作を両側施行すると，直腸の前面で左右を交通させ，両側から指を通じさせることができる。

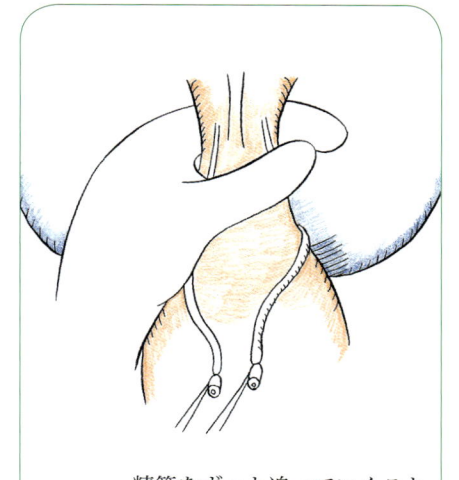

165 精管をずっと追っていくことによって，膀胱頂部の腹膜付着が強いところを残して，背側は膀胱を腹膜より剝離できる。

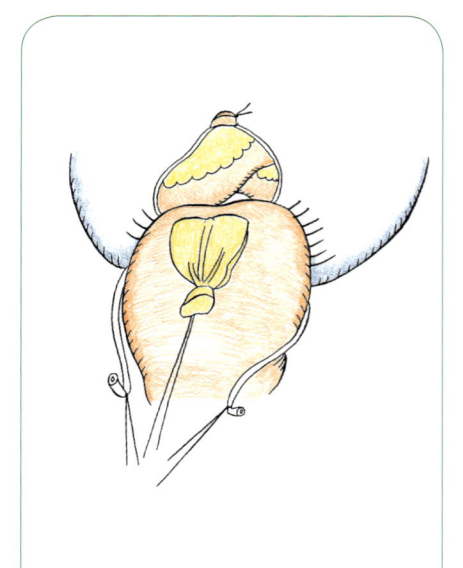

166 腹膜を一部つけて，外す。

13 腹膜外アプローチによる膀胱部分切除

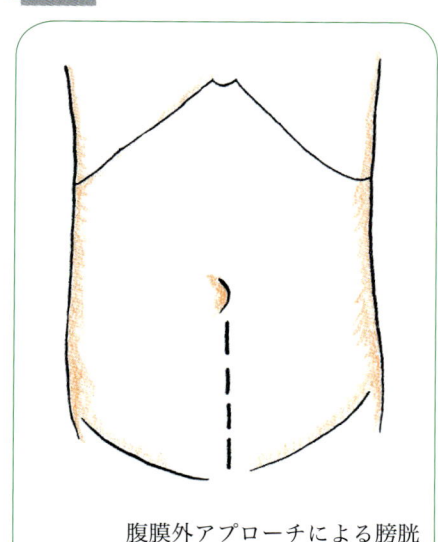

167 腹膜外アプローチによる膀胱部分切除または膀胱全摘の皮切。

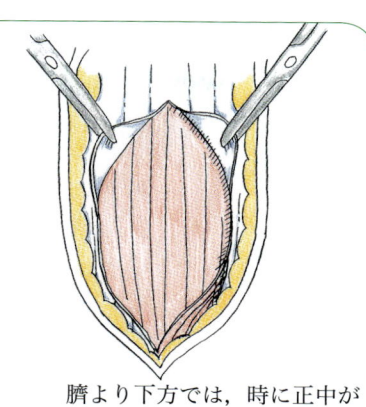

168 臍より下方では，時に正中が解りにくいことがあるが，筋膜の両縁を鉗子で持ち上げたとき，線維性に行き止まりにみえる方が，正中。筋膜と筋の面が追えそうにみえる方は，正中ではない。図では向かって右が正中。

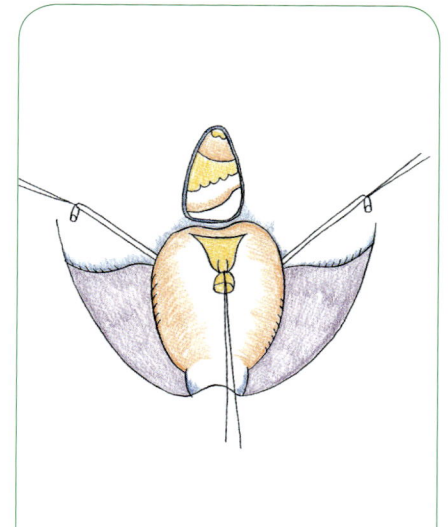

169 腹膜との付着部以外は腹膜から，外すことができる。

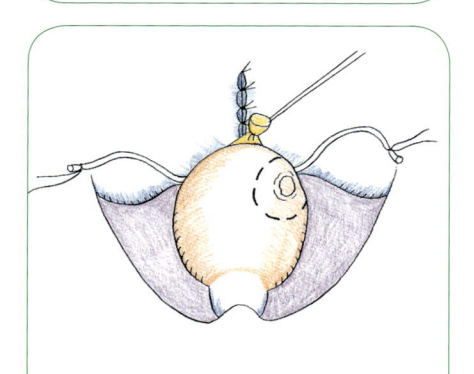

170 膀胱部分切除の適応は非上皮性の腫瘍や転移性の腫瘍が一般的な適応だが，膀胱癌でも症例によっては，部分切除の適応になることもある。

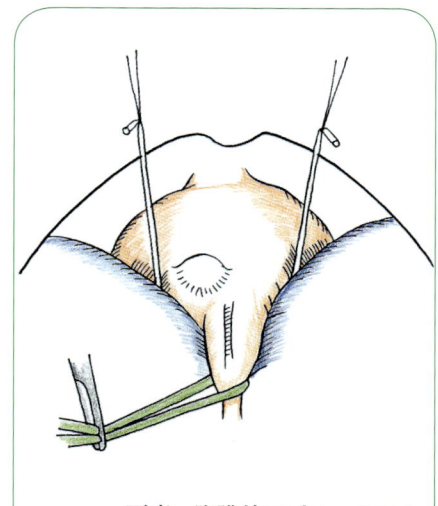

171 再度，腹膜外アプローチによる膀胱部分切除術。腫瘍は前壁にある場合。

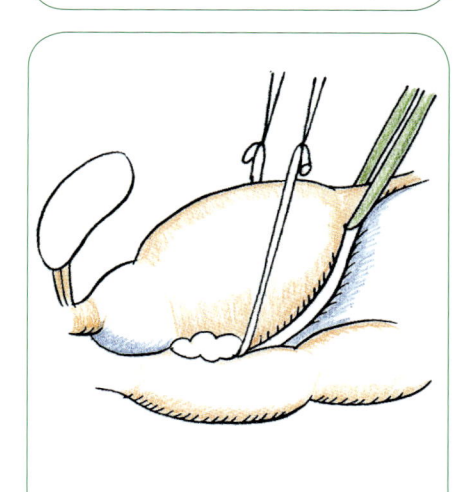

172 精管を左右から精嚢付近まで追い，左右を交通させる。この方法で尿膜管の付着部以外は，膀胱は腹膜よりはずれる。

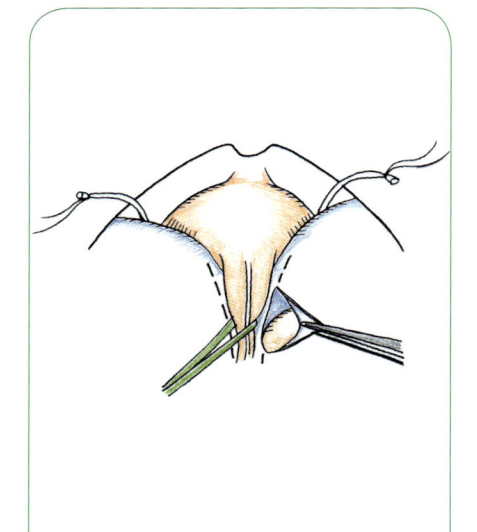

173 尿膜管付着部の腹膜を切開。

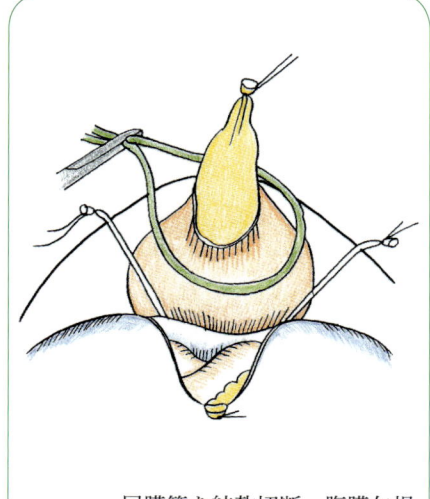

174 尿膜管を結紮切断。腹膜欠損部は閉鎖しておく。これで膀胱部分切除を施行する。

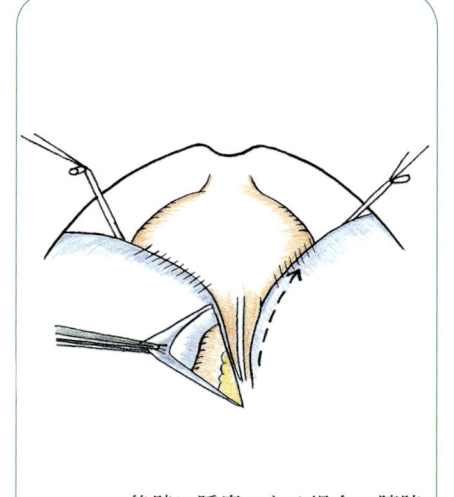

175 後壁に腫瘍のある場合，膀胱と腹膜の間は剝離しないで，尿膜管に沿って腹膜を切開。

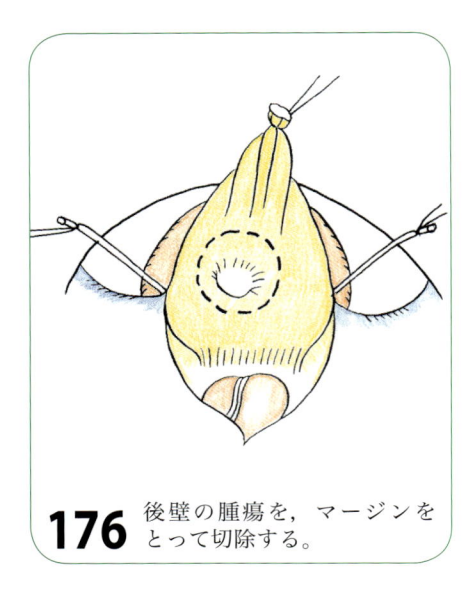

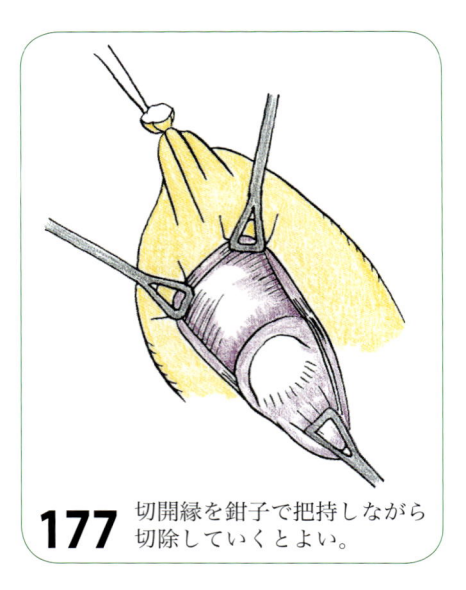

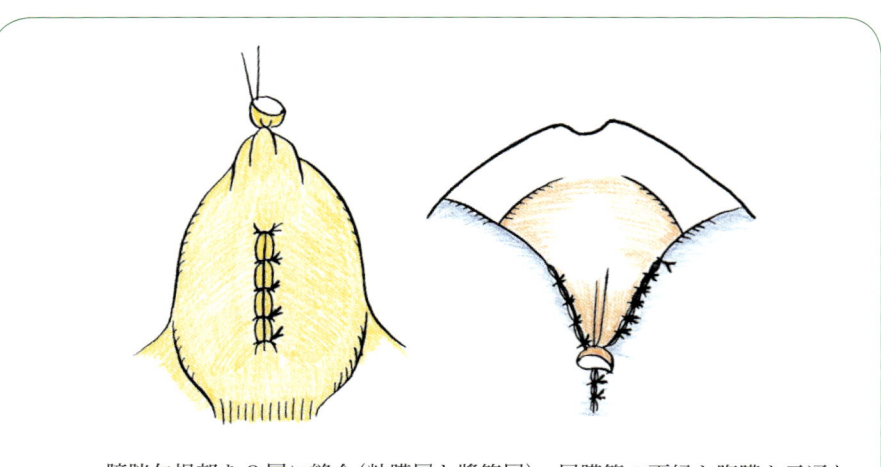

176 後壁の腫瘍を，マージンをとって切除する。

177 切開縁を鉗子で把持しながら切除していくとよい。

178 膀胱欠損部を2層に縫合（粘膜層と漿筋層）。尿膜管の両縁と腹膜を元通りに縫合し，腹膜の欠損部を修復する。

14 腹膜外アプローチによる尿路変向の場合（特に小切開手術の場合）

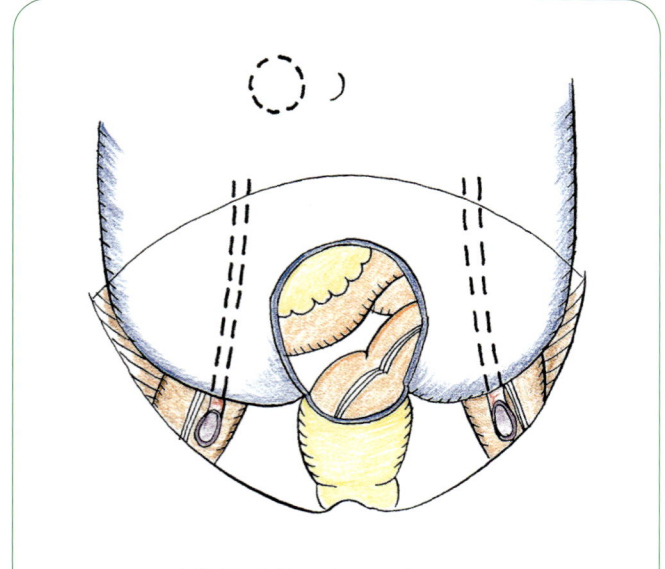

179 この方法（腹膜外アプローチ）で膀胱全摘しても，尿管も腹膜外に腎下極付近まで，遊離可能である。

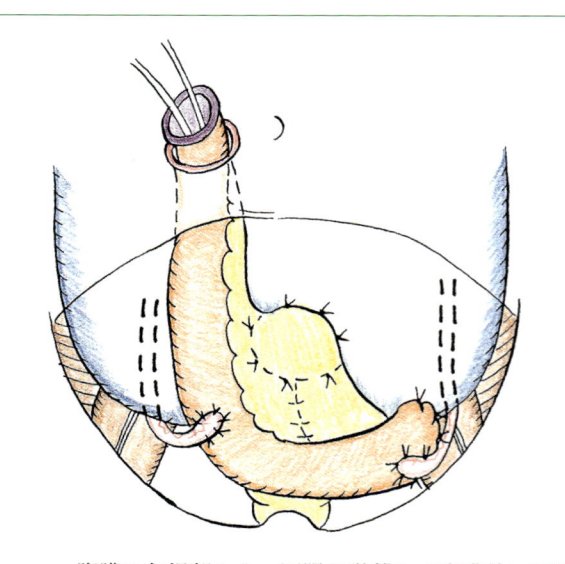

180 腹膜の欠損部から，回腸を遊離して腹膜外に回腸導管の作成も可能である。ただし回腸は長めに遊離する必要がある。もちろん新膀胱作成も可能である。

サッカー 2

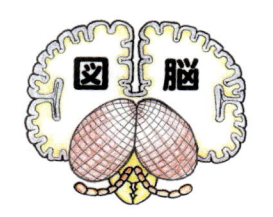

　南米の優れた個人技や創造性を生かしたスタイルや，ヨーロッパの組織力を生かした合理性を究極としたスタイルがぶつかり合うことは，サッカー観戦の醍醐味のひとつである．最近はアフリカの瞬発力と柔軟性を生かした新しいスタイルも登場してきたし，アジア勢も勤勉で常に手を抜かないという特性が顕れていて面白い．選手は異なったスタイルの相手と戦うことによって，自分たちのスタイルにより磨きをかけることになるであろうし，相手のスタイルに学ぶものがあればこれを取り入れ，より幅の広い選手として成長していくのである．日本の選手が海外のリーグに移籍し，一回りも二回りも成長するのはこのためである．

　スタイルの多様性を学ぶことは，なにもサッカーの世界だけではない．絵画の世界にもさまざまな様式がある．世界の子供たちの絵をみると図脳にも遺伝的か環境によるものかわからないが元々相違があるのではと思うことがある．北斎も若い頃はさまざまな流派のスタイルを学び，中国画や西洋画にも学び，独自のスタイルを築き画狂人との境地に至った．

　外科医の手術もトレーニングの課程では全く同じことが当てはまる．日本の場合，医局制度のためひとつの流派を学ぶのみのことが多く，外科学の黎明期にドイツから医学を導入したこともあり，手術はドイツのスタイルを踏襲していると思われる．そして閉鎖的である．しかし手術スタイルは日々進歩しているので，よい方法は積極的に外部から吸収しなければならない．一番よい方法は，現地に行ってその新しい手術法を見学し，習いに行くことである．以前海外の泌尿器科センターで手術のトレーニングを受けたことがあったが，この時に一番強く感じたことが，手術技術の卓越と手術スタイルの違いであった．やはり外科医も訓練期間の一時期には他国や他大学で訓練を受け，他の流派の技を取り入れることも必要であろう．他流試合の勧めである．

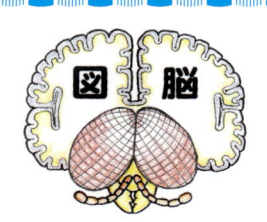

図脳と言語脳

　イチローが自分のすべてのスウィングだったか打球を1回1回すべて言語化できるという趣旨の記事をどこかで読んだ（間違っていたらスミマセン）．わたしとしてはイメージ化（図脳化）できるといってくれたほうがピンとくるのだが，さすがイチローである．先の棋士の羽生善治氏も自分の思考やひらめきの過程を言語化する重要性を説いている．わたしの考えでは，言語化は図脳化より，事物や事象の表現としては一段上のレベルであり，言語化できるのは，説明すべき事象の部分部分を単語化し，全員がそれらを共有していることが前提となる．したがって言語化のほうがより洗練されているといえるだろう．しかしながら世の中の全てが，とりわけスポーツ（イチローを除いて）や技術，あるいは芸能などがすべて言語化できるというのは不可能であろう．むしろ言語化できない部分のほうが多かろう．逆に言語化することによって事物や事象を限定し，常識化してしまって自由な発想を妨げるという弊害も考えられる．

　当然，手術は技能的な面が大きいので，言語化できる部分が少ない．かといってすべてを図脳化して覚えたとしても初めての手術を施行することは困難である．手術にとってさらに重要な2つの要素として，記憶（経験脳）と触覚（触脳とでもよぶべきか）である．前者は個人としての経験や上級者の手術を観察することによって鍛えることができる，いわば図脳の一部といえるかもしれない．後者は従来の手術においては非常に重要な要素であったといえる．いわゆる名人とよばれる人の中にはこの触覚が優れていた人が多かったのではないか．しかしながら最近は内視鏡を導入した手術や低侵襲手術の普及により，いかに外科解剖を正しく理解し，これに矛盾しないように合理的に進める視覚を重視した手術に変化してきた．手術も図脳の時代である．

C その他の膀胱の手術

15 尿膜管癌の手術

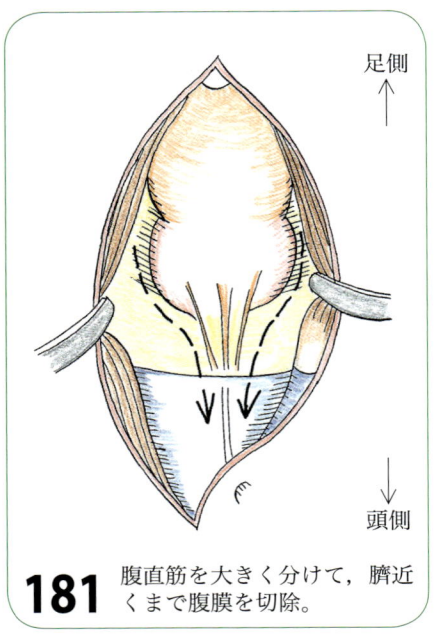

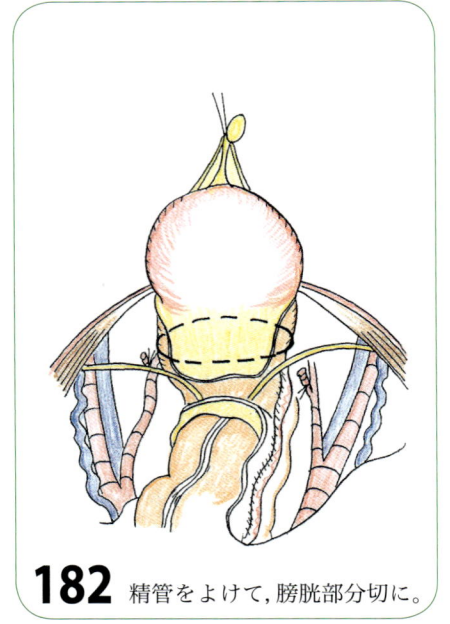

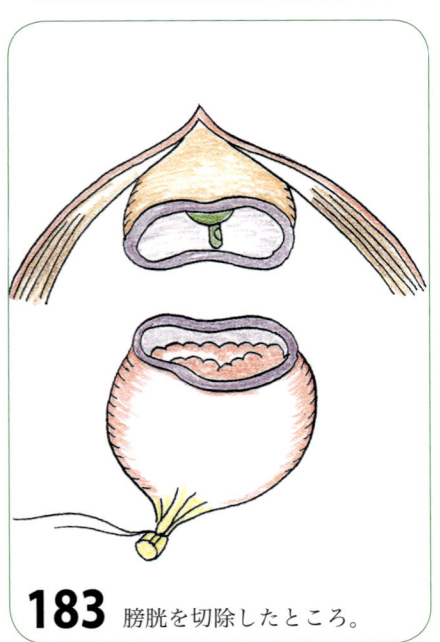

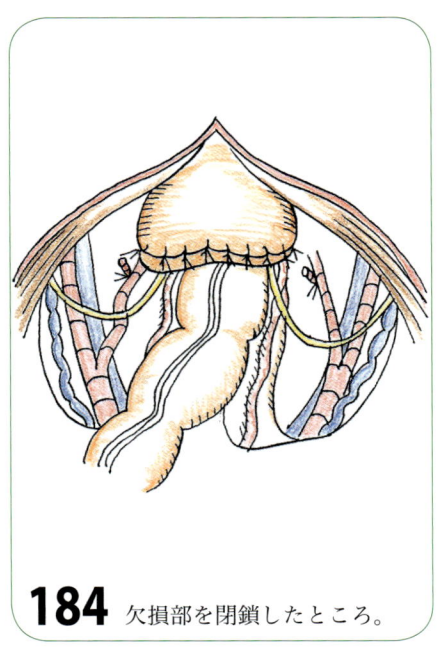

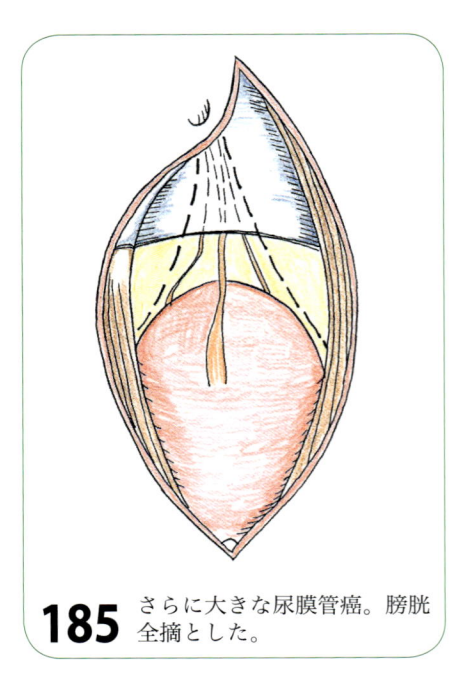

181 腹直筋を大きく分けて、臍近くまで腹膜を切除。

182 精管をよけて、膀胱部分切に。

183 膀胱を切除したところ。

184 欠損部を閉鎖したところ。

185 さらに大きな尿膜管癌。膀胱全摘とした。

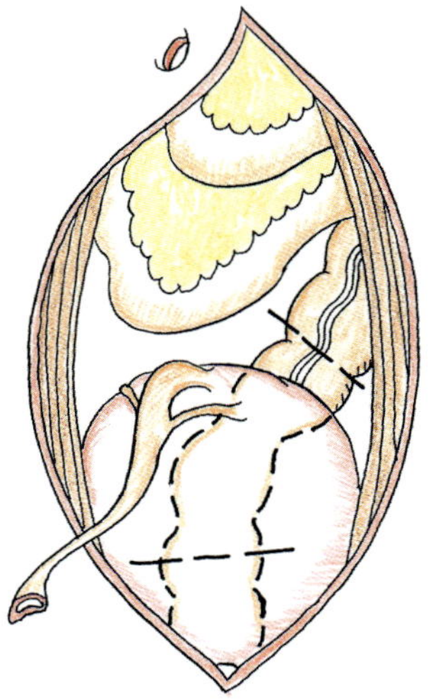

C その他の膀胱の手術　45

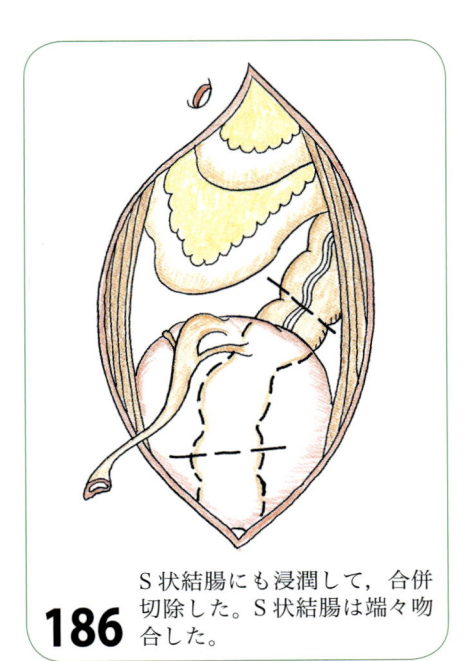

186 S状結腸にも浸潤して，合併切除した。S状結腸は端々吻合した。

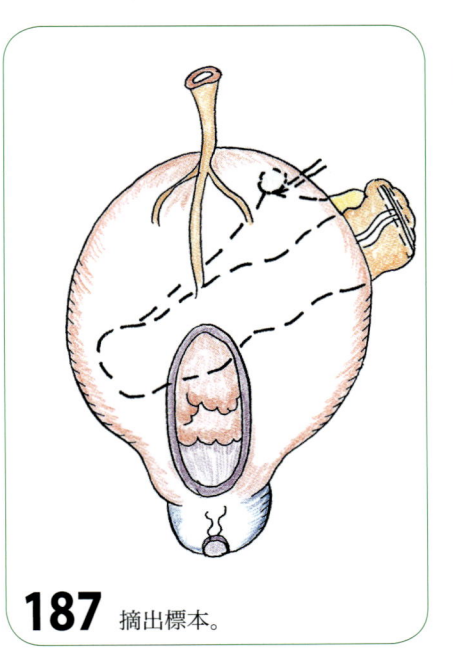

187 摘出標本。

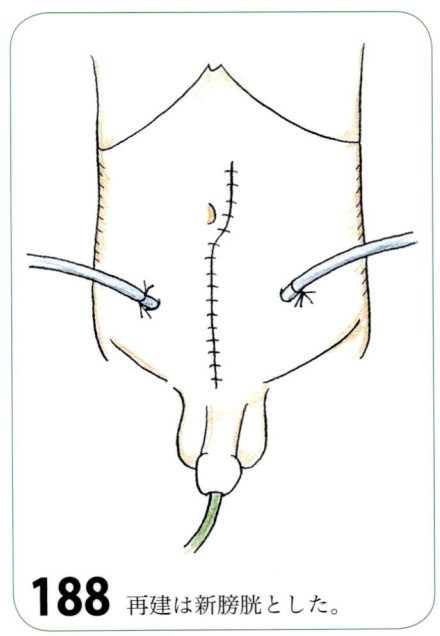

188 再建は新膀胱とした。

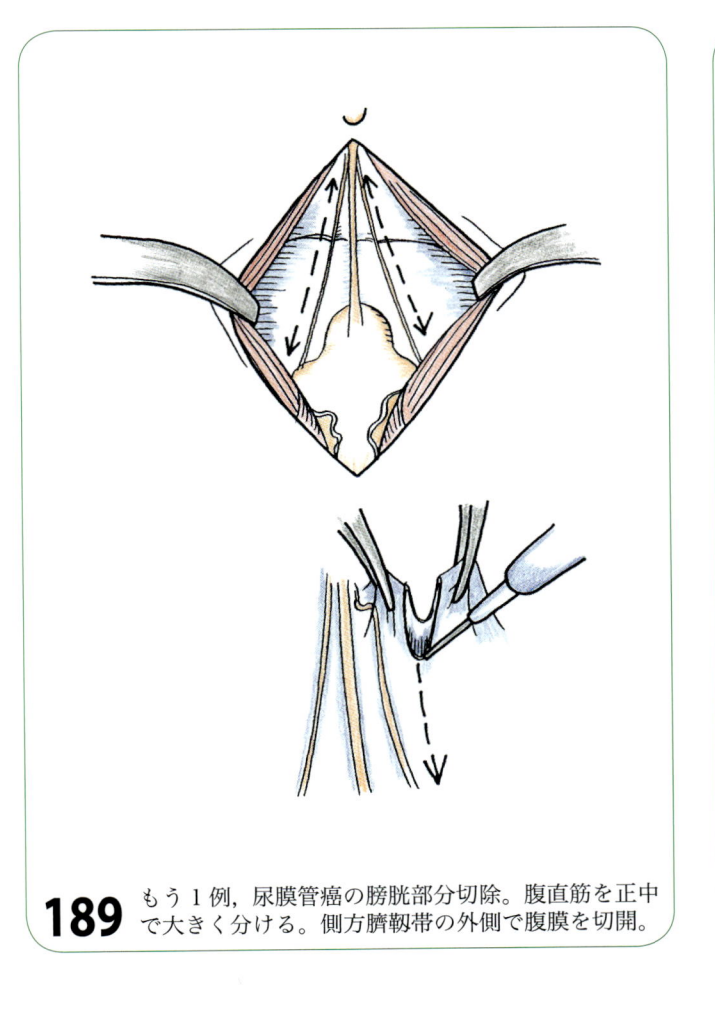

189 もう1例，尿膜管癌の膀胱部分切除。腹直筋を正中で大きく分ける。側方臍靱帯の外側で腹膜を切開。

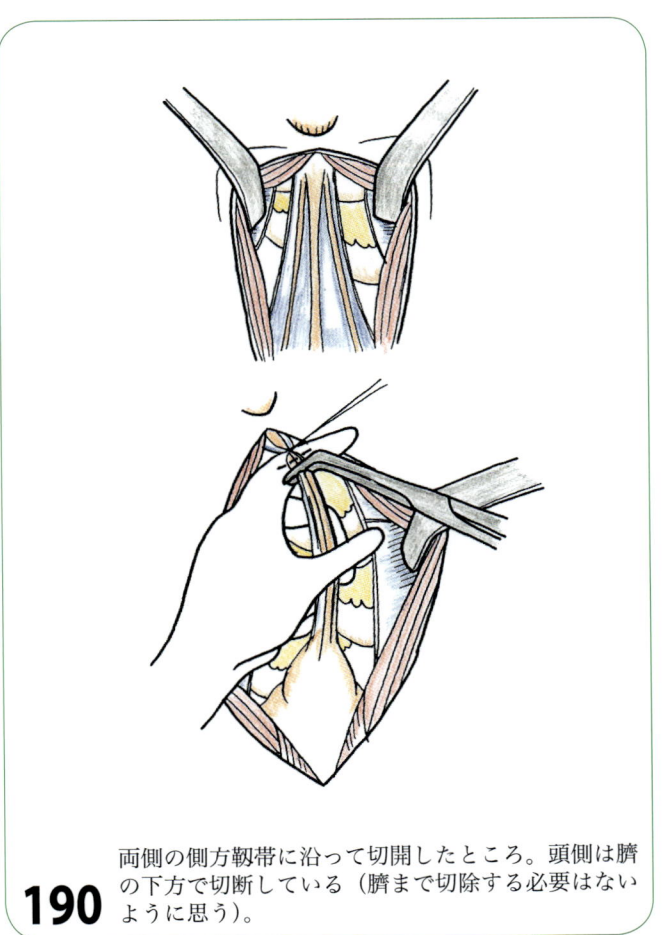

190 両側の側方靱帯に沿って切開したところ。頭側は臍の下方で切断している（臍まで切除する必要はないように思う）。

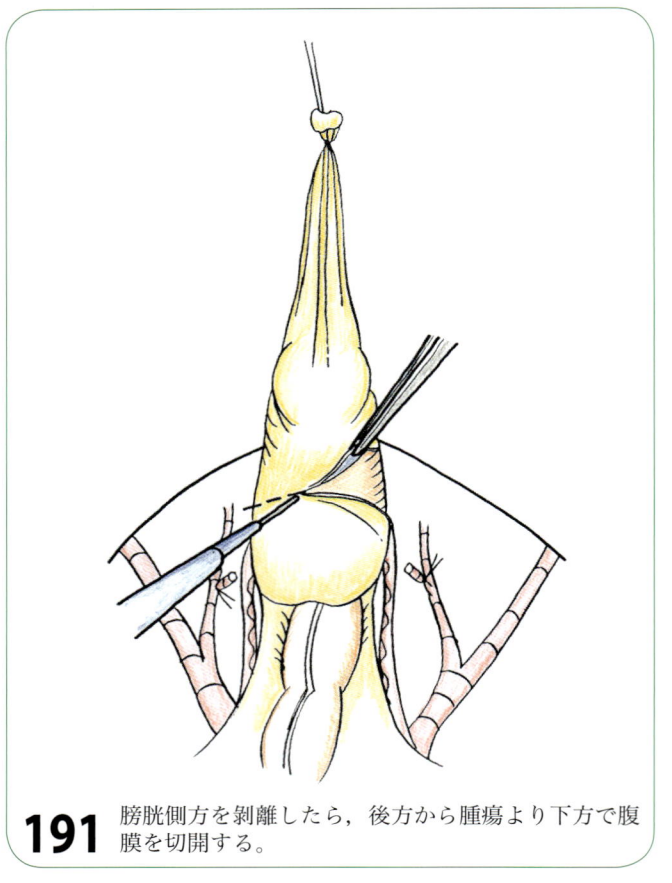

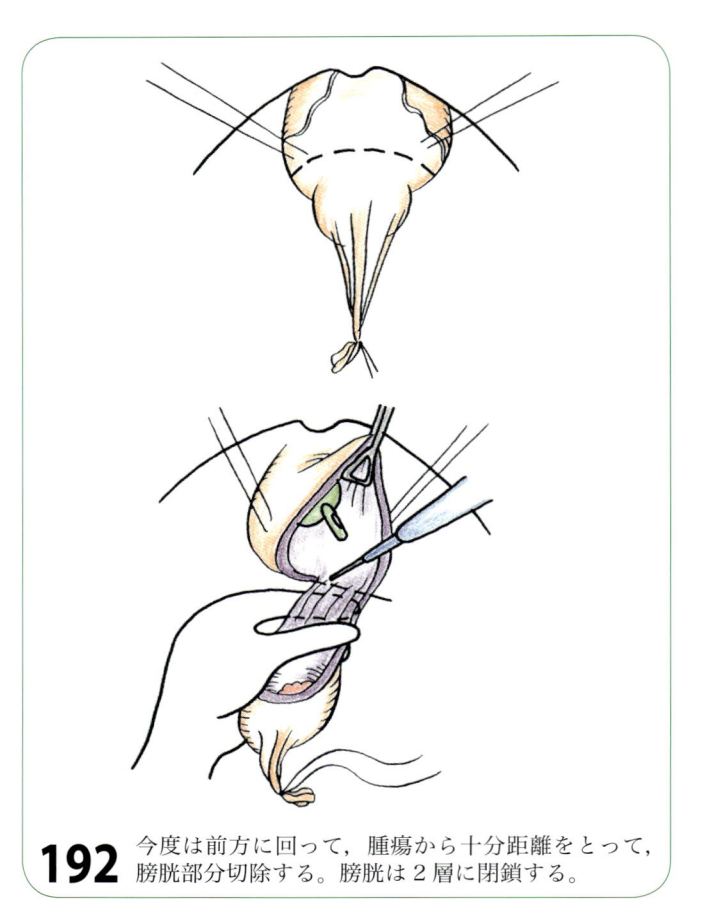

191 膀胱側方を剥離したら，後方から腫瘍より下方で腹膜を切開する。

192 今度は前方に回って，腫瘍から十分距離をとって，膀胱部分切除する。膀胱は2層に閉鎖する。

16 膀胱憩室癌に対する膀胱部分切除術

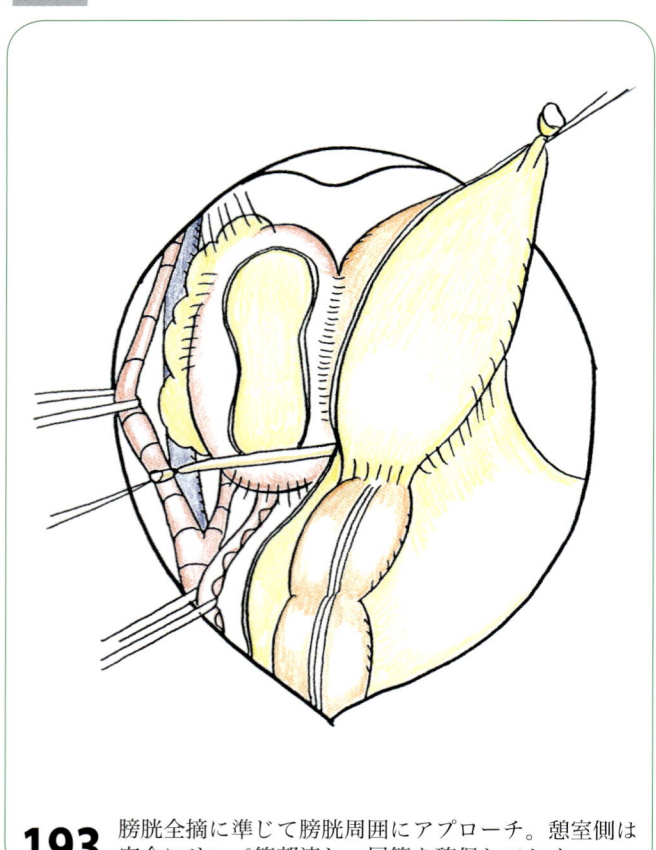

193 膀胱全摘に準じて膀胱周囲にアプローチ。憩室側は完全にリンパ節郭清し，尿管を確保しておく。

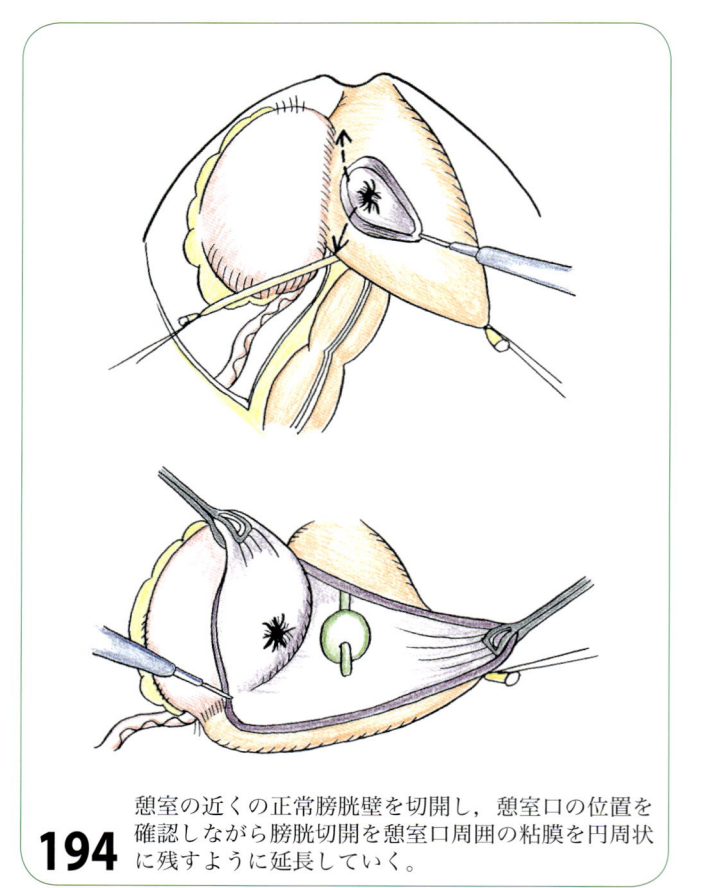

194 憩室の近くの正常膀胱壁を切開し，憩室口の位置を確認しながら膀胱切開を憩室口周囲の粘膜を円周状に残すように延長していく。

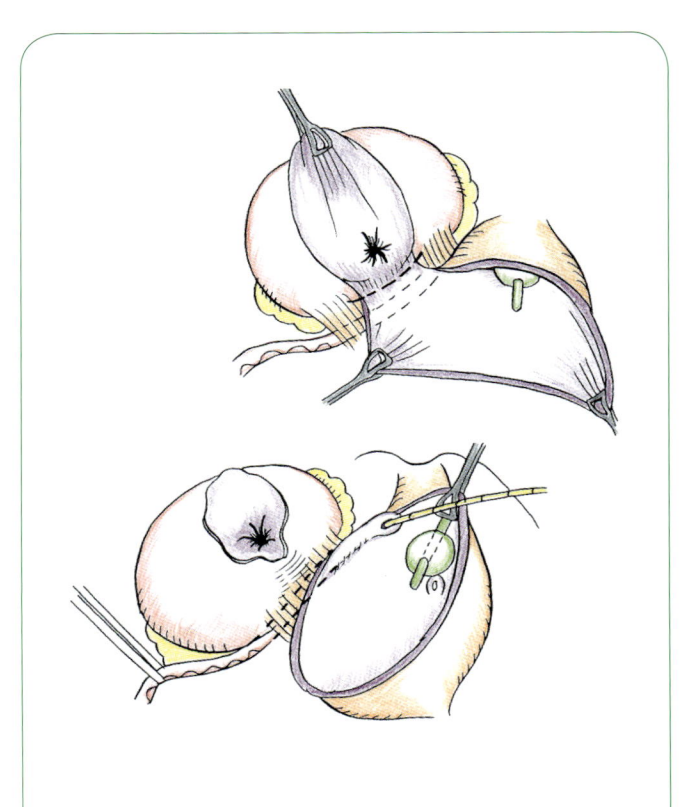

195 憩室口を完全に切り離し，左尿管口を確認し，尿管ステントを挿入しておく。尿管口を温存できない場合は再移植を考慮する。憩室と膀胱との間の結合組織を外して憩室癌を摘出する。

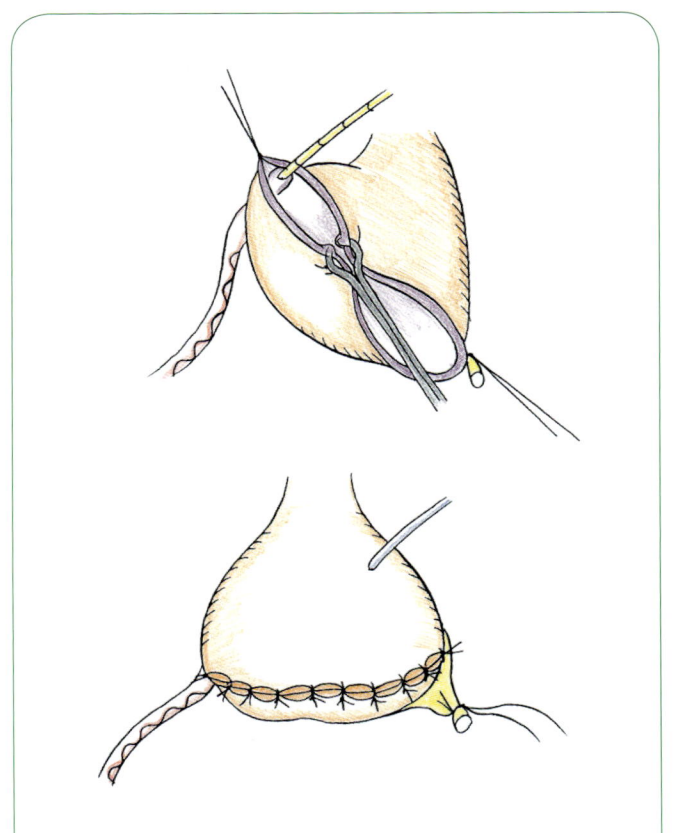

196 尿管口に気をつけながら膀胱を2層に閉鎖する。途中尿管ステントをスプリントカテーテルに入れ替えた。

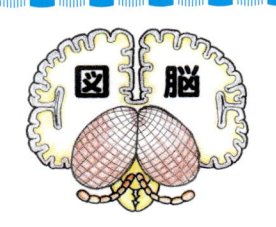

図脳とモチベーション

　子供の頃，虫好きだった少年は昆虫の世界の多様性に惹かれることが多いのではないか。昆虫の世界ばかりでなく，自然界は多様性に満ちている。自然界のみならずこの世は多様性に富んでいる。何らかの蒐集癖のあるものは，その対象物の個性に惹かれ，あるいは類似性に興味を持ち，分類し，体系化することに喜びを見いだすのではないか。これがモチベーションとなる。この分類することにも図脳が大いに関与するのではないか。ただし，最近では昆虫の分類などでは遺伝子分析の導入で，従来の形態学による分類では間違いであったという例もあるらしい。これも多様性の新たな一面である。

　さて，技術や勝負を売り物にする職業の世界ではどうであろうか。イチローは一打一打すべて異なる。羽生善治氏は一局一局すなわち一手一手で無限の局面が広がる。だから飽きずに練習に打ち込むことができ，考え続けることができるのである。モチベーションを維持できるのである。羽生さんの強さの秘訣は「将棋に関してなら，いくらでも考え続けられる」という飽くなき情熱によるといわれている。そして考え続けることは，新しい課題を見つけ続けることでもあるとのことである。この能力のことを認知科学の分野では「問題発見能力」と呼ぶとのことである。したがって新たに発見した問題に対応する能力や技術を身に付けようとするモチベーションが生まれるのである。

　手術も一例一例全て異なる。全く同じ手術は存在しない。解剖の相違にもよるし，一つのアプローチ，一つの切開によってその後の展開は異なる。困難な手術であっても，手術をするからには言い訳はできない。やはりわれわれも多様性に対応すべく，図脳で考え続け，問題を発見し，対応法を身に付けていかなければならない。これがわれわれのモチベーションを維持し続ける原動力となる。

48　1　膀胱の手術

17　膀胱瘻から発生した膀胱癌に対する膀胱部分切除

　女性の脊髄損傷患者で長期に膀胱瘻を留置で管理されていたが，膀胱瘻周囲の皮膚に大きな腫瘤を形成した。生検の結果はcarcinosarcomaで，CTで膀胱瘻の経路も強く造影されること，膀胱側のカテーテル周囲にも腫瘍があることより，膀胱瘻の経路から発生したものと考えられた。

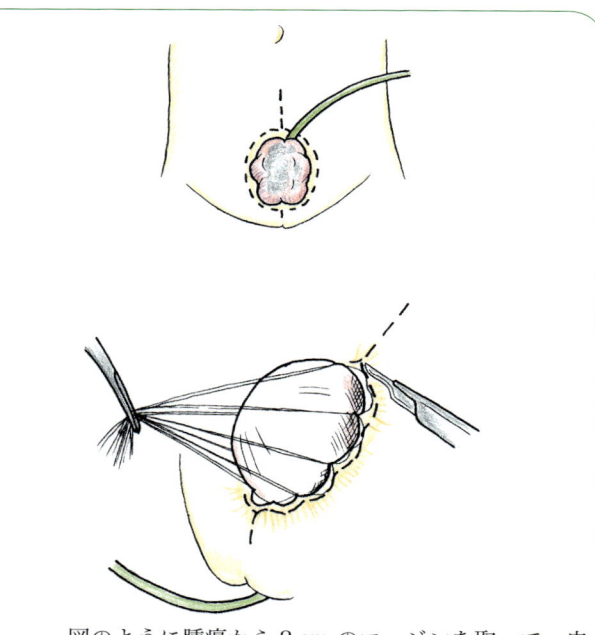

197 図のように腫瘍から2cmのマージンを取って，皮膚を切開予定。腫瘍細胞の散布を防ぐために，膀胱瘻を抜いて尿道からカテーテルを挿入し，腫瘍をガーゼとテガダームで覆い，周囲皮膚に縫いつけた。これらの糸を牽引しながら，皮膚を切開。

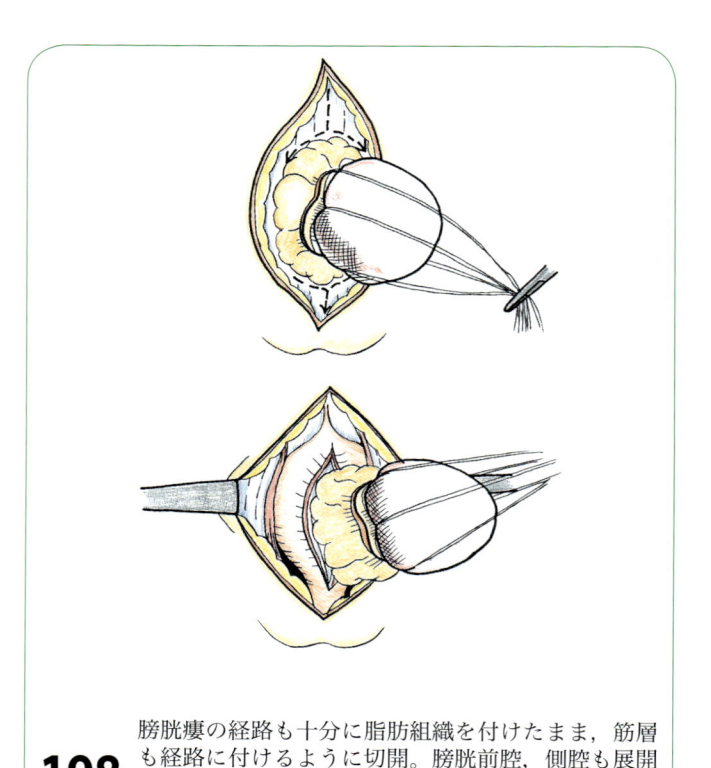

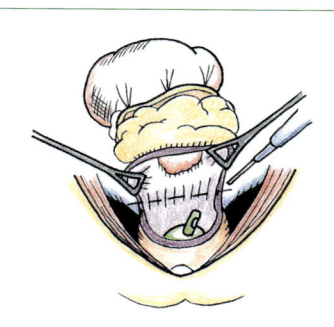

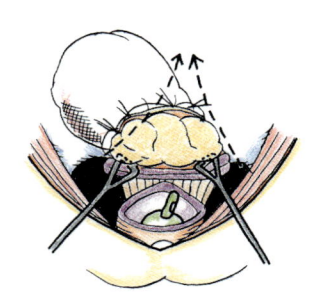

198 膀胱瘻の経路も十分に脂肪組織を付けたまま，筋層も経路に付けるように切開。膀胱前腔，側腔も展開する。

199 膀胱を頸部に近い側で，切開。後壁も切開する。頂部側の腫瘍を含む膀胱前壁・後壁をいっしょにバブコック鉗子で把持し，後壁を腟より剥離する。尿膜管の脇で腹膜を切開し，腹膜を一部付けて摘出。

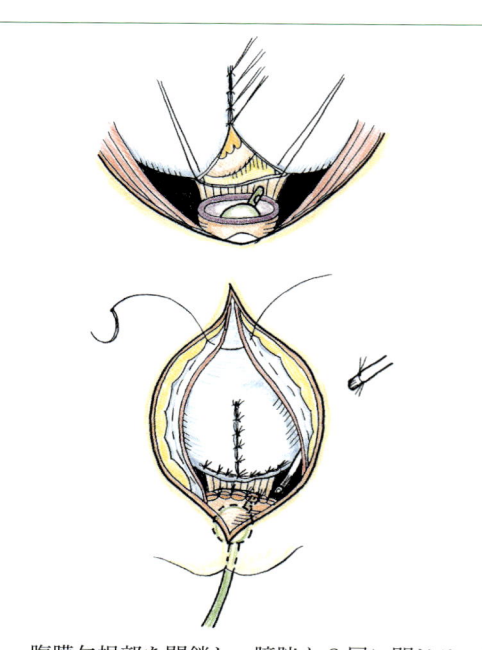

200 腹膜欠損部を閉鎖し，膀胱も2層に閉じる。膀胱はだいぶ小さくなったがとりあえず尿道からの留置カテーテルで管理することにした。腹壁の欠損部も少し大きくなったが，女性だったせいか苦労せず閉じることができた。

C　その他の膀胱の手術

18 男性の bivalved cystectomy

　この症例は骨盤骨折による後部尿道損傷であるが膀胱瘻で管理されており，開放手術による修復，レーザーによる内視鏡手術を繰り返したが，再狭窄を繰り返した。膀胱容量が40〜50mlしかなく，膀胱造影で後部尿道が常に開いているので，再吻合の適応はないとして，膀胱摘除と禁制尿路変向とした。

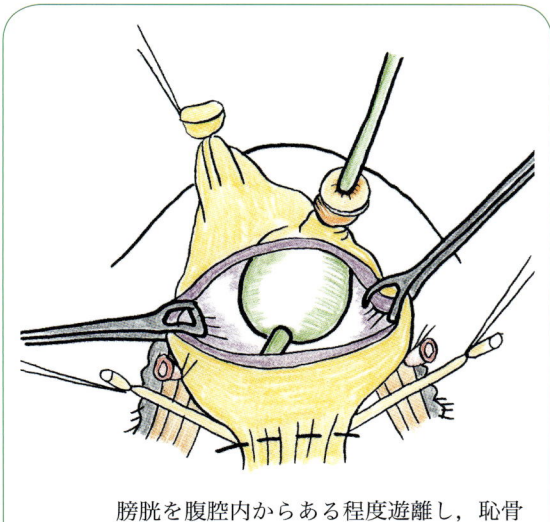

201 膀胱を腹腔内からある程度遊離し，恥骨とも電気メスで剝離したのち膀胱を頂部に近いところで開ける。膀胱瘻のバルーンがみえる。精管を追い，腹膜を切開し，後方からも膀胱頸部に達する。

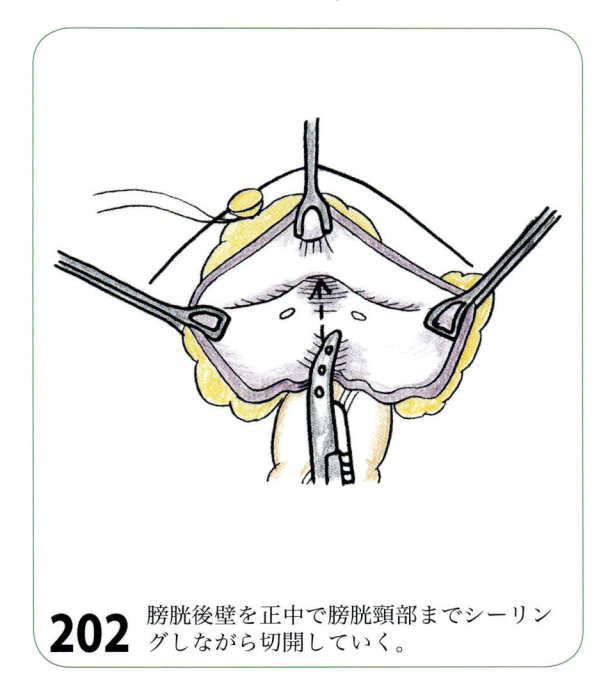

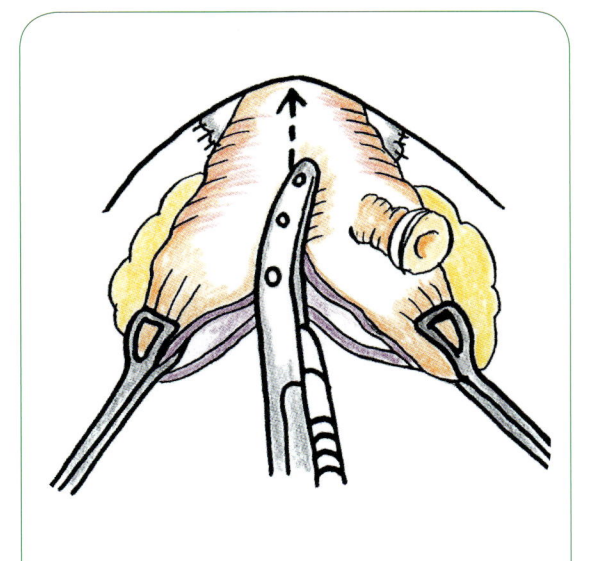

202 膀胱後壁を正中で膀胱頸部までシーリングしながら切開していく。

203 今度は前壁も正中で膀胱頸部まで達するように切開する。

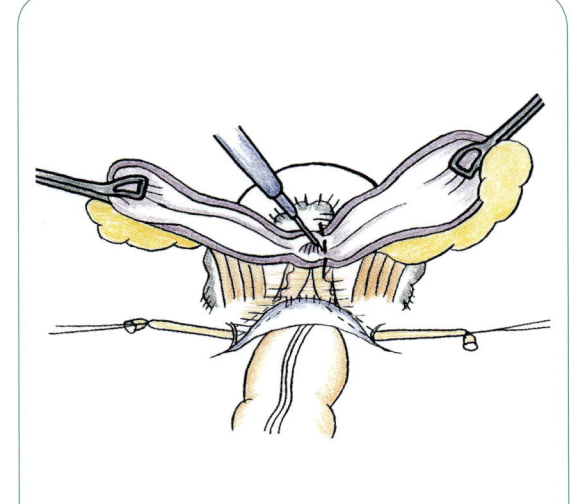

204 左右のフラップを外側に牽引しながら，まず右側の膀胱頸部ぎりぎりで粘膜，筋層と切断する。

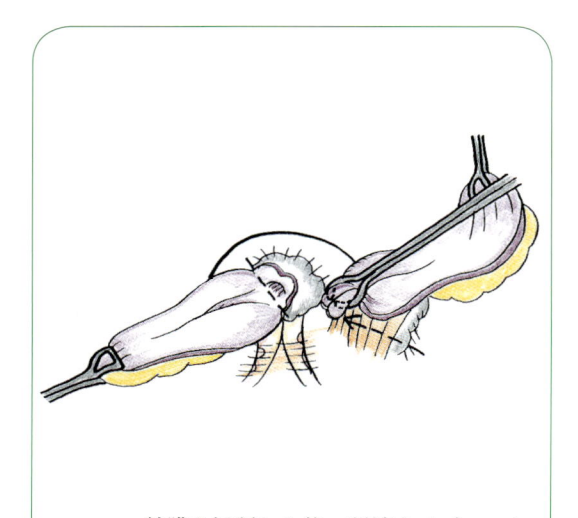

205 粘膜を切断した後，断端をバブコックで把持し，牽引するとよい。反対側も同様。

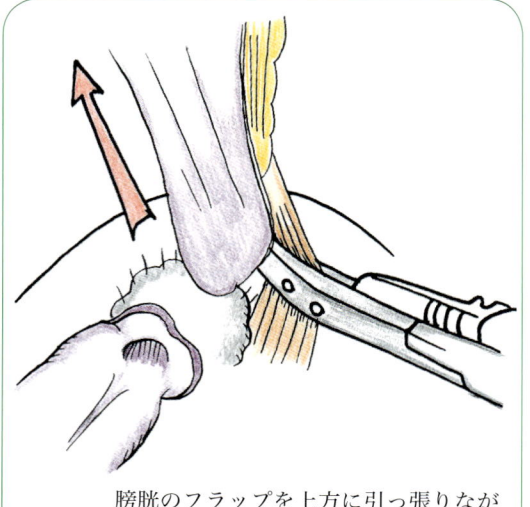

206 膀胱のフラップを上方に引っ張りながら，側方靭帯をシーリングして切断する。反対側も同様。

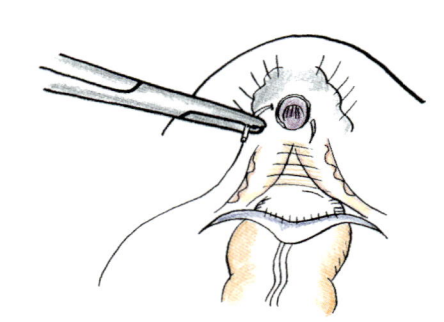

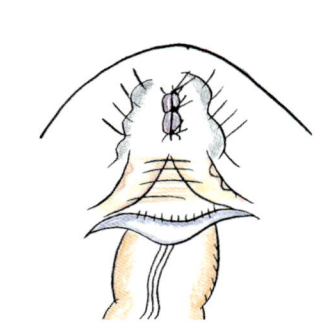

207 前立腺は瘢痕化していた。膀胱頸部を数針で閉鎖する。精管膨大部が透けてみえる。Bivalved cystectomy は，良性疾患で骨盤壁に癒着の激しい膀胱を摘出する際には非常に有用である（女性の手術参照）。

19 膀胱S状結腸瘻の手術

糞尿や気尿，膀胱刺激症状を契機に発見される．消化器外科医と共同で行う．

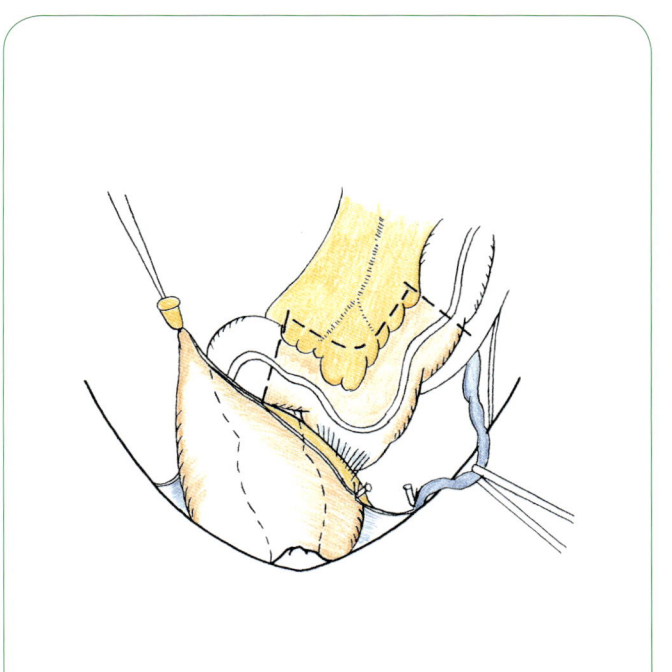

208 下腹部正中切開で開腹し，膀胱と結腸の癒着部を確認．この部位を含み，消化器外科医にS状結腸を切除してもらう．

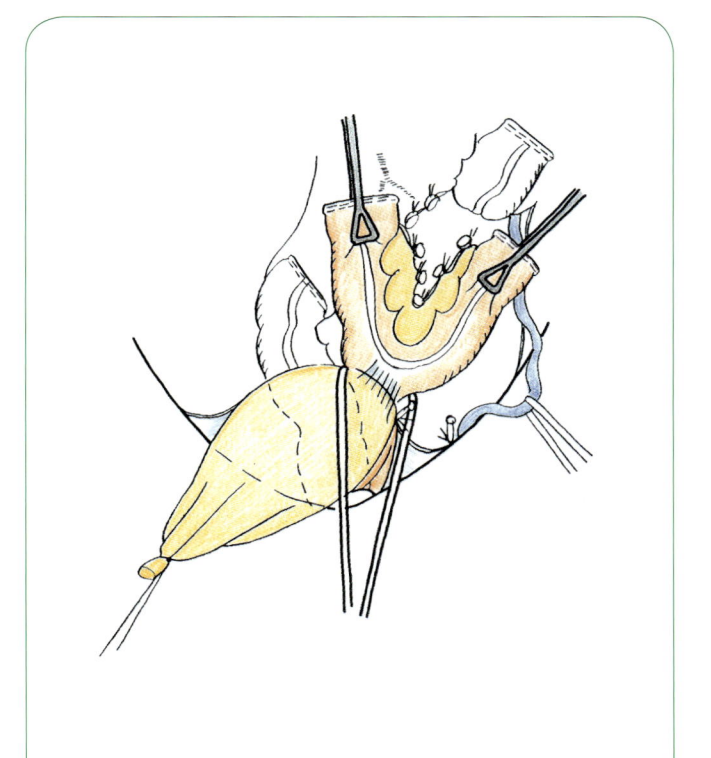

209 その後，泌尿器科医に代わり，癒着部にテープが掛けられるようにする．

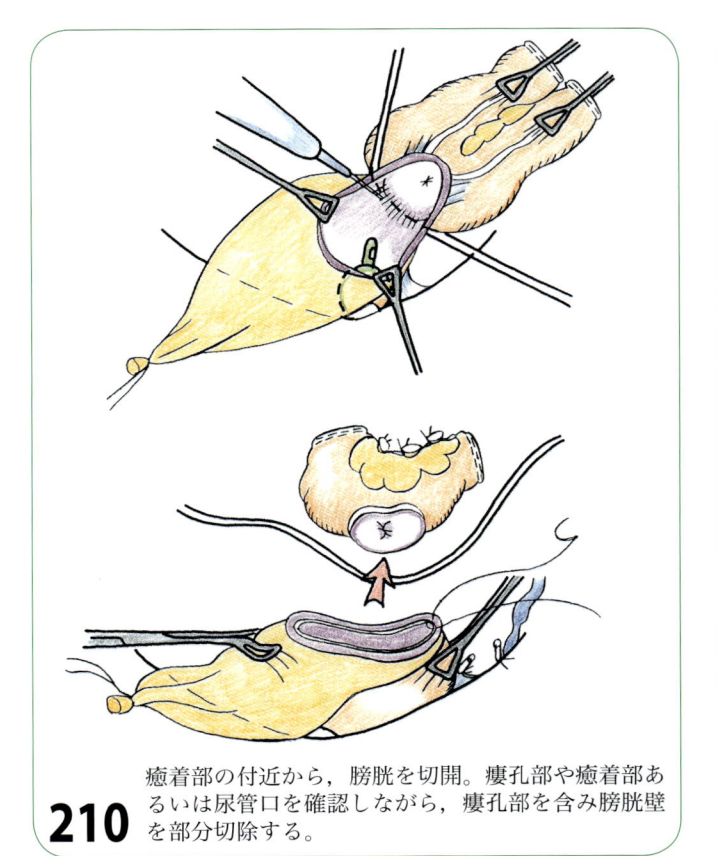

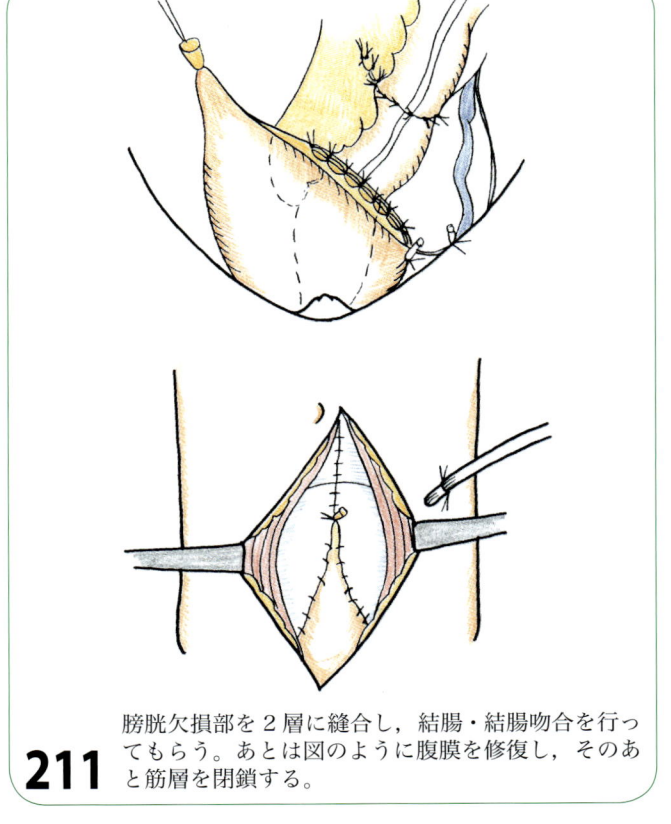

210 癒着部の付近から，膀胱を切開．瘻孔部や癒着部あるいは尿管口を確認しながら，瘻孔部を含み膀胱壁を部分切除する．

211 膀胱欠損部を2層に縫合し，結腸・結腸吻合を行ってもらう．あとは図のように腹膜を修復し，そのあと筋層を閉鎖する．

2 泌尿器手術に必要な各種アプローチ

　この章では泌尿器科手術に必要な各種アプローチに従って，対応する手術の手順を図解する。主として，腎，副腎疾患への後腹膜的アプローチ，経腹的な後腹膜へのアプローチ，傍腹直筋切開法によるアプローチを中心に解説する。

　同じ腎疾患によっても，状況によってさまざまなアプローチができるように，解剖や手順を熟知しておくことが重要である。逆に結果論になるであろうが，どのアプローチを選択するかによって状況が変わるといっても間違いない。さらに手術の半分以上の要素は適切なアプローチによって，最適な術野を確保することにあると言っても過言ではないであろう。

　もう一つは泌尿器科手術の特徴として，腹膜外のアプローチを熟知すべきであろう。泌尿器の臓器はほとんどが後腹膜に存在するので腹膜外に大きなスペースを作ることによって，多くの手術は可能であろう。実際，腹膜外のアプローチは術後のリカバリーも早いし，以前に腹腔内の手術をしてあっても腹膜外から攻めていけば問題のないことが多い。この章ではないが婦人科や外科の手術の既往があっても，膀胱前腔が容易に展開できるために膀胱や下部尿管の手術を難なくこなせるという経験は多くの泌尿器科医が持っているであろう。まさにこの領域は泌尿器科医の聖域といってもよいであろう。

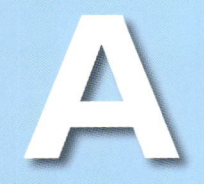

A 腎・副腎へのアプローチ

1 腰部斜切開による腹膜外アプローチ

　この方法で重要なことは外側円錐筋膜を意識することである。この筋膜は側方では腹膜およびGerota筋膜を覆って腰方形筋に付着する膜状組織で，最近の腹腔鏡の進歩により強く認識されるようになってきた。この筋膜の存在を意識することによって，Gerota筋膜に包まれた，腎および副腎を容易に剝離できるようになった。

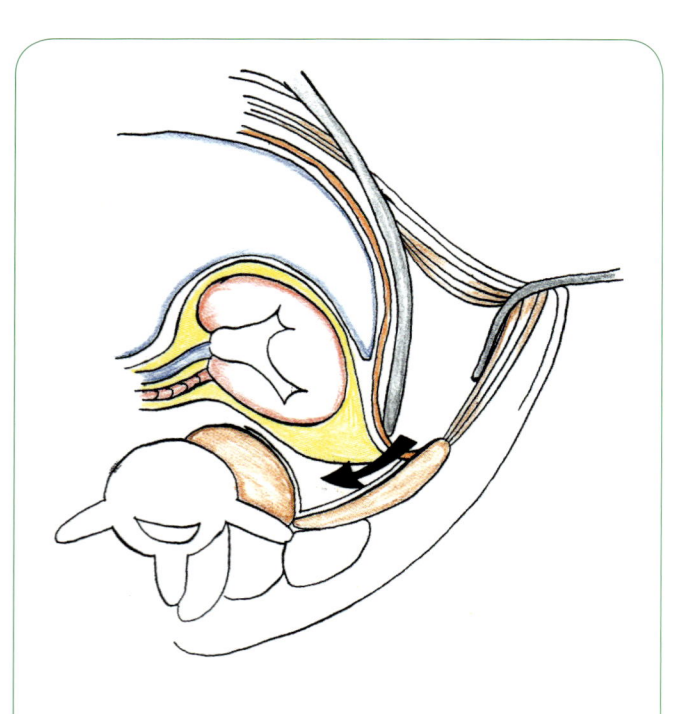

1 腹壁筋を3層切開して腹膜外腔に到達したところ。オレンジ色の膜が外側円錐筋膜である（実際は白色の膜である）。この膜上の脂肪組織(flank pad)を取り除いて腸ベラなどで圧迫すると外側縁が腰方形筋に付着しているのがみえる。これをこの付着部の内側で切開するとGerota筋膜後葉の背側に一気に入ることができる。

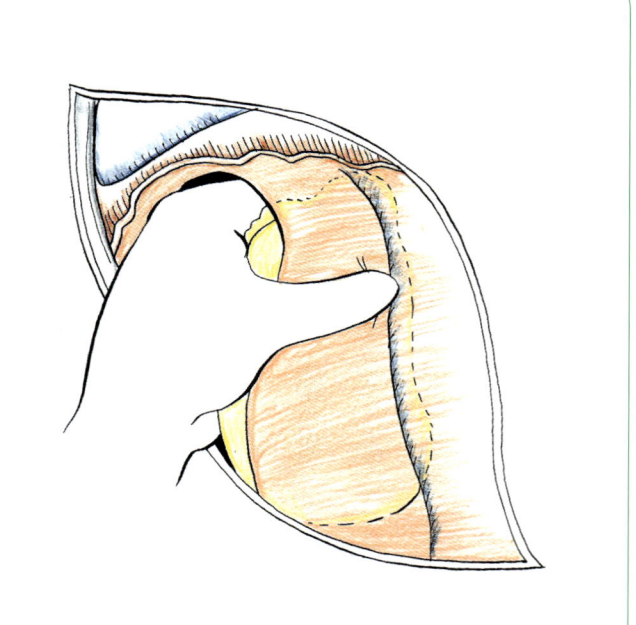

2 この外側円錐筋膜の認識のなかった時代は，手が十分術野に入るような大きな切開で腎の剝離を行っていたため手の感覚で腎の上縁などが分かるので，無意識の内にこの膜を切開していたか，あるいはGerota筋膜の一部と認識していた人が多いのではないかと想像できる。何となく納得できないところがあっても，なんとか頭のなかで辻褄を合わせていたのである。しかしこの外側円錐筋膜を意識するのとしないのでは，手術の質が全く異なる。

A 腎・副腎へのアプローチ

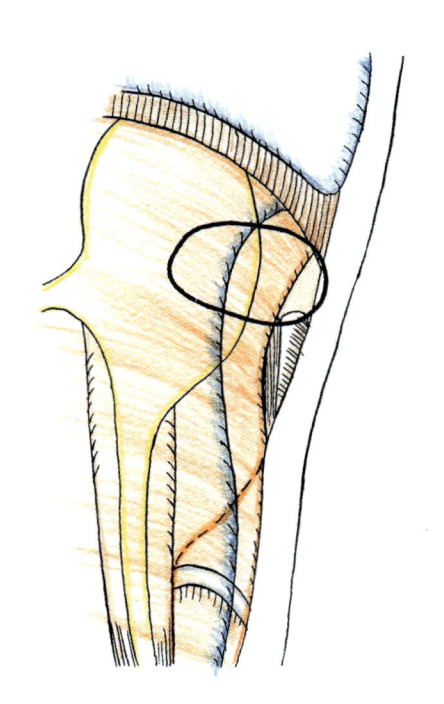

3 実際の小切開（12肋骨切除）の手術で，Gerota筋膜の前葉と後葉の剝離を行うところである。腰部側方ではGerota筋膜（黄色）と腹膜（青）を覆う外側円錐筋膜（オレンジ色）が，腰方形筋に付着し，下方では付着部が内側（腰筋側）に移動してくる。

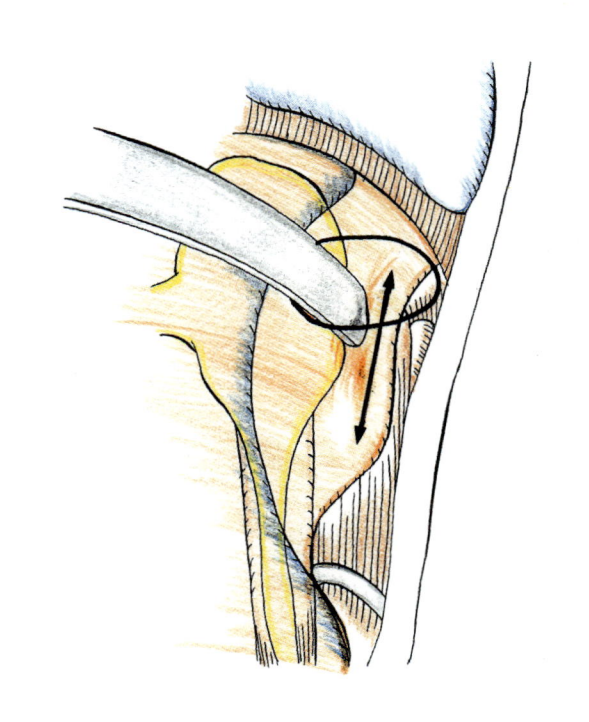

4 この筋膜を腰方形筋の付着部の内側で切開し，Gerota筋膜の後葉と腰方形筋，腰筋との間の面に入る。この筋膜を腰方形筋から剝がそうとすると，腰方形筋の筋内に入ってしまうので，必ず内側で切開する。

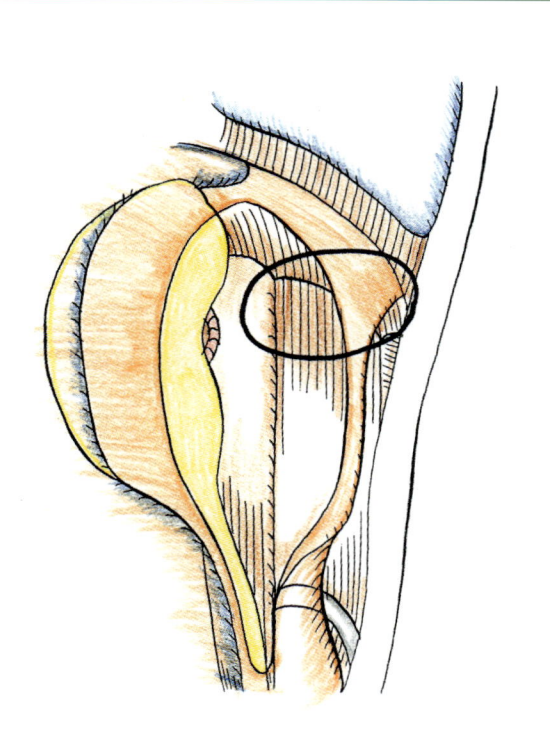

5 この面をツッペルなどで剝がしていく。この面は泡状の組織でこの剝離は楽しい。これを上は副腎まで（横隔膜がみえる），下は尿管と血管の交叉部あたりまで（不必要かもしれないが可能である），内側は腰筋の内側縁まで一気に行う。

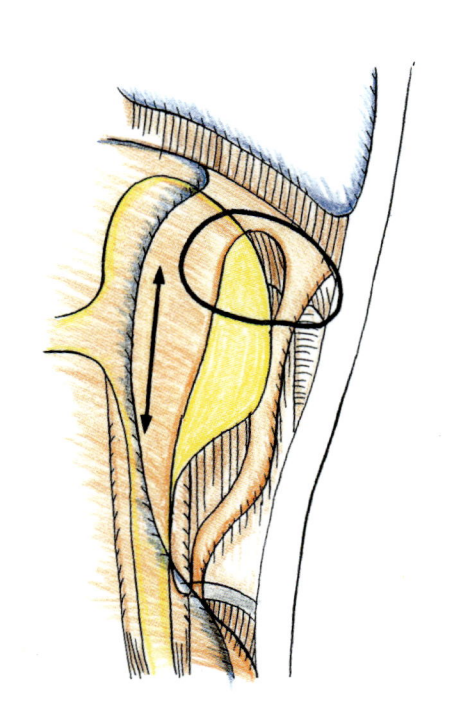

6 今度はGerota筋膜に包まれた腎を元の位置に戻して，腹膜とGerota筋膜前葉との間を剝離する。そのまま外側円錐筋膜と前葉との間に入ればよいように思われるが，剝離しやすい面に入るのが意外に難しい。ここで腹膜の外縁あたりを一度切開すると，腹膜と前葉の間の剝離が容易となることが多い。

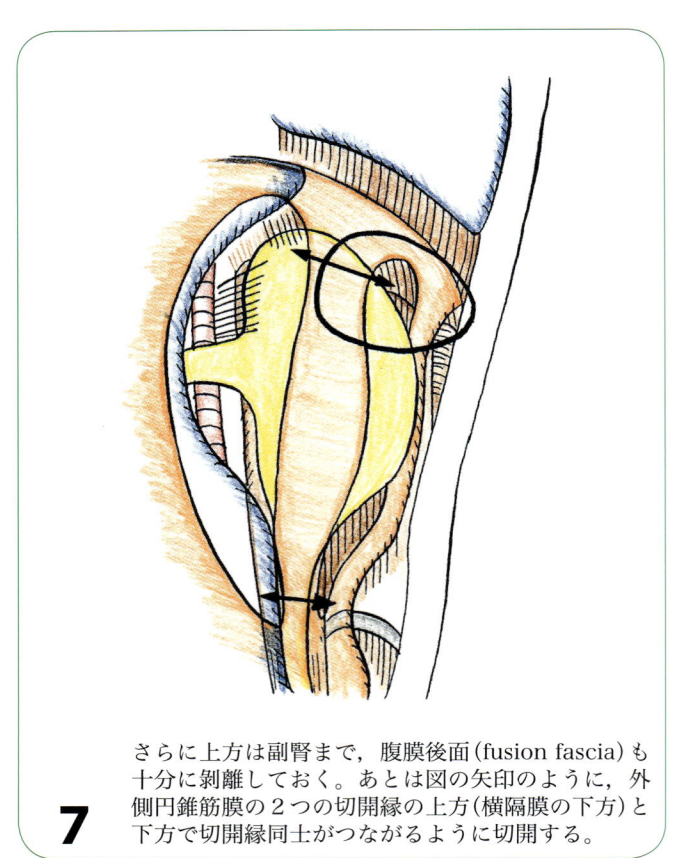

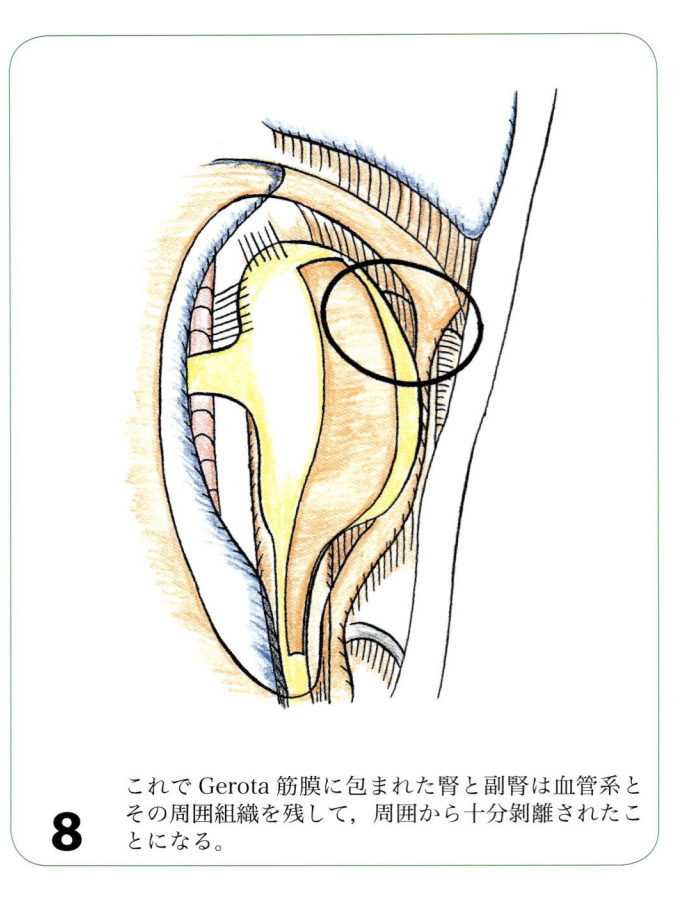

56　2　泌尿器手術に必要な各種アプローチ

7　さらに上方は副腎まで，腹膜後面（fusion fascia）も十分に剝離しておく。あとは図の矢印のように，外側円錐筋膜の2つの切開縁の上方（横隔膜の下方）と下方で切開縁同士がつながるように切開する。

8　これでGerota筋膜に包まれた腎と副腎は血管系とその周囲組織を残して，周囲から十分剝離されたことになる。

2　12肋骨上切開による腎・副腎へのアプローチ

前述した膜構造，特に外側円錐筋膜を意識して，腰部斜切開によるアプローチを図解する。

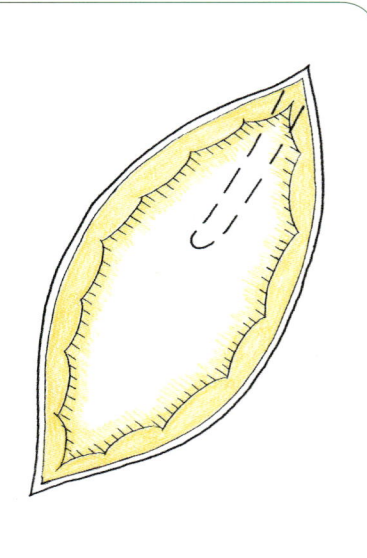

1　まず12肋骨の走向に沿って，皮膚，皮下脂肪組織を切開する。

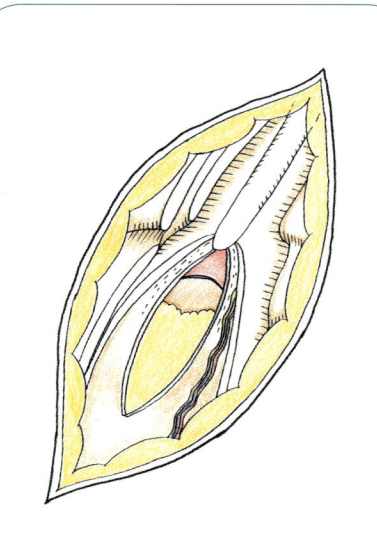

2　肋骨の先端から，外腹斜筋，内腹斜筋，腹横筋と3層の筋を切開する。このとき腹横筋上に肋下動静脈の走向がみえるので，これを十分よけるように腹横筋を切開する。閉創の際もこの神経血管束に針糸を掛けないようにする。

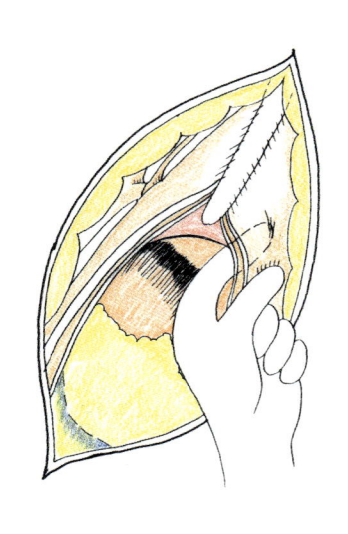

3　この腹横筋の直下に薄くて比較的しっかりした膜構造がある。これが横筋筋膜と理解しているが（定かではない。図では赤で示した），とにかくこれを腹横筋から，下方に落としてやると後にこの膜構造と連続した横隔膜，胸膜が胸壁から剝がれるので肋骨を外す際に，胸膜損傷のリスクが減る。

A　腎・副腎へのアプローチ

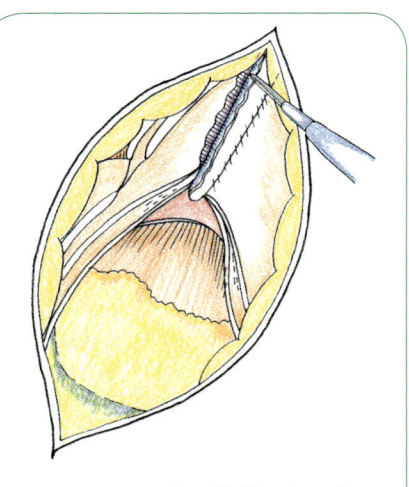

4 このように準備したのちに，肋骨上縁で骨膜を切開，肋骨先端に付着する筋束は切断する。骨膜の切開はできるだけ肋骨の根部付近まで行う。

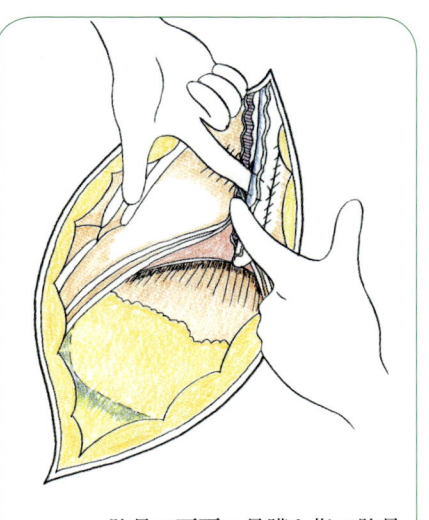

5 肋骨の下面の骨膜を指で肋骨下面より剥がす。最初は剥がしやすい部位で，骨膜剥離子を利用してもよい。

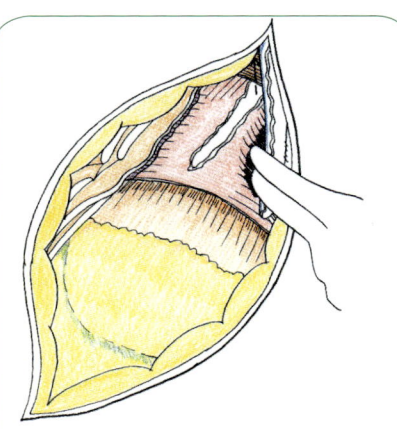

6 肋骨下面の骨膜を下に押すようすると，肋骨全体から横筋筋膜が下方に離れる。肋間筋がまだ付着していれば根部に向かって切断していくと12肋骨は十分可動性を持つようになる。

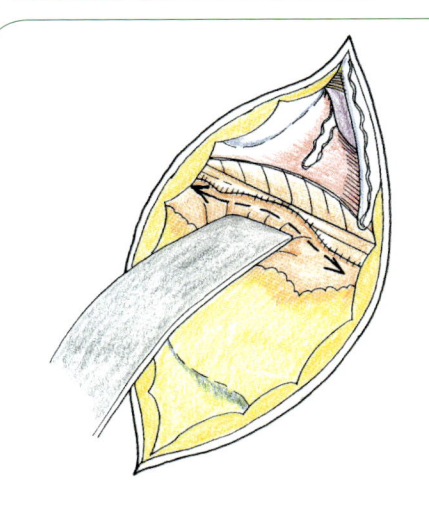

7 横筋筋膜が胸膜に連続していくのが観察できる。この横筋筋膜のさらに内側に脂肪（flank pad）を被った膜構造（外側円錐筋膜）が存在し，その外縁を見極めると腰方形筋上の外側あたりにある。この外側縁の内側で外側円錐筋膜を切開（ハサミでも電気メスでもよい）すると泡状の構造に覆われた脂肪組織がきれいにみえる。これがGerota筋膜後葉と考えられる。

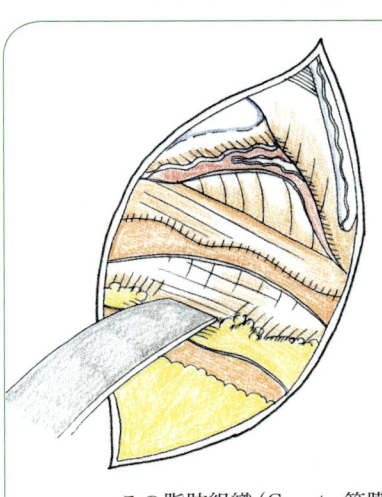

8 この脂肪組織（Gerota筋膜後葉）を腰方形筋，腰筋の筋膜からツッペルなどで剥がしていくと自然にGerota筋膜後葉の剥離が完了する。

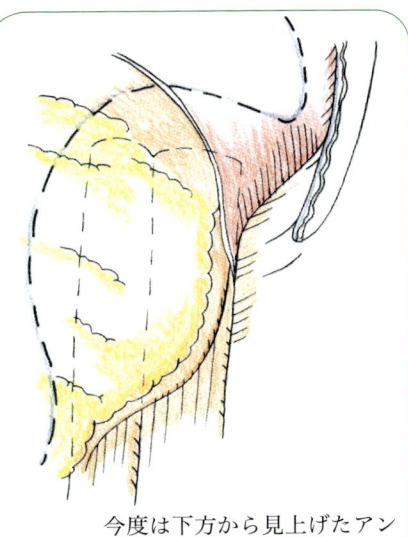

9 今度は下方から見上げたアングルで。赤が腹横筋筋膜，オレンジが外側円錐筋膜，青（点線）が腹膜である。

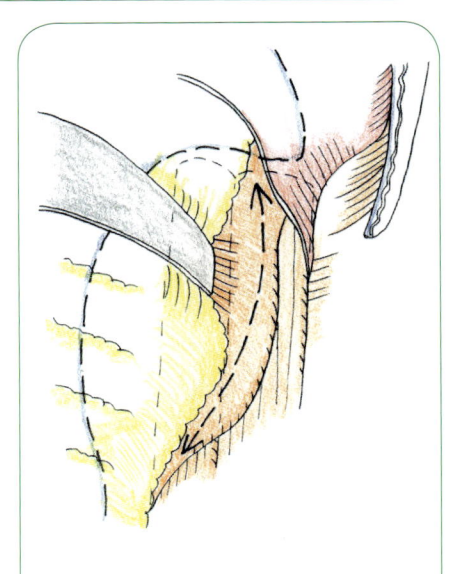

10 外側円錐筋膜を付着部内縁で切開する。

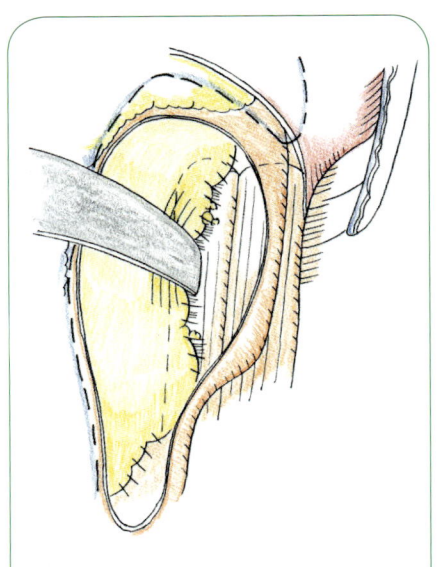

11 Gerota筋膜後葉と腰方形筋，腰筋との間を剥離していく。

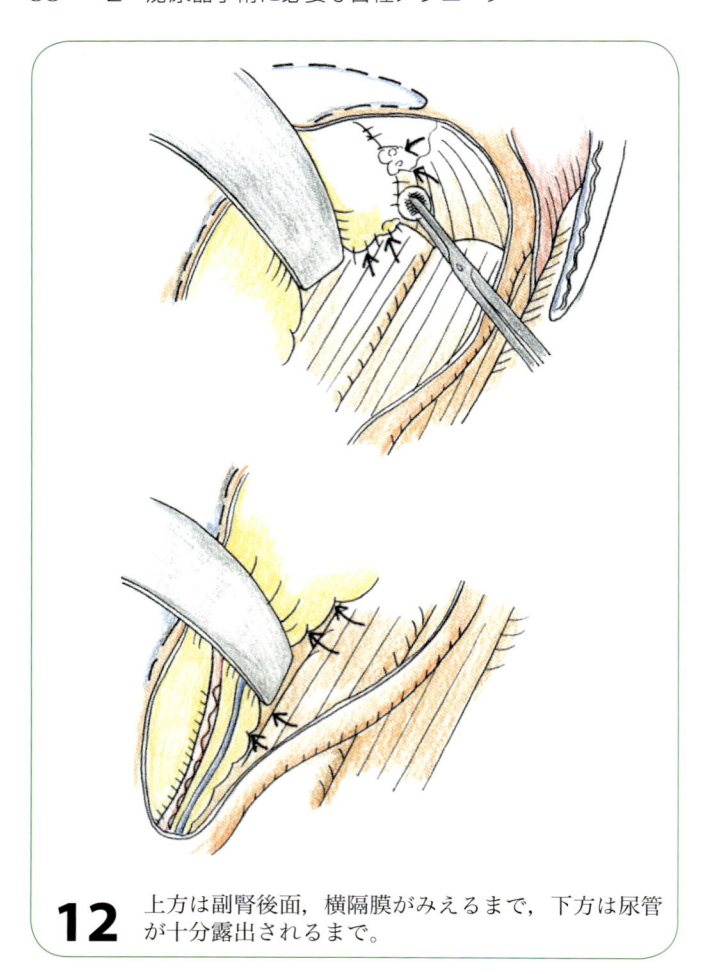

12 上方は副腎後面，横隔膜がみえるまで，下方は尿管が十分露出されるまで．

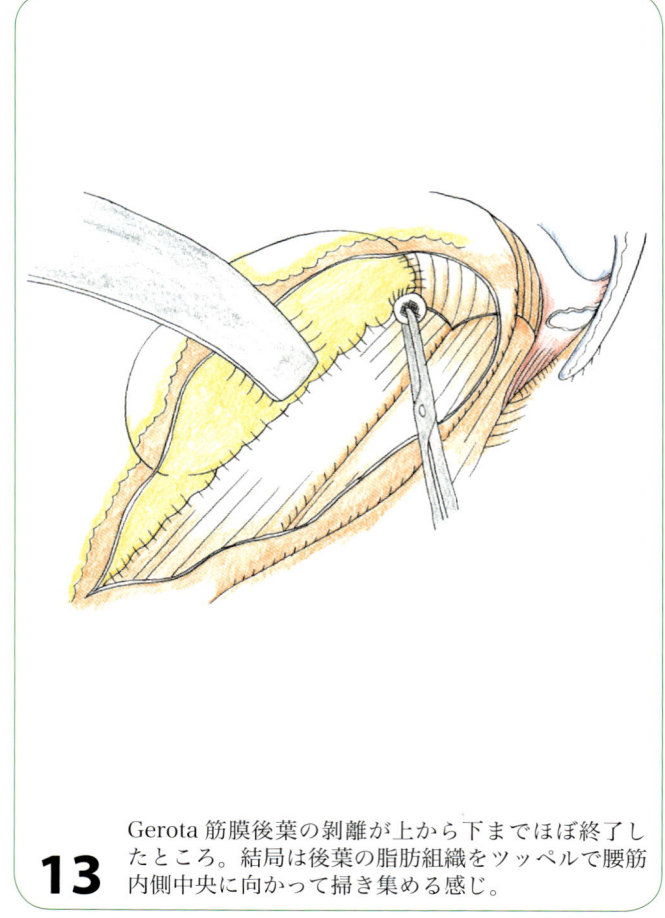

13 Gerota筋膜後葉の剥離が上から下までほぼ終了したところ．結局は後葉の脂肪組織をツッペルで腰筋内側中央に向かって掃き集める感じ．

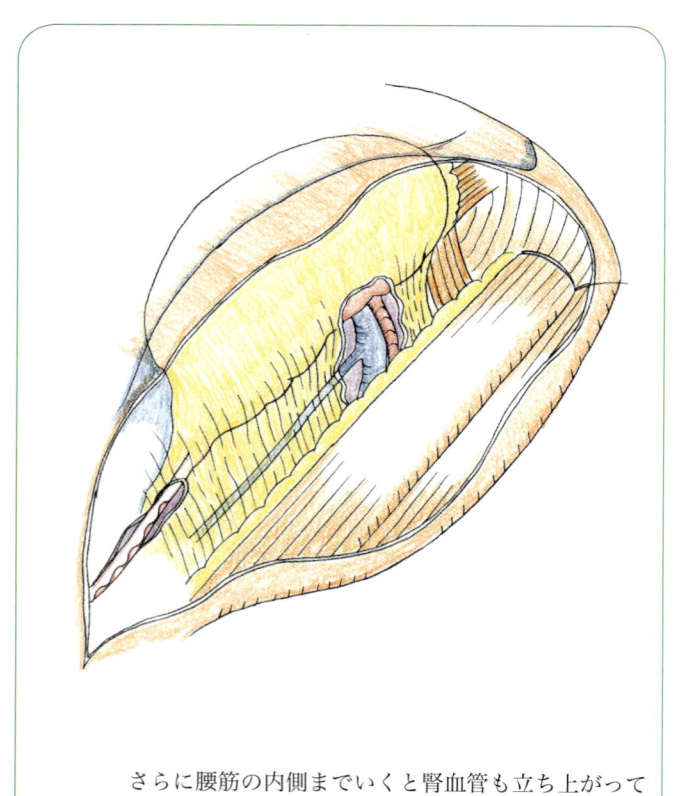

14 さらに腰筋の内側までいくと腎血管も立ち上がってくる．根治的腎摘の場合はこの時点で血管を処理する．血管を処理するにはこの部のGerota筋膜後葉を切開する必要がある．Gerota筋膜後葉の面は大動脈左側のリンパ節チェーンの内側となる．同様に後葉を切開して尿管を確保できる．

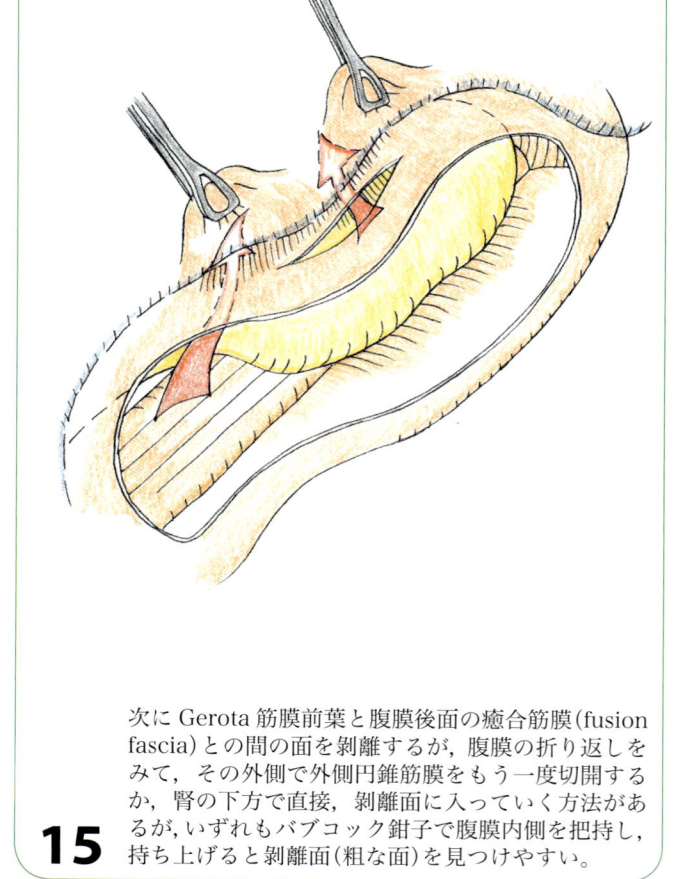

15 次にGerota筋膜前葉と腹膜後面の癒合筋膜（fusion fascia）との間の面を剥離するが，腹膜の折り返しをみて，その外側で外側円錐筋膜をもう一度切開するか，腎の下方で直接，剥離面に入っていく方法があるが，いずれもバブコック鉗子で腹膜内側を把持し，持ち上げると剥離面（粗な面）を見つけやすい．

A 腎・副腎へのアプローチ 59

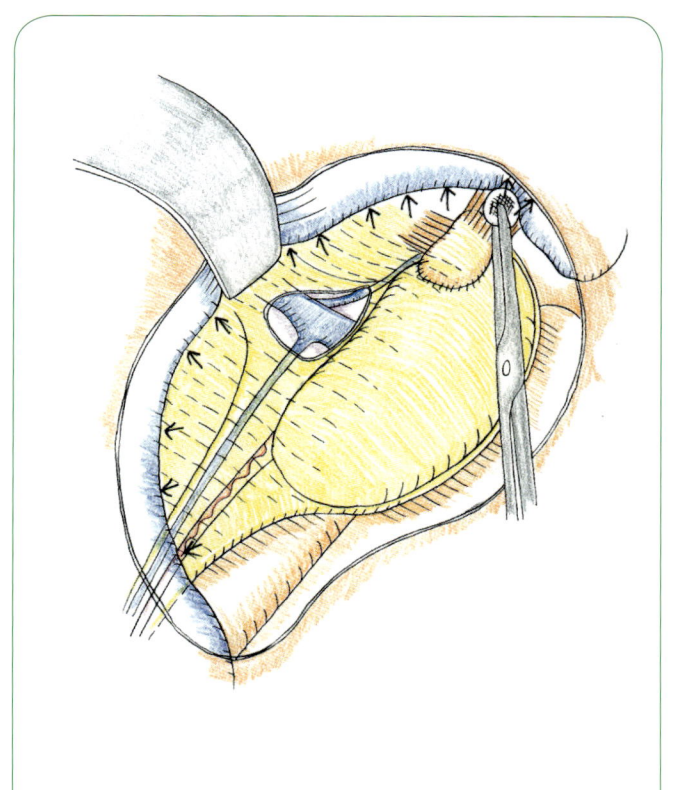

16 いい面に入ると一気に前葉と腹膜が剥離でき，副腎の前面から尿管の前面まで露出できる。前葉を切開すればこちらからでも腎茎にアプローチが可能である。

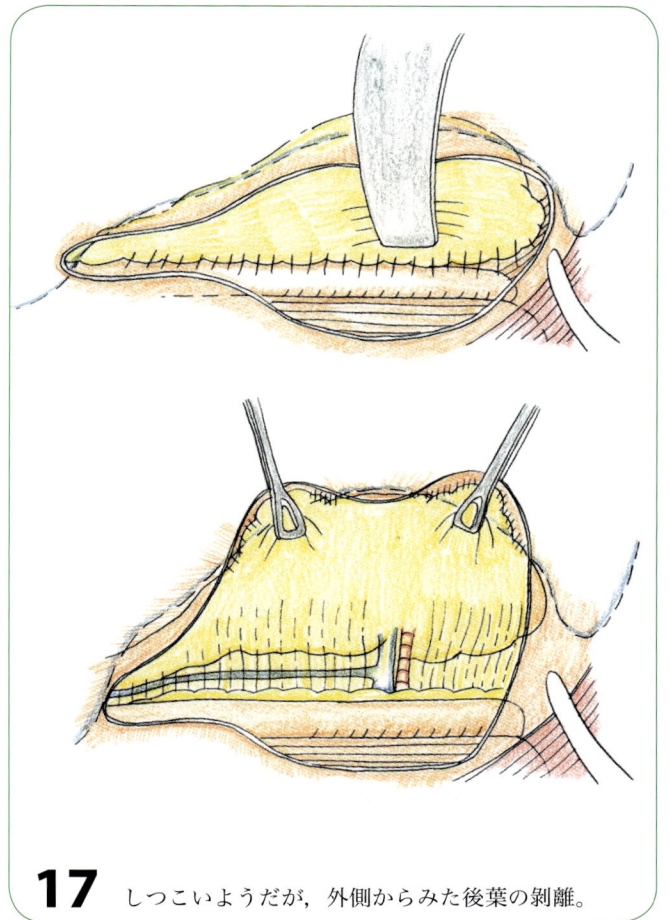

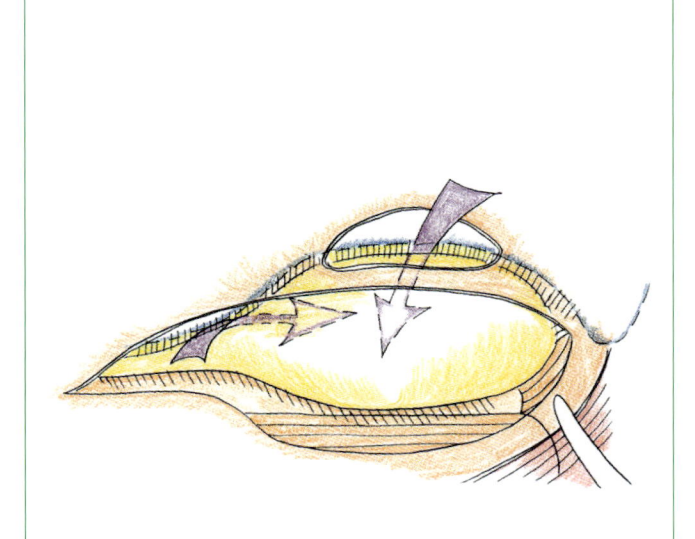

17 しつこいようだが，外側からみた後葉の剥離。

18 前葉との剥離面への入り方。粗な面を見つけることがコツである。

3 肋骨上アプローチによるドナー腎摘術

腎の高さにより，11 あるいは 12 肋骨上切開で腎に到達するが，たいていは 12 肋骨上切開で可能である。

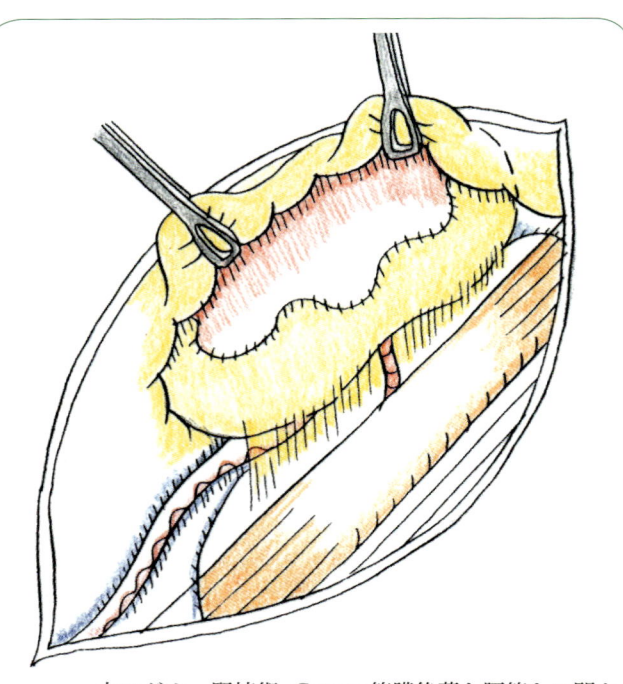

1 左のドナー腎摘術。Gerota 筋膜後葉と腰筋との間を剥離したら，腎を腎周囲脂肪織より剥離する。コツとしては図のように腎外側縁の脂肪組織の厚くなったところをバブコック鉗子で把持し，内側面に向かって剥離していく。

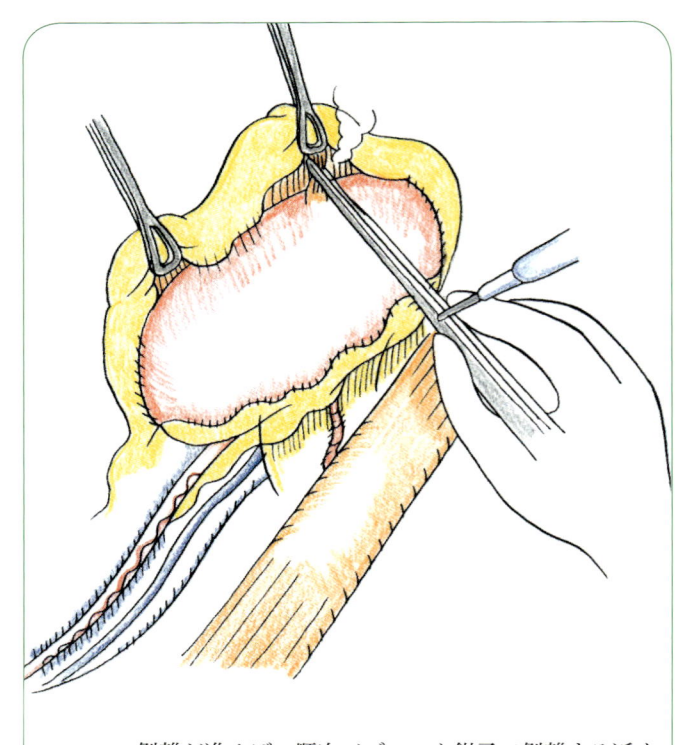

2 剥離が進めば，順次バブコック鉗子で剥離する近くの脂肪織を把持し直していく。索状物があれば鑷子でつかみ凝固して，切断していく。

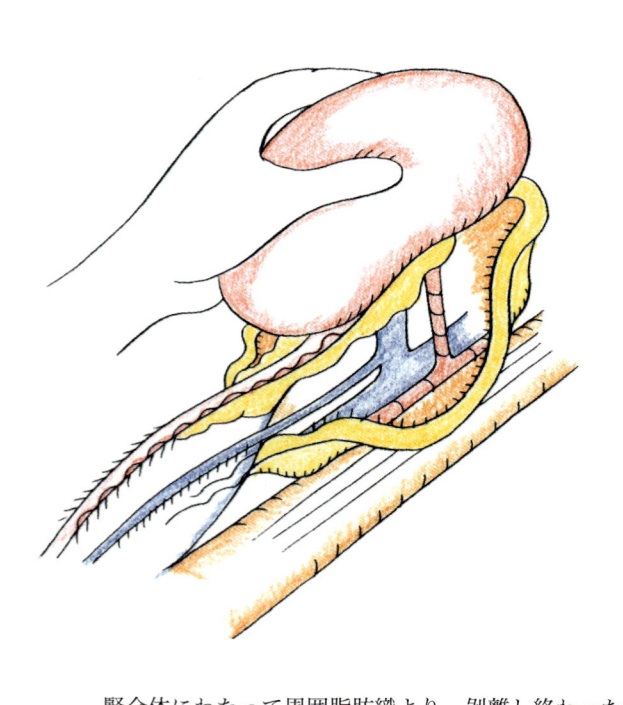

3 腎全体にわたって周囲脂肪織より，剥離し終わったところ。腎門部の脂肪は血流を考慮して，腎・尿管側へ残しておく。

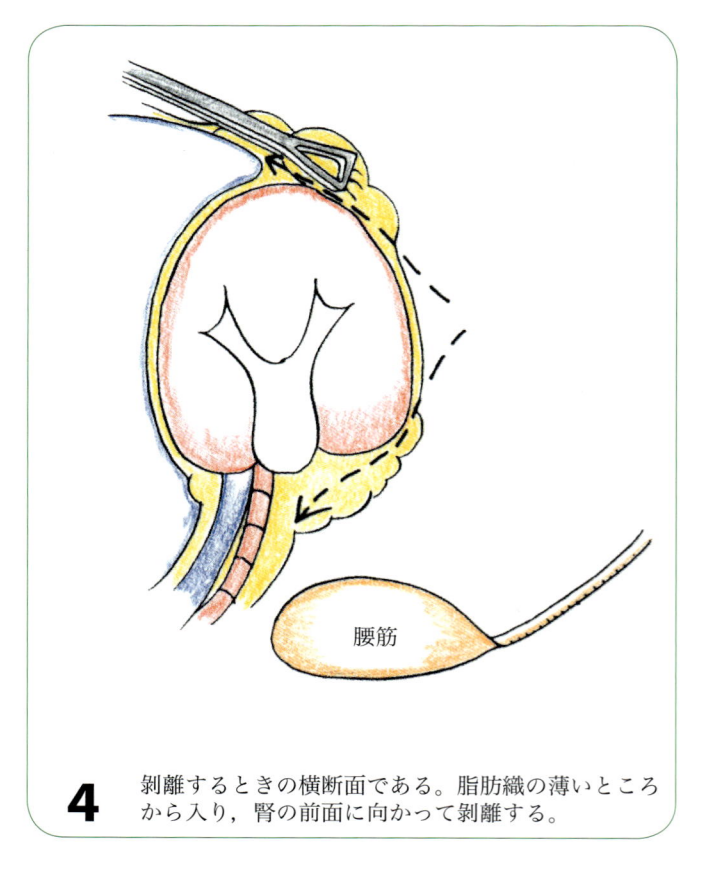

4 剥離するときの横断面である。脂肪織の薄いところから入り，腎の前面に向かって剥離する。

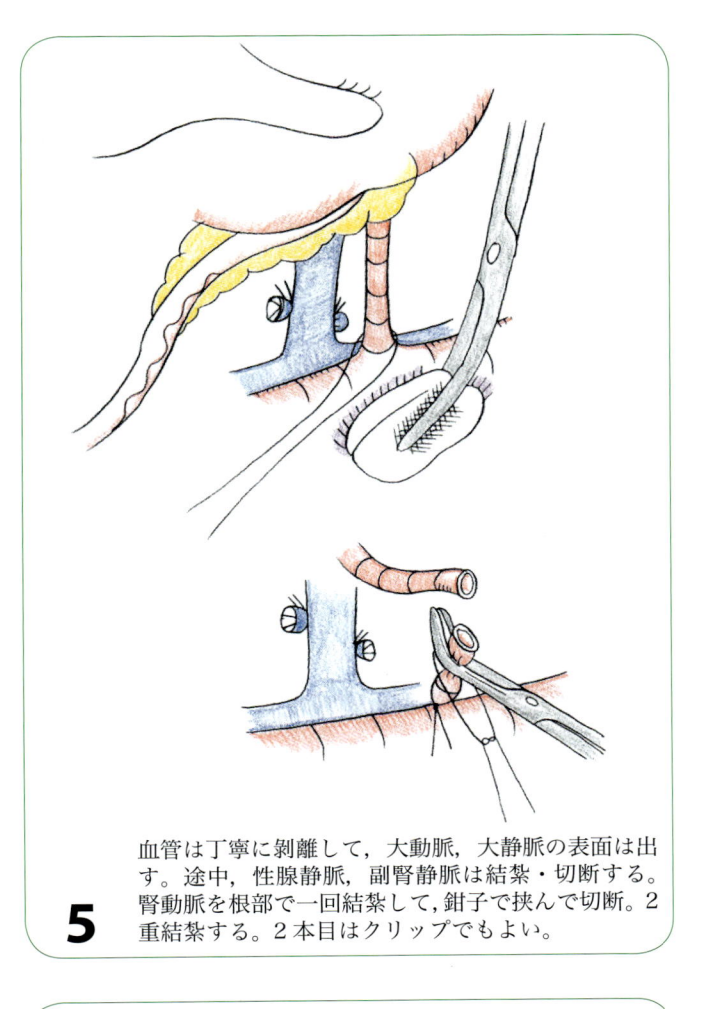

A 腎・副腎へのアプローチ

5 血管は丁寧に剥離して，大動脈，大静脈の表面は出す。途中，性腺静脈，副腎静脈は結紮・切断する。腎動脈を根部で一回結紮して，鉗子で挟んで切断。2重結紮する。2本目はクリップでもよい。

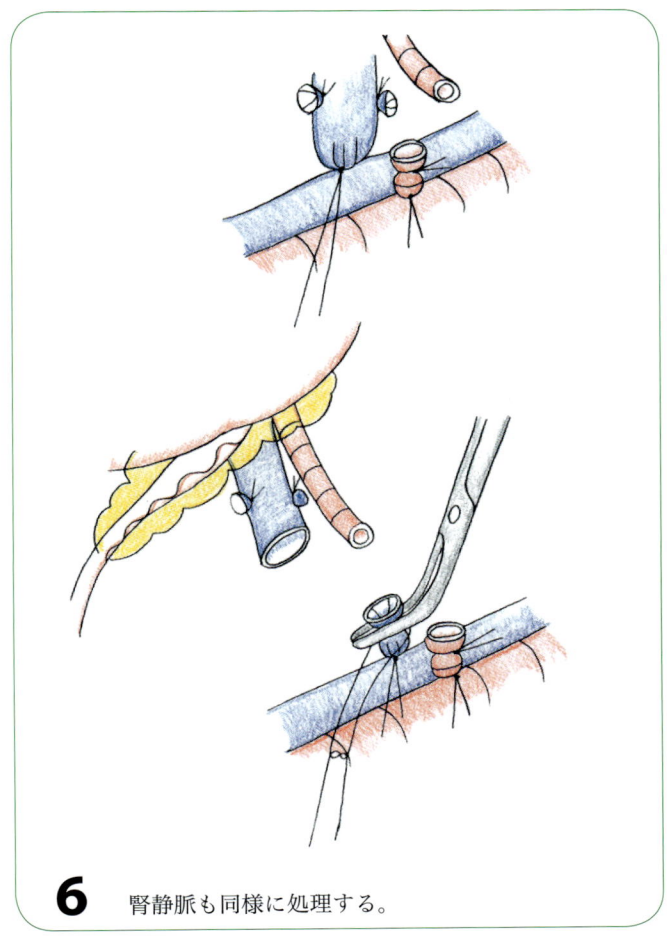

6 腎静脈も同様に処理する。

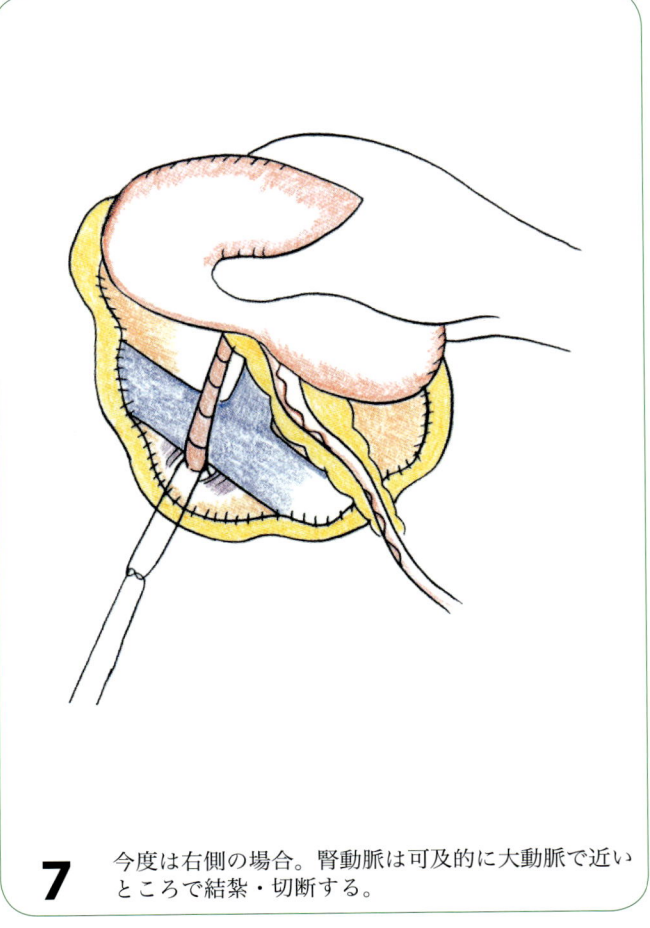

7 今度は右側の場合。腎動脈は可及的に大動脈で近いところで結紮・切断する。

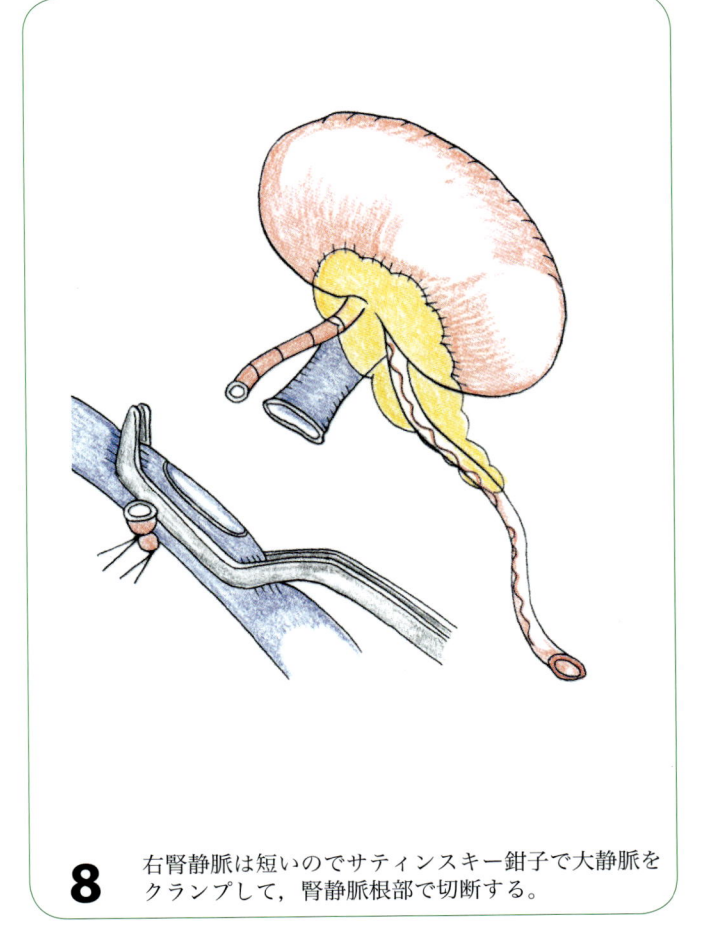

8 右腎静脈は短いのでサティンスキー鉗子で大静脈をクランプして，腎静脈根部で切断する。

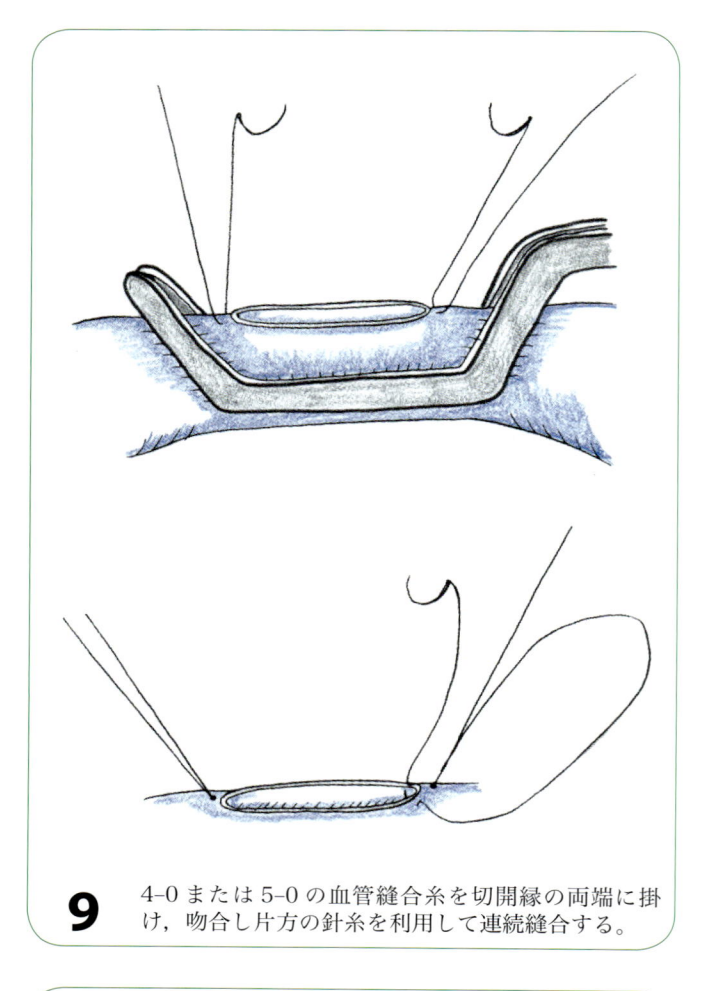

9 4-0 または 5-0 の血管縫合糸を切開縁の両端に掛け，吻合し片方の針糸を利用して連続縫合する．

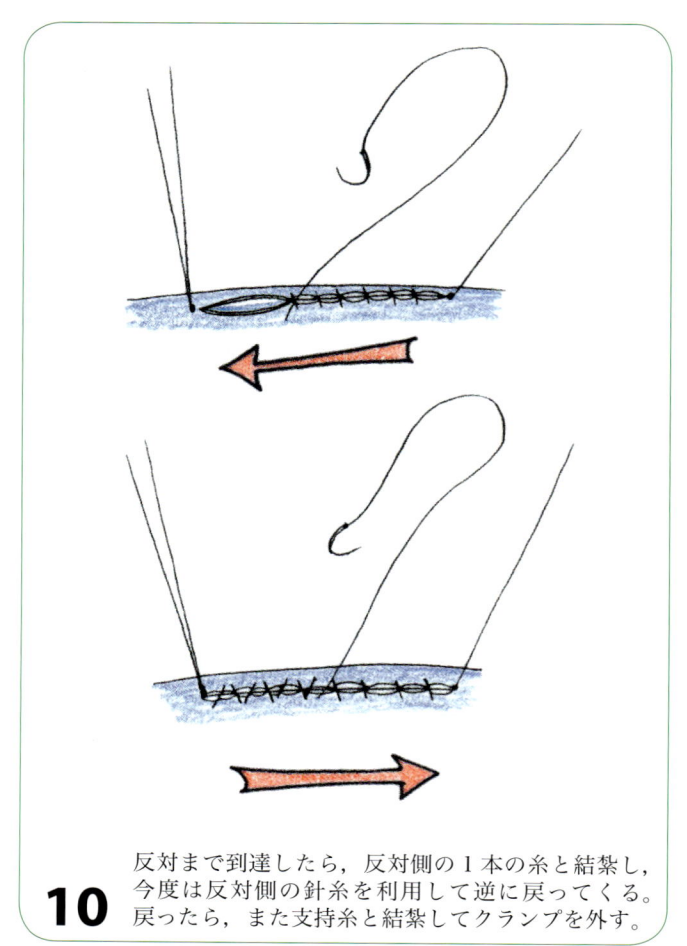

10 反対まで到達したら，反対側の 1 本の糸と結紮し，今度は反対側の針糸を利用して逆に戻ってくる．戻ったら，また支持糸と結紮してクランプを外す．

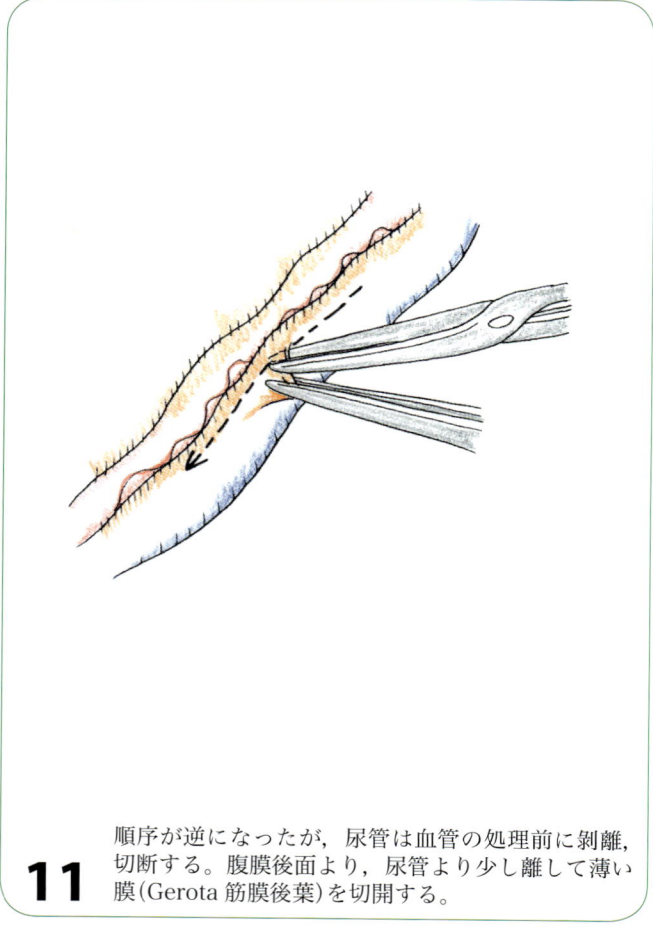

11 順序が逆になったが，尿管は血管の処理前に剝離，切断する．腹膜後面より，尿管より少し離して薄い膜（Gerota 筋膜後葉）を切開する．

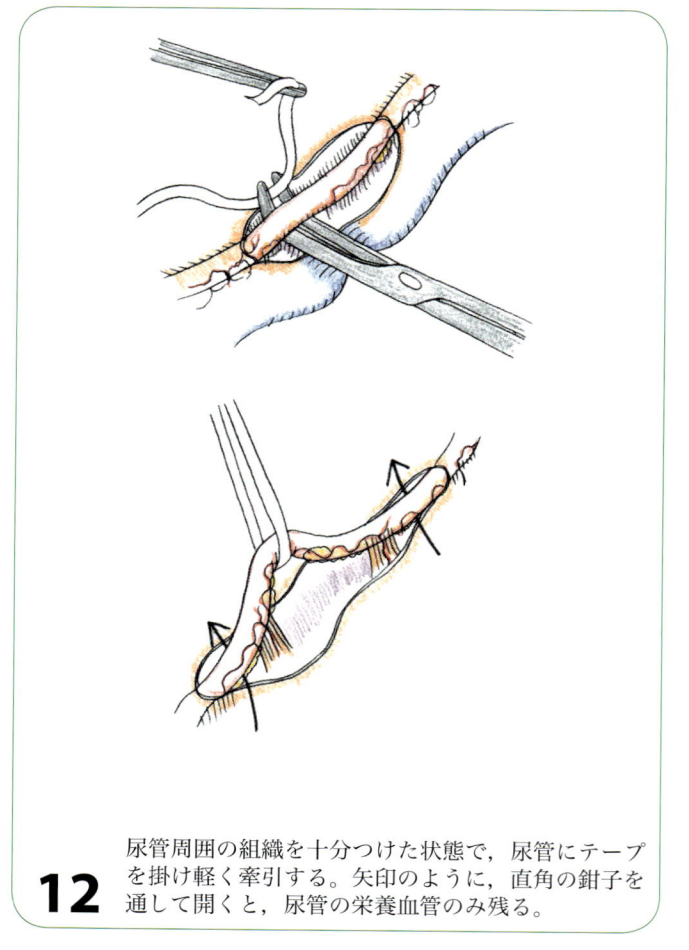

12 尿管周囲の組織を十分つけた状態で，尿管にテープを掛け軽く牽引する．矢印のように，直角の鉗子を通して開くと，尿管の栄養血管のみ残る．

A 腎・副腎へのアプローチ　63

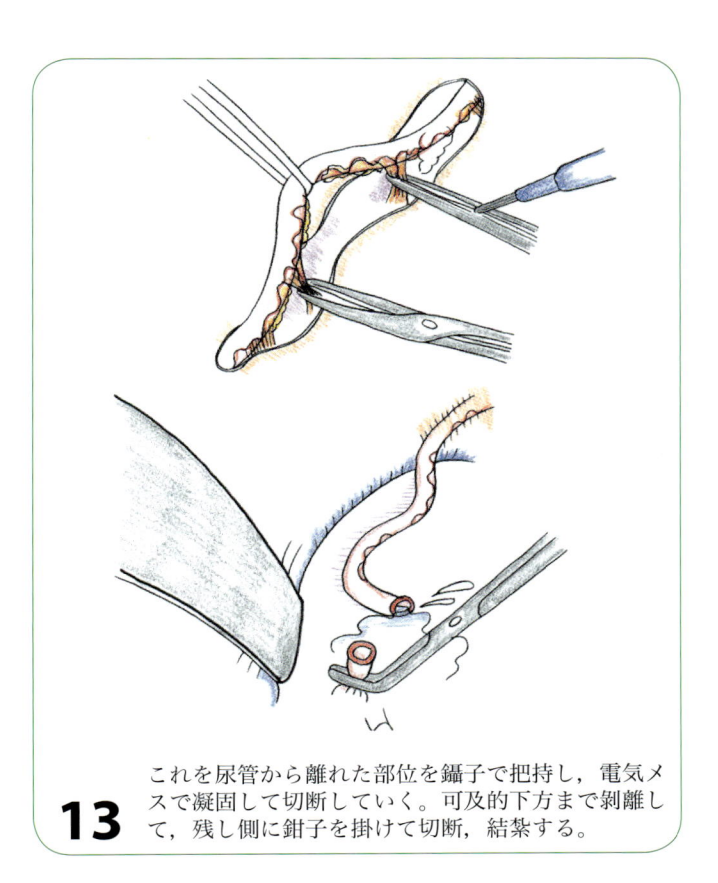

13 これを尿管から離れた部位を鑷子で把持し，電気メスで凝固して切断していく。可及的下方まで剥離して，残し側に鉗子を掛けて切断，結紮する。

4 肋骨上アプローチによる腎部分切除

　最近は小径の腎癌では，腎部分切除でも成績が劣らないとのことで，マイクロターゼによる腎部分切除を行っている。しかし凝固される健常部が多いといわれており，血流遮断，冷却する従来の部分切除も見直されている。

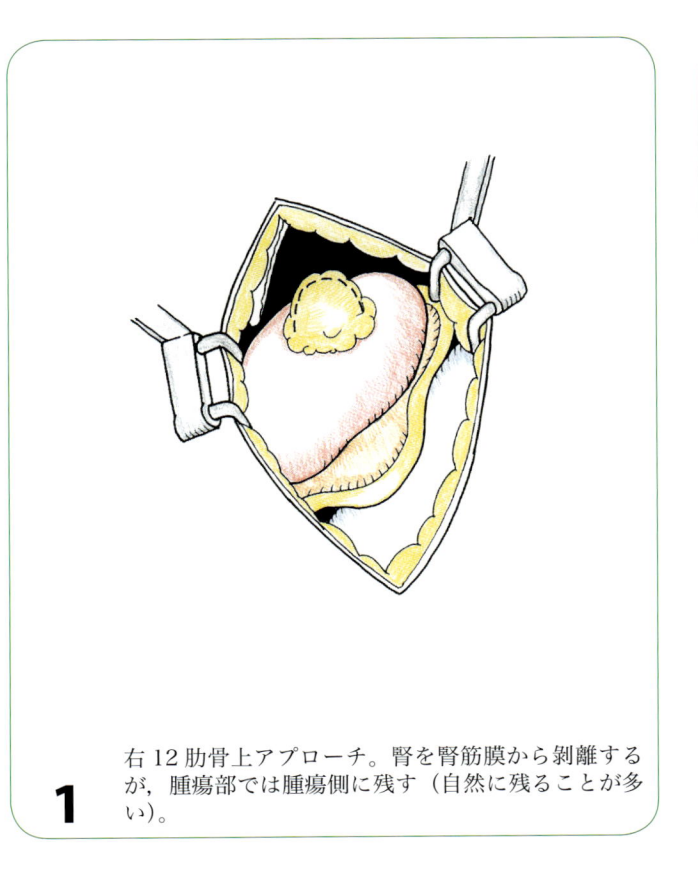

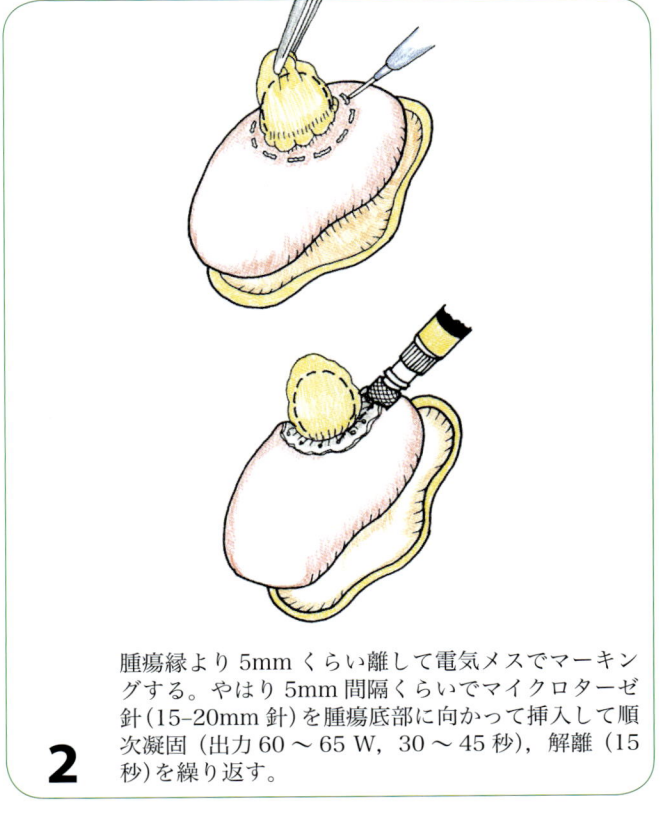

1 右12肋骨上アプローチ。腎を腎筋膜から剥離するが，腫瘍部では腫瘍側に残す（自然に残ることが多い）。

2 腫瘍縁より5mmくらい離して電気メスでマーキングする。やはり5mm間隔くらいでマイクロターゼ針(15-20mm針)を腫瘍基部に向かって挿入して順次凝固(出力60〜65W，30〜45秒)，解離(15秒)を繰り返す。

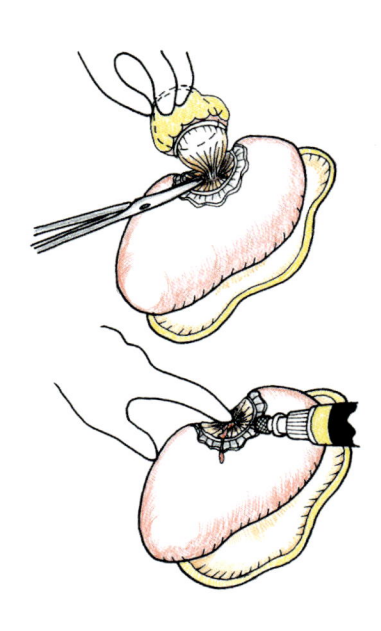

3 凝固された正常腎実質を少し腫瘍側につけるようにハサミで切除する。腫瘍底部から出血することがあるので，予め結紮するか，出血した場合は指で圧迫止血するか，マイクロターゼ針を切除面に平行に底部に向かってもう一度凝固するなどする。吸収糸で縫合・結紮することもある。

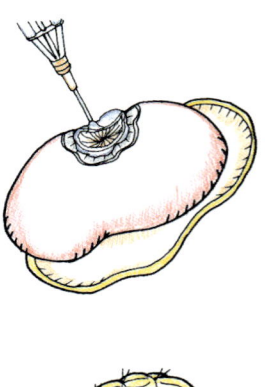

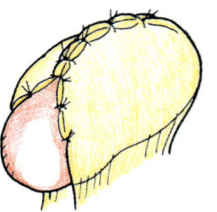

4 止血を確認したらフィブリン糊を塗布し，腎周囲脂肪織で切除部を覆うようにする。

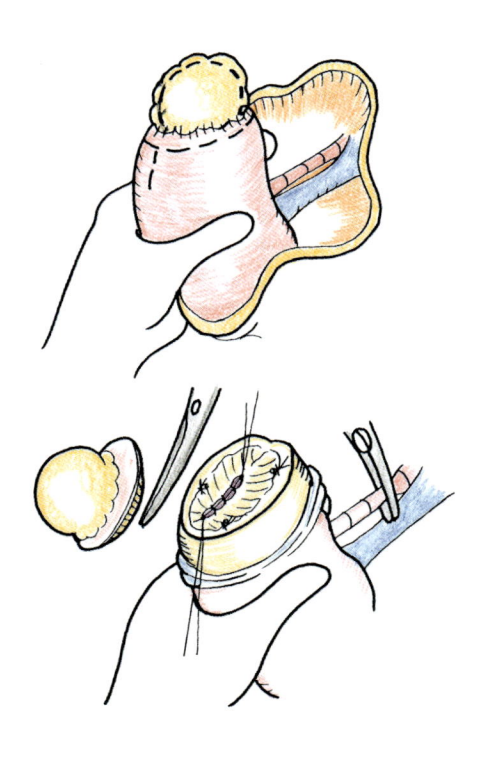

5 腎上極または下極の腫瘍の場合。予め被膜を多めに残せるよう剥いでおき，腎動脈をクランプして，クーリング後，腎上極を楔状に切除。

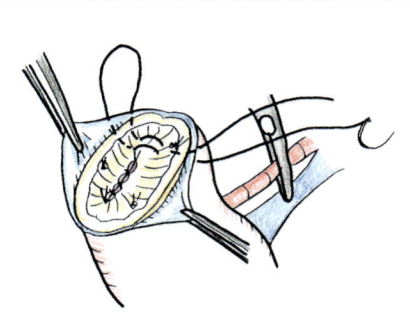

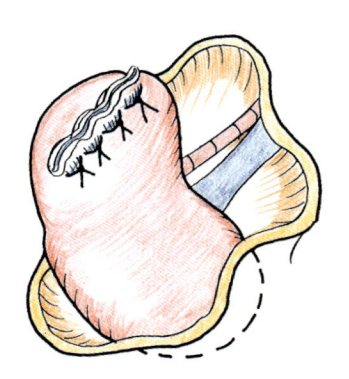

6 みえる血管の断端はZ縫合で結紮し，腎杯も開いた場合は連続縫合にて閉鎖する。図のように順次，2-0の吸収糸で被膜を必ず拾い，腎実質に大きく"コ"の字状にかけ，全部掛け終わったら順次結紮して，デクランプする。

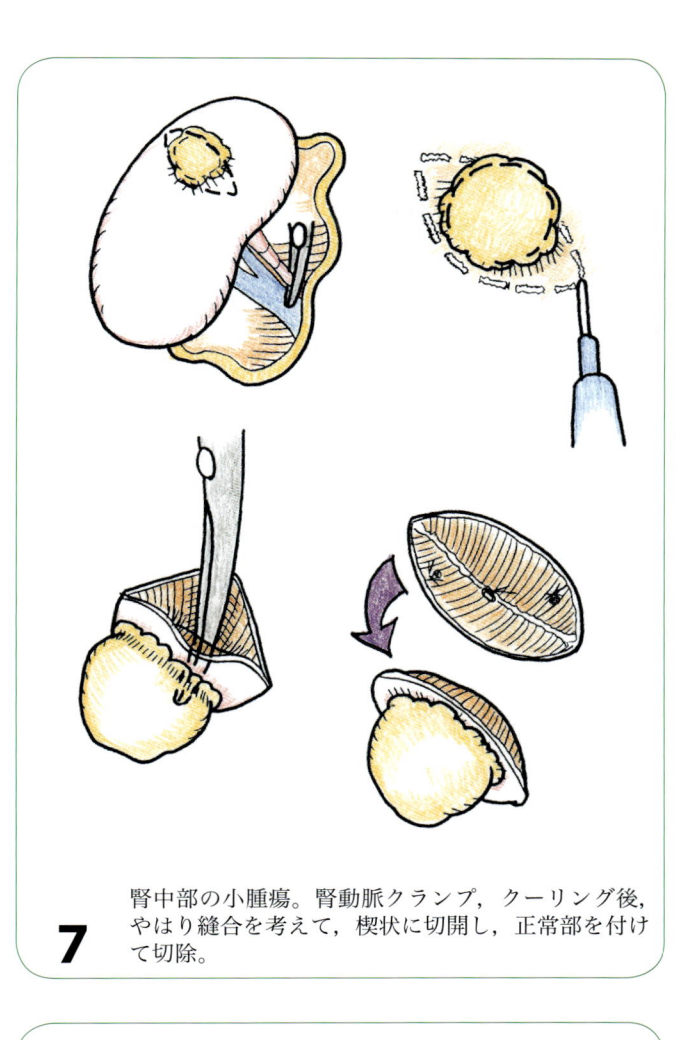

A 腎・副腎へのアプローチ 65

7 腎中部の小腫瘍。腎動脈クランプ，クーリング後，やはり縫合を考えて，楔状に切開し，正常部を付けて切除。

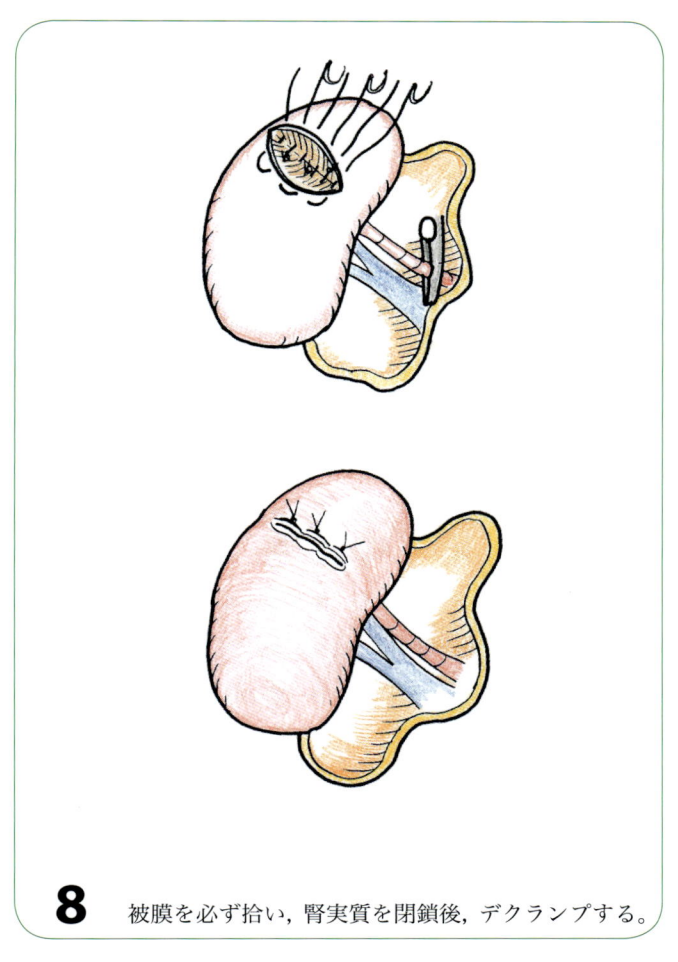

8 被膜を必ず拾い，腎実質を閉鎖後，デクランプする。

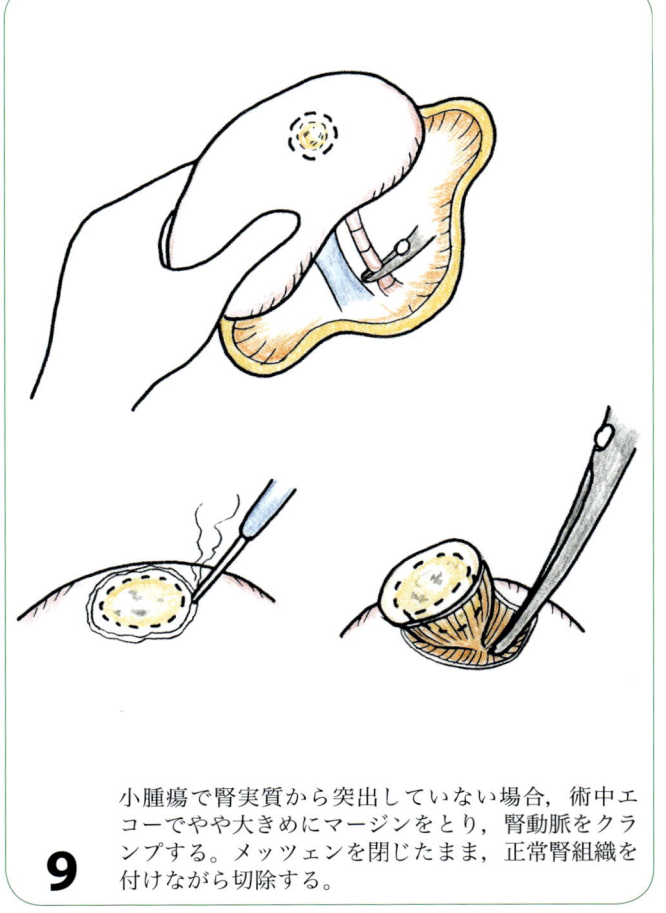

9 小腫瘍で腎実質から突出していない場合，術中エコーでやや大きめにマージンをとり，腎動脈をクランプする。メッツェンを閉じたまま，正常腎組織を付けながら切除する。

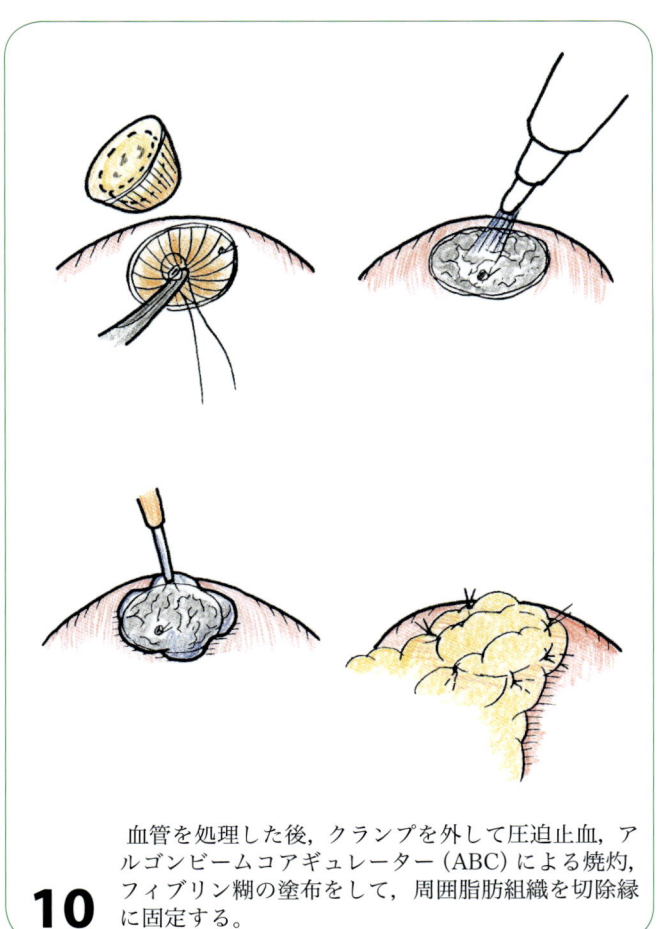

10 血管を処理した後，クランプを外して圧迫止血，アルゴンビームコアギュレーター（ABC）による焼灼，フィブリン糊の塗布をして，周囲脂肪組織を切除縁に固定する。

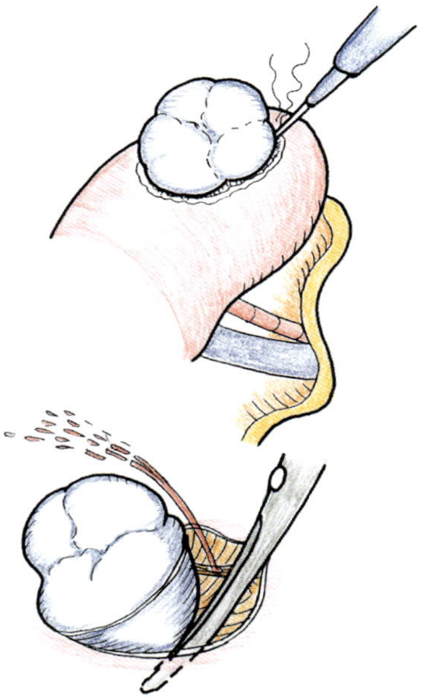

11 腎機能低下のある単腎で，多房性嚢胞性腎癌との診断で無阻血で核出術を敢行。メッツェンで剥離しながら，出血する血管の根部をモスキート鉗子で挟み，結紮していく。

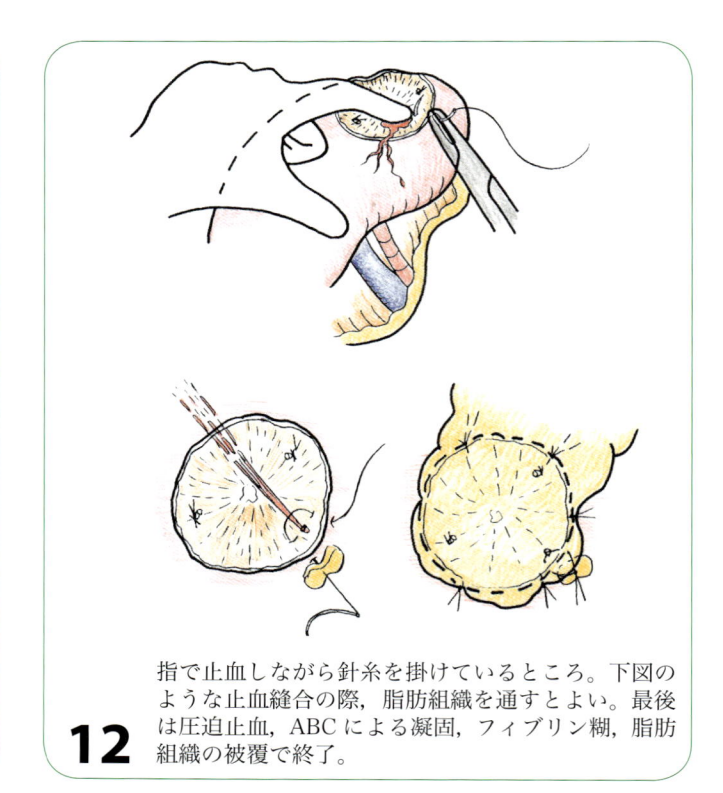

12 指で止血しながら針糸を掛けているところ。下図のような止血縫合の際，脂肪組織を通すとよい。最後は圧迫止血，ABC による凝固，フィブリン糊，脂肪組織の被覆で終了。

5 馬蹄鉄腎の半腎摘除術，左半腎の根治的腎摘術

　馬蹄鉄腎においては峡部がレベル的には下腸間膜動脈でトラップされているので，腰部斜切開でも比較的低いレベルでアプローチ可能である。12 肋骨上アプローチまたは 12 肋骨先端からの皮膚切開でも可。腎動静脈も複数あり，峡部付近へは総腸骨動脈から上方に向かって行く枝もあるので，その処理には十分気をつけなければいけない。また上下腸間膜動脈も同定しにくいことがあるので，後腹膜アプローチだと腎へ向かう血管のみが同定しやすくなるというメリットがある。

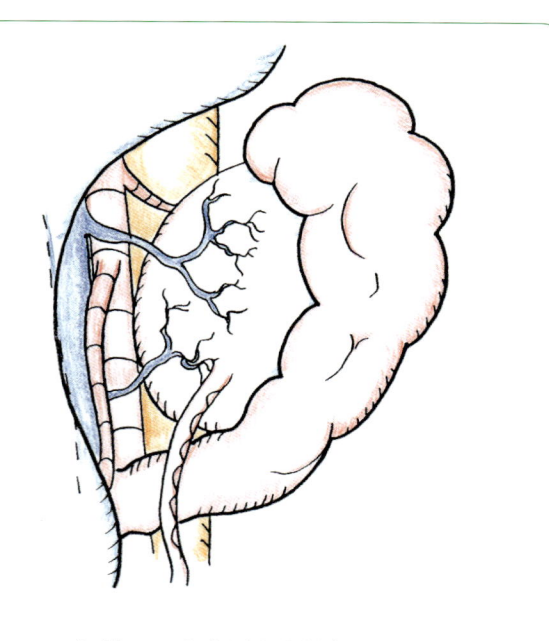

1 エジプトでみた左巨大水腎症に対する左半腎摘除術。後腹膜アプローチで腎を露出すると細かい動静脈が腎に向かっていっているのと，異様に太い動脈が峡部を跨いでいるのが目に付く。

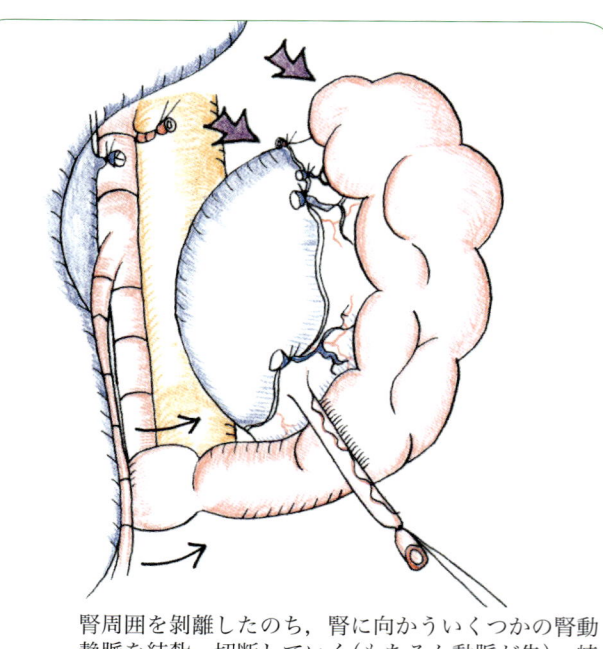

2 腎周囲を剥離したのち，腎に向かういくつかの腎動静脈を結紮・切断していく（もちろん動脈が先）。峡部に跨った尿管も結紮・切断すると，峡部の可動性がかなりよくなり，正中より右側の峡部がこちら側へ出てくる。

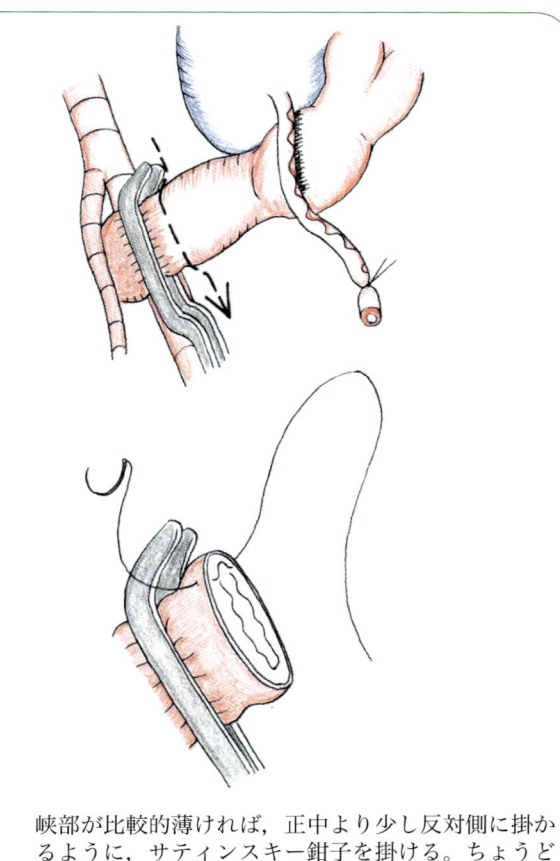

A 腎・副腎へのアプローチ 67

3 峡部が比較的薄ければ，正中より少し反対側に掛かるように，サティンスキー鉗子を掛ける。ちょうど正中あたりで電気メスにて峡部を切断。被膜を拾いながら，3-0 バイクリルで結節縫合していく。

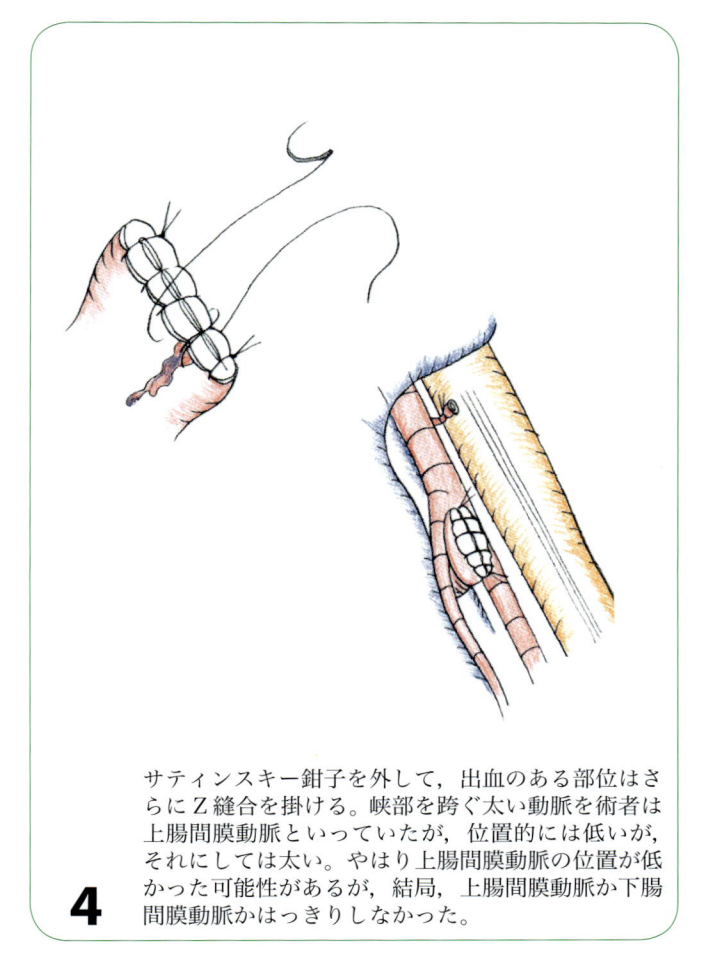

4 サティンスキー鉗子を外して，出血のある部位はさらに Z 縫合を掛ける。峡部を跨ぐ太い動脈を術者は上腸間膜動脈といっていたが，位置的には低いが，それにしては太い。やはり上腸間膜動脈の位置が低かった可能性があるが，結局，上腸間膜動脈か下腸間膜動脈かはっきりしなかった。

5 次に腎癌に対する左半腎の根治的腎摘術。12 肋骨上のアプローチで外側円錐筋膜切開後，Gerota 筋膜の前面，後面を剥離する。

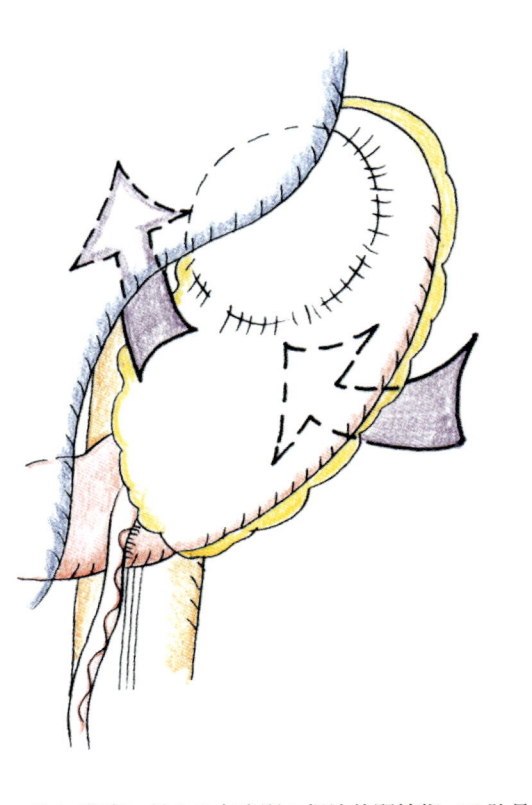

6 腎への血管系は上方から，また峡部へは下腸間膜動脈から細い血管が流入していた。尿管を追ってみると，腎外腎杯という形態だった。

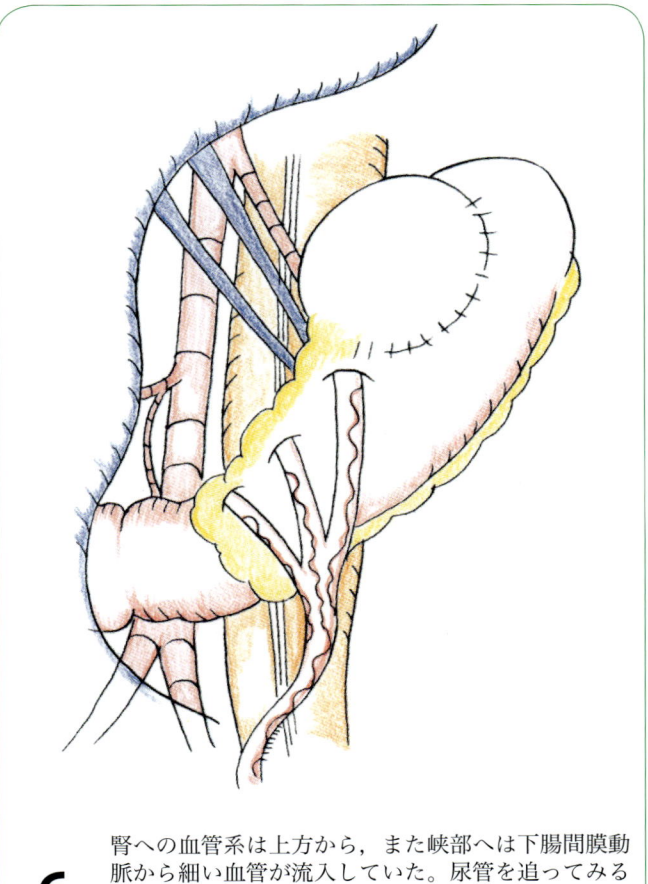

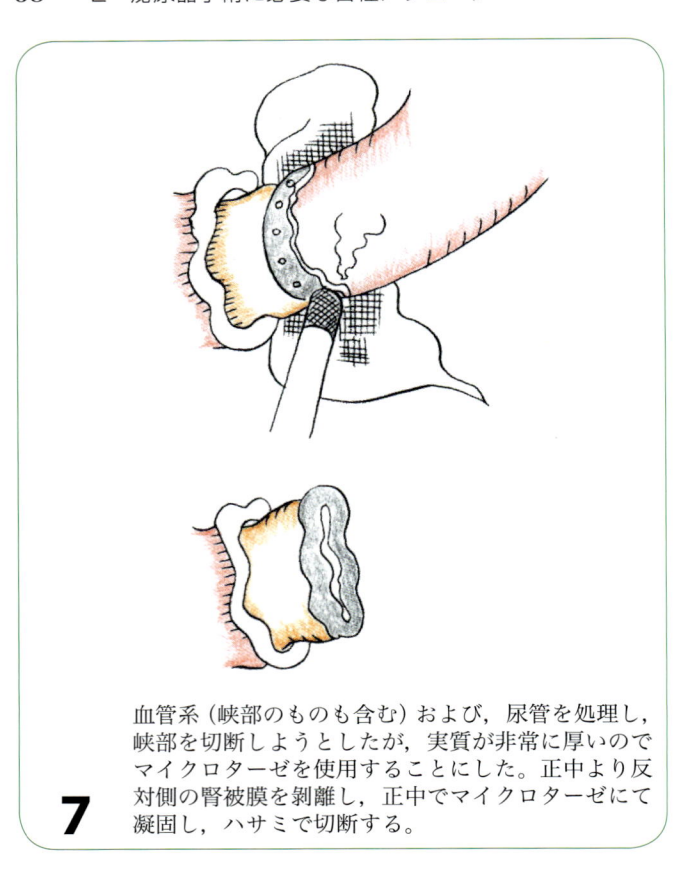

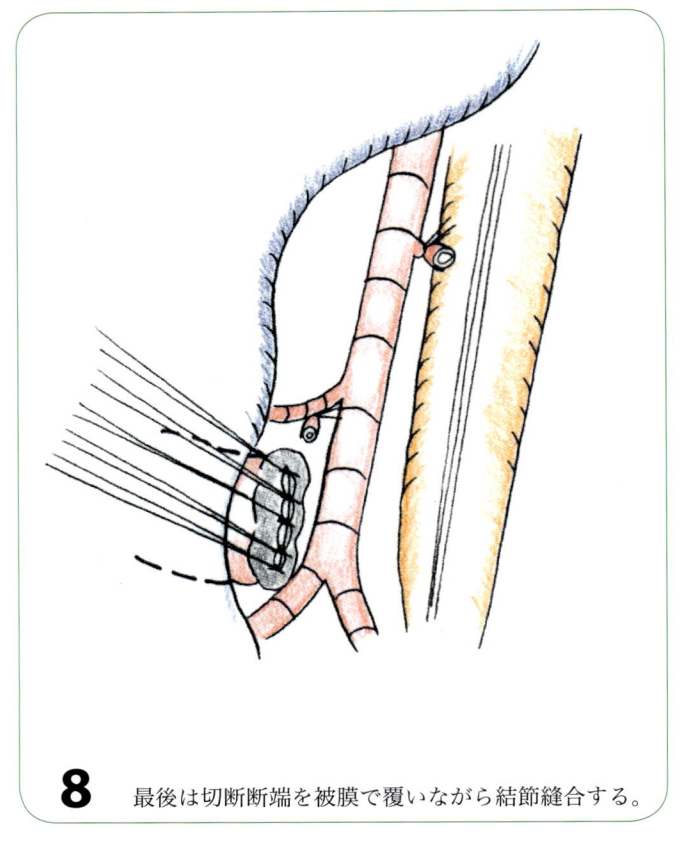

7 血管系（峡部のものも含む）および，尿管を処理し，峡部を切断しようとしたが，実質が非常に厚いのでマイクロターゼを使用することにした。正中より反対側の腎被膜を剥離し，正中でマイクロターゼにて凝固し，ハサミで切断する。

8 最後は切断断端を被膜で覆いながら結節縫合する。

6 11肋骨上切開による腎・副腎疾患に対する腹膜外・胸膜外アプローチ

このアプローチは12肋骨上より腎上極の視野がよいので，腎上部の大きな腎腫瘍や大きな副腎腫瘍のとき知っていると便利である。

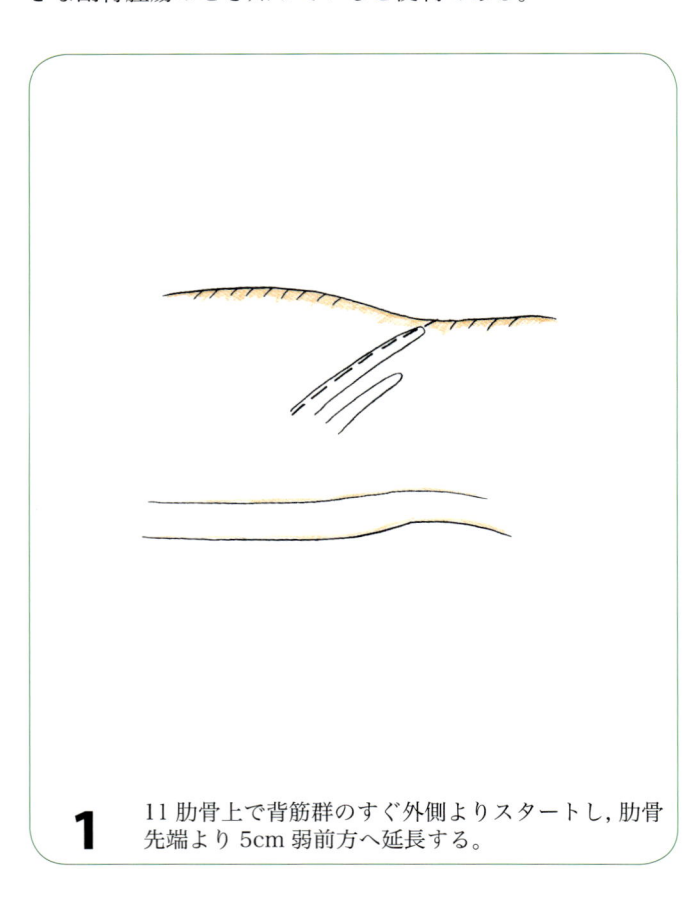

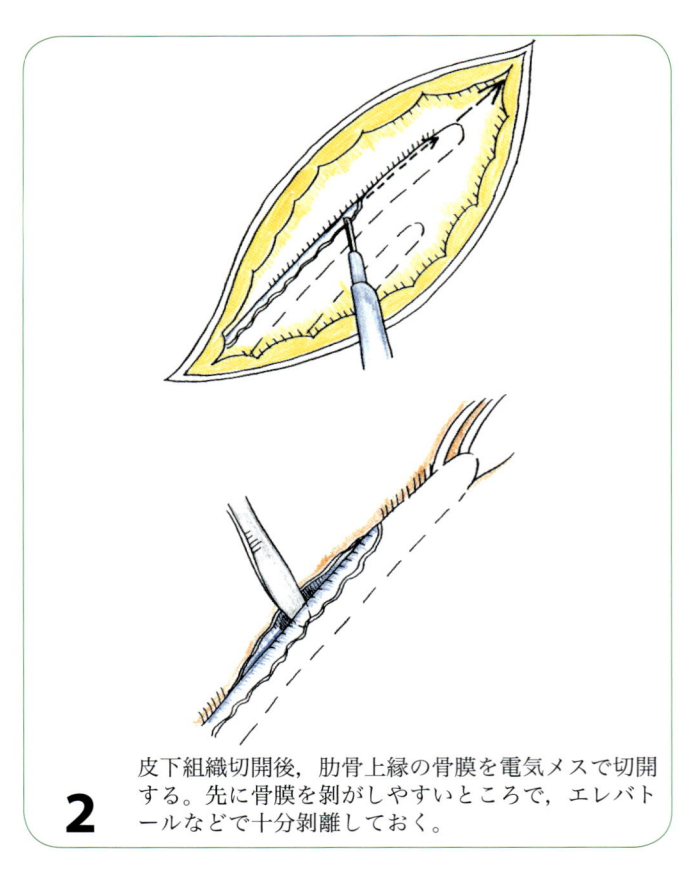

1 11肋骨上で背筋群のすぐ外側よりスタートし，肋骨先端より5cm弱前方へ延長する。

2 皮下組織切開後，肋骨上縁の骨膜を電気メスで切開する。先に骨膜を剥がしやすいところで，エレバトールなどで十分剥離しておく。

A 腎・副腎へのアプローチ 69

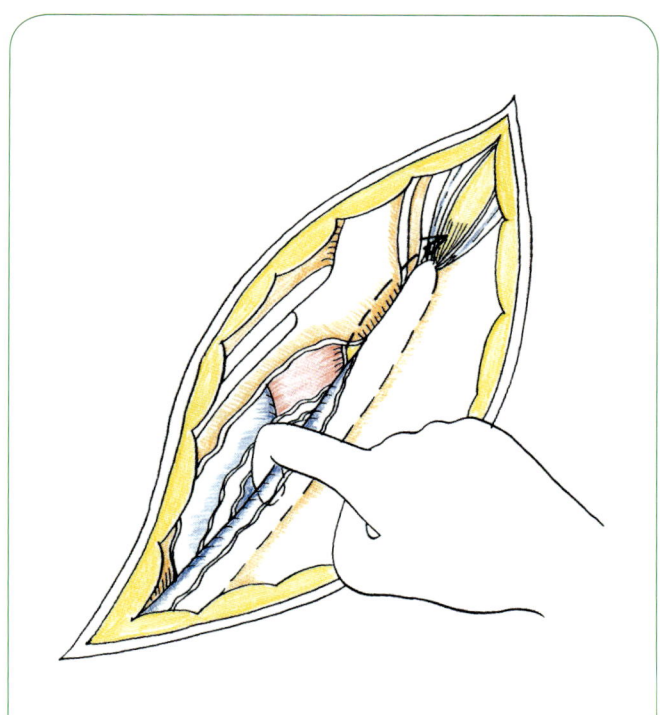

3 次に骨膜と肋骨裏面の間に指先を入れ，可能な限り起始部および先端部の方へこの剝離を広げる。骨膜を下へ押し下げるようにすると，裏面の骨膜のみが剝がれる。起始部に付着する筋群は胸膜の折り返しを，確認して肋骨より電気メスで切り離す（点線）。

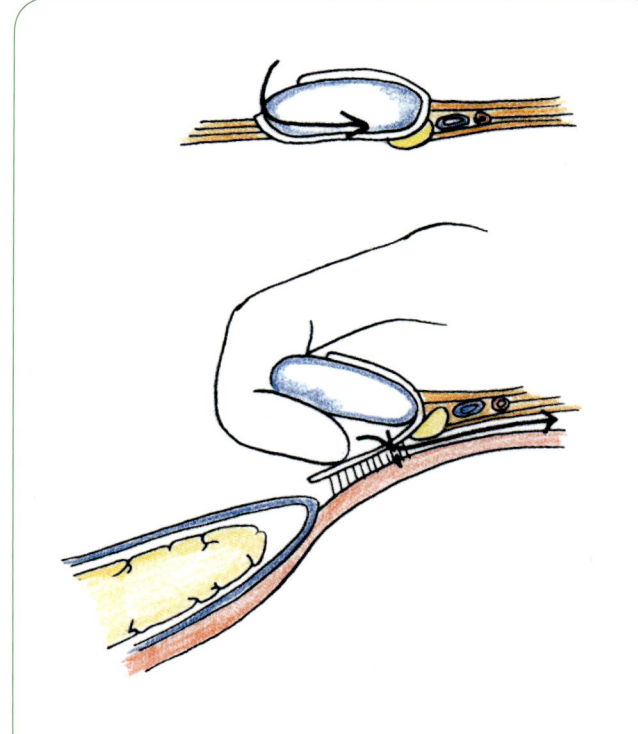

4 図のように肋骨の上縁から骨膜と肋骨裏面を剝がし，指で骨膜を下方へ軽く押すと簡単に骨膜の裏面が剝がれて，胸膜側あるいは横隔膜側につく。うまくいけば胸膜と横隔膜の間に入るが，線維性の組織（たぶん横筋筋膜）を切らないと入れないときもある。

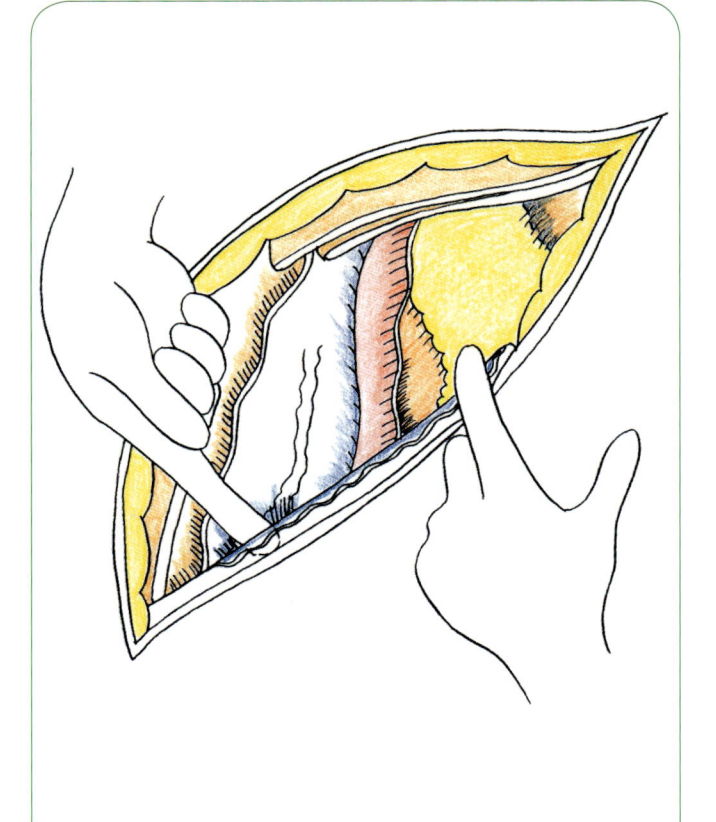

5 うまくいけば先に述べたように指の剝離で，胸膜と胸壁がきれいに剝がれる。

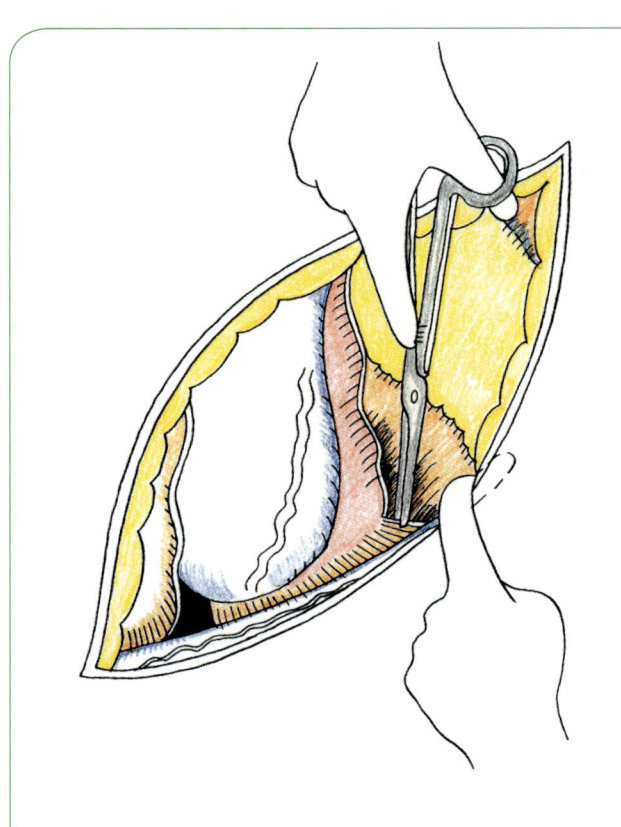

6 ふつうは肋骨と胸膜が線維性の組織でくっついているので，肋骨を下方に引きながら，線維性組織を鋭的に外していく。このとき胸壁側をみながら，肋間神経が胸壁側についていく面で外していけばよい。

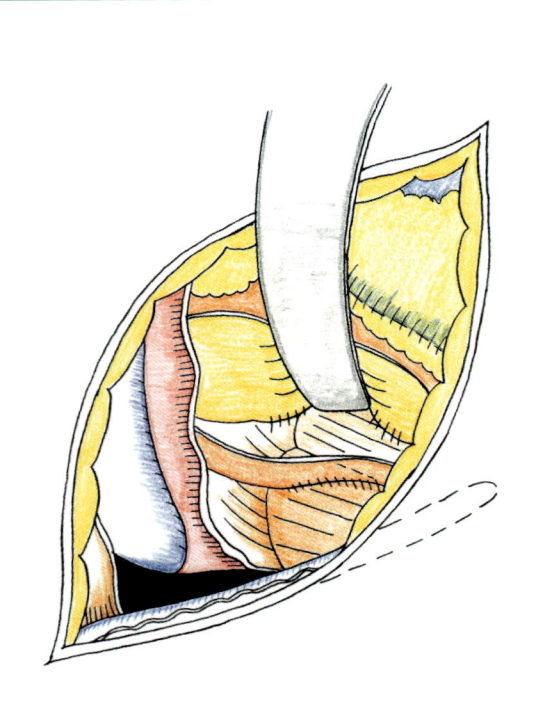

7 胸膜下部の一部を胸壁から剥がすような状態になったら，flank pad（以前，腹膜前脂肪織といっていたものと思われる）の下から，外側円錐筋膜を同定し切開し，Gerota筋膜の後葉，前葉と剥離する。

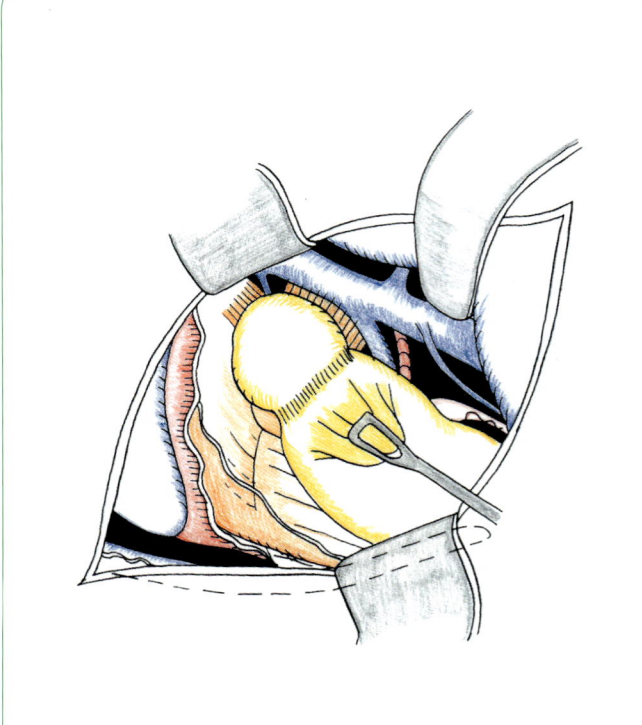

8 Gerota筋膜の後葉，前葉が十分剥離できたら，腎上極付近の周囲脂肪織をバブコック鉗子で把持して下方へ下げると，副腎も術野の真ん中にくる。

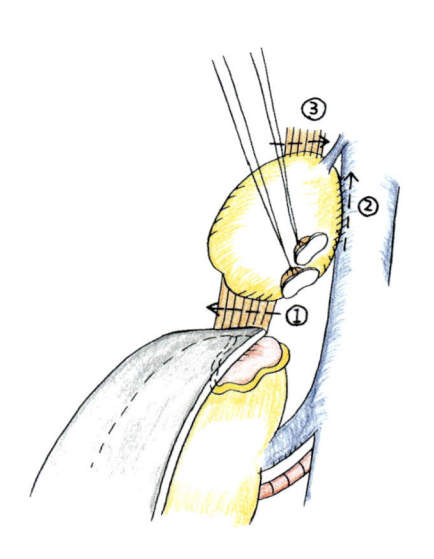

9 副腎腫瘍の場合，Gerota筋膜の後葉も十分剥離できているとすると，まず腎上極と副腎の間の結合組織を腎の表面を露出するように，順次結紮・切断していく（①）。この際，副腎側の結紮糸を何本か残しておき，後で牽引用に使用する。腎との間が完全に切離できたら，腎をオクトパスの長い鉤を用いて下方に牽引すると，広いスペースができる。後は牽引糸を利用しながら，下大静脈の間を下方から切離し（②），中心静脈を見つけたら，丁寧に結紮・切断する。最後に横隔膜からの副腎動脈を含む靱帯を結紮・切断（シーリングでもよい）する（③）。

A 腎・副腎へのアプローチ 71

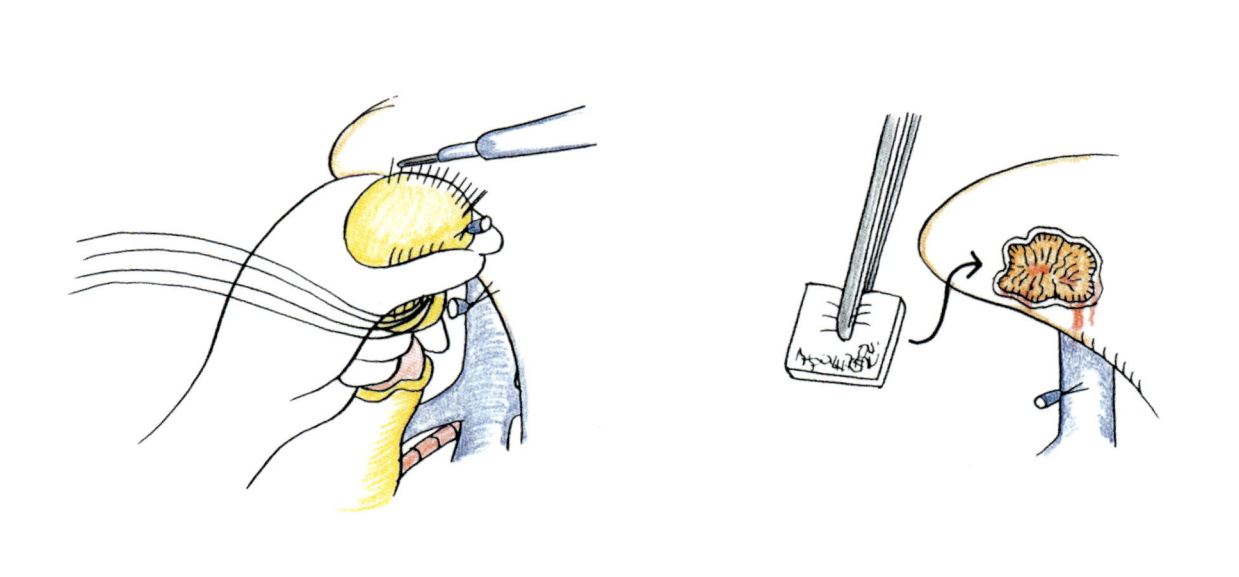

10 ときに肝下面としっかり癒着していることもあるが、特に悪性腫瘍の可能性があるときは、肝側で電気凝固しながら剝離している。Oozing がある時は、表面に血液凝固製剤を貼っておく。

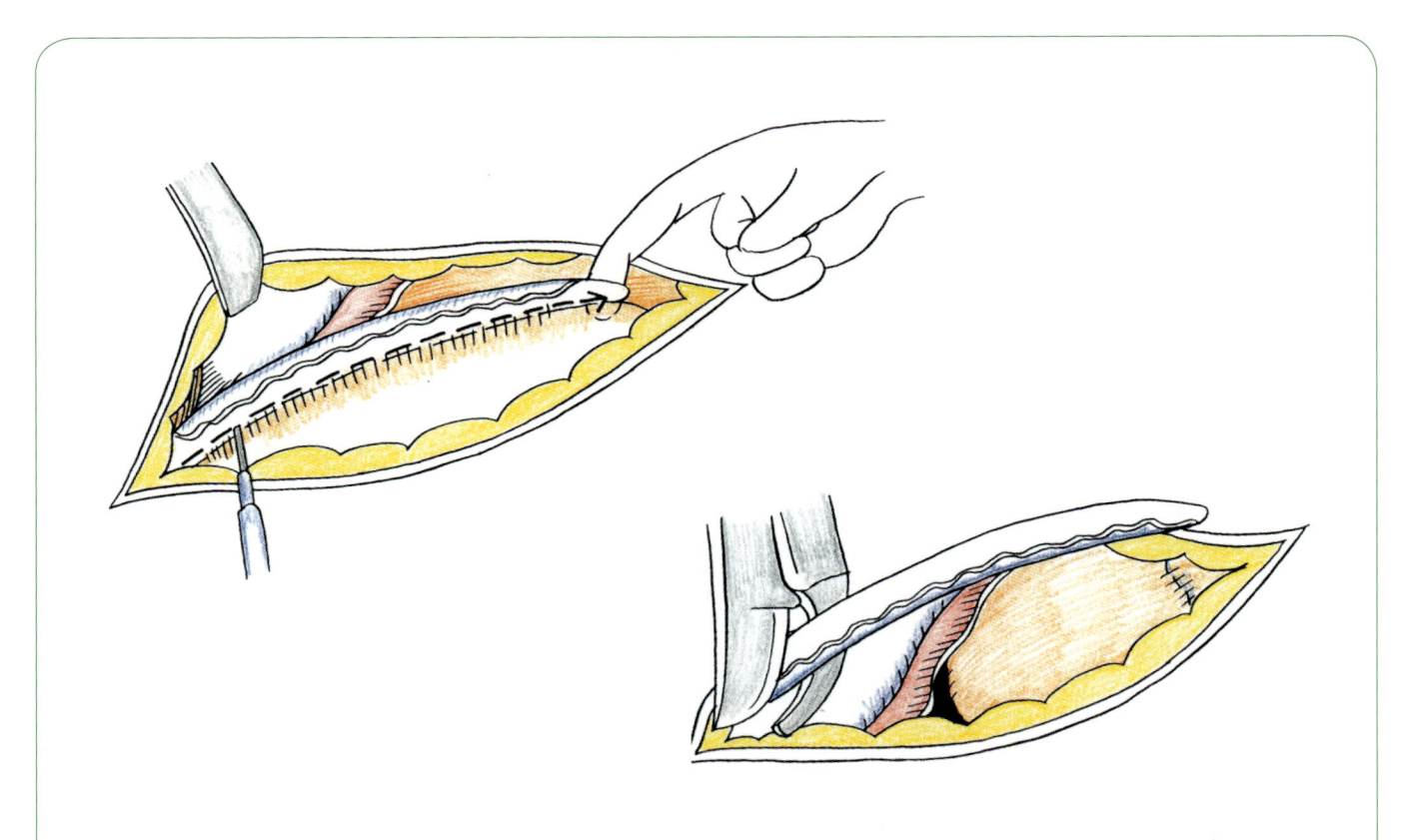

11 大抵は 11 肋骨上切開の場合、肋骨が十分根部付近まで遊離されていれば、下方に広げることが可能で手術に支障はないが、どうしても気になる時は、肋骨下縁の肋間筋を削ぐように、電気メスで外せば、容易にその根部で切断可能である。やはりない方がやりやすいが、肋骨を残した方が体型は保ちやすい。

7 経胸経腹アプローチ

副腎や腎上極の大きな腫瘍で，腫瘍になるべく触れずに摘出したいときや，周囲組織に浸潤の疑われる悪性のものが適応となる。

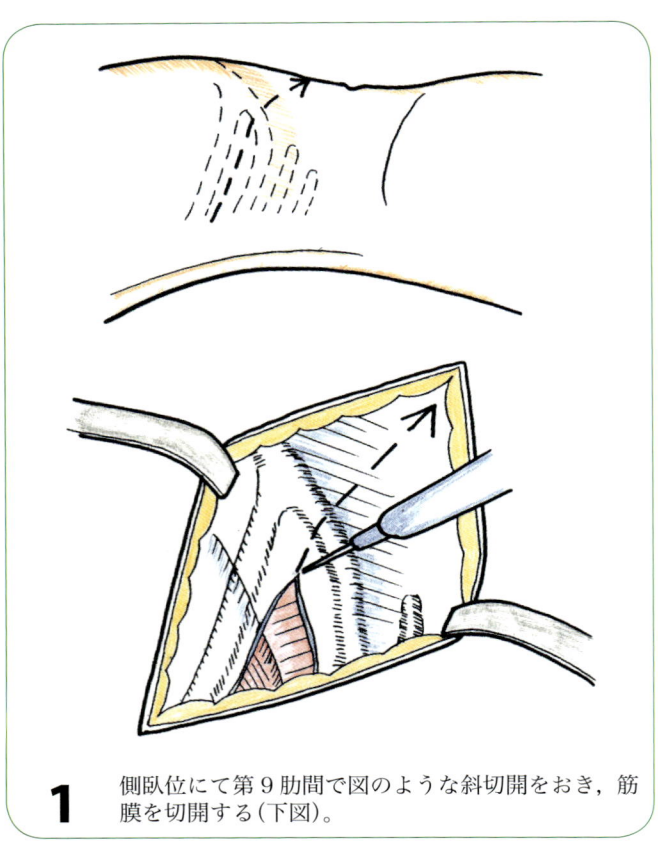

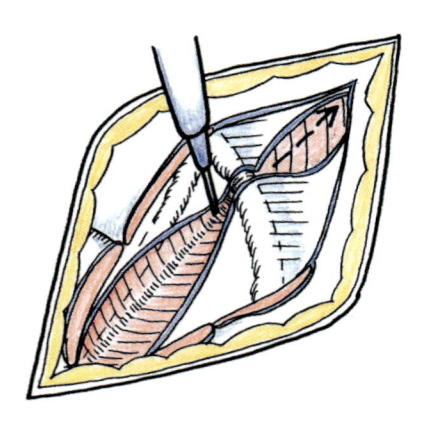

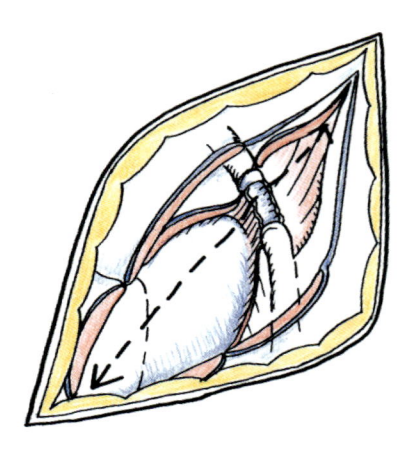

1 側臥位にて第9肋間で図のような斜切開をおき，筋膜を切開する（下図）。

2 広背筋，外腹斜筋を切開し，肋間筋を切離する。この時，肋間筋を直角鉗子ですくいながら，切離すると胸膜を開けないで露出することができる。

肋骨弓の軟骨は電気メスで切断する。

A 腎・副腎へのアプローチ 73

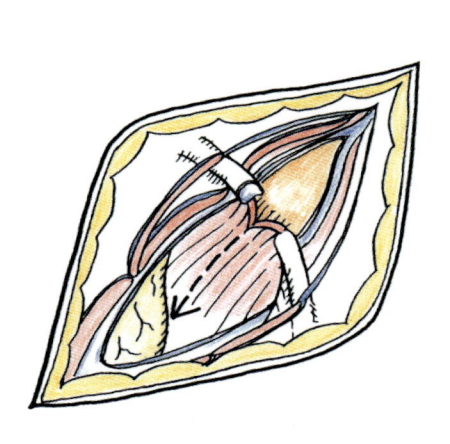

3 前方で開腹すると肝がみえ，後方で開胸すると肺がみえる。肝を覆う横隔膜を腱中心に向かって電気メスで切開する。

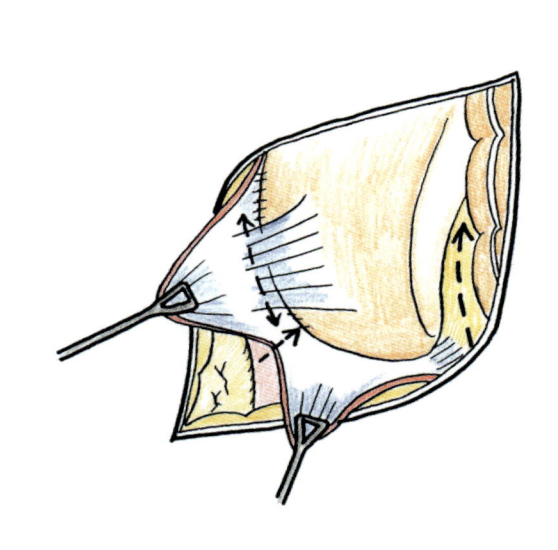

4 肝の三角靱帯の付着部に到達したら，これを切離して肝を脱転する。結腸曲からウインスロー孔へ至る腹膜を切離し，下大静脈を露出する。

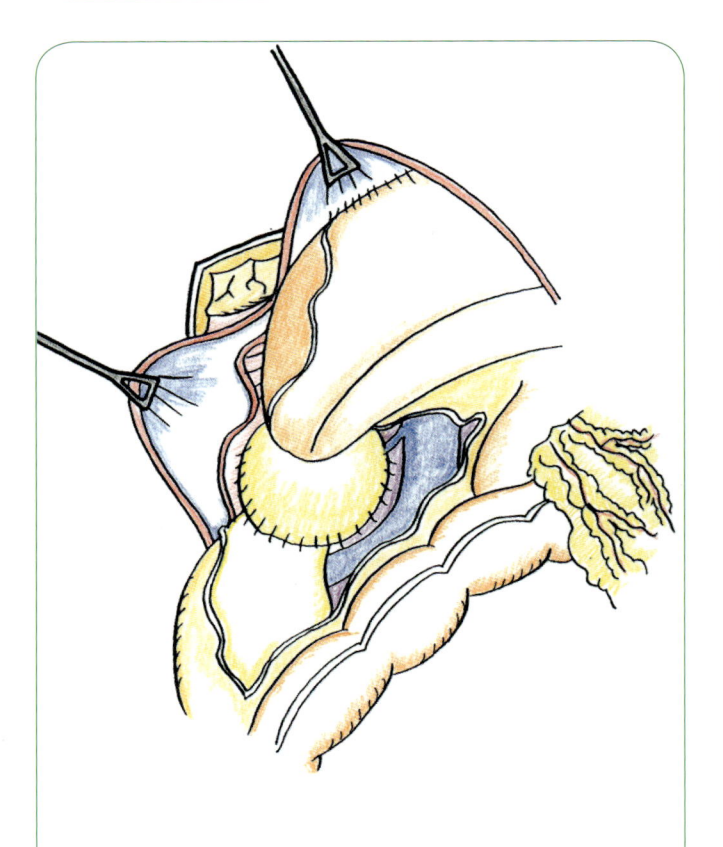

5 大きな副腎腫瘍を摘出するのに十分な視野を得られる。

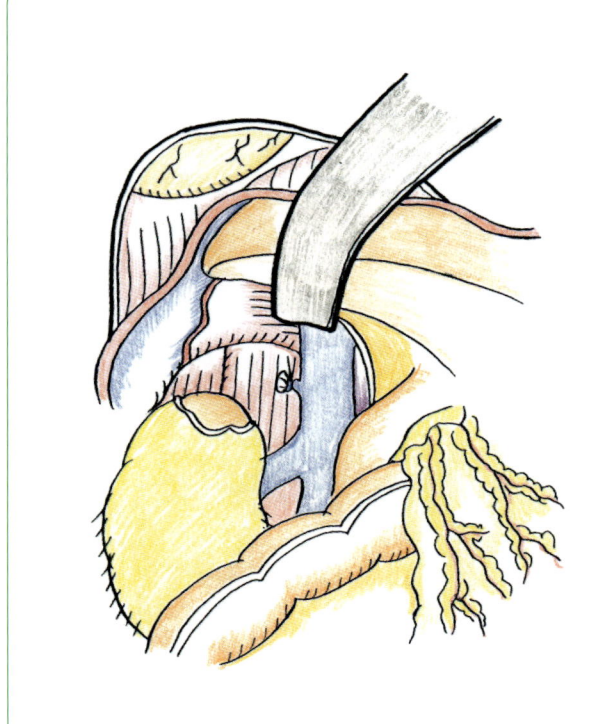

6 摘出し終わったところ。

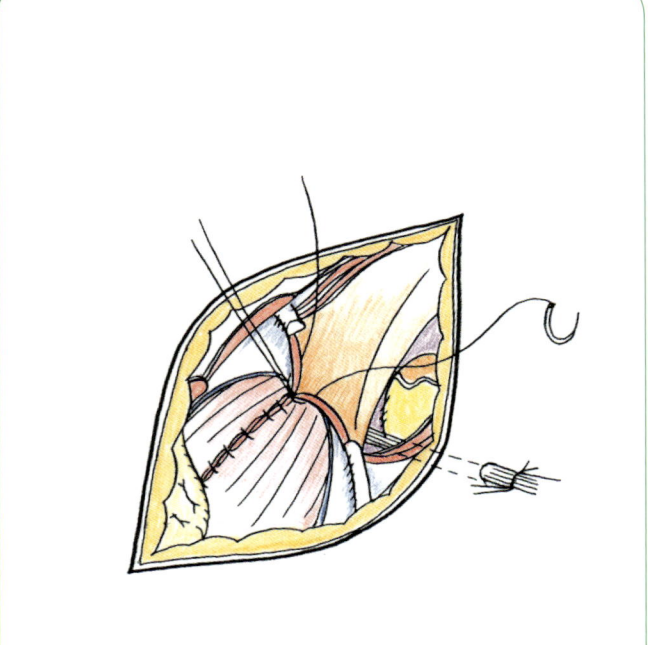

7 まず横隔膜を結節縫合で閉鎖し，肋骨弓のところまで閉鎖する．

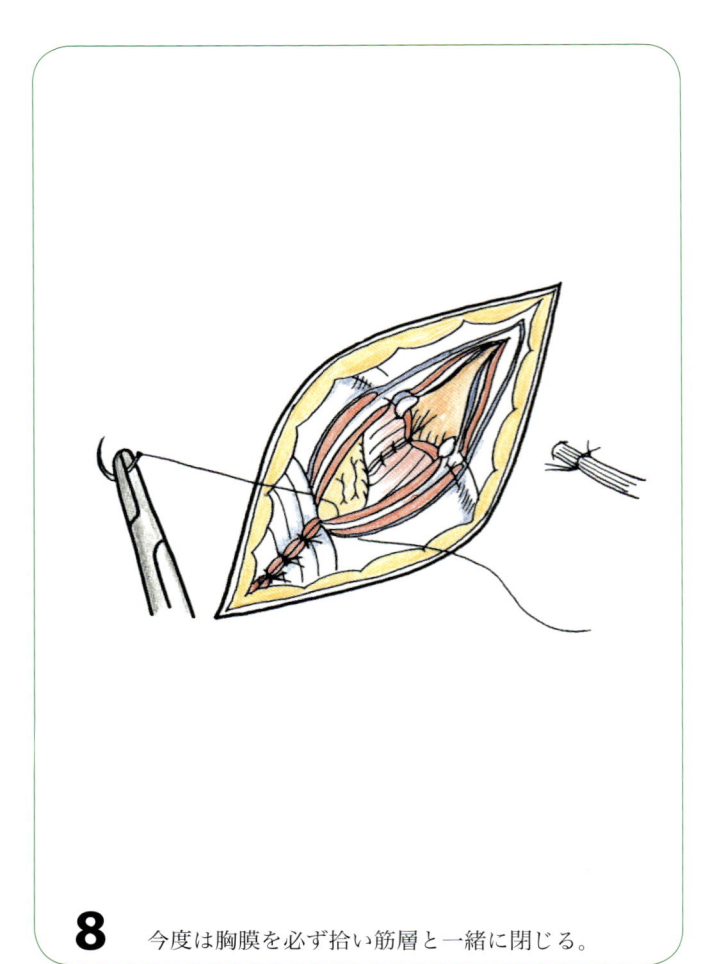

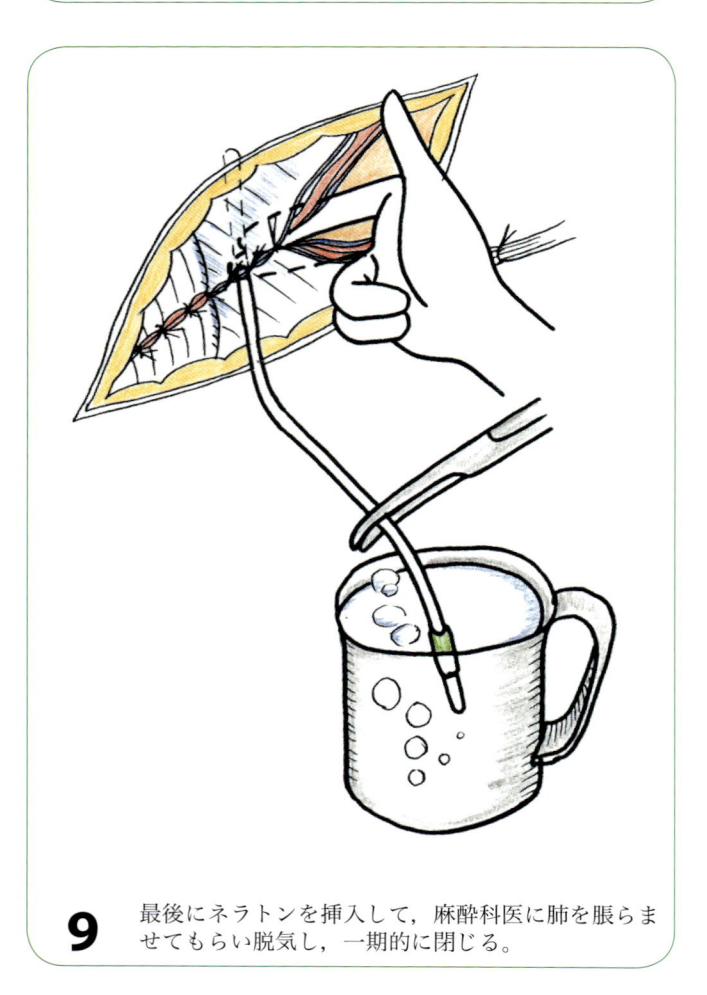

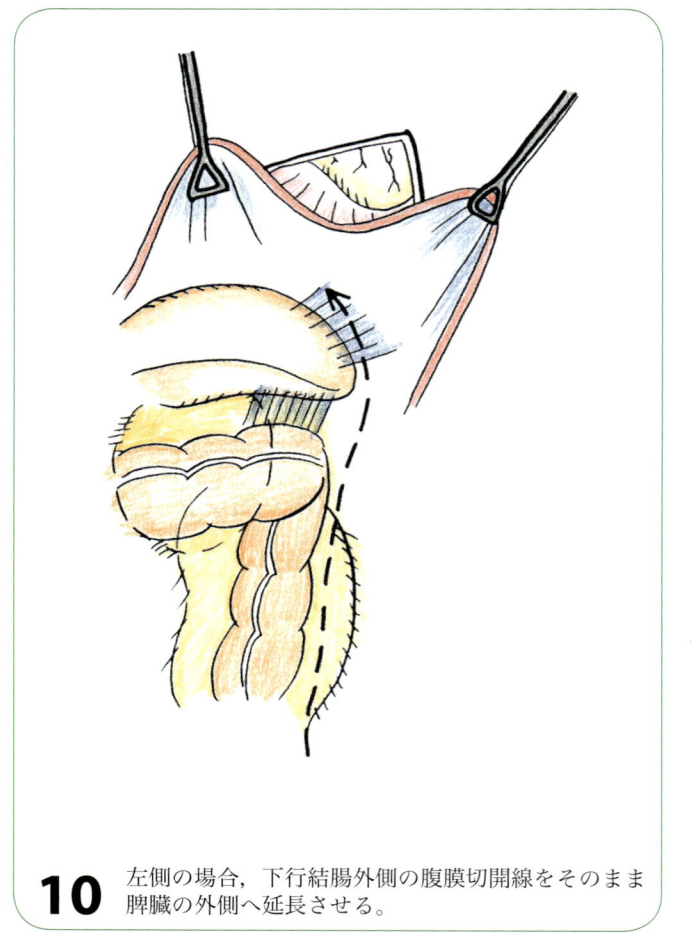

8 今度は胸膜を必ず拾い筋層と一緒に閉じる．

9 最後にネラトンを挿入して，麻酔科医に肺を脹らませてもらい脱気し，一期的に閉じる．

10 左側の場合，下行結腸外側の腹膜切開線をそのまま脾臓の外側へ延長させる．

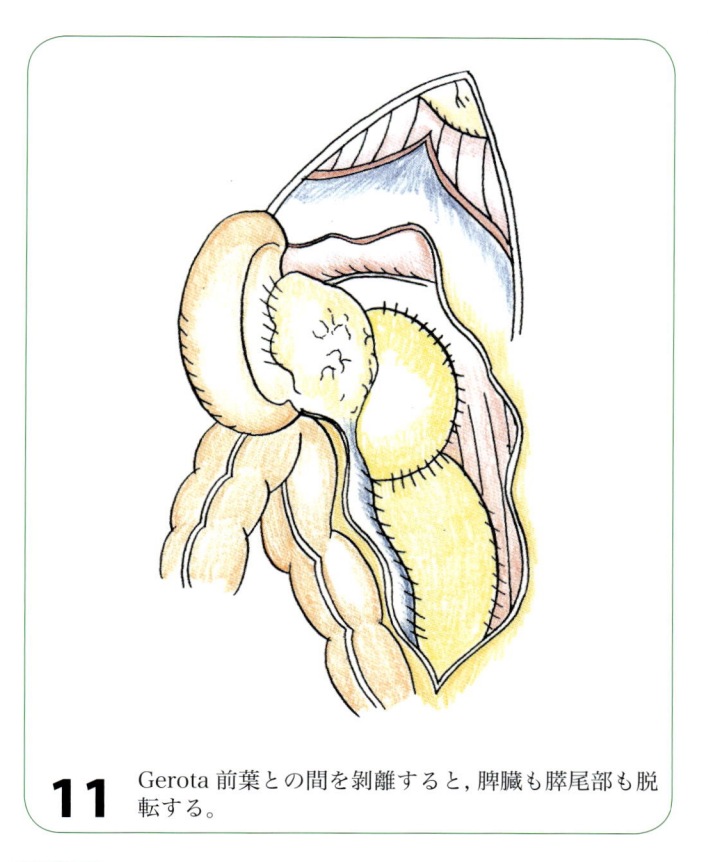

11 Gerota 前葉との間を剝離すると，脾臓も膵尾部も脱転する。

8 Vertical lumbotomy

　亀背の非常に強い場合，側臥位はとれるが側腹部を伸展できないので，腎に到達するのが困難であるが，この方法では腎や上部尿管に到達はしやすい。この方法で腎尿管全摘を施行した。

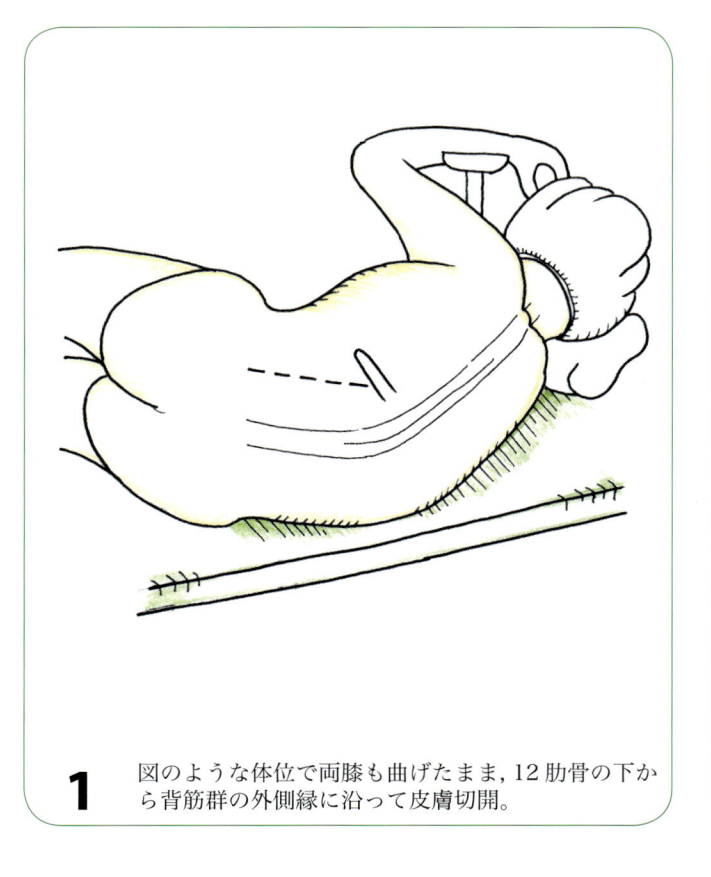

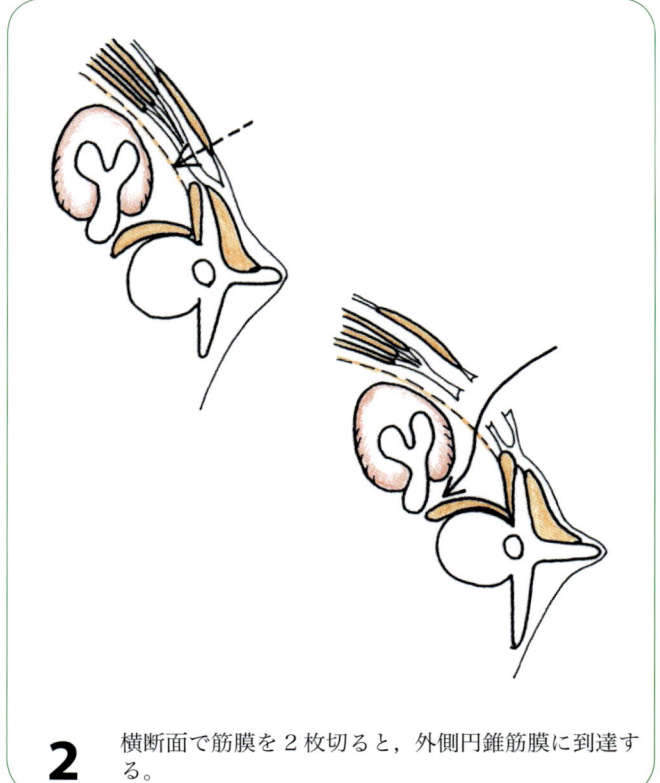

1 図のような体位で両膝も曲げたまま，12肋骨の下から背筋群の外側縁に沿って皮膚切開。

2 横断面で筋膜を2枚切ると，外側円錐筋膜に到達する。

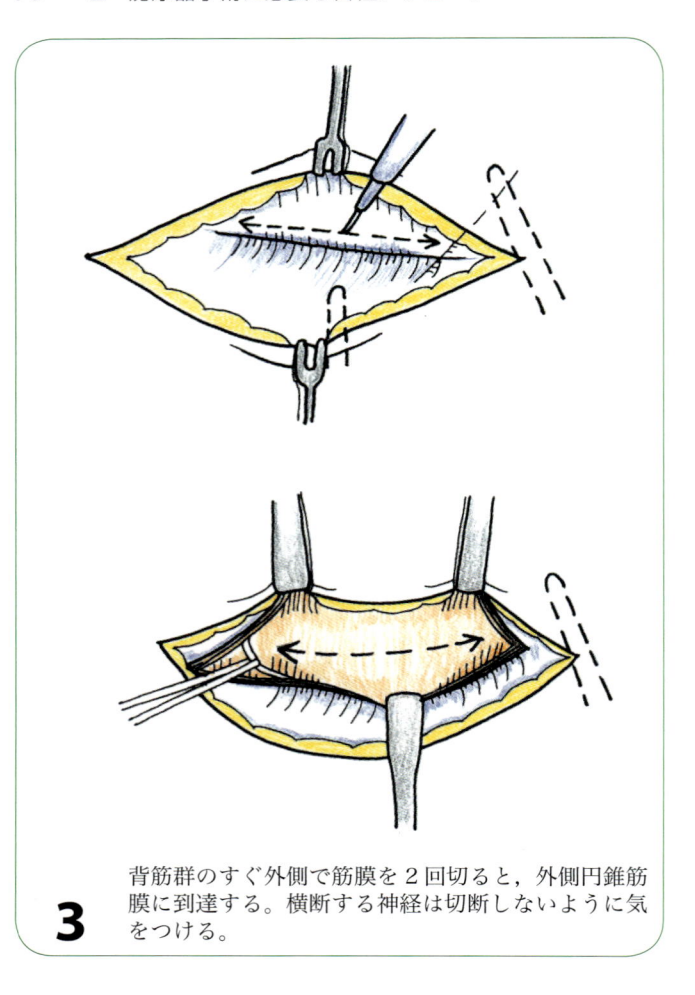

3 背筋群のすぐ外側で筋膜を2回切ると，外側円錐筋膜に到達する．横断する神経は切断しないように気をつける．

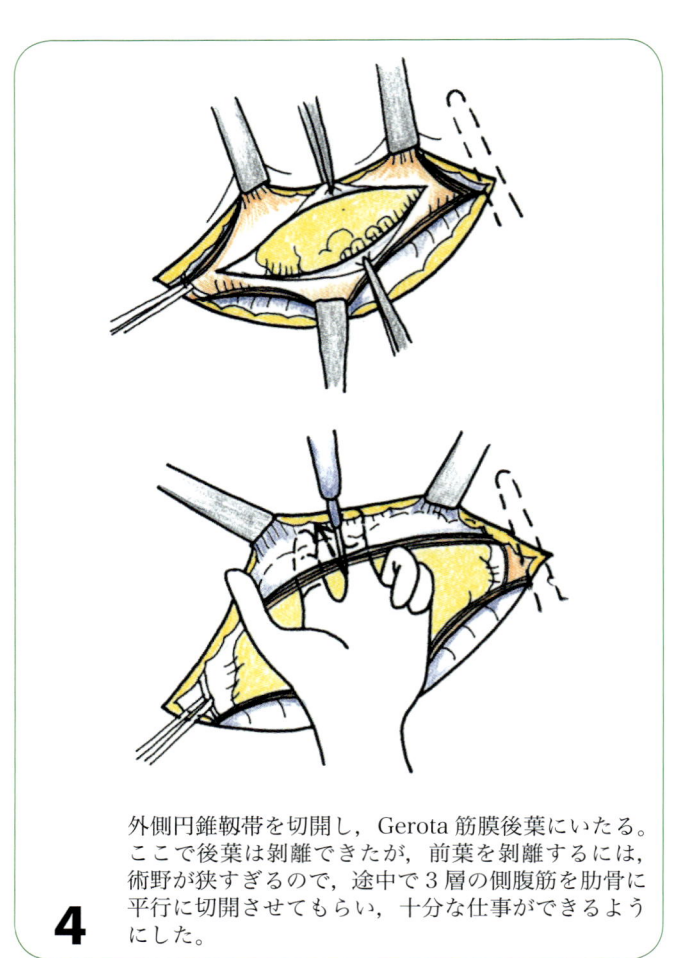

4 外側円錐靱帯を切開し，Gerota筋膜後葉にいたる．ここで後葉は剥離できたが，前葉を剥離するには，術野が狭すぎるので，途中で3層の側腹筋を肋骨に平行に切開させてもらい，十分な仕事ができるようにした．

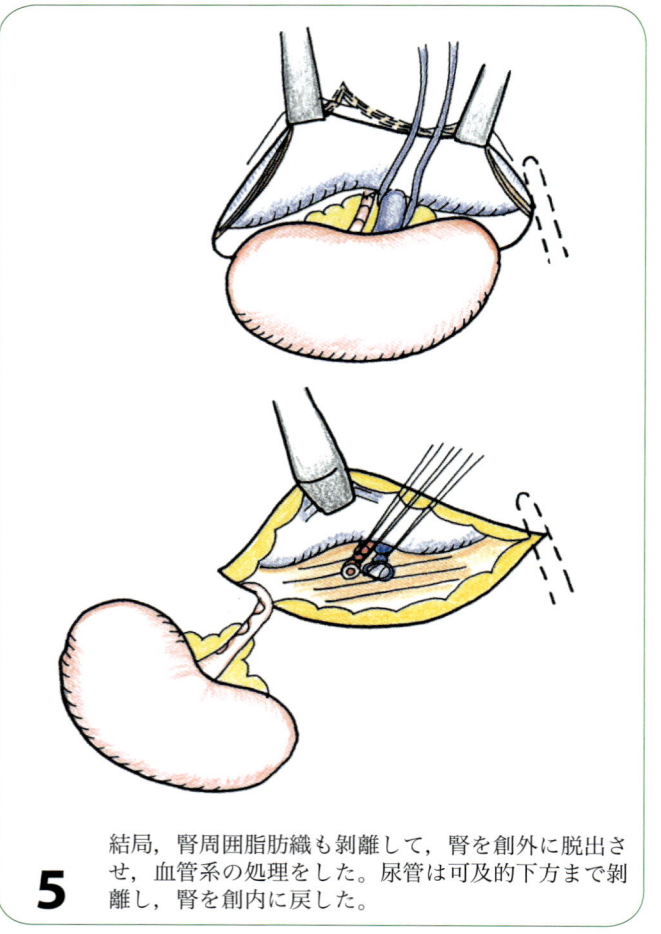

5 結局，腎周囲脂肪織も剥離して，腎を創外に脱出させ，血管系の処理をした．尿管は可及的下方まで剥離し，腎を創内に戻した．

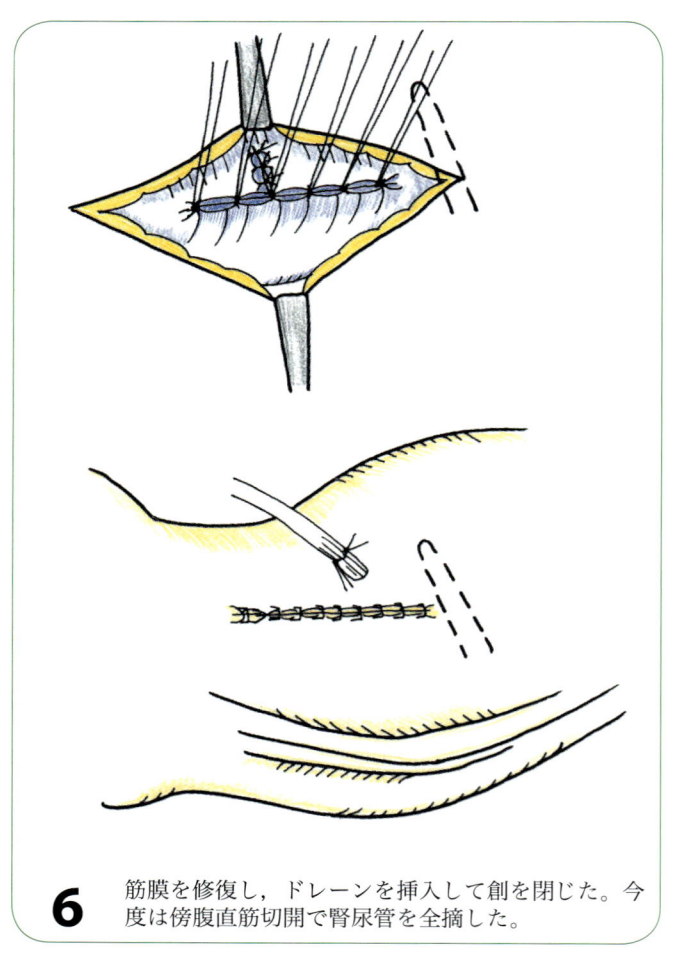

6 筋膜を修復し，ドレーンを挿入して創を閉じた．今度は傍腹直筋切開で腎尿管を全摘した．

9 経腹的アプローチによる根治的腎摘術

　検診により頻度が著しく増加した腫瘍径の比較的小さい腎癌の手術は，腹膜外のアプローチでほとんど可能であろう。大きな腎癌，腹側に大きく飛び出した腎腫瘍（特に腹膜に浸潤疑いのあるもの），静脈内に腫瘍血栓を伴うものなどが経腹的アプローチの適応になるであろう。

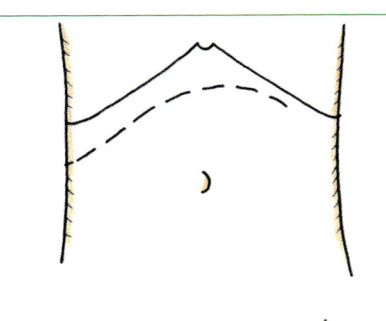

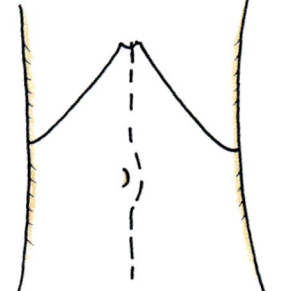

1 さまざまな到達法があるが，体型や術者の好みによるところも大きいであろう。細長い体型では正中切開が適している。個人的には大量に筋肉を横断する，横切開や肋骨弓下切開はあまり好みでないが，腎を剝離する際はこちらの方が容易である。

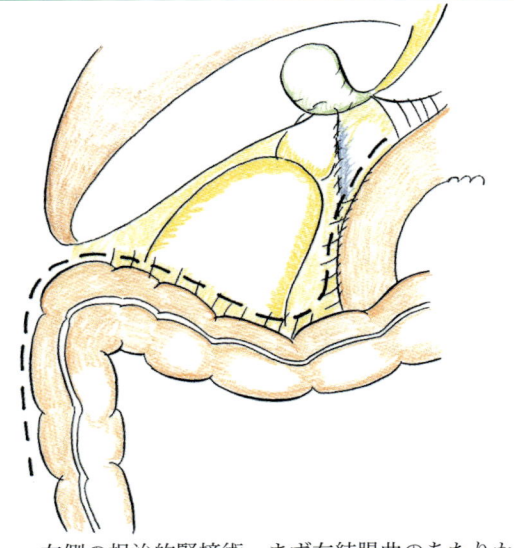

2 右側の根治的腎摘術。まず右結腸曲のあたりから結腸は内側下方に牽引しながら，腹膜を電気メスで切開していき，腎下極も十分露出できる程度に授動する。方法は結腸を把持・牽引し，Gerota筋膜前葉の面に入るように腹膜を切開し，同時に剝離も進めるという感じである。今度は十二指腸の外縁で腹膜を切開し，下大静脈がどんどん露出できるように，十二指腸を剝離していく。

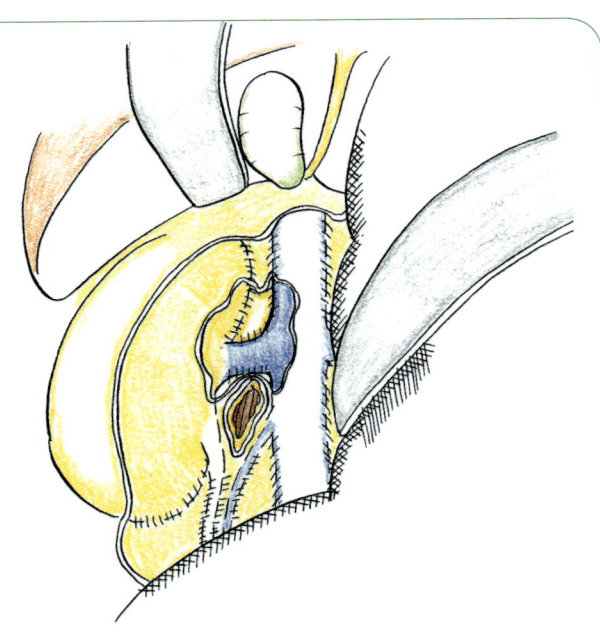

3 剝離した十二指腸のあたりに濡れタオルを掛け，オクトパスにて内側に引いて下大静脈が十分みえるようにする。Gerota筋膜前葉を切開し，右腎静脈とその流入部の下大静脈を十分露出する。この後腎静脈の下方で腰筋筋膜の表面を出す。

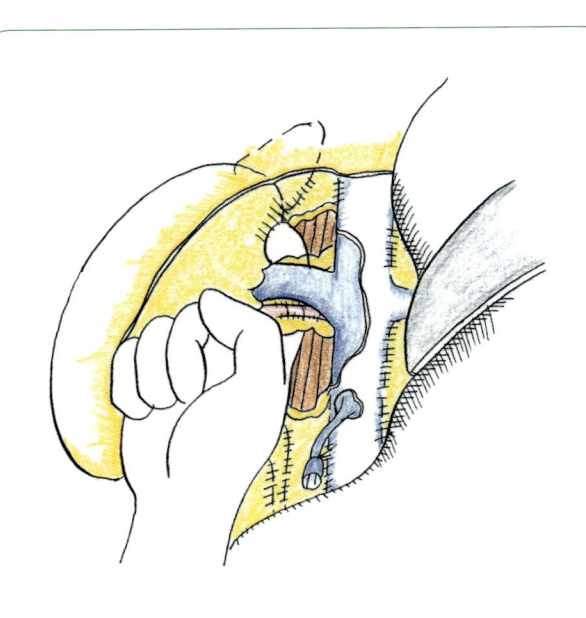

4 腰筋の筋膜面は非常によい剝離面でくねくねと人差し指で腎上極レベルの腎周囲脂肪織の薄いところに出すことが容易にできる。もちろんこの中に腎動脈も含まれており，足側からのぞき込むと動脈がよくみえる。この技は覚えておくと非常に役立つ（後腹膜リンパ節郭清の際，腎動静脈を遊離する等）。

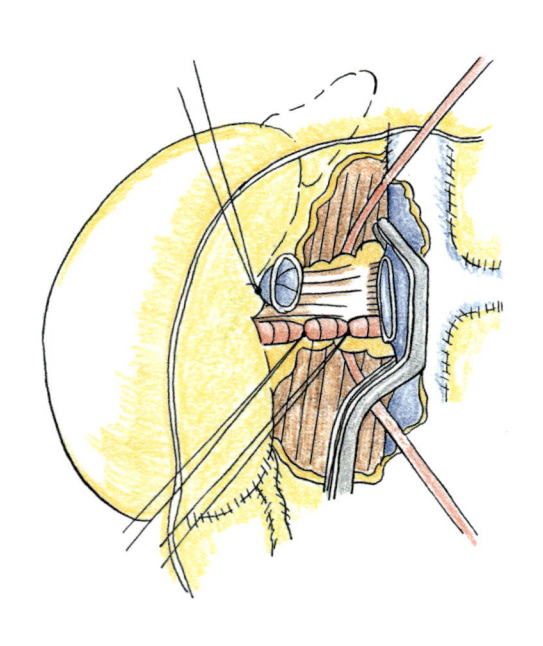

5 まずは剥離面に通した指を，鉗子に置き換えテープで遊離しておく。このなかに動静脈，リンパ組織すべてが入っている。まず動脈を遊離して2重結紮して切断。静脈は取り側を結紮して，基部にサティンスキーを掛け切断。静脈壁を連続縫合する。リンパ組織などもすべて切離する（最近はシーリング）。

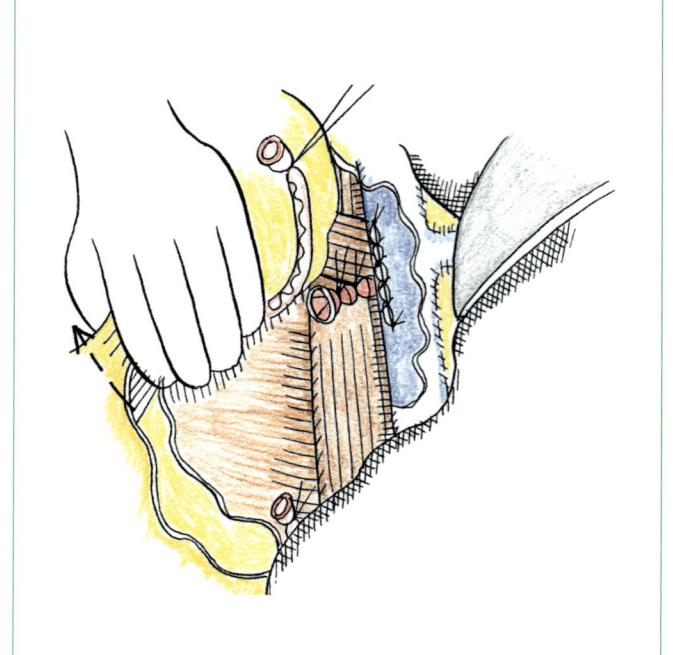

6 尿管を結紮・切断し，腎側の尿管を頭側へ牽引しながら左手を（患者の右側に立っている場合），Gerota筋膜後葉と腰方形筋の間に入れ剥離を進め（例の泡状組織の面），外側に残る腹膜と外側円錐筋膜を電気メスで上方に切り上げていく。

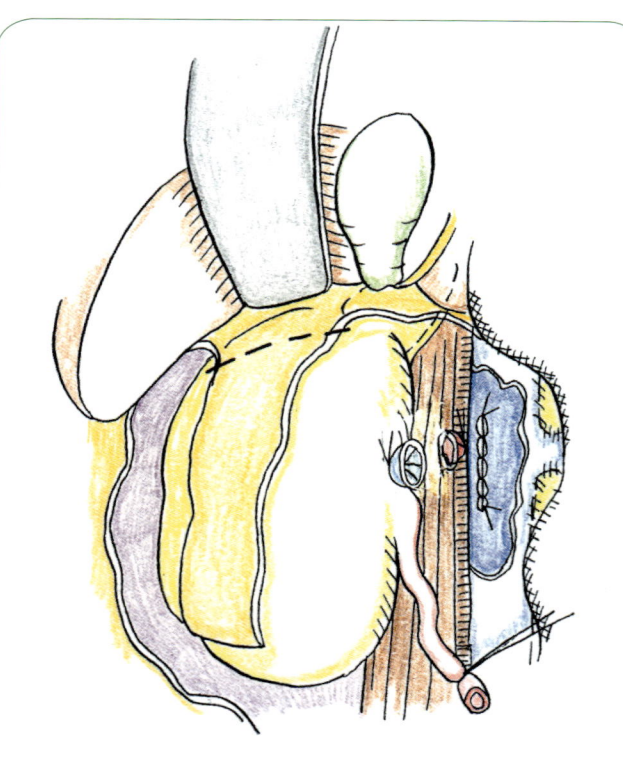

7 腎の上極付近まで剥離と側方の切離が進んだら，腎を元の位置に戻して，今度は肝下方で腹膜と副腎前面との間を剥離する。図のように腎前面に腹膜が残っている場合は，腎上部で切開してから同様に剥離する。

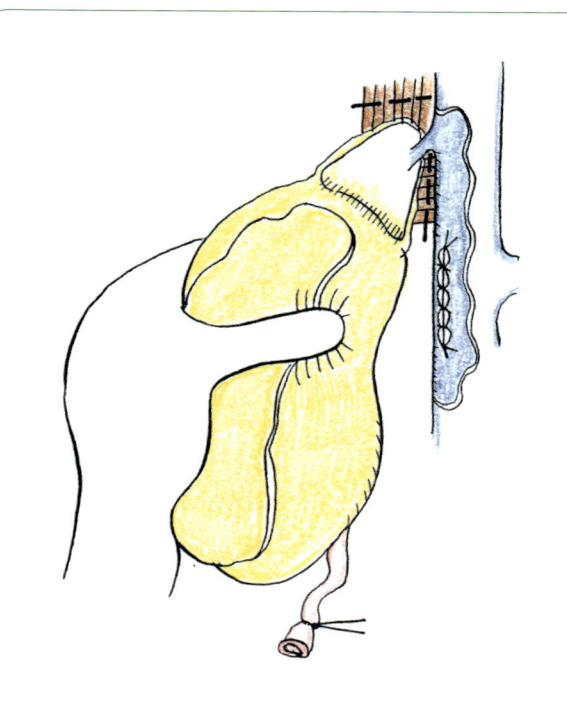

8 副腎の前面，後面を剥離したら，副腎を残す場合は，腎との境界を順次切離していけばよい。一緒に摘出する場合は，図のように腎を下方に牽引しながら，副腎内側を結紮・切断（シーリング）し，中心静脈を処理し，横隔膜からの組織を結紮・切断（シーリング）して摘出する。

A 腎・副腎へのアプローチ

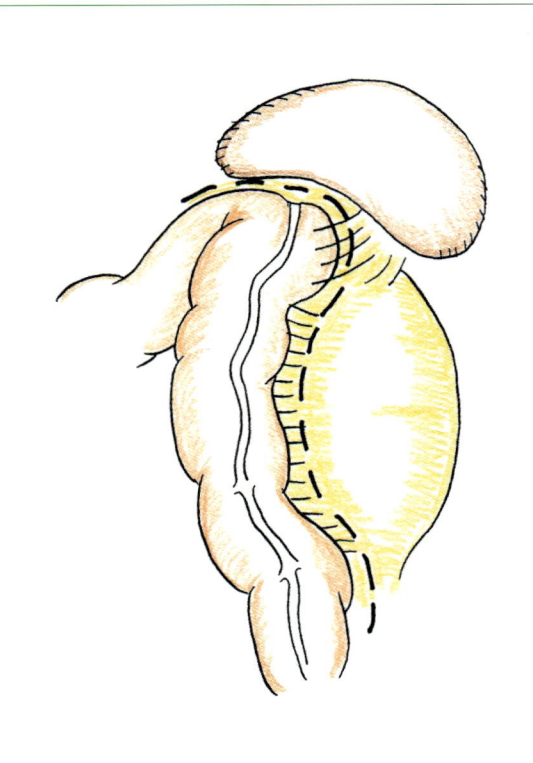

9 次に左の根治的腎摘術。脾結腸曲から下行結腸にかけて，結腸を把持して少し緊張を掛けるようにして，腹膜を図のように電気メスで切開する。

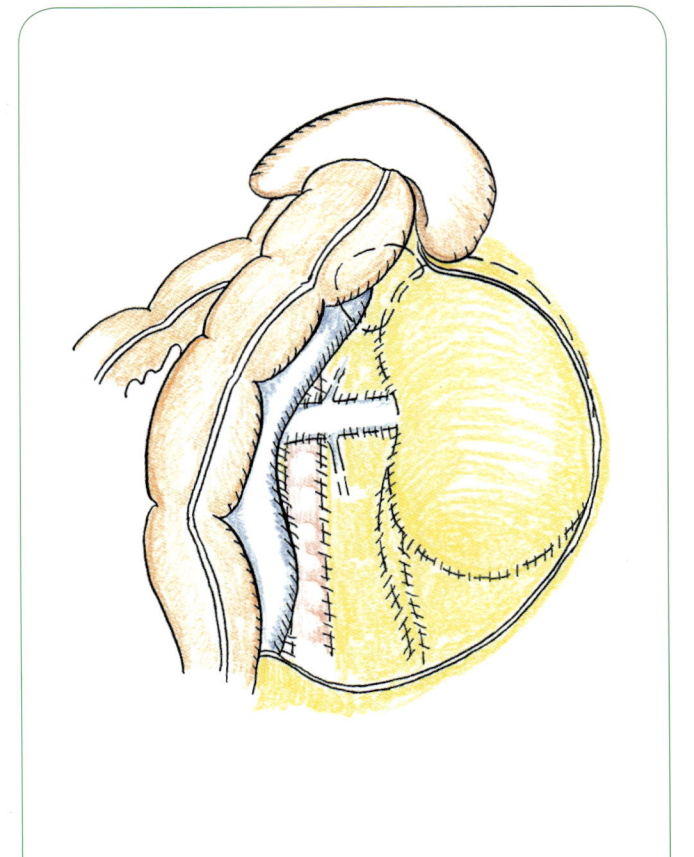

10 Gerota 筋膜前葉と fusion fascia との間をどんどん内側へ剥離していき，腎門部に至る。

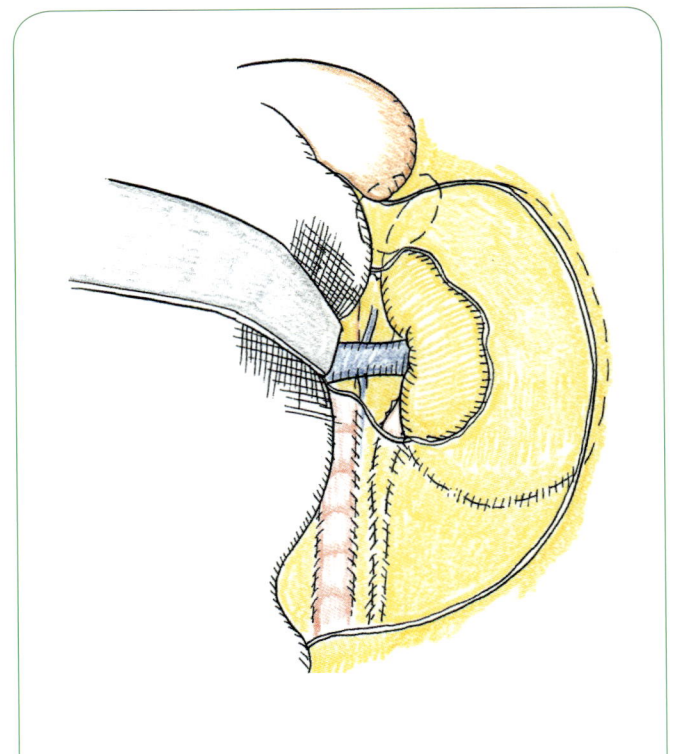

11 腎静脈の上で Gerota 筋膜前葉を切開し，腎静脈前面をきれいに露出する。左腎静脈には性腺静脈，副腎静脈，腰静脈が流入しているが，処置できるものはこの時点で結紮・切断しておく。

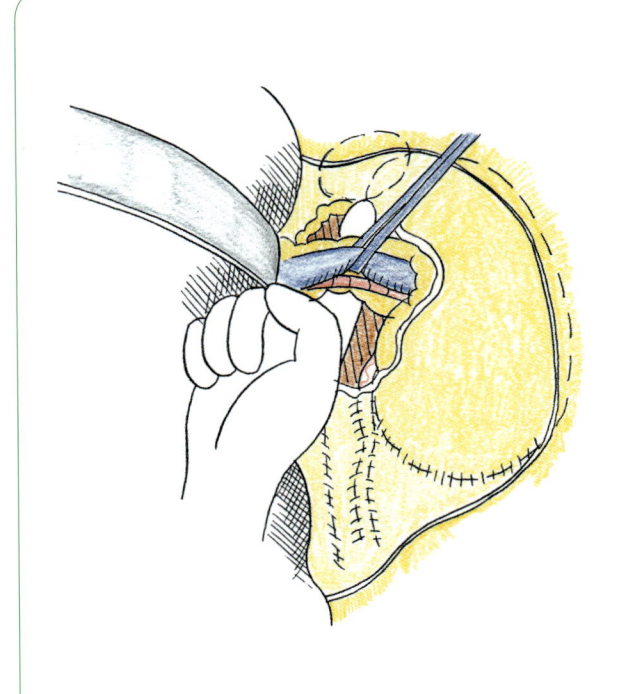

12 先の腰筋の前面の剥離面を剥離し，腎静脈にテープを掛けたところ。

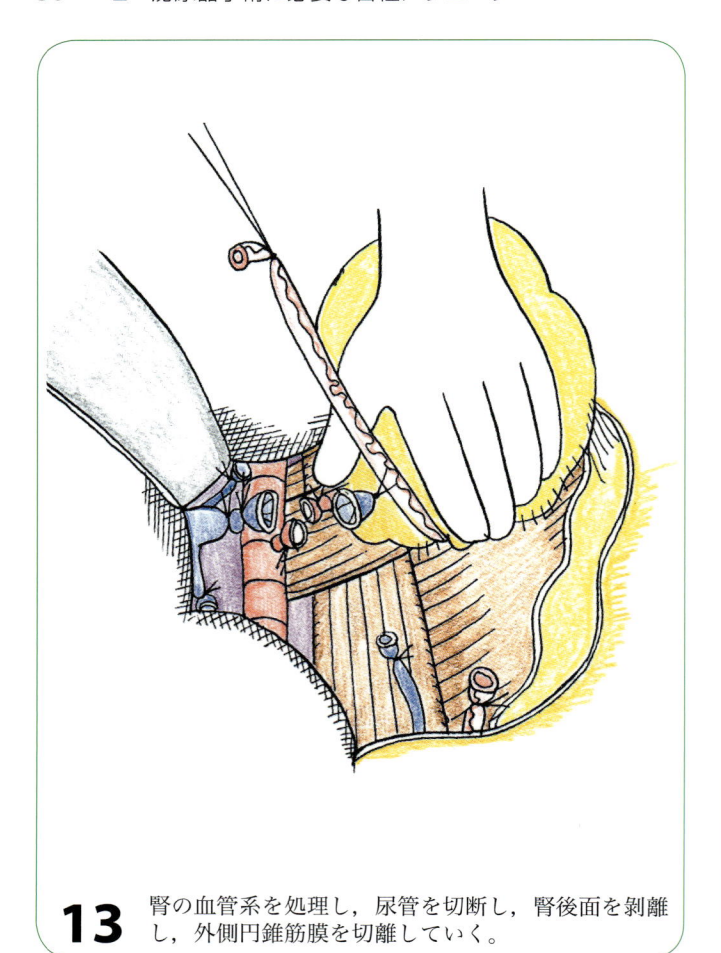

13 腎の血管系を処理し，尿管を切断し，腎後面を剝離し，外側円錐筋膜を切離していく。

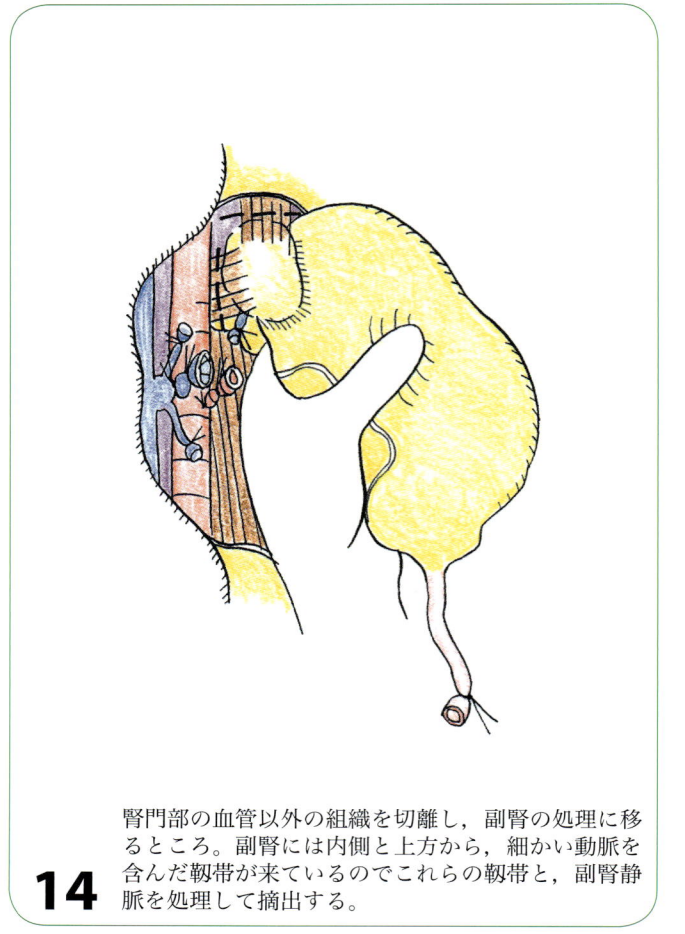

14 腎門部の血管以外の組織を切離し，副腎の処理に移るところ。副腎には内側と上方から，細かい動脈を含んだ靭帯が来ているのでこれらの靭帯と，副腎静脈を処理して摘出する。

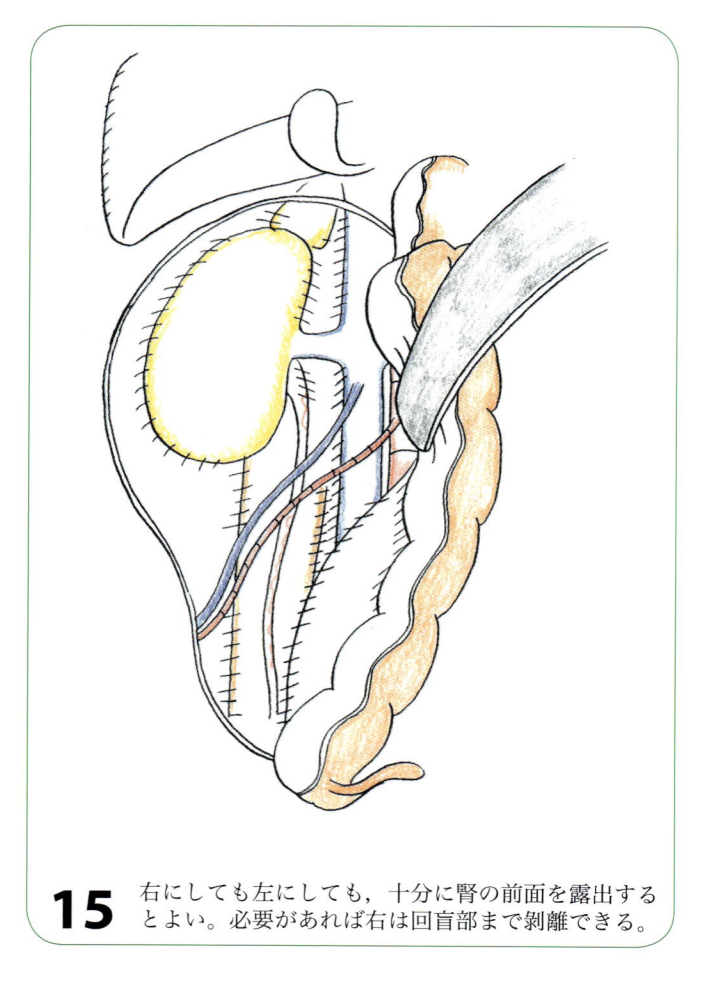

15 右にしても左にしても，十分に腎の前面を露出するとよい。必要があれば右は回盲部まで剝離できる。

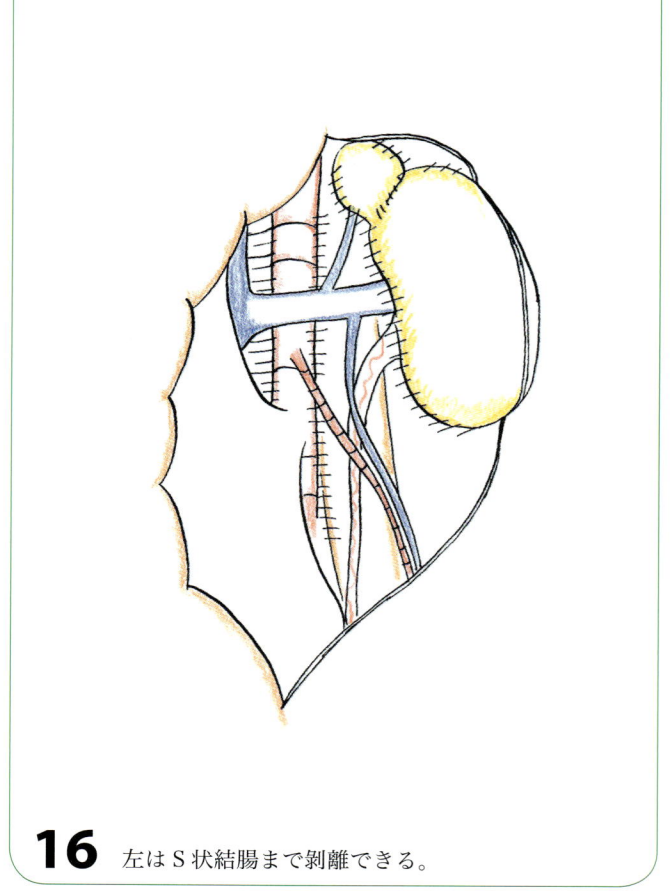

16 左はS状結腸まで剝離できる。

A 腎・副腎へのアプローチ 81

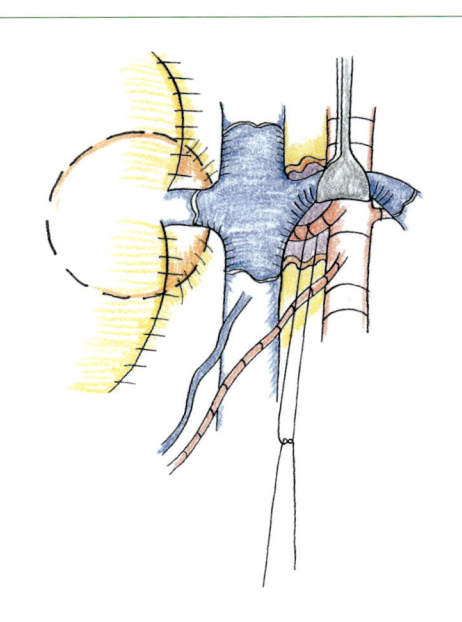

17　あと覚えておかなければいけないのは，右の腎摘の場合，下大静脈の右側で右の腎動脈の処理が難しい場合（腎門の腫瘍がせり出ている，腫瘍血栓がある），左の腎静脈を剝離し，下大静脈と大動脈との間で右の腎動脈を確保して，結紮する方法である．この部位では結紮のみにして，静脈の処理が終わり腎を摘出する際に，再度下大静脈の右側で処理すればよい．

10 困難を伴う腎腫瘍の手術

　ここでは腫瘍血栓を伴う腎癌や，肝を脱転しなければアプローチ困難な大きな腫瘍などの摘出法について扱う．

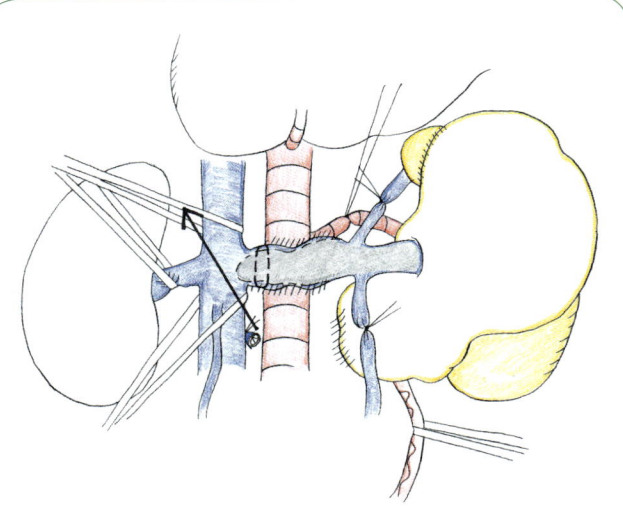

1　まず左腎静脈内に腫瘍血栓を伴う左腎癌の場合．上腸間膜動脈を基部に腸管を脱転する（これについては後腹膜リンパ節郭清の項を参照）．下大静脈を腎静脈の上下で十分剝離し，クランプできるようにテーピングしておく．この際流入する腰静脈は結紮・切断しておき，下大静脈，右腎静脈はブラブラにしておく．次に左の性腺静脈，副腎静脈を結紮・切断．左腎動脈を結紮・切断．最終的に図内の矢印の方向に下大静脈に血管鉗子を掛け，クランプできるようにしておく（右腎静脈の還流を下へ逃がす）．

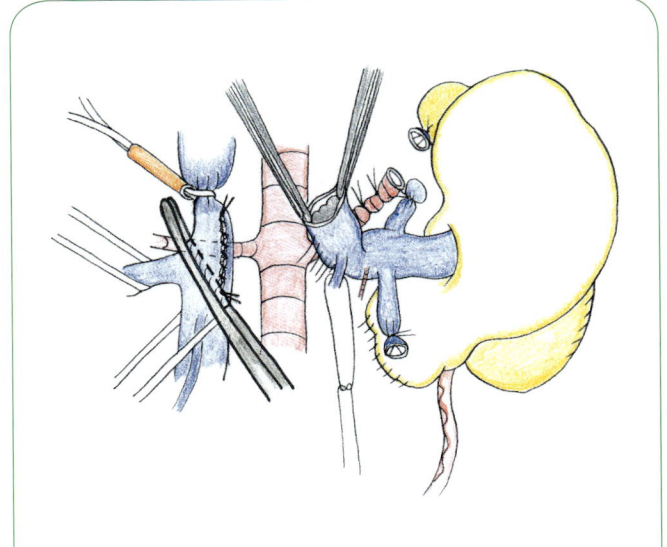

2　血管鉗子をクランプし，下大静脈上のテープをクランプして静脈壁を腫瘍塞栓が摘出できるよう，円周状に切開する．断端はサティンスキー鉗子に掛け変えられれば掛け直して，血管鉗子およびテープを解除して縫合．掛けられなければそのまま連続縫合で閉じ，下大静脈上のテープ，血管鉗子の順で外す．この手術では結果的に左の腰静脈と腫瘍血栓にいく細い動脈が結紮されないでいた．下大静脈縫合中は助手が押さえてくれていてあまり出血しなかった．

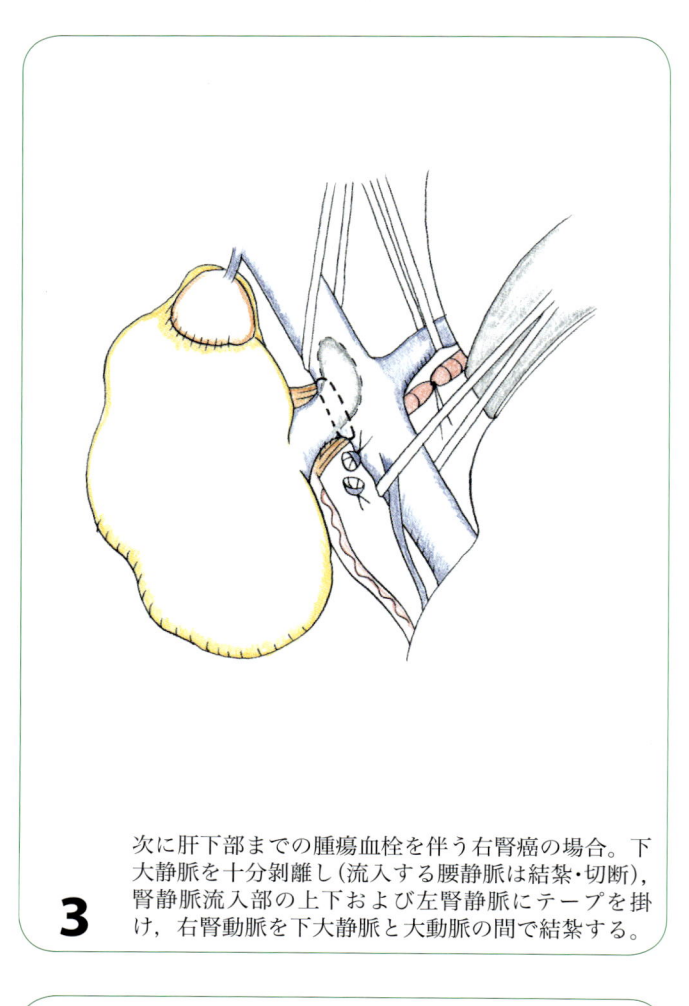

3 次に肝下部までの腫瘍血栓を伴う右腎癌の場合。下大静脈を十分剥離し（流入する腰静脈は結紮・切断），腎静脈流入部の上下および左腎静脈にテープを掛け，右腎動脈を下大静脈と大動脈の間で結紮する。

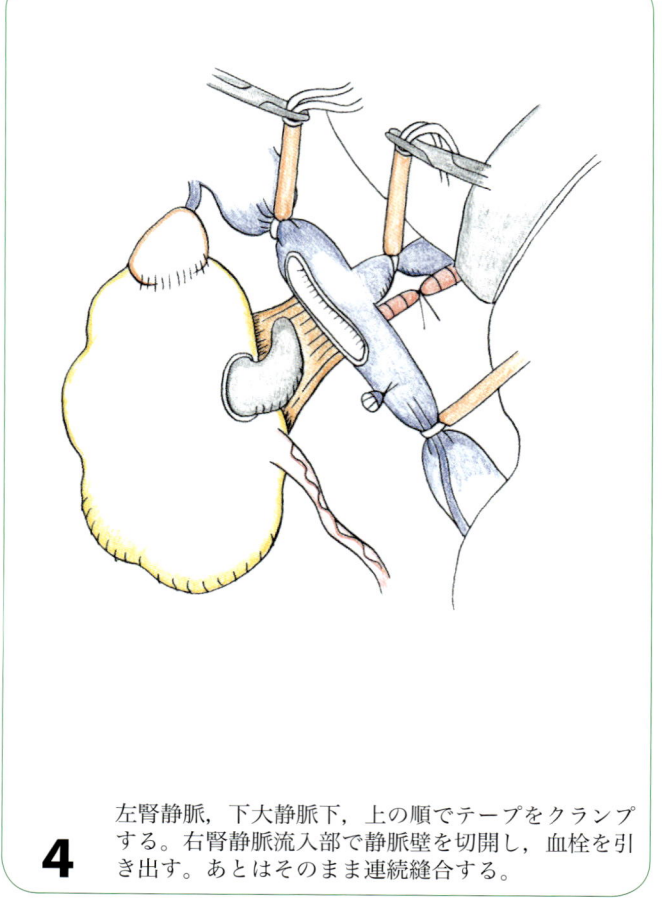

4 左腎静脈，下大静脈下，上の順でテープをクランプする。右腎静脈流入部で静脈壁を切開し，血栓を引き出す。あとはそのまま連続縫合する。

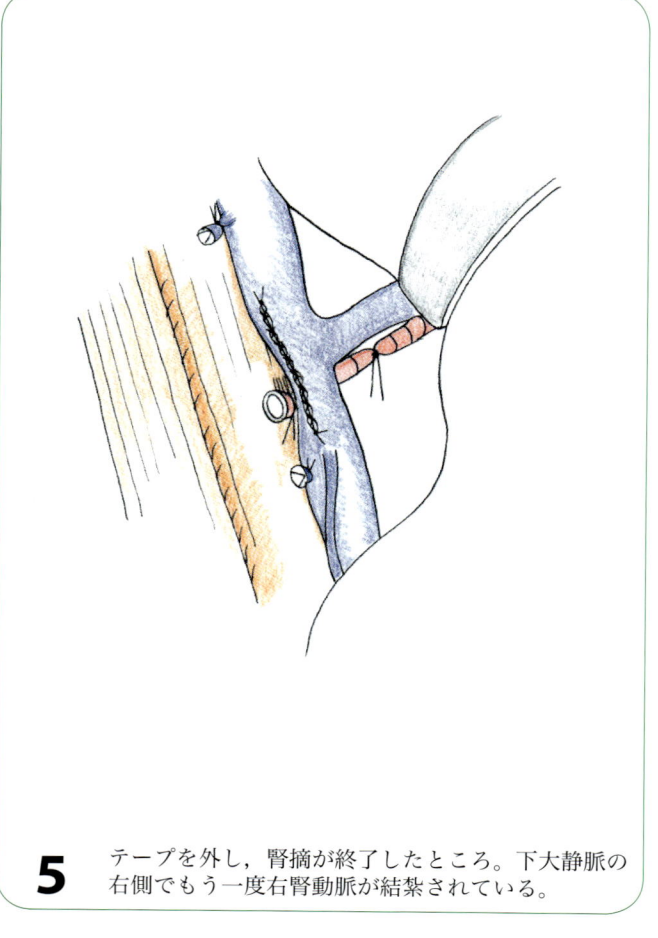

5 テープを外し，腎摘が終了したところ。下大静脈の右側でもう一度右腎動脈が結紮されている。

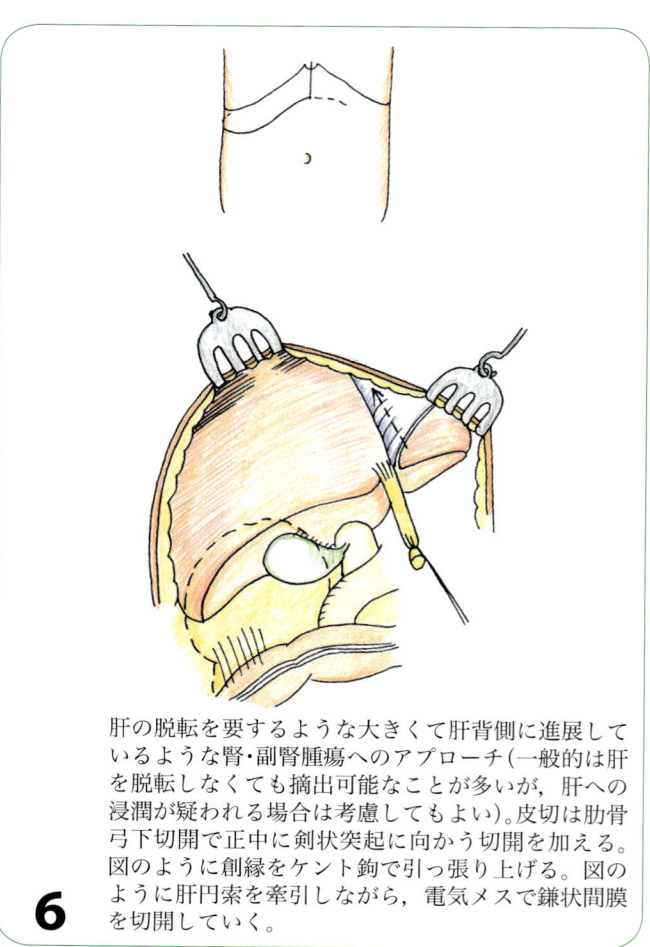

6 肝の脱転を要するような大きくて肝背側に進展しているような腎・副腎腫瘍へのアプローチ（一般的は肝を脱転しなくても摘出可能なことが多いが，肝への浸潤が疑われる場合は考慮してもよい）。皮切は肋骨弓下切開で正中に剣状突起に向かう切開を加える。図のように創縁をケント鉤で引っ張り上げる。図のように肝円索を牽引しながら，電気メスで鎌状間膜を切開していく。

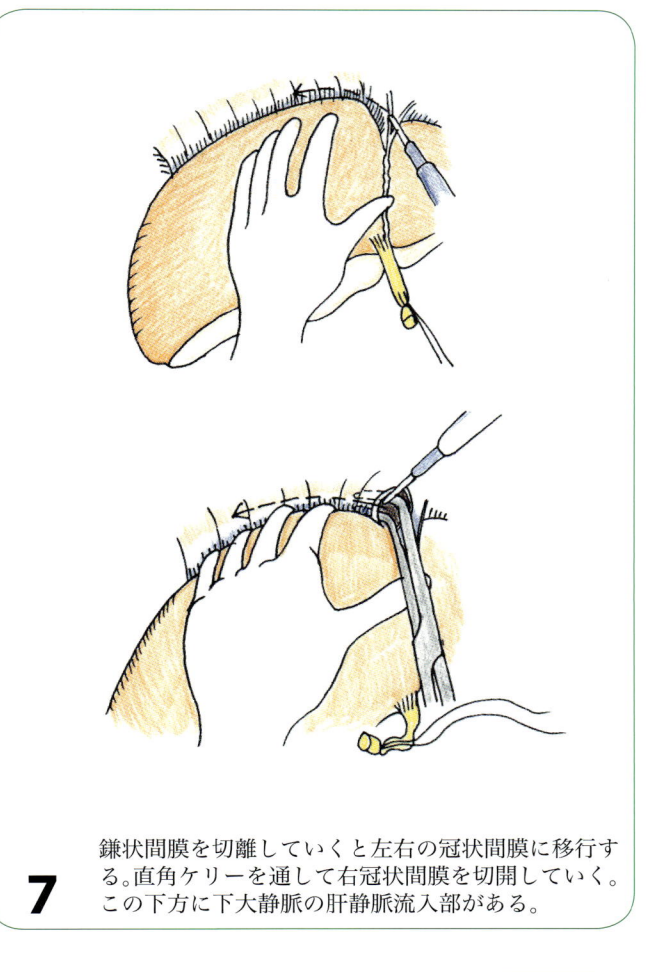

A　腎・副腎へのアプローチ

7 鎌状間膜を切離していくと左右の冠状間膜に移行する。直角ケリーを通して右冠状間膜を切開していく。この下方に下大静脈の肝静脈流入部がある。

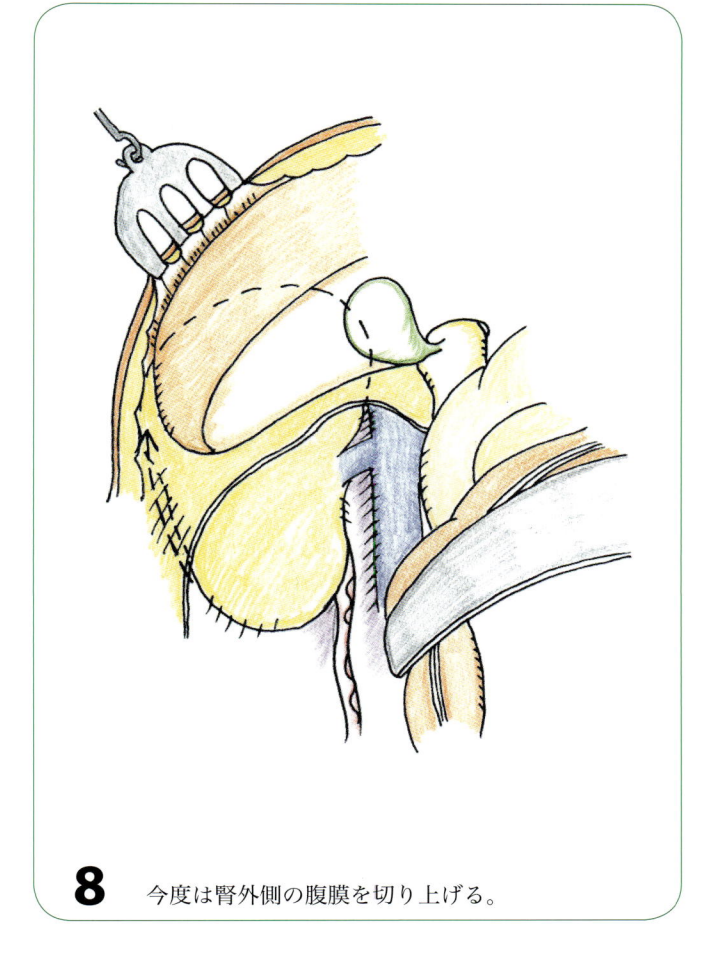

8 今度は腎外側の腹膜を切り上げる。

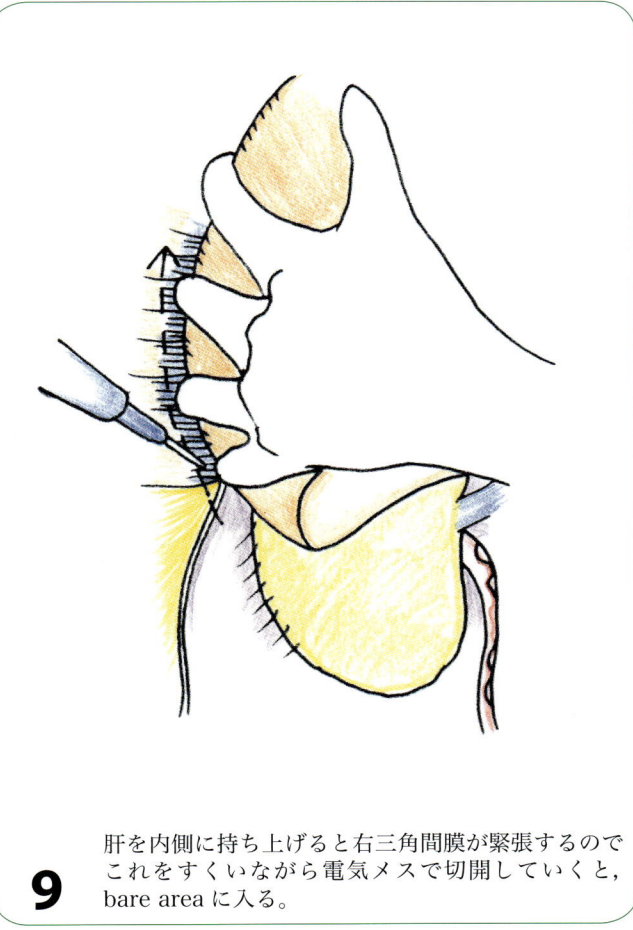

9 肝を内側に持ち上げると右三角間膜が緊張するのでこれをすくいながら電気メスで切開していくと，bare area に入る。

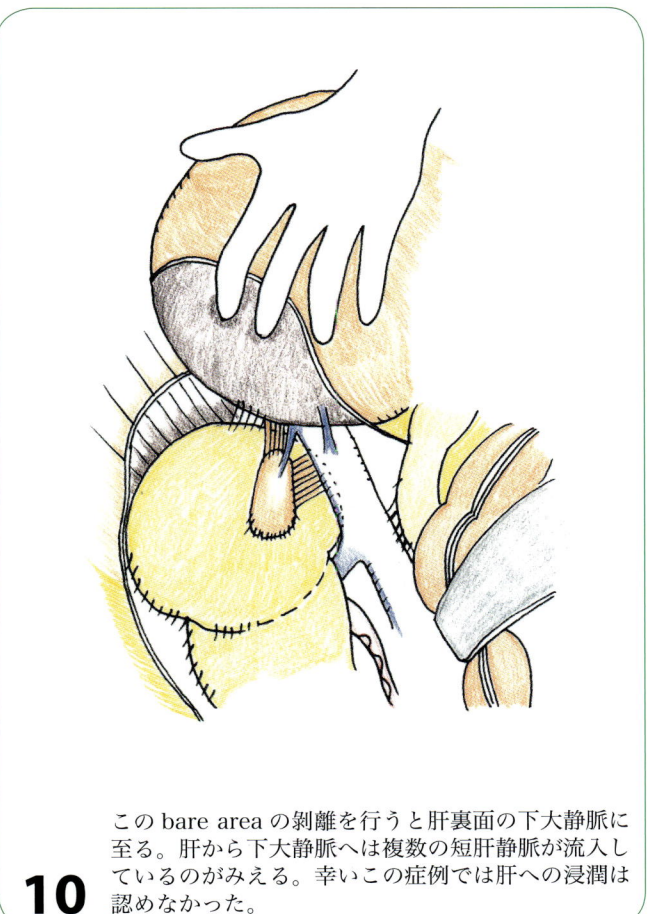

10 この bare area の剝離を行うと肝裏面の下大静脈に至る。肝から下大静脈へは複数の短肝静脈が流入しているのがみえる。幸いこの症例では肝への浸潤は認めなかった。

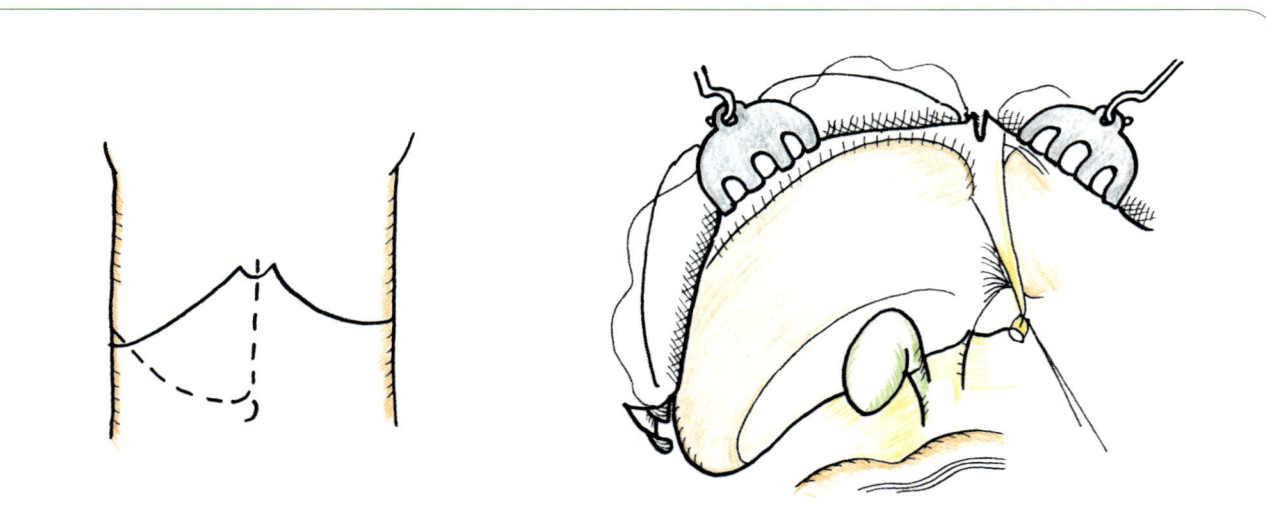

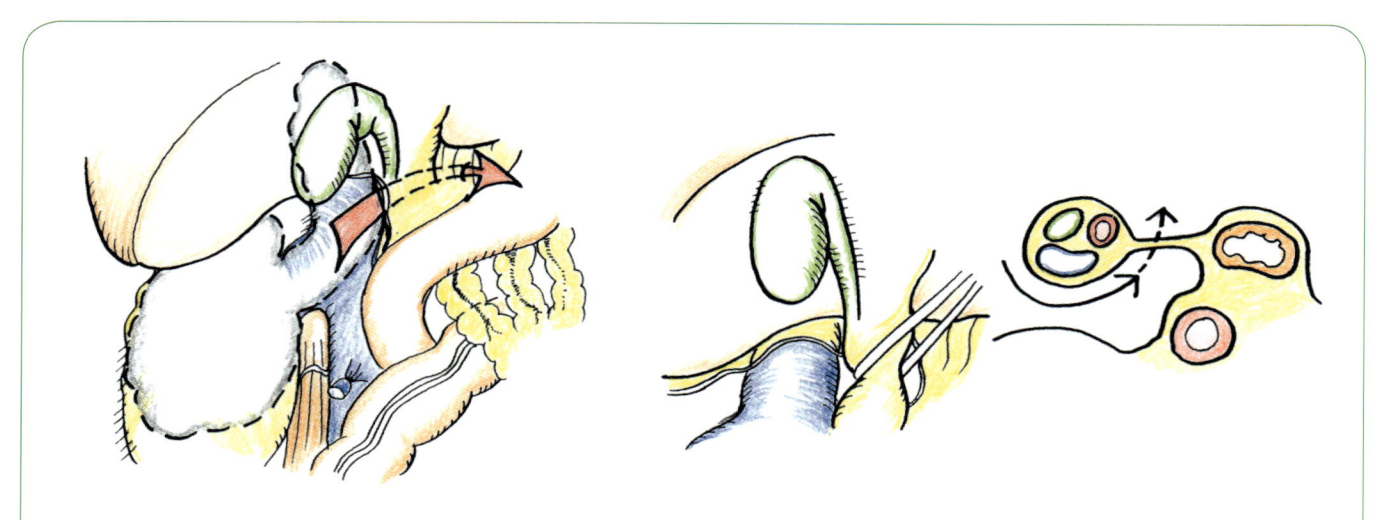

11 次は腫瘍血栓が肝静脈流入部まで進展している右腎癌で，肝臓外科医の協力が必要である．図のような皮切で下位肋骨（第10肋間）に向かって切り上げ，開胸となった．右の皮弁を折り返して両側の肋骨弓をケント鉤で吊り上げる．

12 腹膜の切開を通常の右腎摘同様に行い，そのままウインスロー孔から網嚢に入り，小網に孔を開け，血栓が肝静脈流入部を越えていた場合に備えて門脈が遮断できるようにテープを掛けておく（プリングル法）．図は「イラストレイテッド外科手術」第2版 p65 参照．

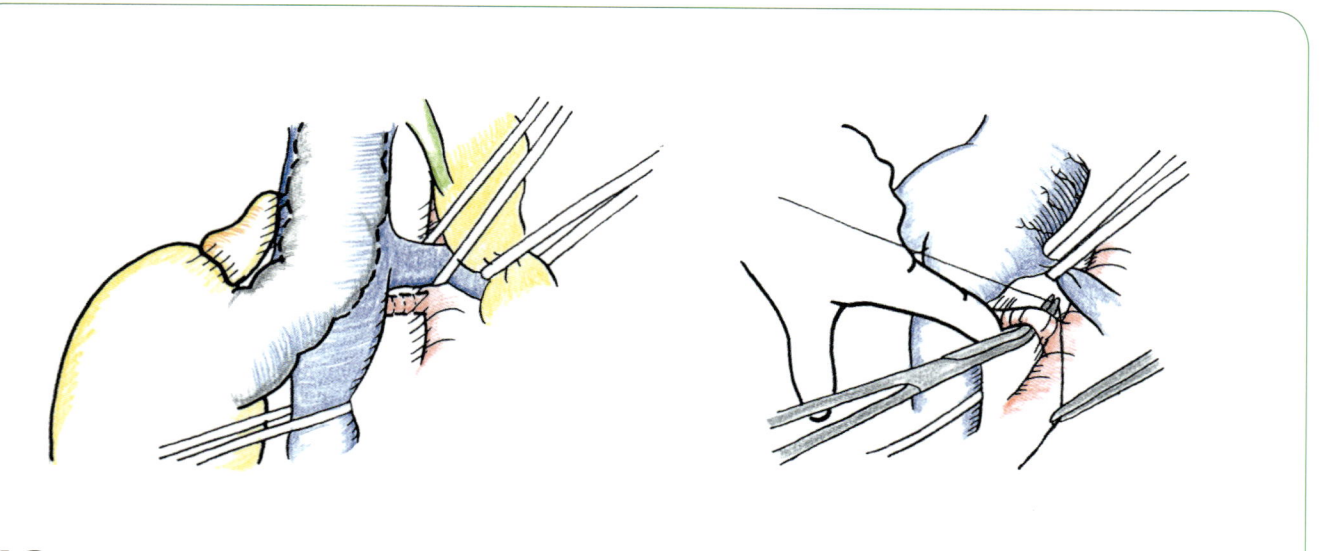

13 まず腎静脈流入部より下の下大静脈および左腎静脈をテーピングし，大動静脈間で右の腎動脈を結紮する．

A 腎・副腎へのアプローチ

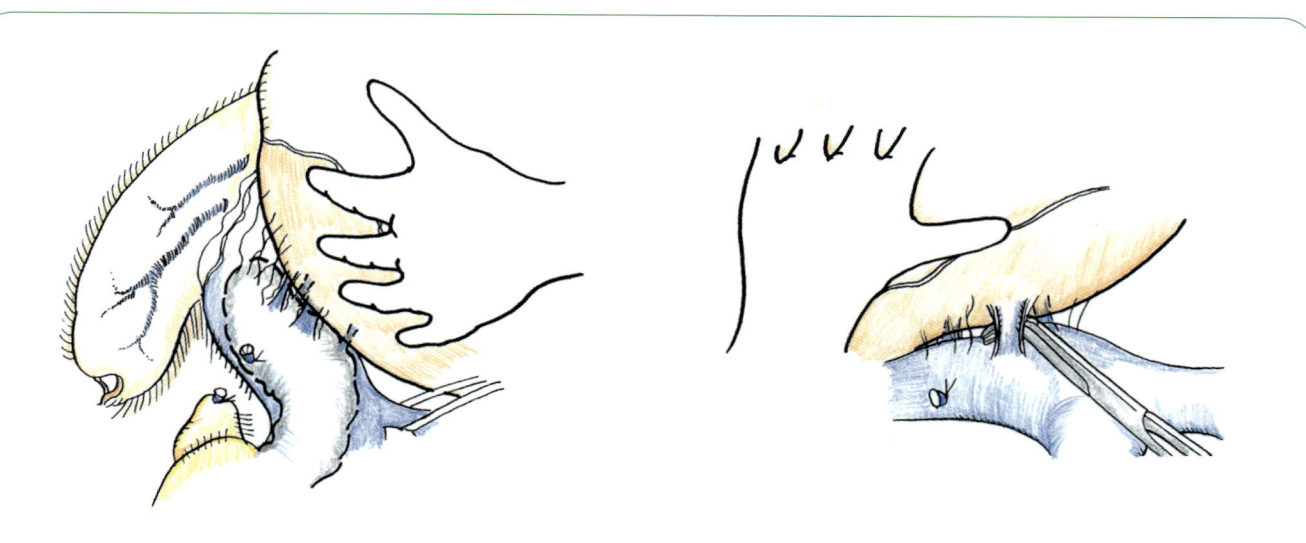

14 肝を脱転して bare area に入り，副腎静脈を結紮・切断する。短肝静脈（膜状の結合織が覆っている）を丁寧に結紮・切断していく。

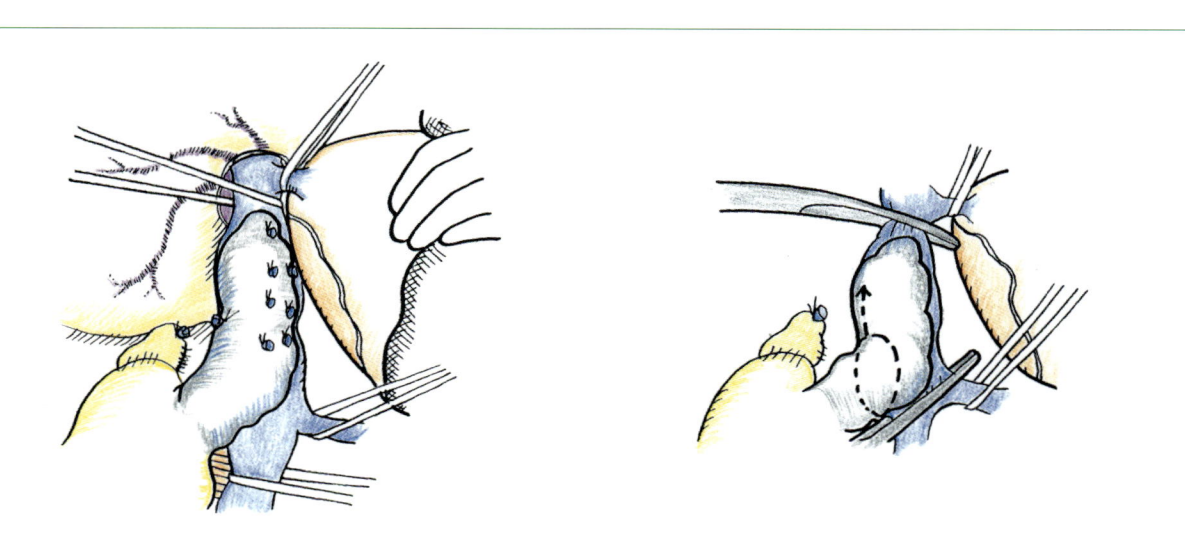

15 結局，腫瘍血栓の先端は右肝静脈流入部よりギリギリ下方で，この部で右肝静脈および下大静脈にテーピングできた。図のように血管鉗子で挟み，静脈壁を切開した。

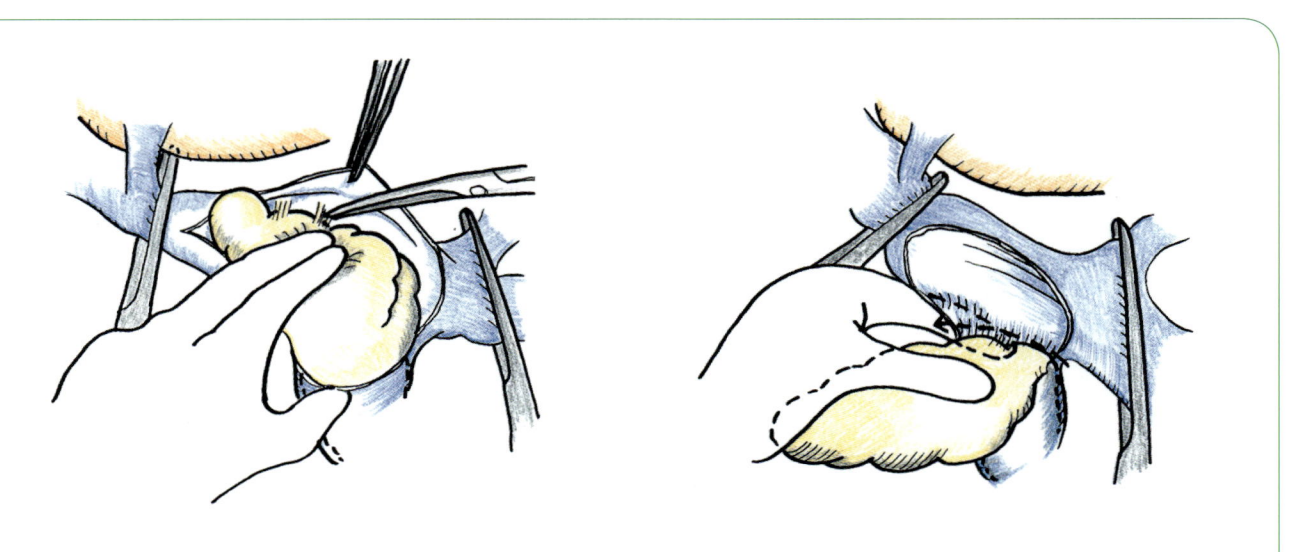

16 腫瘍血栓はところどころ静脈内面に索状物でくっついていたがハサミで切断。血栓を抜き出し，下大静脈が細くならないようになるべく血栓ギリギリで切り取った。あとは静脈壁を連続縫合し，腎とともに摘出した。

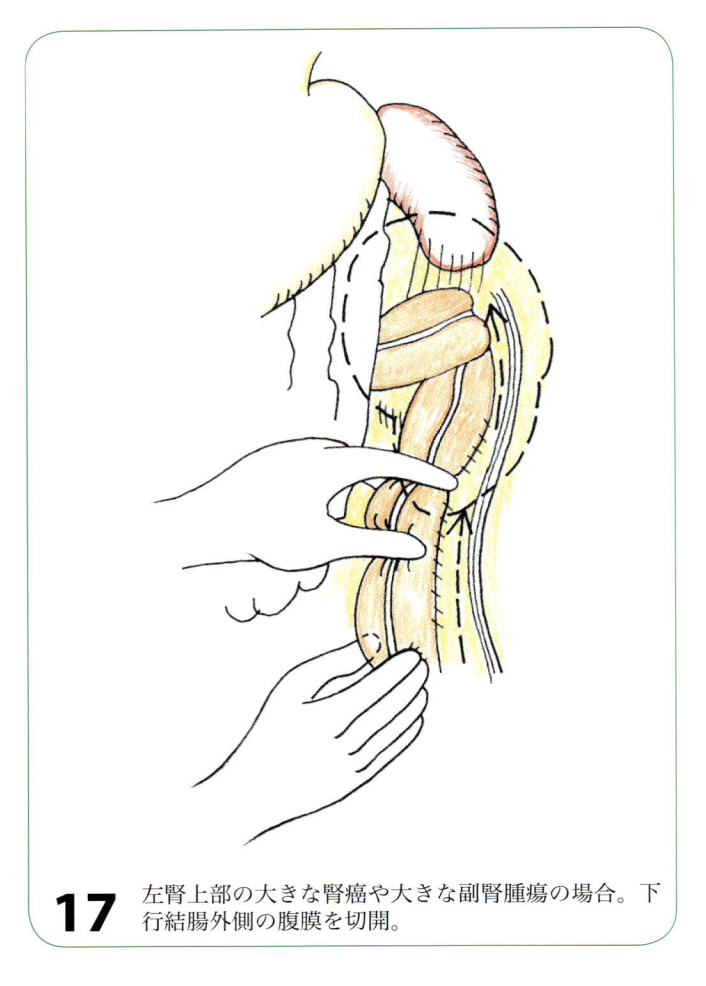

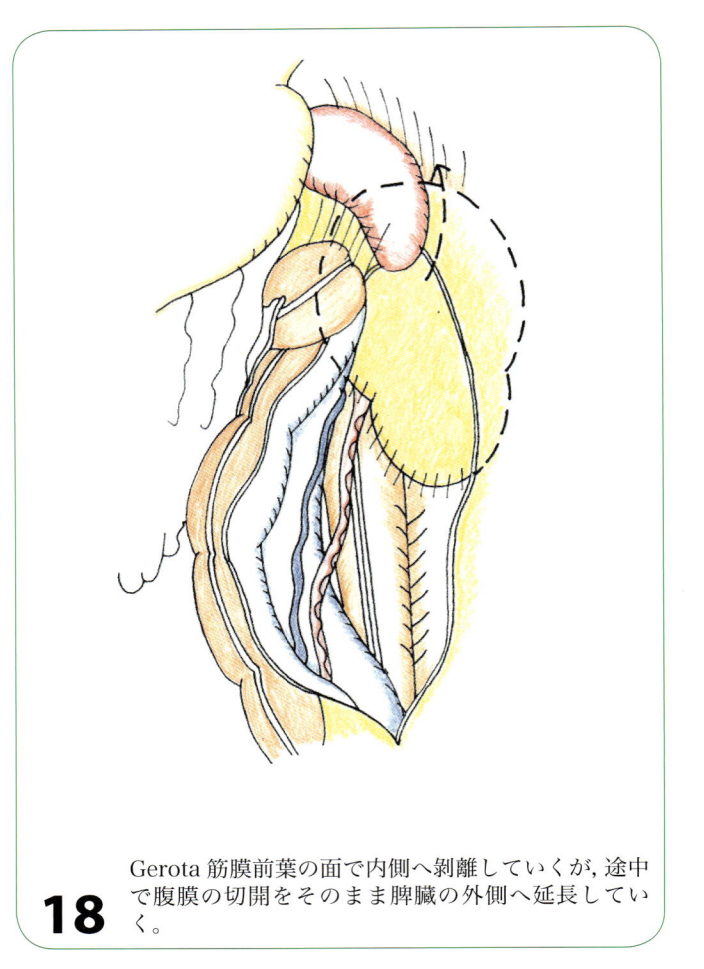

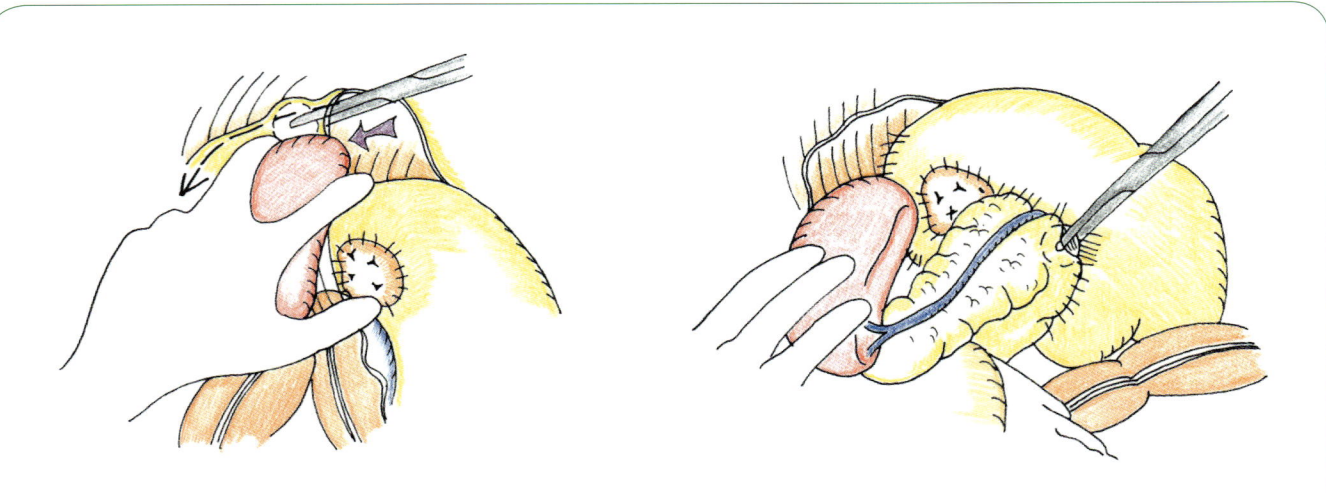

17 左腎上部の大きな腎癌や大きな副腎腫瘍の場合。下行結腸外側の腹膜を切開。

18 Gerota筋膜前葉の面で内側へ剥離していくが，途中で腹膜の切開をそのまま脾臓の外側へ延長していく。

19 横隔膜の下面からは腹膜が剥がしにくくなるので，予め剥離を十分行ってから切開していく。脾臓がブラブラになるように十分内側へ向かって剥離を進める。あまり脾臓を引っ張りすぎると裂けやすいので気をつけること。裂けてしまった場合もすぐ処置しないで膵を十分剥離してから行う。

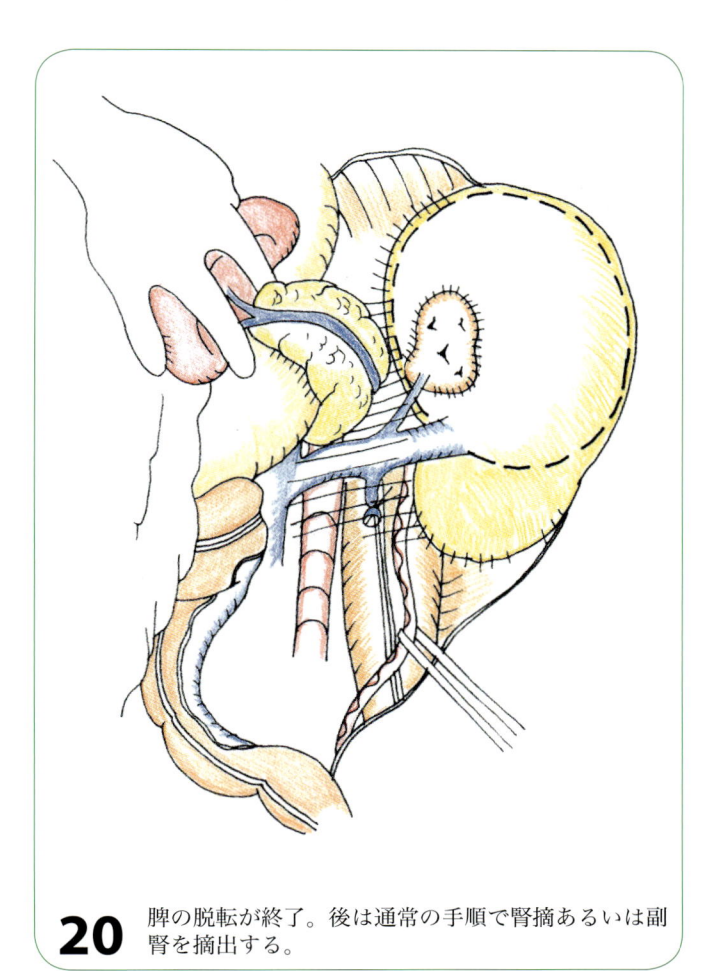

A 腎・副腎へのアプローチ 87

20 脾の脱転が終了。後は通常の手順で腎摘あるいは副腎を摘出する。

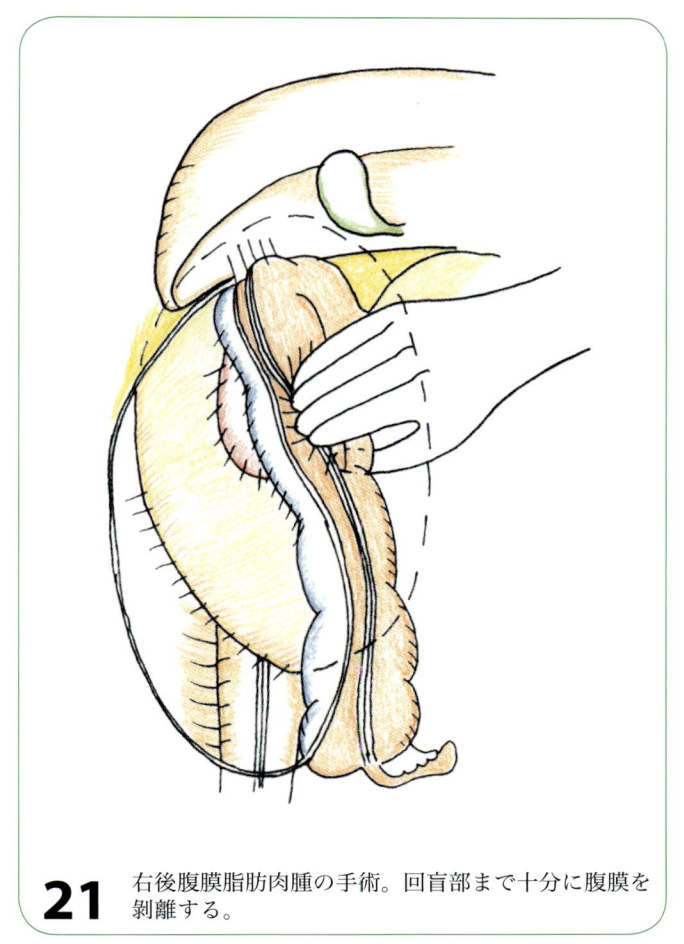

21 右後腹膜脂肪肉腫の手術。回盲部まで十分に腹膜を剝離する。

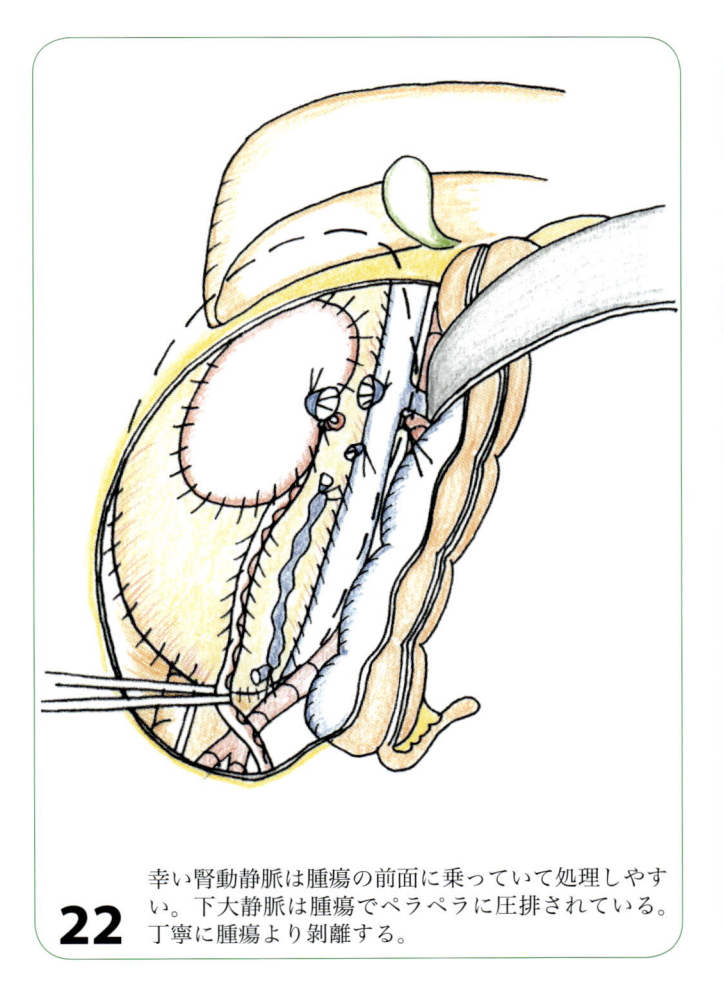

22 幸い腎動静脈は腫瘍の前面に乗っていて処理しやすい。下大静脈は腫瘍でペラペラに圧排されている。丁寧に腫瘍より剝離する。

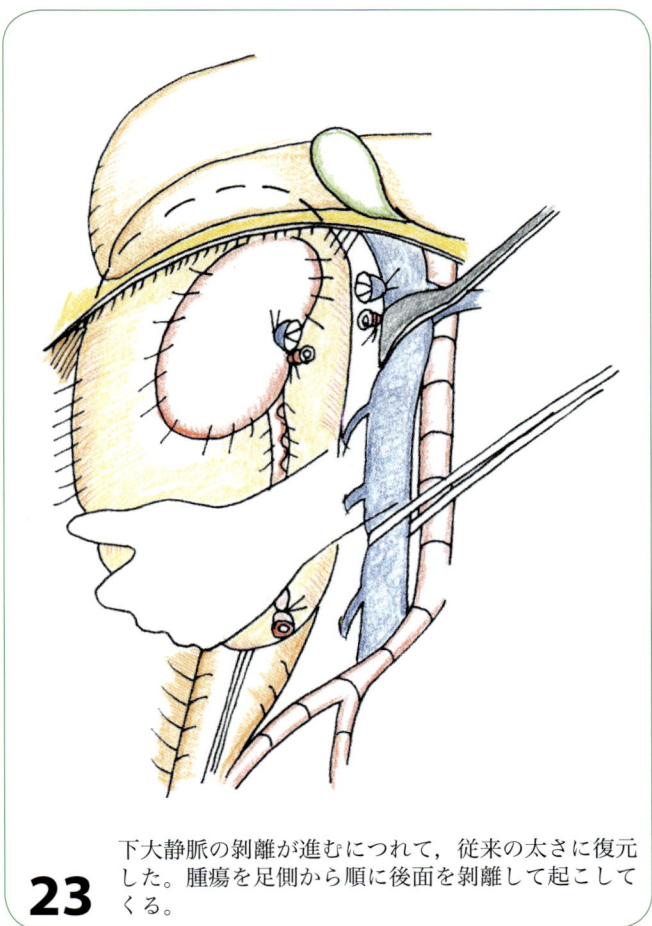

23 下大静脈の剝離が進むにつれて，従来の太さに復元した。腫瘍を足側から順に後面を剝離して起こしてくる。

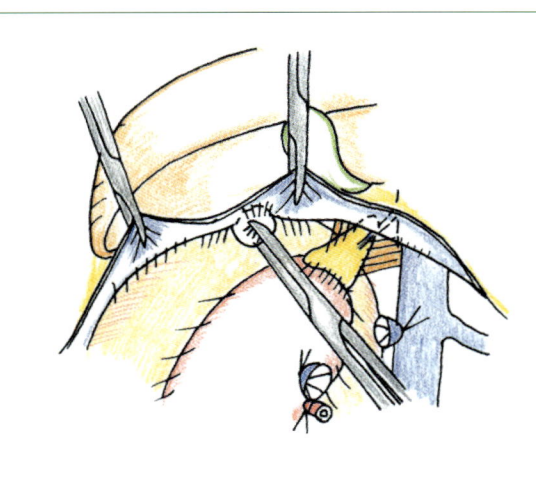

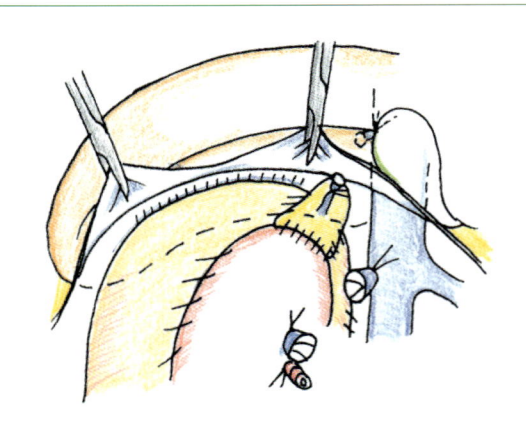

24 最後は肝の下に潜り込んでいる腫瘍の上部を腹膜の裏面に沿って十分に剥離し，肝下面からも外す．副腎も処理して腫瘍を摘出する．とにかく重い．

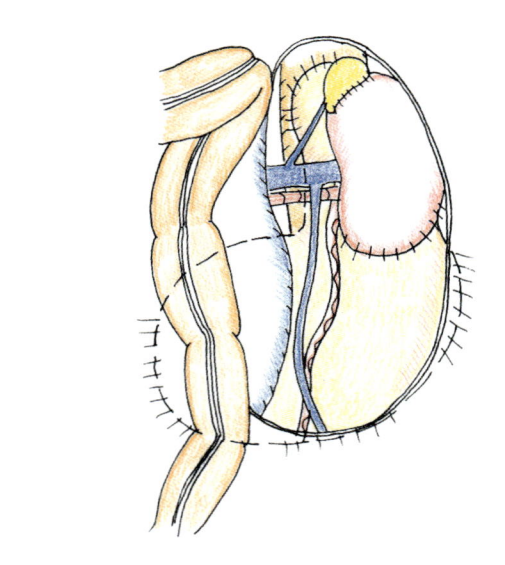

25 左後腹膜脂肪肉腫．やはり腹膜を腫瘍の全長をカバーするほど十分に剥離しておく．

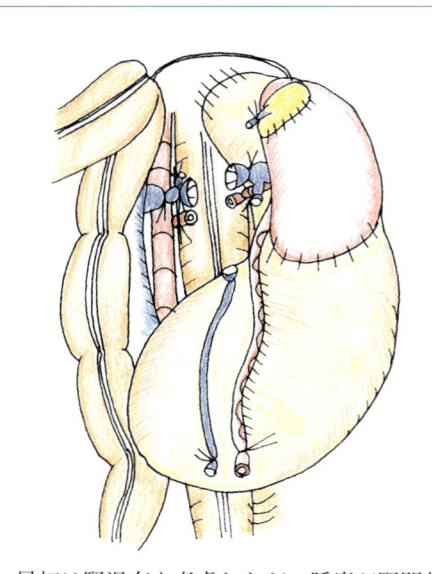

26 最初は腎温存も考慮したが，腫瘍が腎門部に潜り込み剥離困難のため合併切除とした．腎動静脈，卵巣静脈，尿管を処理し，腫瘍を足側から剥離していく．

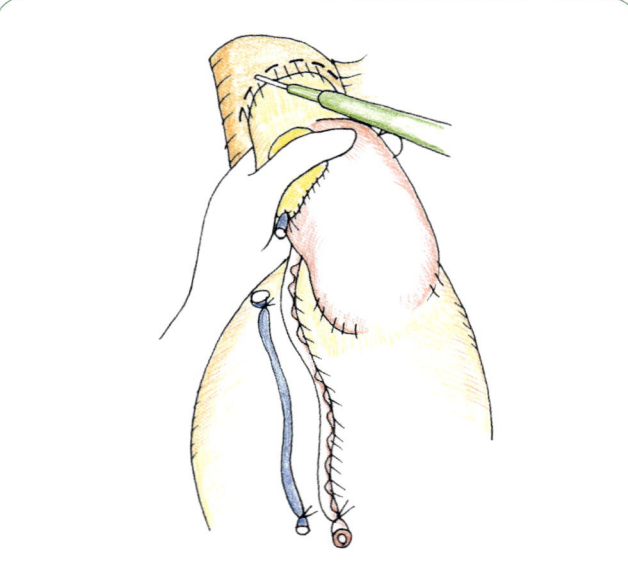

27 最後は腰筋の上部に腫瘍が強固に浸潤している印象だったので，筋層も一部つけて切除した．

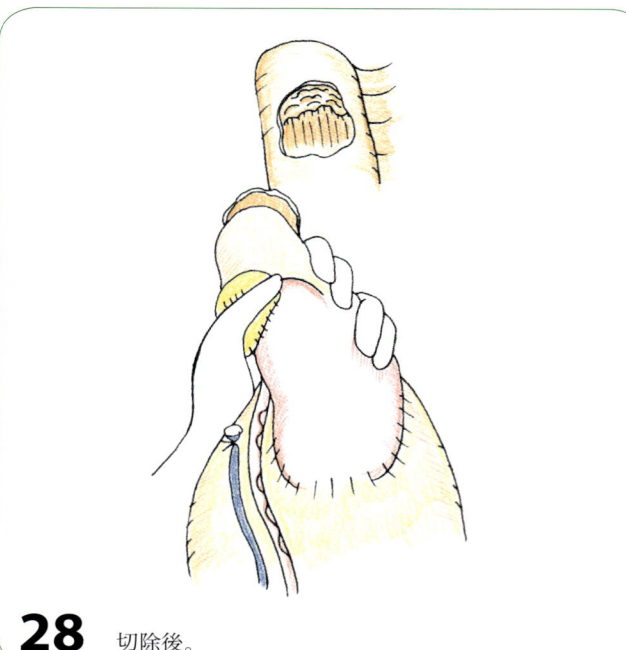

28 切除後．

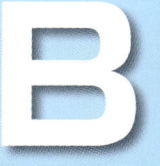

B 後腹膜リンパ節郭清術

11 精巣腫瘍化学療法後の後腹膜リンパ節郭清

　化学療法後は腫瘍が線維化や瘢痕化を起こし血管に癒着しているので、血管との剥離が困難なことも多いが、やはりその手順や操作に精通すれば、手際よく行えるようになるであろう。ただしその適応については、PETなどの導入で変わってくる可能性もあるであろう。

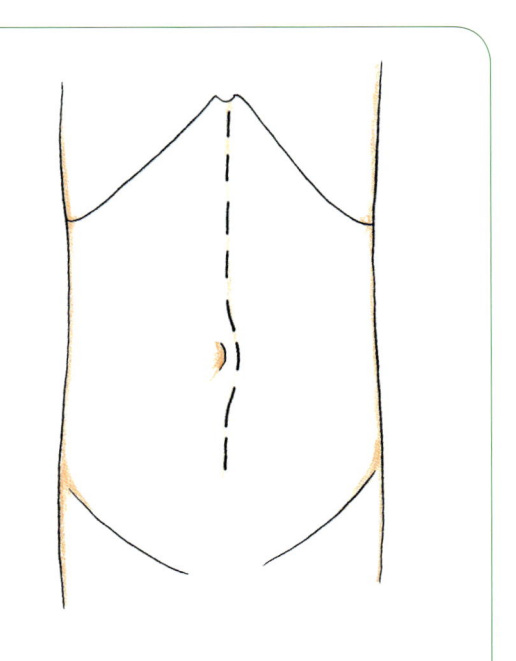

1 皮切は通常、剣状突起から臍と恥骨の間くらいに至る正中切開で施行している。

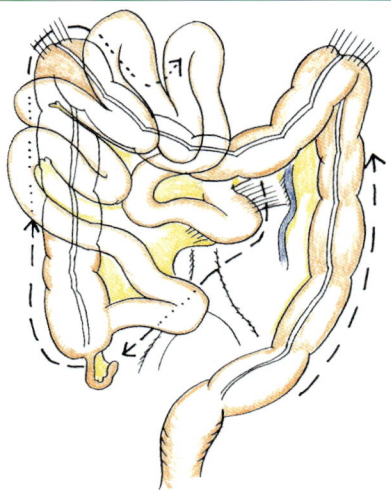

2 図のようにトライツ靱帯から、大動脈上、回盲部に至り、上行結腸外側、肝結腸曲、さらにウインスロー孔に至る腹膜を切開し、腸間膜を後腹膜より剥離し、上腸間膜動脈を基部に腸管を胸壁上にのせ、intestinal bag内に詰めておく。腹膜切開の順番はどこから始めてもよい。必要に応じて(大抵は行っているが)、S状結腸から下行結腸の外側の腹膜を切開し内側へ剥離し、こちらからも攻められるようにしておく。

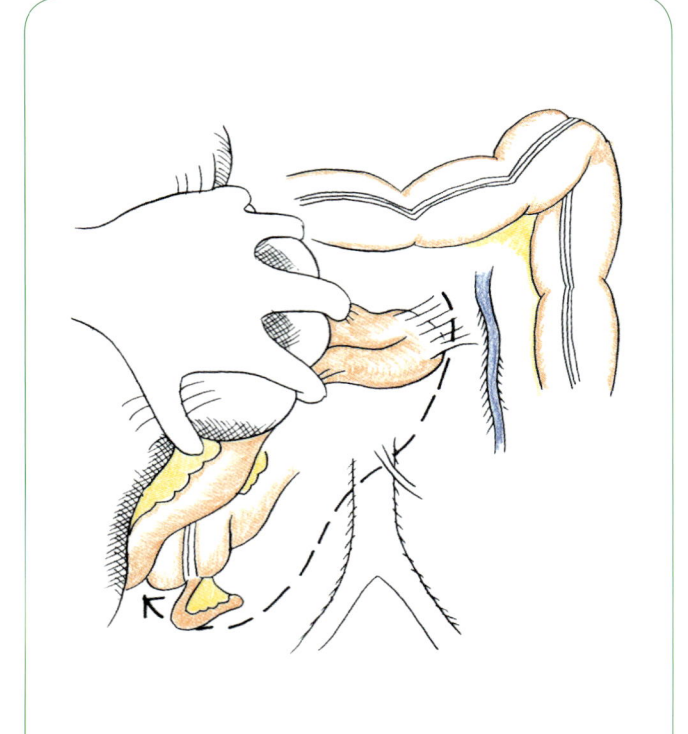

3 トライツ靱帯に緊張をかけ切離し，そのまま大動脈上を通って回盲部に至る。

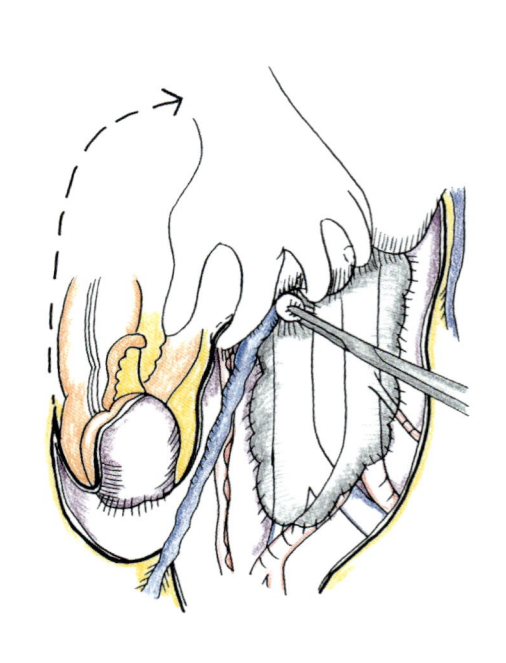

4 腸間膜を後腹膜の腫瘍あるいは大血管上から剝離していく。不思議なことに腫瘍は血管とは癒着しているが，この剝離面は通常問題なく剝がれる。途中で右精索が現れるので遊離しておき，そのまま上行結腸を剝離する。

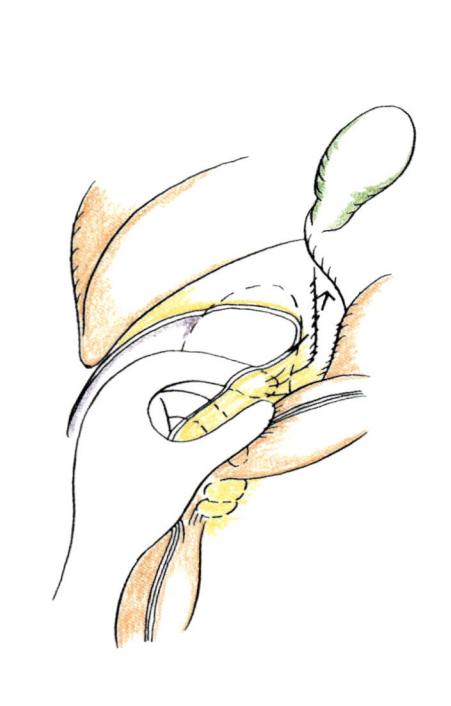

5 ウインスロー孔に向かって十二指腸の右側を切り上げていき，下大静脈を露出する。

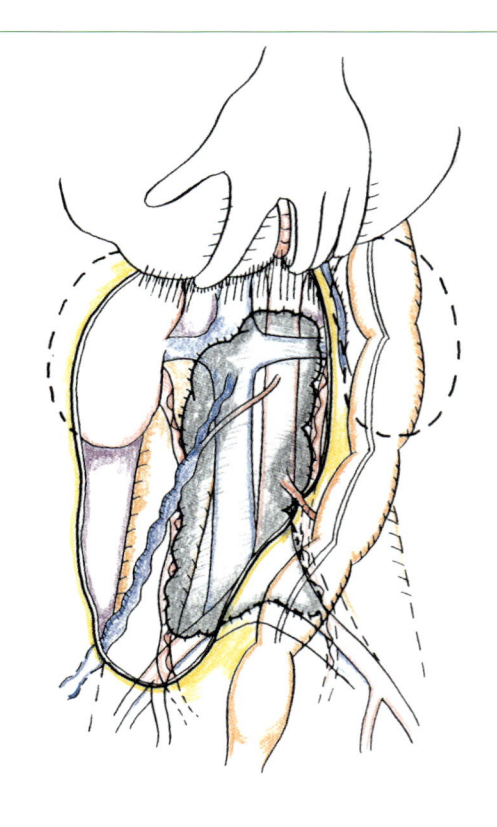

6 腸管を，上腸間膜動脈を基部にして十分剝離し，intestinal bag に詰め，胸壁上におき，さらに濡れタオルで覆い，オクトパスで腎血管より上方で押さえておく。

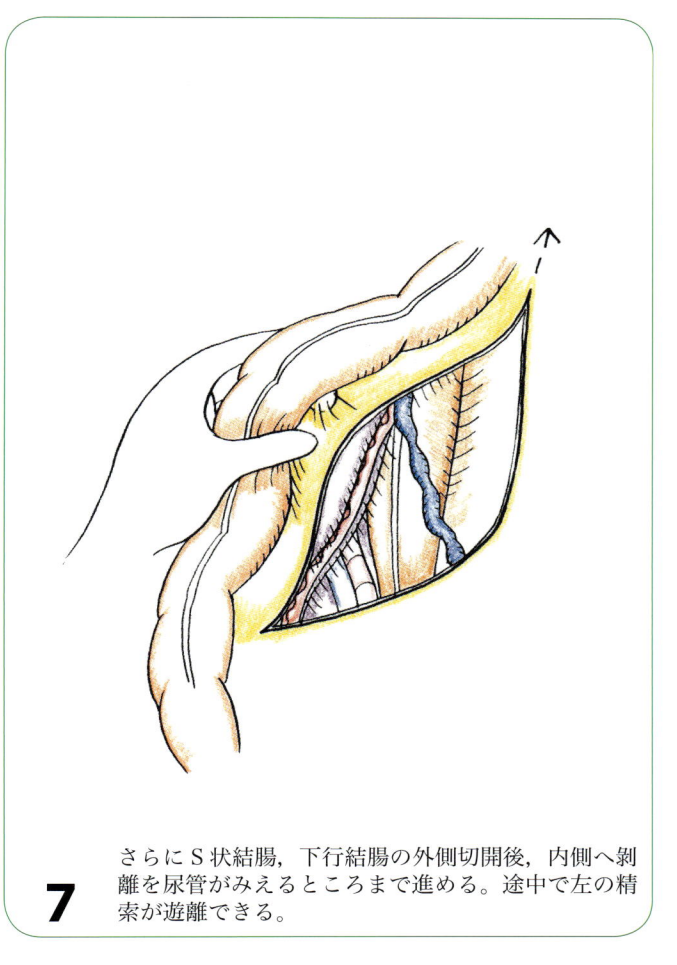

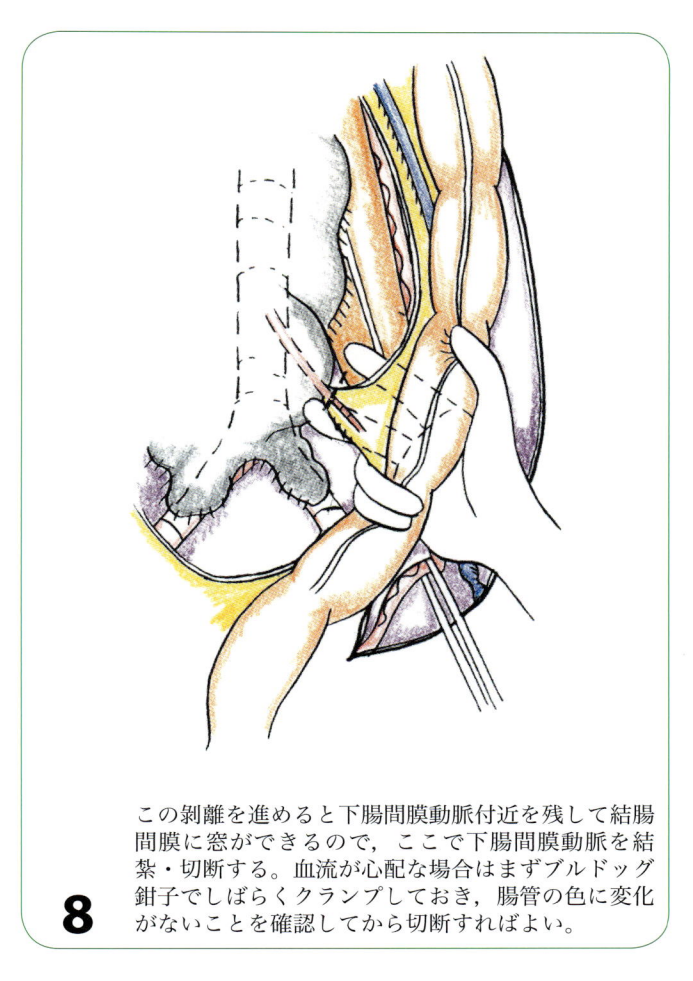

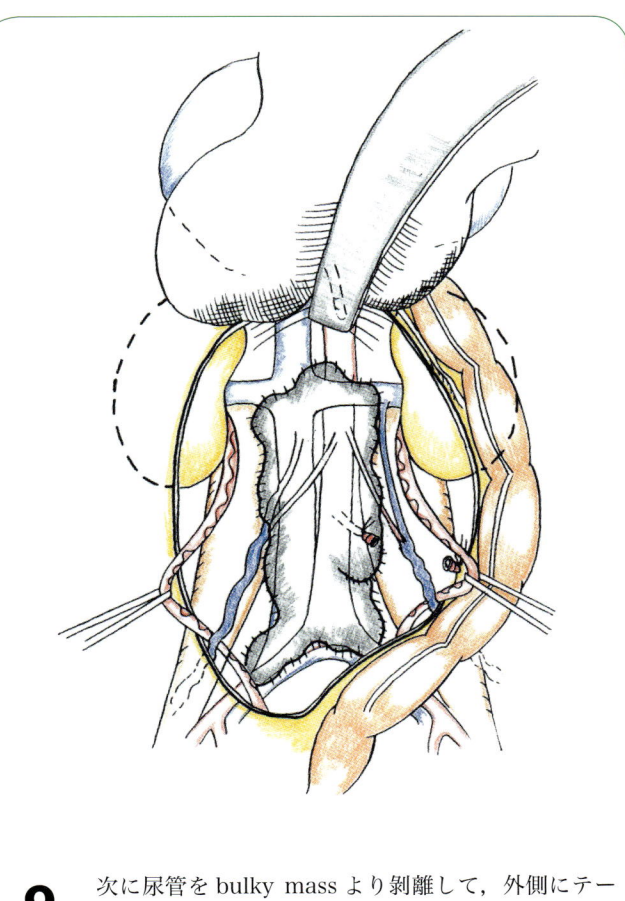

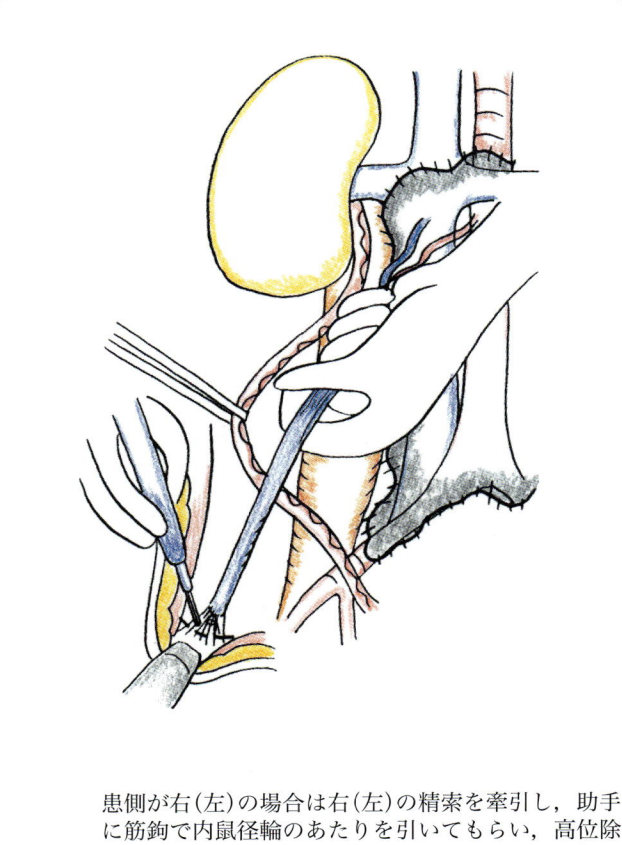

7 さらにS状結腸，下行結腸の外側切開後，内側へ剥離を尿管がみえるところまで進める．途中で左の精索が遊離できる．

8 この剥離を進めると下腸間膜動脈付近を残して結腸間膜に窓ができるので，ここで下腸間膜動脈を結紮・切断する．血流が心配な場合はまずブルドッグ鉗子でしばらくクランプしておき，腸管の色に変化がないことを確認してから切断すればよい．

9 次に尿管をbulky massより剥離して，外側にテープで吊っておく．

10 患側が右（左）の場合は右（左）の精索を牽引し，助手に筋鉤で内鼠径輪のあたりを引いてもらい，高位除精術で結紮したあたりの精索を瘢痕組織ごと切離する．

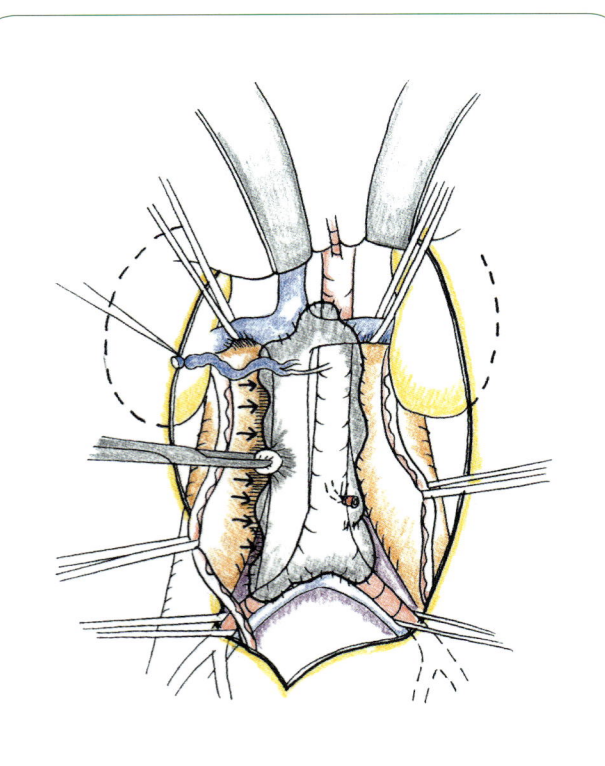

11 腎血管を腰筋上の剥離面を利用しテーピングする。また mass のない部分の総腸骨動脈を剥離してテーピングする。Mass と腰筋の間も内側に向かって剥離しておき，これで郭清のための準備ができたことになる。

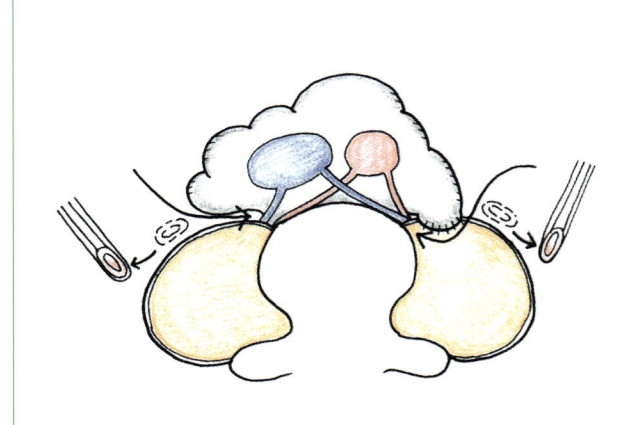

12 尿管は mass より外側に遊離しておく。Mass と腰筋との間を剥離するが，時に筋層内に入らないといけないこともある。

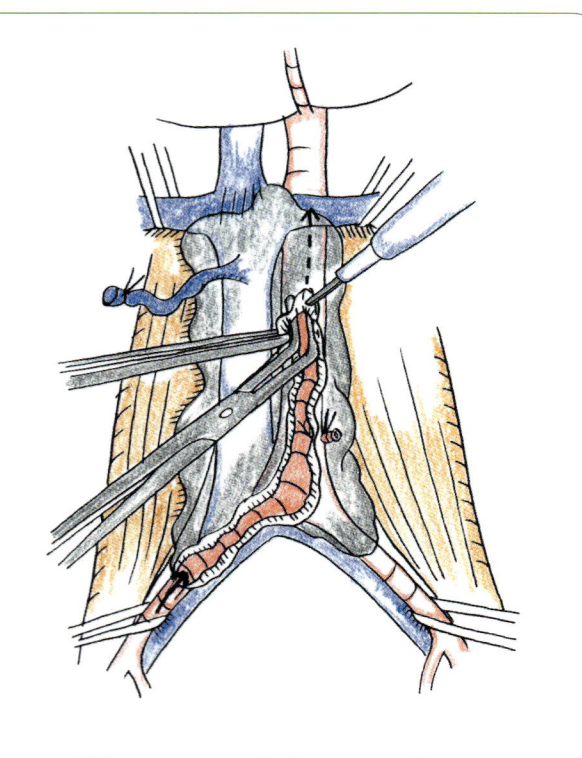

13 郭清のスタートは動脈上からでも静脈上からでもよい。スタートする部位は mass の境界付近の正常な血管上からスタートする。図では右総腸骨動脈上の mass の境界付近からスタートし，直角の鉗子で動脈の外膜面を出し，助手に電気メスで切開してもらいながら，大動脈上を上行する。

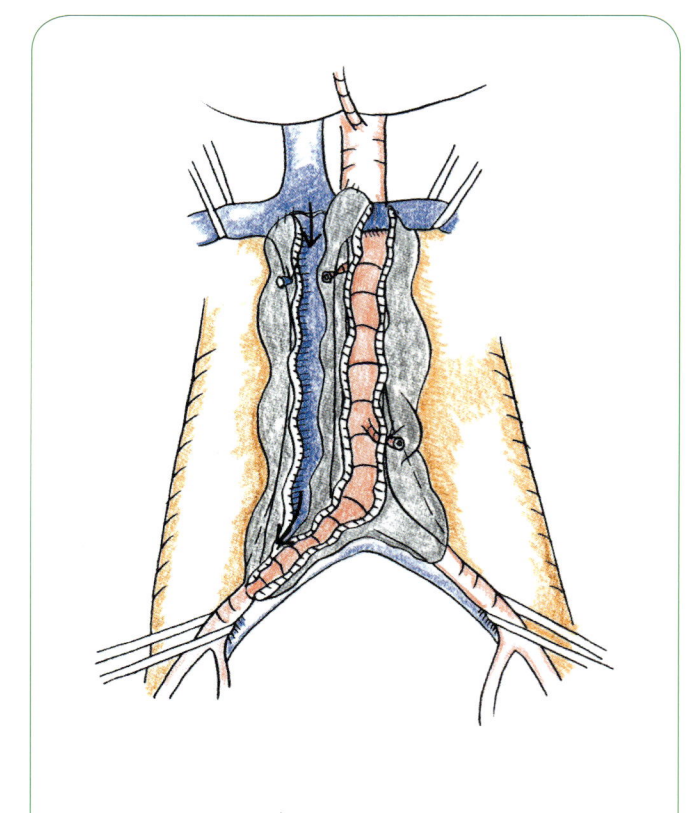

14 次に下大静脈上の mass を同様に上から下へ静脈面を露出するように切開する。

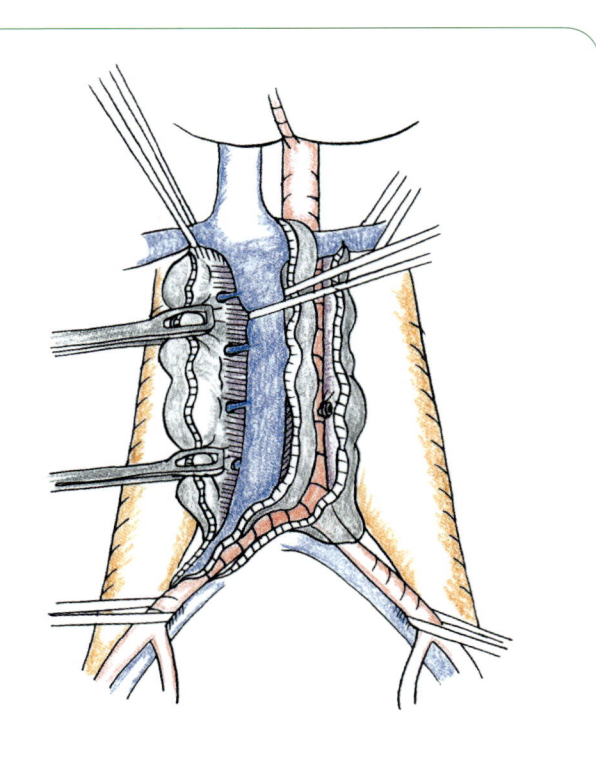

15 下大静脈外側のリンパ節鎖をバブコック鉗子で把持し，外側へ牽引。静脈の裏側へ剝離を進め，直角鉗子ですくえるところは積極的にテーピングしていく。テープを牽引することで外側の腰静脈がよくみえるのでこれも積極的に結紮・切断していく。

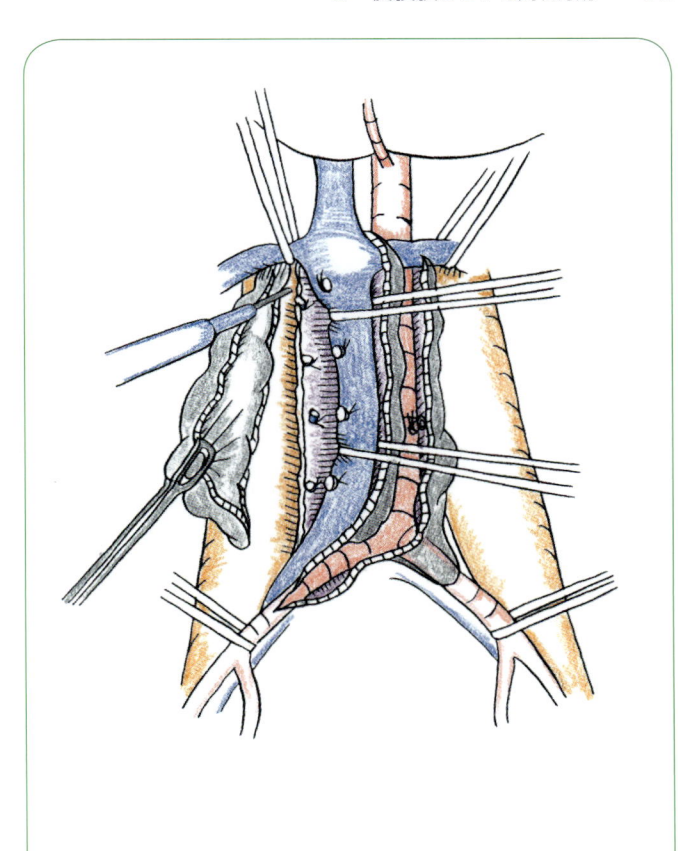

16 内側縁の薄いところでこのリンパ節鎖を切断・切除する。

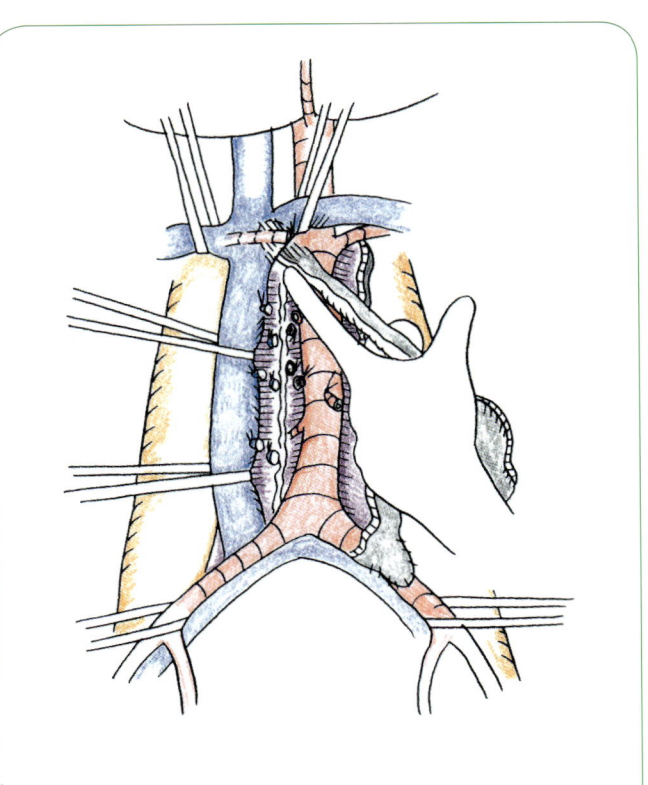

17 次に大動静脈間のリンパ節鎖を摘出する。これも内側の腰動静脈を積極的に結紮・切断するとよい。最後は右の腎動脈に気をつけて切離する。

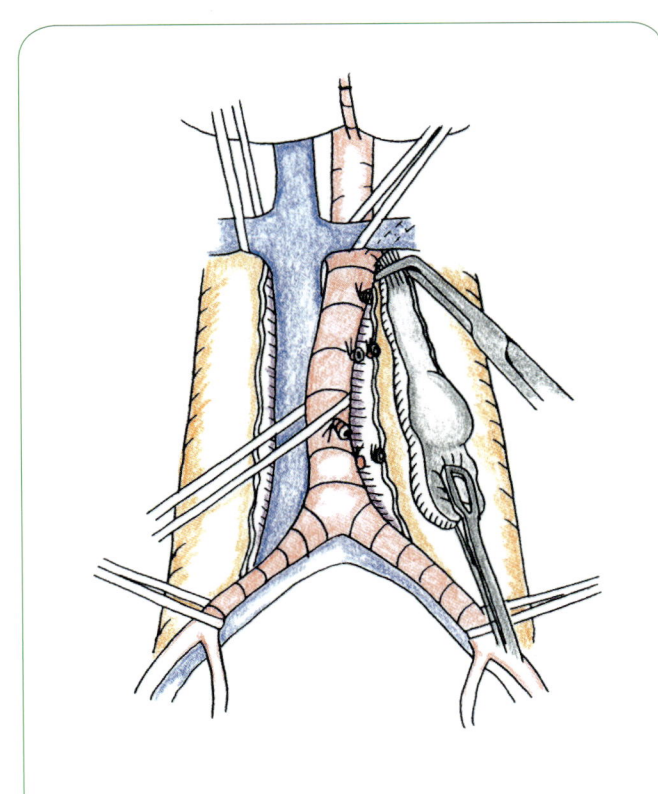

18 残りの大動脈左側のリンパ節鎖を摘出。左腎動脈の手前で切離。

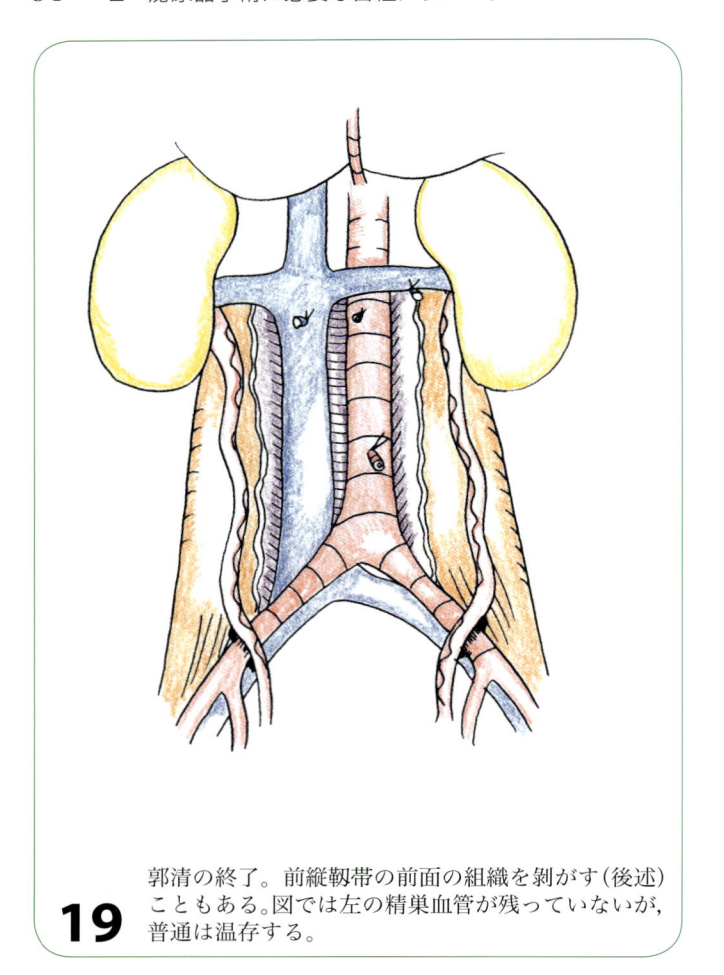

19 郭清の終了。前縦靱帯の前面の組織を剥がす（後述）こともある。図では左の精巣血管が残っていないが，普通は温存する。

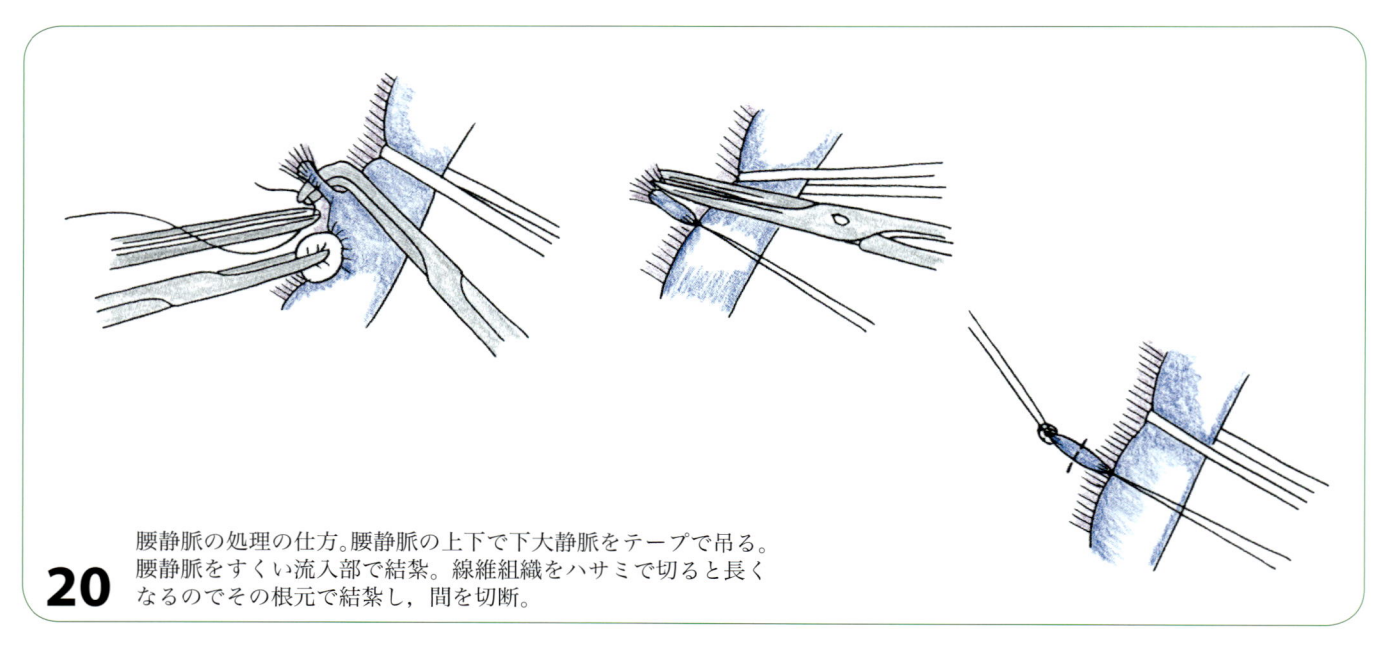

20 腰静脈の処理の仕方。腰静脈の上下で下大静脈をテープで吊る。腰静脈をすくい流入部で結紮。線維組織をハサミで切ると長くなるのでその根元で結紮し，間を切断。

B 後腹膜リンパ節郭清術 95

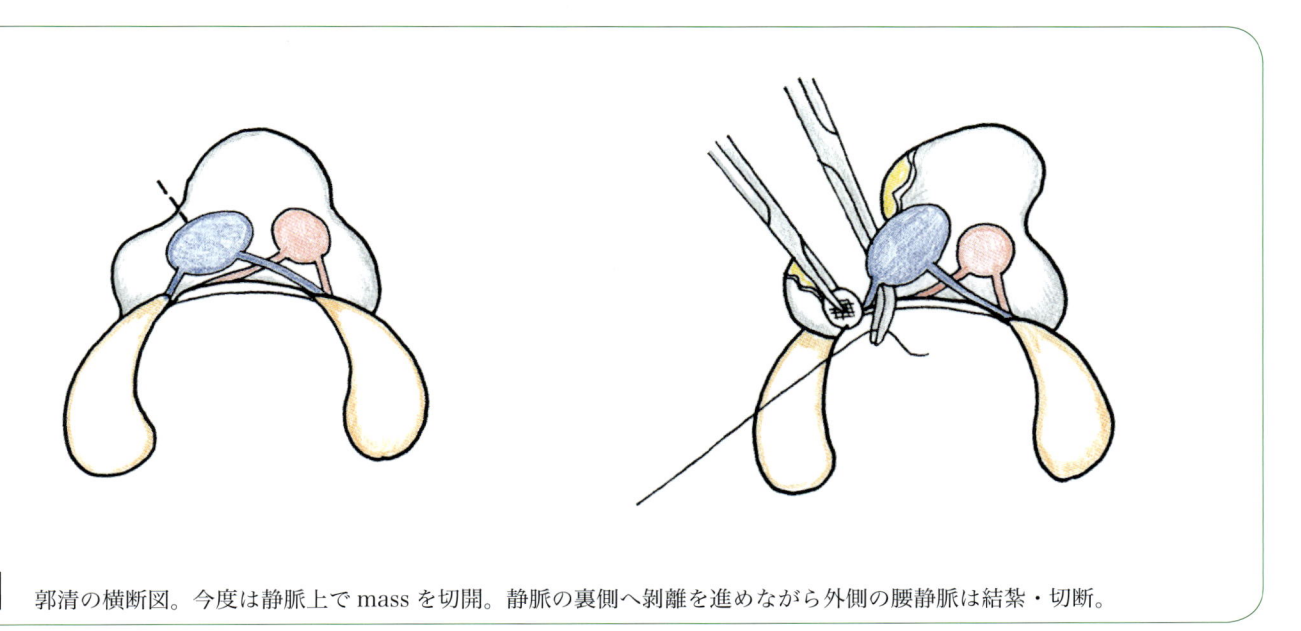

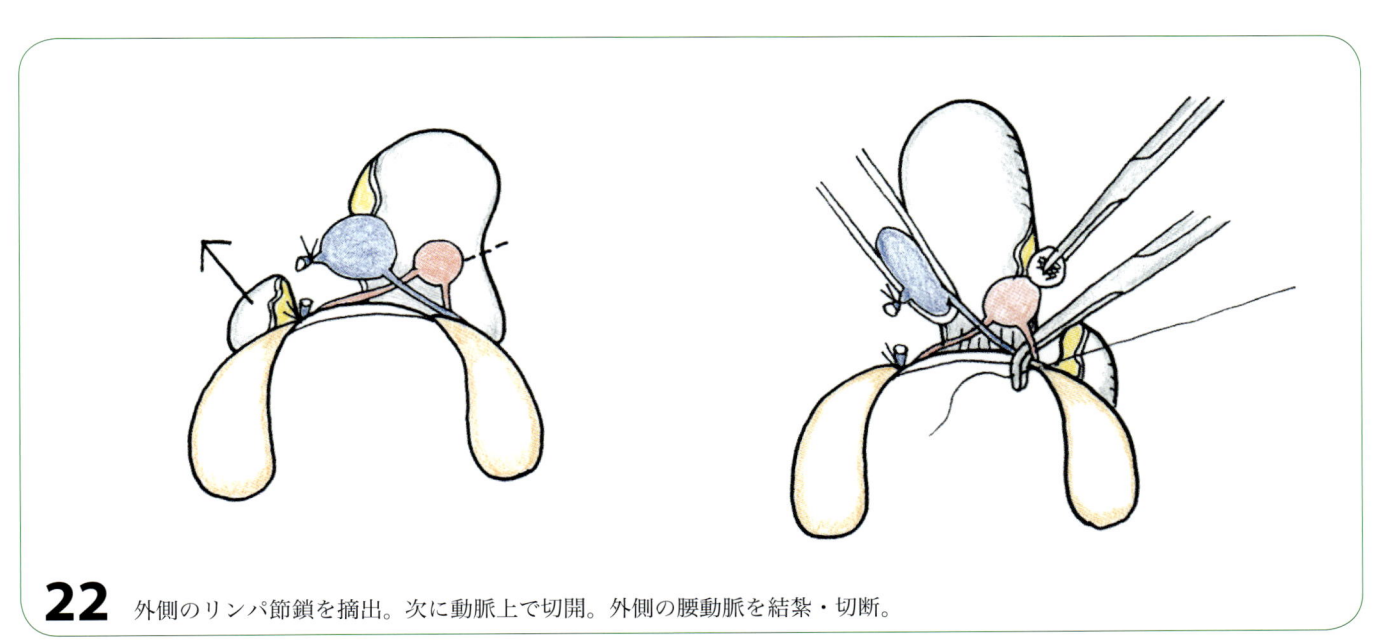

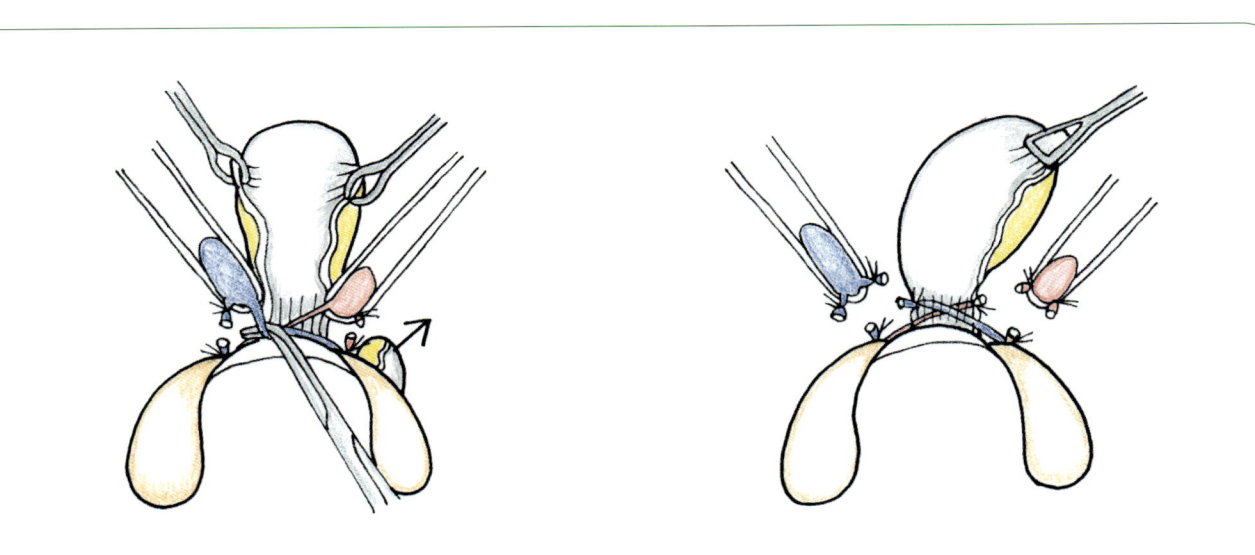

21 郭清の横断図。今度は静脈上で mass を切開。静脈の裏側へ剥離を進めながら外側の腰静脈は結紮・切断。

22 外側のリンパ節鎖を摘出。次に動脈上で切開。外側の腰動脈を結紮・切断。

23 大動脈外側のリンパ節鎖を摘出。最後に大動静脈をテープで外側に牽引し，内側の腰動静脈を結紮・切断しながら大動静脈間の mass を牽引しながら切除していく。

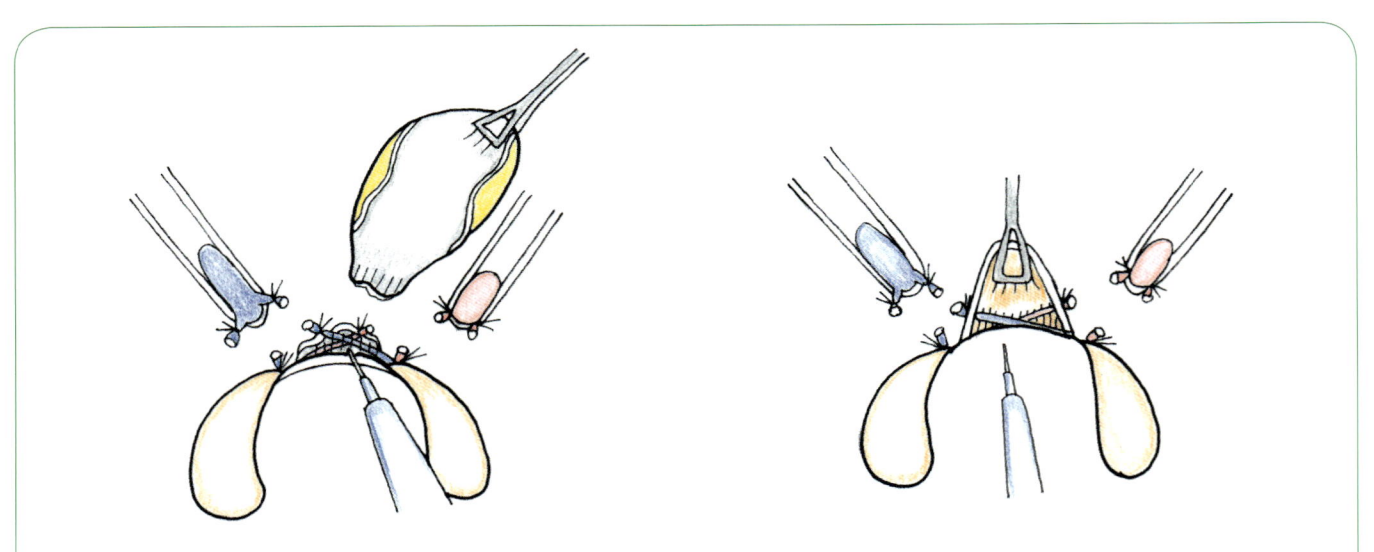

24 Mass を切断。次に前縦靱帯前面の組織も剥離していくが，内側の腰動静脈をもう一度この下で処理していくことになる。しばしば知らずに切断してしまい，Z縫合で止血していくことになる。

〈特殊な場面〉

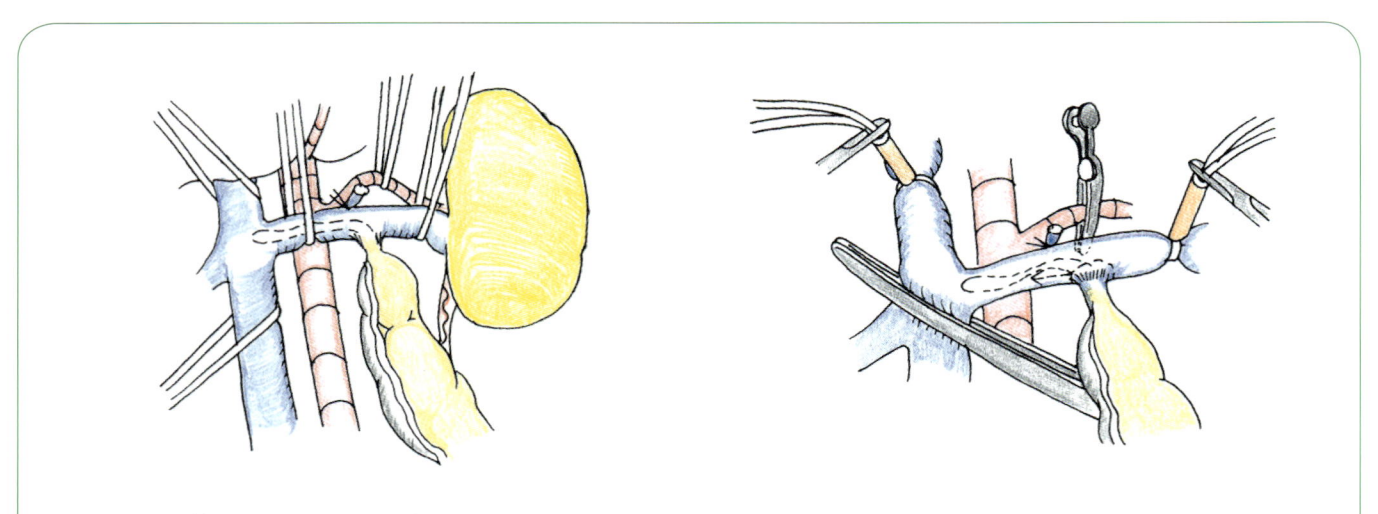

25 大動脈左のリンパ節鎖が左精巣静脈流入部より腫瘍塞栓として残っている場合。図のようにテーピングし，クランプする。

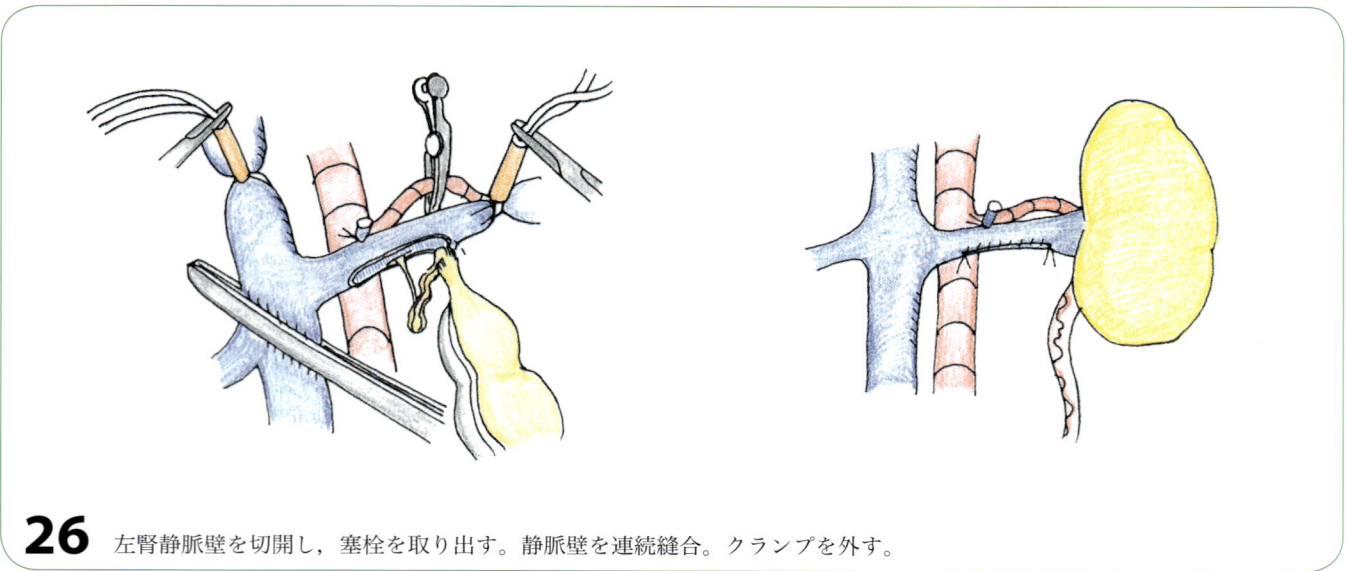

26 左腎静脈壁を切開し，塞栓を取り出す。静脈壁を連続縫合。クランプを外す。

B 後腹膜リンパ節郭清術

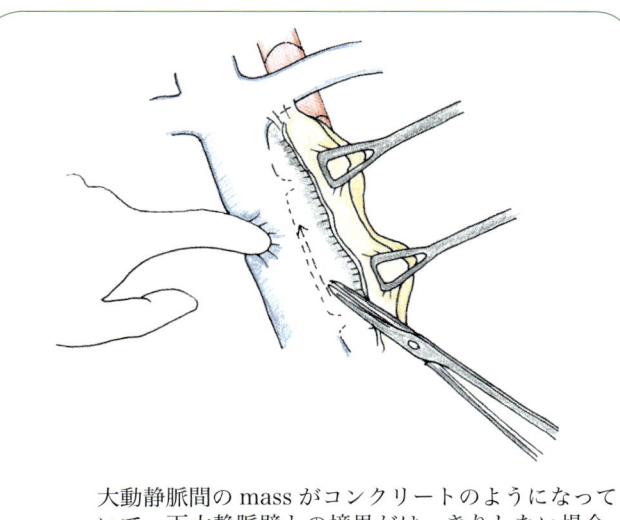

27 大動静脈間の mass がコンクリートのようになっていて，下大静脈壁との境界がはっきりしない場合。静脈を押して弾力のあるところは静脈なので，境界と思われる少し外側で，先の鋭利なハサミなどで削ぐように切っていく。

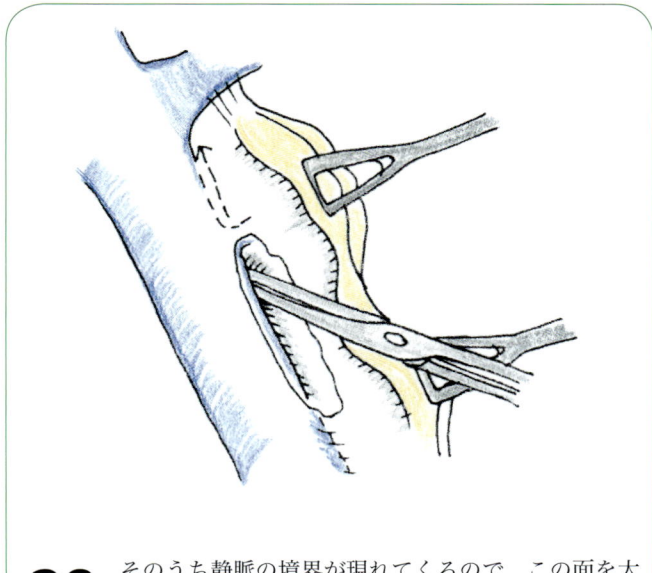

28 そのうち静脈の境界が現れてくるので，この面を大事にして剥離を進める。

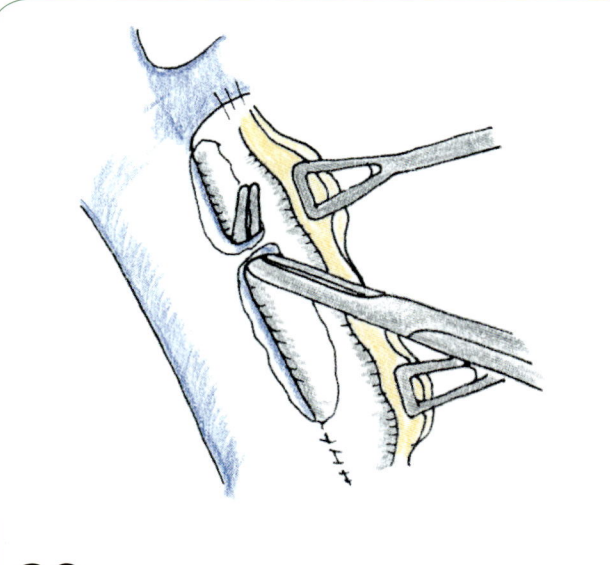

29 腰静脈を結紮・切断するとさらに剥離しやすくなる。

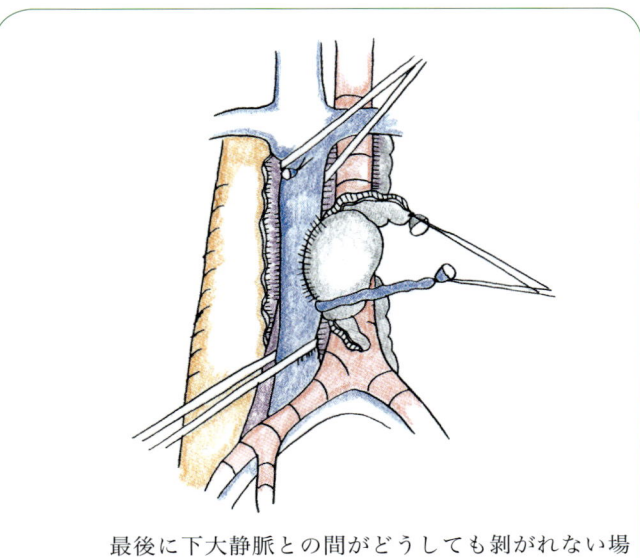

30 最後に下大静脈との間がどうしても剥がれない場合。なるべく接する面が小さくなるようにして，上下のテープをクランプ。

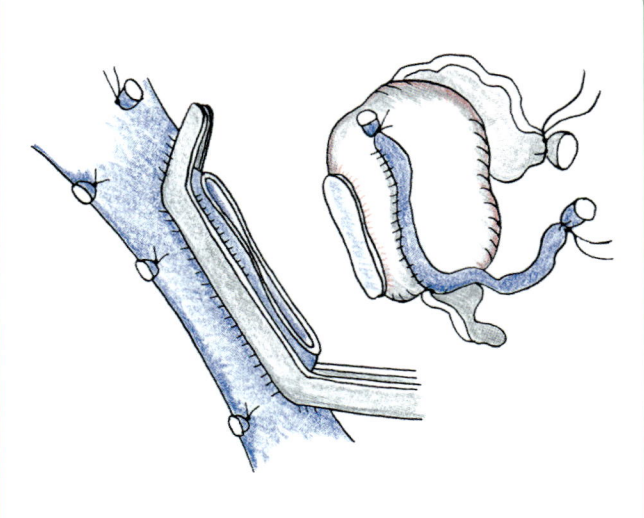

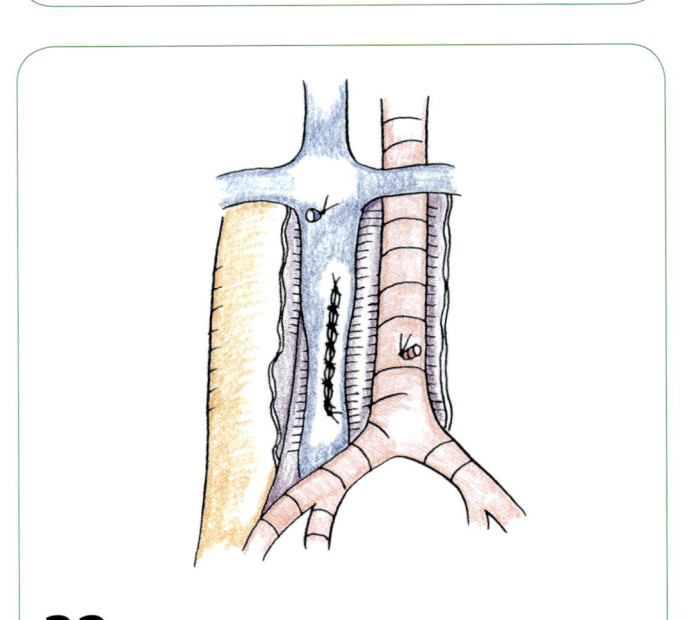

31 血管を collapse させると，サティンスキーを掛けることができた。静脈内腔は intact だった。

32 連続縫合で閉じる。

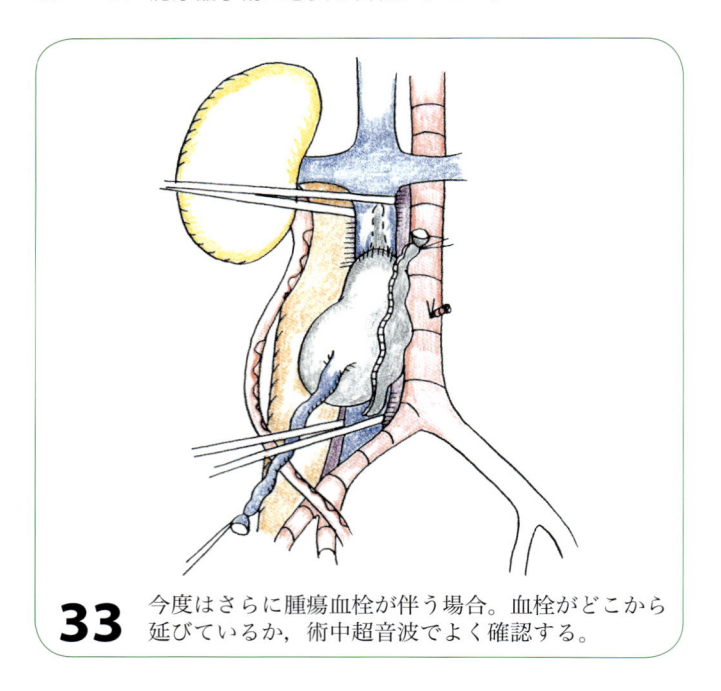

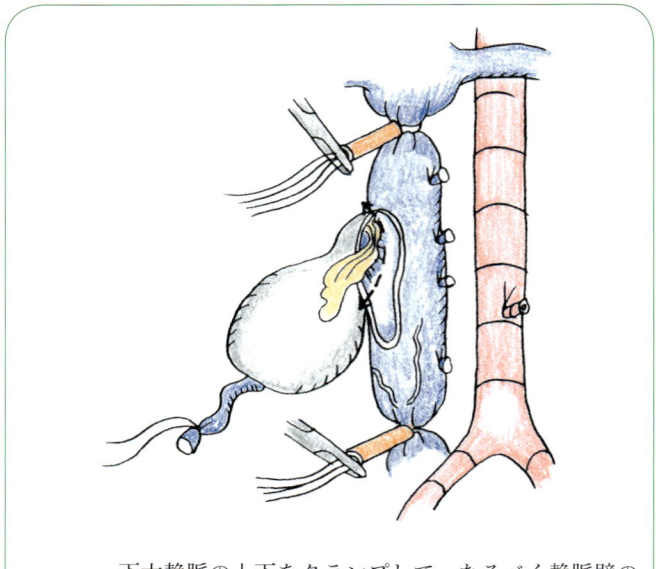

33 今度はさらに腫瘍血栓が伴う場合。血栓がどこから延びているか，術中超音波でよく確認する。

34 下大静脈の上下をクランプして，なるべく静脈壁の欠損が少なくなるように切除する。

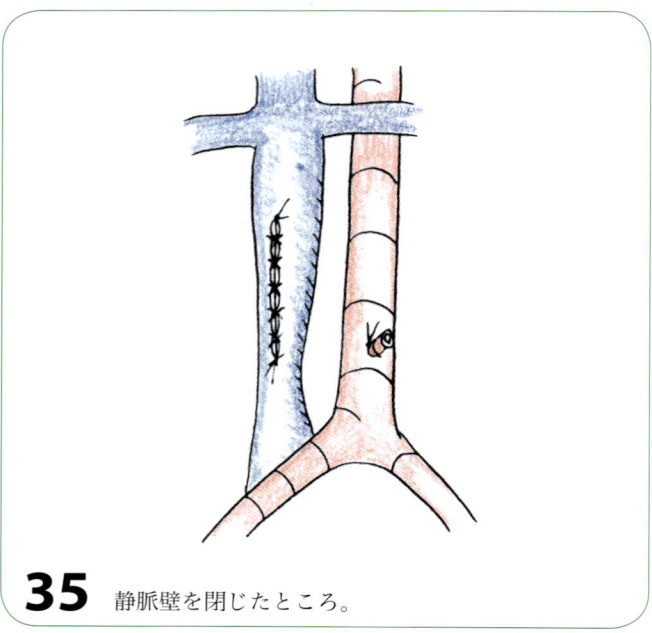

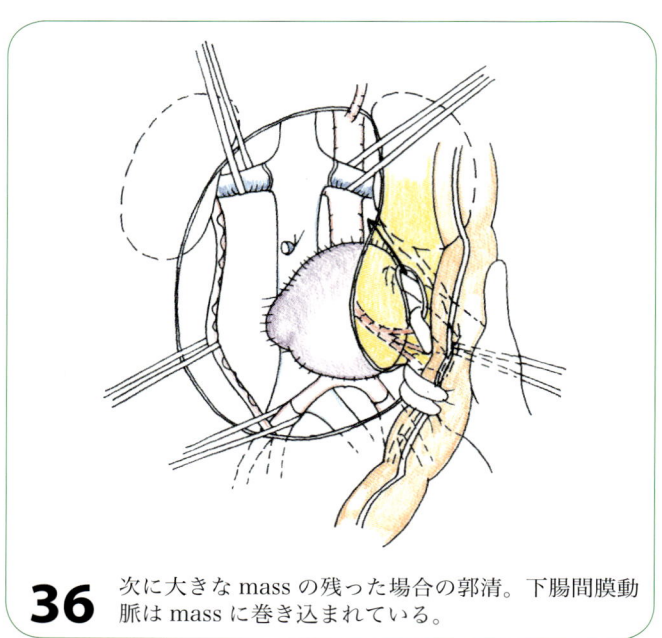

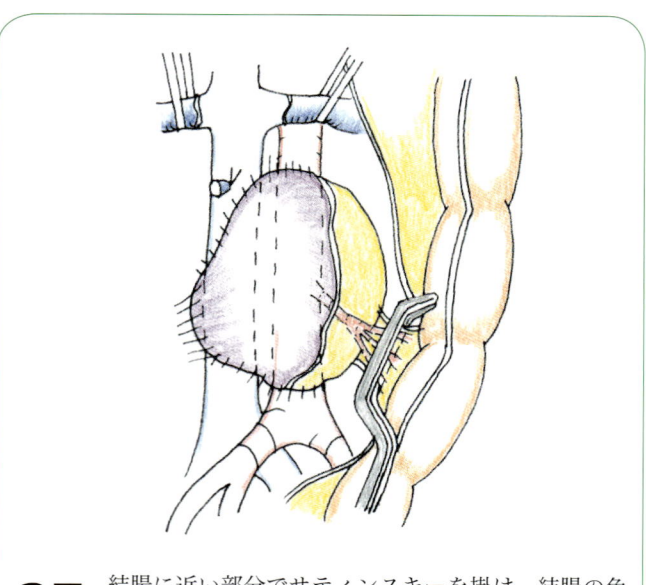

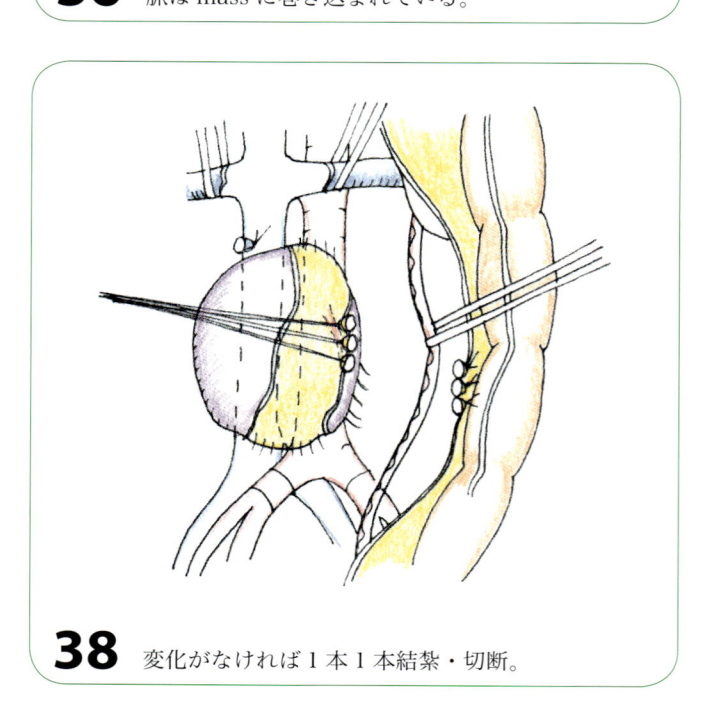

35 静脈壁を閉じたところ。

36 次に大きな mass の残った場合の郭清。下腸間膜動脈は mass に巻き込まれている。

37 結腸に近い部分でサティンスキーを掛け，結腸の色調に変化のないことを確認する。

38 変化がなければ1本1本結紮・切断。

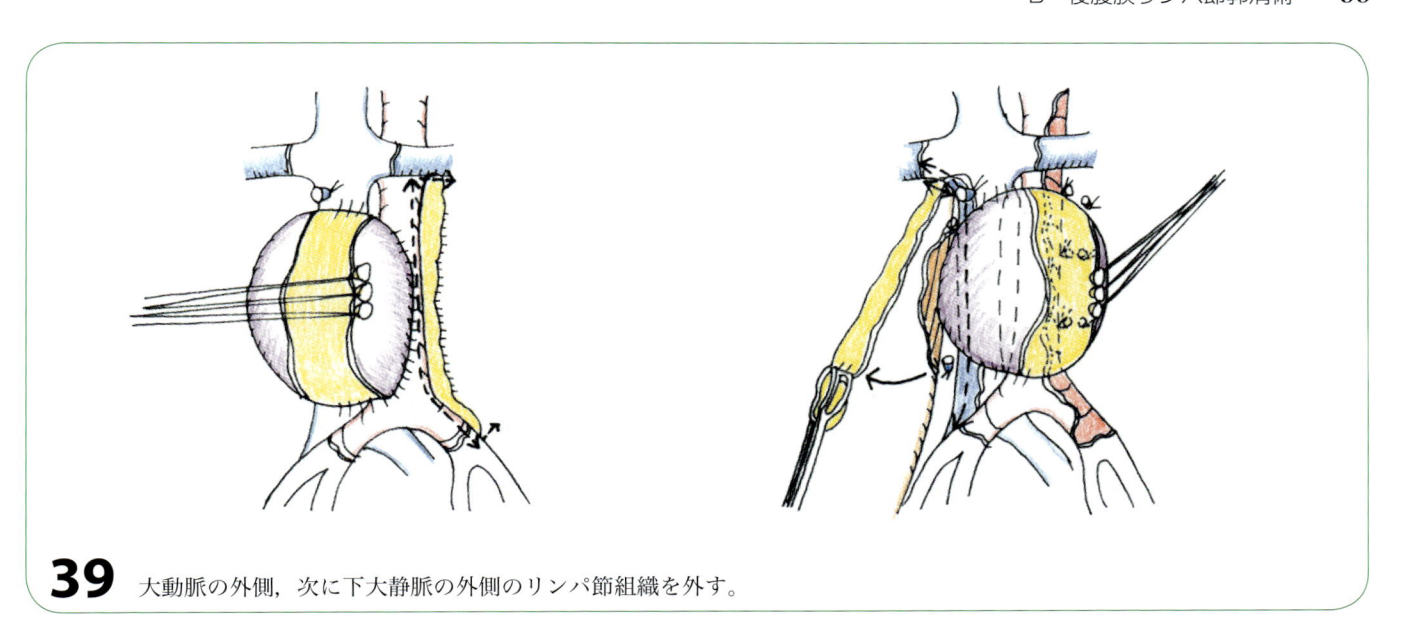

39 大動脈の外側，次に下大静脈の外側のリンパ節組織を外す。

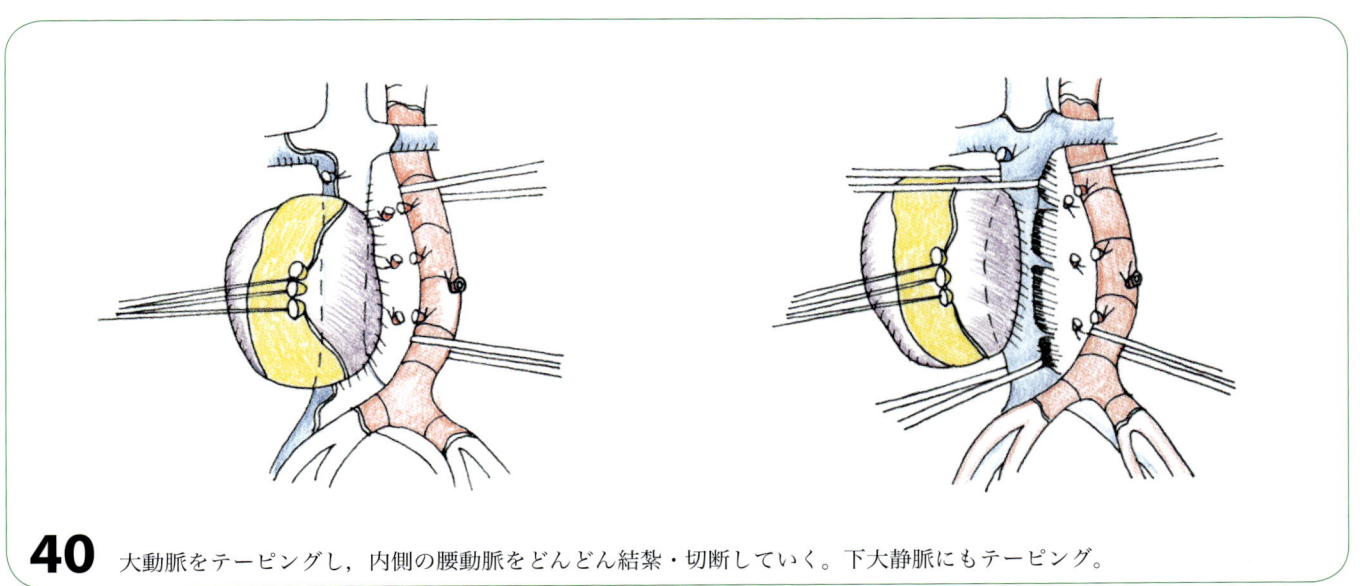

40 大動脈をテーピングし，内側の腰動脈をどんどん結紮・切断していく。下大静脈にもテーピング。

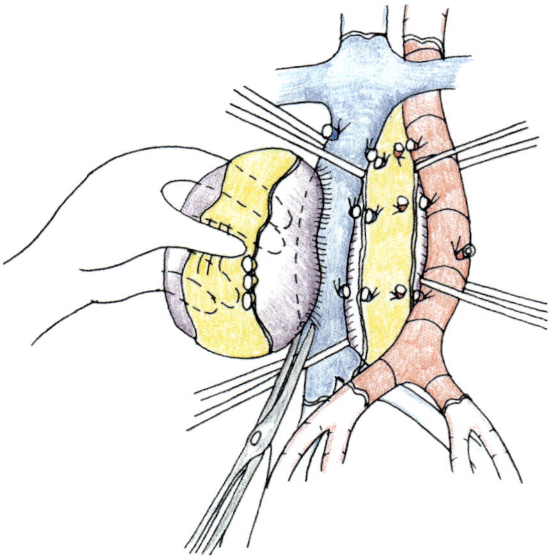

41 腰静脈も結紮・切断し，腫瘍を周りから徐々に下大静脈より剥離していく。

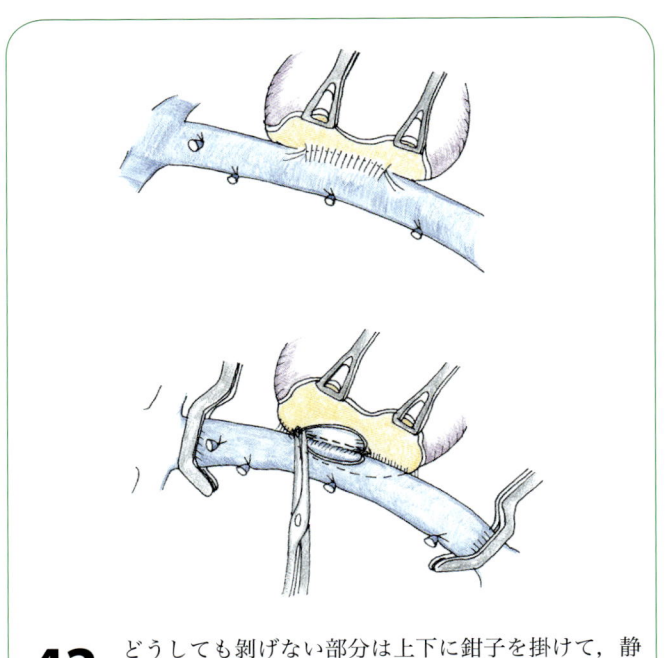

42 どうしても剥げない部分は上下に鉗子を掛けて，静脈壁を切開。腫瘍を摘出。

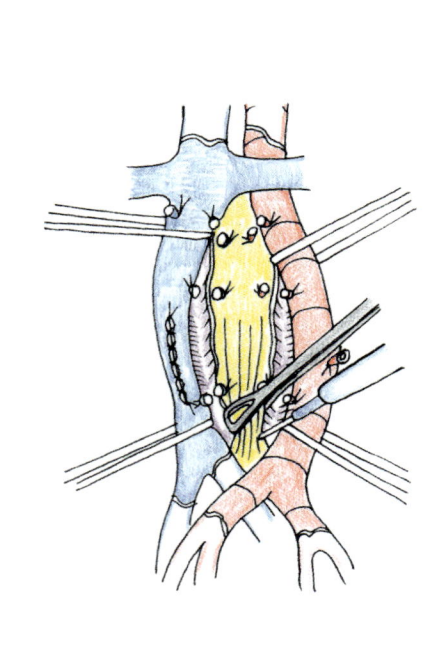

43 前縦靱帯前面の組織を下端部でバブコック鉗子にて挟むように把持する。下縁を決めて電気メスで切断。

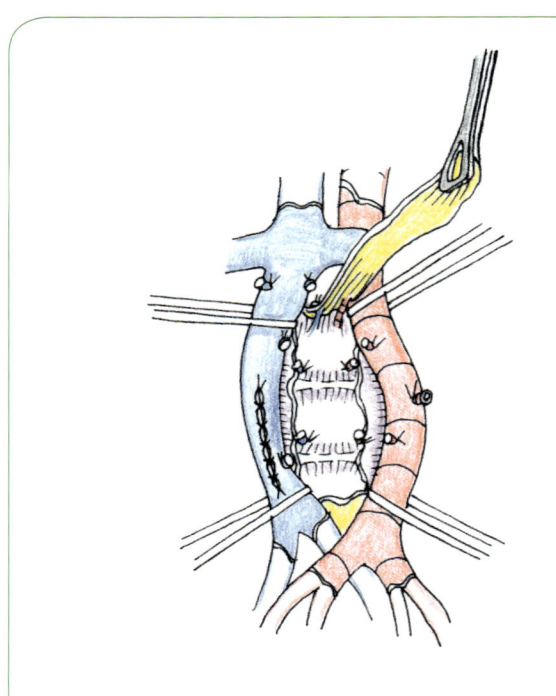

44 後は脊柱がみえるように電気メスで剥いでいくが，腰動静脈の処理がもう一度必要になる。

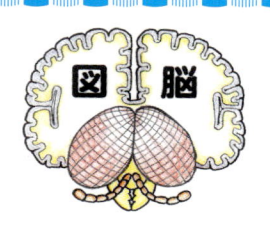

図脳とムダ思考（見えないものを見る図脳）

　図脳はムダな思考が好きである。課題さえあれば自動的にアイデアを産み続ける。イチローがフェンスによじ登ってボールをスーパーキャッチしてスパイダーマンと呼ばれたり，新庄が敬遠のボールをサヨナラヒットにしたりとまさにコミックの世界である。ドカベンの岩城がワンバウンドのボールをすくい上げてホームランにしたように，実はイチローも密かにワンバウンドのボールをチャンスがあればホームランにしようと狙っているかもしれない。これらは決して彼らの運動能力が高くてたまたま奇跡的にできただけのプレーではない。たぶんイチローはフェンスによじ登ることを考えていただろうし，そのために可能なフェンスかどうか確認もしていただろうし，実際に練習もしていただろう。新庄だって敬遠とわかって考えついたのではなく，以前からこういう場面になったらやってやろうと考えていたと思う。だからヒットの前の何球かは，ボールまでの距離を測り，どこへ転がせばヒットになるかを観察していたはずである。これらの実例はコミックのアイデアのようにムダ思考の産物であるが，ムダ思考のほとんどは実現されず無駄に終わるはずである。野球人生のなかで一度実現するかどうかの確率かもしれないが，以前にこのような場面や状況に対して想定していなければ実現しないはずである。

　手術でも時に思わぬ困難な状況におかれることがある。このようなときに事前のムダ思考によって救われることもある。本書の中でもいくつかそのような例を紹介しているが，特に尿路再建の予定で尿管が全てなくなってしまった例は，さすがにそこまでの状況は予想していなかったが，手術前にいくつものオプションを考えておいたので危機を脱することができた。われわれも見えないものを見る図脳を鍛えておく必要がある。手術中に思いがけない状況になり，急に頭の回転がよくなってすばらしいアイデアを思いつくということはまずあり得ない。

B　後腹膜リンパ節郭清術

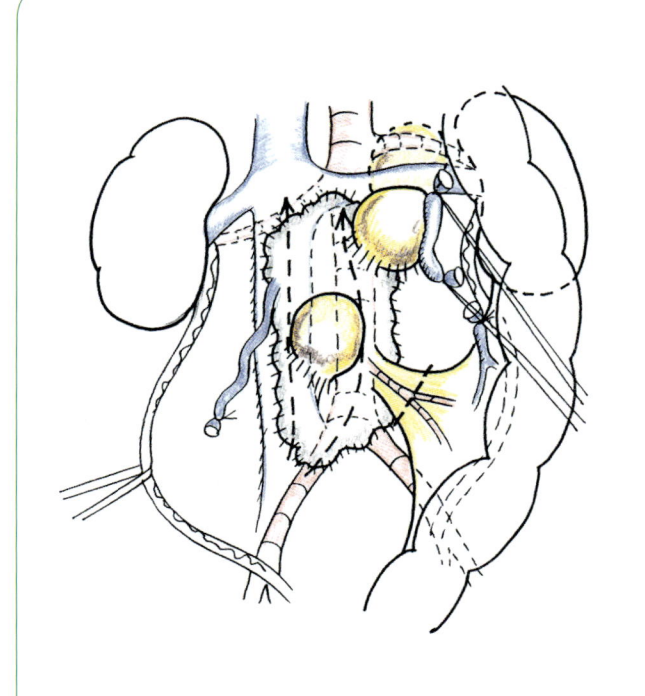

45 9コースの化学療法後にマーカーが正常化したケース。3つの腫瘤が残存している（右精巣腫瘍だが残存腫瘍は右になく左に存在）。図のように大動脈上，下大静脈上の線維組織上を切開。このような場合，それぞれの腫瘤をどのリンパ節鎖につけてとるか考えて切開ラインを決める。

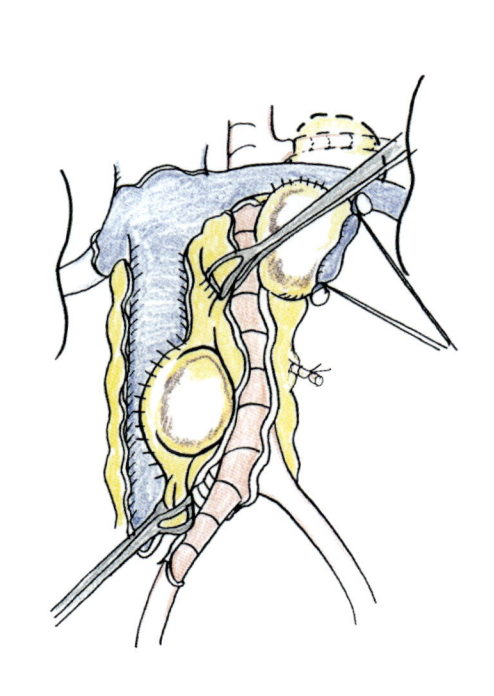

46 切開し終わったところ。左の腫瘤が下腸間膜静脈を巻き込んでいるのでこれを腫瘤につけて結紮・切断した。下腸間膜動脈を切断してある。

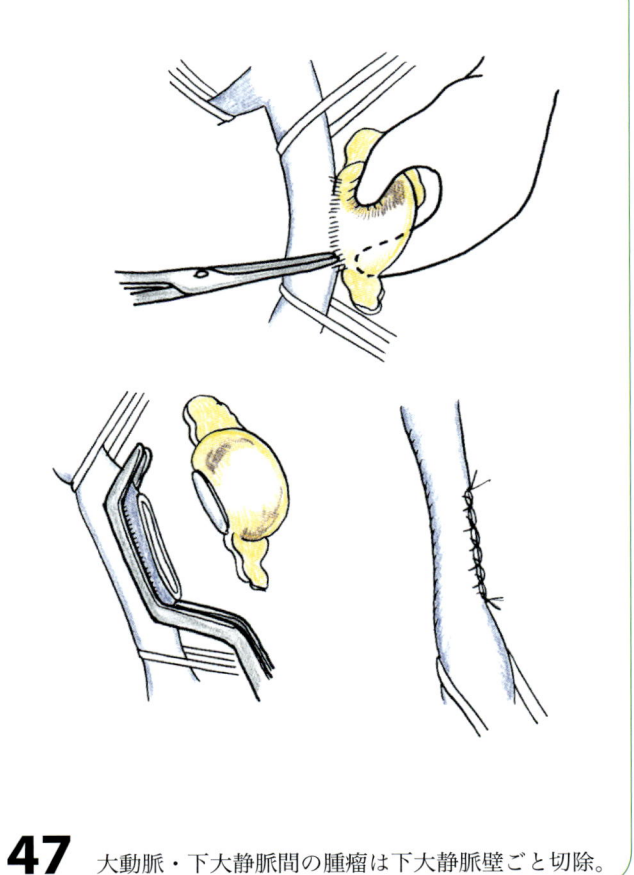

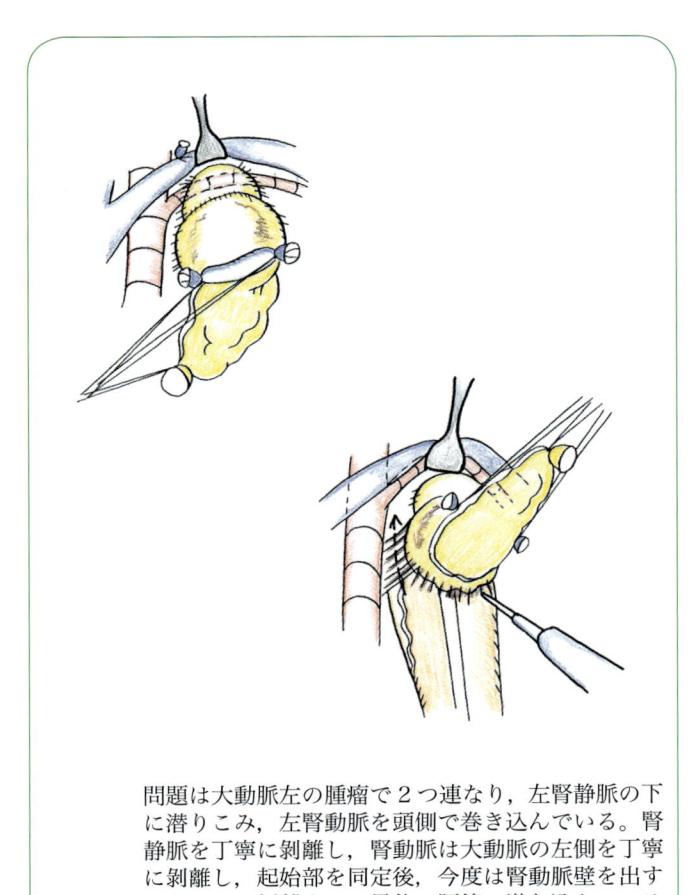

47 大動脈・下大静脈間の腫瘤は下大静脈壁ごと切除。

48 問題は大動脈左の腫瘤で2つ連なり，左腎静脈の下に潜りこみ，左腎動脈を頭側で巻き込んでいる。腎静脈を丁寧に剥離し，腎動脈は大動脈の左側を丁寧に剥離し，起始部を同定後，今度は腎動脈壁を出すようにして剥離する。最後は腰筋に潜り込んでいるので，腰筋に切り込んで切除する。

C 傍腹直筋切開によるアプローチ

12 傍腹直筋切開

　このアプローチも泌尿器科医にとっては重要なアプローチ法であり，覚えておけば重宝する。腎尿管全摘術において，腎を腰部斜切開で剝離したのち，尿管をこのアプローチで摘出する。

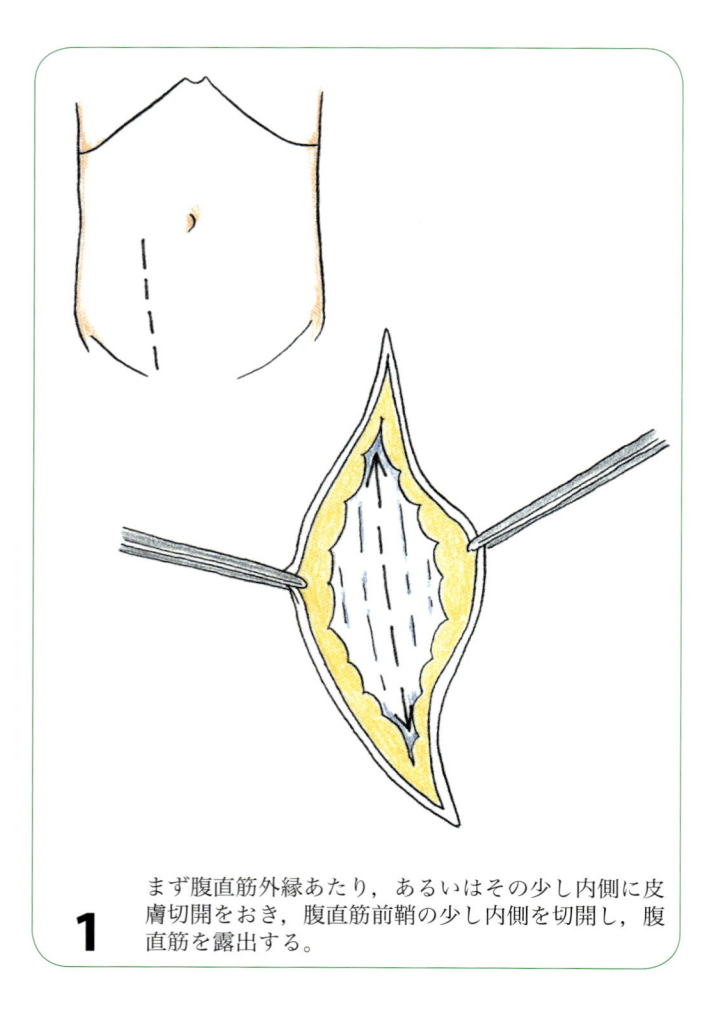

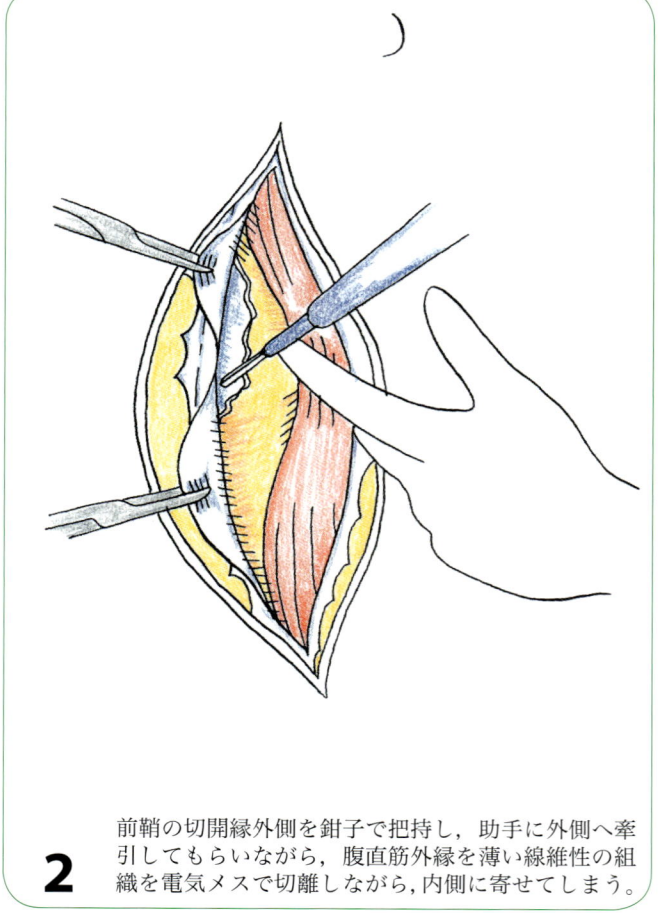

1 まず腹直筋外縁あたり，あるいはその少し内側に皮膚切開をおき，腹直筋前鞘の少し内側を切開し，腹直筋を露出する。

2 前鞘の切開縁外側を鉗子で把持し，助手に外側へ牽引してもらいながら，腹直筋外縁を薄い線維性の組織を電気メスで切離しながら，内側に寄せてしまう。

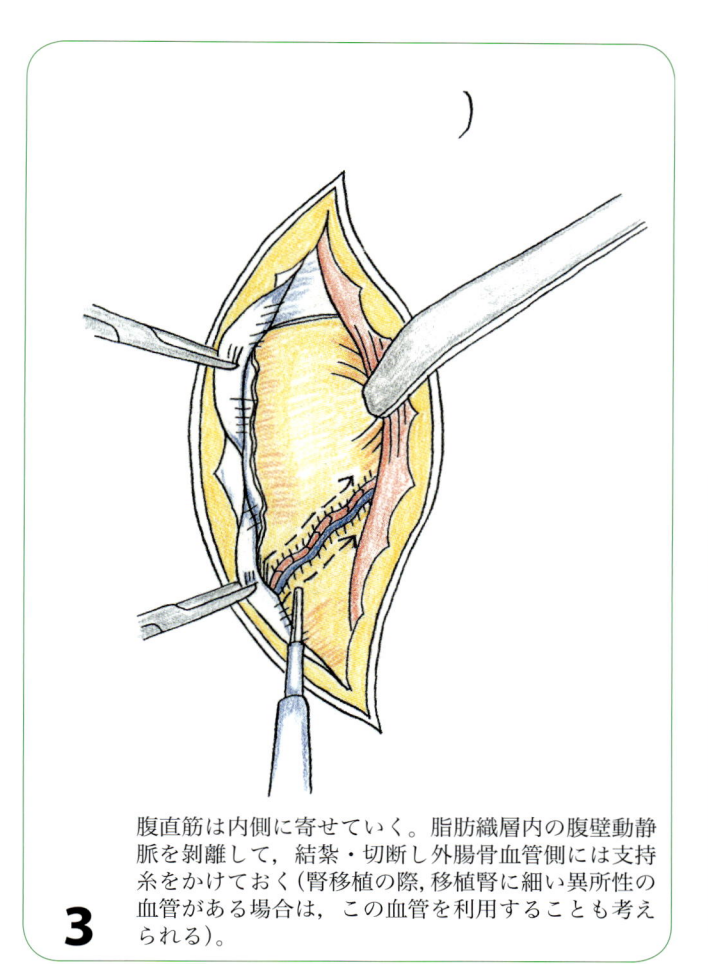

C 傍腹直筋切開によるアプローチ

3 腹直筋は内側に寄せていく。脂肪織層内の腹壁動静脈を剝離して，結紮・切断し外腸骨血管側には支持糸をかけておく（腎移植の際，移植腎に細い異所性の血管がある場合は，この血管を利用することも考えられる）。

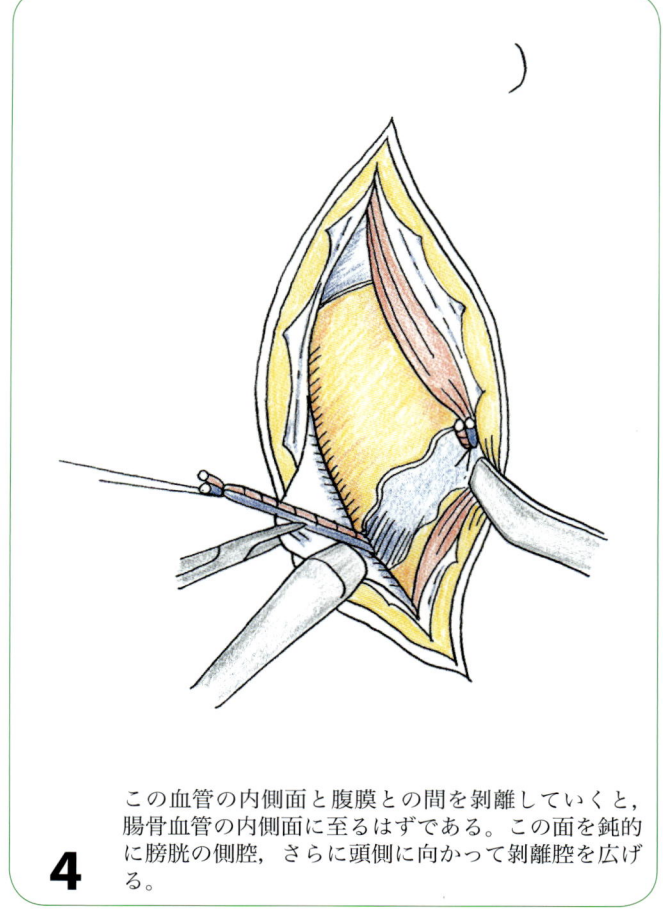

4 この血管の内側面と腹膜との間を剝離していくと，腸骨血管の内側面に至るはずである。この面を鈍的に膀胱の側腔，さらに頭側に向かって剝離腔を広げる。

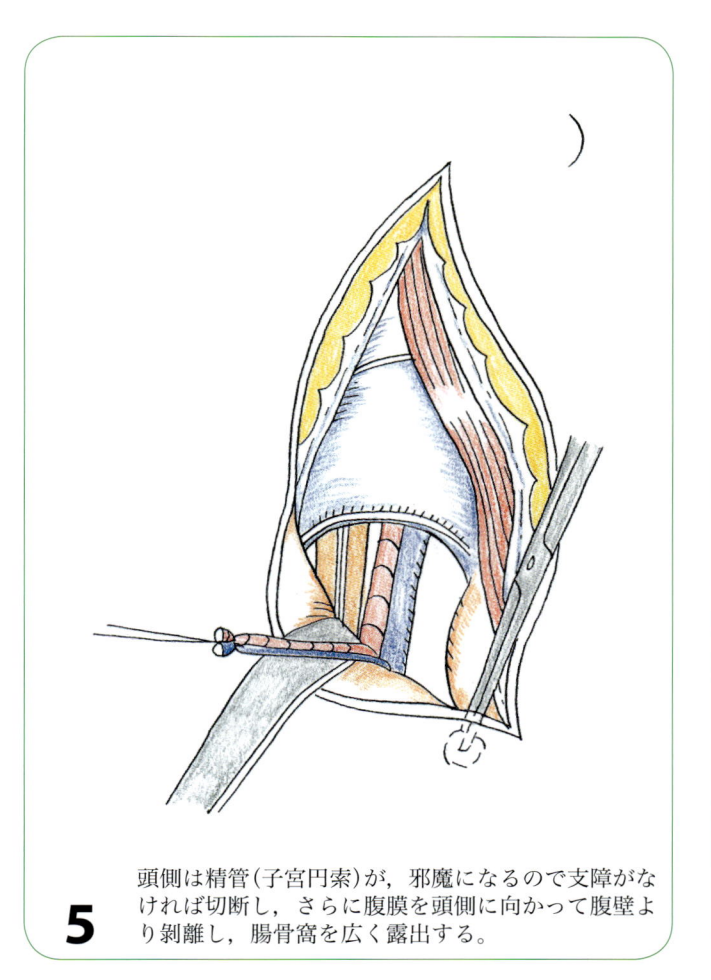

5 頭側は精管（子宮円索）が，邪魔になるので支障がなければ切断し，さらに腹膜を頭側に向かって腹壁より剝離し，腸骨窩を広く露出する。

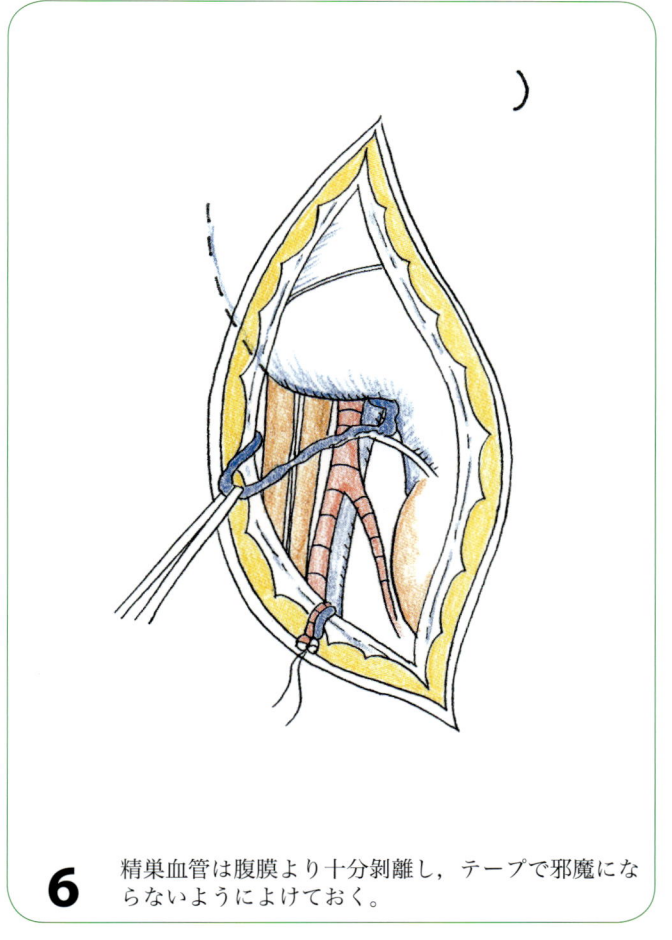

6 精巣血管は腹膜より十分剝離し，テープで邪魔にならないようによけておく。

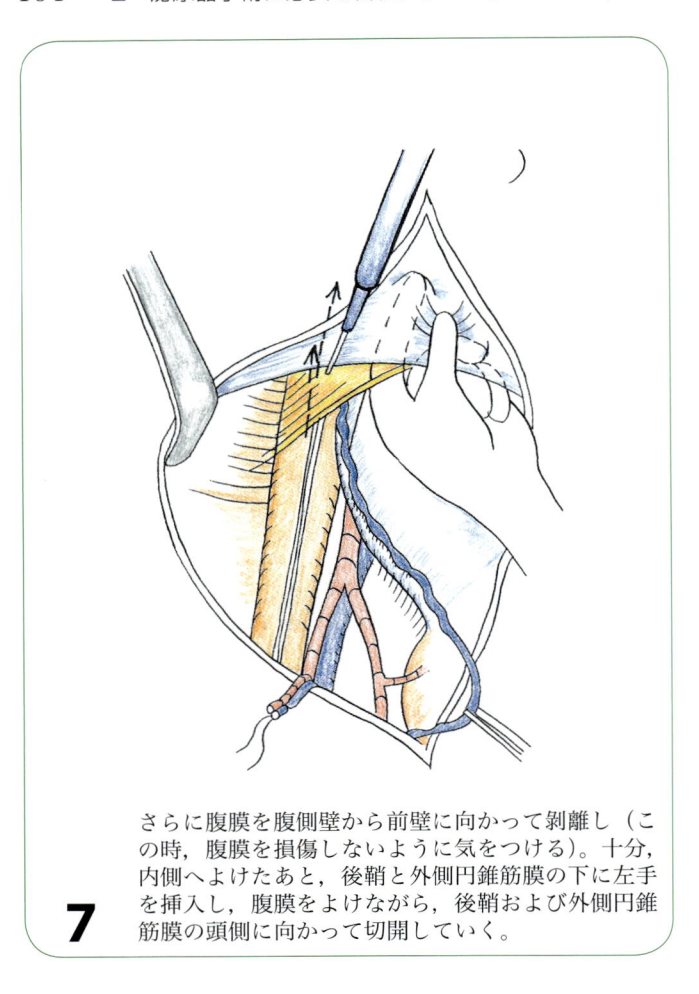

7 さらに腹膜を腹側壁から前壁に向かって剝離し（この時，腹膜を損傷しないように気をつける）。十分，内側へよけたあと，後鞘と外側円錐筋膜の下に左手を挿入し，腹膜をよけながら，後鞘および外側円錐筋膜の頭側に向かって切開していく。

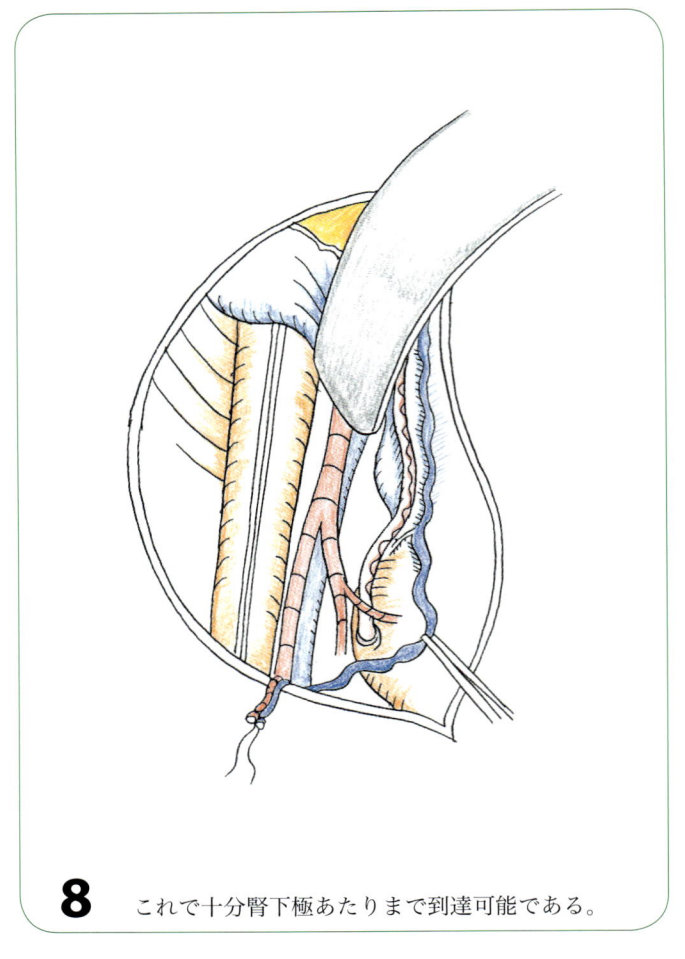

8 これで十分腎下極あたりまで到達可能である。

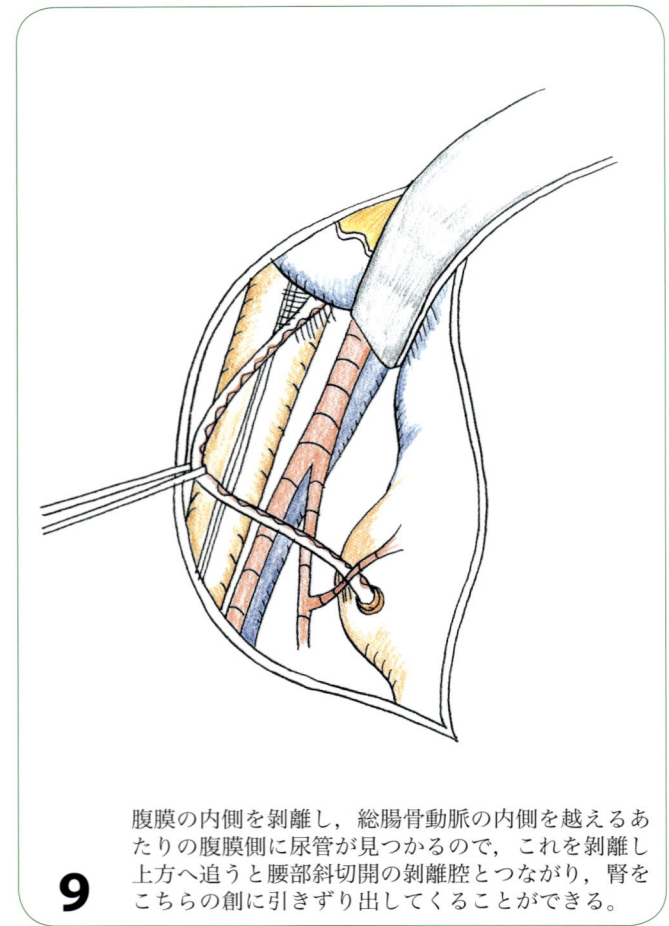

9 腹膜の内側を剝離し，総腸骨動脈の内側を越えるあたりの腹膜側に尿管が見つかるので，これを剝離し上方へ追うと腰部斜切開の剝離腔とつながり，腎をこちらの創に引きずり出してくることができる。

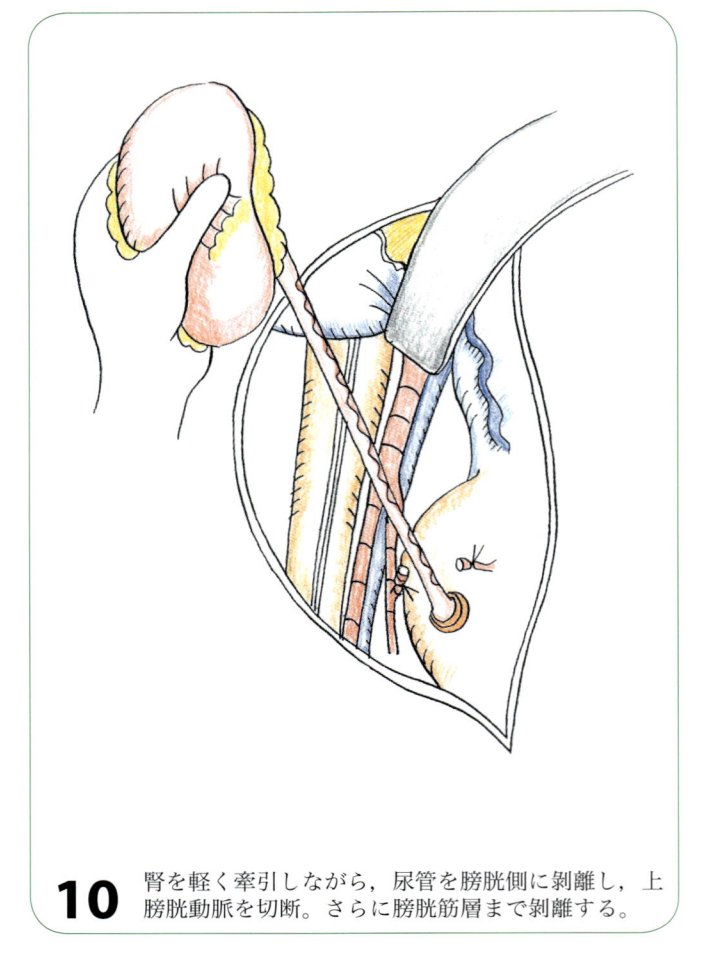

10 腎を軽く牽引しながら，尿管を膀胱側に剝離し，上膀胱動脈を切断。さらに膀胱筋層まで剝離する。

C 傍腹直筋切開によるアプローチ　105

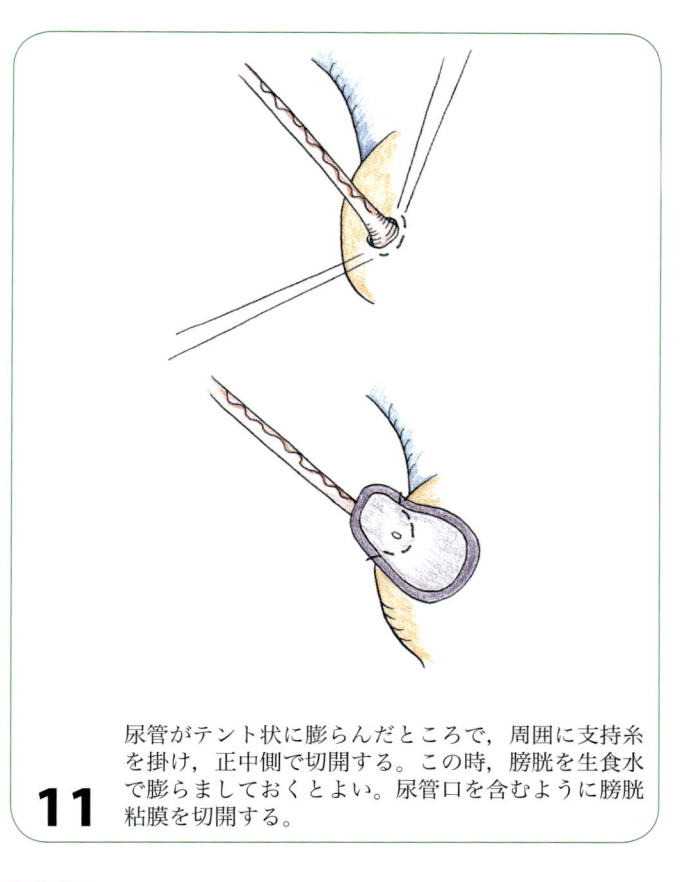

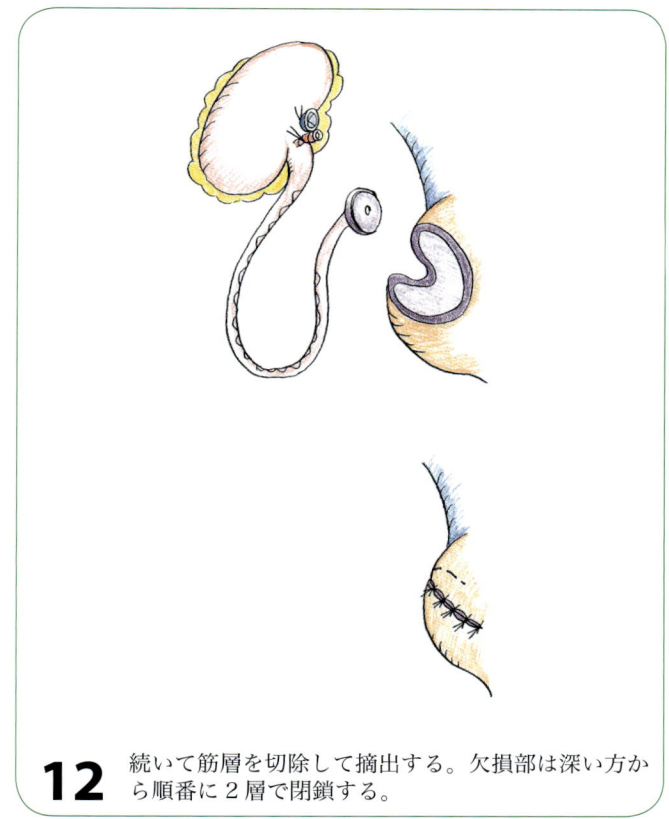

11 尿管がテント状に膨らんだところで，周囲に支持糸を掛け，正中側で切開する。この時，膀胱を生食水で膨らましておくとよい。尿管口を含むように膀胱粘膜を切開する。

12 続いて筋層を切除して摘出する。欠損部は深い方から順番に2層で閉鎖する。

13 傍腹直筋切開法による生体腎移植（レシピエント）

　実際に術者としての経験はないが，エジプトで助手に入らせてもらっていた時のメモを参考に紹介する。

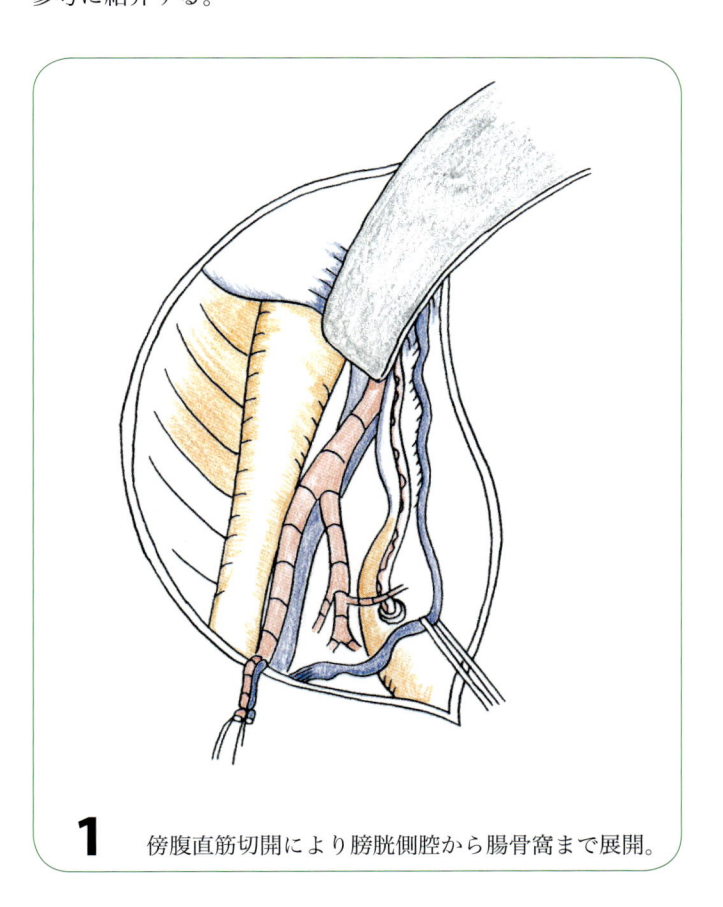

1 傍腹直筋切開により膀胱側腔から腸骨窩まで展開。

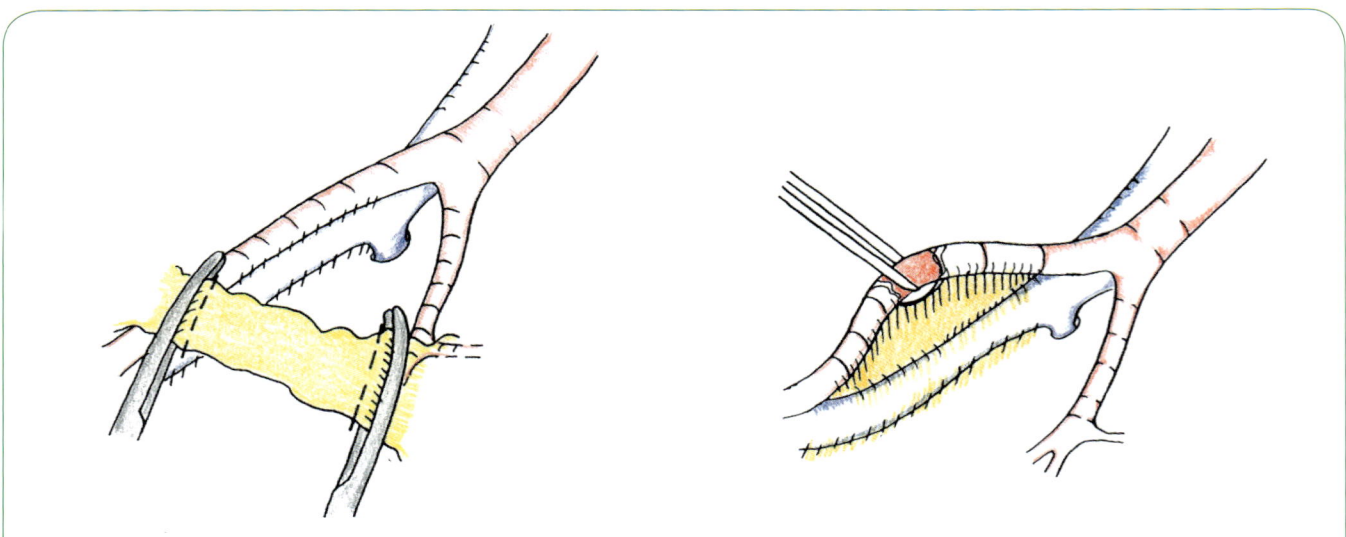

2 膀胱側腔を展開する際，膀胱から外腸骨動脈方向に延びるリンパ組織？を結紮・切断。外腸骨静脈にアクセスしやすいように，必要に応じて，外腸骨動脈をテープで外側によけておく。

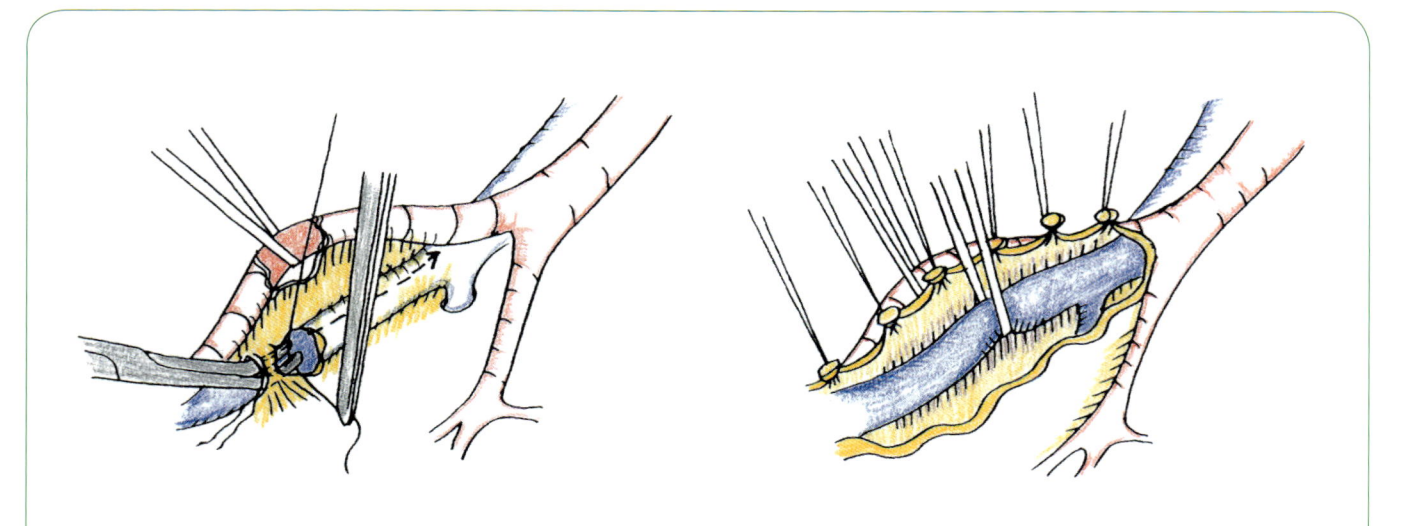

3 外腸骨静脈上の血管鞘を直角ケリーですくい，外側は結紮し，外方に牽引しておく。途中でテープをかけ血管鞘より，十分遊離しておく。

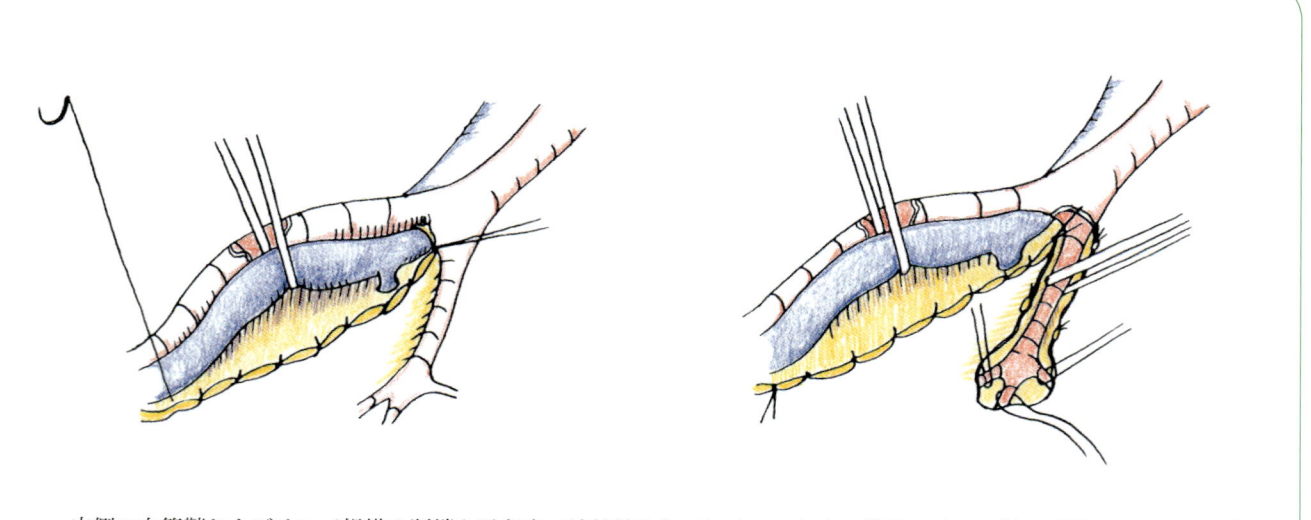

4 内側の血管鞘およびリンパ組織の断端を吸収糸で連続縫合しておく。これらの操作はリンパ漏の予防である。また内腸骨動脈も血管鞘から遊離しておき，その分枝には糸を掛けておき，結紮・切断に備えておく。

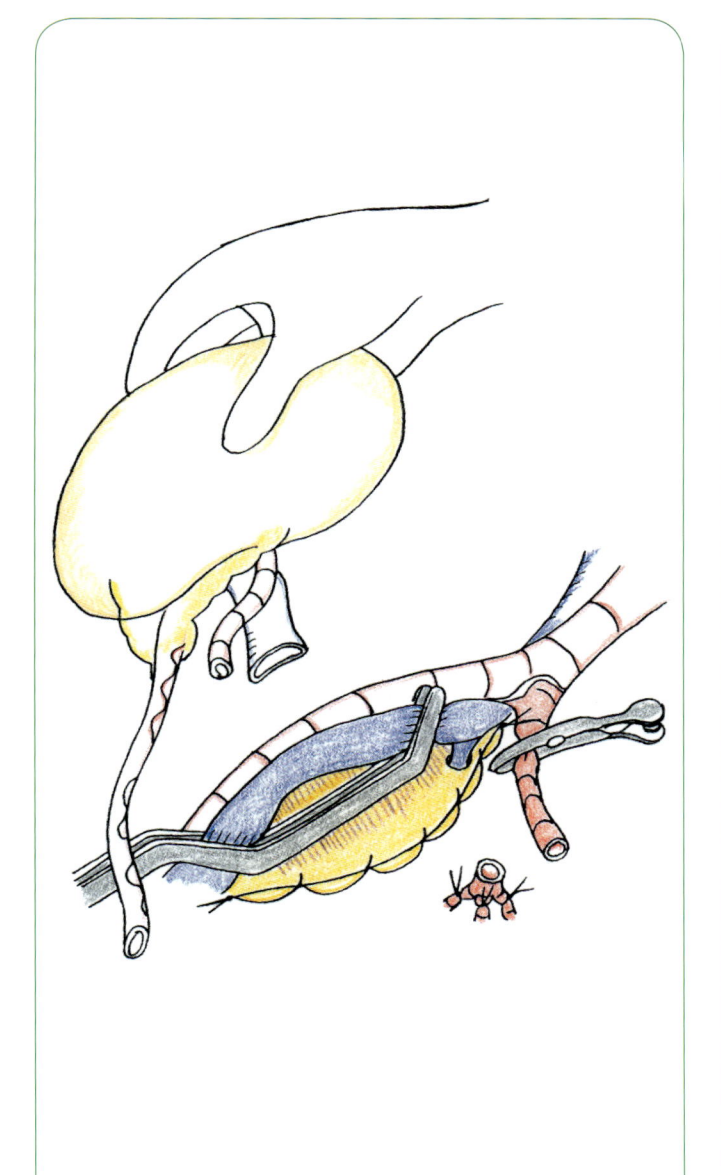

5 ドナー腎が摘出できそうになったら，先の内腸骨動脈の分枝を結紮し，内腸骨動脈根部にブルドッグ鉗子を掛け，切断する．外腸骨静脈には図のようにサティンスキー鉗子を掛け，静脈吻合に備える．

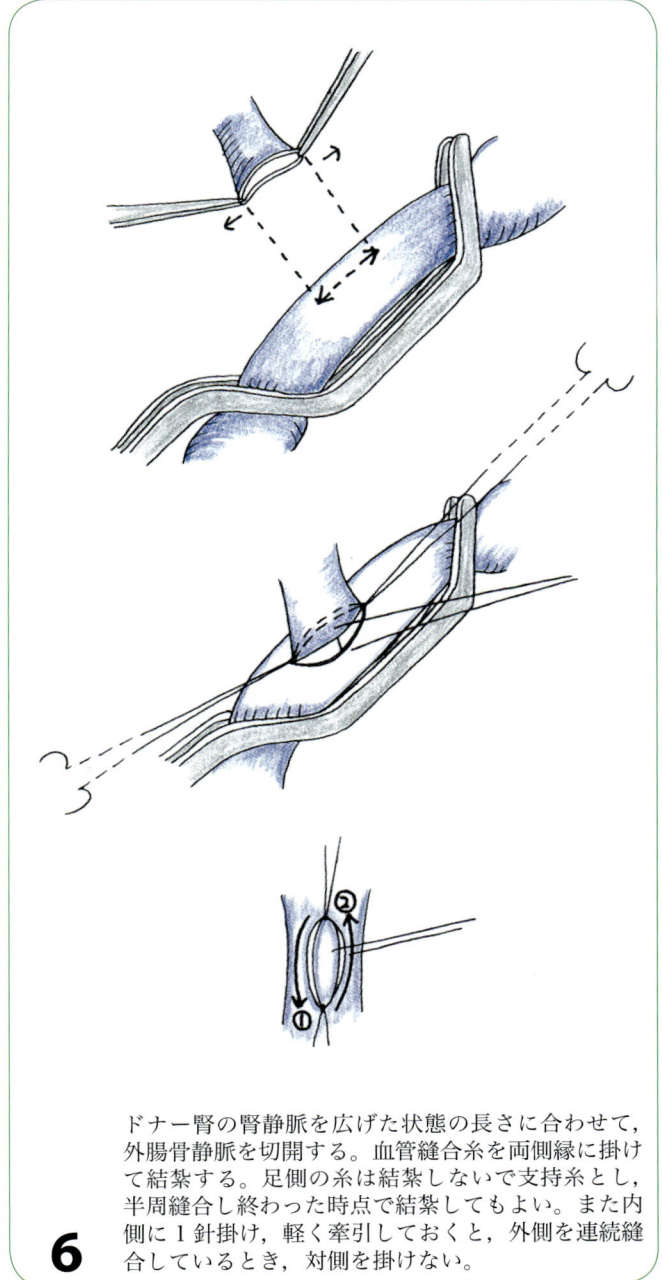

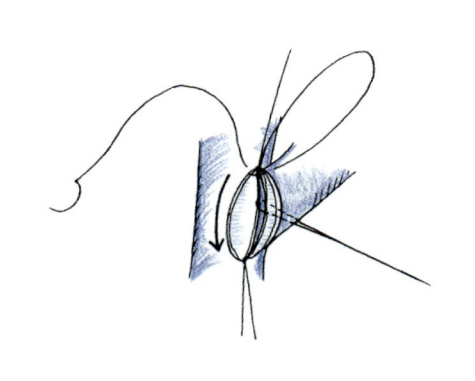

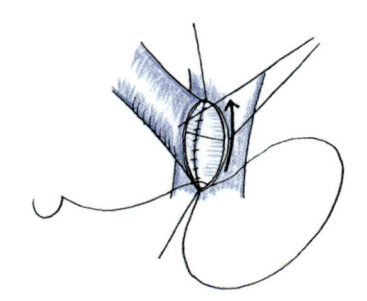

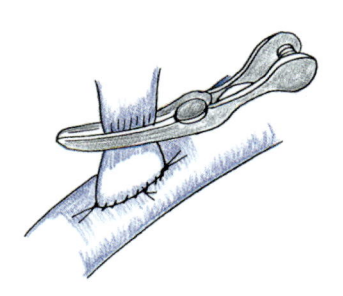

6 ドナー腎の腎静脈を広げた状態の長さに合わせて，外腸骨静脈を切開する．血管縫合糸を両側縁に掛けて結紮する．足側の糸は結紮しないで支持糸とし，半周縫合し終わった時点で結紮してもよい．また内側に1針掛け，軽く牽引しておくと，外側を連続縫合しているとき，対側を掛けない．

7 まず助手に腎を内側に倒すように把持してもらい，外側半分を連続縫合．次に腎を外側に倒してもらい，内側半分を連続縫合する．腎静脈にブルドッグ鉗子をかけ，サティンスキーを外す．縫合部から血液がにじみ出るようなときは，圧迫でしばらく様子をみる．出血が続く部位は追加縫合を加える．

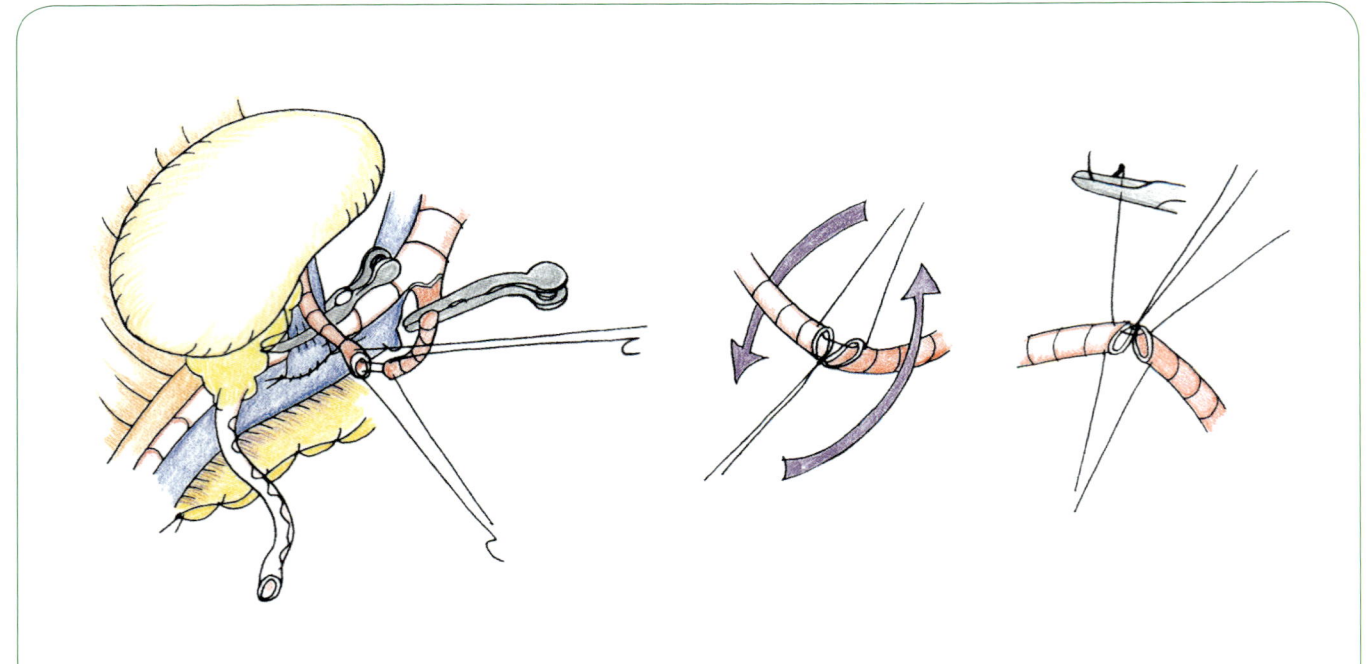

8 次に腎を腸骨窩に寝かせ，腎動脈と内腸骨動脈がねじれなく対面するようにして，上下に2針，血管縫合糸を掛ける。この2本の糸をひっくり返して裏側から結節縫合する。裏が終わったら元の位置に糸を戻し，表側を結節縫合する。

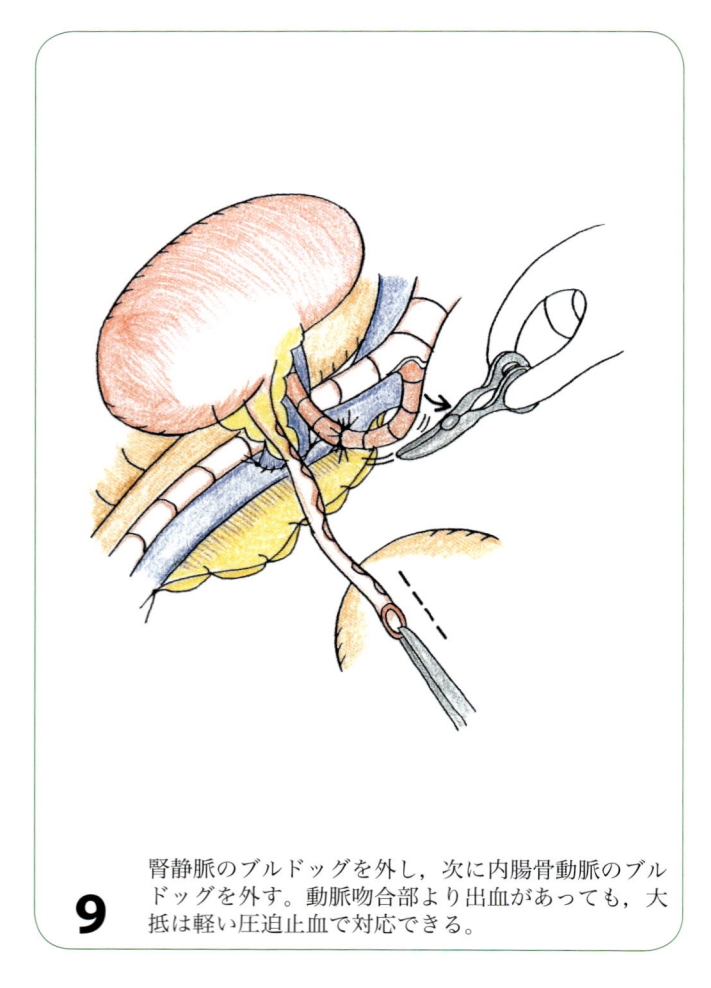

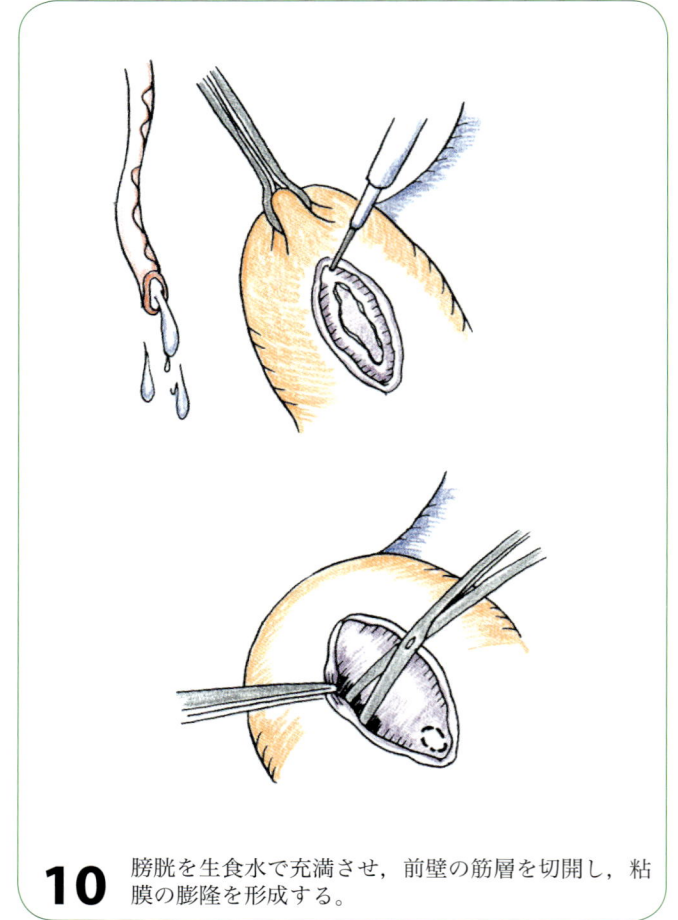

9 腎静脈のブルドッグを外し，次に内腸骨動脈のブルドッグを外す。動脈吻合部より出血があっても，大抵は軽い圧迫止血で対応できる。

10 膀胱を生食水で充満させ，前壁の筋層を切開し，粘膜の膨隆を形成する。

11 粘膜の先端をつまんで，ハサミで孔を開け，尿管を吻合する。先にスプリントカテーテルを挿入して膀胱壁から出しておく。粘膜下トンネル法で筋層を尿管の上方で合わせる。

12 腎移植の完成図。

見えないものを見る図脳

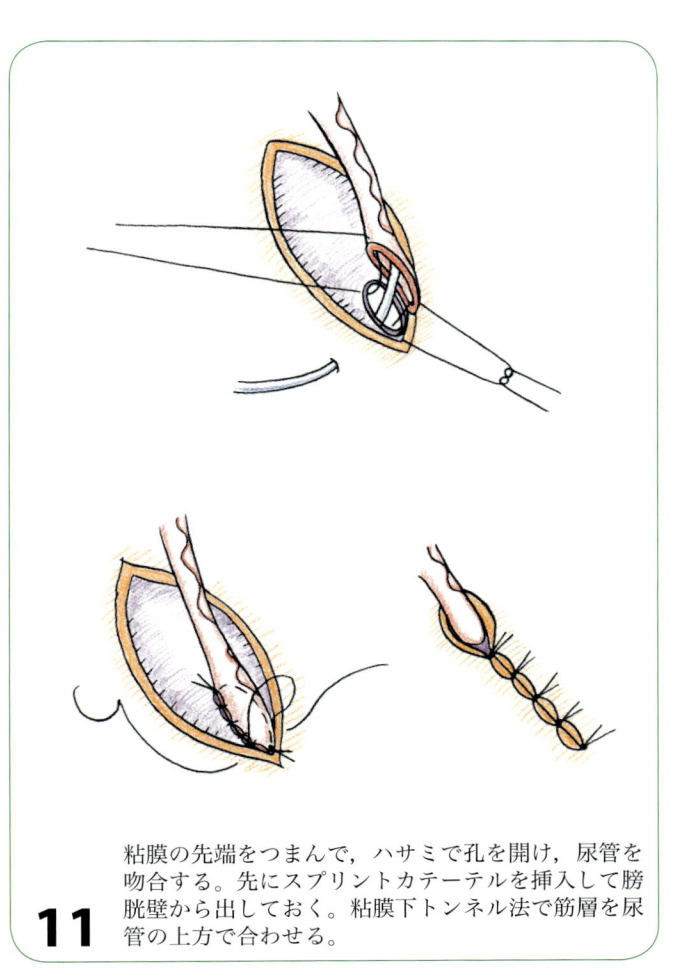

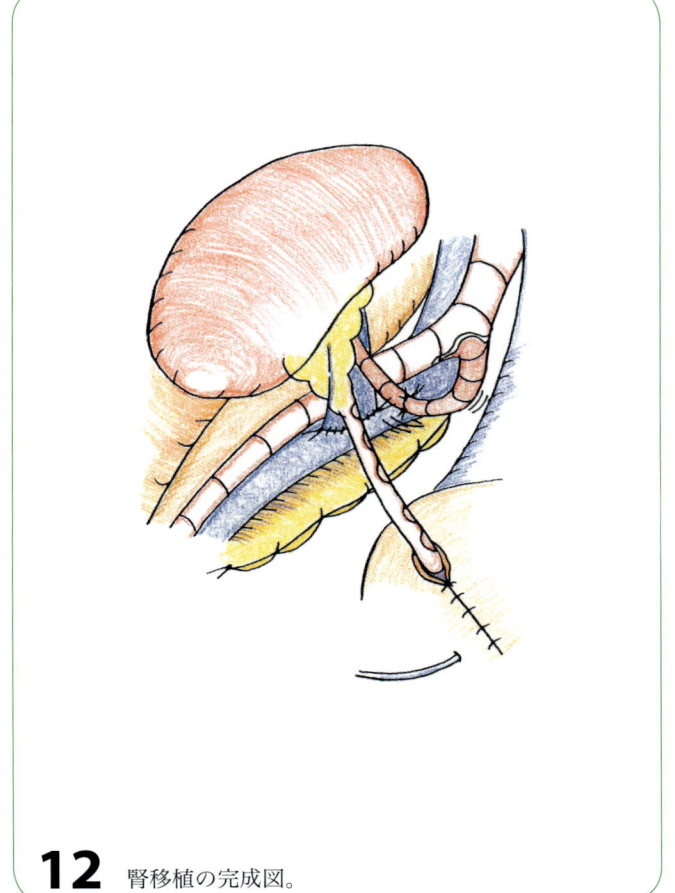

　別の意味での「見えないものを見る図脳」の実例を挙げたい。酒井邦嘉著「科学者という仕事」(中公新書)からスペインの脳神経外科医カハール (S. R. Cajal, 1852–1934) の仕事を紹介したい。彼は脳神経科学の父である。はじめ画家を志したが，医学部で解剖学教室に進んだ。画家を目ざしたほどの素質が脳組織のスケッチに大いに役立ち，脳がニューロン(神経細胞)を単位とする集合体であることをはじめて明らかにした。脳組織はニューロンからなるという「ニューロン説」とイタリアの解剖学者ゴルジの「網状説」が対立していたが，決着のつかないまま，ノーベル賞を分け合った。その後，電子顕微鏡の出現によって，ニューロン同士の接点であるシナプスに僅かな間隙が在ることが観察され，「ニューロン説」が正しいことが証明される。

　彼には，膨大な脳組織のスケッチを通して，普通の光学顕微鏡を使っても目で見ることのできないものが見えていたのである。彼は単に解剖学者ではなく，ニューロンの機能までも「見る」ことができた生理学者であったのだ。その証拠として挙げられている，美しいスケッチのなかには，その後の電気生理学の成果を先取りするかのような，神経線維で伝えられる電気信号の方向に対応した「矢印」がていねいに書き込まれているのである。まさに図脳の勝利である。この形態から機能を推測するという感覚は，われわれ凡人でも，病理学や組織学をかじったものは理解できるのではないであろうか。形態学から，機能ばかりではなく，発生や分化の過程を推測することはよくあることである。

　カハールは，さらに記憶のメカニズムについて，ニューロン同士の結合が発達し，新生することだと，推測していた。こうなると「超図脳力」である。

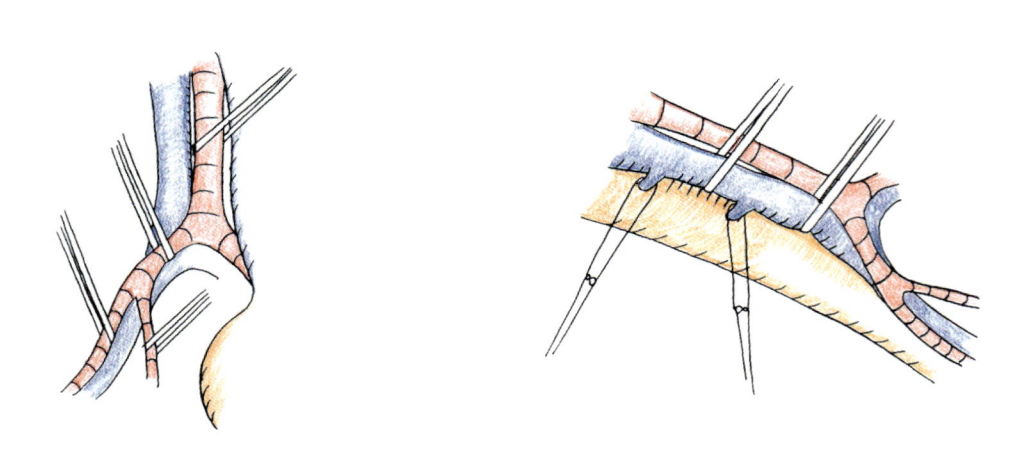

13 小児への腎移植。成人の腎を移植するため後腹膜を大きく剥離する。下大静脈をテープで確保し，腰静脈を結紮・切断していく。

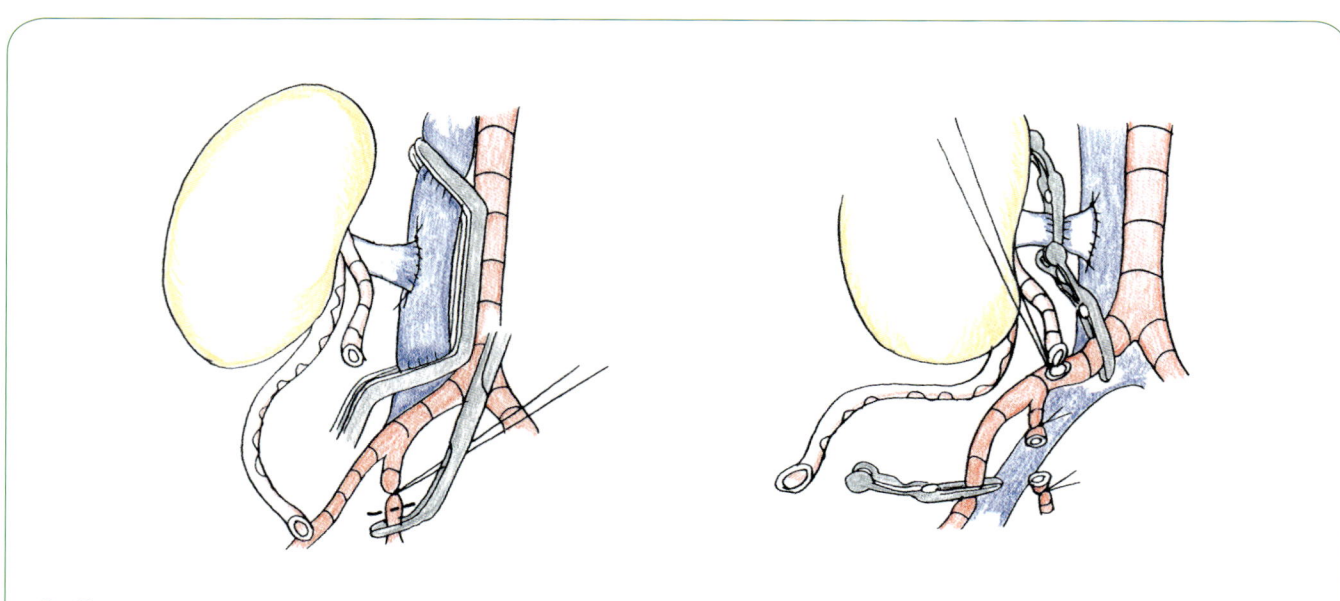

14 腎静脈を下大静脈に吻合。内腸骨動脈を切断し，総・外腸骨動脈の可動性をよくして，腎動脈は総腸骨動脈に吻合する。

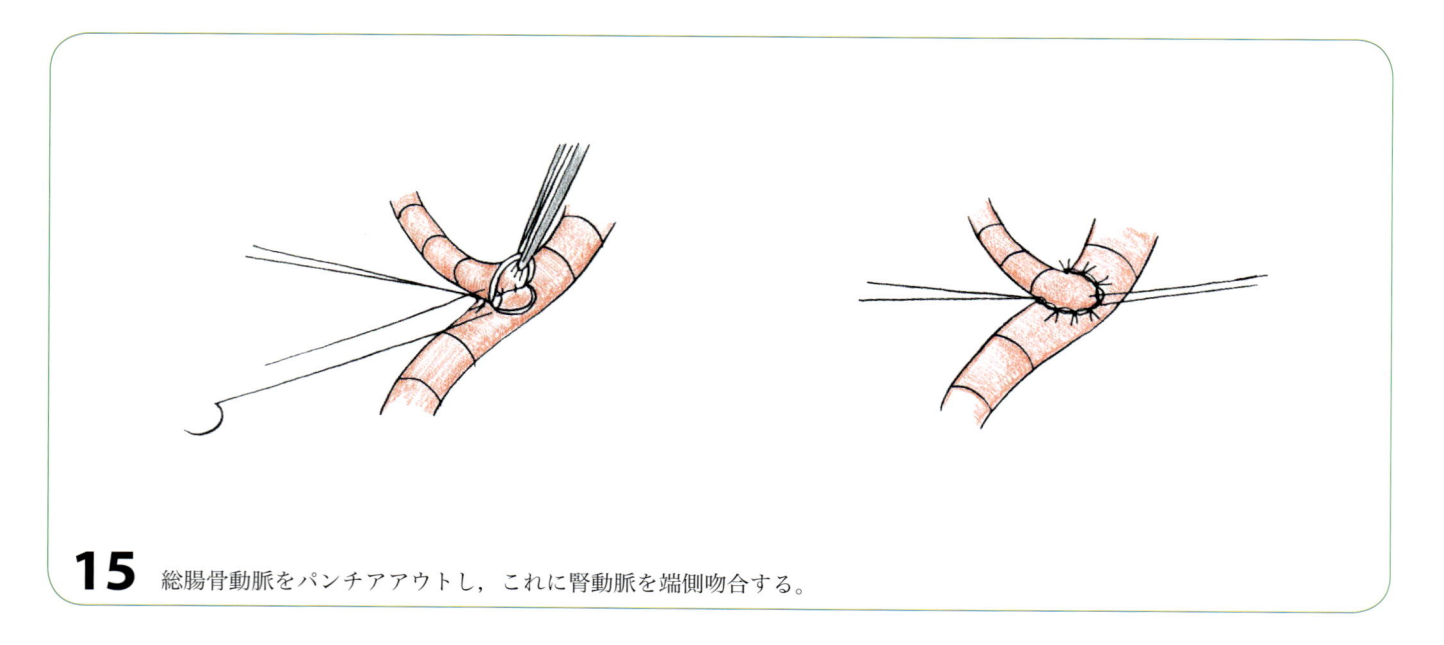

15 総腸骨動脈をパンチアアウトし，これに腎動脈を端側吻合する。

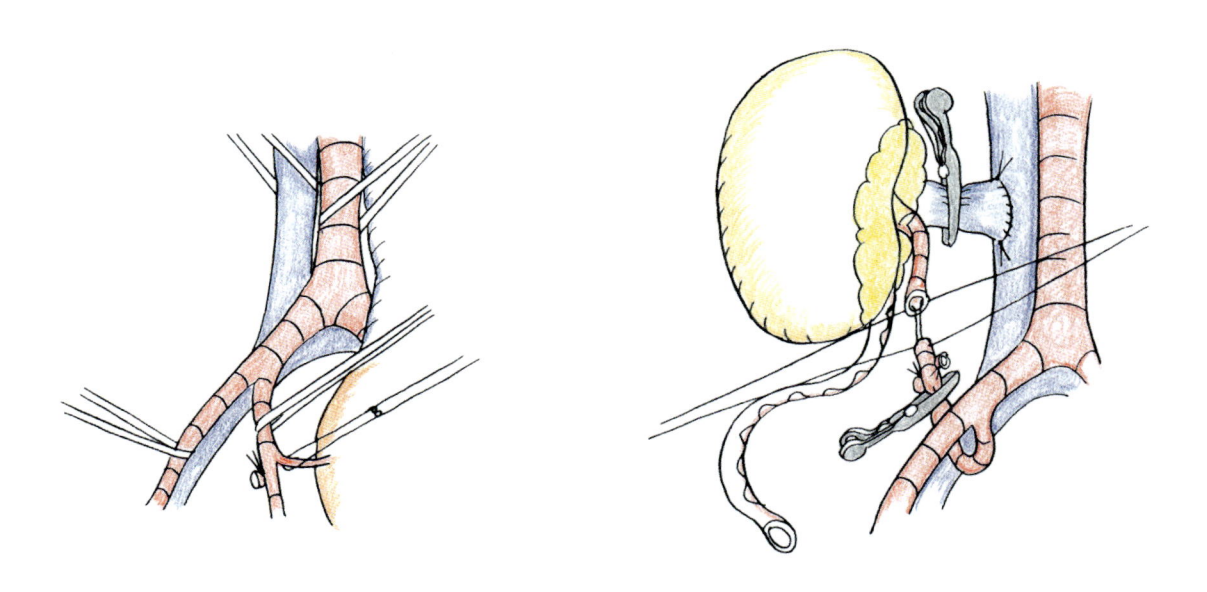

C　傍腹直筋切開によるアプローチ　111

16 別の症例では，内腸骨動脈を切断し，総腸骨動脈を十分剝離する．内腸骨動脈を静脈との間をくぐらせて上方へもってきて，端々吻合する．最終的には総・外腸骨動脈はねじれて内腸骨動脈起始部は上方に向く．

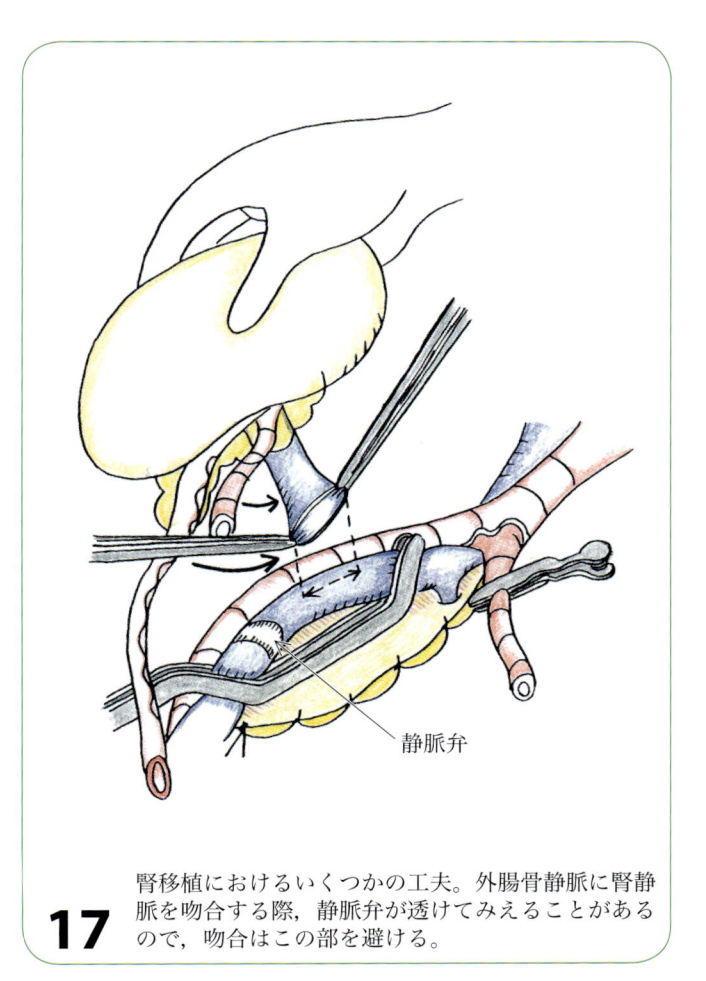

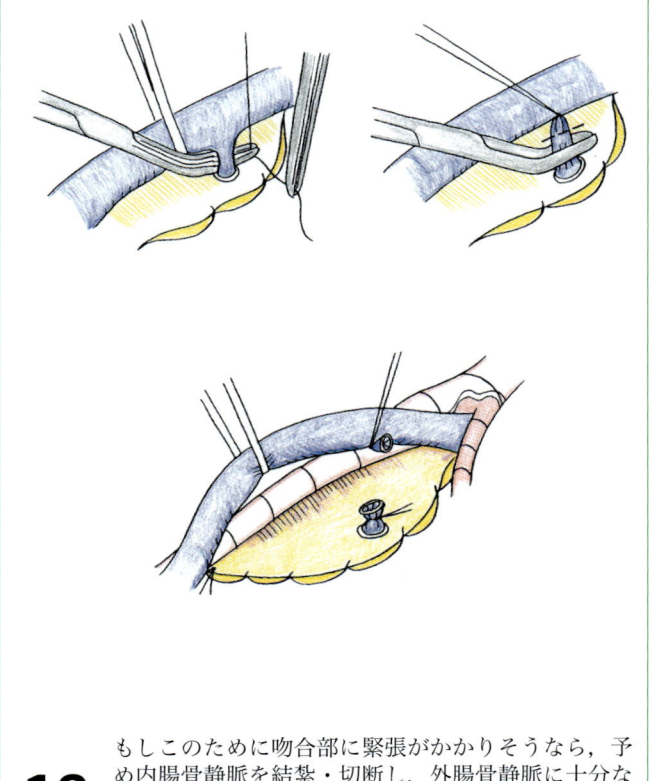

静脈弁

17 腎移植におけるいくつかの工夫．外腸骨静脈に腎静脈を吻合する際，静脈弁が透けてみえることがあるので，吻合はこの部を避ける．

18 もしこのために吻合部に緊張がかかりそうなら，予め内腸骨静脈を結紮・切断し，外腸骨静脈に十分な可動性を持たせる．

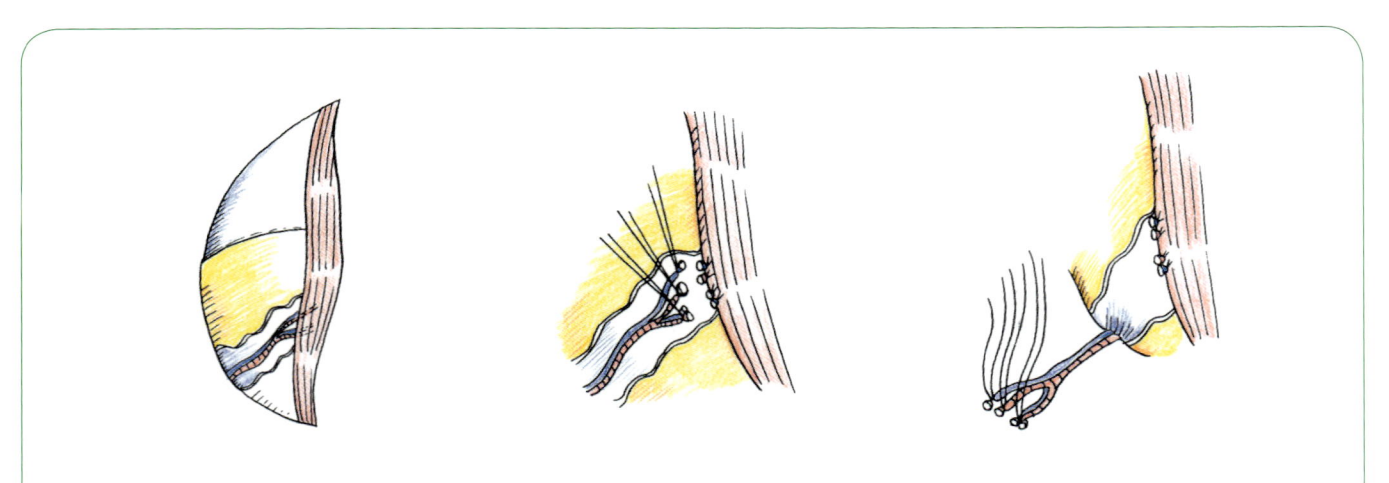

19 傍腹直筋切開の際，下腹壁動静脈は剥離し，腹直筋外側で結紮．切断し，最後まで残しておく．もし移植腎に細い分枝がある場合，これを利用することもあるとのことである．

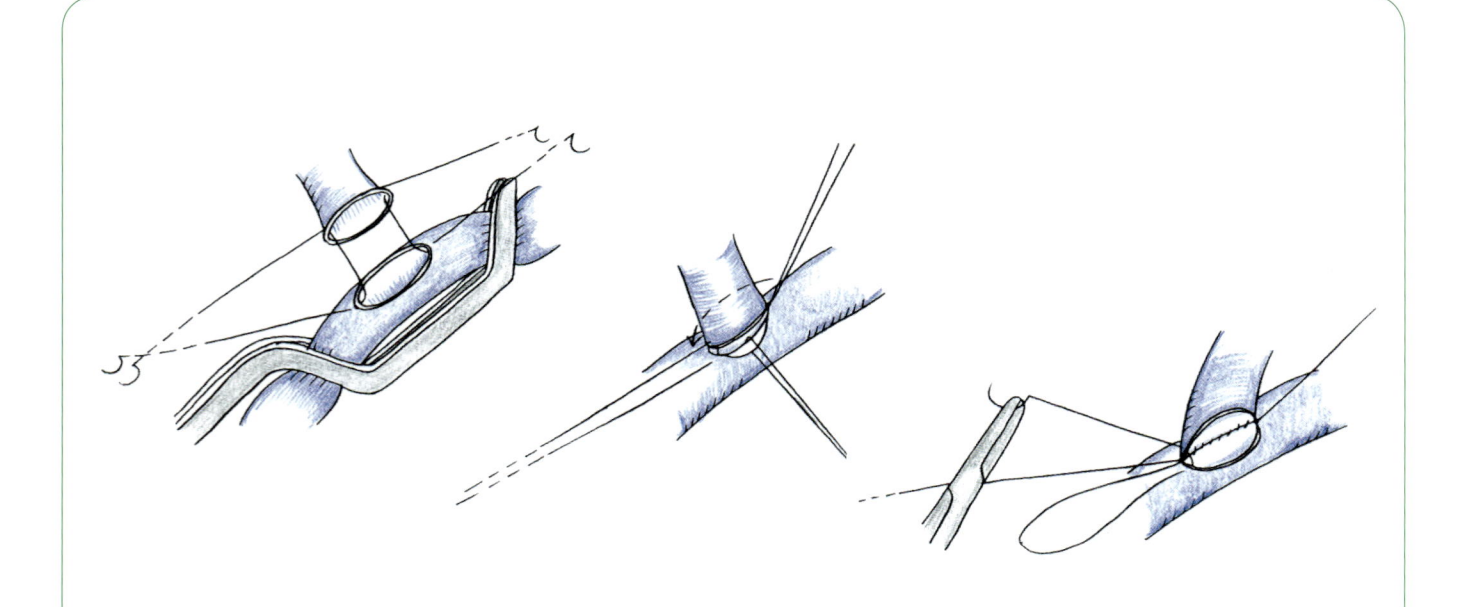

20 静脈の端側吻合する際2点支持で行うが，連続縫合の際対側の静脈壁を拾わないように，対側に支持糸を掛けて，軽く牽引しておく．

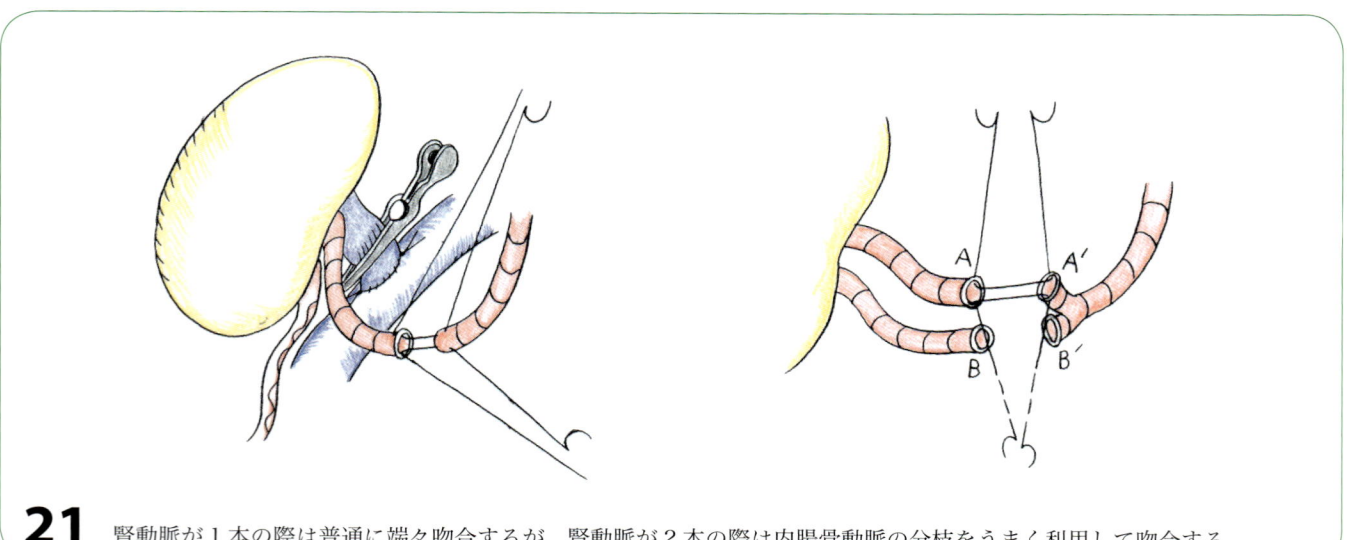

21 腎動脈が1本の際は普通に端々吻合するが，腎動脈が2本の際は内腸骨動脈の分枝をうまく利用して吻合する．

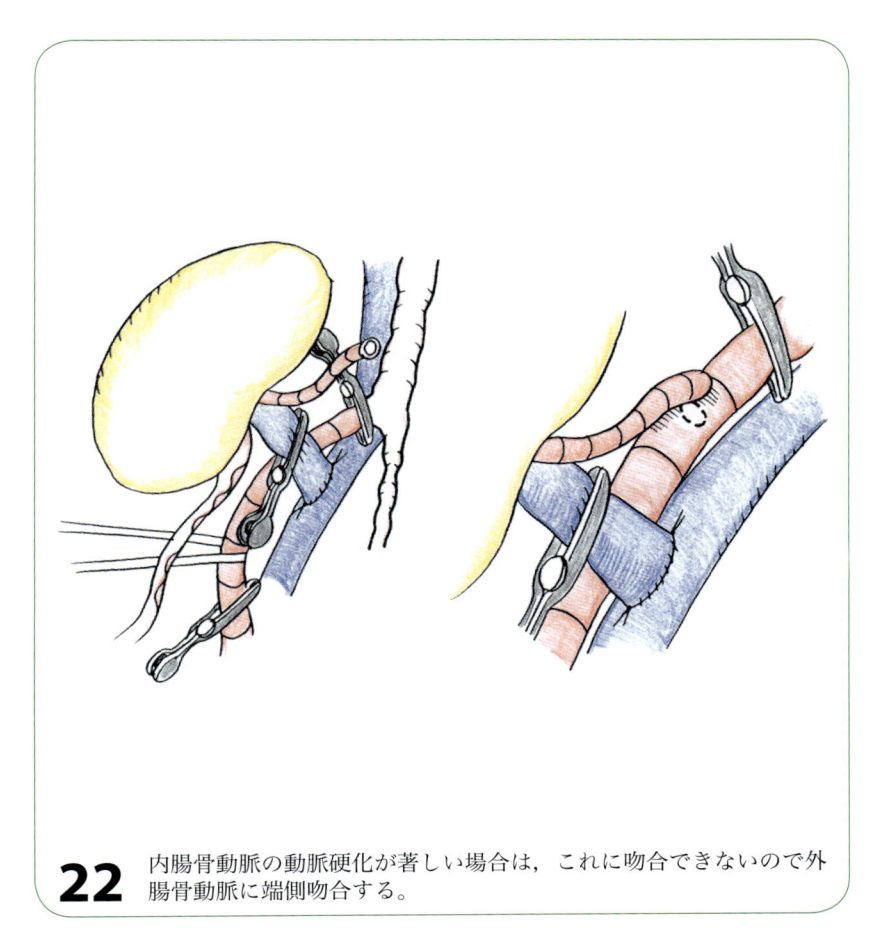

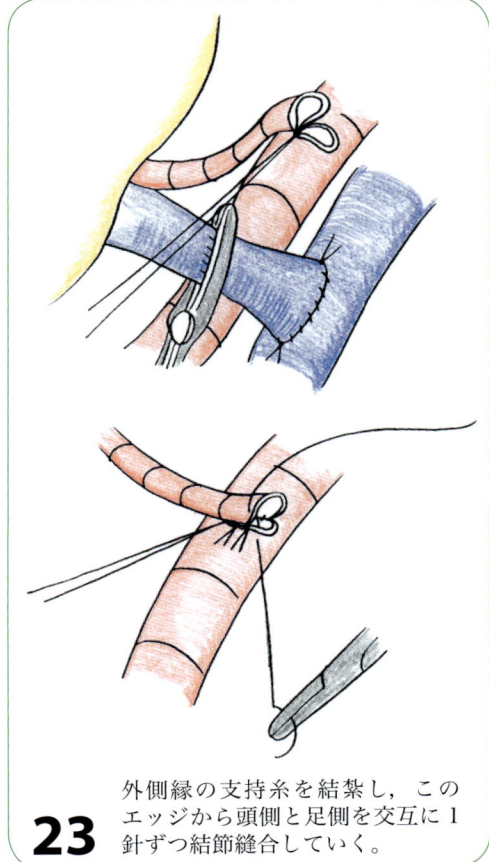

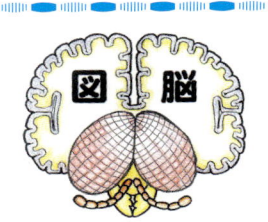

22 内腸骨動脈の動脈硬化が著しい場合は，これに吻合できないので外腸骨動脈に端側吻合する。

23 外側縁の支持糸を結紮し，このエッジから頭側と足側を交互に1針ずつ結節縫合していく。

図脳と創造性

　誰でも創造的でありたいと思うものだ。しかし受験勉強にしろ，日常の業務にしろ，忙しすぎて大抵の人は妥協してしまう。外科医のトレーニングの時期にしても覚えることや雑用が多すぎてとても創造的に働くということは困難に思える。しかし従来の既存の知識や技術を身に付けて初めて創造的になれるということも事実であろう。多くの創造的な先達者や熟練者に学ぶことは，これら伝統的な知識や技術の上に独自のスタイルを築くことにある。先達者は確立した知識や技術についてもよく観察し，考え続け，疑問や問題点を発見する（問題発見能力）。あるいは自分の弱点からそれを見つけるかもしれない。そしてこれらを常に考え続け，その解答，対応法を模索する（考え続ける能力）。この考え続けるという意味はときに図脳の自動的な働きに任せて，疑問やアイデアを寝かしておくということも含まれる。寝かしておくということは諦めるという意味ではなく，発酵させておくという意味である。この発酵の過程において，新たな問題点が浮かび上がり，新たな課題が生まれることもある。さらに新たな観察や経験によって練り直す。図脳がこれらの事象の結合や分解を繰り返すのである（ムダな思考も含む）。そして新たな観察や事実が加わったとき，あるいは例外的な事象が加わったとき，突如，疑問に対する解答や，問題点に対する解決法を思いつくのである。これをわれわれは"ひらめき"と呼んでいるのであろう。

　われわれ臨床医は患者さんから，多くの疑問や問題点を与えられ，患者さんを観察することを繰り返しながら多くの問題点を発見するであろう。したがってわれわれの仕事は今，思っている以上に創造的な仕事である。問題はそれについて考え続けることができるかどうかである。ここで妥協するかどうかが創造性の分かれ目のような気がする。諦めずに考え続ければ，あなたの図脳がひらめきを与えてくれるかもしれない。

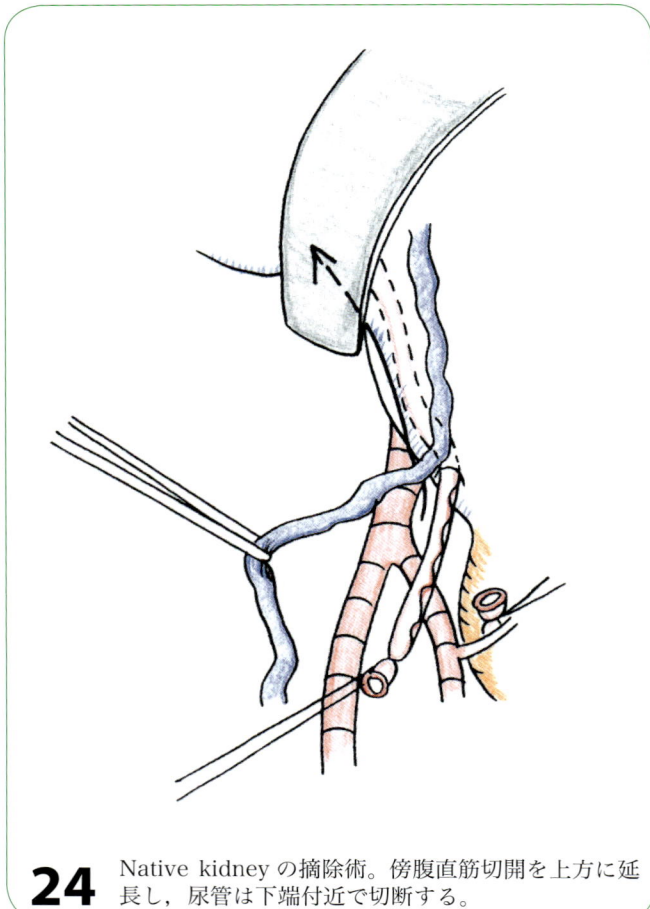

24 Native kidney の摘除術。傍腹直筋切開を上方に延長し，尿管は下端付近で切断する。

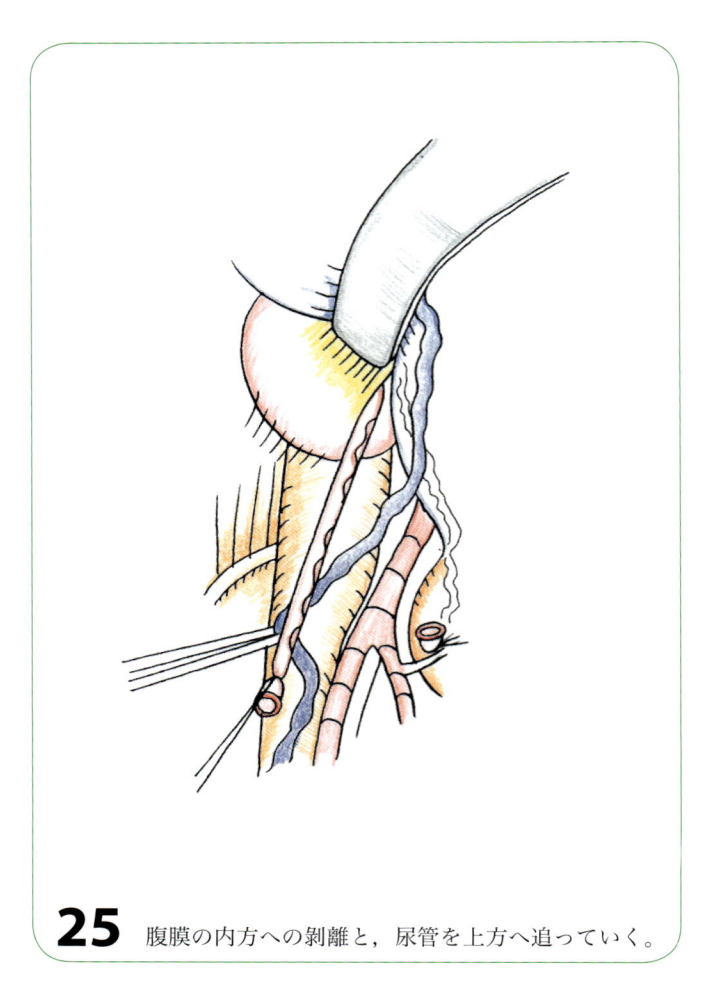

25 腹膜の内方への剥離と，尿管を上方へ追っていく。

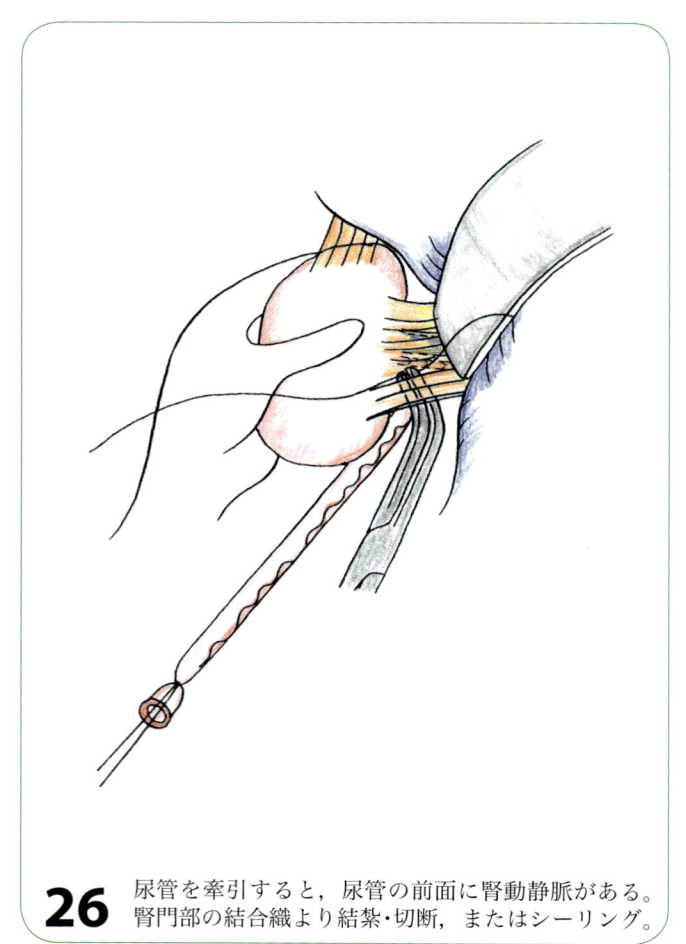

26 尿管を牽引すると，尿管の前面に腎動静脈がある。腎門部の結合織より結紮・切断，またはシーリング。

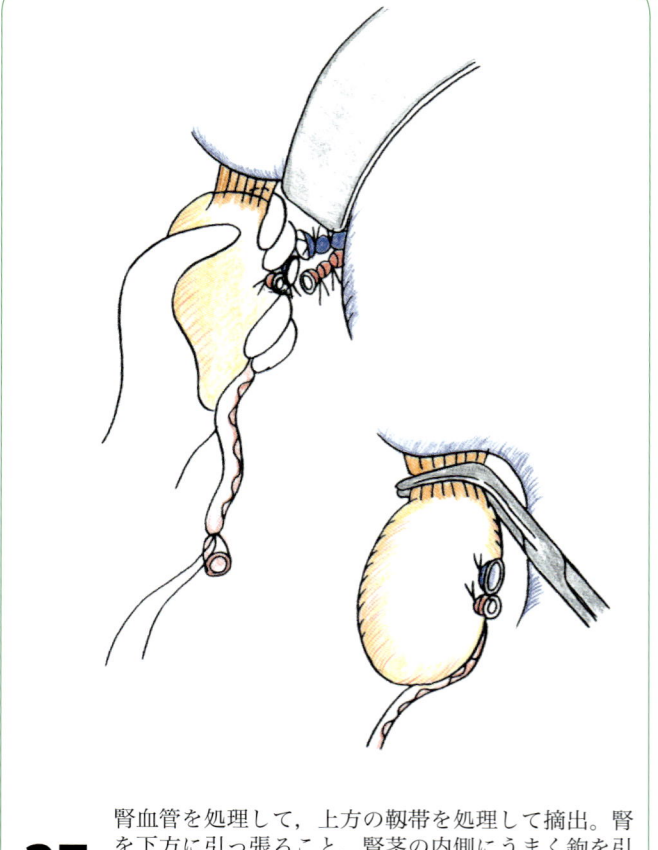

27 腎血管を処理して，上方の靱帯を処理して摘出。腎を下方に引っ張ること，腎茎の内側にうまく鉤を引くことがコツ。

〈Graft failure の腎摘術〉

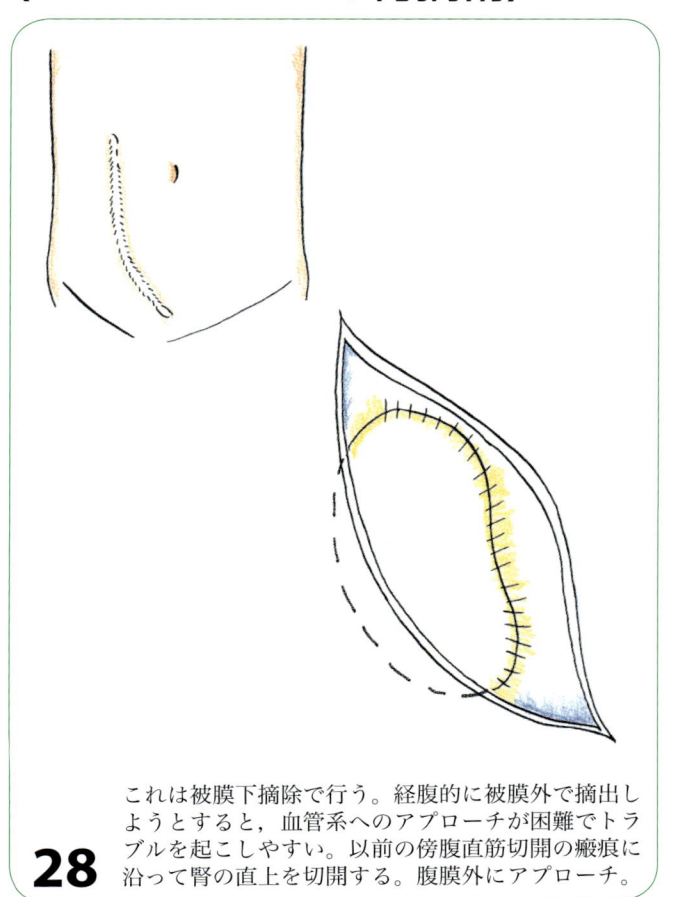

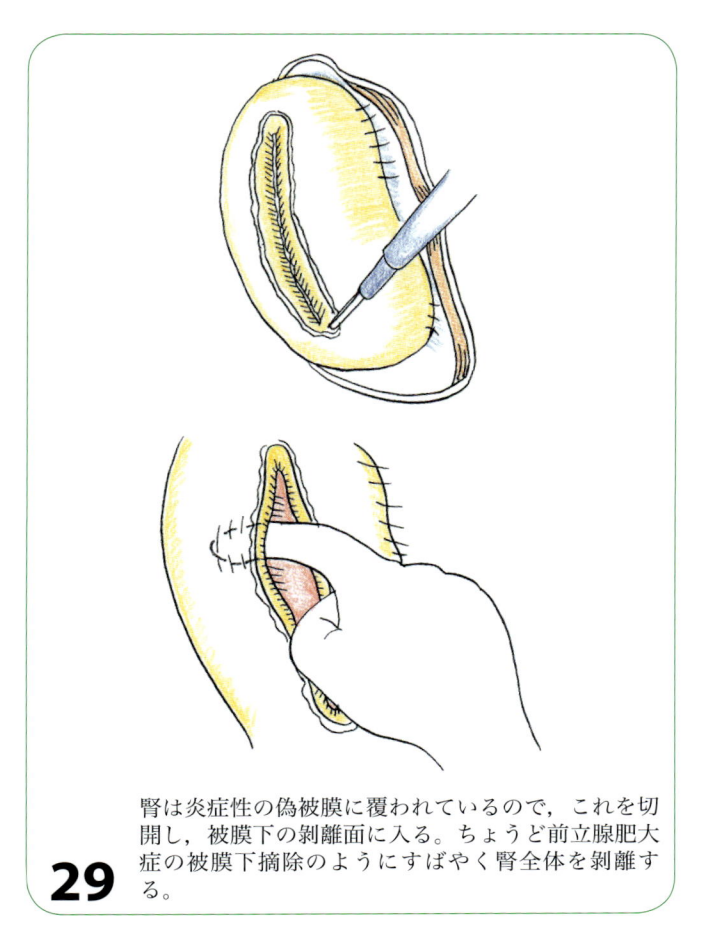

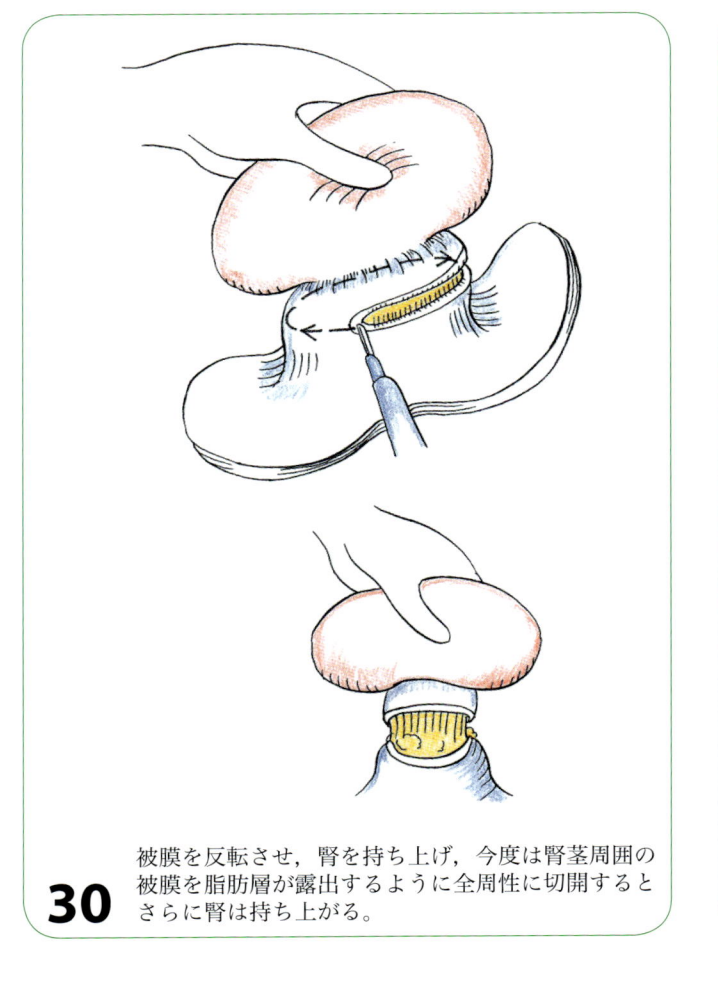

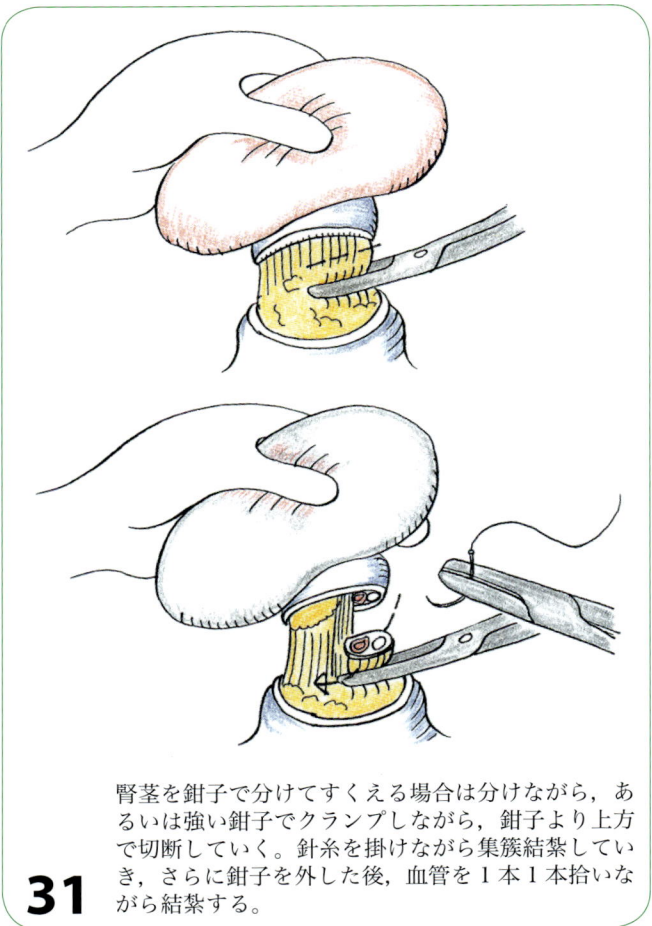

28 これは被膜下摘除で行う。経腹的に被膜外で摘出しようとすると，血管系へのアプローチが困難でトラブルを起こしやすい。以前の傍腹直筋切開の瘢痕に沿って腎の直上を切開する。腹膜外にアプローチ。

29 腎は炎症性の偽被膜に覆われているので，これを切開し，被膜下の剝離面に入る。ちょうど前立腺肥大症の被膜下摘除のようにすばやく腎全体を剝離する。

30 被膜を反転させ，腎を持ち上げ，今度は腎茎周囲の被膜を脂肪層が露出するように全周性に切開するとさらに腎は持ち上がる。

31 腎茎を鉗子で分けてすくえる場合は分けながら，あるいは強い鉗子でクランプしながら，鉗子より上方で切断していく。針糸を掛けながら集簇結紮していき，さらに鉗子を外した後，血管を1本1本拾いながら結紮する。

14 傍腹直筋切開による腎尿管全摘術

　最終的に傍腹直筋切開を上方に延長することによって可能であるが，下部尿管腫瘍などで尿管腫瘍の状態で下部尿管の部分切除にするか腎摘までするか，判断して腎尿管全摘に決めた場合，有効である．ただし身長の低い例や，腎が小さい場合がよい．

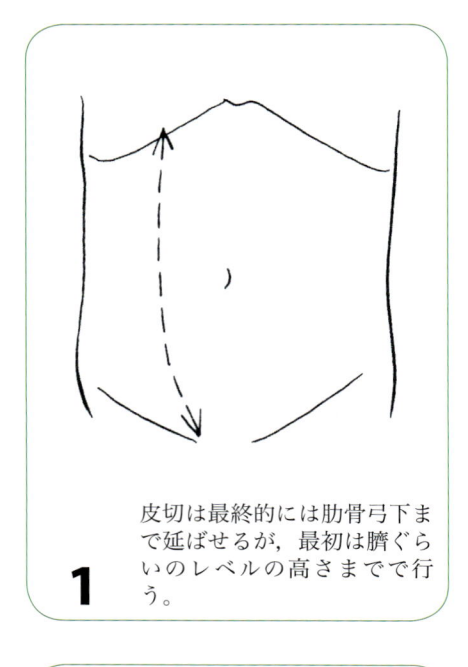

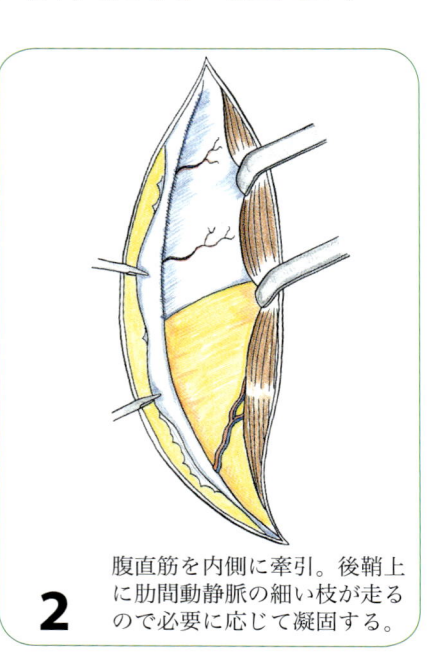

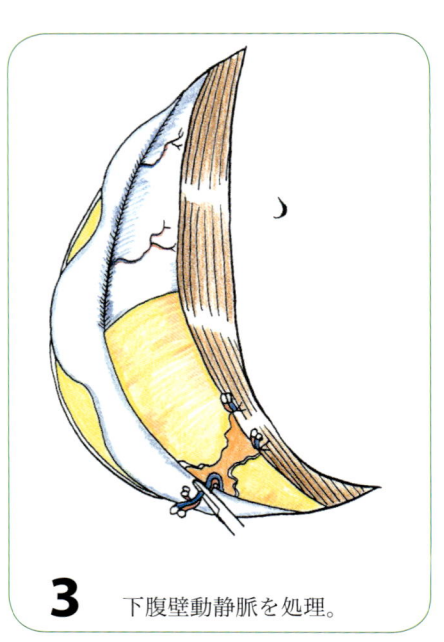

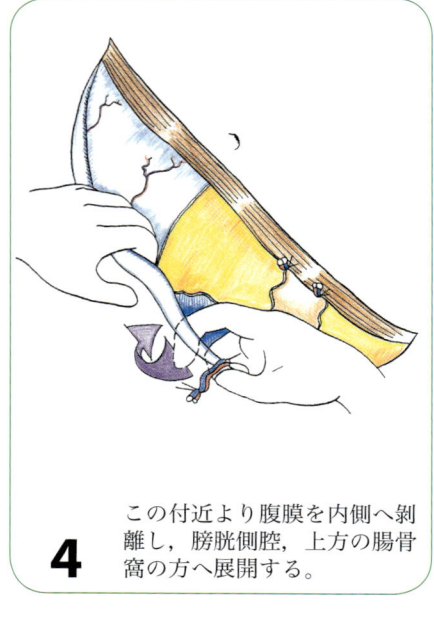

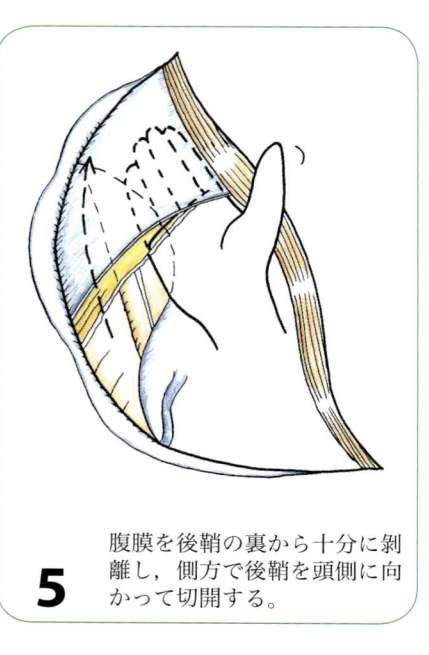

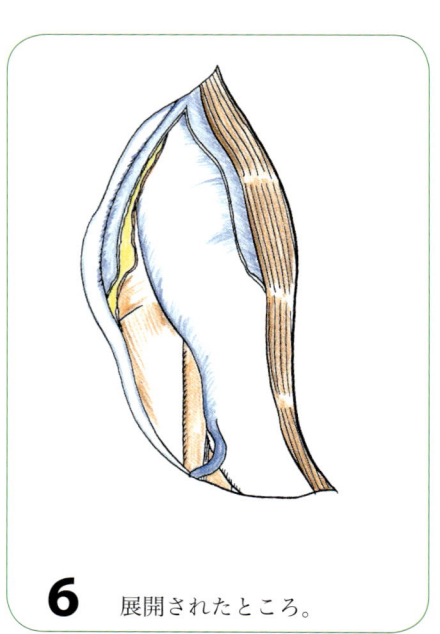

1 皮切は最終的には肋骨弓下まで延ばせるが，最初は臍ぐらいのレベルの高さまでで行う．

2 腹直筋を内側に牽引．後鞘上に肋間動静脈の細い枝が走るので必要に応じて凝固する．

3 下腹壁動静脈を処理．

4 この付近より腹膜を内側へ剝離し，膀胱側腔，上方の腸骨窩の方へ展開する．

5 腹膜を後鞘の裏から十分に剝離し，側方で後鞘を頭側に向かって切開する．

6 展開されたところ．

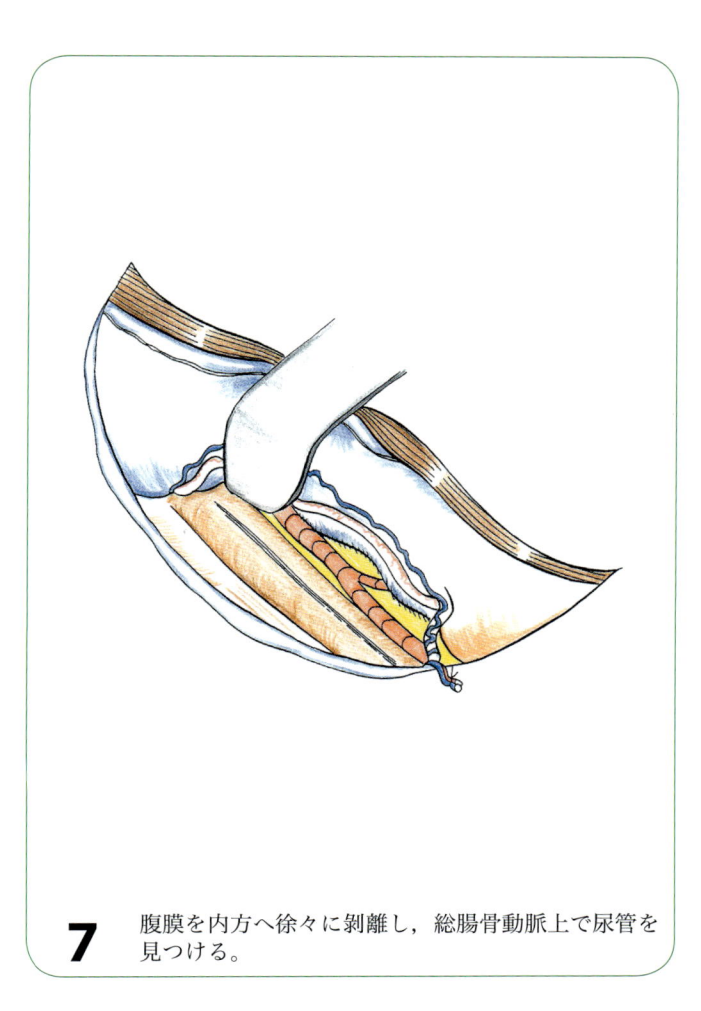

C 傍腹直筋切開によるアプローチ　117

7 腹膜を内方へ徐々に剥離し，総腸骨動脈上で尿管を見つける。

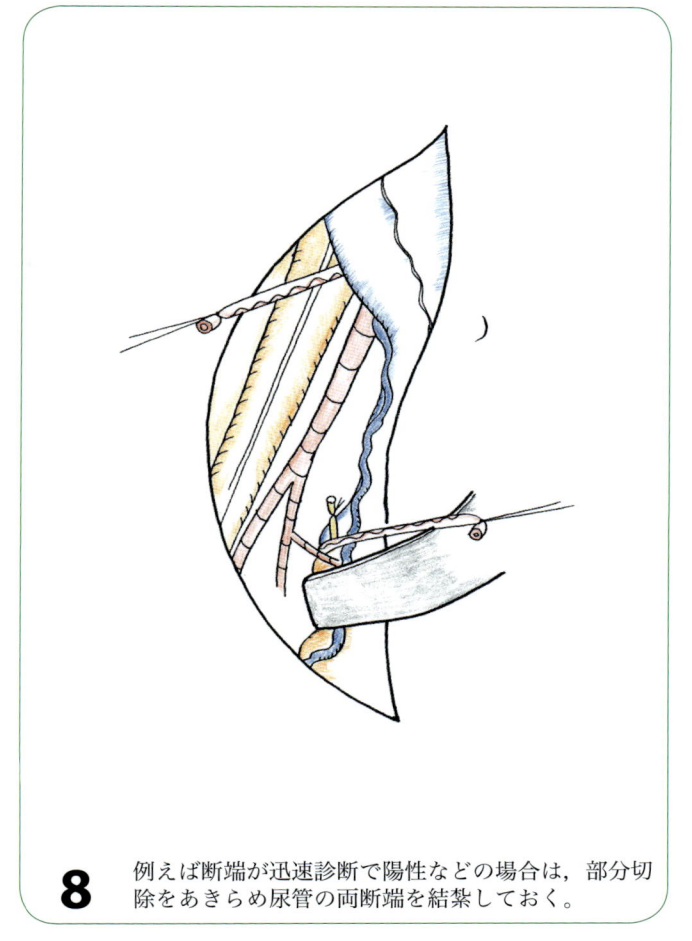

8 例えば断端が迅速診断で陽性などの場合は，部分切除をあきらめ尿管の両断端を結紮しておく。

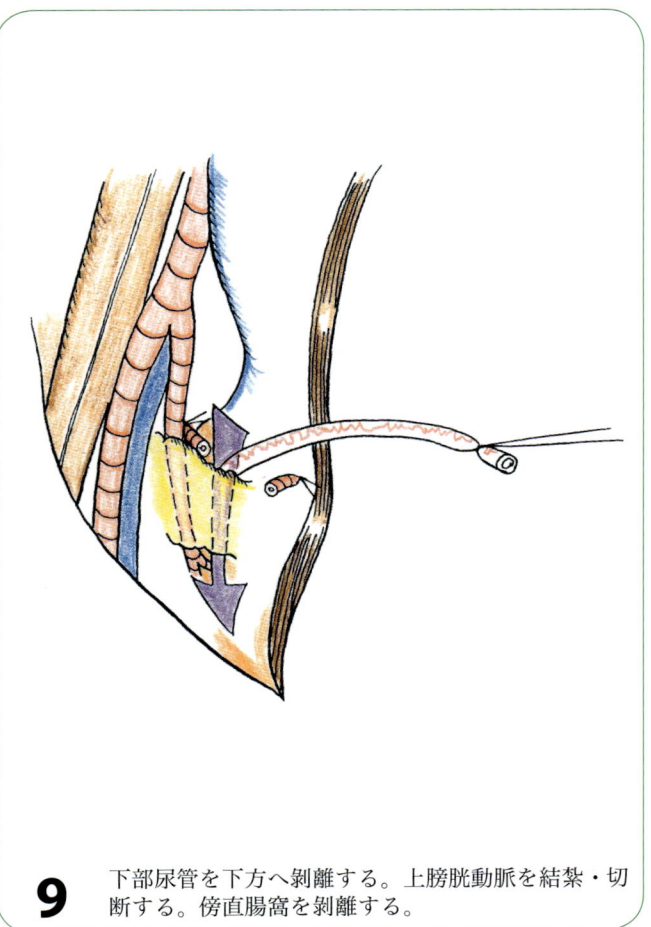

9 下部尿管を下方へ剥離する。上膀胱動脈を結紮・切断する。傍直腸窩を剥離する。

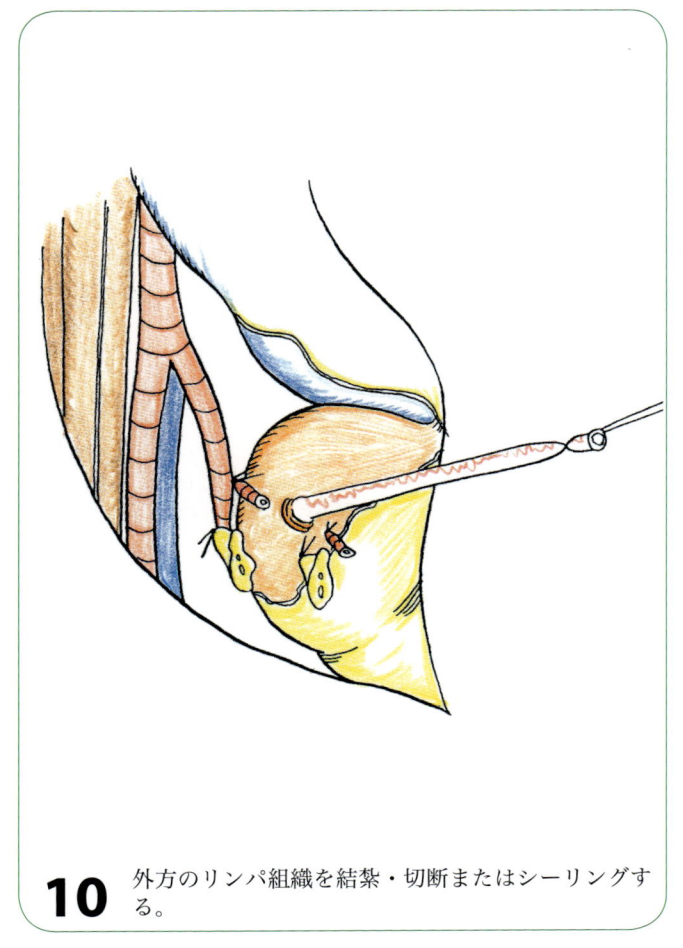

10 外方のリンパ組織を結紮・切断またはシーリングする。

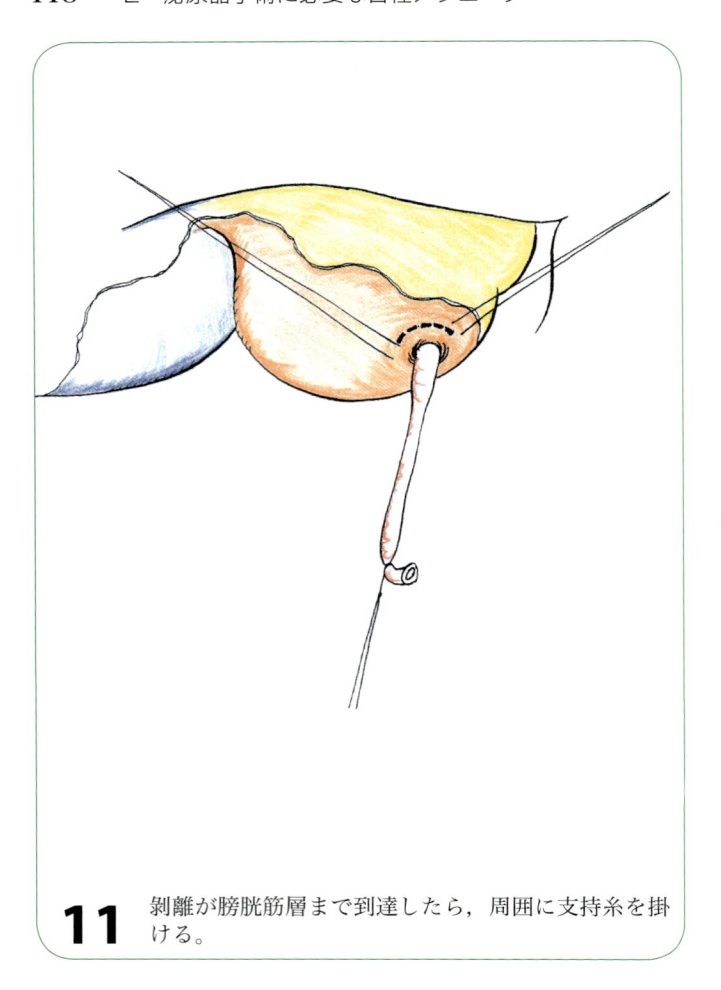

11 剝離が膀胱筋層まで到達したら，周囲に支持糸を掛ける。

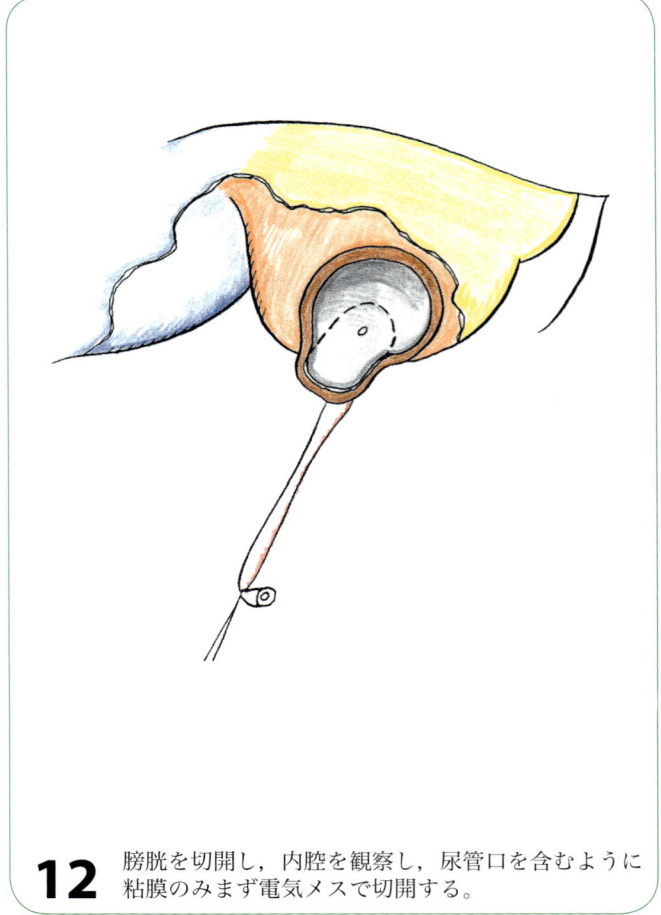

12 膀胱を切開し，内腔を観察し，尿管口を含むように粘膜のみまず電気メスで切開する。

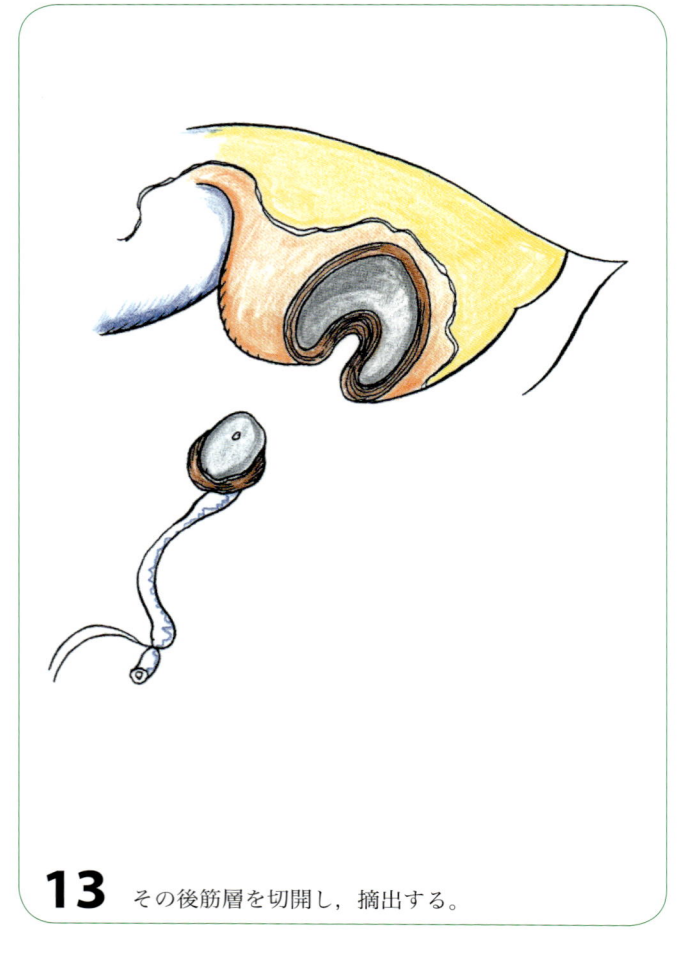

13 その後筋層を切開し，摘出する。

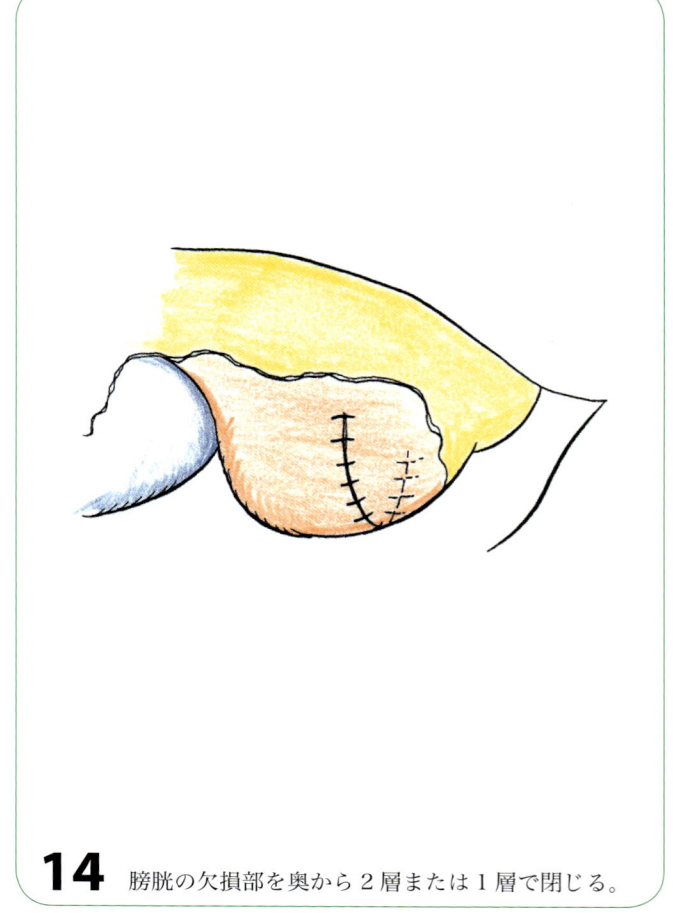

14 膀胱の欠損部を奥から2層または1層で閉じる。

C　傍腹直筋切開によるアプローチ

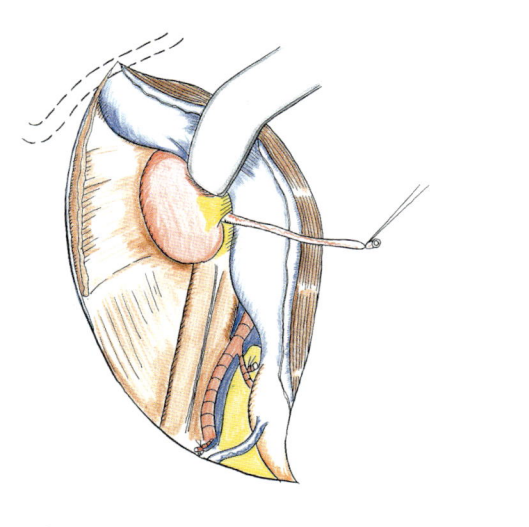

15 今度は上部尿管を上方に追い，持ち上げるようにして腎門部に至る。この前に皮膚切開を延長しておく。

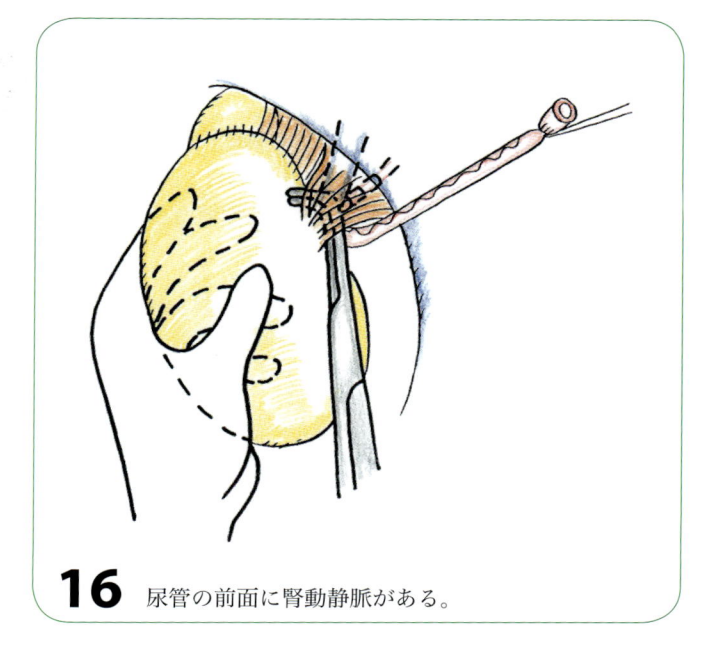

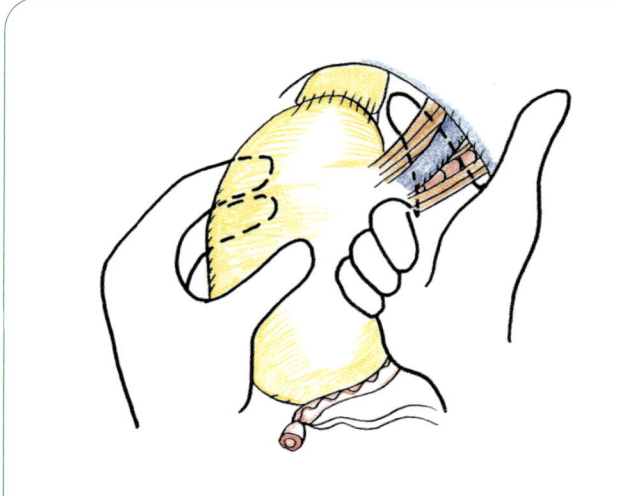

16 尿管の前面に腎動静脈がある。

17 腎動静脈の前面を露出したあと，腰筋との間の剥離面に指を通し，腎門部の組織をすべてすくってしまう。

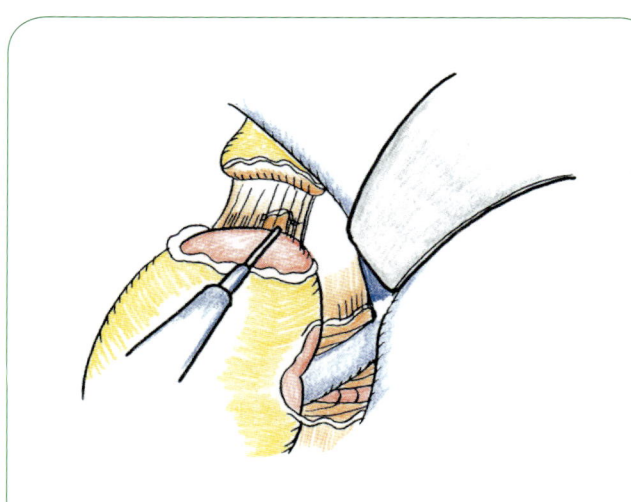

18 副腎と腎との間を腎の表面を出すようにして離断してしまう。

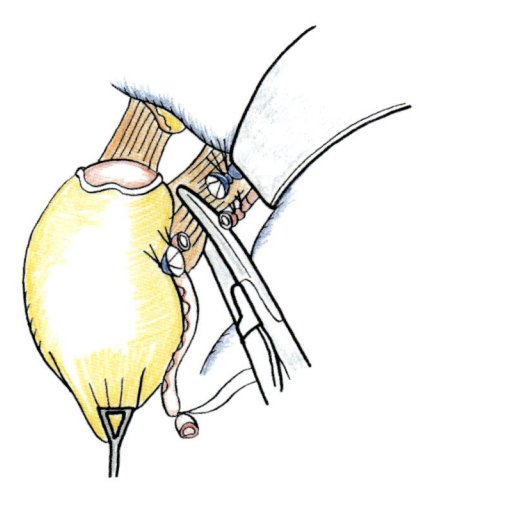

19 腎の血管系を処理して残りの組織は結紮・切断するか，シーリングする。

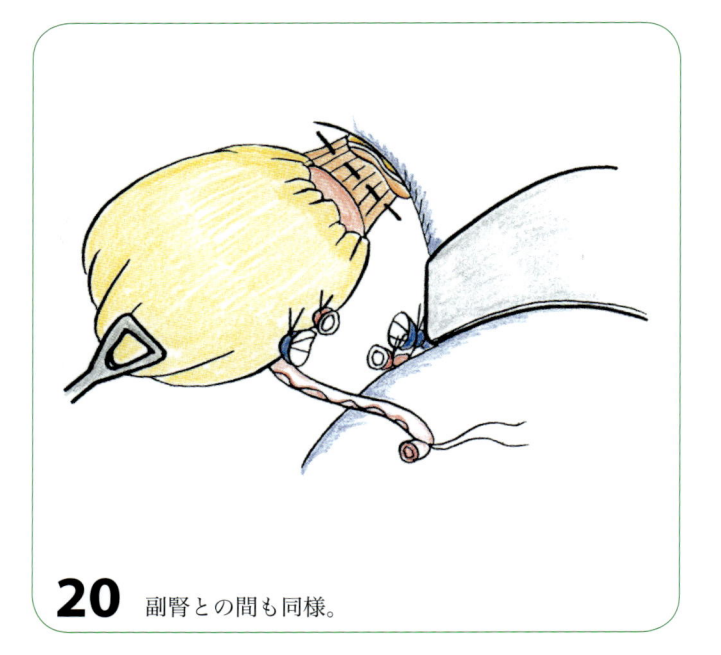

20 副腎との間も同様。

15 下部尿管腫瘍に対する腎温存術

　比較的高分化な下端の尿管腫瘍や対側腎の機能が悪い場合，あるいは悪性度が高くても，術後化学療法のため腎を温存したいときなど適応となるかもしれない。断端が陰性であることまた術中に腎盂尿管尿の細胞診が陰性であることを確認している。

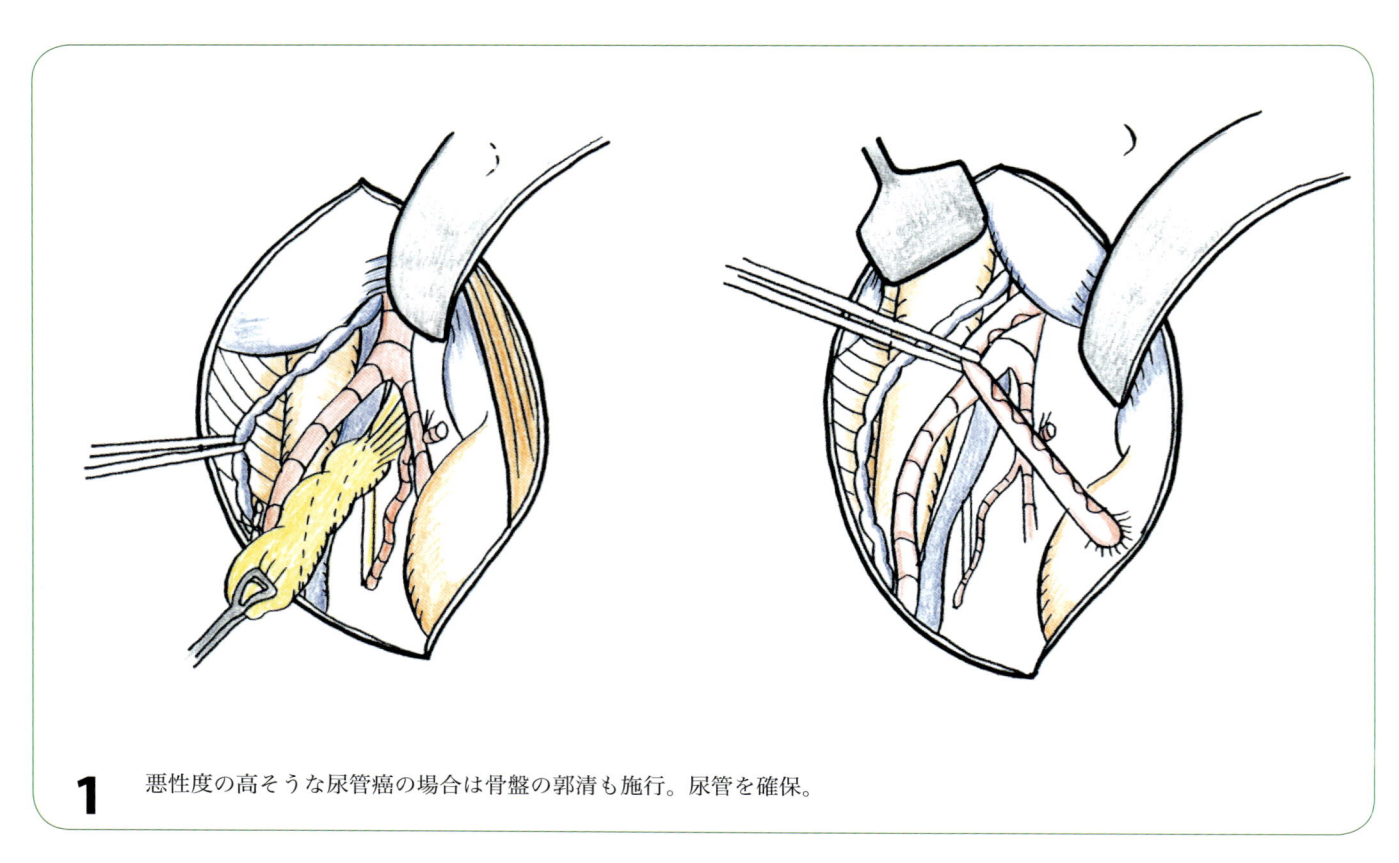

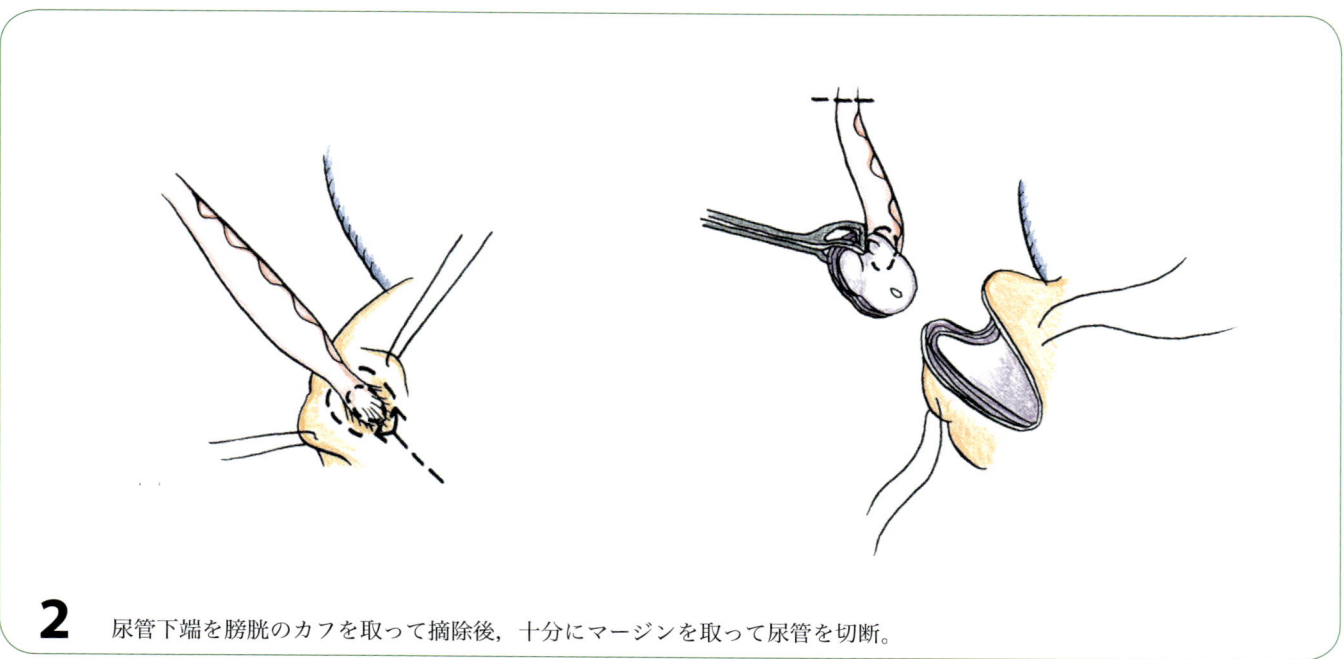

1 悪性度の高そうな尿管癌の場合は骨盤の郭清も施行。尿管を確保。

2 尿管下端を膀胱のカフを取って摘除後，十分にマージンを取って尿管を切断。

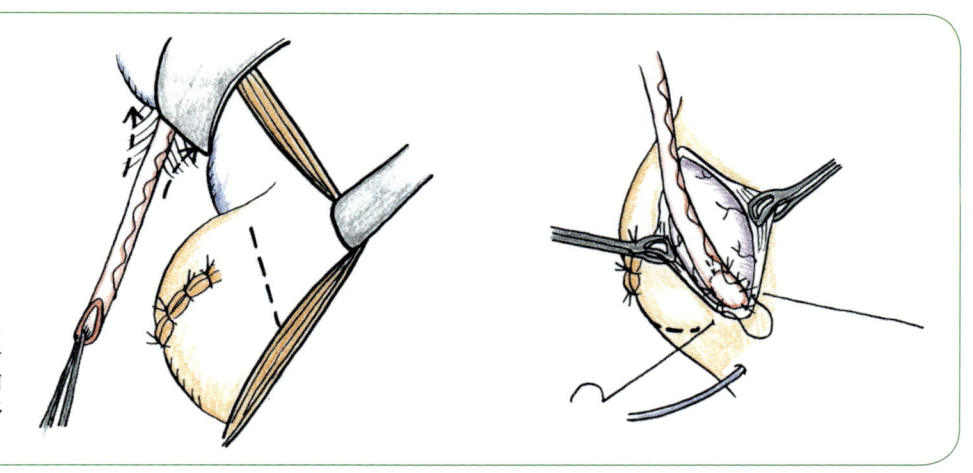

3 膀胱の欠損部を閉鎖して，尿管の血流を損なわないように頭側へ剝離。尿管は十分膀胱に届くので，膀胱前壁に粘膜下トンネル法で移植する。

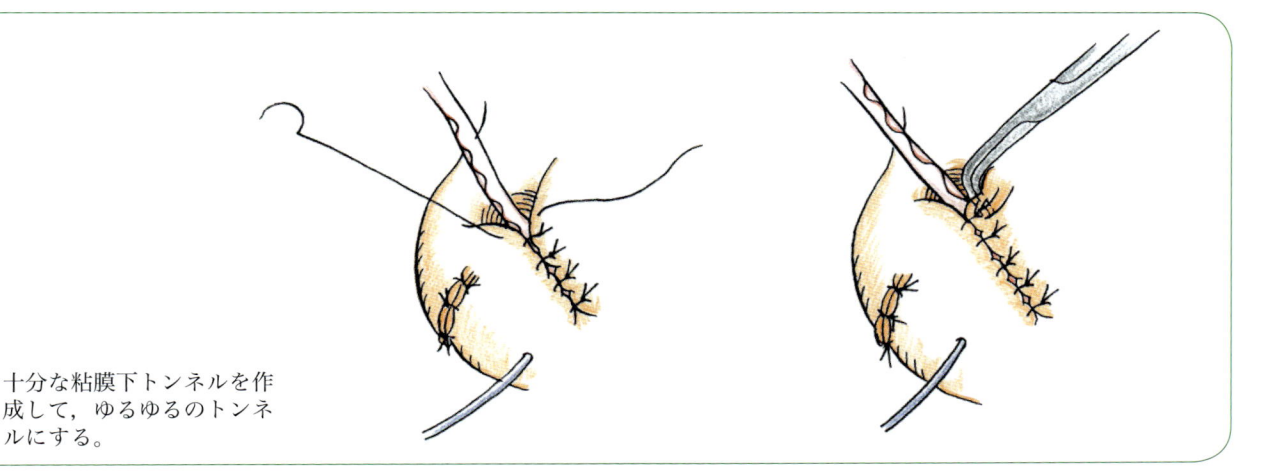

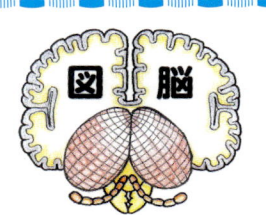

4 十分な粘膜下トンネルを作成して，ゆるゆるのトンネルにする。

夢見る図脳

　発掘王シュリーマンの自伝，「古代への情熱」は有名である。今回，図脳との関係が気になって角川文庫の佐藤牧夫氏訳を読んでみた。この文庫の裏表紙の抜粋をそのまま引用する。—「トロイアの都は必ずあるという信念は，波瀾に富んだ私の人生のどんな不幸なときにも，私を見捨てることはなかった…」貧苦を窮めた少年時代から僅か一代で財を築き上げ，見果てぬ夢を成し遂げた一人の男の執念。敬愛するギリシアの詩人ホメーロスの叙事詩を唯一の手がかりに，埋もれた古代トロイアの地を次々に探り当てていく著者の姿は，刺激的な"発見の悦び"の精神を我々に教えてくれる。—下線部が図脳と関係あるような気がする。最初のトロイアが必ずあるという信念は，彼が8歳頃，父から贈られた「子供のための世界の歴史」という絵本に描かれていた挿し絵を見て，植え付けられたようだ。想像画だという父に，作者が実際にトロイアを見なかったら挿し絵にできなかったでしょうと，信じ切っていたようだ。たぶんそれほど，想像画にリアリティーがあったのではないかと推測する。後者のホメーロスの叙事詩は，やはり幼少時から父から話を聞くなどして，憧れていたようだが，実際，古代ギリシア語を独学で勉強し，感激しながら繰り返し読んだのは，30歳を過ぎてからである。そして誰もがホメーロスの物語が空想的なものと考えていたが，彼は真実と信じていたのである。吉村作治氏の解説から一部引用すると，「シュリーマンはギリシア神話の記述と，地形とを合わせ，場所を決定した，その丘こそがまさしく古代のトロイアであったということは奇蹟に近い確率なのである。しかもその後ミュケーナイに於いても同じように大発見をしているのだから，並々ならぬ洞察力と運と根気をもっている天才に近い人であることを知らなくてはならない」と述べている。

　シュリーマンは，夢見る図脳に導かれて，偉業を成し遂げたのだと思う。

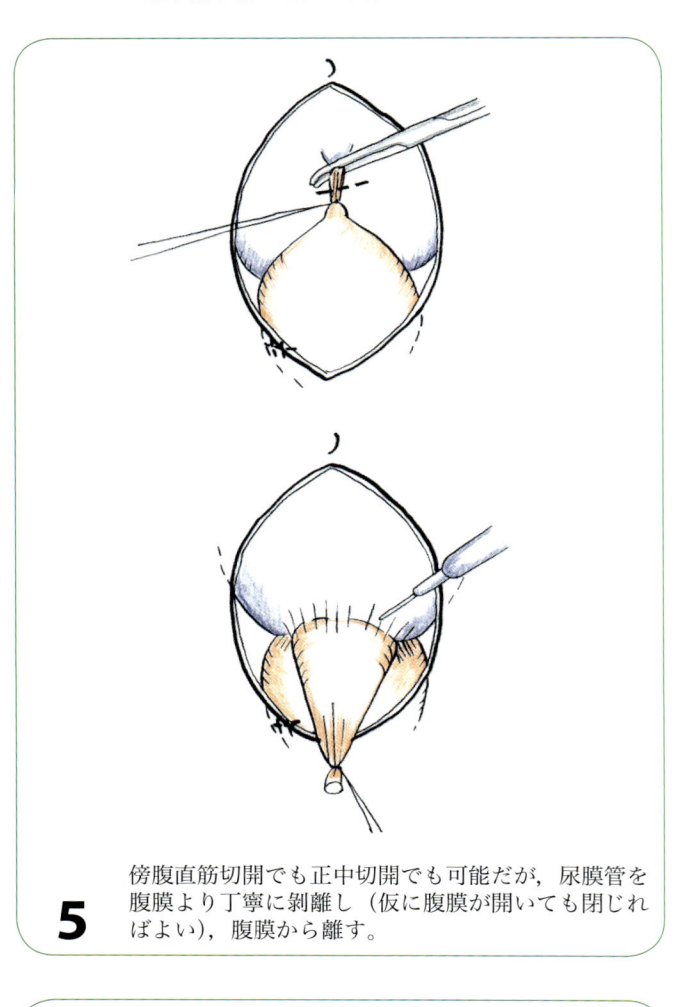

5 傍腹直筋切開でも正中切開でも可能だが，尿膜管を腹膜より丁寧に剥離し（仮に腹膜が開いても閉じればよい），腹膜から離す。

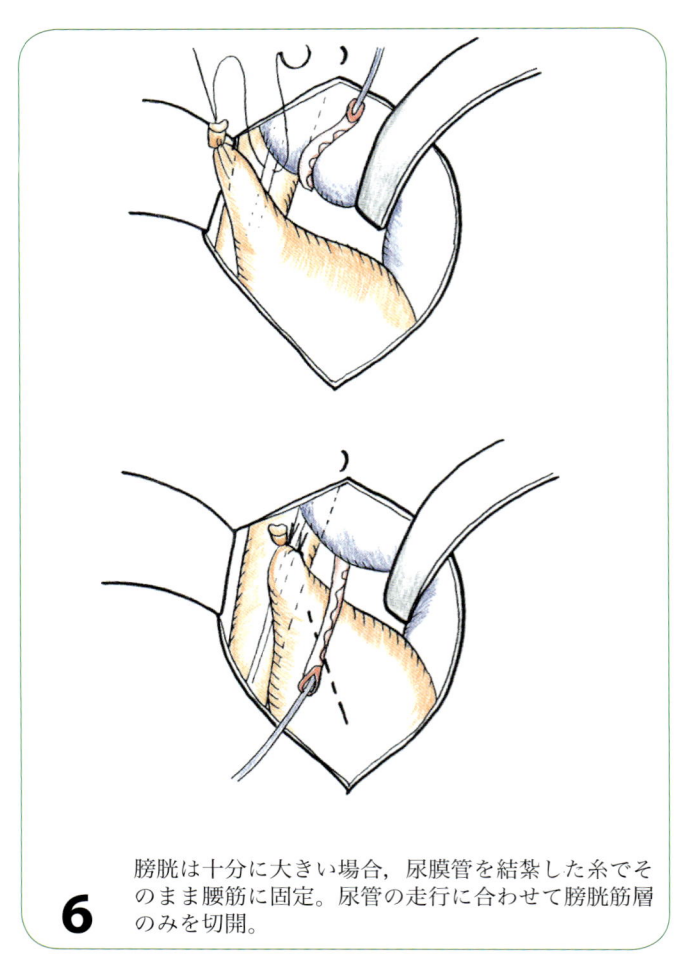

6 膀胱は十分に大きい場合，尿膜管を結紮した糸でそのまま腰筋に固定。尿管の走行に合わせて膀胱筋層のみを切開。

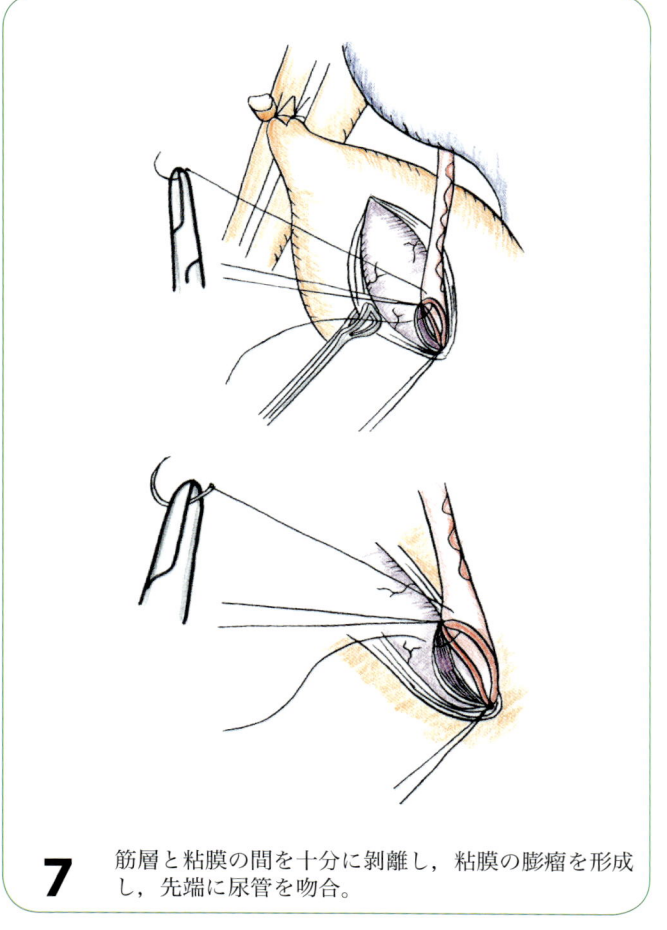

7 筋層と粘膜の間を十分に剥離し，粘膜の膨瘤を形成し，先端に尿管を吻合。

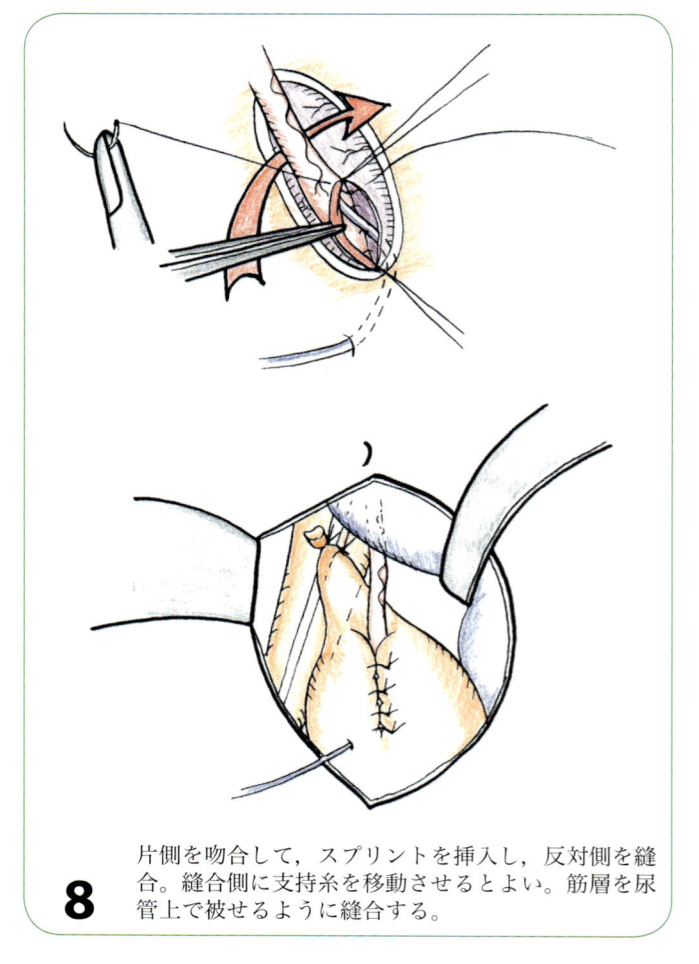

8 片側を吻合して，スプリントを挿入し，反対側を縫合。縫合側に支持糸を移動させるとよい。筋層を尿管上で被せるように縫合する。

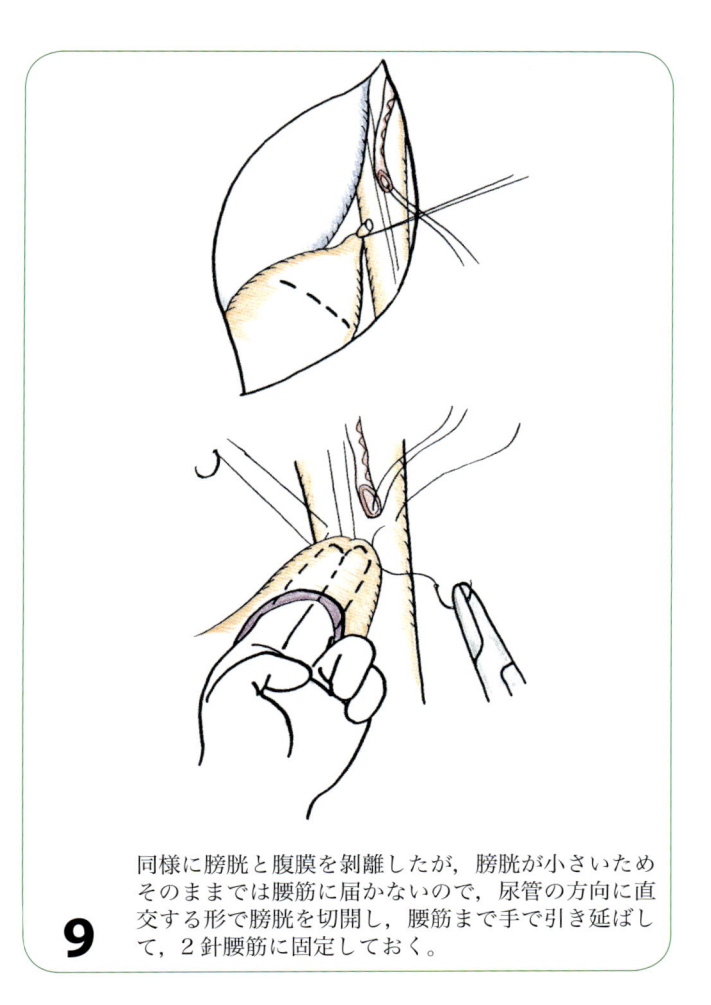

9 同様に膀胱と腹膜を剝離したが，膀胱が小さいためそのままでは腰筋に届かないので，尿管の方向に直交する形で膀胱を切開し，腰筋まで手で引き延ばして，2針腰筋に固定しておく。

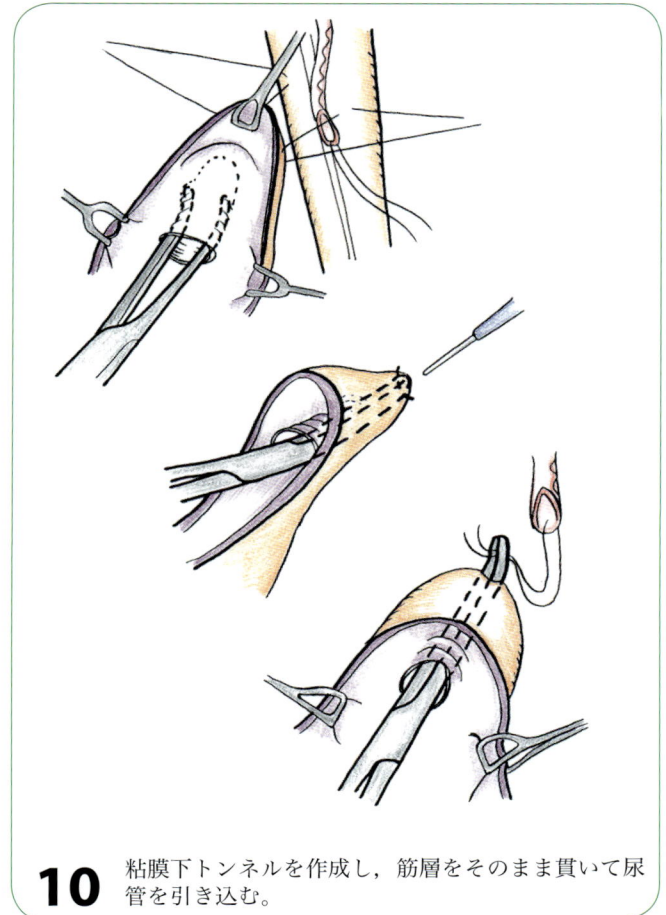

10 粘膜下トンネルを作成し，筋層をそのまま貫いて尿管を引き込む。

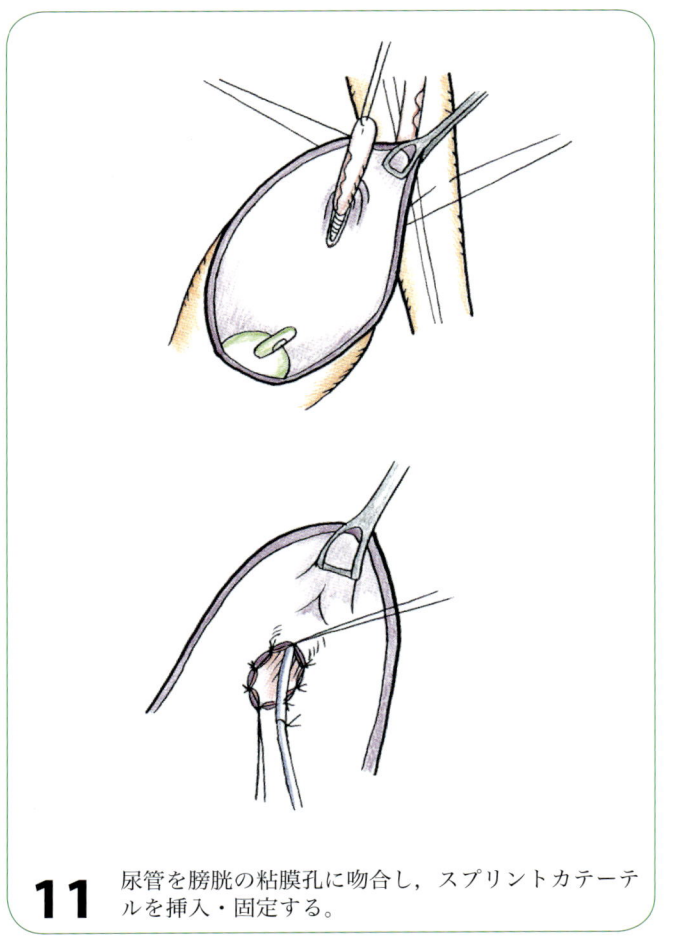

11 尿管を膀胱の粘膜孔に吻合し，スプリントカテーテルを挿入・固定する。

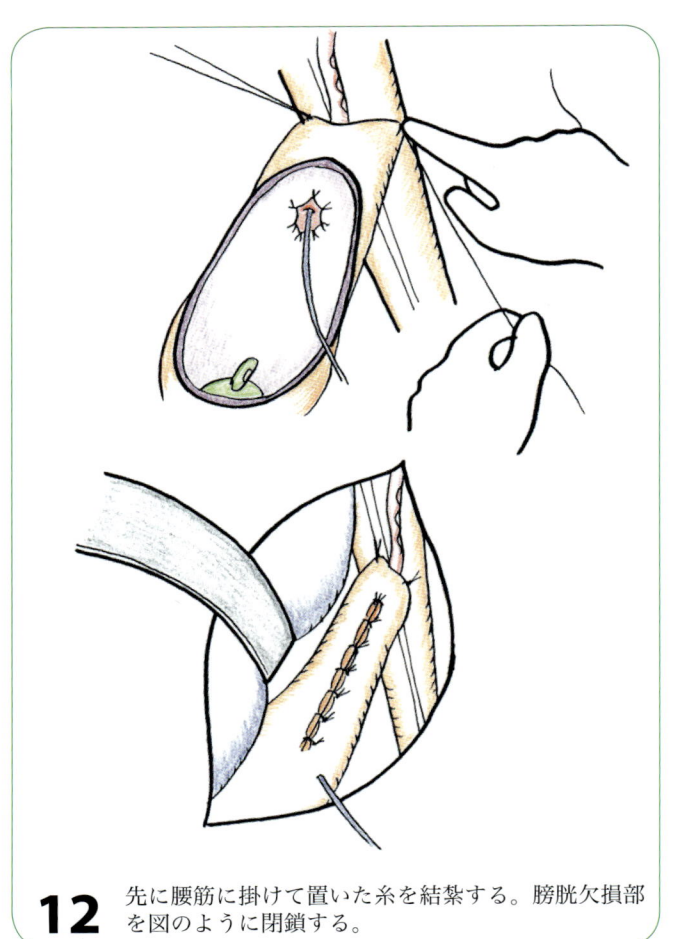

12 先に腰筋に掛けて置いた糸を結紮する。膀胱欠損部を図のように閉鎖する。

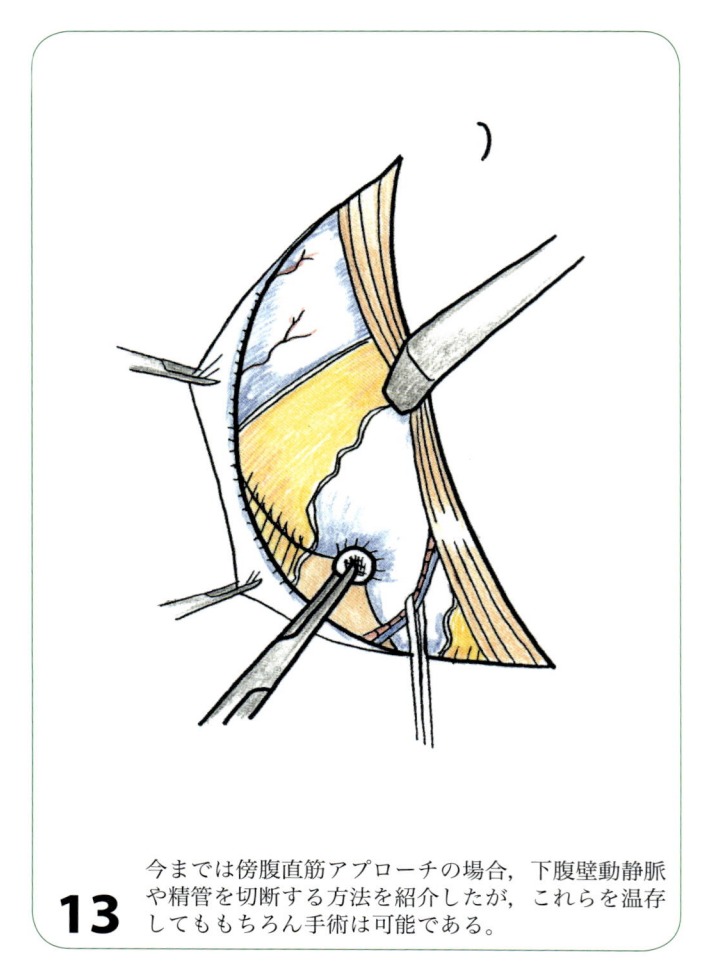

13 今までは傍腹直筋アプローチの場合，下腹壁動静脈や精管を切断する方法を紹介したが，これらを温存してももちろん手術は可能である。

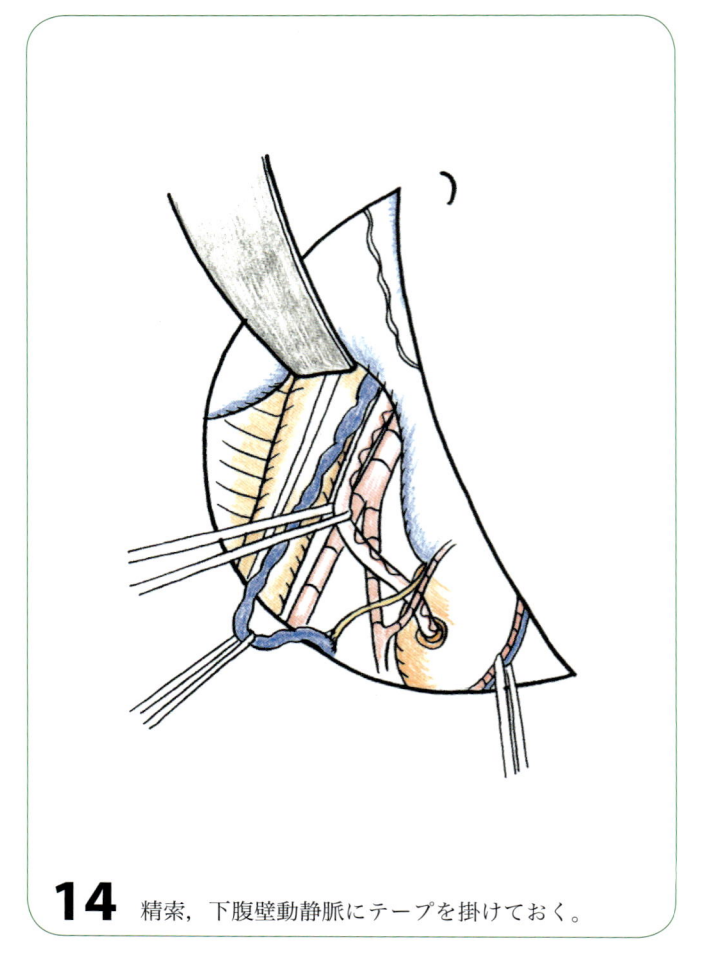

14 精索，下腹壁動静脈にテープを掛けておく。

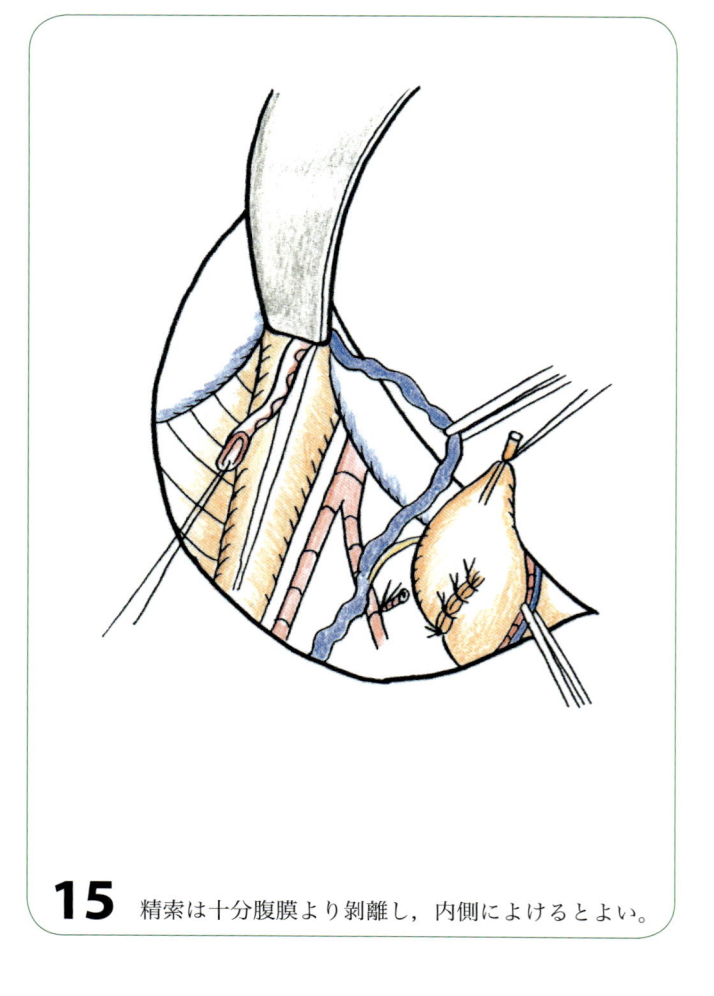

15 精索は十分腹膜より剥離し，内側によけるとよい。

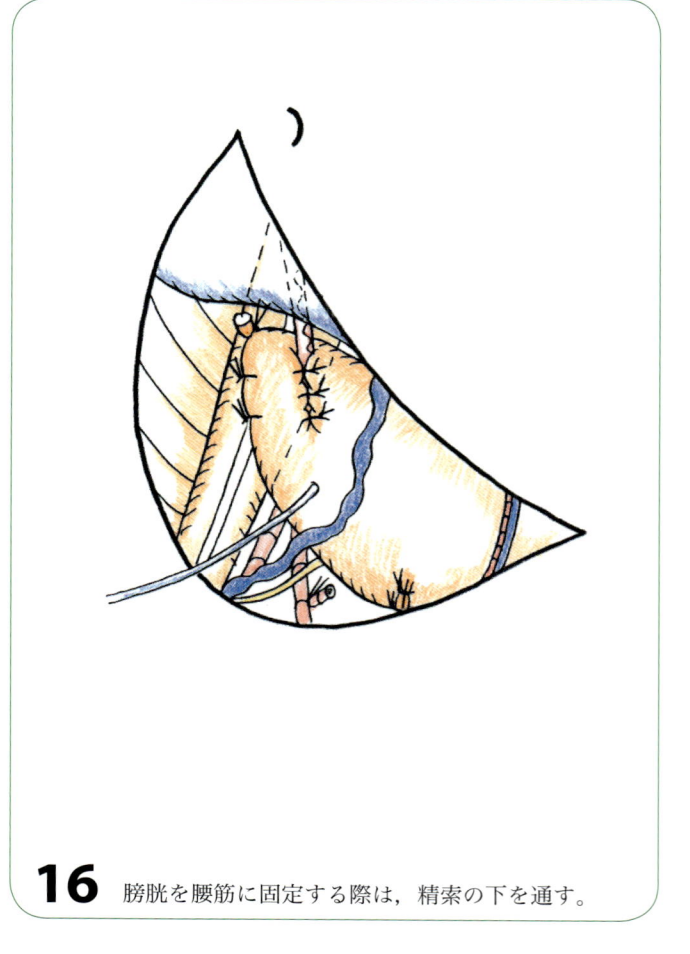

16 膀胱を腰筋に固定する際は，精索の下を通す。

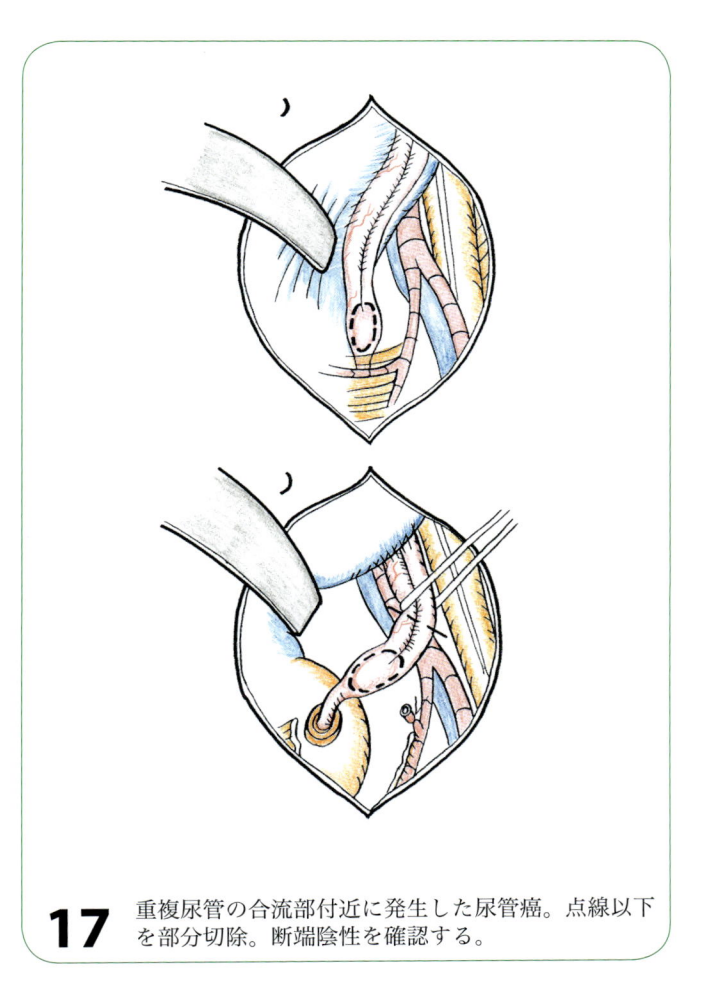

17 重複尿管の合流部付近に発生した尿管癌。点線以下を部分切除。断端陰性を確認する。

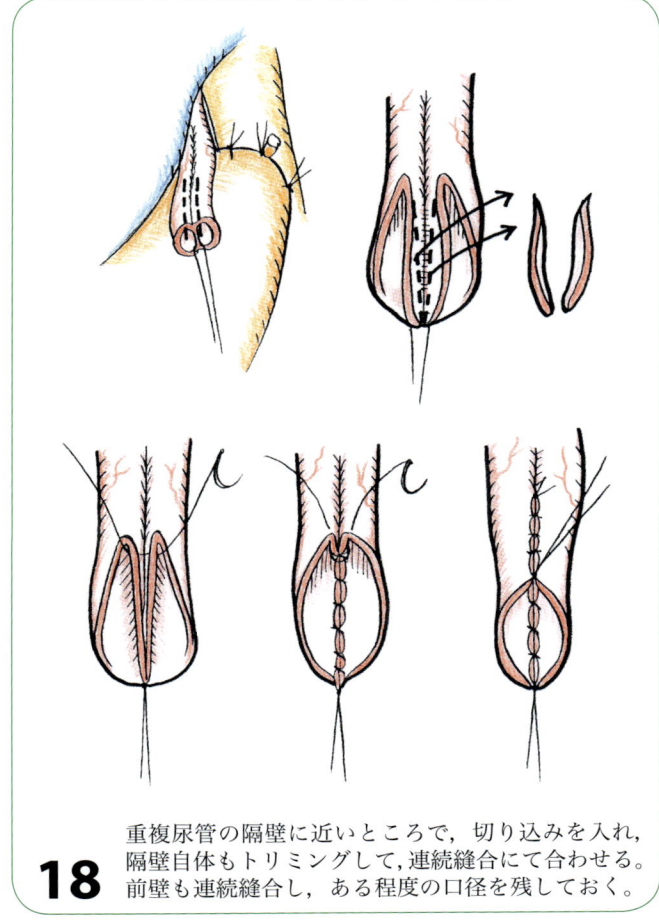

18 重複尿管の隔壁に近いところで，切り込みを入れ，隔壁自体もトリミングして，連続縫合にて合わせる。前壁も連続縫合し，ある程度の口径を残しておく。

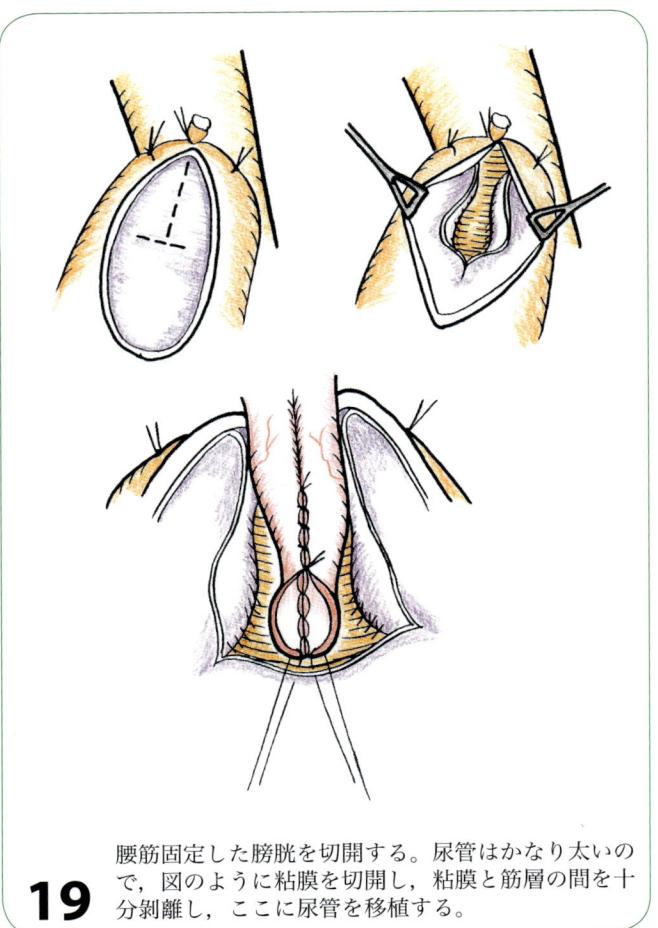

19 腰筋固定した膀胱を切開する。尿管はかなり太いので，図のように粘膜を切開し，粘膜と筋層の間を十分剥離し，ここに尿管を移植する。

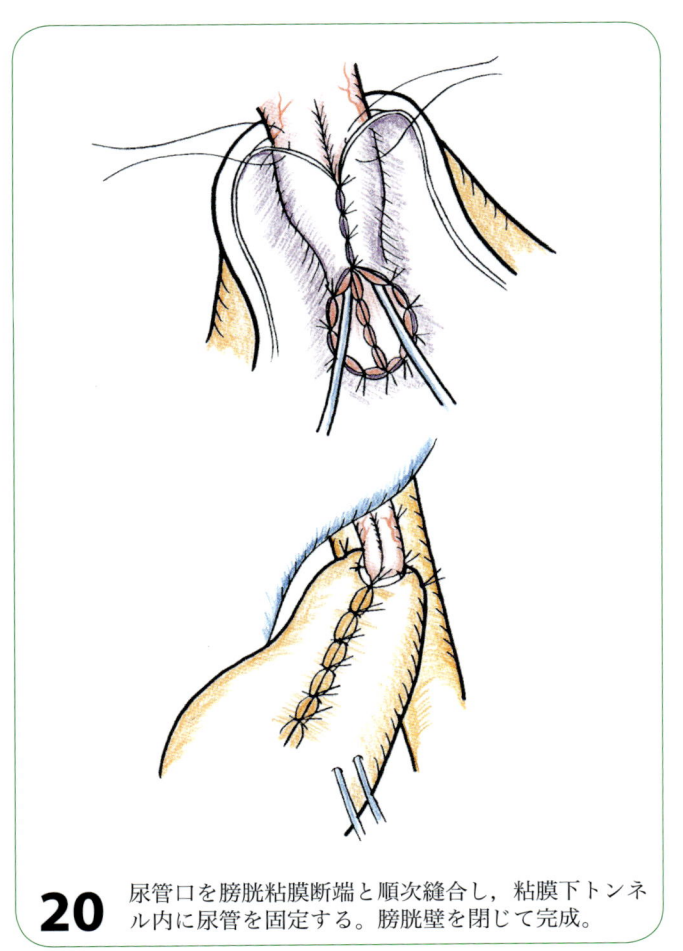

20 尿管口を膀胱粘膜断端と順次縫合し，粘膜下トンネル内に尿管を固定する。膀胱壁を閉じて完成。

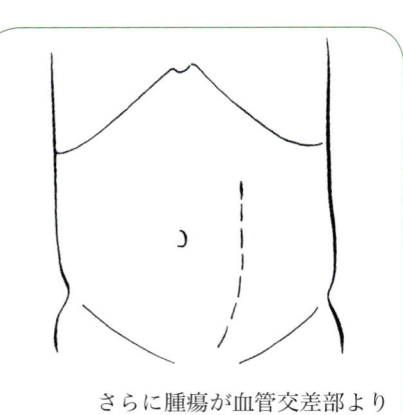

21 さらに腫瘍が血管交差部より上方にあり，かつ腎を温存したい場合，尿管部分切除＋尿管端々吻合というオプションもあると思う。またわが国では良性疾患による尿管狭窄は少ないが，ビルハルツ住血吸虫症の多いエジプトでは時にこの方法を行う。

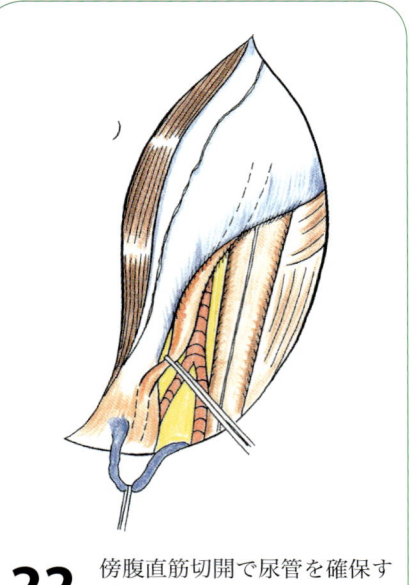

22 傍腹直筋切開で尿管を確保する。

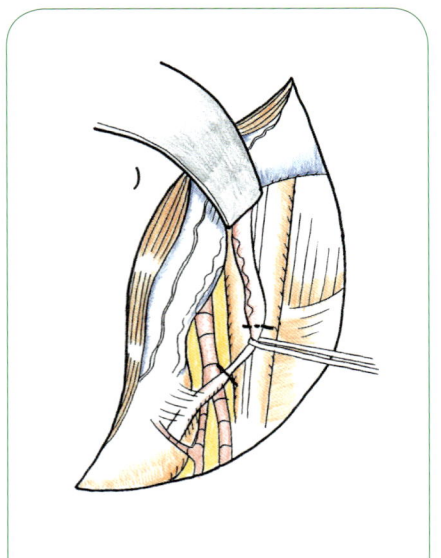

23 狭窄部あるいは腫瘍部を含めて，上下に十分剝離する。

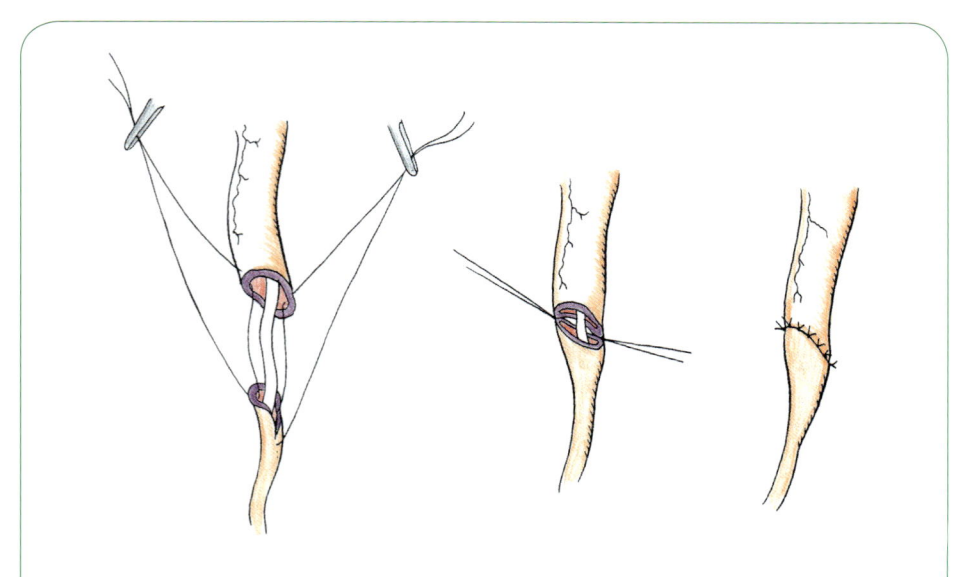

24 摘出後，上下の尿管に切り込みを入れ，縫合面を広くし，吻合する。術中に尿管ステントを挿入しておく。

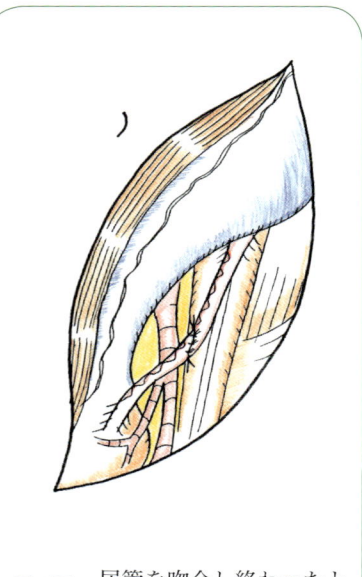

25 尿管を吻合し終わったところ。

D 小切開手術

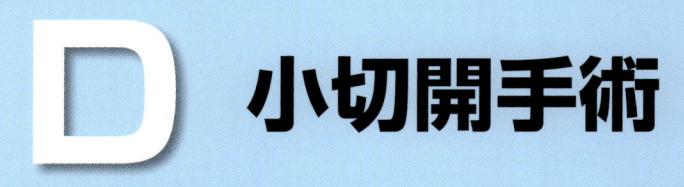

16 小切開手術（ミニマム創泌尿器手術）

　東京医科歯科大学の木原和徳教授のグループは泌尿器科領域において，臓器がかろうじて摘出できるくらいの小切開創で手術を行うという画期的な方法を考案した。創痛が少ない，術後の回復が早い，安全で安価であるという大きなメリットがある。この手術法のコツは摘出臓器周囲の後腹膜に大きなワーキングスペースを形成することである。このため常に正しい剝離面を意識して，外科解剖を十分理解することが重要となる。

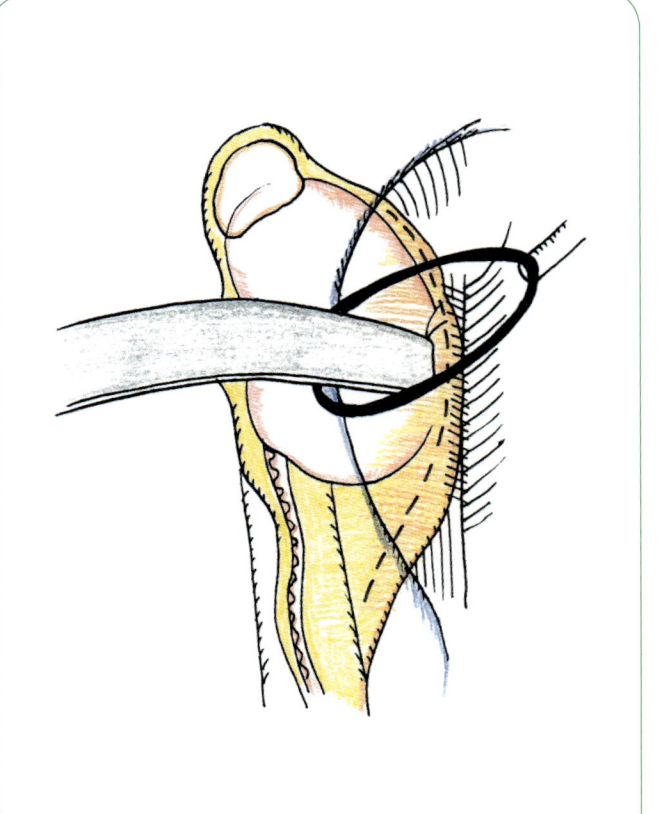

1 腎・副腎の手術。12肋骨上の小切開で12肋骨を切除。肋骨下の筋層を分けて，外側円錐筋膜を露出して点線のように切開する。

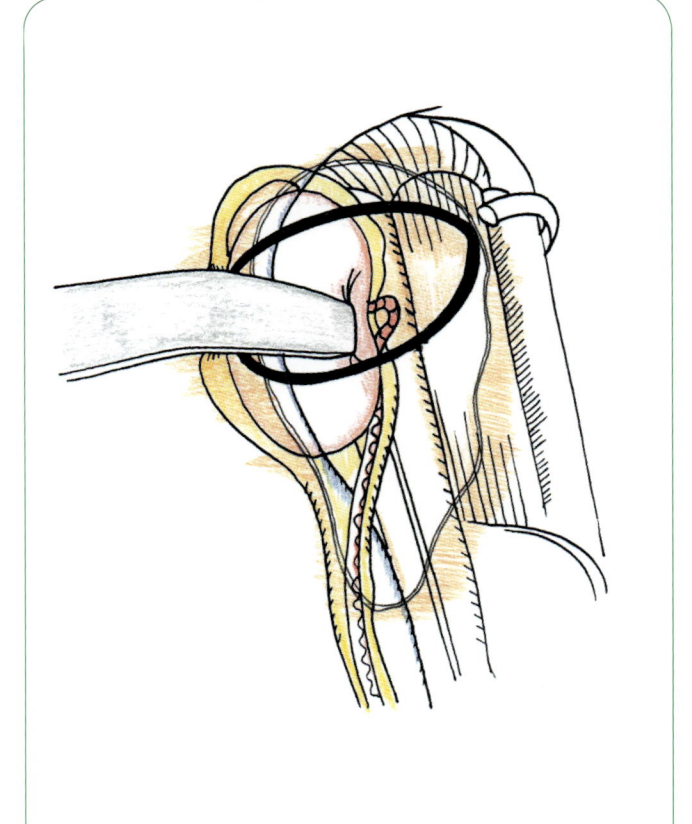

2 Gerota筋膜後葉を上方は横隔膜下，内側は腎茎部，下方は尿管が十分透見できるまで，一気に腰筋群より剝離する。

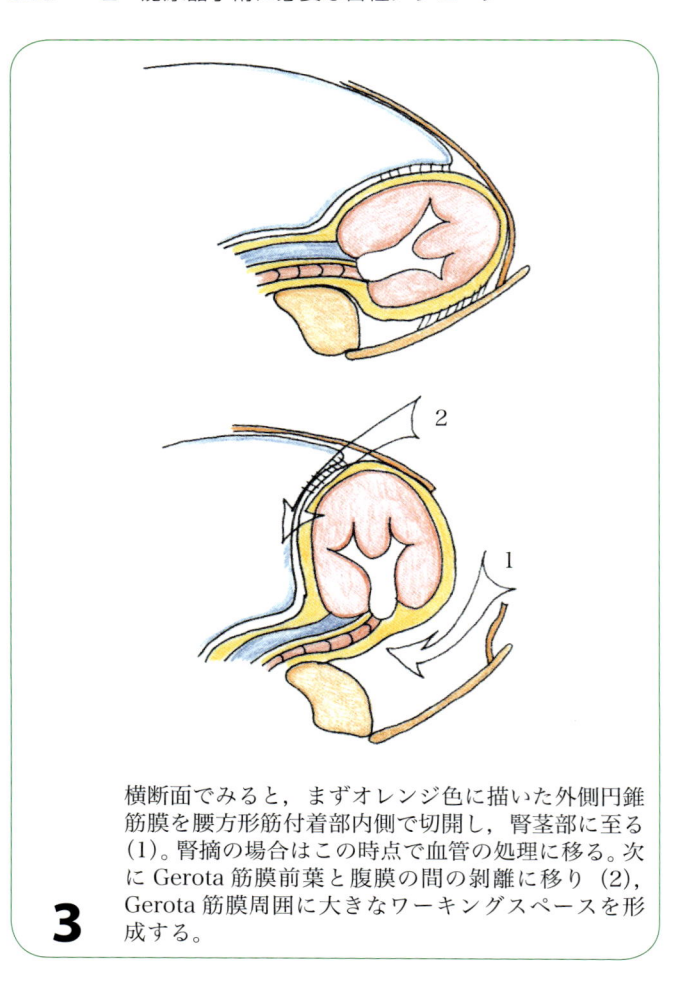

3 横断面でみると，まずオレンジ色に描いた外側円錐筋膜を腰方形筋付着部内側で切開し，腎茎部に至る（1）。腎摘の場合はこの時点で血管の処理に移る。次にGerota筋膜前葉と腹膜の間の剥離に移り（2），Gerota筋膜周囲に大きなワーキングスペースを形成する。

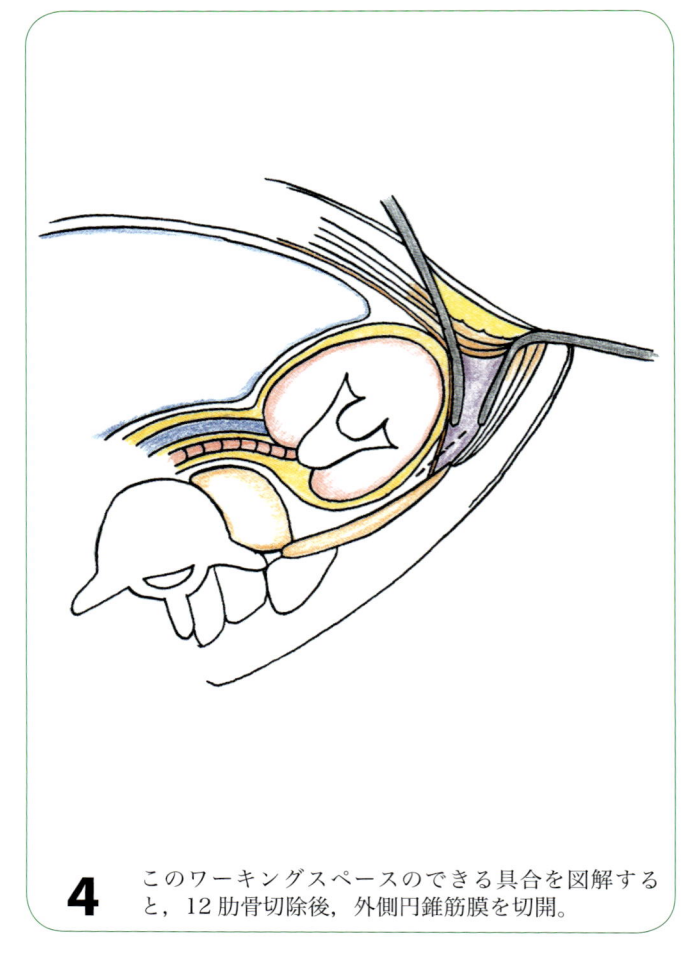

4 このワーキングスペースのできる具合を図解すると，12肋骨切除後，外側円錐筋膜を切開。

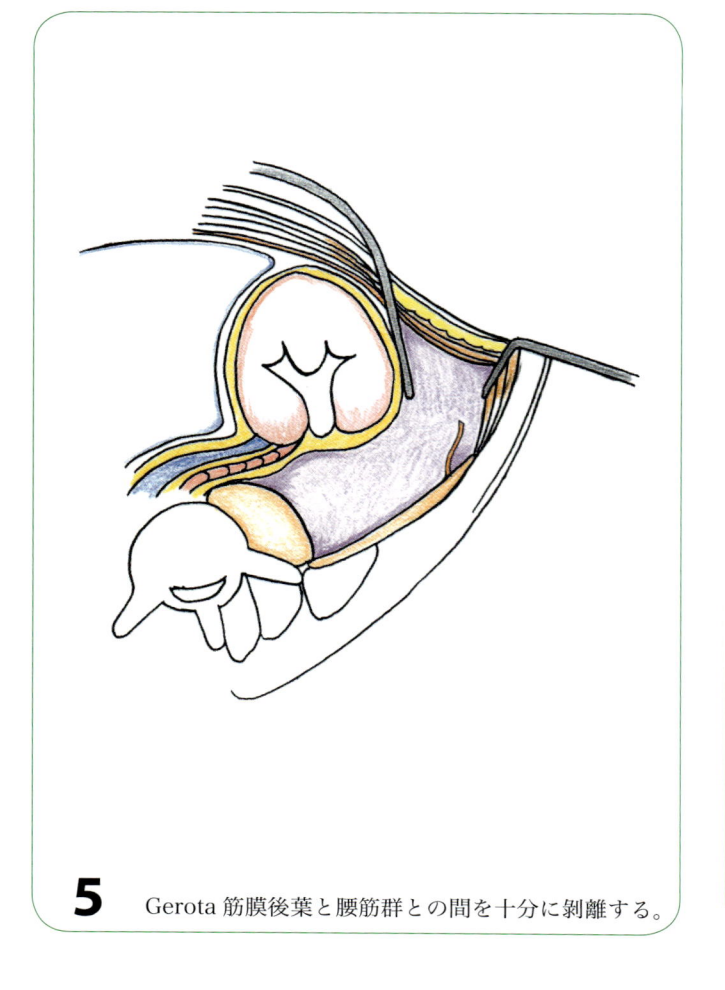

5 Gerota筋膜後葉と腰筋群との間を十分に剥離する。

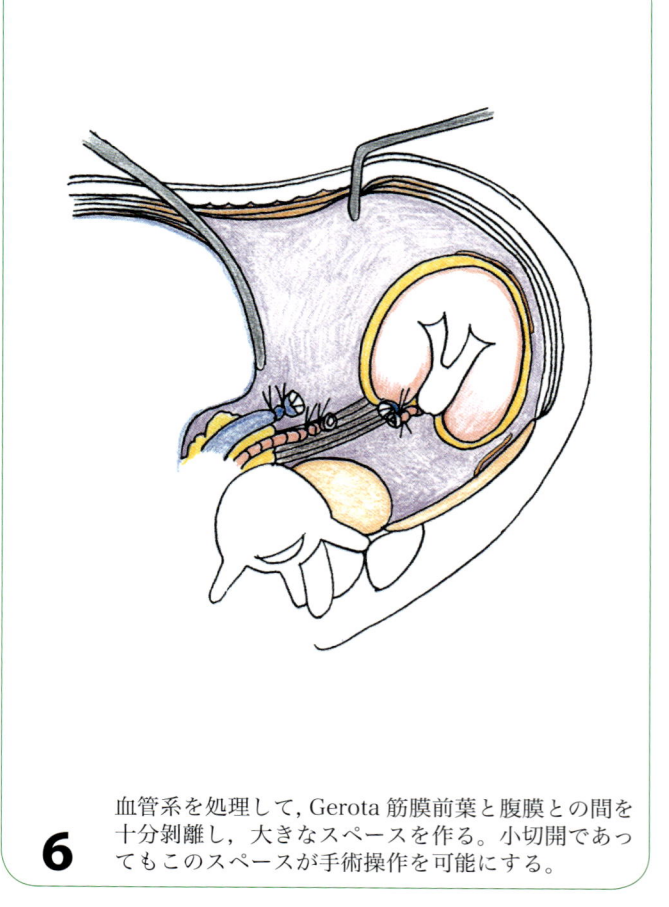

6 血管系を処理して，Gerota筋膜前葉と腹膜との間を十分剥離し，大きなスペースを作る。小切開であってもこのスペースが手術操作を可能にする。

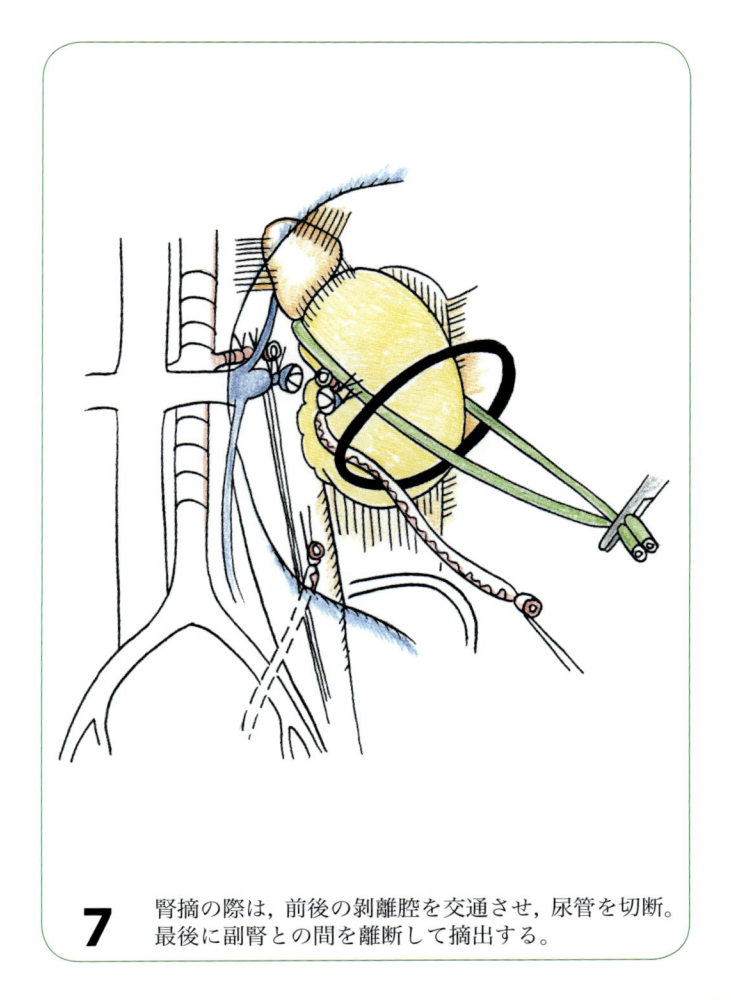

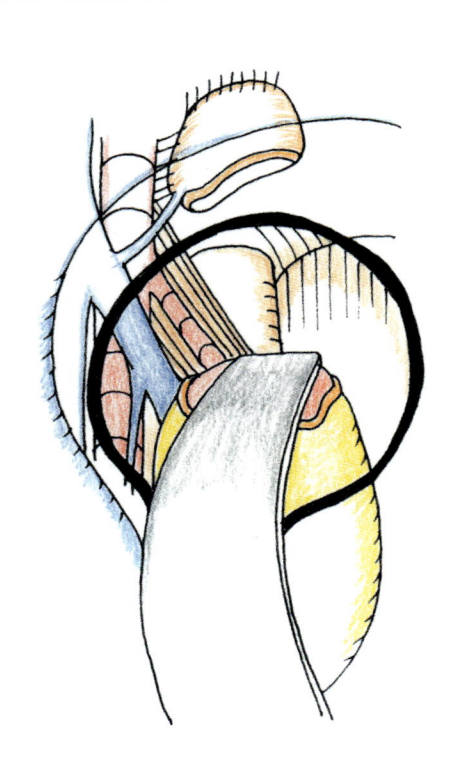

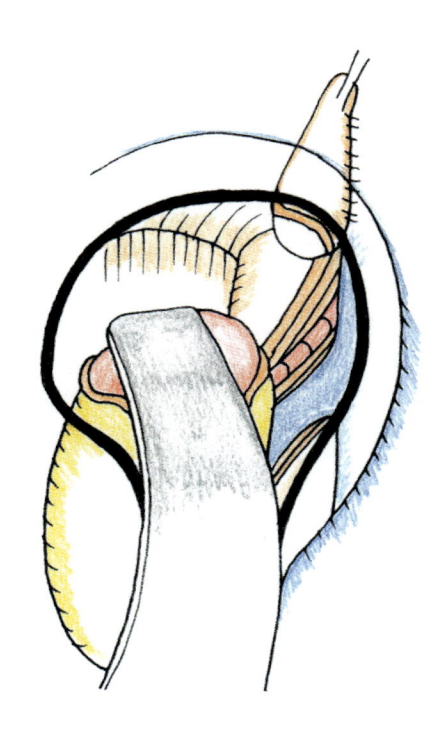

7 腎摘の際は，前後の剥離腔を交通させ，尿管を切断。最後に副腎との間を離断して摘出する。

8 以上が標準的な摘出の順序であるが，われわれは Gerota 筋膜後葉の剥離の後，血管系の処理が難しい時は（時間がかかるので），先に前葉の剥離をし，副腎を外したあと腎を筋鉤あるいはオクトパスで下方に牽引し，上から順番に腎茎を処理するようにしている。また Gerota 筋膜後葉剥離時，腎動脈の処理のみ可能であれば，結紮・切断し，静脈だけやはり後回しにする（腎動脈は処理してあると腎が小さくなり剥離も容易になる）。

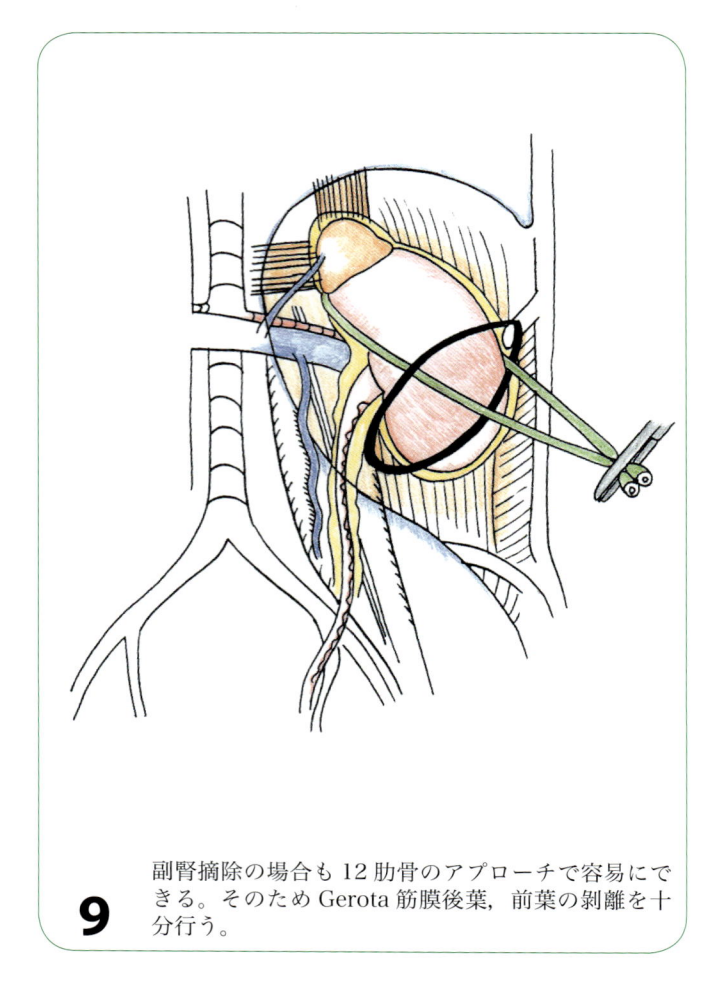

9 副腎摘除の場合も 12 肋骨のアプローチで容易にできる。そのため Gerota 筋膜後葉，前葉の剝離を十分行う。

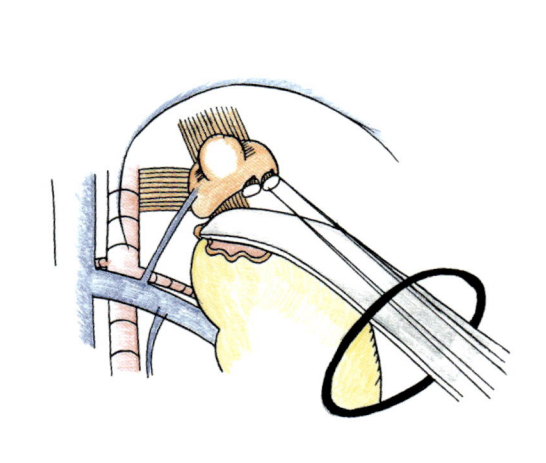

10 腎と副腎の間を切離する際，副腎側の結紮糸を牽引用に残しておく。切離後，腎を下方に押し下げると腎上方に十分なスペースができる。

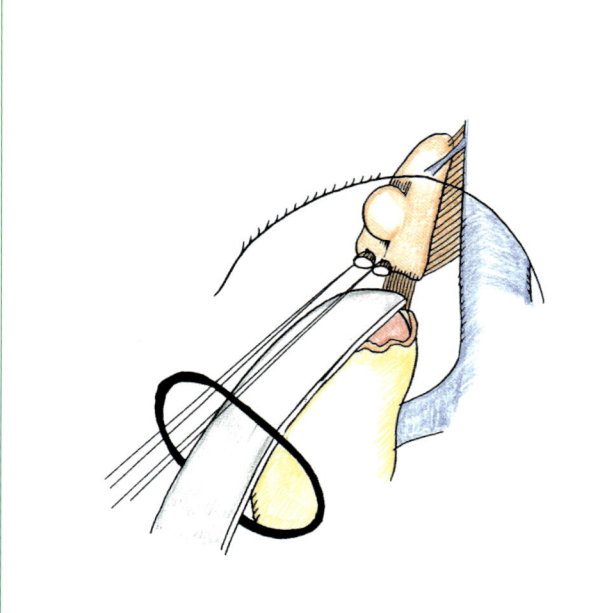

11 右は中心静脈の処理が深くなるときがあるが，ノットタイヤーを利用して結紮し，さらに残し側にクリップも使用することがある。

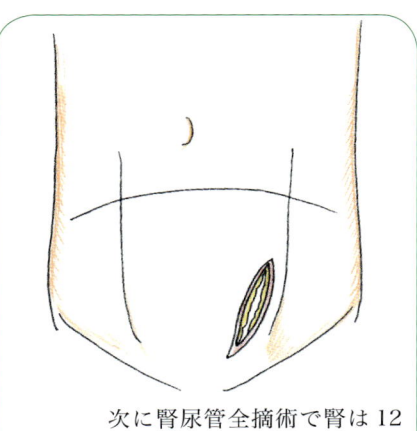

D 小切開手術

12 次に腎尿管全摘術で腎は12肋骨上の小切開で腎を剝離後，尿管を可及的下方まで剝離して，創を閉じ，今度は小さい傍腹直筋切開で腎・尿管を一塊に摘出する。切開は下端が恥骨の2横指くらい上にくるような小さい創とする。

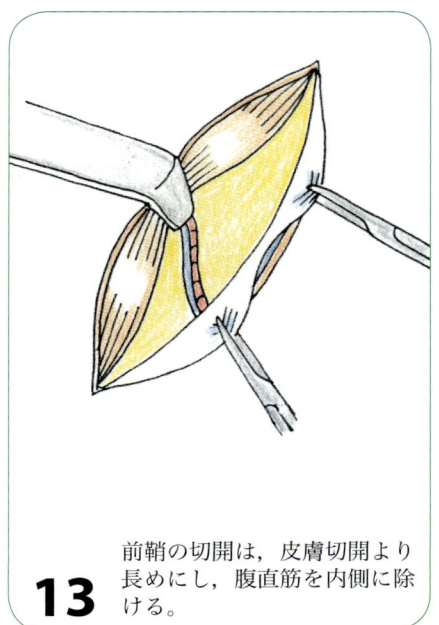

13 前鞘の切開は，皮膚切開より長めにし，腹直筋を内側に除ける。

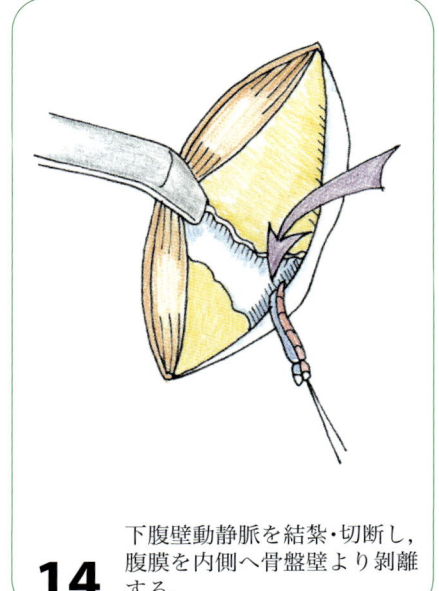

14 下腹壁動静脈を結紮・切断し，腹膜を内側へ骨盤壁より剝離する。

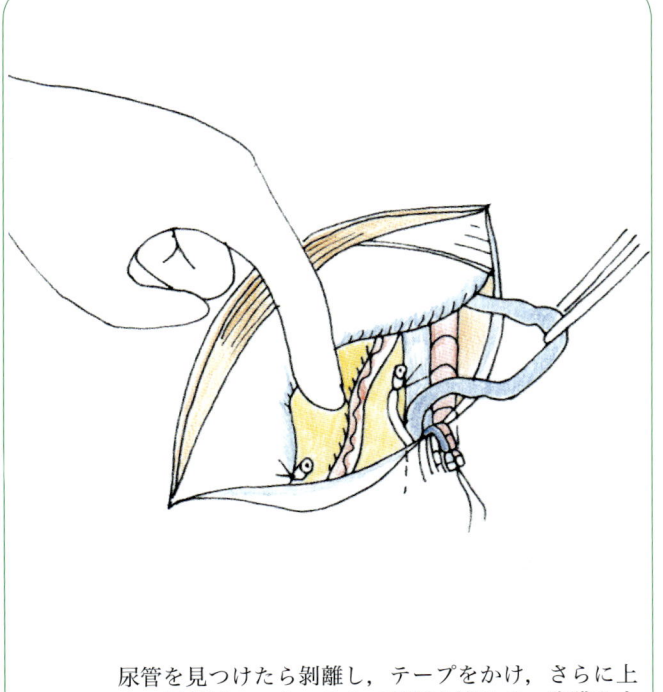

15 尿管を見つけたら剝離し，テープをかけ，さらに上方の剝離済みのところまで剝離を進める。腹膜を十分内側へ剝離すれば，後鞘の切開は必要ない。

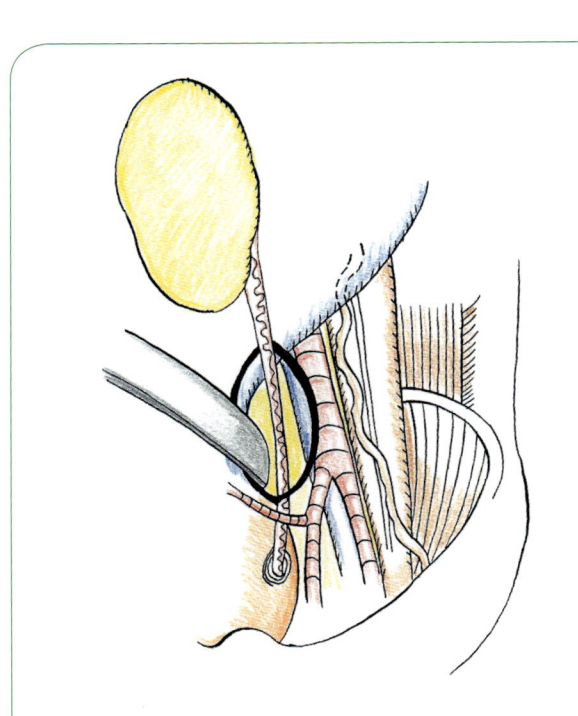

16 腎を上方の剝離腔より，取り出してきて，この腎を都合のよいように振りながら尿管下方の剝離を進め，腎尿管全摘を施行する。

17 経験数は少ないが，膀胱全摘も小切開創で可能である。基本的には腹膜外で摘出するので適応は慎重に選ばなければならない。小さな正中切開で膀胱側腔，後腹膜ポケットを十分形成する。

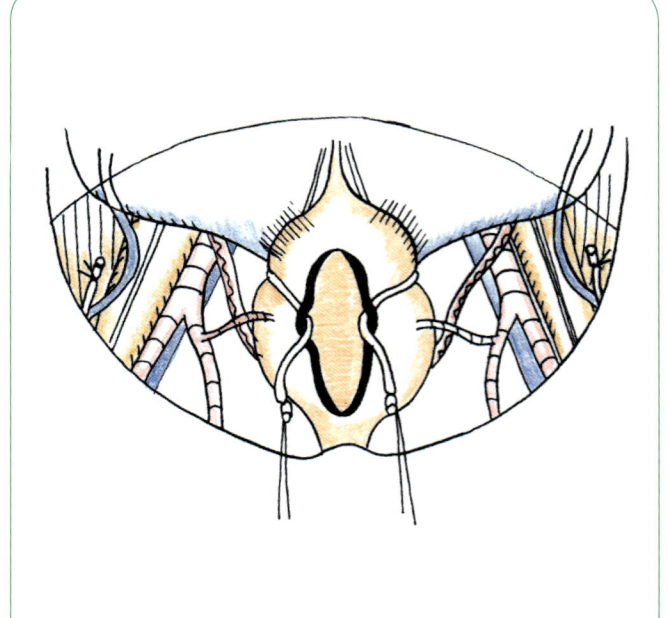

18 精管を切断し，中枢側は支持糸で取っておく。さらに腸骨窩を十分に露出する。

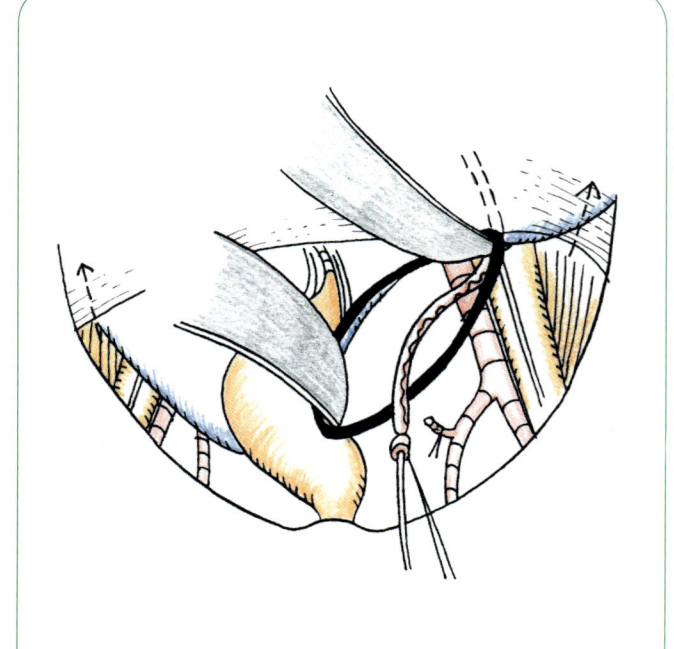

19 尿管を剥離し，膀胱付近で切断，さらに上方に向かって十分に剥離する。必要があれば後鞘を外側で腹膜をよけ切開する。

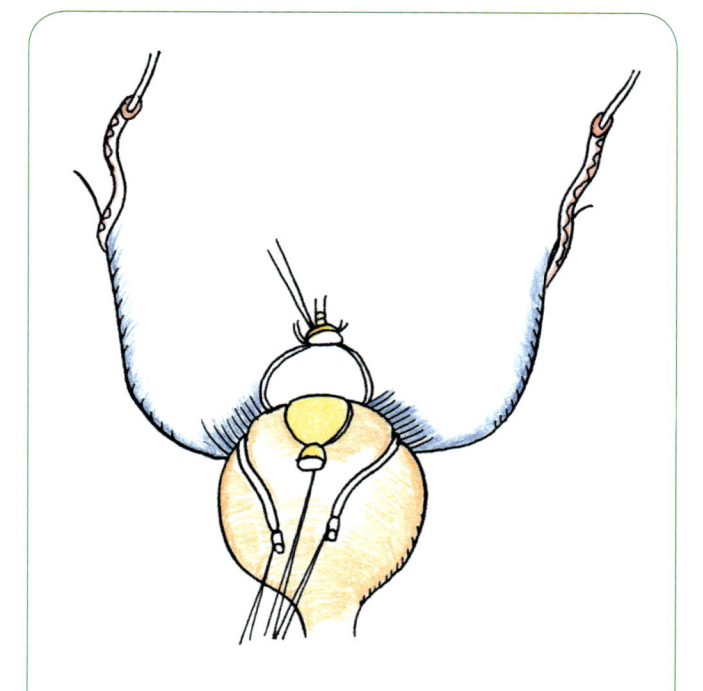

20 精管を中枢側に鈍的に追っていくと自然に膀胱と腹膜との間が剥離できるが，尿膜管の付着部のみは腹膜を最小限開ける。

D 小切開手術　133

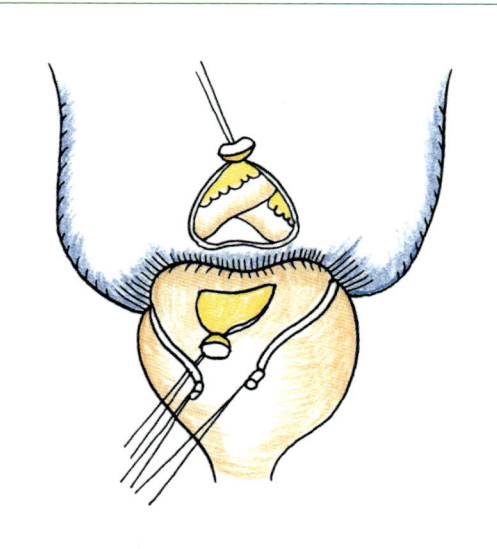

21 さらに腹膜を精嚢付近まで剥離したら，腹膜を内容物とともにオクトパスで頭側に牽引してしまえば，膀胱全摘に必要なスペースが形成できる。膀胱全摘が終了したら，先の腹膜孔から終末回腸を引き出してきて各種尿路再建を行う。

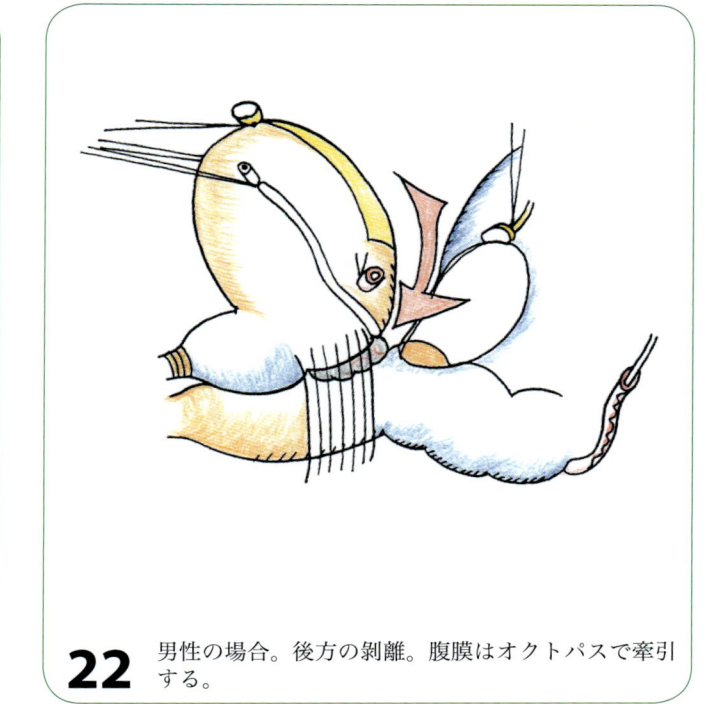

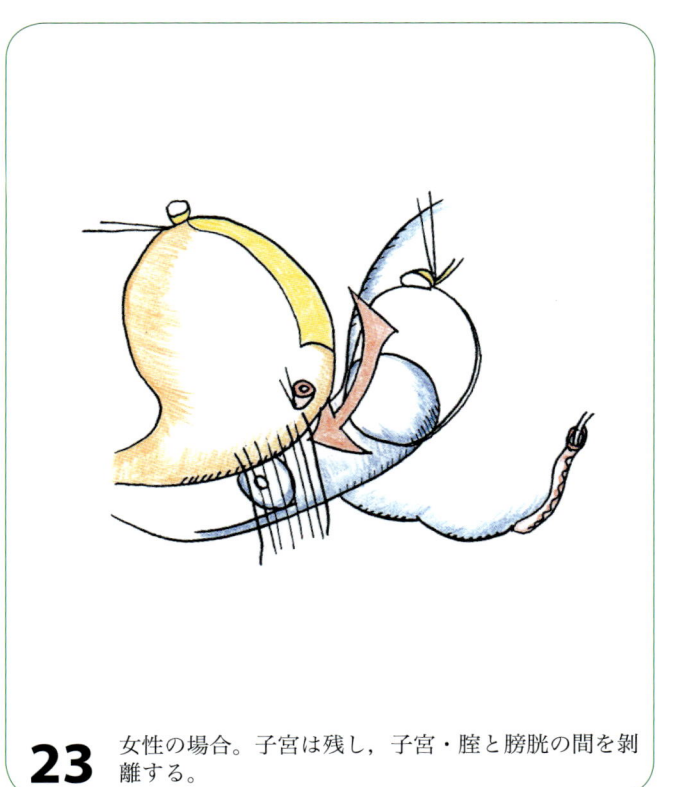

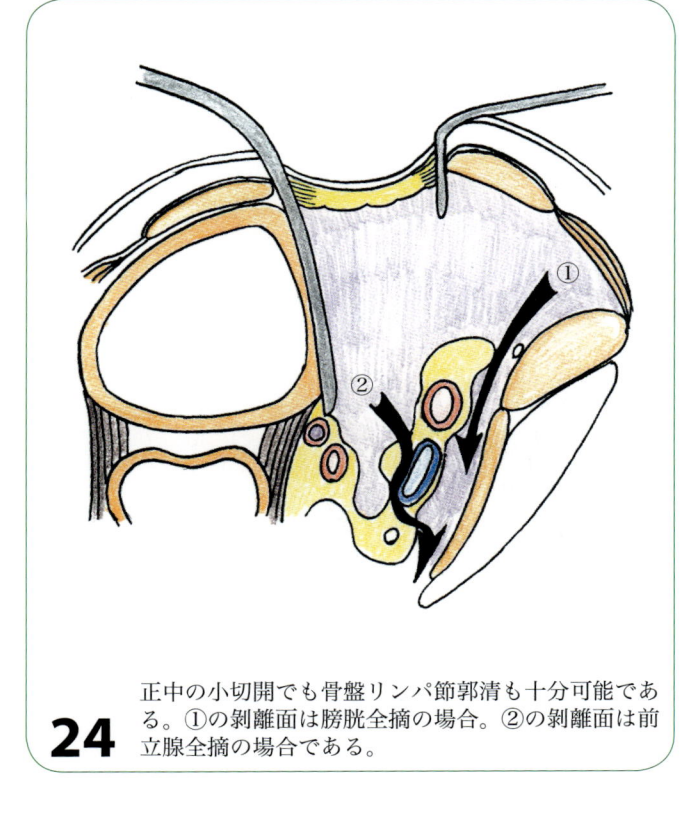

22 男性の場合。後方の剥離。腹膜はオクトパスで牽引する。

23 女性の場合。子宮は残し，子宮・腟と膀胱の間を剥離する。

24 正中の小切開でも骨盤リンパ節郭清も十分可能である。①の剥離面は膀胱全摘の場合。②の剥離面は前立腺全摘の場合である。

25 前立腺全摘術も小切開手術で標準的な逆行性のアプローチが可能である。しかし前立腺尖部，とくに尿道切断後に尖部から前立腺を起こしてくるときが難しい時がある。このような場合，筆者らは尿道の切断後に膀胱頸部の離断に移る。

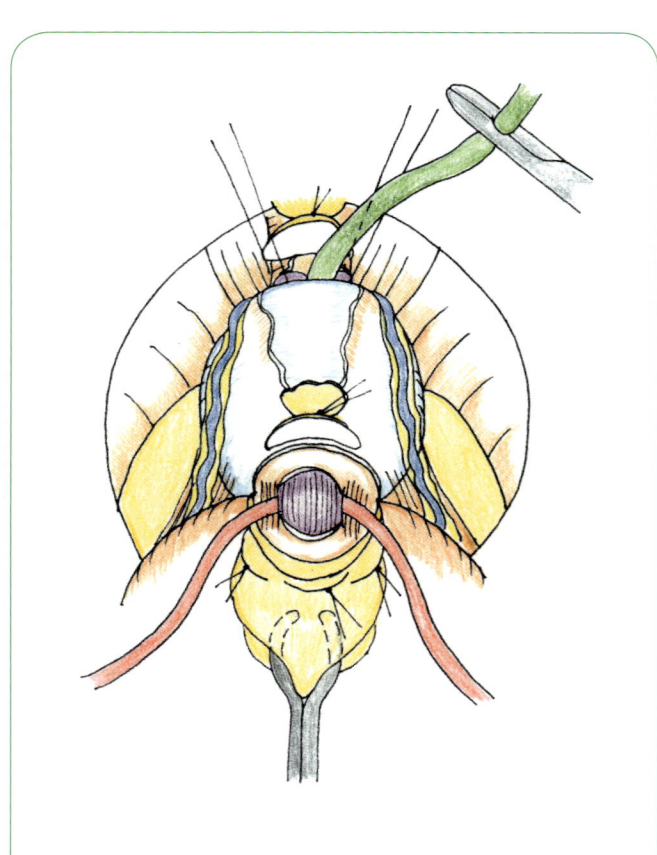

26 膀胱頸部を温存する形で頸部を離断（温存にはこだわらない）。

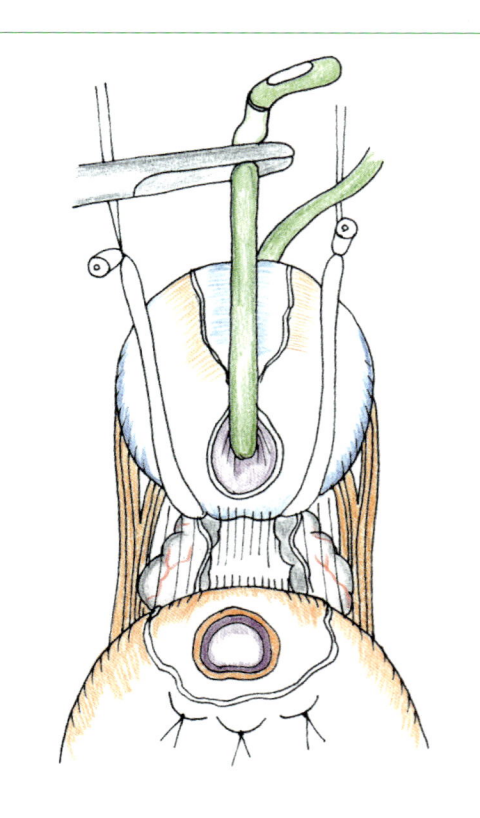

27 膀胱からバルーンの水を抜いてカテーテルを引き出し，ここで精管を剝離・切断し，結紮糸を牽引する。精囊も剝離し，デノンビエ腔に入り尖部まで到達する。

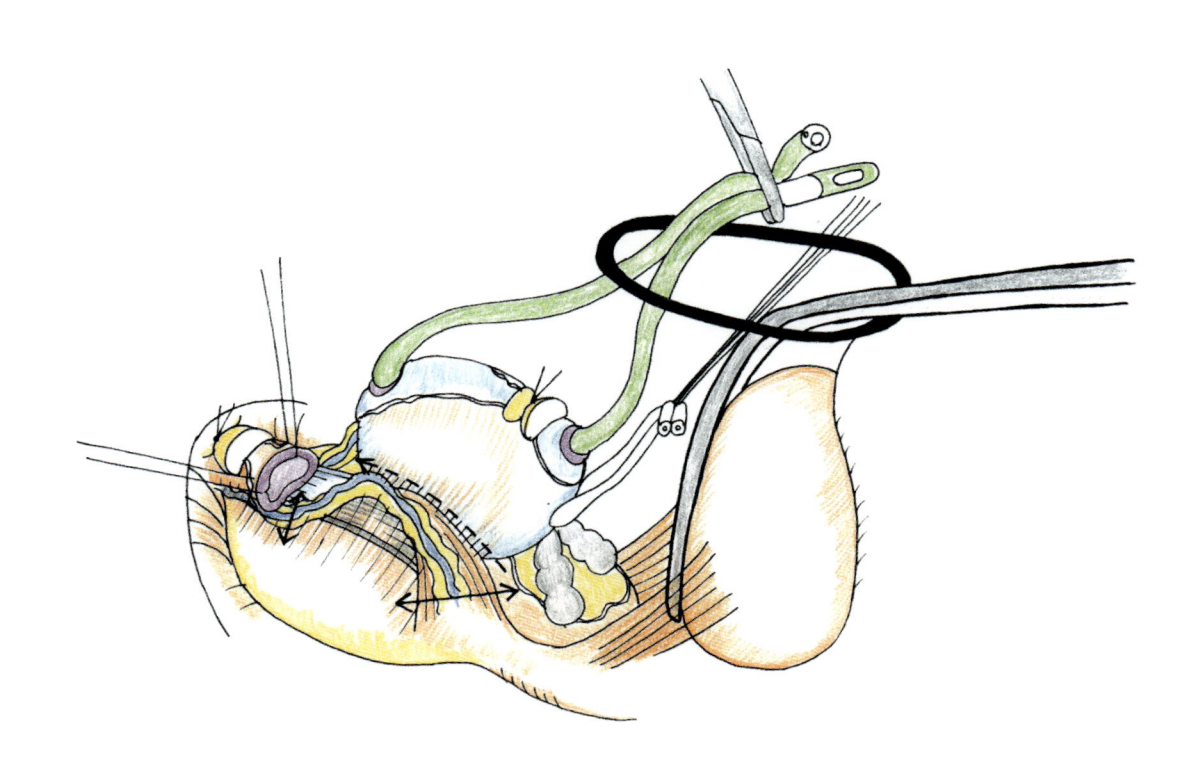

28 離断した膀胱頸部のあたりにオクトパスを掛け，頭側に引くとワーキングスペースができる。尿道と頸部から出ているカテーテルをいっしょに把持し，持ち上げると操作がしやすい。実線は神経温存をしない場合。点線は神経温存のラインである。

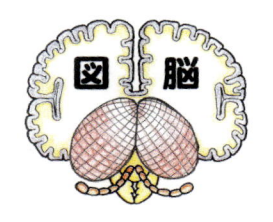

マンガやアニメにみる図脳大国日本

　現代の日本文化が世界に誇れるものの代表として，マンガやアニメがある。世界中で日本のマンガやアニメは高く評価され，その質と多様性は世界一といっても過言ではない。鳥獣戯画に始まって，江戸時代の浮世絵や黄表紙の挿し絵などがマンガのバックグラウンドになっているような気がするが（もちろん北斎漫画ではマンガという言葉も使われている），いつごろからマンガにストーリーを伴うようになったのかわたしは知らない。なぜ漫画家は画才とストーリーテラーの才能をあわせ持つのか。これが私の疑問である。一般的に画力の優れた漫画家はストーリーテラーとしての才能も優れている。あるいはその漫画家の画風はそのストーリーと妙にマッチしている。画力が魅力あるストーリーを求めるのか？　画風がマッチしたストーリーを求めるのか？　創造の過程は謎である。

　話は変わるが，小説や物語は図脳に訴え，図脳を刺激する。われわれが物語を読むとき，登場人物の風貌や背景を想像しながら読む。短歌や俳句もどちらかというと図脳に働きかける。ガルシア・マルケスの物語を読むと遠い異国の物語でありながら，奇妙で奇怪な話が妙に図脳を刺激する（松本大洋さんあたりが漫画化してくれれば面白いのでは）。一方，ゲーテなどの詩や警句は感情を刺激する。すなわち心に訴えるのである。これはどちらかというと音楽との類似性が高い。ミュージシャンのなかには作詞と作曲を両方手がけるひとがいるのも，肯けるところである。最近，音読が脳を活性化するということでブームであるが，音読と黙読では刺激する脳の領域が異なる気がする。

　尊敬する手塚治虫氏がまだ生きていれば，現代のブラックジャックをどう描くか。興味の尽きないところである。

3 前立腺手術

　前立腺の手術のメインはやはり，前立腺癌に対する根治的前立腺全摘術であろう。前立腺癌の治療法はさまざまであり，根治的前立腺全摘が限局性の前立腺癌に対して必ずしも絶対的な治療法とは限らず，今後はその位置づけは変貌してくることは間違いないであろう。しかしながら現状では，どこの施設においても泌尿器科の開放手術としては，最も多く経験できる手術である。前立腺周囲の解剖については，日々新たな知見や理解が得られ，数々の工夫によって，手術のアプローチの仕方も日進月歩である。

　したがって，これらの解剖学的，手技的知識を常に吸収し，実際の手術の場で生かしていく努力が必要になろう。換言すれば，この手術は発展途上にあるということもできる。さらに手術解剖の理解が進めば，術後の尿失禁や勃起障害のさらなる改善につながるであろう。

　個人的にはこの手術は，患者さんの体型や骨盤の広さ，前立腺の大きさや形状の違い，あるいは前立腺周囲の血管系の状態，括約筋の長さ等々…，多くの要因によって難易度はさまざまであると感じている。すんなり満足できる気分で終わることもあれば，苦労して自信を失うこともある。きれいな手術書を勉強しただけでは不十分である。この個人差の大きな手術は，ある意味膀胱全摘術より難易度が高いと考えている。常に解剖に興味を持ち，観察と実践を重ねることが重要であろう。

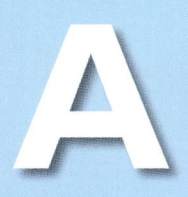

# A 根治的前立腺全摘術

1 骨盤リンパ節郭清

順番は異なるが，前立腺全摘時の骨盤内リンパ節郭清から始める。

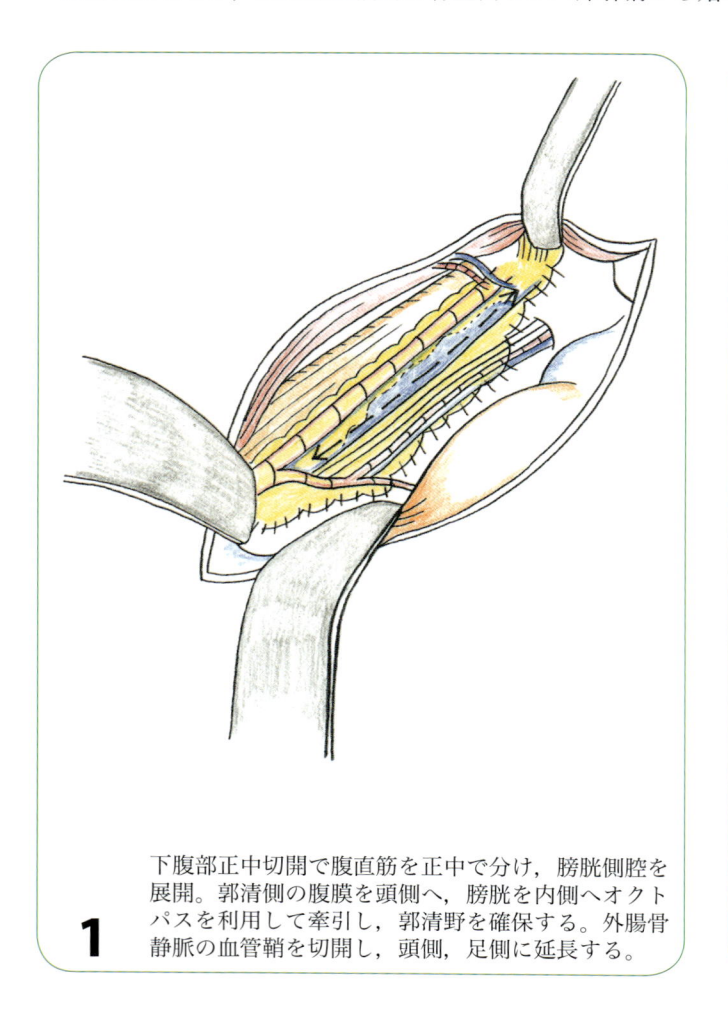

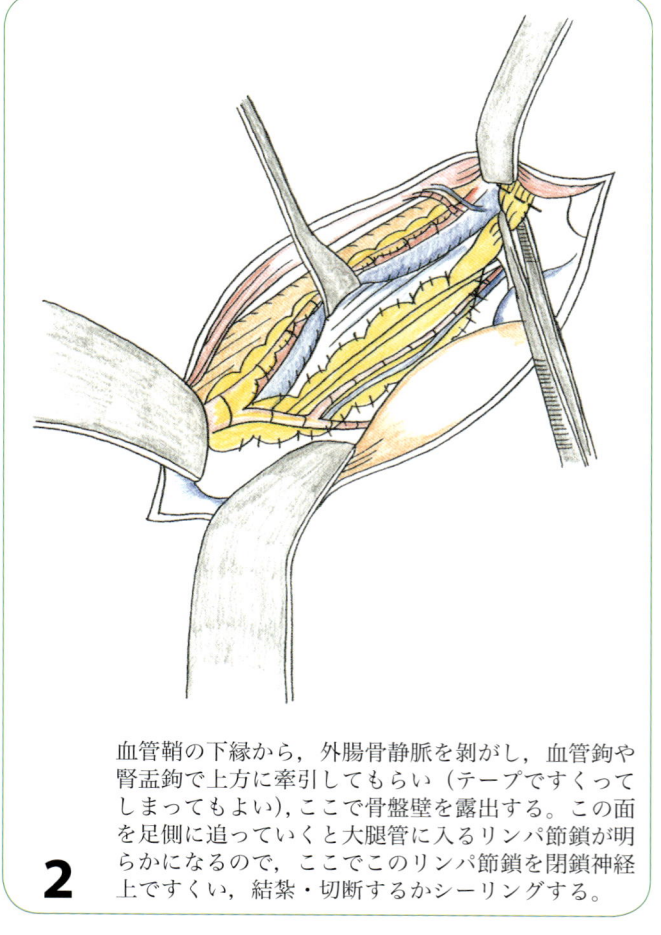

1 下腹部正中切開で腹直筋を正中で分け，膀胱側腔を展開。郭清側の腹膜を頭側へ，膀胱を内側へオクトパスを利用して牽引し，郭清野を確保する。外腸骨静脈の血管鞘を切開し，頭側，足側に延長する。

2 血管鞘の下縁から，外腸骨静脈を剥がし，血管鉤や腎盂鉤で上方に牽引してもらい（テープですくってしまってもよい），ここで骨盤壁を露出する。この面を足側に追っていくと大腿管に入るリンパ節鎖が明らかになるので，ここでこのリンパ節鎖を閉鎖神経上ですくい，結紮・切断するかシーリングする。

A 根治的前立腺全摘術

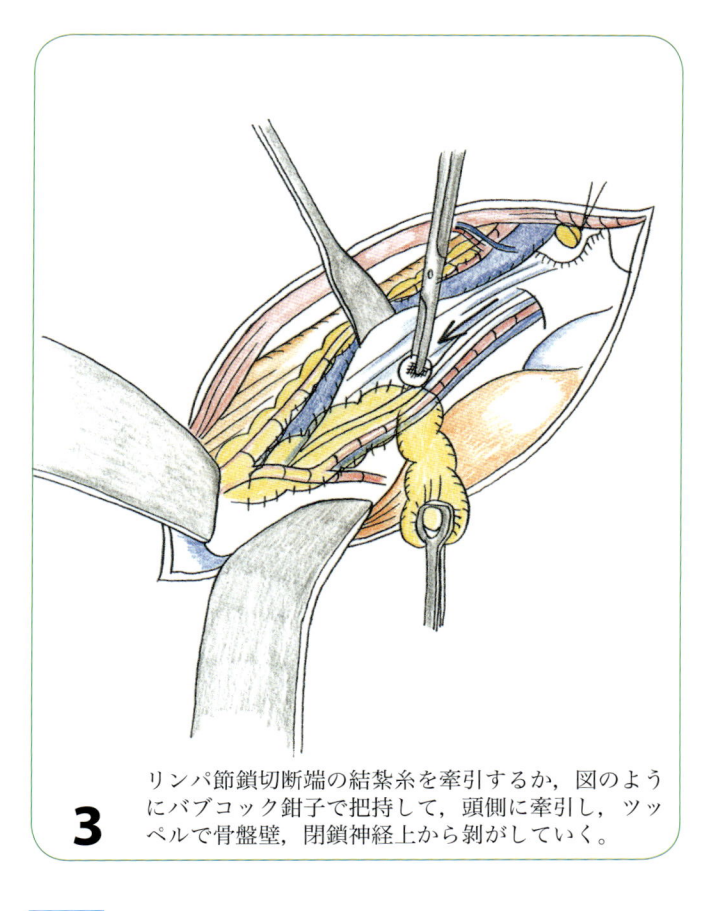

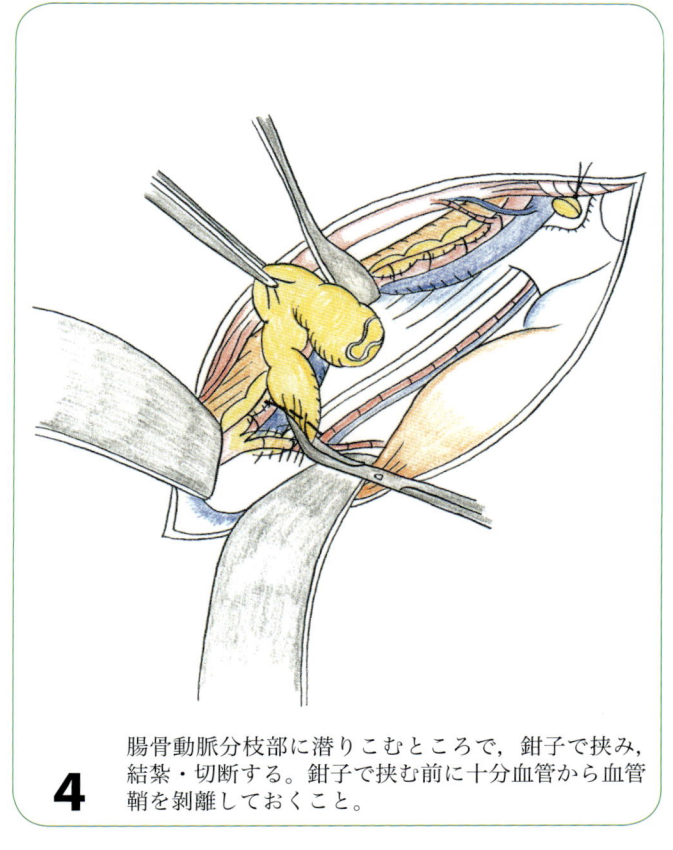

3 リンパ節鎖切断端の結紮糸を牽引するか，図のようにバブコック鉗子で把持して，頭側に牽引し，ツッペルで骨盤壁，閉鎖神経上から剝がしていく．

4 腸骨動脈分枝部に潜りこむところで，鉗子で挟み，結紮・切断する．鉗子で挟む前に十分血管から血管鞘を剝離しておくこと．

2 オーソドックスなアプローチ方法

まずはオーソドックスな方法から（神経温存しない）．

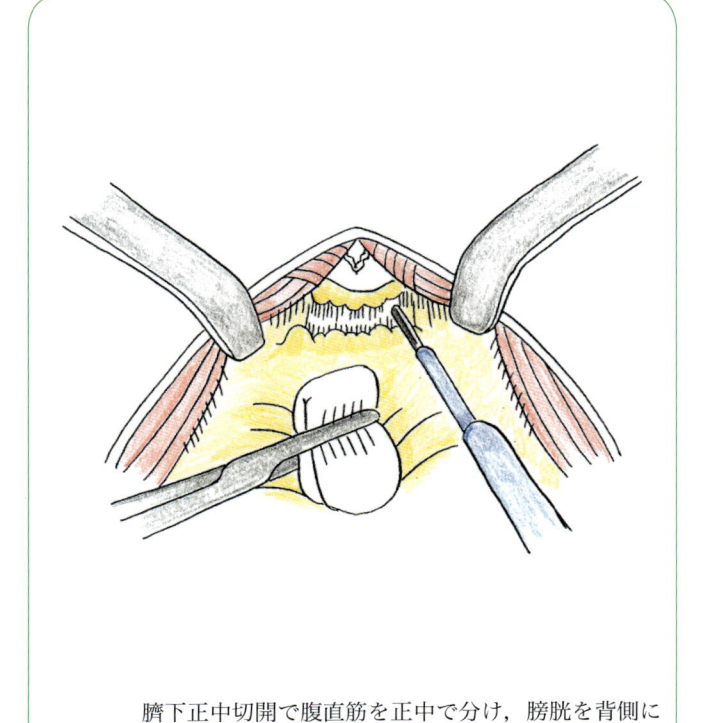

1 臍下正中切開で腹直筋を正中で分け，膀胱を背側に押しながら疎な間隙を電気メスの凝固モードで切開，剝離していく．薄い透き通った膜で覆われた膀胱・前立腺を露出する．

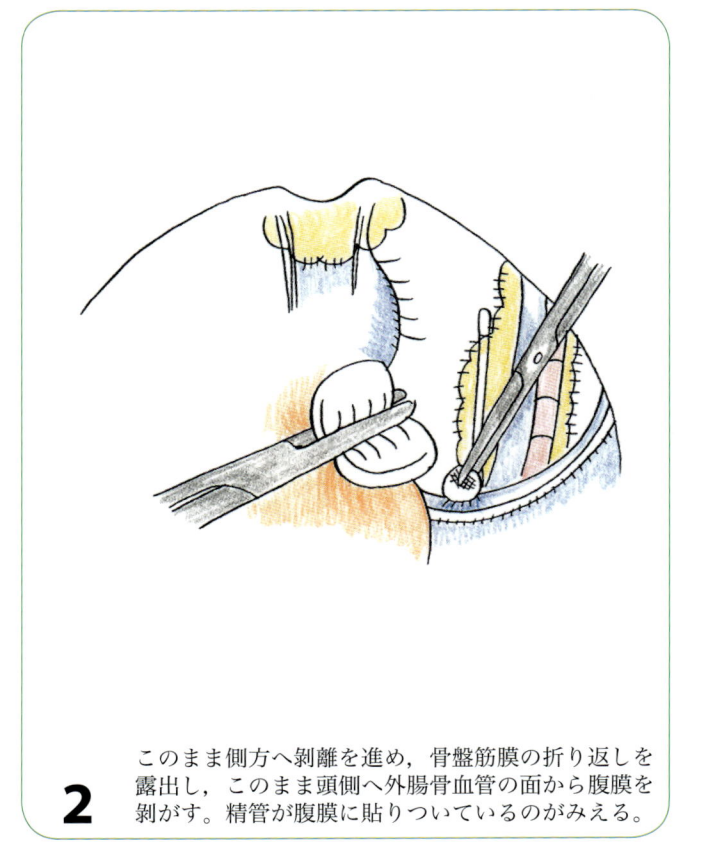

2 このまま側方へ剝離を進め，骨盤筋膜の折り返しを露出し，このまま頭側へ外腸骨血管の面から腹膜を剝がす．精管が腹膜に貼りついているのがみえる．

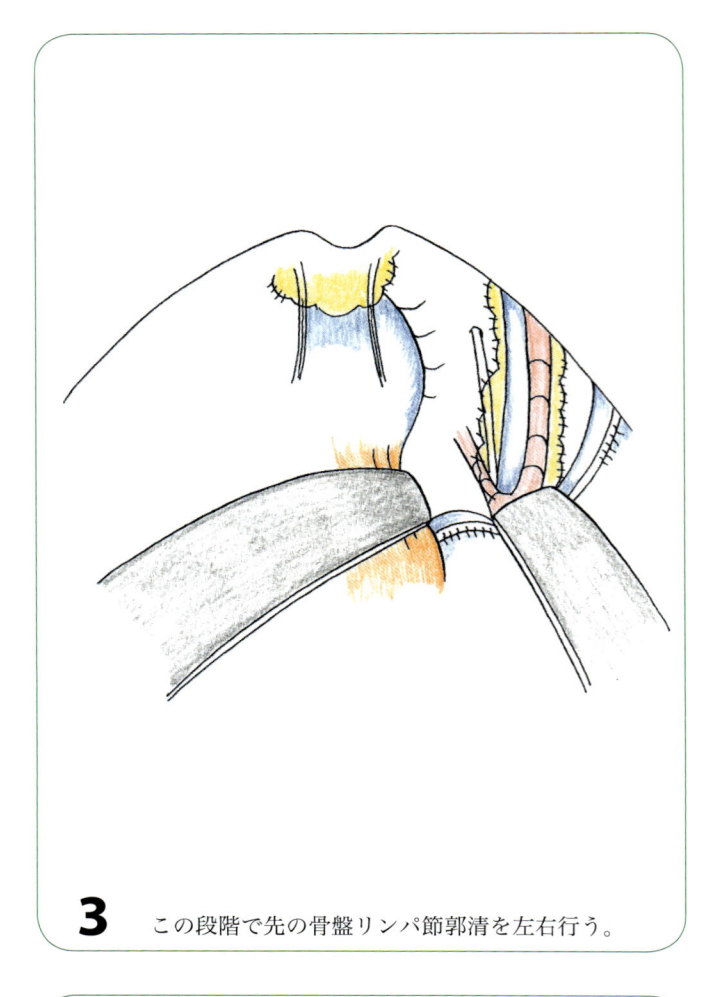

3 この段階で先の骨盤リンパ節郭清を左右行う。

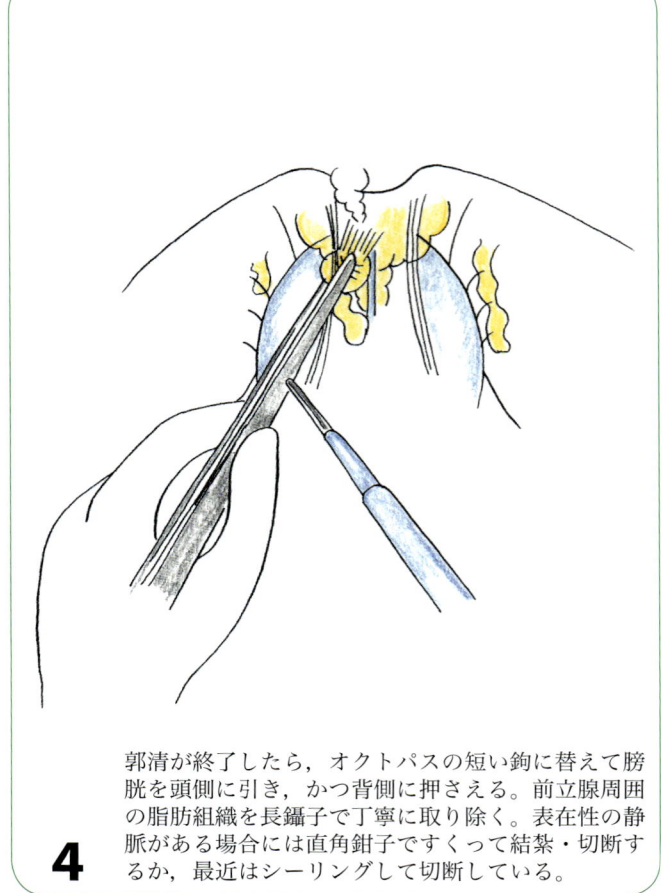

4 郭清が終了したら，オクトパスの短い鉤に替えて膀胱を頭側に引き，かつ背側に押さえる。前立腺周囲の脂肪組織を長鑷子で丁寧に取り除く。表在性の静脈がある場合には直角鉗子ですくって結紮・切断するか，最近はシーリングして切断している。

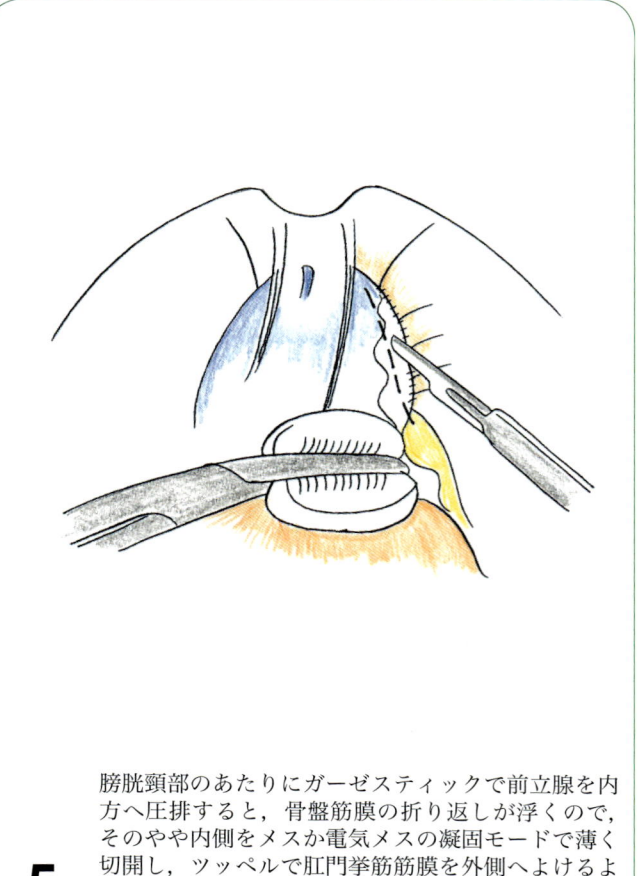

5 膀胱頸部のあたりにガーゼスティックで前立腺を内方へ圧排すると，骨盤筋膜の折り返しが浮くので，そのやや内側をメスか電気メスの凝固モードで薄く切開し，ツッペルで肛門挙筋筋膜を外側へよけるようにしてこの剥離面を展開する。

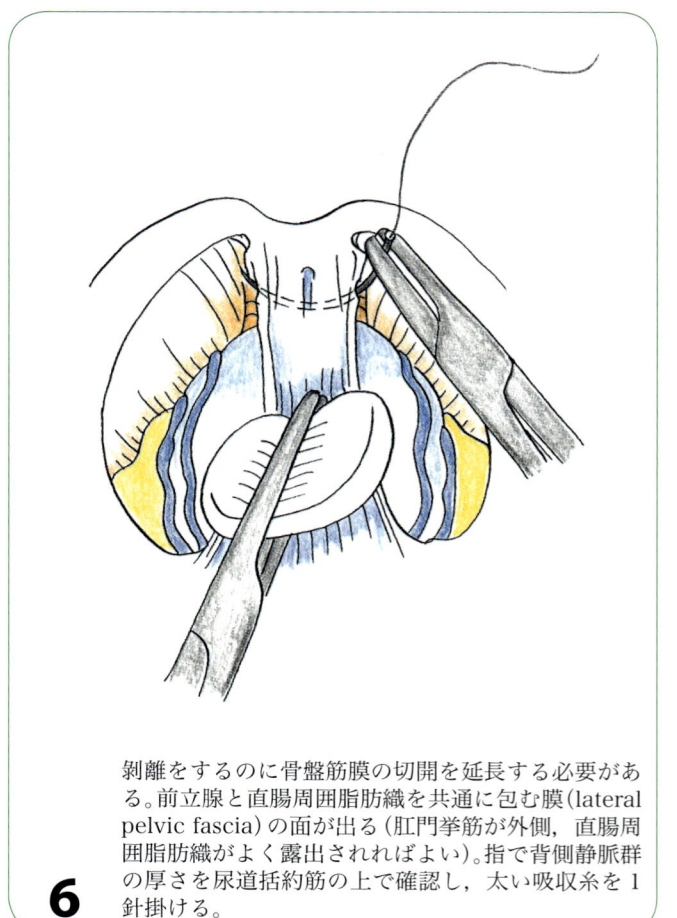

6 剥離をするのに骨盤筋膜の切開を延長する必要がある。前立腺と直腸周囲脂肪織を共通に包む膜（lateral pelvic fascia）の面が出る（肛門挙筋が外側，直腸周囲脂肪織がよく露出されればよい）。指で背側静脈群の厚さを尿道括約筋の上で確認し，太い吸収糸を1針掛ける。

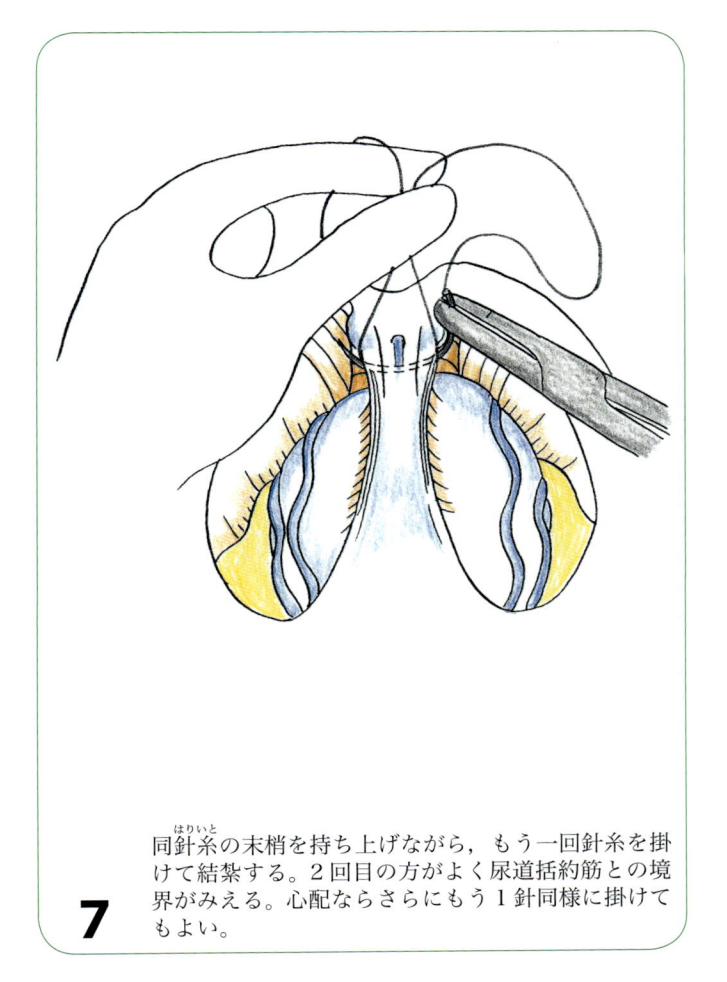

A 根治的前立腺全摘術 141

7 同針糸の末梢を持ち上げながら，もう一回針糸を掛けて結紮する。2回目の方がよく尿道括約筋との境界がみえる。心配ならさらにもう1針同様に掛けてもよい。

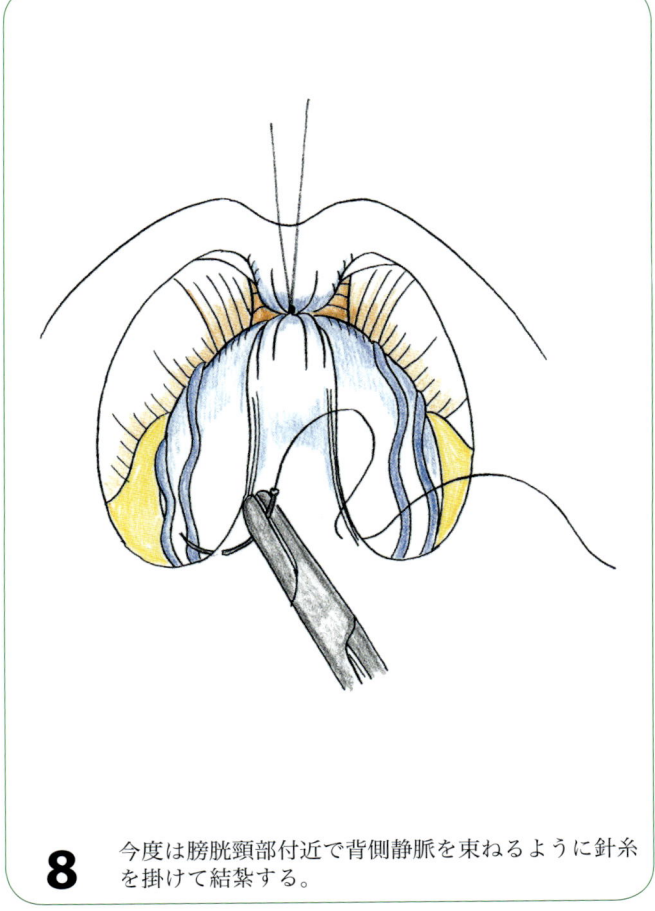

8 今度は膀胱頸部付近で背側静脈を束ねるように針糸を掛けて結紮する。

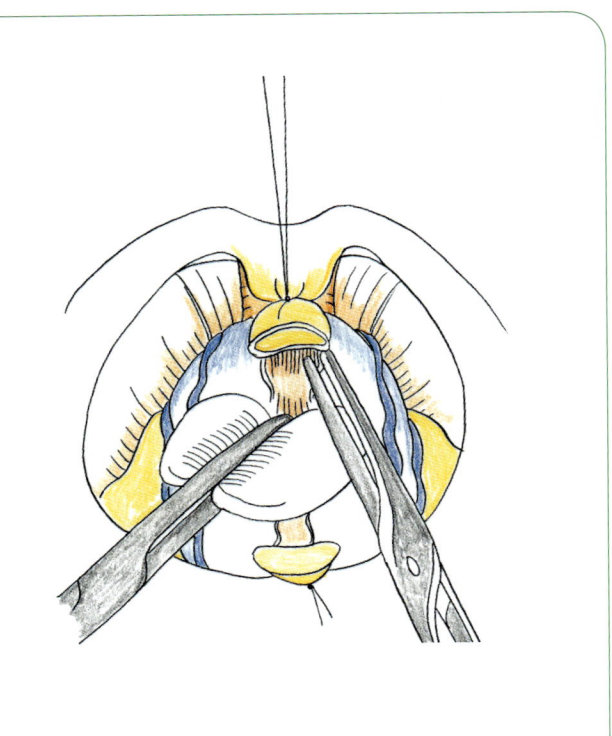

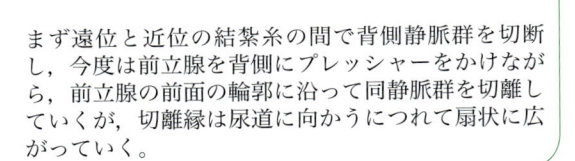

9 まず遠位と近位の結紮糸の間で背側静脈群を切断し，今度は前立腺を背側にプレッシャーをかけながら，前立腺の前面の輪郭に沿って同静脈群を切離していくが，切離縁は尿道に向かうにつれて扇状に広がっていく。

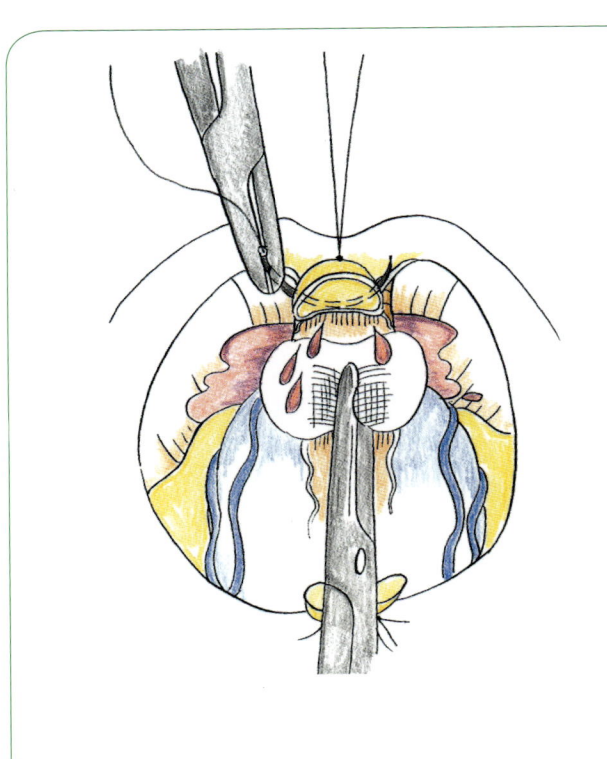

10 途中で背側静脈群より出血してきたときは，量にもよるがまず尿道前面までの切離を優先し，その後，尖部を背側に圧排し，尿道の輪郭をみながら，先の結紮糸より，なるべく奥に掛けて結紮する。

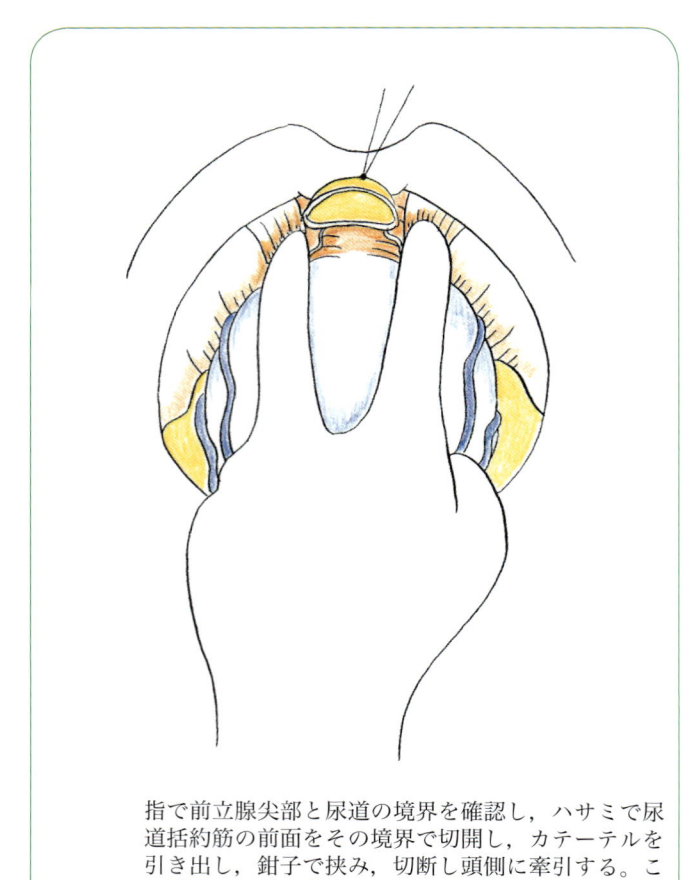

11 指で前立腺尖部と尿道の境界を確認し，ハサミで尿道括約筋の前面をその境界で切開し，カテーテルを引き出し，鉗子で挟み，切断し頭側に牽引する。この時点で尿道に吻合用に3-0の吸収糸を2針掛けておく。

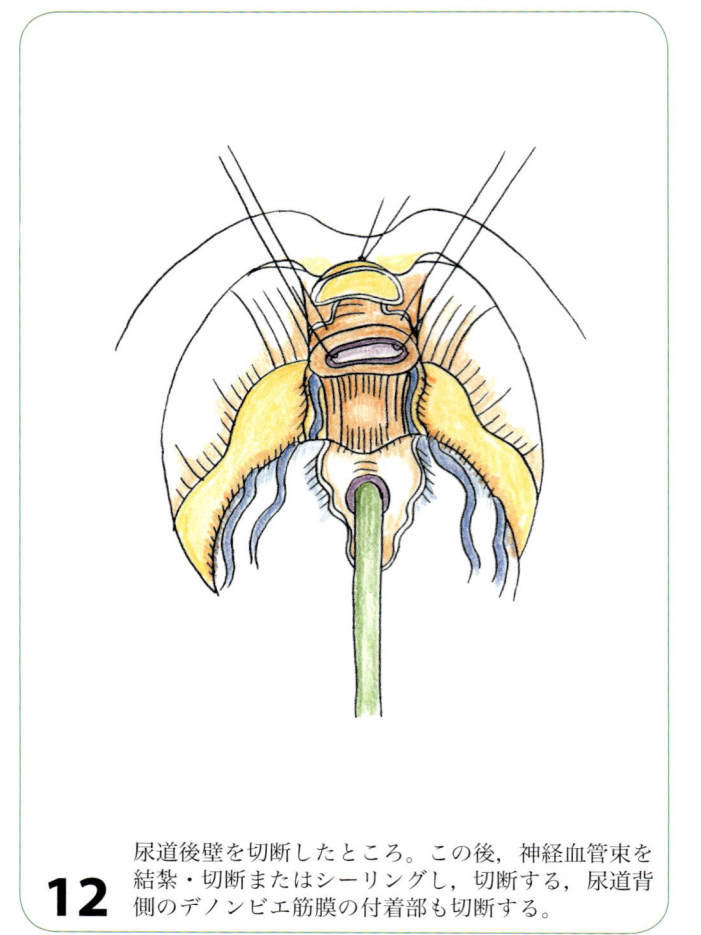

12 尿道後壁を切断したところ。この後，神経血管束を結紮・切断またはシーリングし，切断する，尿道背側のデノンビエ筋膜の付着部も切断する。

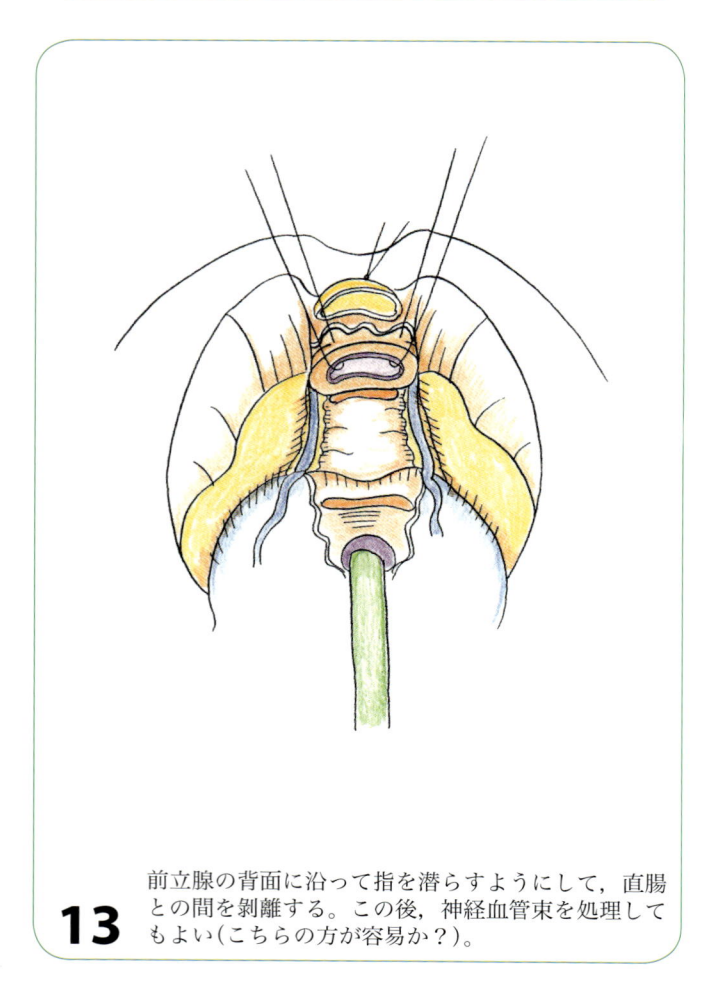

13 前立腺の背面に沿って指を潜らすようにして，直腸との間を剥離する。この後，神経血管束を処理してもよい（こちらの方が容易か？）。

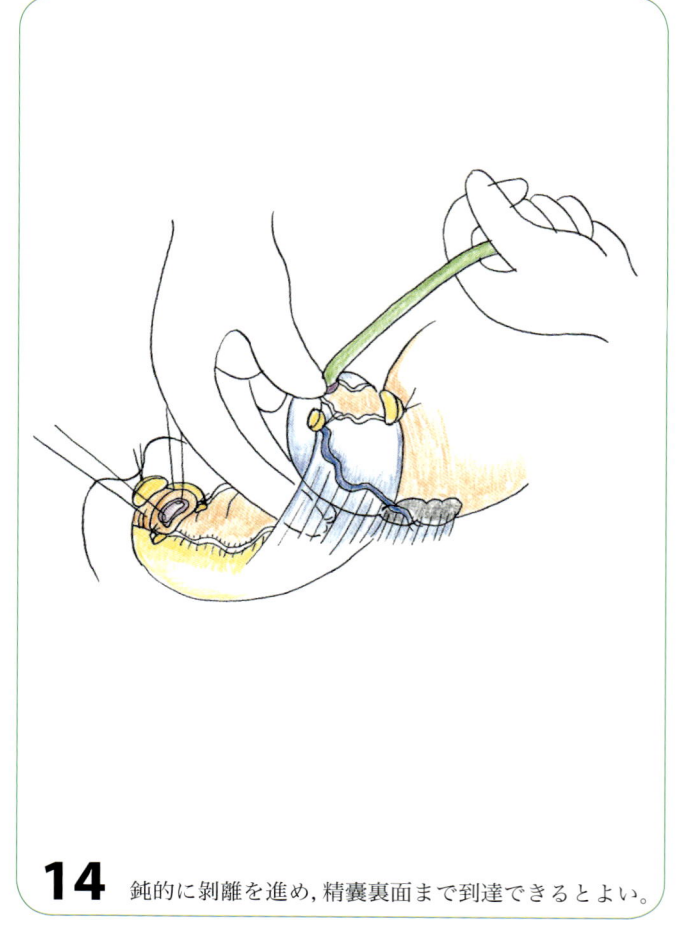

14 鈍的に剥離を進め，精嚢裏面まで到達できるとよい。

A 根治的前立腺全摘術　143

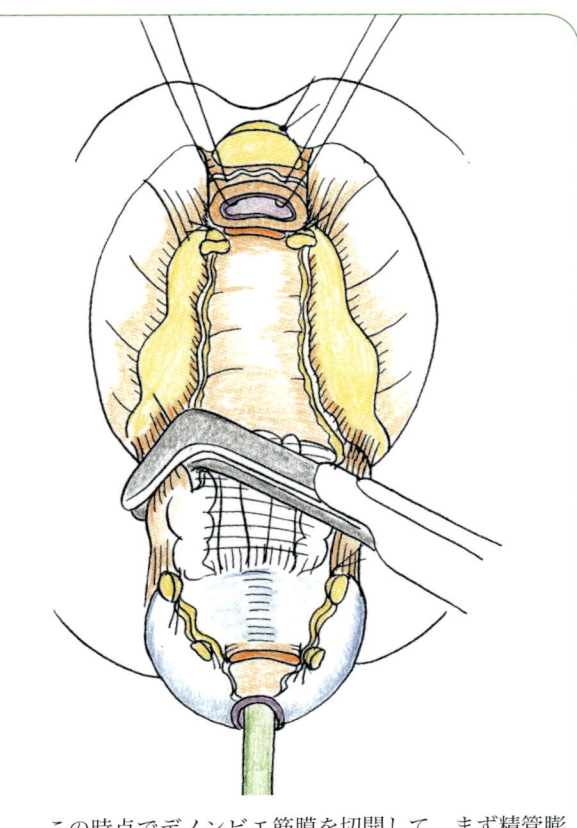

15 この時点でデノンビエ筋膜を切開して，まず精管膨大部や精嚢を剝離するのが一般的な手順であるが，まず精嚢の外側から入るメインの神経血管束をシーリングして切断する。

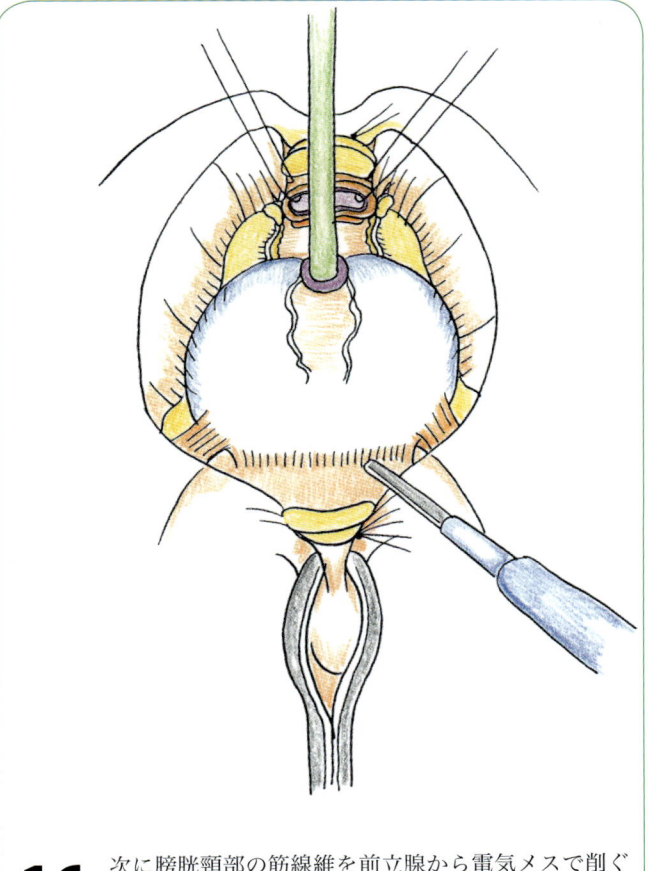

16 次に膀胱頸部の筋線維を前立腺から電気メスで削ぐようにして，全周性に離断していく。

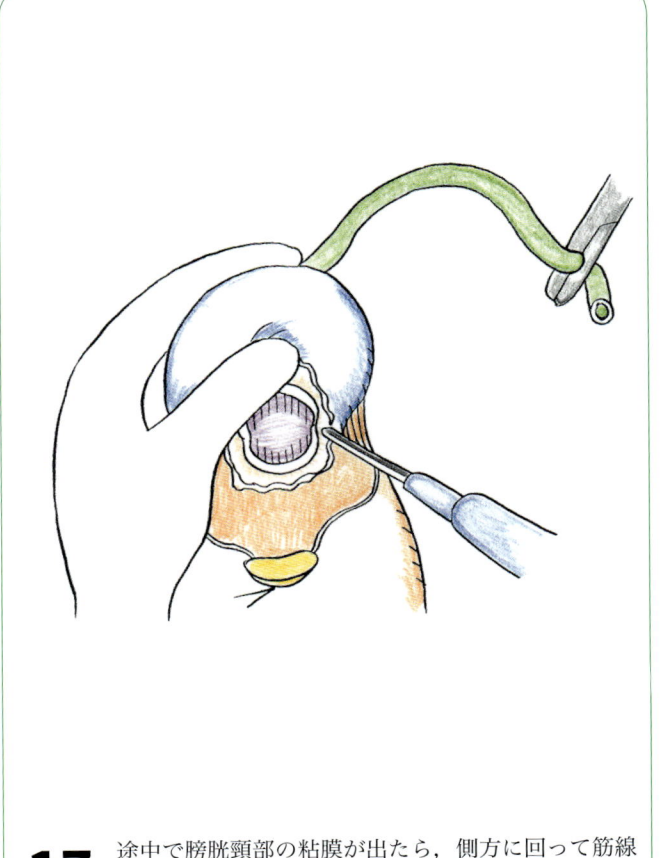

17 途中で膀胱頸部の粘膜が出たら，側方に回って筋線維を外していく。

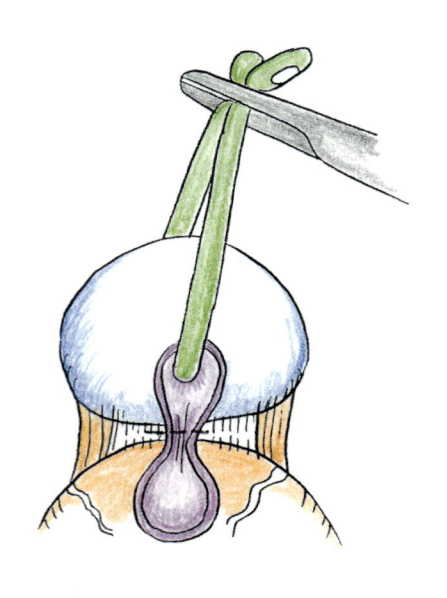

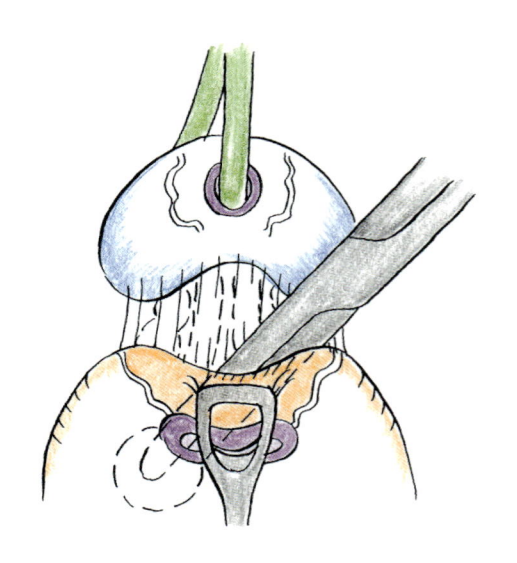

18 粘膜も全周性に離断したら，膀胱の背面の剝離面に鈍的に入る。

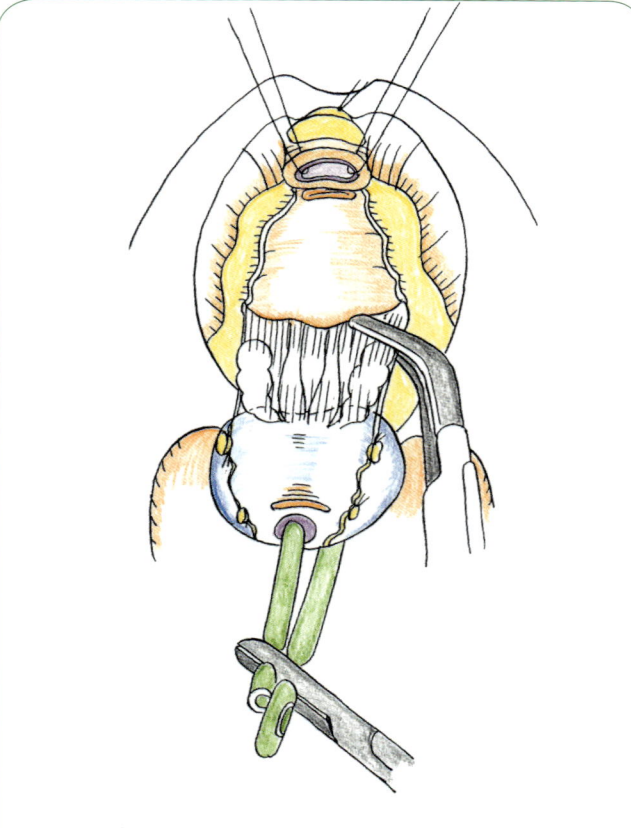

19 精嚢と精管膨大部は薄い膜に包まれた状態になる（図）。精嚢は尖端でシーリングして切断。精管を結紮・切断して前立腺とともに摘出する。

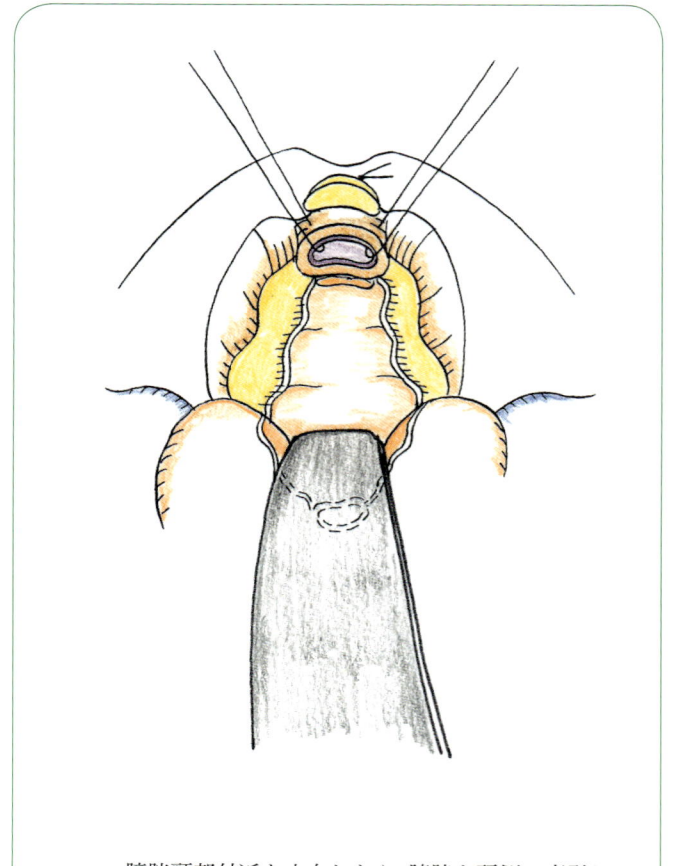

20 膀胱頸部付近を止血したら，膀胱を頭側に牽引して，尿道へ糸を掛ける。

3 骨盤筋膜の切開とバンチングテクニックのピットフォール

　以前は骨盤筋膜を切開するときは，前立腺周囲の静脈からの出血を避けるために，骨盤筋膜の折り返し（すなわち前立腺側方）より十分離した外側で切開するようにと習ったが，これはよい剝離面という観点からするとどうも間違いのようである。骨盤筋膜は本来の骨盤筋膜と肛門挙筋筋膜の2枚が重なっており，この2葉の間に入ることが，よい剝離ということになる。

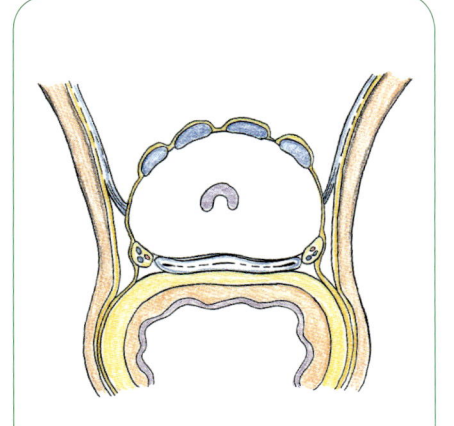

1 まず前立腺の外側では，本来の骨盤筋膜（青）と肛門挙筋筋膜（黄）の2枚は癒合するが，前立腺外側付近ではその2枚が疎になっている。

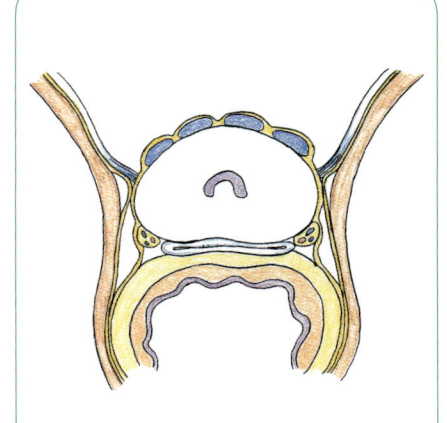

2 症例によっては図のように本来の骨盤筋膜の下面に肛門挙筋筋膜が白く透けてみえるようなこともある。

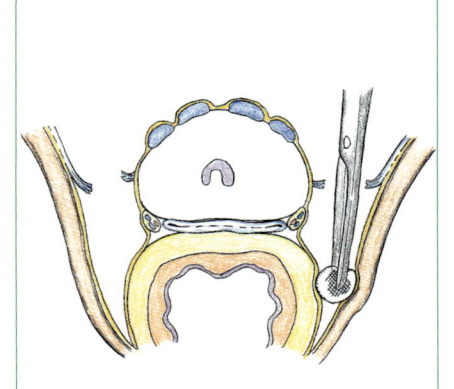

3 いずれにせよ肛門挙筋筋膜を肛門挙筋に付けた面に入れば，前立腺と直腸周囲脂肪織を共通に覆う lateral pelvic fascia との間に入ることになる。

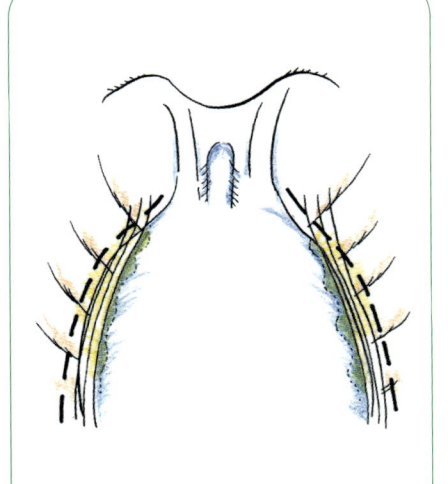

4 上からみると，本来の骨盤筋膜が前立腺側方に付着する，白線付近で，かつ少し浮いてみえるあたりに沿って，薄く切開してみる。

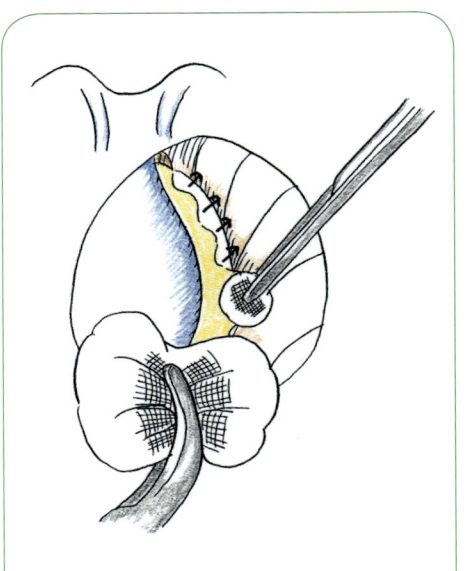

5 肛門挙筋筋膜を外側に向かって剝がすようにして，lateral pelvic fascia に包まれた直腸周囲脂肪織を露出する。

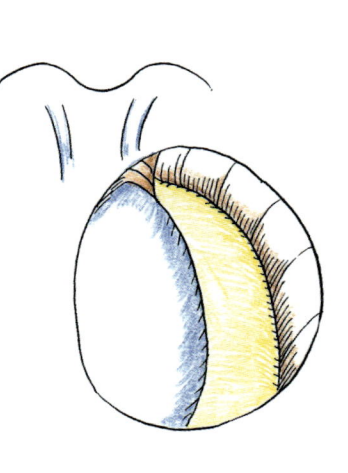

6 剝離し終わったところ。肛門挙筋は筋膜に覆われ，lateral pelvic fascia が前立腺から直腸周囲脂肪織に移行しているのを確認できる。

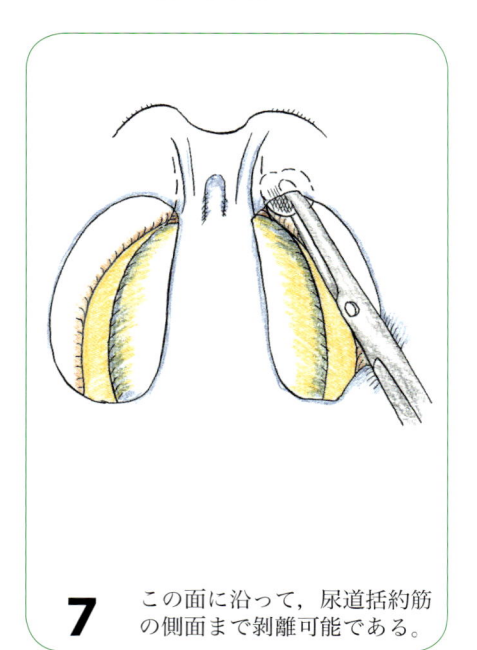

146　3　前立腺手術

7 この面に沿って，尿道括約筋の側面まで剝離可能である。

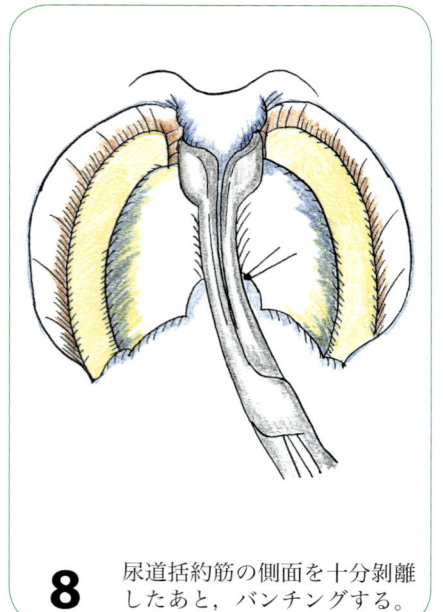

8 尿道括約筋の側面を十分剝離したあと，バンチングする。

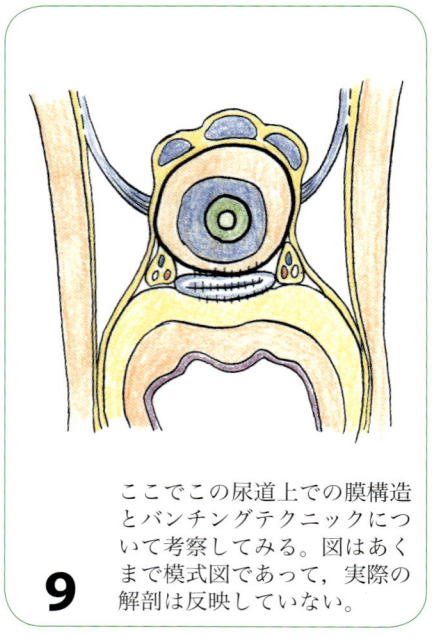

9 ここでこの尿道上での膜構造とバンチングテクニックについて考察してみる。図はあくまで模式図であって，実際の解剖は反映していない。

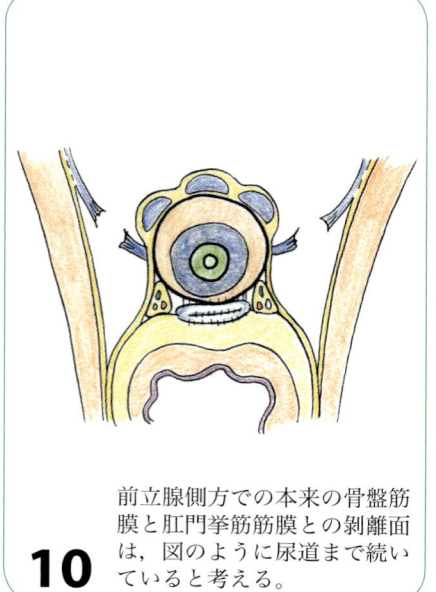

10 前立腺側方での本来の骨盤筋膜と肛門挙筋筋膜との剝離面は，図のように尿道まで続いていると考える。

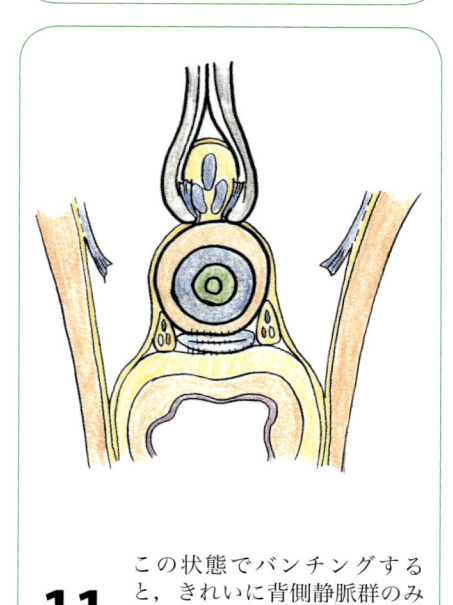

11 この状態でバンチングすると，きれいに背側静脈群のみがバンチングされる。

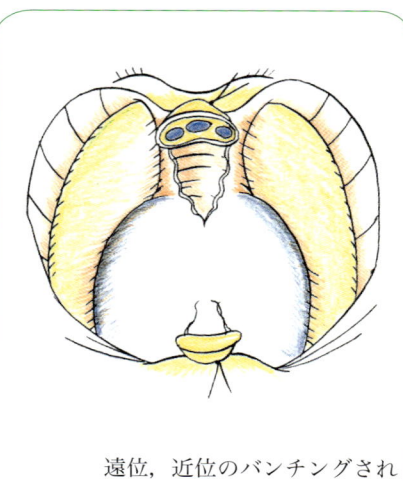

12 遠位，近位のバンチングされた背側静脈群を間で離断して，前立腺に沿って切離していくと，尿道に向かって扇状に lateral pelvic fascia が切れたことになる。

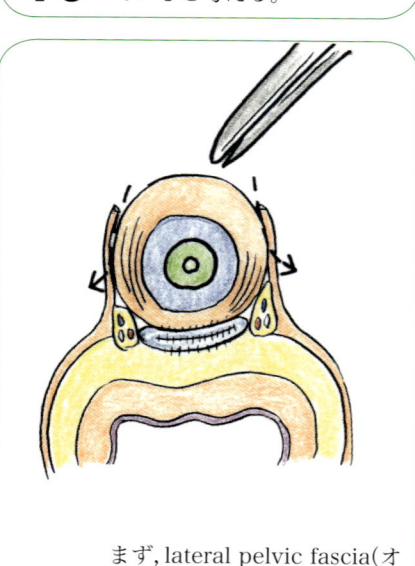

13 まず，lateral pelvic fascia（オレンジ色）を括約筋より，鉗子などで側方へ剝がしておき，シーリングして切離する。

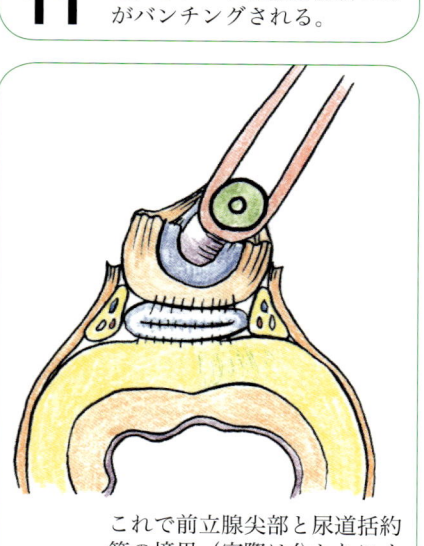

14 これで前立腺尖部と尿道括約筋の境界（実際は分かりにくいので指で確認しながら，少しずつ括約筋に切り込んでいく感じ）でカテーテルがみえたらこれを引き出す。

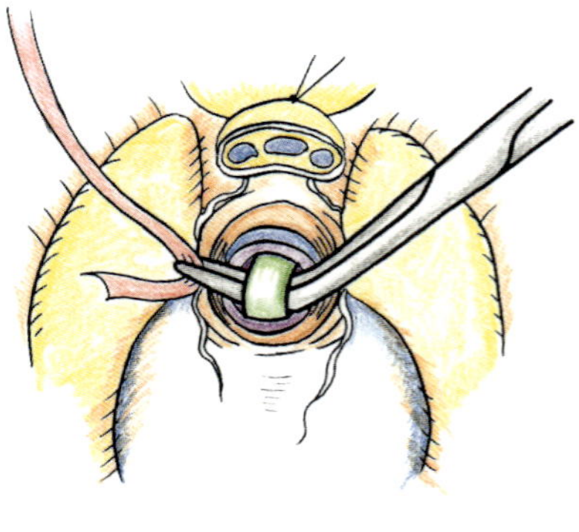

15 上からみたところ。ここで尿道断端に吻合用の針糸を何針か掛けておいてもよい。

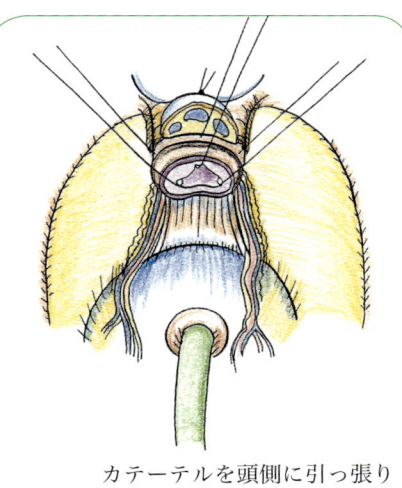

A 根治的前立腺全摘術　147

16 カテーテルを頭側に引っ張りながら，尿道の後壁を切断すると図のようになる。尿道の下方にデノンビエ筋膜の付着部とやや側方に神経血管束が立ち上がってくる。

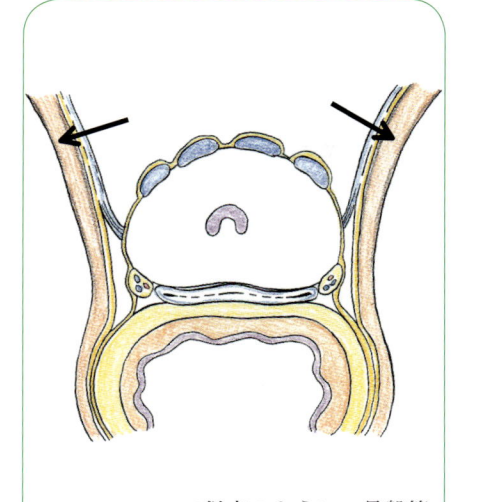

17 ここで従来のように，骨盤筋膜を前立腺より離れて骨盤壁側で切開するとどうなるか，みてみよう。

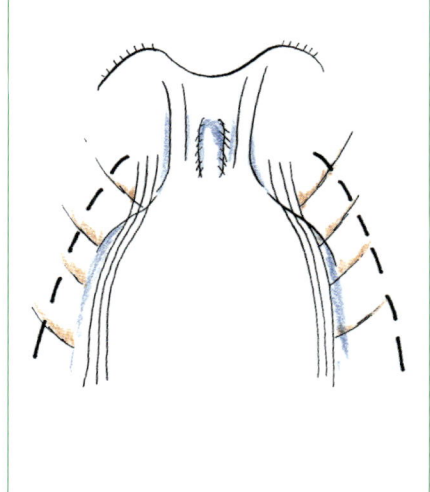

18 前立腺より離れたところで骨盤筋膜を切開する。

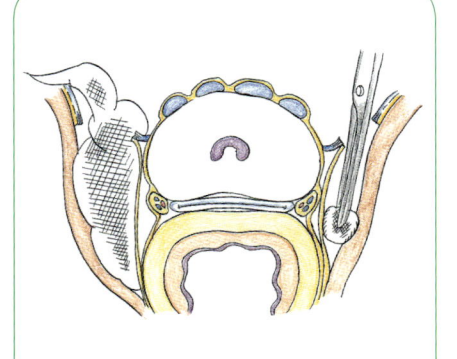

19 すると本来の骨盤筋膜と肛門挙筋が癒合しているので，同時に2枚とも切れてしまい，肛門挙筋の筋層内に入ってしまう。以前はこの面を剝離しており，十分剝離するためと，やはり出血するためにガーゼ1枚を詰めていた。

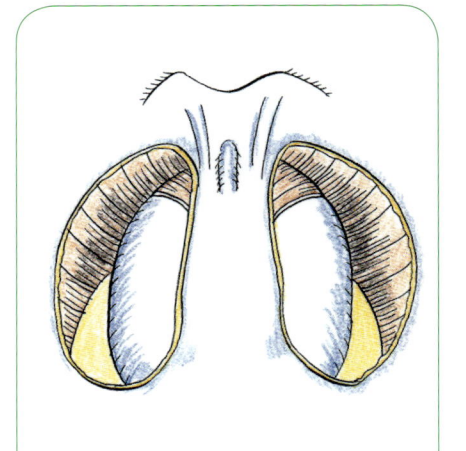

20 しばしば肛門挙筋の一部が前立腺尖部に扇状にくっついてくるという光景を目にする。

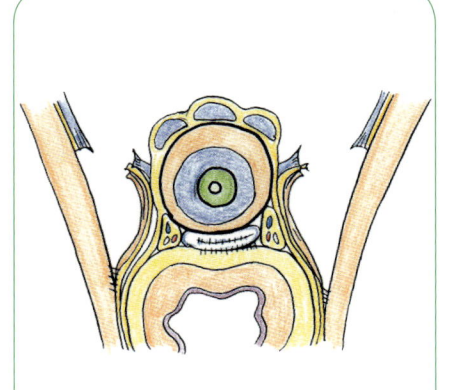

21 尿道の上でも筋膜が2枚切開されている。

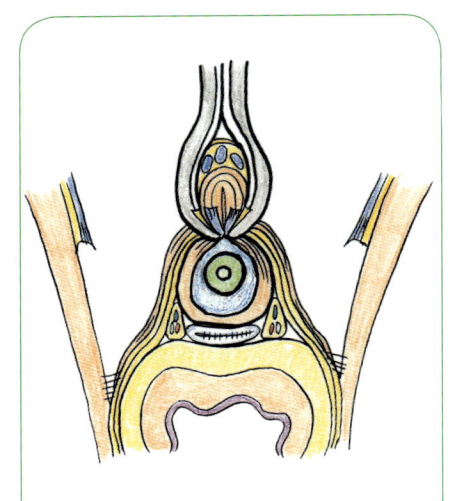

22 したがって，これでこのままバンチングすると外括約筋の一部までバンチングされることになる。

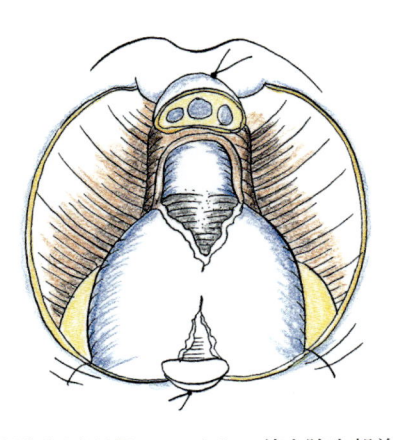

23 さらに背側静脈群を切離していくと，前立腺尖部前面，外尿道括約筋に切り込んでしまうという事態が起こる。やはり肛門挙筋筋膜を肛門挙筋側に残すのが正しいのであろうが，一度でこの面に入るのはなかなか難しい。まず膀胱頸部で近いところで，直腸周囲脂肪織を被う lateral pelvic fascia を露出し，この面を尿道側へたどっていけばよい。一度で入れなくても慣れてくれば，途中で補正できるようになる。

4 尿道の離断

ここで少し脱線したが，尿道の切断から再スタートする。

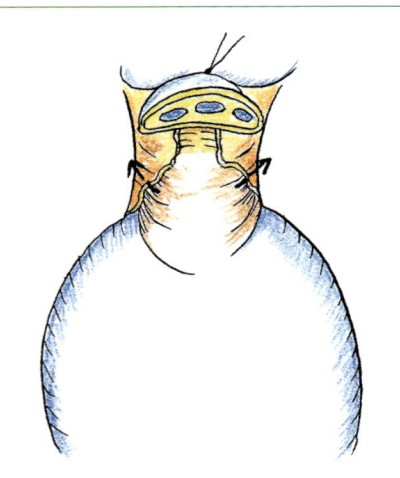

1 前述のように尿道括約筋も lateral pelvic fascia に覆われていることになるが，背側静脈群を切離した時点で，尿道前面の部分はなくなっているので，残っている側方の部分と外尿道括約筋を直角の鉗子などで分け，側方の部分だけシーリングして切っている（後面に近づくと神経血管束に近づくのでそこまでは切らない）。この時点で尿道をすくってもよい。

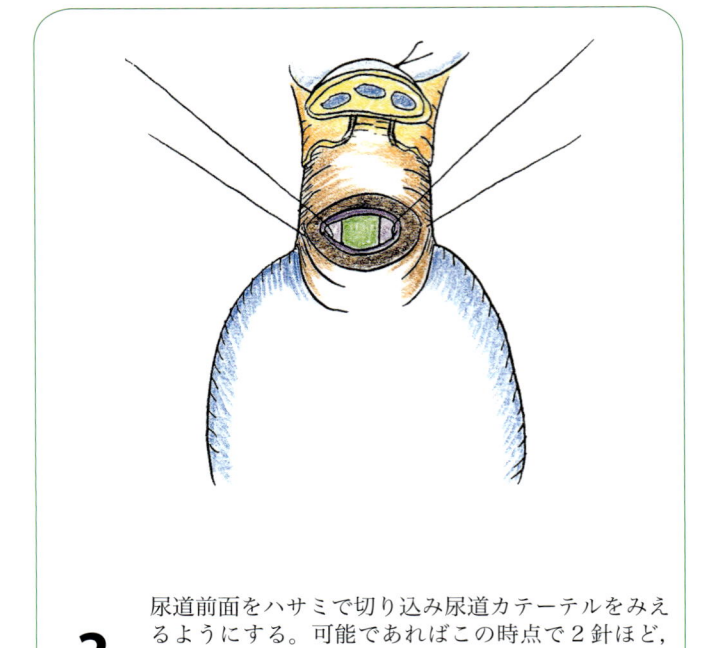

2 尿道前面をハサミで切り込み尿道カテーテルをみえるようにする。可能であればこの時点で2針ほど，外括約筋を含めて尿道吻合用の糸を掛けておく。

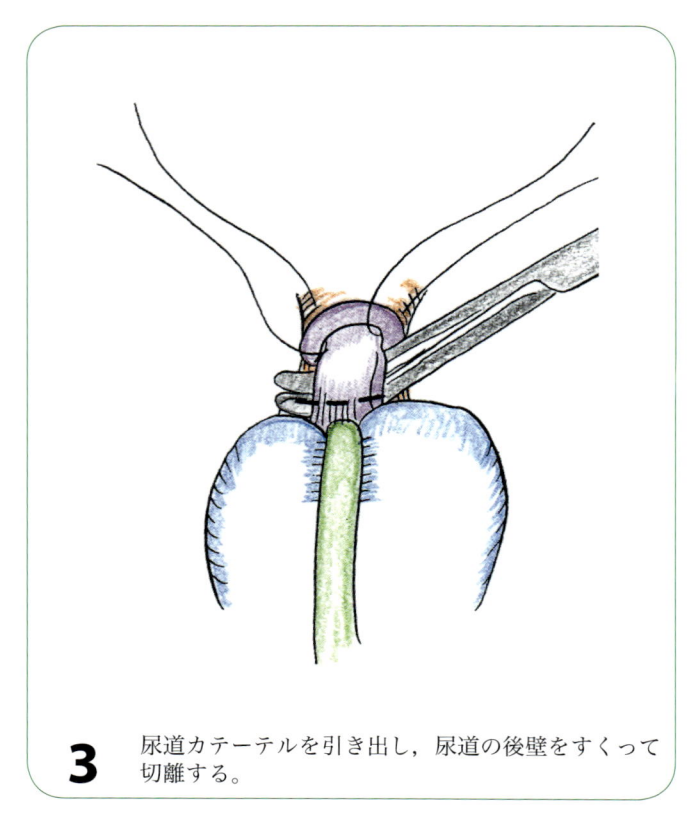

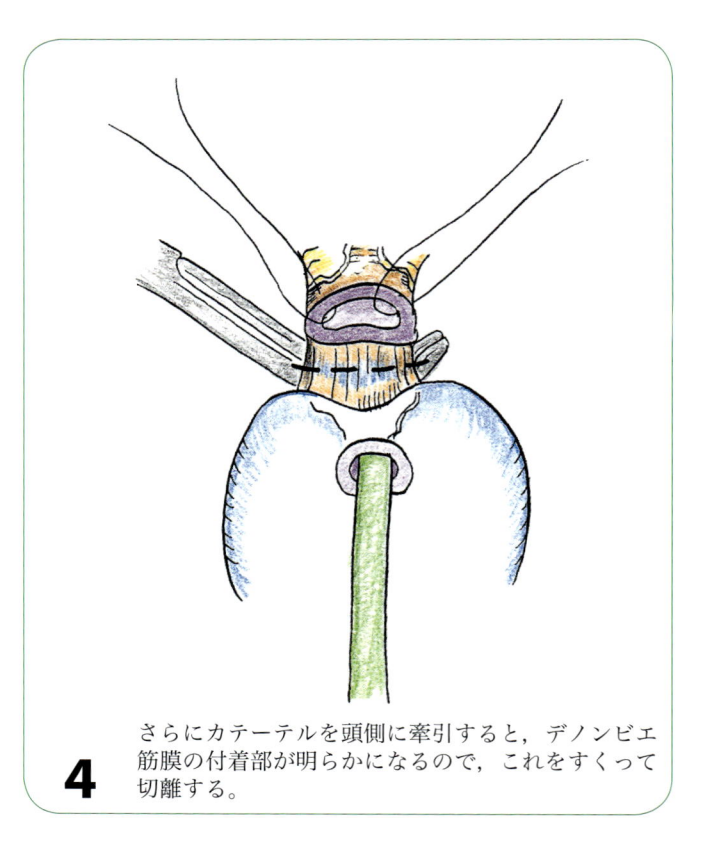

3 尿道カテーテルを引き出し，尿道の後壁をすくって切離する。

4 さらにカテーテルを頭側に牽引すると，デノンビエ筋膜の付着部が明らかになるので，これをすくって切離する。

A 根治的前立腺全摘術　149

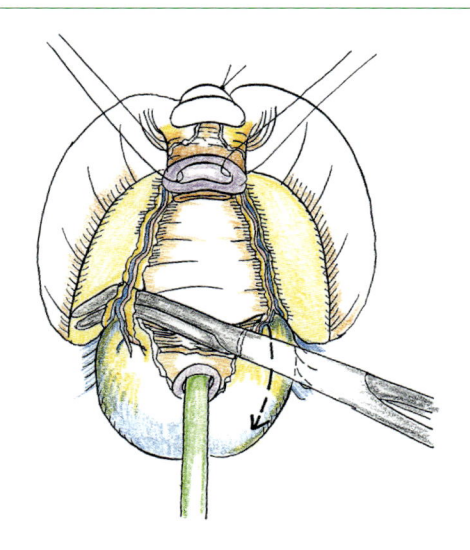

5　デノンビエ筋膜の付着部を切離すると鈍的に前立腺後面と直腸との間に入れるので（容易に入れない場合は切離が不十分なことがある），前立腺尖部を起こした時点で神経血管束を温存しない場合（左）は，ここですくって結紮・切断するか，シーリングして切る．温存する場合（右）は点線のように lateral pelvic fascia を前立腺上で切開し，神経血管束は下方に落としていく．

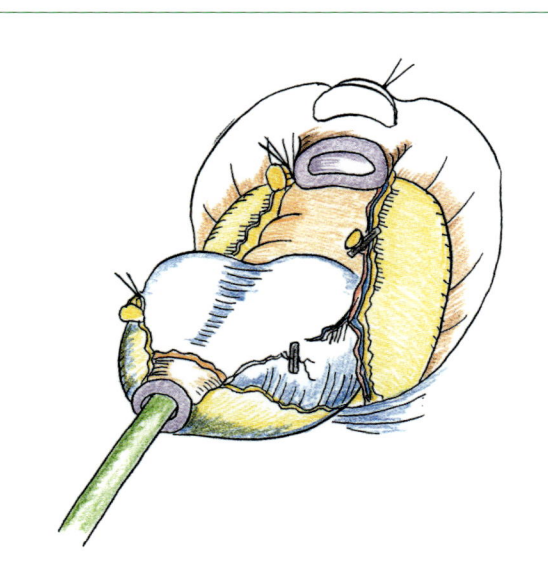

6　前立腺後面の剥離が進んだところ．神経温存の場合，メインの神経血管束から前立腺に入る枝は丁寧に結紮・切断するか，クリップで処理していく（基本的に枝が入るのは尖部付近と頸部付近の2カ所である）．

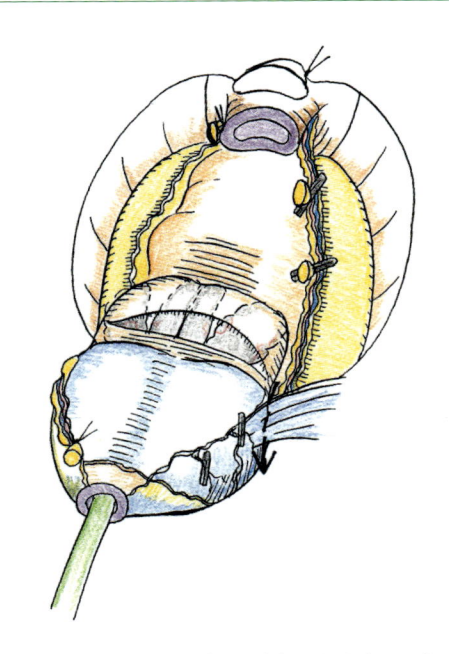

7　精嚢および精管膨大部が露出できたら，デノンビエ筋膜を横に切開し，精管膨大部を剥離・切断．近位端は結紮して牽引する．精嚢を剥離する（尖端付近に細い動脈が入ってくるのでシーリングするとよい）．

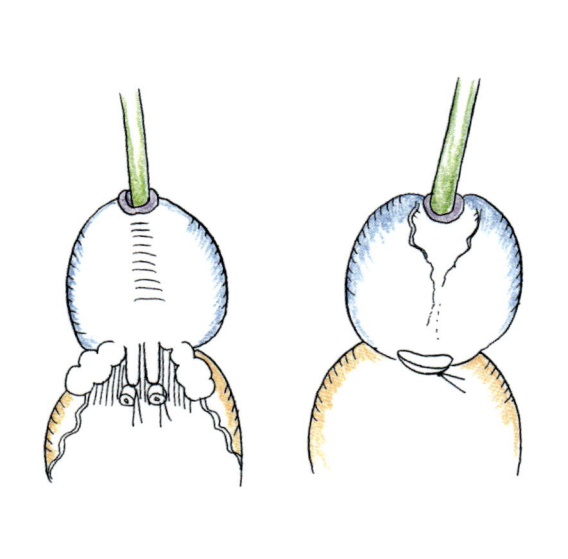

8　図のようになったら，電気メスで膀胱頸部の線維を前立腺の輪郭に沿って冠状切開して前立腺を摘出する．

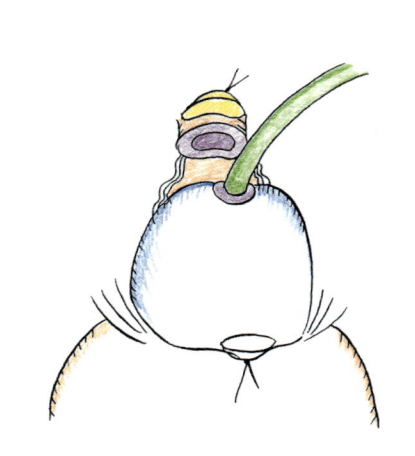

9 精管膨大部や精嚢の剥離が難しいときは，先に紹介したように前立腺の前面から膀胱頸部を切断。

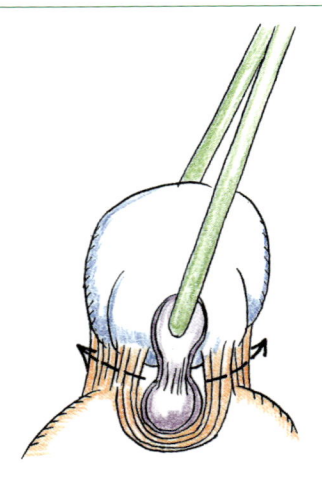

10 さきに膀胱頸部を温存しながら，尿道を離断する。Antegrade に変更し，精嚢脇の pedicle を切断し，精嚢，精管を剥離する。

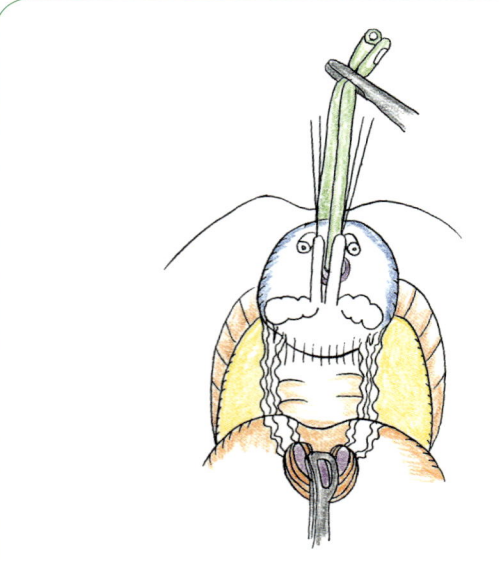

11 この方が早い場合もあるので，常にケース・バイ・ケースを心がけるとよい。

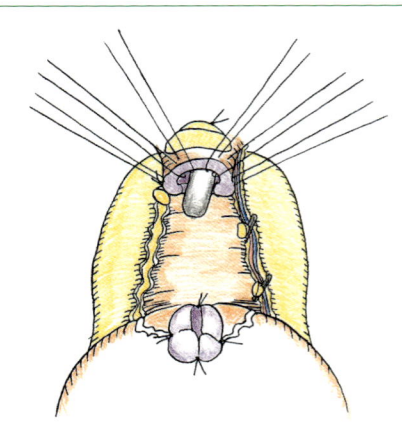

12 膀胱頸部の粘膜を反転させて，吻合部狭窄の予防とする。粘膜を確実に拾うことが大事であって，反転させること自体はあまり意味がないという意見もある。尿道断端に6針ほど均等に吻合用の糸を掛ける。最近は両端針の3-0 PDSを好んで用いている。両端針だと，外－内でも内－外でも，どちらで掛けてもよいので便利である。

13 カテーテルを挿入し，下から順番に結紮していく。図のようにノットタイヤーを使用すると，吻合部を直視下で合わせることができる。上から順番に結紮していく方がよいという人もいる。

5 恥骨前立腺靱帯の切離

いままでは恥骨前立腺靱帯は残して，背側静脈群の処置を行ってきたが，先の骨盤筋膜の解剖を遵守するようになって，今まで以上に前立腺尖部や尿道がみえるようになってきた。さらによくみえるように恥骨前立腺靱帯を切離するとどうなるか。

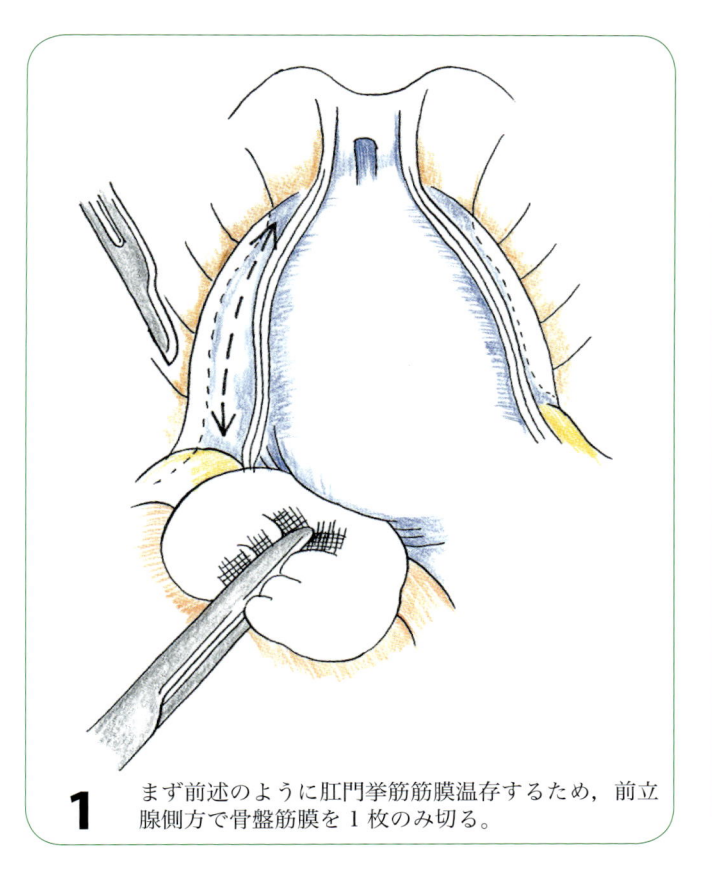

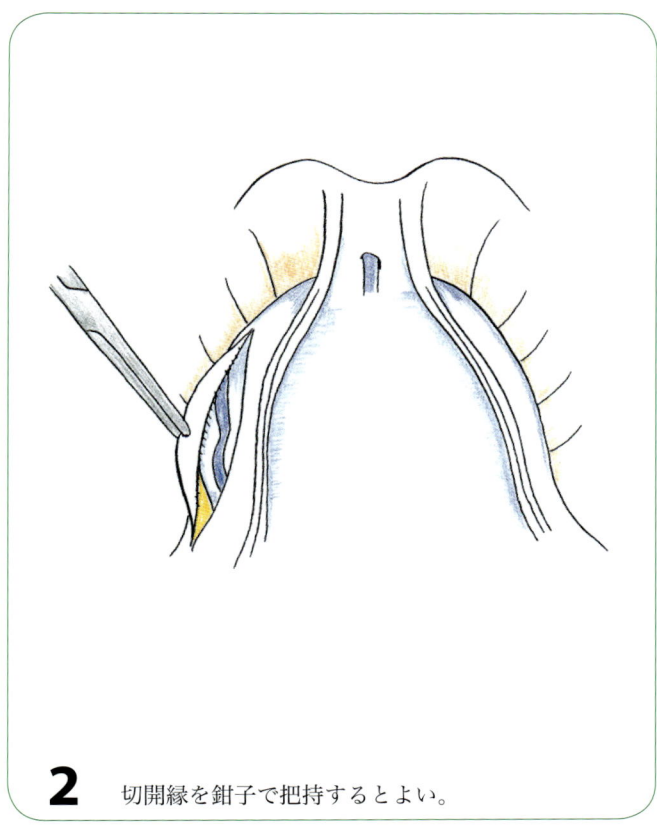

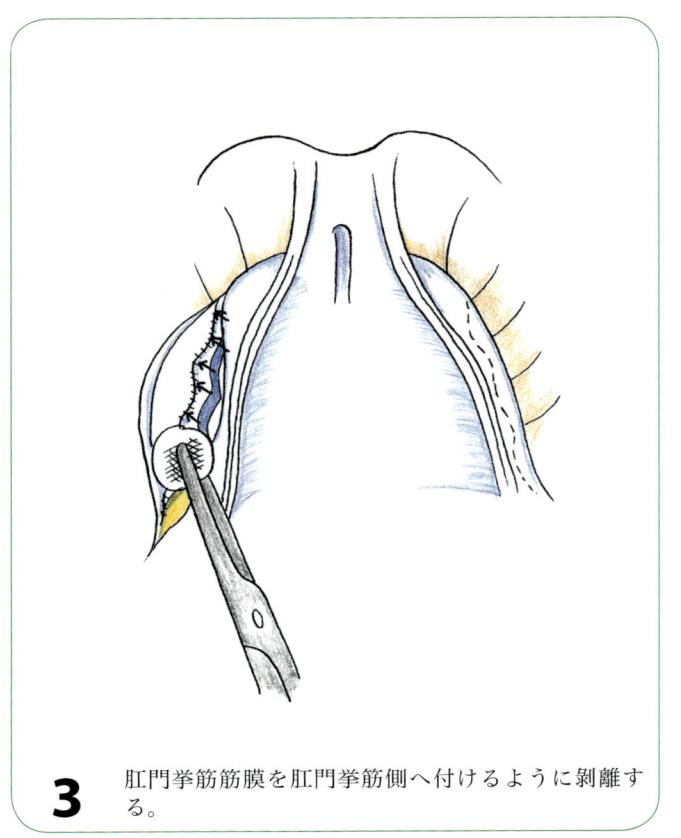

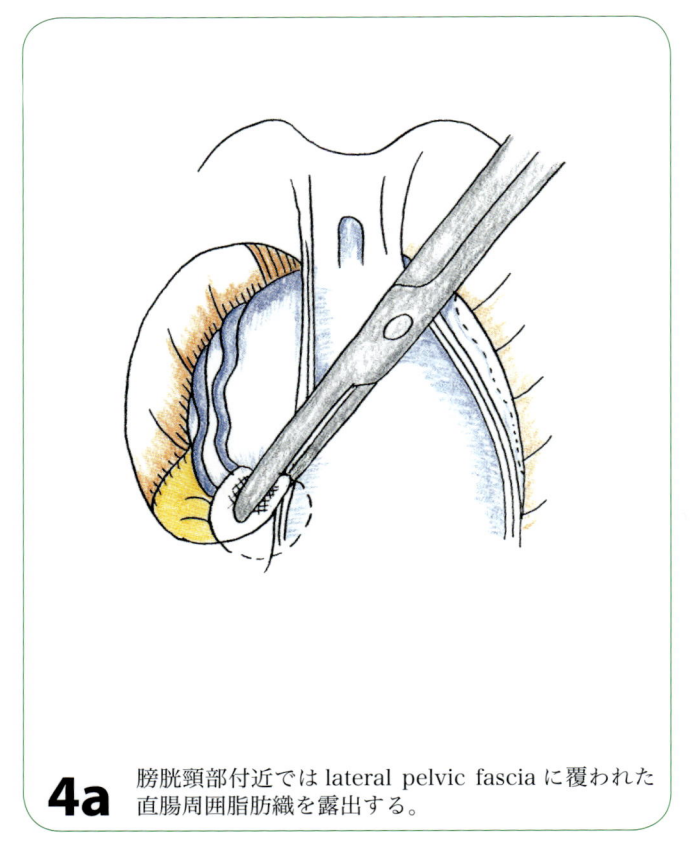

1 まず前述のように肛門挙筋筋膜温存するため，前立腺側方で骨盤筋膜を1枚のみ切る。

2 切開縁を鉗子で把持するとよい。

3 肛門挙筋筋膜を肛門挙筋側へ付けるように剥離する。

4a 膀胱頸部付近では lateral pelvic fascia に覆われた直腸周囲脂肪織を露出する。

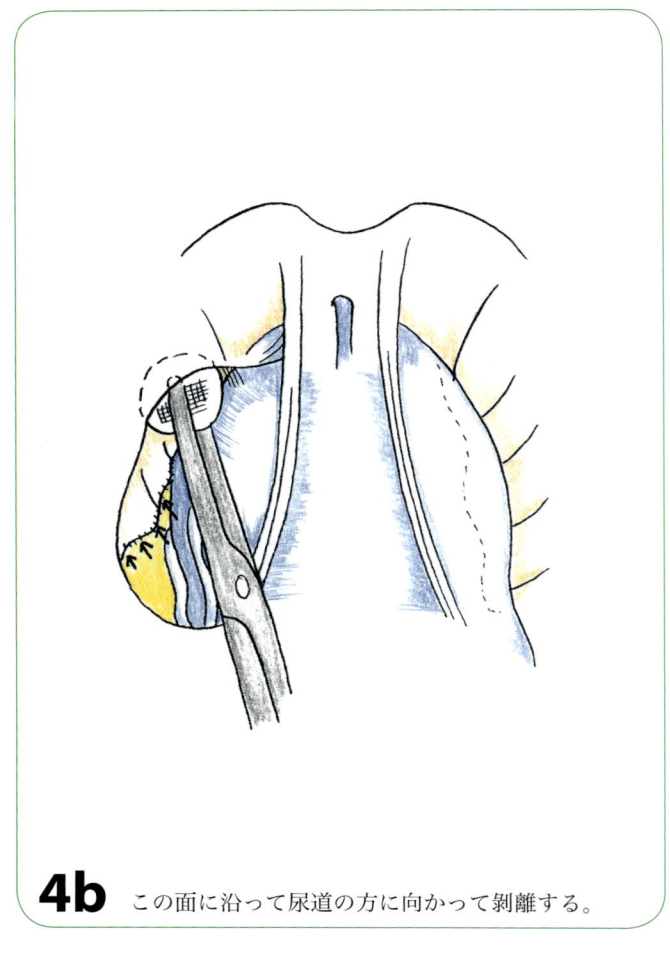

4b この面に沿って尿道の方に向かって剥離する。

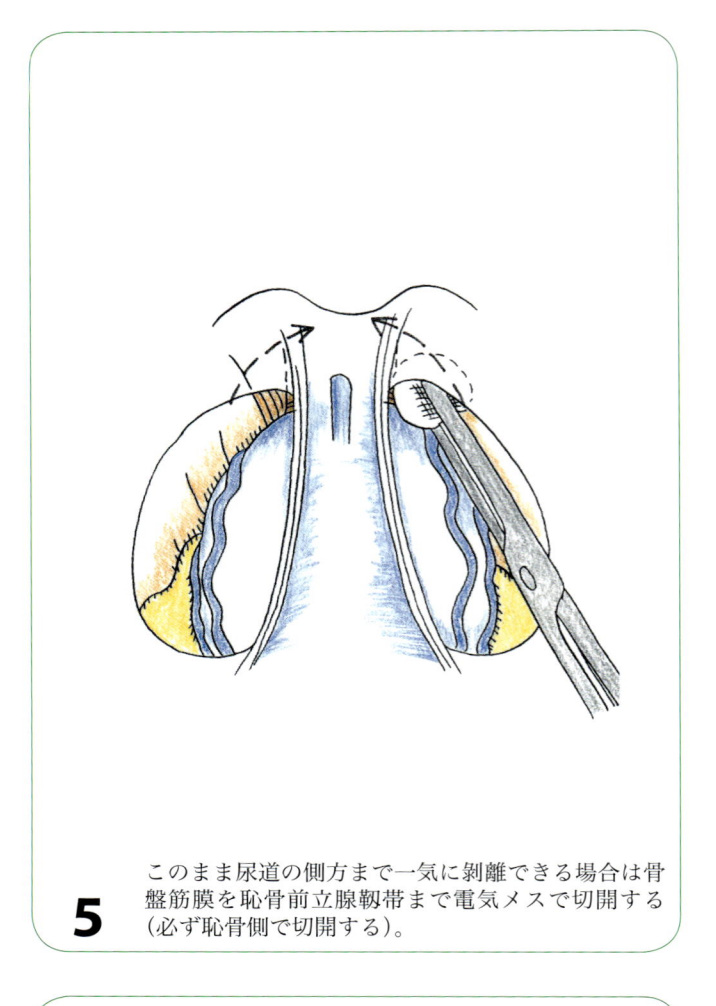

5 このまま尿道の側方まで一気に剥離できる場合は骨盤筋膜を恥骨前立腺靱帯まで電気メスで切開する（必ず恥骨側で切開する）。

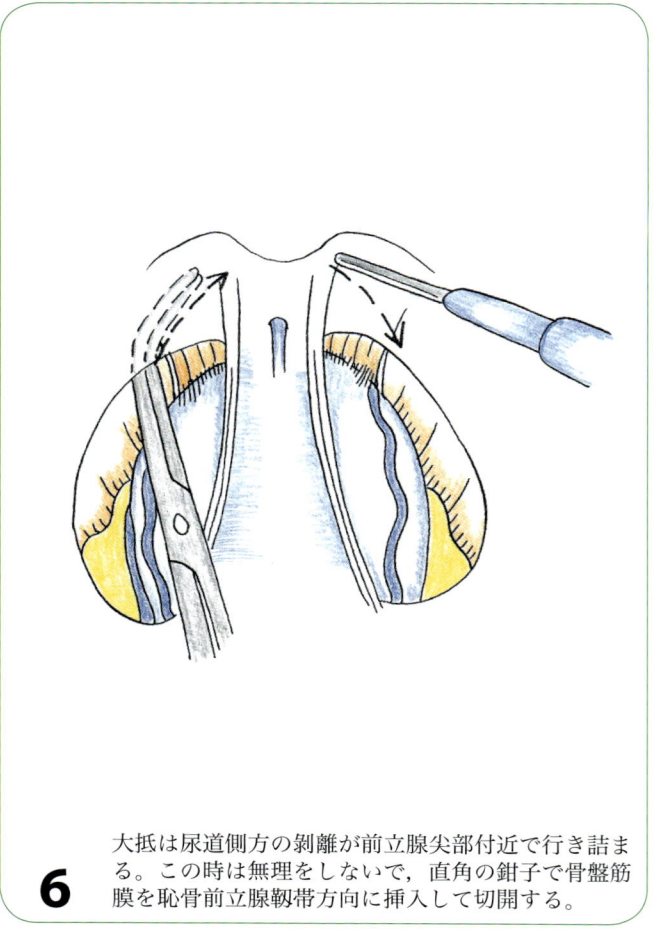

6 大抵は尿道側方の剥離が前立腺尖部付近で行き詰まる。この時は無理をしないで，直角の鉗子で骨盤筋膜を恥骨前立腺靱帯方向に挿入して切開する。

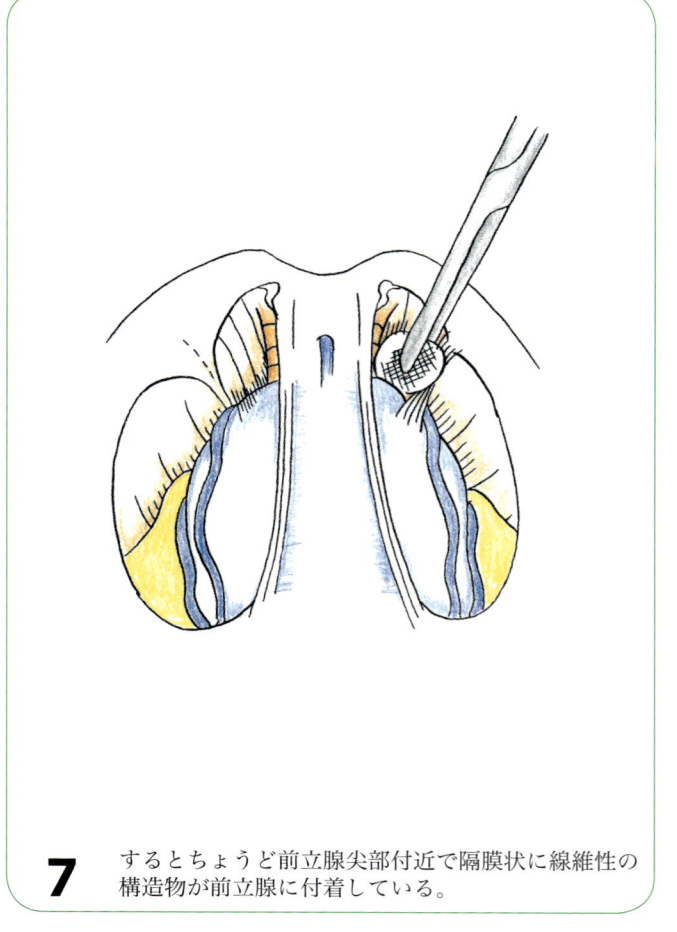

7 するとちょうど前立腺尖部付近で隔膜状に線維性の構造物が前立腺に付着している。

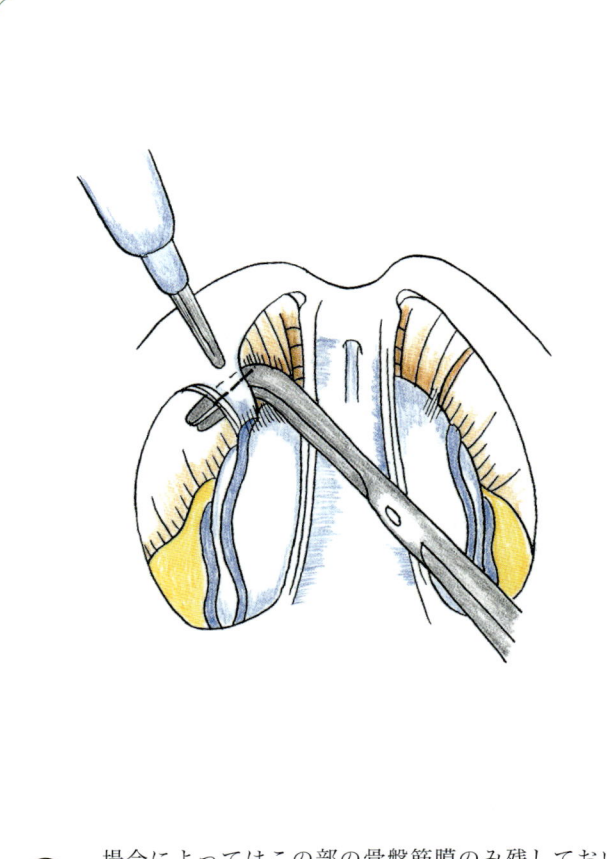

8 場合によってはこの部の骨盤筋膜のみ残しておいて，鉗子ですくって切離することもある。

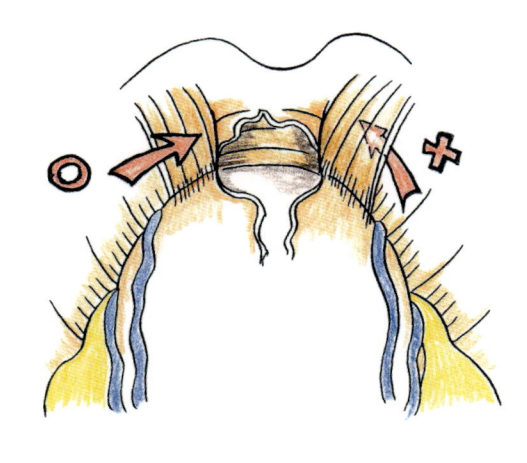

9 図は背側静脈群を含む骨盤筋膜を取り除いてあるが，antegradeに肛門挙筋筋膜を剝離していくと，マル印のようにいけばよいが，時に無理をすると先に述べたように一部肛門挙筋が尖部付近に付着しているのでバツ印のようにならないように気をつける。

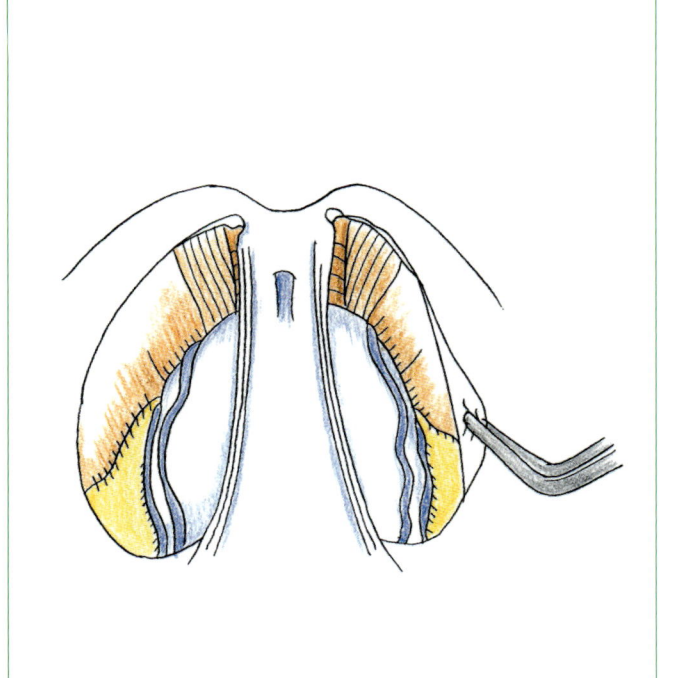

10 この方法で恥骨前立腺靱帯まで切離すると，外括約筋がきれいに長く露出できる。

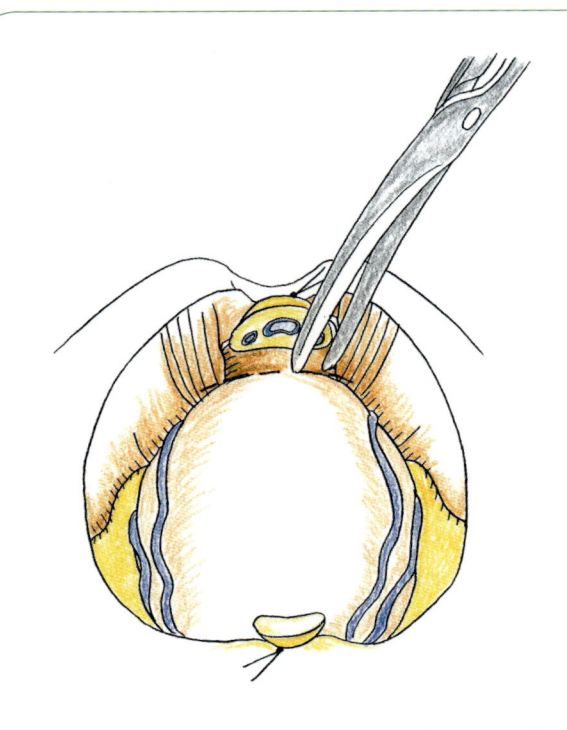

11 あとはふつうに背側静脈群を処置して，尿道の切断に移る。確かにこの方法は外括約筋を露出するのに優れているが個人的な印象では術後の尿失禁が多いような気がする。従来のようにantegradeに剝離できるところまでいって，恥骨前立腺靱帯を切ってまで尿道を剝離しないほうがよいのか，実際迷っている。皆さんはどうしてますでしょうか。

154　3　前立腺手術

　時々，恥骨前立腺靱帯を切るべきかどうかという議論をする人もいるが，最近はこの靱帯に平行に骨盤筋膜の外側を切り上げれば，まず切断する必要はないと考えている．切断した方がよいという人は，従来のように骨盤筋膜を前立腺外縁より，離して切開しているため，バンチングした際，恥骨前立腺靱帯が突っ張るためではないかと思う（以下参照）．

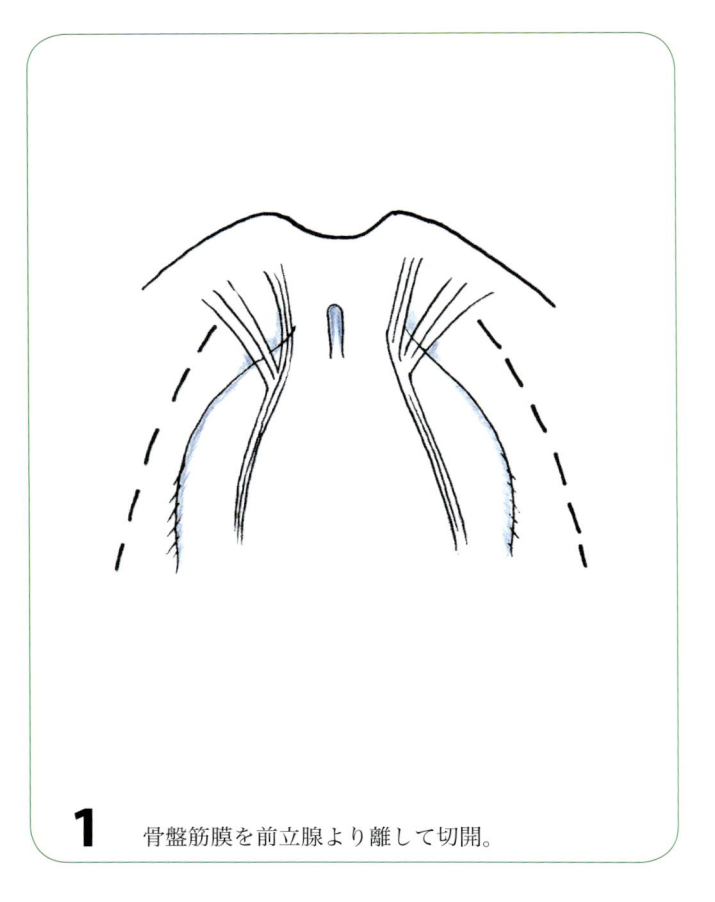

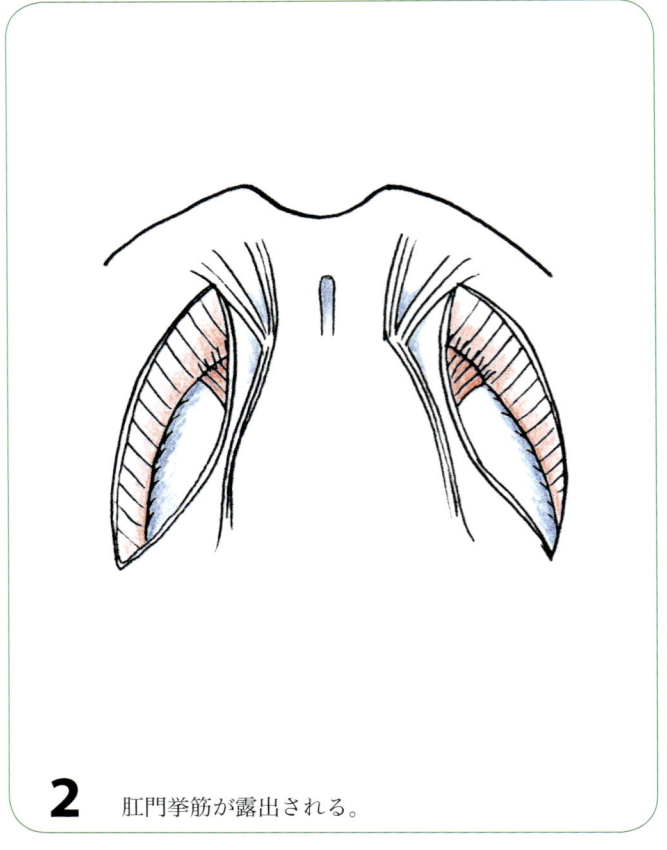

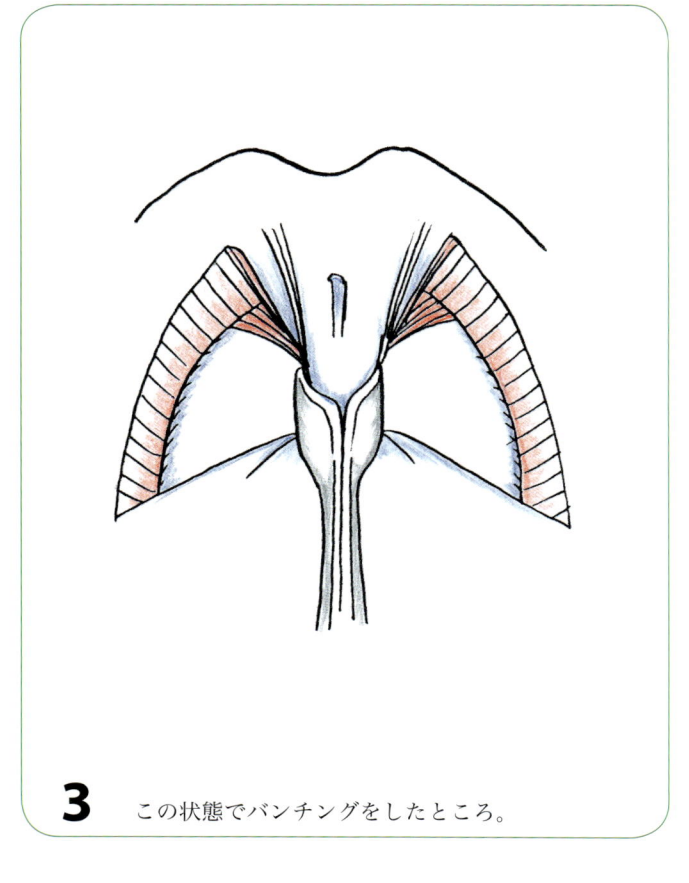

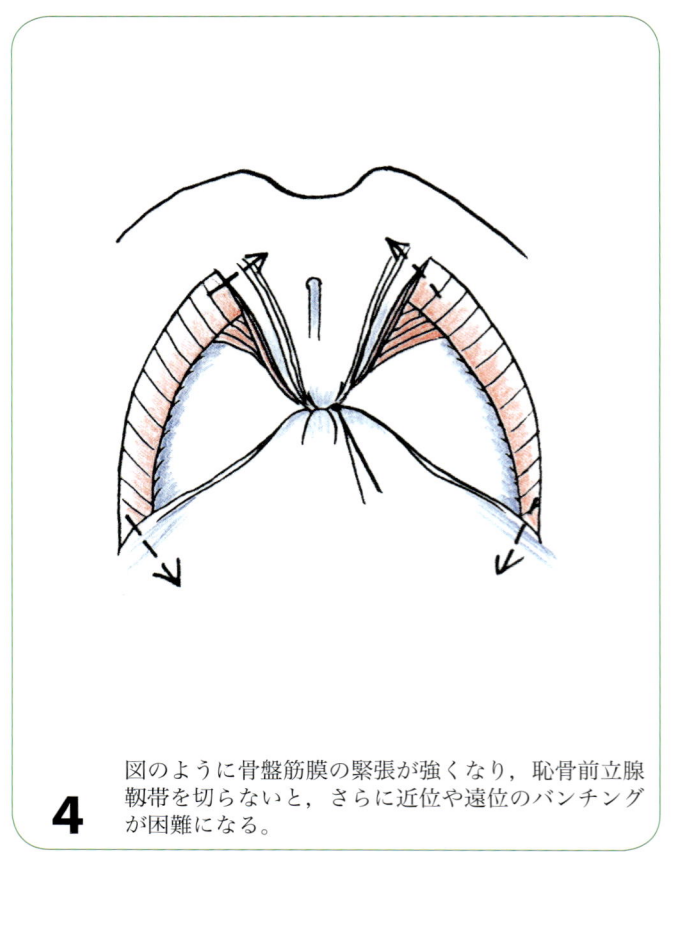

1　骨盤筋膜を前立腺より離して切開．

2　肛門挙筋が露出される．

3　この状態でバンチングをしたところ．

4　図のように骨盤筋膜の緊張が強くなり，恥骨前立腺靱帯を切らないと，さらに近位や遠位のバンチングが困難になる．

6 直腸周囲脂肪織からの側方アプローチによる広範前立腺全摘術

　この方法は静岡県立がんセンターの庭川　要氏より教えていただいたが，先に前立腺の側方で神経血管束の外側から，lateral pelvic fasciaを切開して，いきなりデノンビエ筋膜と直腸との間の面に入る方法で，より根治性を求めるアプローチである。ただし，いきなり側方から直腸前面に入る（実際は直腸周囲脂肪織内に入る）のが怖い読者のために，予め後方からこの面に入る方法と，そのあとオリジナルの広範全摘を紹介する。

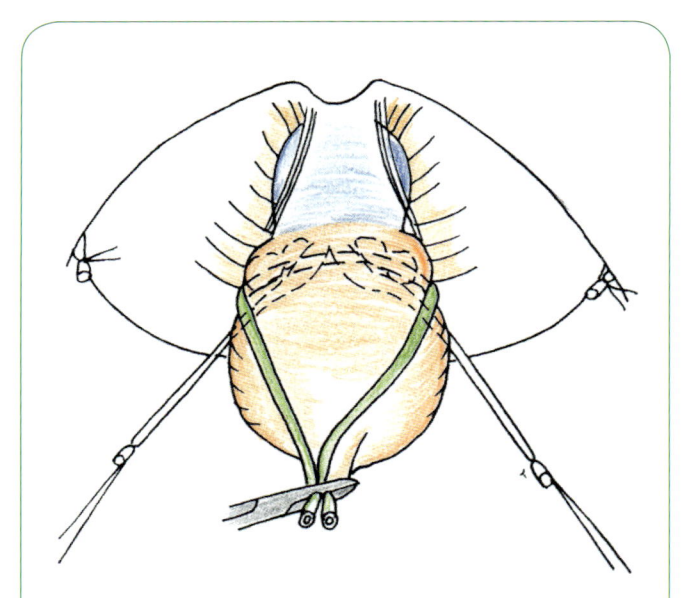

1 まず精管を内鼠径輪付近で結紮・切断し，近位側を膀胱，前立腺に向かって電気メスで周囲組織より剝離し，精嚢まで追う。途中，側方臍索が邪魔になるので，シーリング・切断する必要がある。両側ともこの操作を行うと精嚢の後面および直腸の前面で左右の剝離腔を交通させることができる。

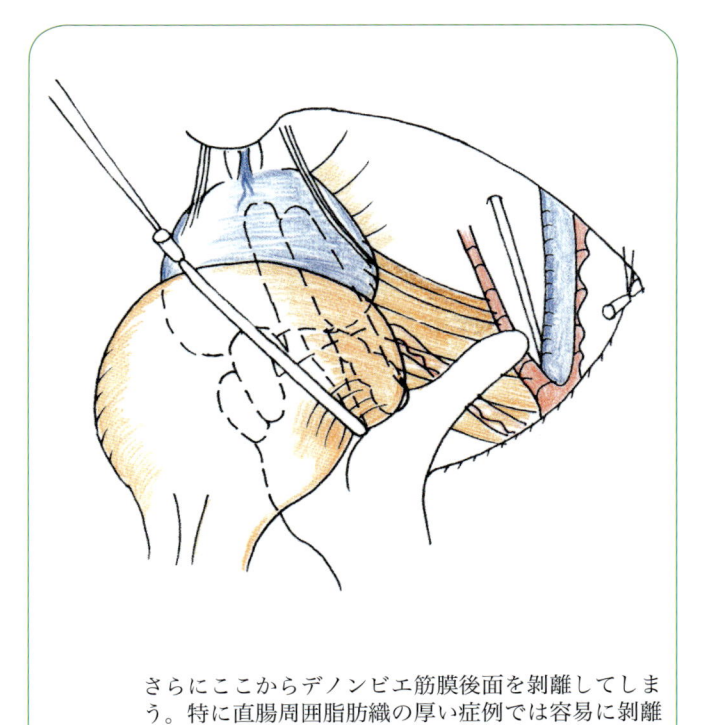

2 さらにここからデノンビエ筋膜後面を剝離してしまう。特に直腸周囲脂肪織の厚い症例では容易に剝離できることが多い（難しい時は無理をしない）。

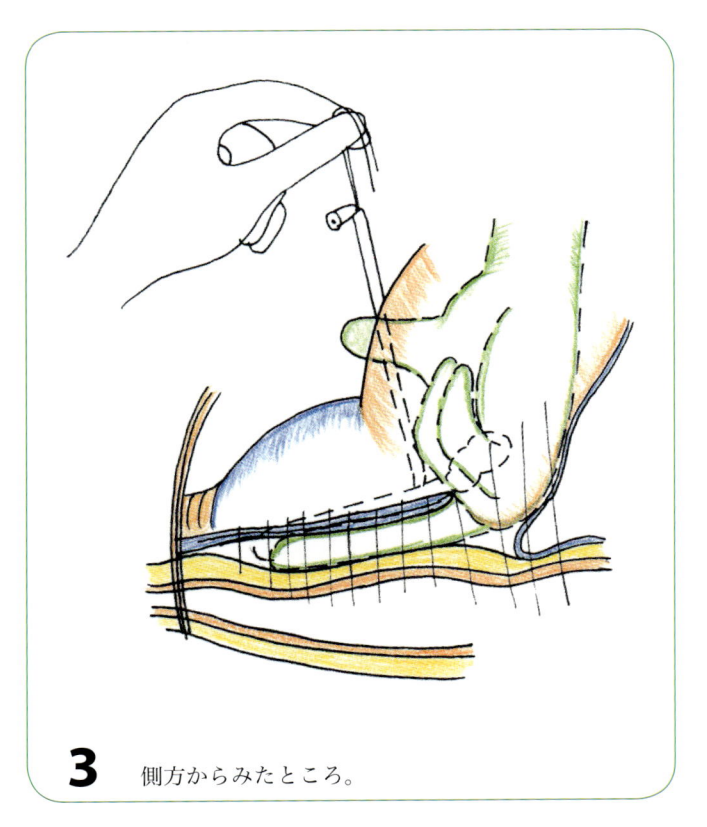

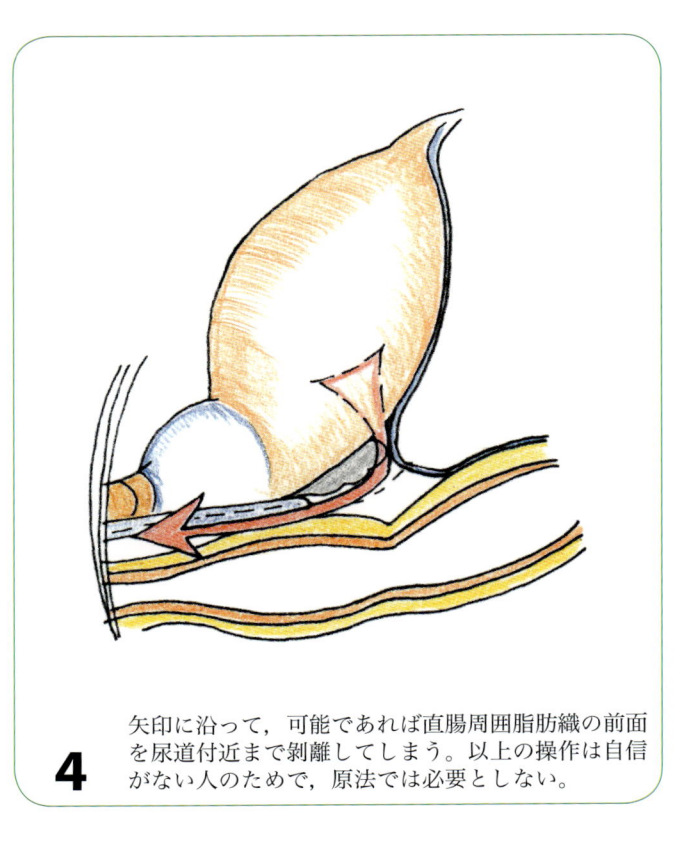

3 側方からみたところ。

4 矢印に沿って，可能であれば直腸周囲脂肪織の前面を尿道付近まで剝離してしまう。以上の操作は自信がない人のためで，原法では必要としない。

5 骨盤筋膜を切開。

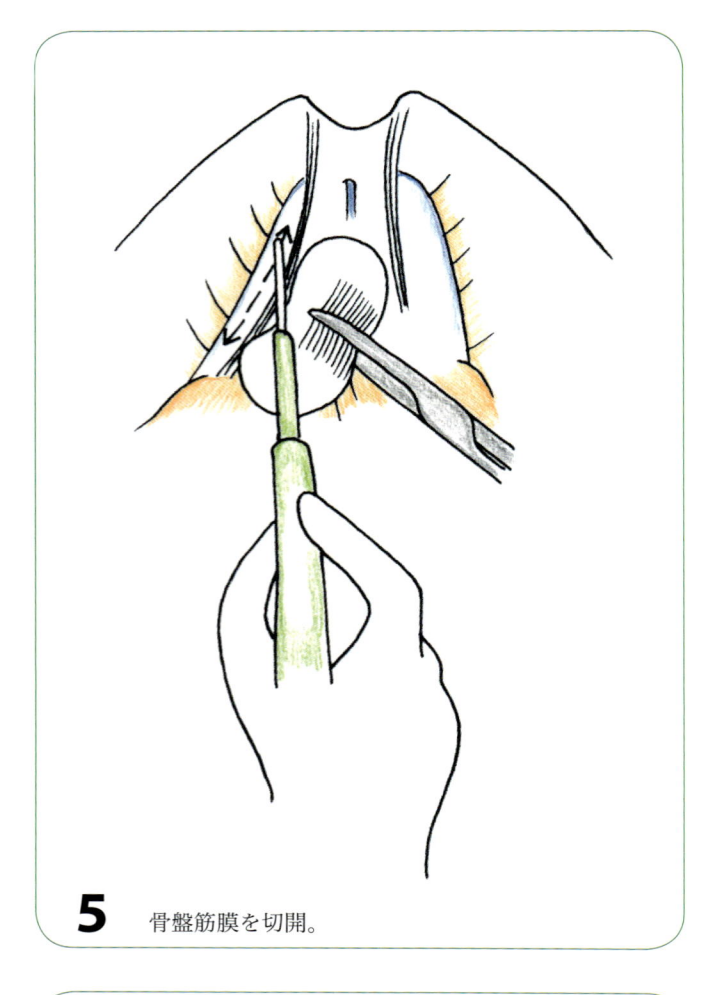

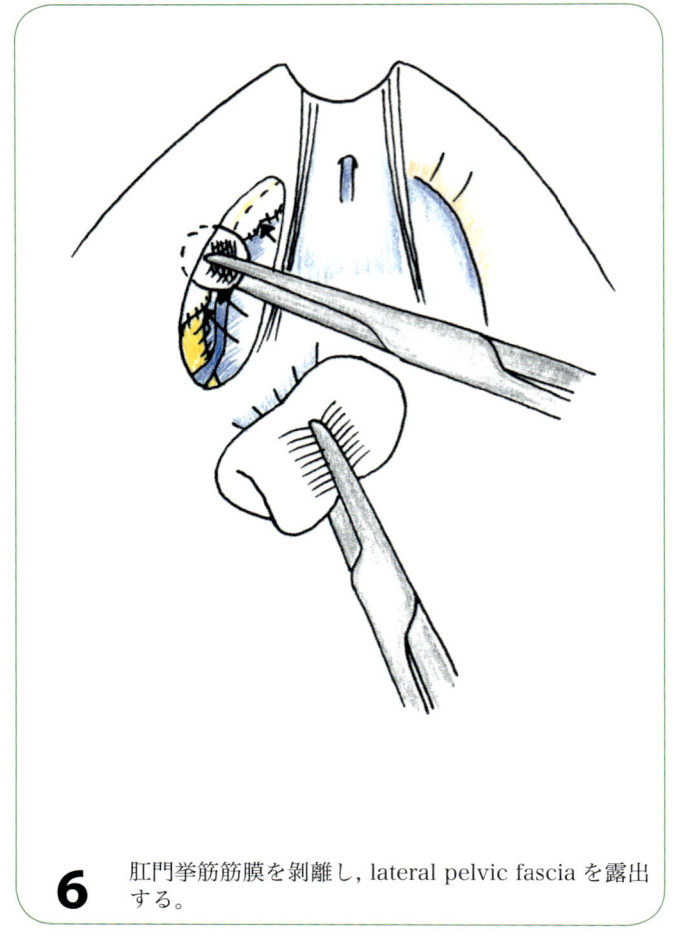

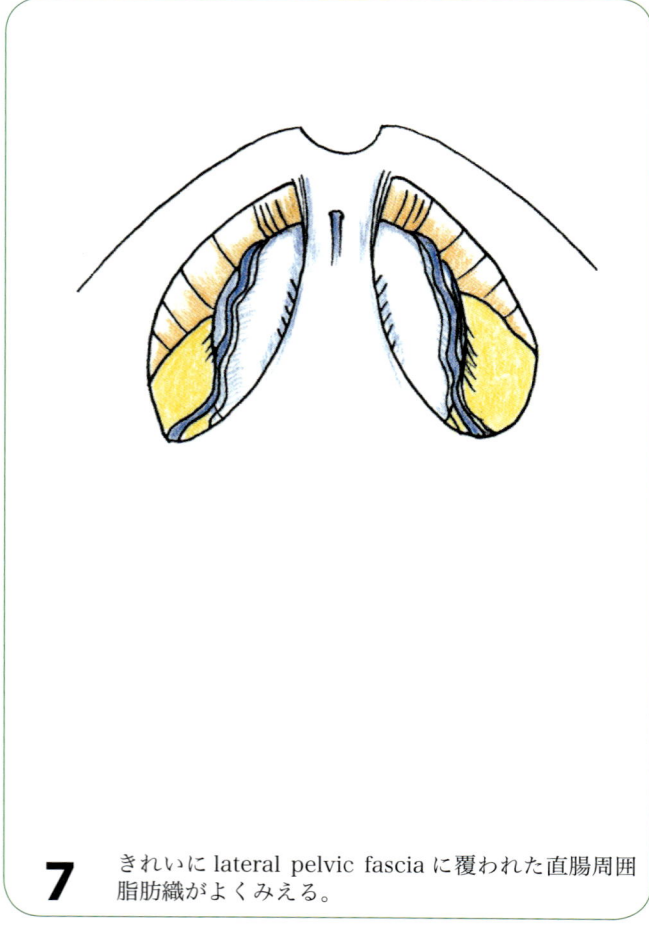

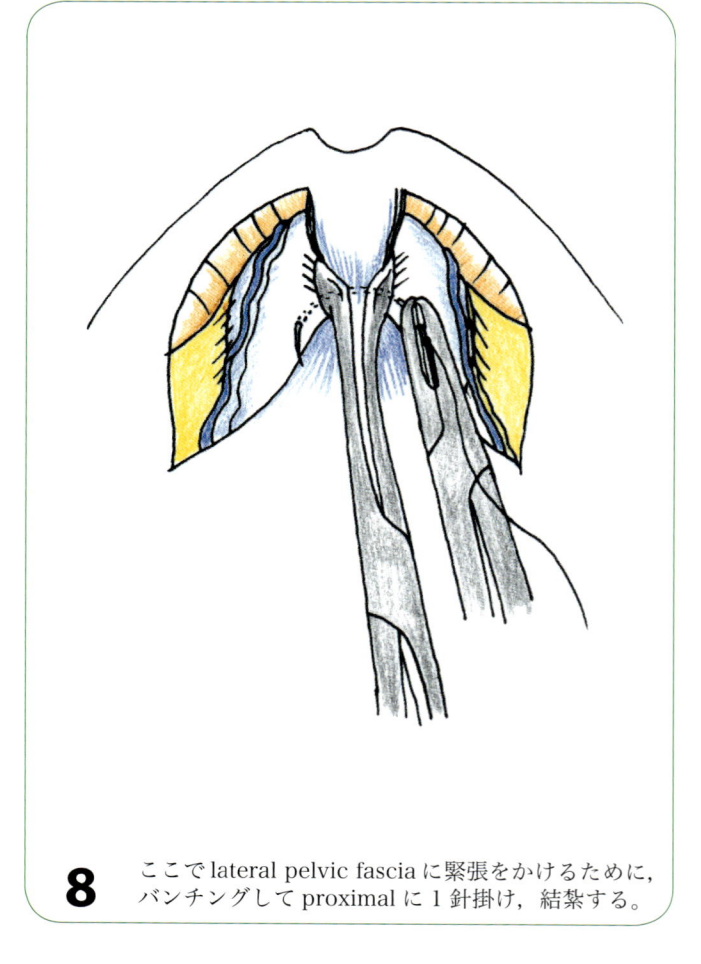

6 肛門挙筋筋膜を剝離し，lateral pelvic fascia を露出する。

7 きれいに lateral pelvic fascia に覆われた直腸周囲脂肪織がよくみえる。

8 ここで lateral pelvic fascia に緊張をかけるために，バンチングして proximal に 1 針掛け，結紮する。

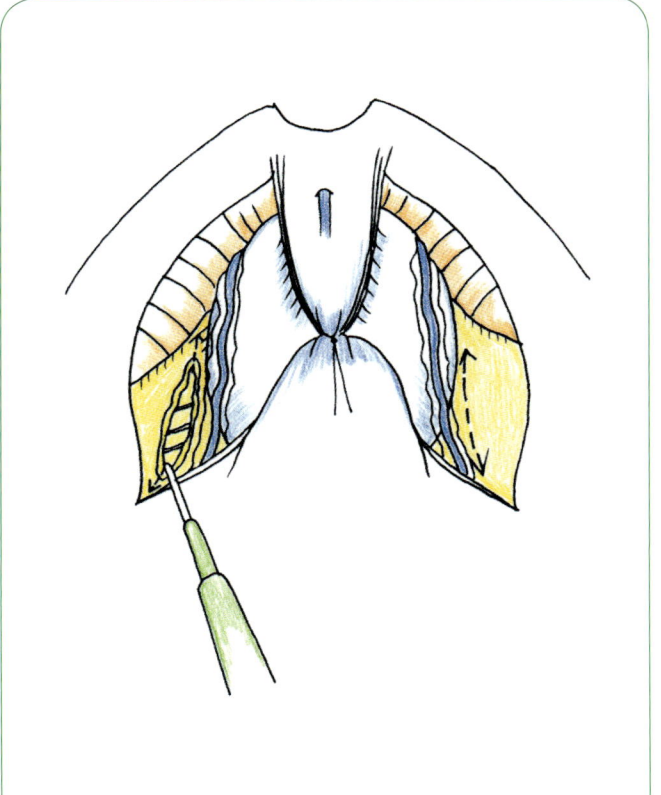

9 神経血管束の外側の lateral pelvic fascia を電気メスで薄く切開していく。側方から入る細かい血管は凝固しながら丁寧に切断していく。

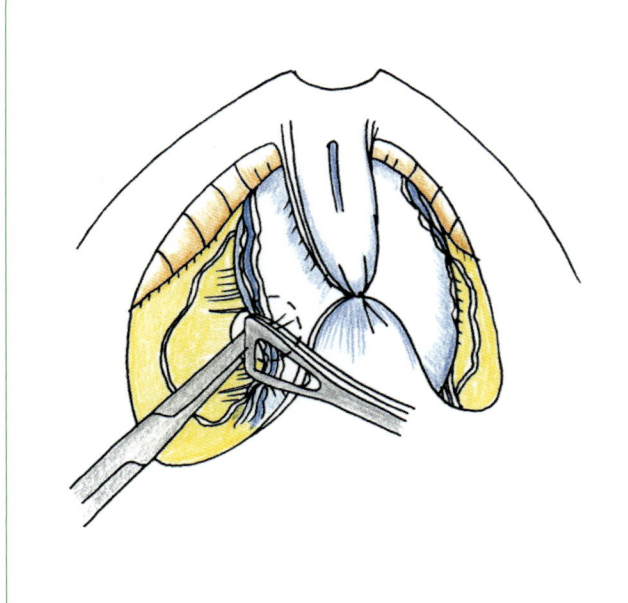

10 神経血管束をバブコック鉗子で挟み，内側に引き前立腺の後面を，ツッペルを利用して少しずつ剥離していく。

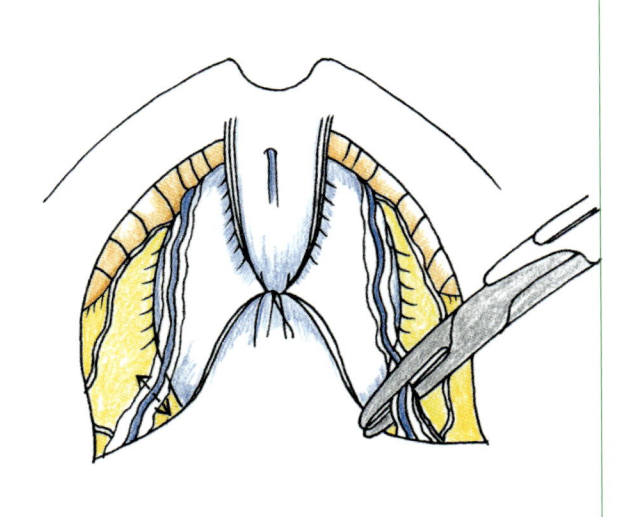

11 剥離が進むと膀胱頸部付近より入ってくる神経血管束のメインが明らかになってくるので，これをシーリングして切断。

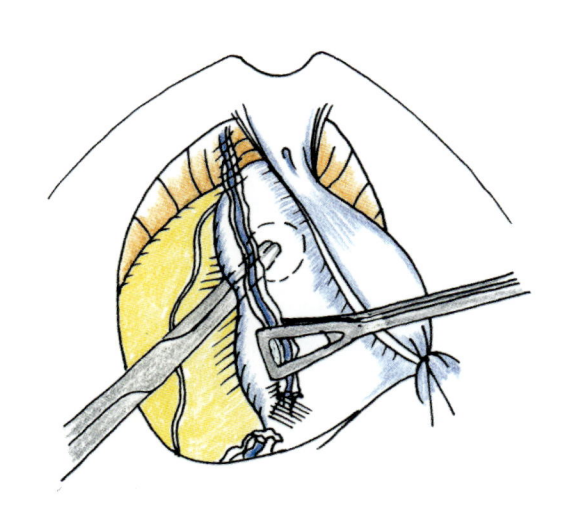

12 この切断端をつかんでさらに剥離を進めていくと，前立腺がローテーションするくらい反対側近くまで剥離できる。

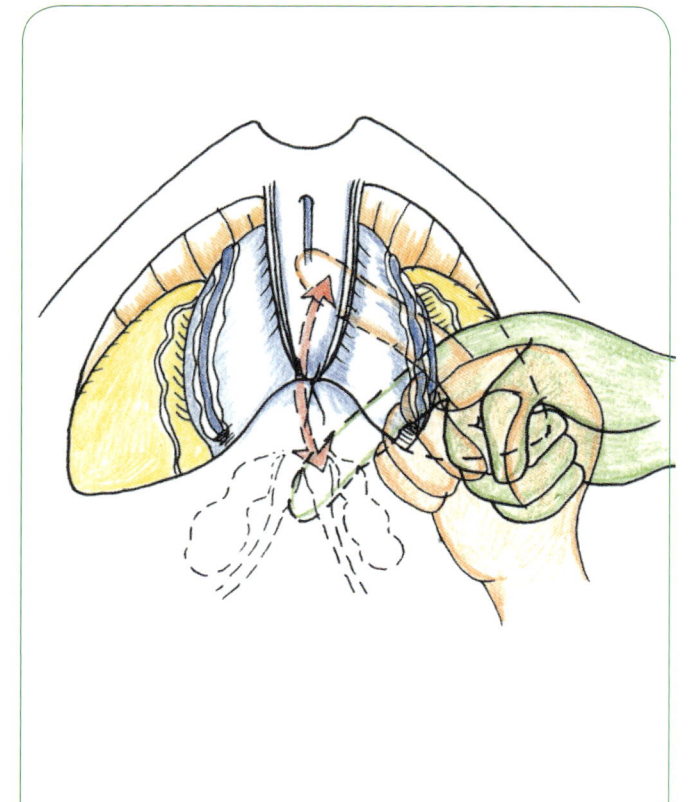

13 反対側からも剝離を進めると左右が交通して，さらに指で剝離を進めることができる（もちろん先に後面の剝離が済んでいる場合は，すぐにこの剝離面と交通するようにすればよいので簡単である）。

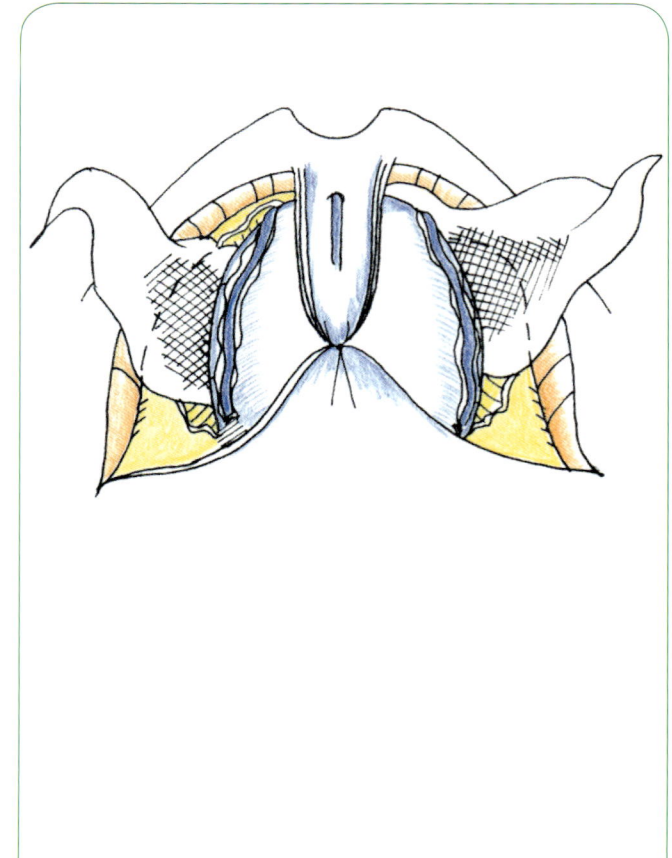

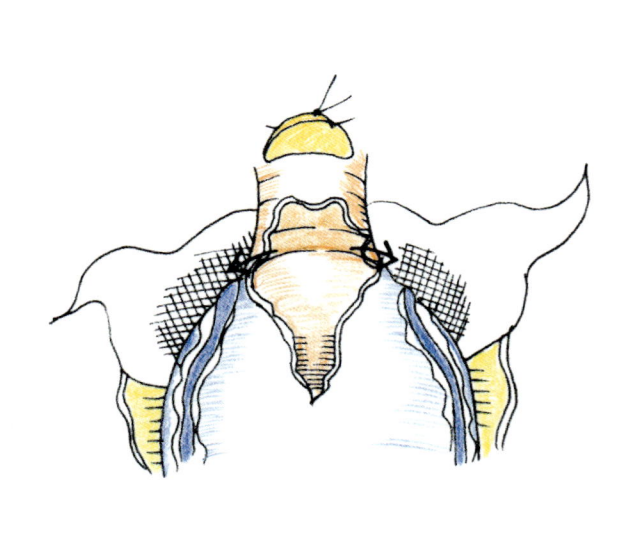

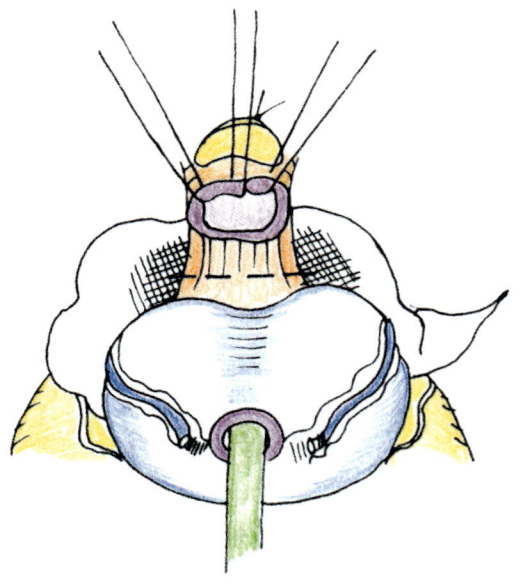

14 この剝離面にガーゼ1枚通したところ。

15 バンチングを施行し，尿道を切断。デノンビエ筋膜の付着部を切断する。

A 根治的前立腺全摘術　159

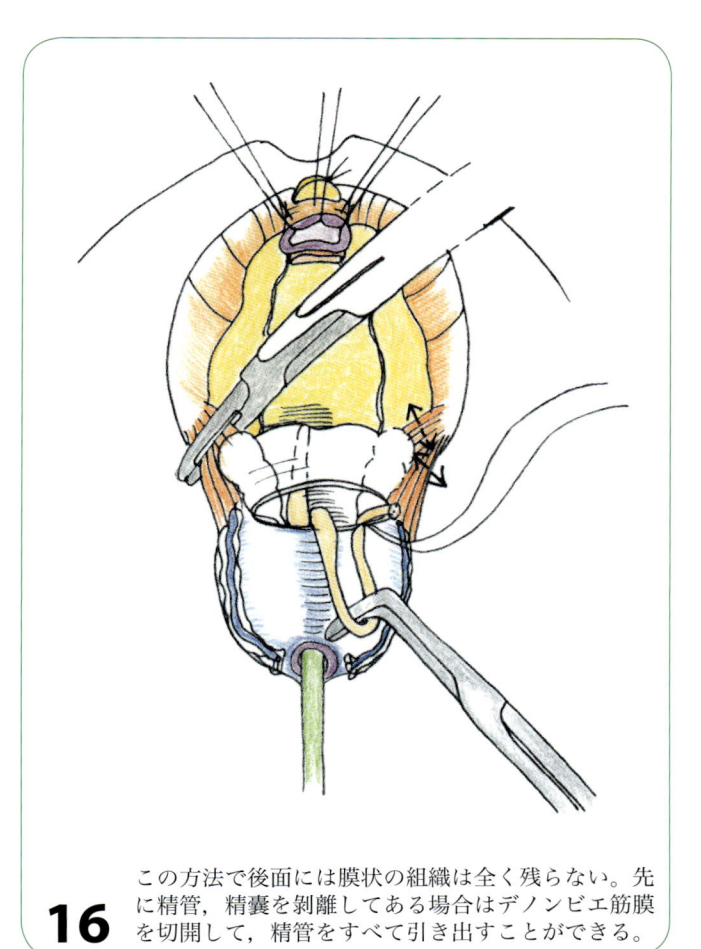

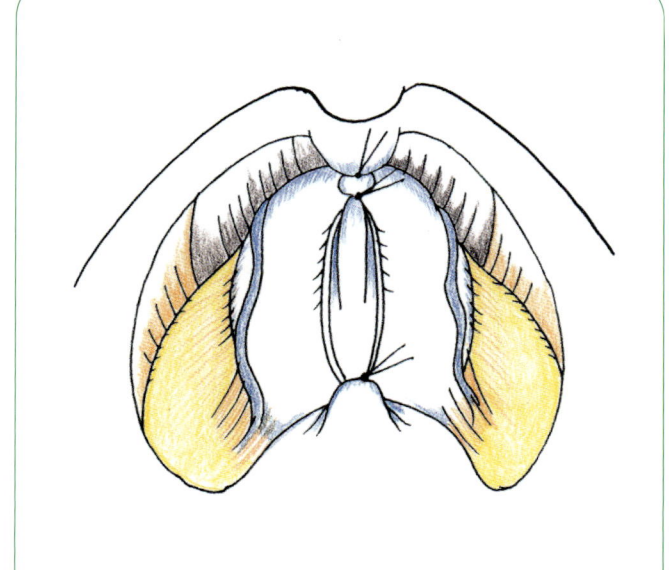

16 この方法で後面には膜状の組織は全く残らない。先に精管，精嚢を剝離してある場合はデノンビエ筋膜を切開して，精管をすべて引き出すことができる。

17 この方法を尿道付近で応用してみる。ただし尿道の脇に十分，直腸周囲脂肪織が剝離できているときがよい。まずバンチングする。

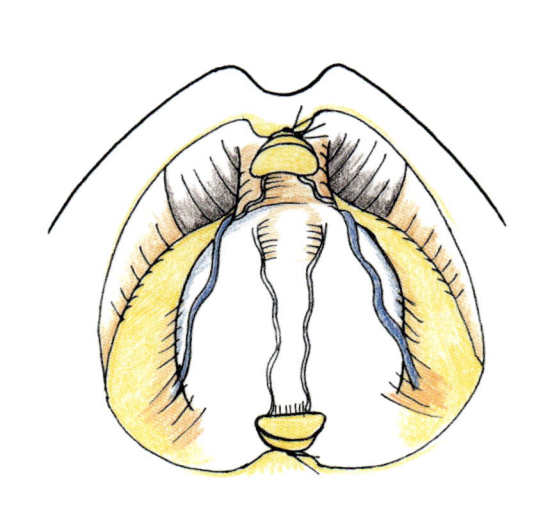

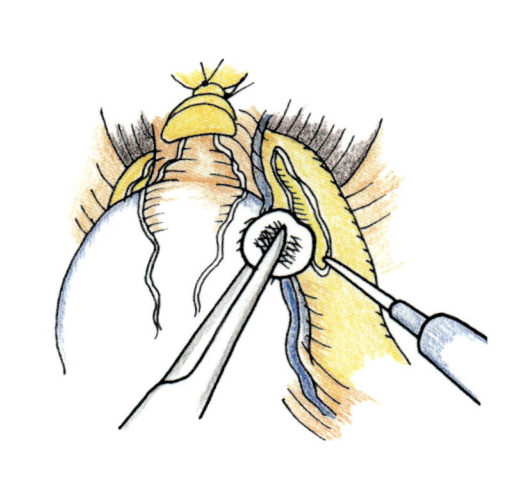

18 背側静脈群を切断。

19 尿道，前立腺尖部付近で lateral pelvic fascia を両側切開。

160　3　前立腺手術

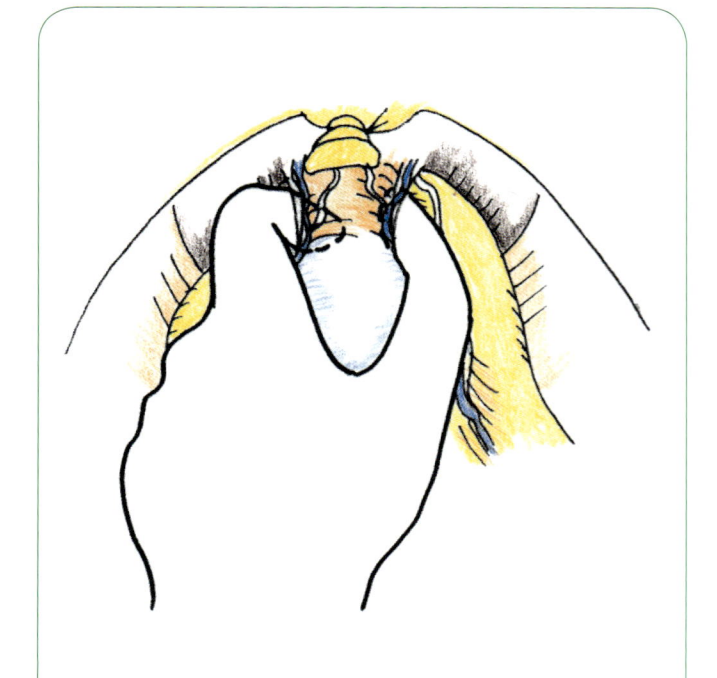

20　尿道の側面を触りながら，徐々に尿道後面に向かって慎重に指の感覚で剥離する。

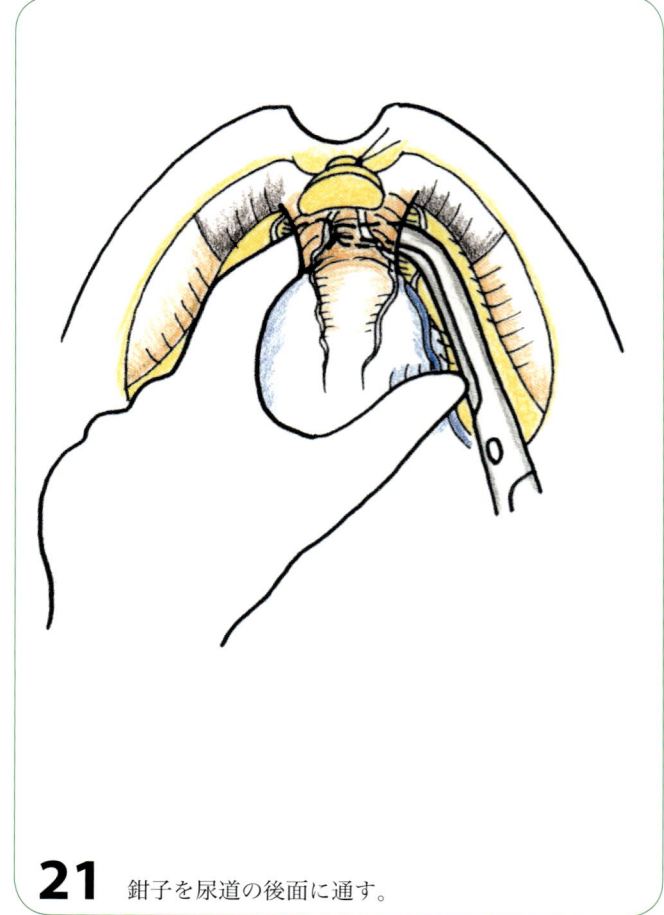

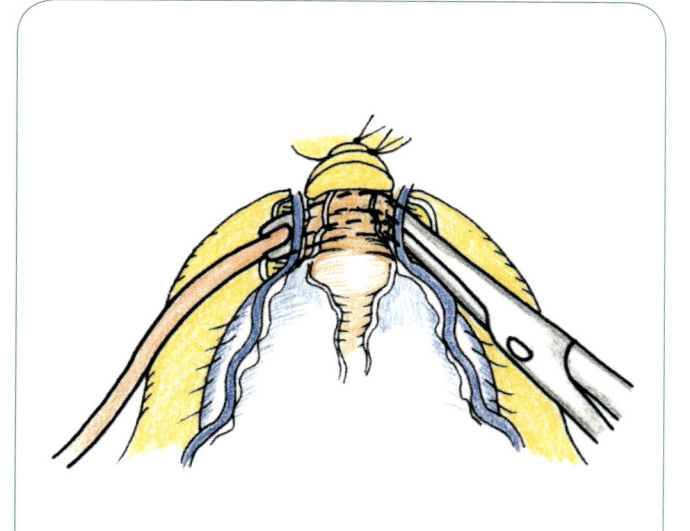

21　鉗子を尿道の後面に通す。

22　これで外括約筋，神経血管束，デノンビエ筋膜付着部を含めて細いネラトンで確保する。

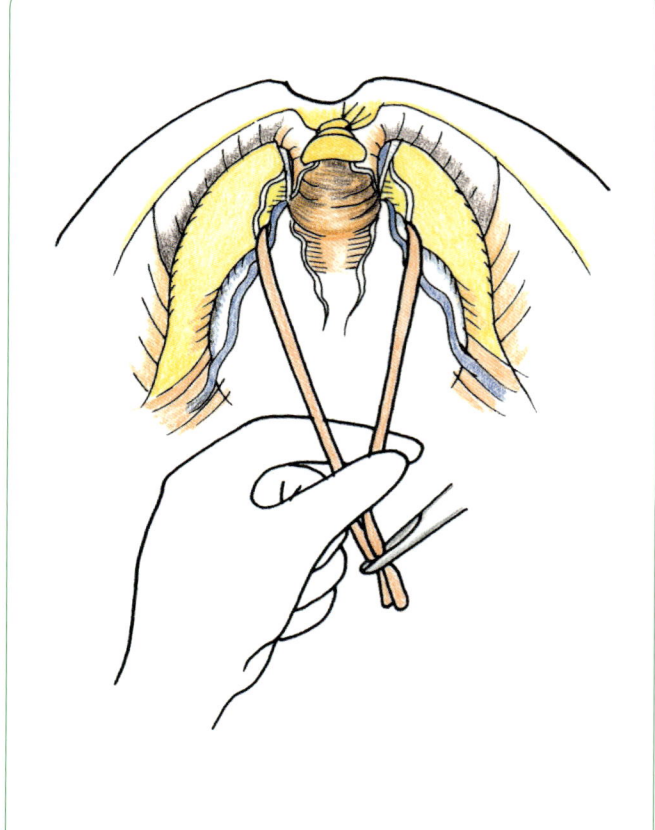

23　この段階では，尿道を切断してもよいし，デノンビエ筋膜後面に沿って剥離も可能である。

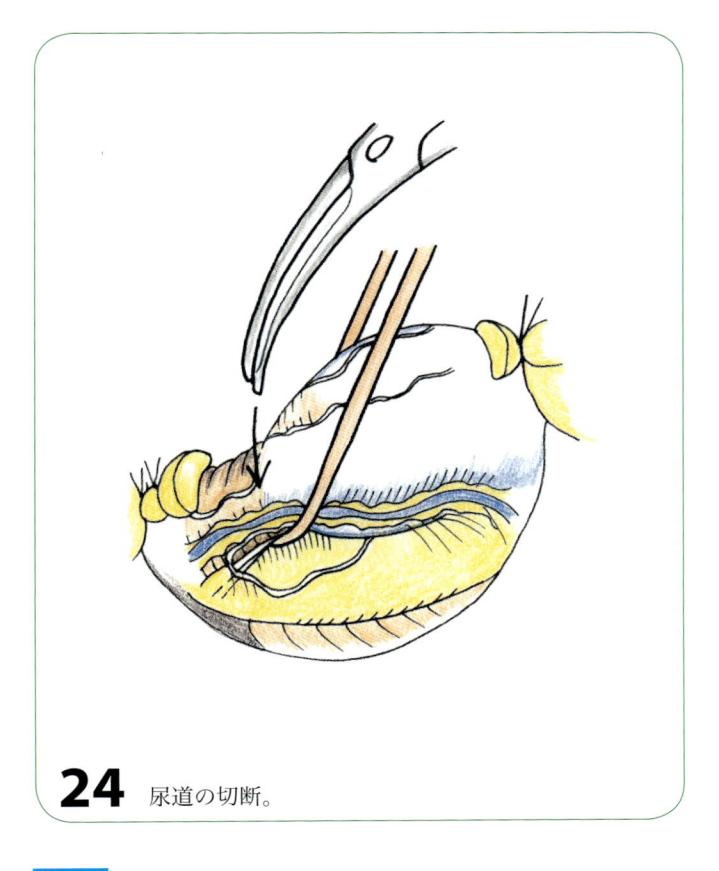

24 尿道の切断。

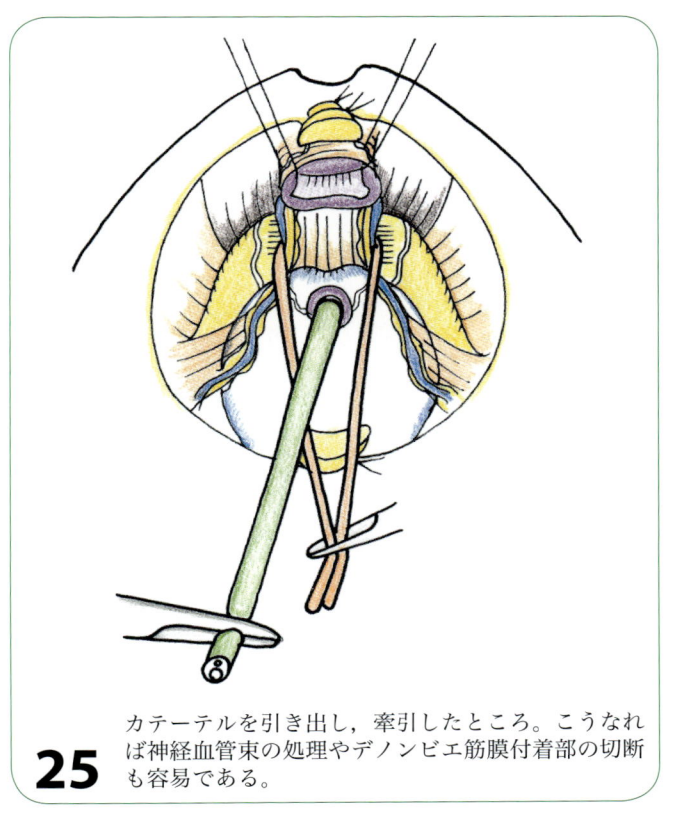

25 カテーテルを引き出し，牽引したところ。こうなれば神経血管束の処理やデノンビエ筋膜付着部の切断も容易である。

7 尿道切断後のデノンビエ筋膜の離断

　尿道切断後この筋膜を離断するが，この部位での厚みにかなり個人差がある。厚いときは何回かすくって離断を繰り返すこともあるが，直腸損傷の不安が出てくるし，完全に離断しないと前立腺後面にきれいに入れない。

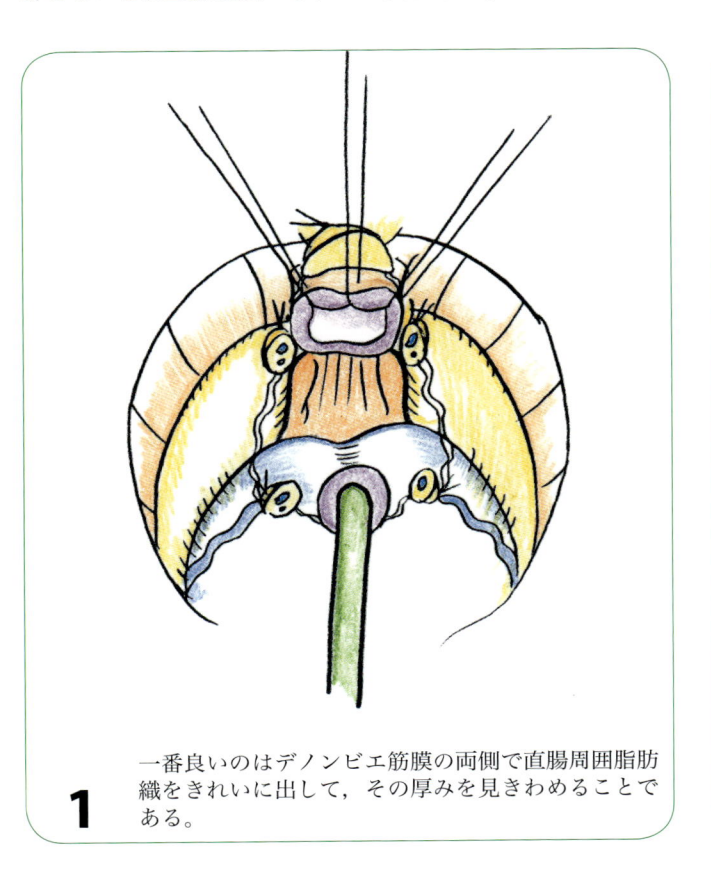

1 一番良いのはデノンビエ筋膜の両側で直腸周囲脂肪織をきれいに出して，その厚みを見きわめることである。

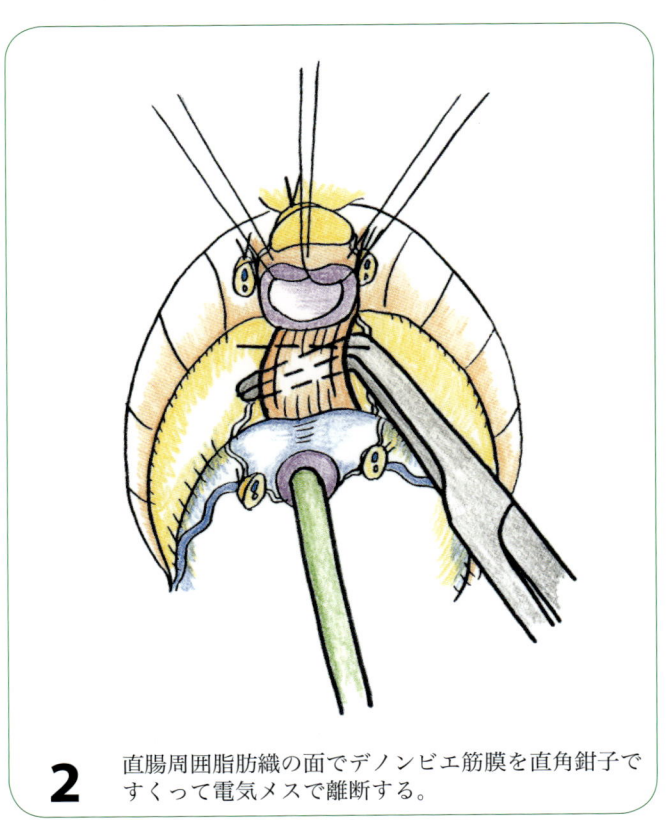

2 直腸周囲脂肪織の面でデノンビエ筋膜を直角鉗子ですくって電気メスで離断する。

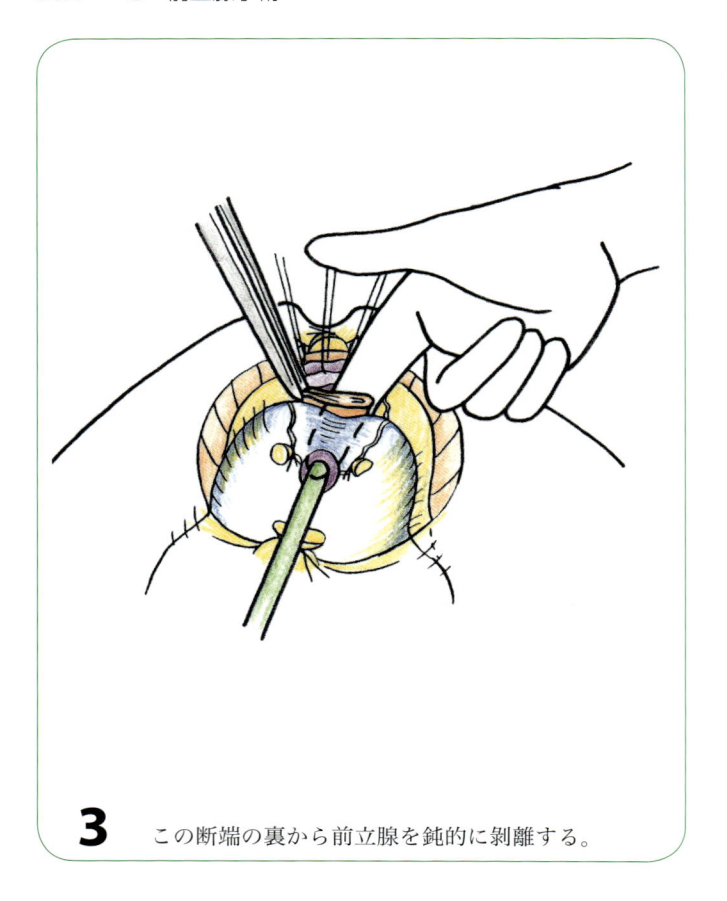

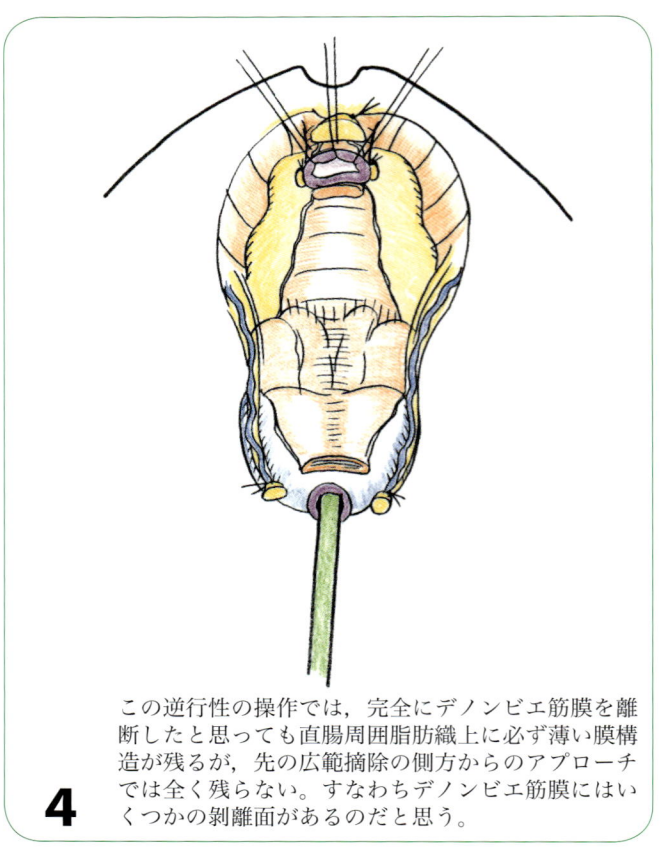

3 この断端の裏から前立腺を鈍的に剥離する。

4 この逆行性の操作では，完全にデノンビエ筋膜を離断したと思っても直腸周囲脂肪織上に必ず薄い膜構造が残るが，先の広範摘除の側方からのアプローチでは全く残らない。すなわちデノンビエ筋膜にはいくつかの剥離面があるのだと思う。

8 外括約筋における lateral pelvic fascia の処理

外括約筋も lateral pelvic fascia に覆われている。これを事前に処理しておくとよい。

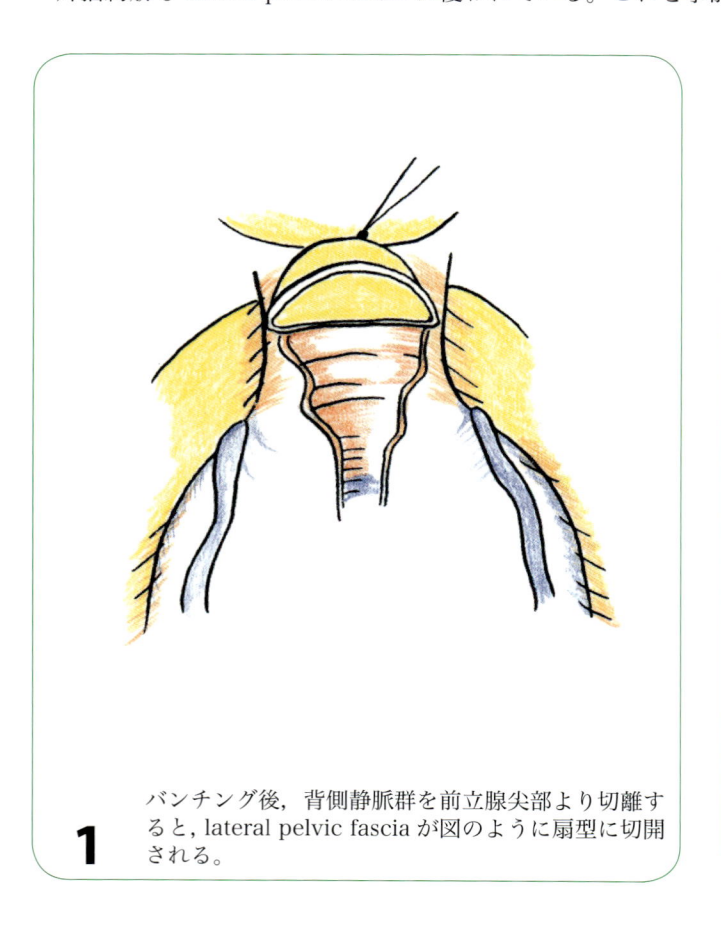

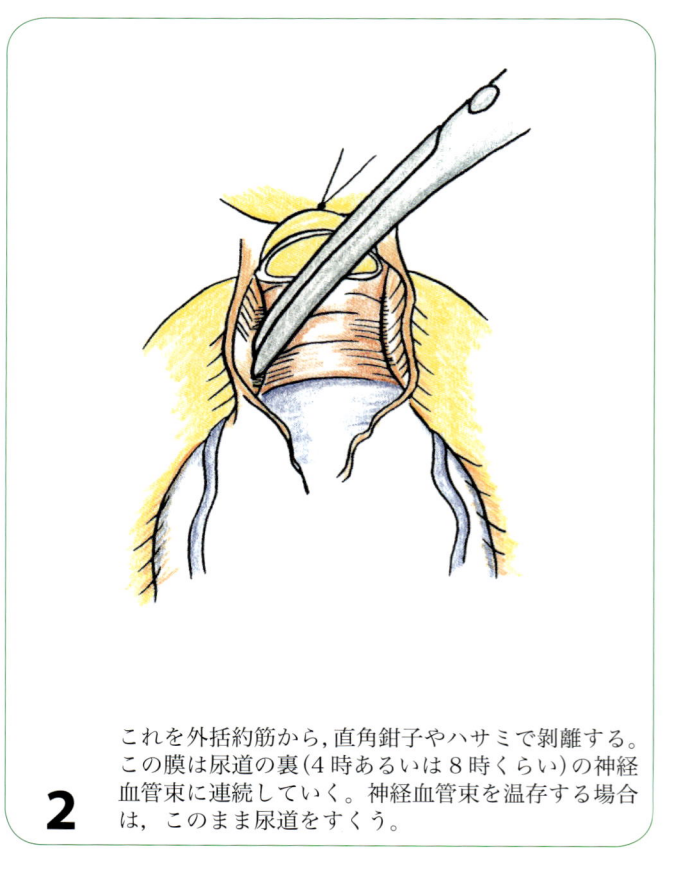

1 バンチング後，背側静脈群を前立腺尖部より切離すると，lateral pelvic fascia が図のように扇型に切開される。

2 これを外括約筋から，直角鉗子やハサミで剥離する。この膜は尿道の裏（4時あるいは8時くらい）の神経血管束に連続していく。神経血管束を温存する場合は，このまま尿道をすくう。

A 根治的前立腺全摘術　163

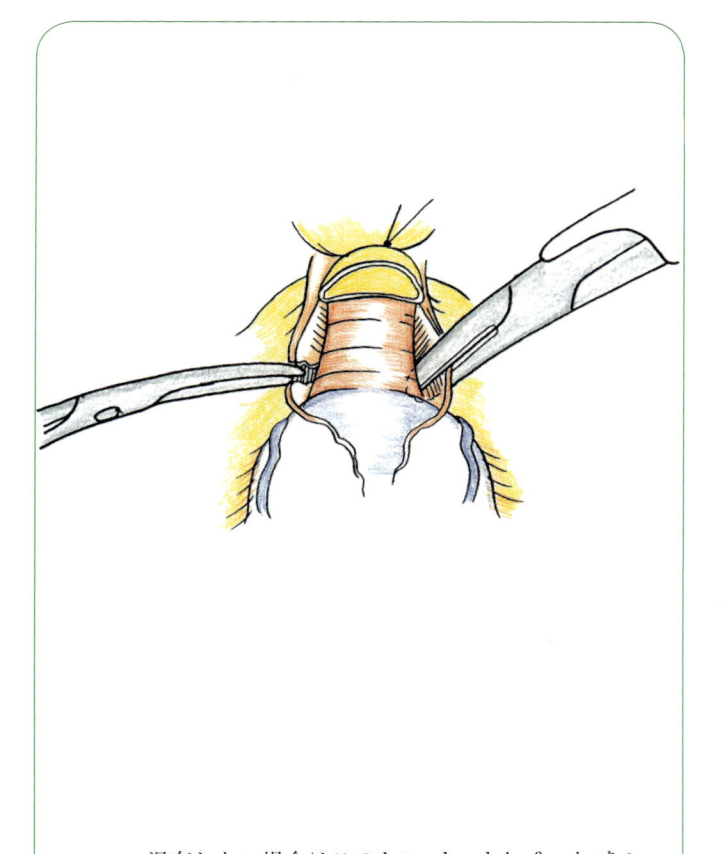

3 温存しない場合はこの lateral pelvic fascia をシーリングして切断する．この操作のみではメインの神経血管束はまだ切断されない．

4 ここで尿道をすくい，尿道前壁を切断，カテーテルを引き出して尿道後壁を切断する．

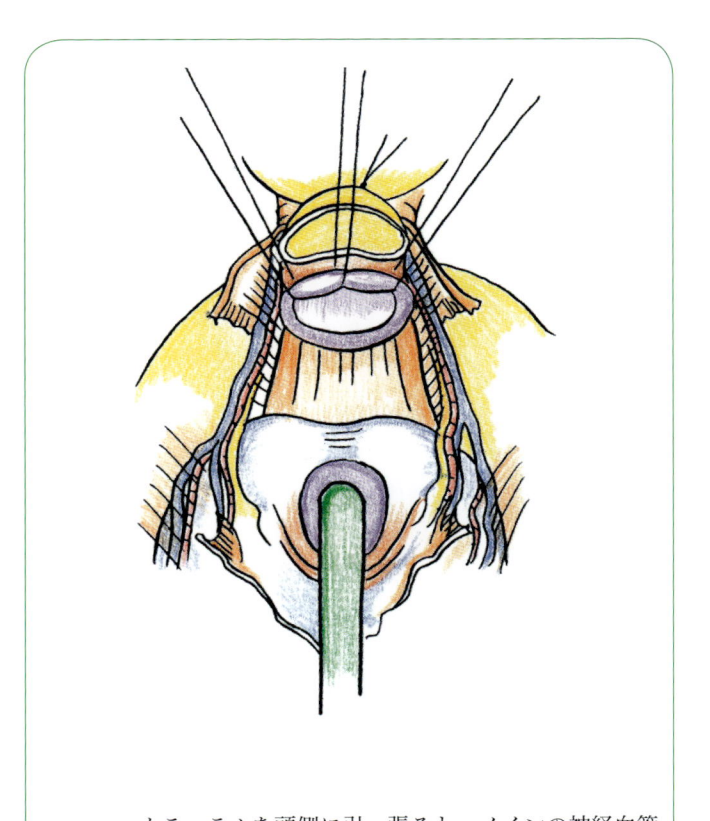

5 カテーテルを頭側に引っ張ると，メインの神経血管束，デノンビエ筋膜の付着部が明らかになる．神経血管束はここからでもある程度は温存できるが，温存しない場合はここで尿道の脇でシーリングして切断してしまう．

9 恥骨後式前立腺全摘術の復習

今までいろいろ試行錯誤してきたが，もう一度オーソドックスな方法をステップ・バイ・ステップで描いてみる。

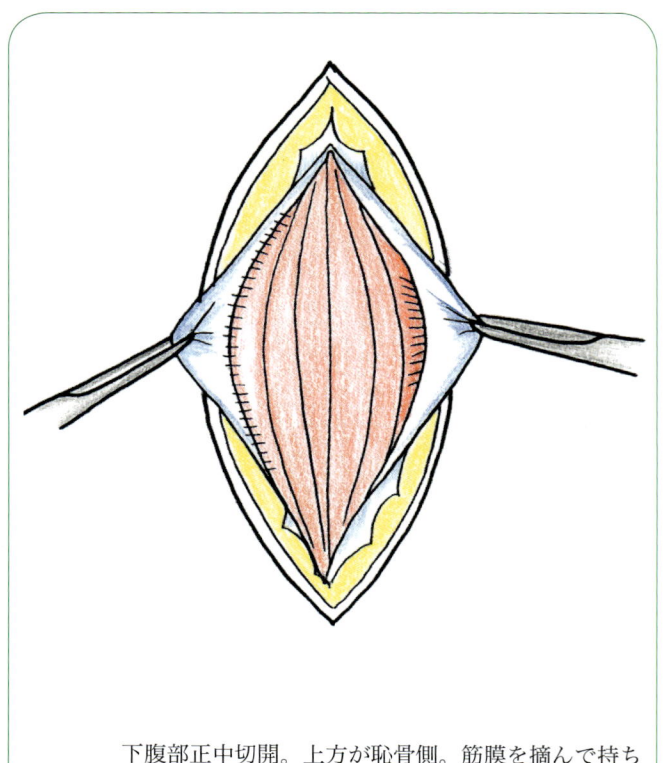

1 下腹部正中切開。上方が恥骨側。筋膜を摘んで持ち上げたとき，筋膜と筋肉との間が行き止まりにみえる方が正中。図では向かって左側が正中。

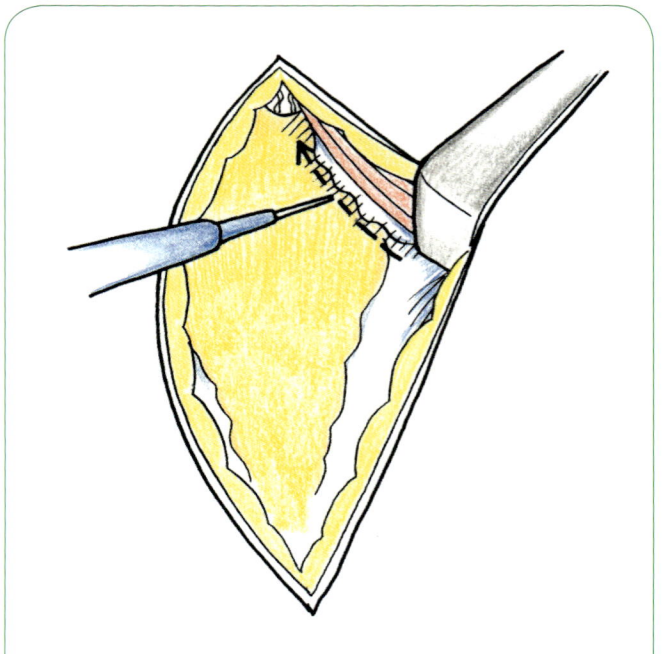

2 腹直筋を筋鉤で外側に引いたとき，下縁に白い膜状構造がみえることがある。これが横筋筋膜と思われるが，この内側の脂肪組織を電気メスで外していくと，恥骨付近で疎でツルッとした面に入ることができ，そのまま骨盤筋膜を露出し，膀胱側腔を展開できる。

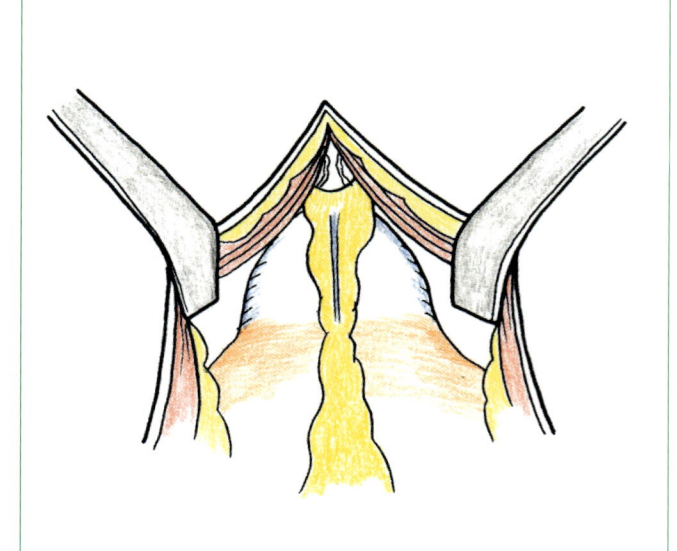

3 正中に脂肪組織が残るが，この中に表在性の背側静脈が入っていることがある。いずれにせよ恥骨付近でシーリングして，切断しておく。

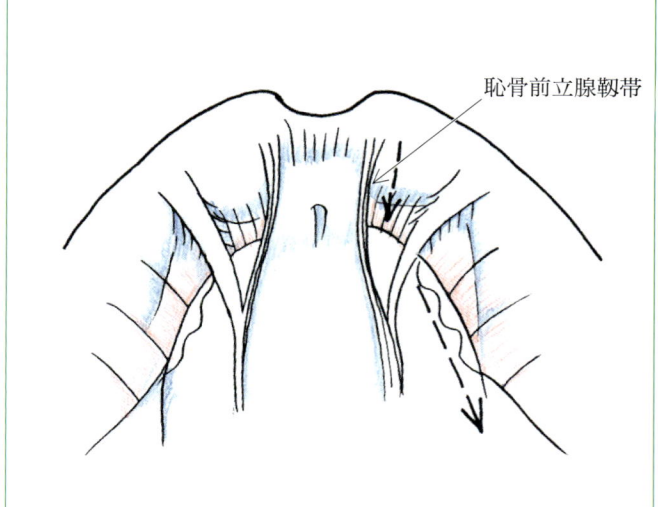

4 前立腺尖部付近の脂肪組織をきれいに取り除いておく。ここで全体を観察すると恥骨前立腺靱帯が前立腺上を膀胱に向かって走っているが，途中で合流する骨盤筋膜の隆起を観察できる。この筋膜隆起部の下面で肛門挙筋が前立腺尖部あたりに付着しているので，ここをよけて図のように2カ所で骨盤筋膜を切開する。

（図中ラベル：恥骨前立腺靱帯）

A 根治的前立腺全摘術　165

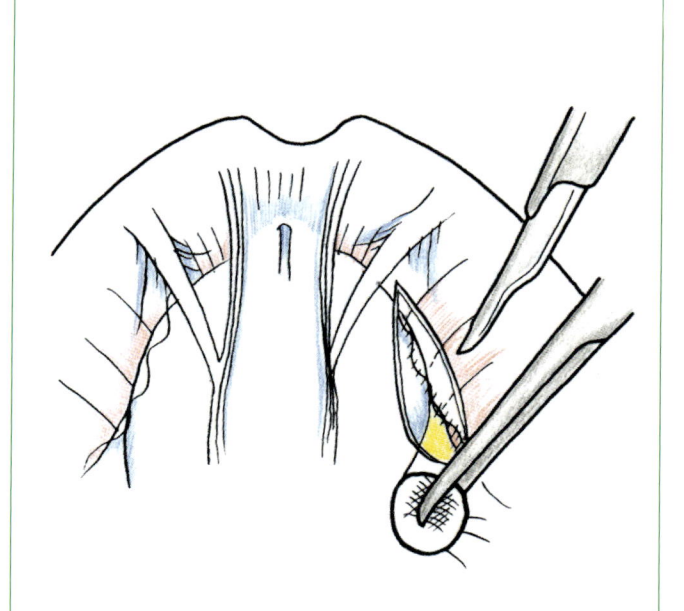

5　まず頭側で白線の外側を薄く切開する。肛門挙筋筋膜が薄くみえるときはこれを剥がすように，よくわからないときは膀胱頸部付近の直腸周囲脂肪織の面 (lateral pelvic fascia) を出すようにして前立腺を肛門挙筋筋膜より剥離していく。

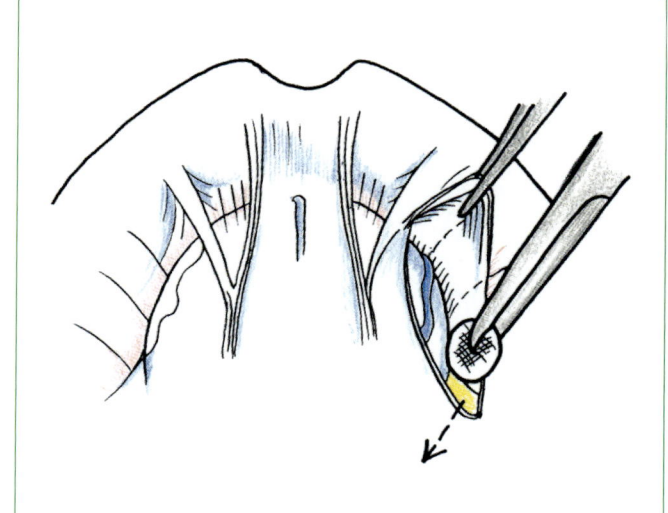

6　本来，肛門挙筋筋膜は厚い，しっかりした膜らしいが，このようなときは逆に剥離が難しいような気がする。さらに直腸周囲脂肪織を渡る膜を外すと剥離しやすくなるので（このため肛門挙筋筋膜は薄くなる），この膜も実際には1枚ではないのかもしれない（アプローチの異なる可能性もある）。いずれにせよこの剥離腔は先の筋膜隆起のところで行き止まる（筋膜に覆われていることもある）。

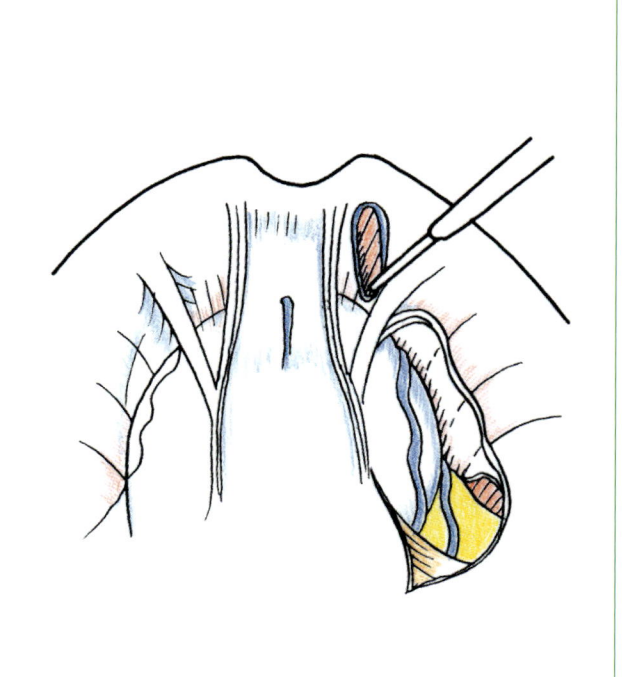

7　したがってこの隆起をまたいで，恥骨前立腺靱帯の外側でもう一度筋膜を切開する。

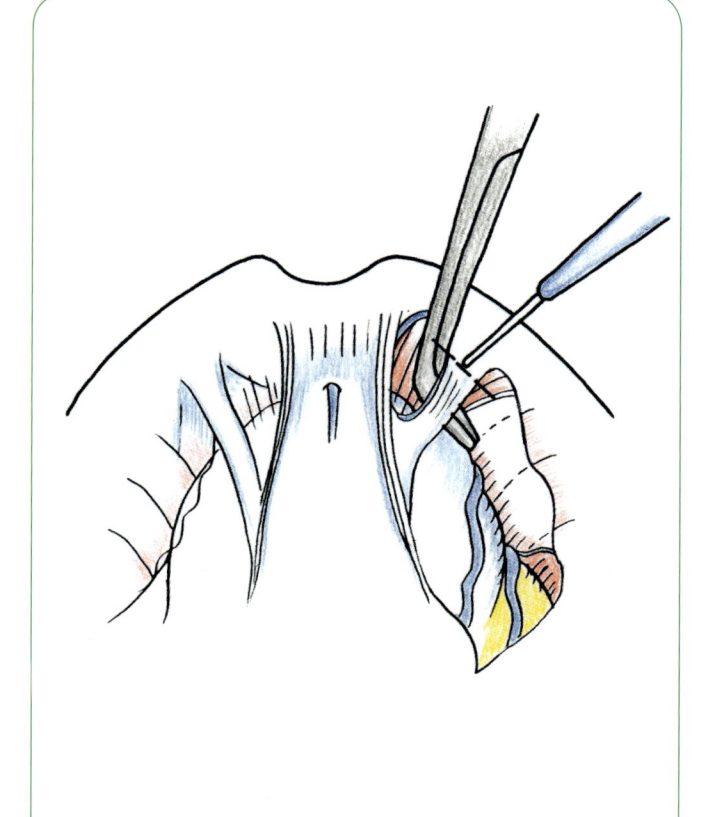

8　筋膜のみをすくって切開しているところ。

166　3　前立腺手術

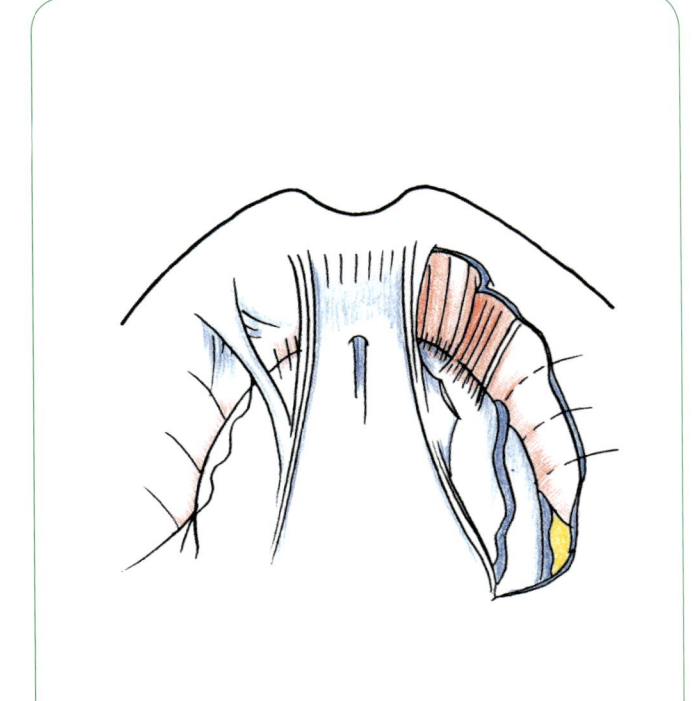

9 筋膜の下で肛門挙筋線維が前立腺尖部に付着しているのがみえる。

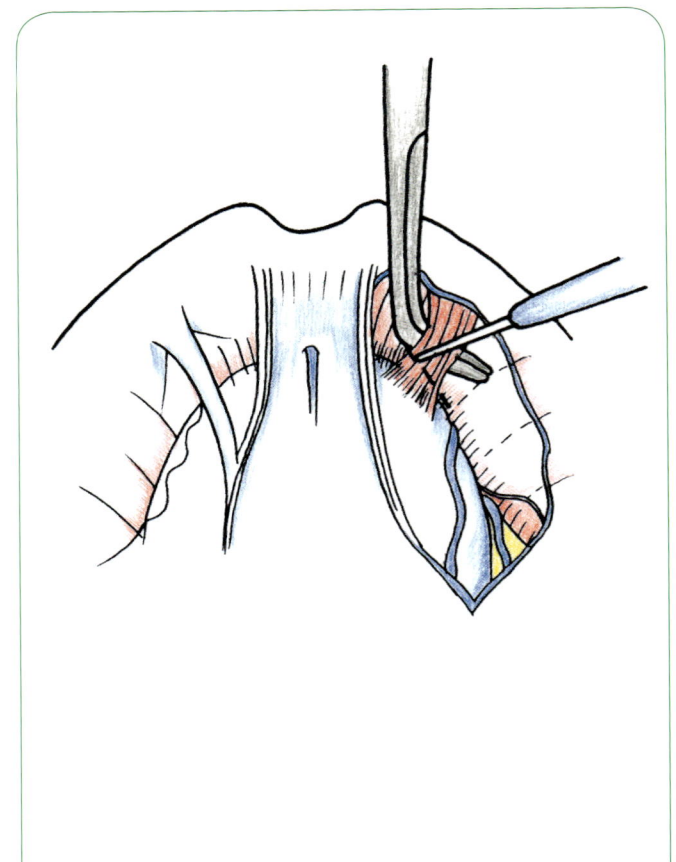

10 しっかり付着している場合はこの部をすくって切断している。

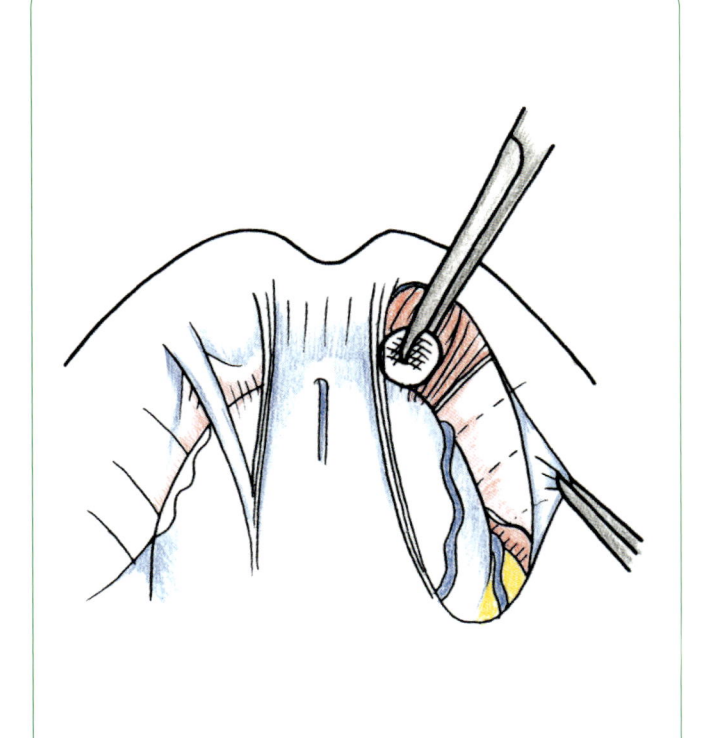

11 さらに前立腺尖部に付着する線維をよく外しておく。

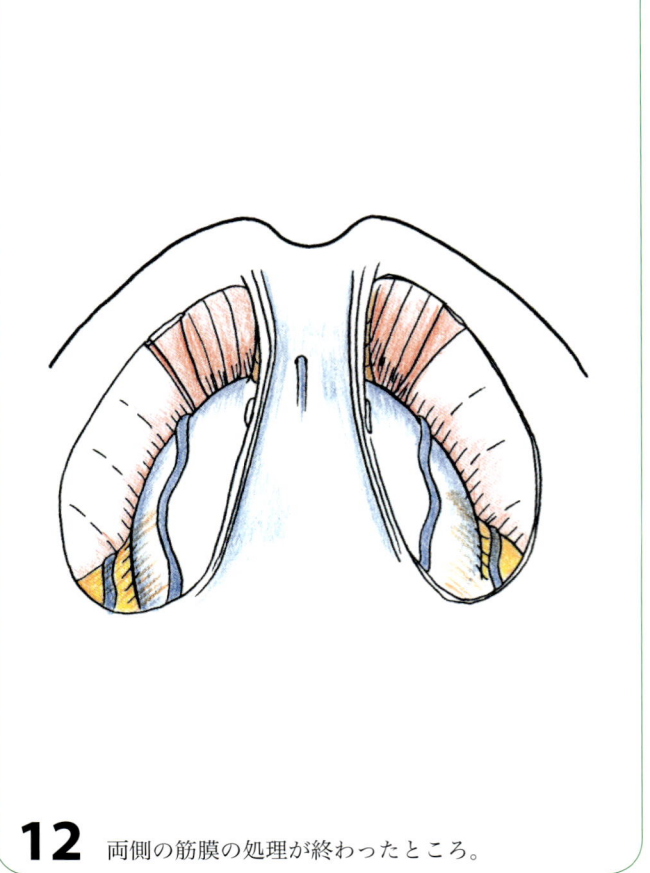

12 両側の筋膜の処理が終わったところ。

A 根治的前立腺全摘術　167

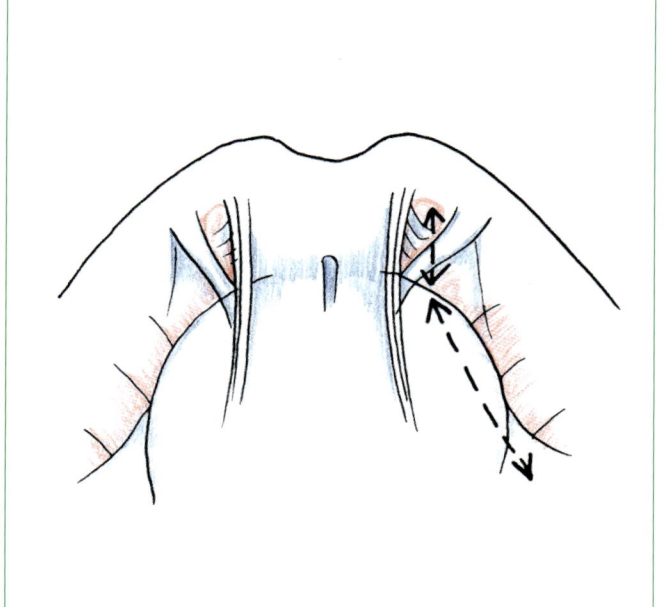

13 前立腺尖部への肛門挙筋の付着は個人差があって，図のように恥骨前立腺靱帯と隆起部の間にほとんど距離のない場合は筋膜の剝離が比較的容易である。

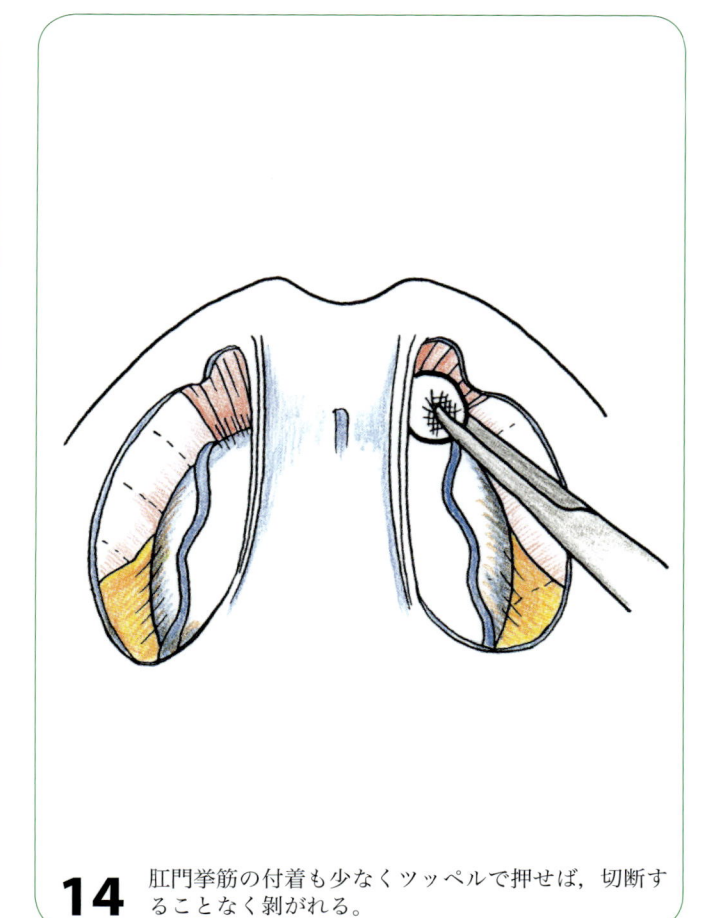

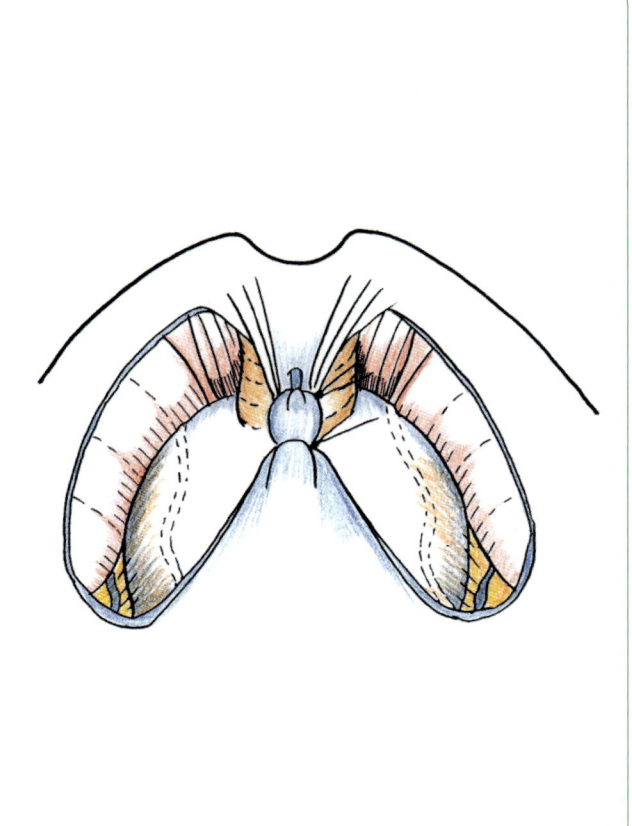

14 肛門挙筋の付着も少なくツッペルで押せば，切断することなく剝がれる。

15 元に戻って背側静脈群の近位側を2カ所バンチングして結紮する。

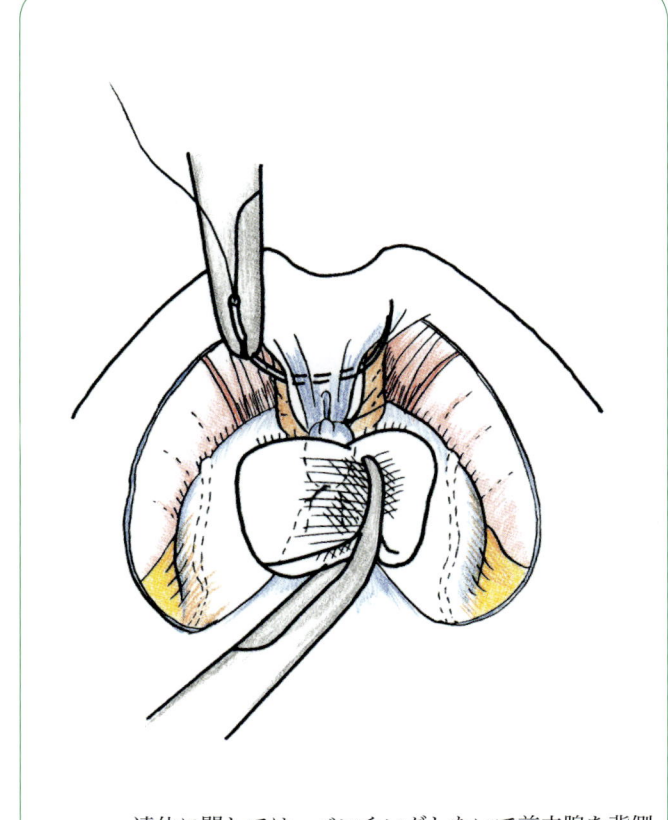

16 遠位に関しては，バンチングしないで前立腺を背側に圧排したり，横に振ったりしながら，外括約筋と背側静脈群の境界をみて，針糸を掛ける。

168　3　前立腺手術

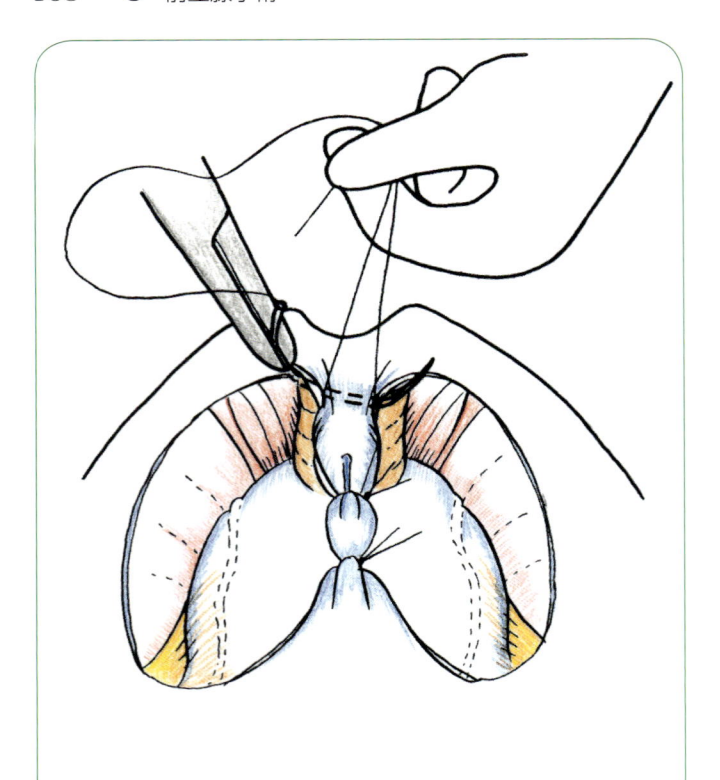

17 これを持ち上げるとさらに境界が明瞭になるので、もう1針掛けて結紮する。安全のためもう1回同様の操作を繰り返してもよい。

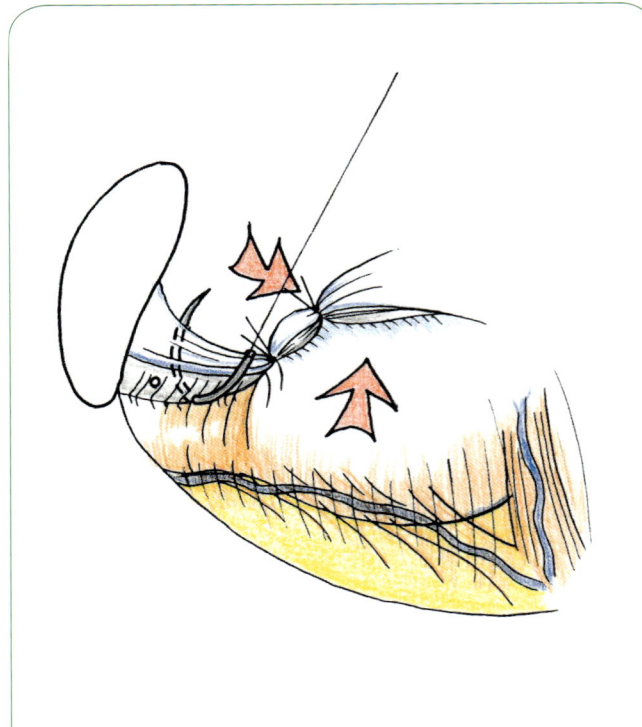

18 側面からみたところ、境界がだいたいわかるので、括約筋に掛けないように1針目を掛け、これを牽引しながら奥へ2針目を掛けて結紮する。矢印は前立腺を側方に振ると境界がみやすいことを示す。

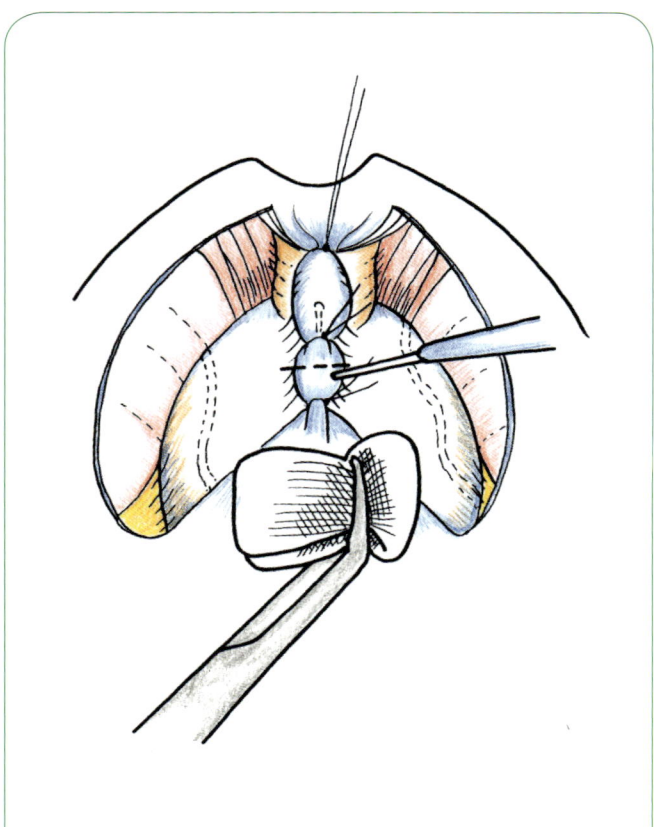

19 ここでバンチングした背側静脈群を前立腺側でまず切断する。

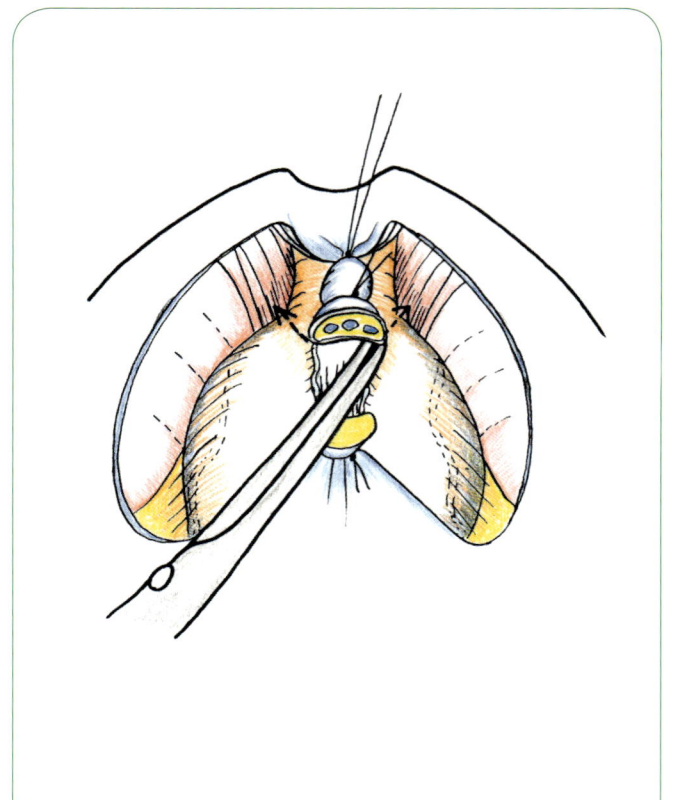

20 つぎに前立腺の表面に沿って、lateral pelvic fasciaを扇状に切開していく。

A 根治的前立腺全摘術　169

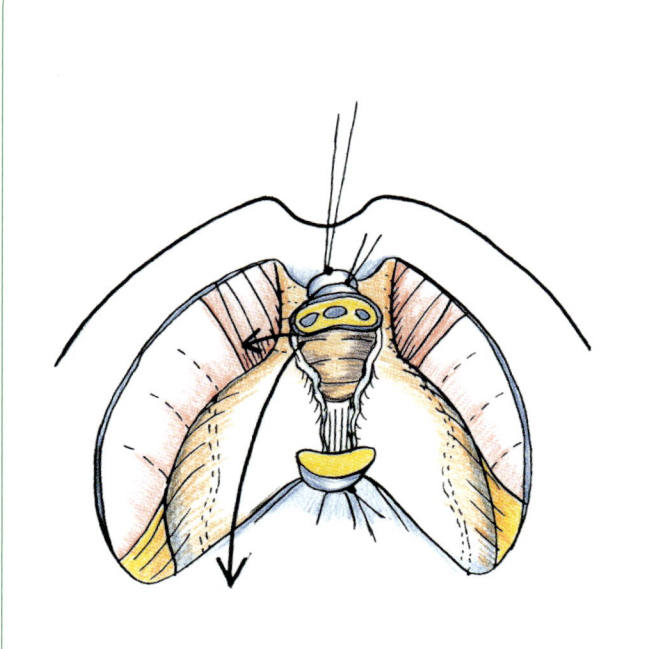

21　内側が神経温存のラインで，これに沿って lateral pelvic fascia を切開していく．非温存の場合は外側に向かう．

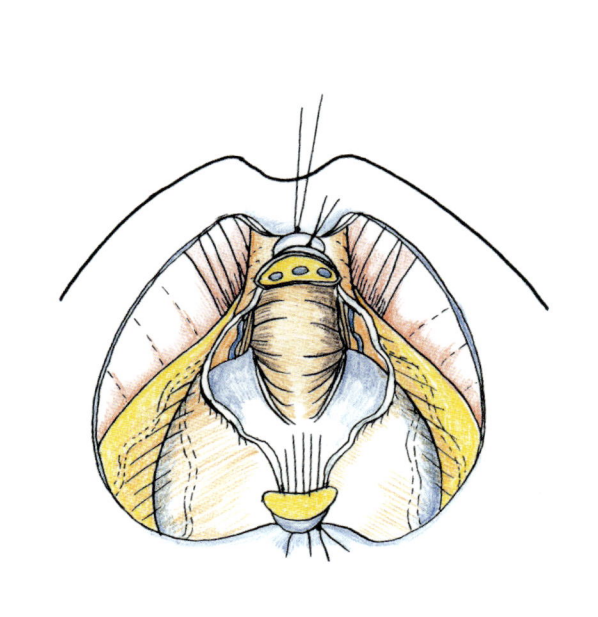

22　いずれにせよまず，前立腺尖部で外尿道括約筋から lateral pelvic fascia を剥がす．ハサミの尖端を挿入，または直角の鉗子を挿入してゆっくり開くようにして剥がす．

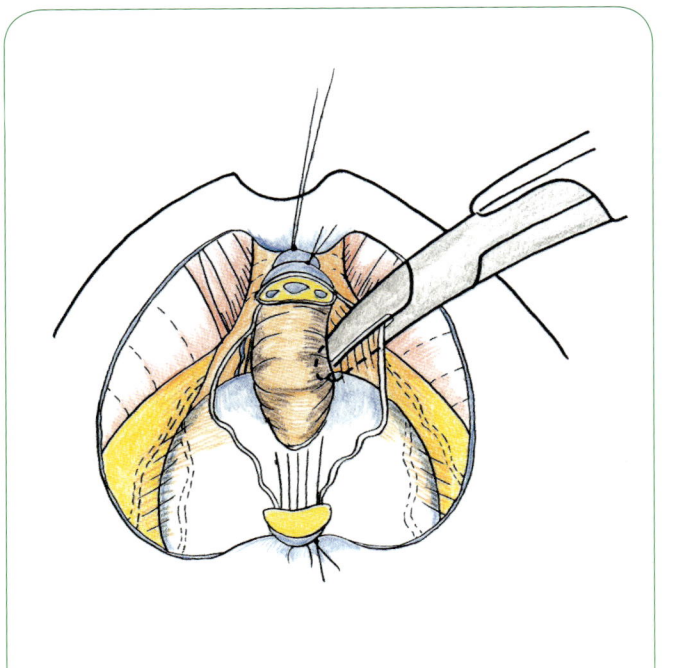

23　以下，神経非温存の場合であるが，この lateral pelvic fascia を垂直にリガショアーで挟み，シーリングして切断する．これでも NVB は尿道の真後ろになるので，完全には切断されない．

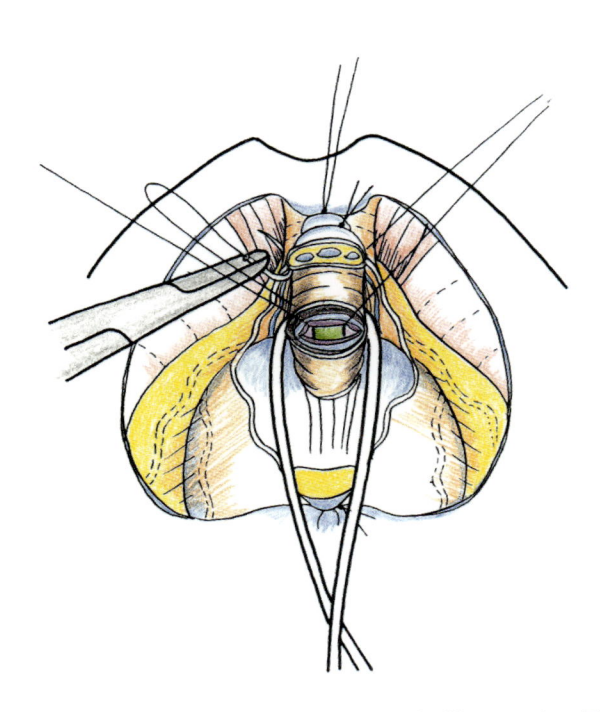

24　外尿道括約筋をすくい，テープを掛けておき，尿道前面を切開しカテーテルを露出する．ここで前面半周を切開したら，2 針（4 針でもよい），膀胱尿道吻合用の糸を掛けておく．尿道の粘膜および筋層を掛けたら，lateral pelvic fascia にも掛けるようにするとよい．

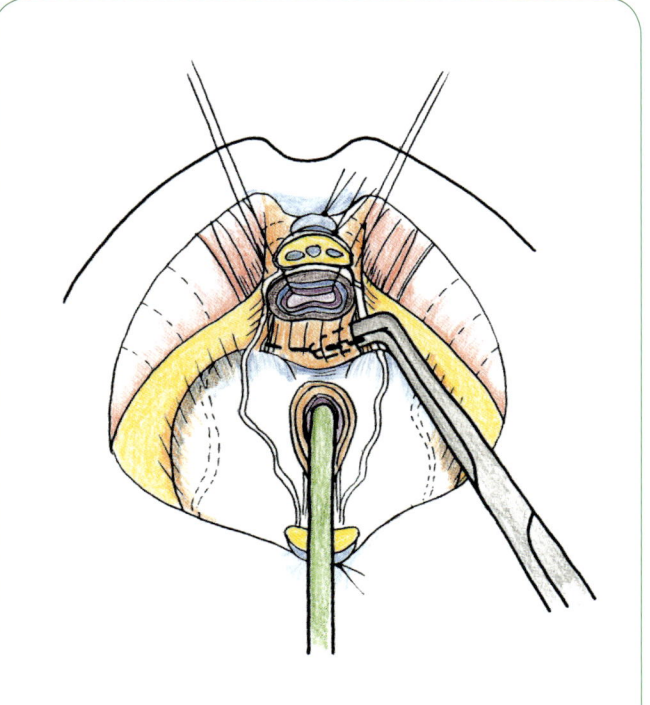

25 尿道後面を切開し，切断したら，デノンビエ筋膜付着部外側の lateral pelvic fascia（メインの NVB を含む）をさらにシーリングして切断する。目安は両側の直腸周囲脂肪織の面をみて決めればよい。さらに図のようにデノンビエ筋膜をすくい切断する（これも目安は直腸周囲脂肪織の面）である。

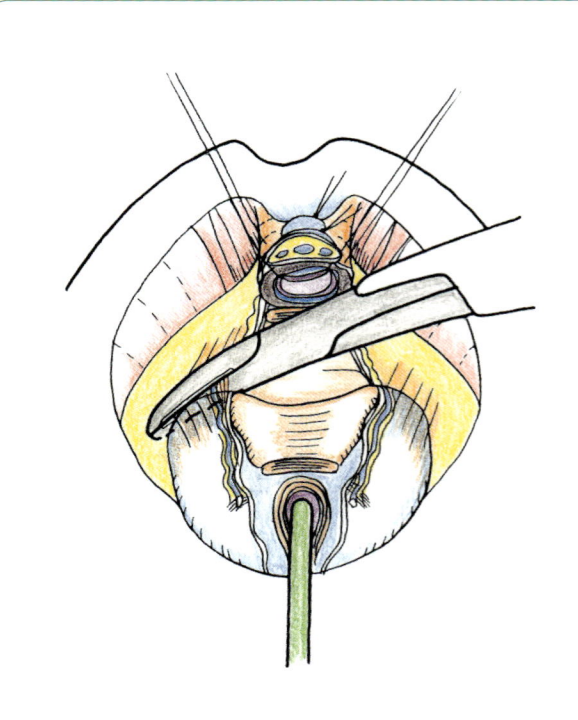

26 あとはデノンビエ筋膜背側を鈍的に剝離し，lateral pelvic fasia を NVB ごと，シーリング・切断して前立腺を起こしてくる。

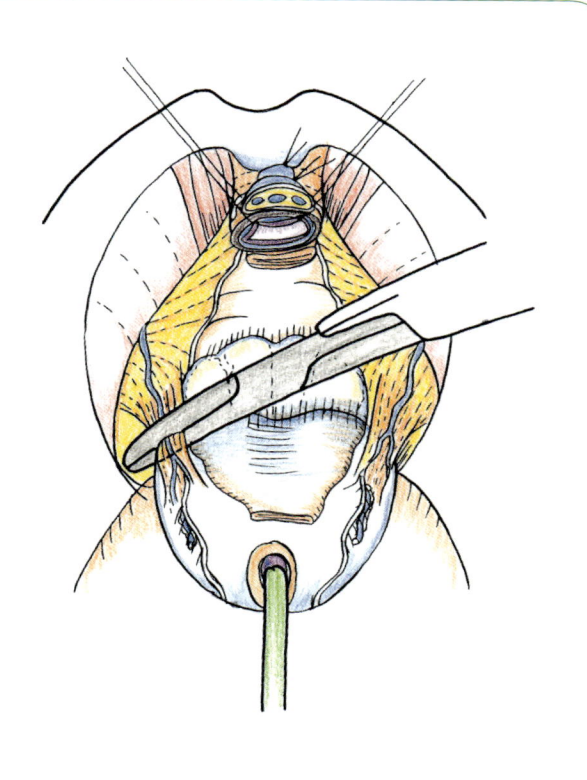

27 精嚢の外側から立ち上がる太い NVB をすくって結紮・切断するか，シーリングして切断する。最近はこの束を外側からいきなりリガショアーで挟んでシーリングしてしまうこともある。

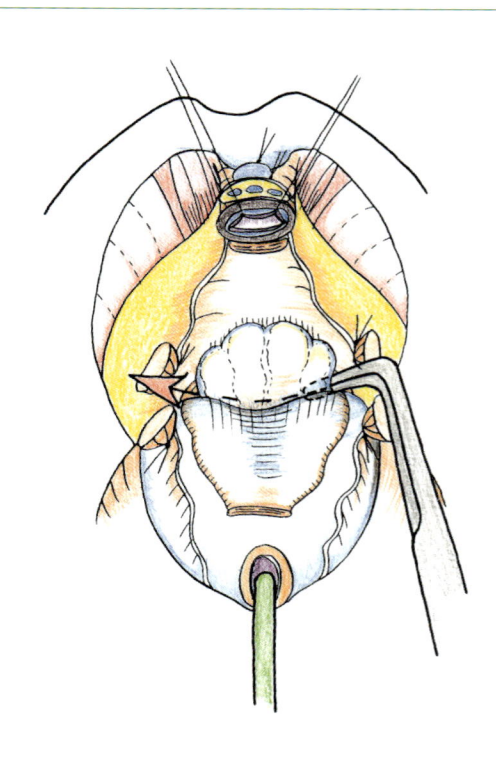

28 ここで一般的には精嚢・精管上のデノンビエ筋膜を切開して処理するが，精嚢・精管が小さい場合は両側から膀胱頸部と精嚢との間の剝離面を探り，ここに鉗子を通し，細いネラトンカテーテルを膀胱頸部に掛けておく。

A 根治的前立腺全摘術　171

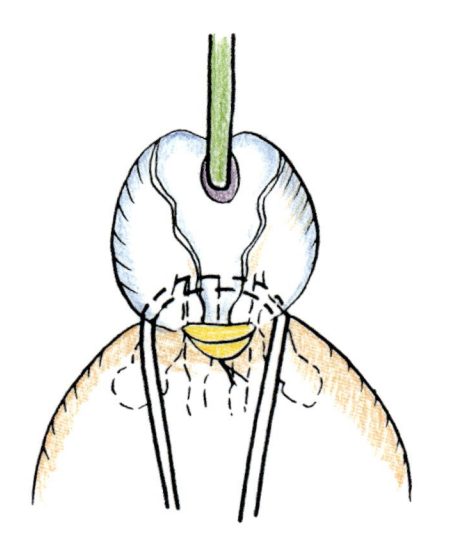

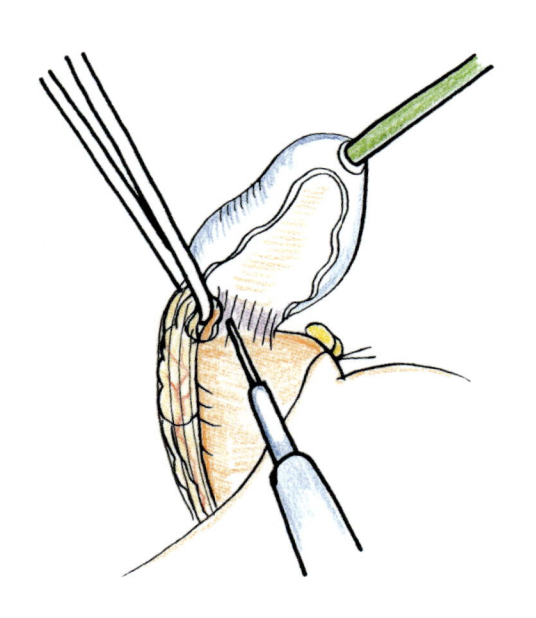

29 図のように精囊・精管はそのまま処理しない状態で，膀胱頸部を切開できる．

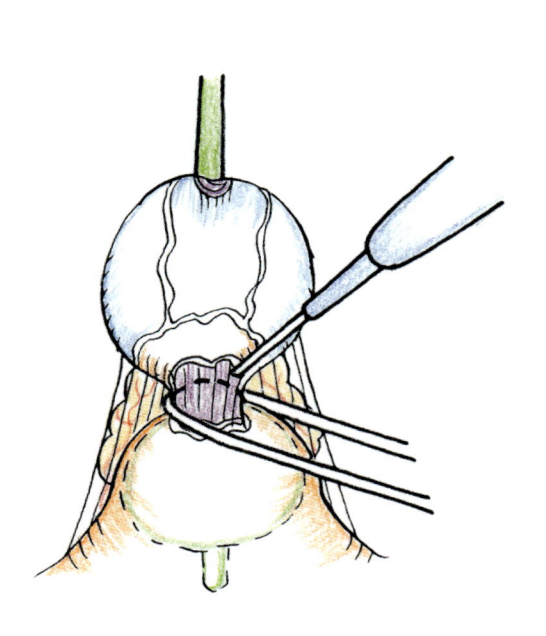

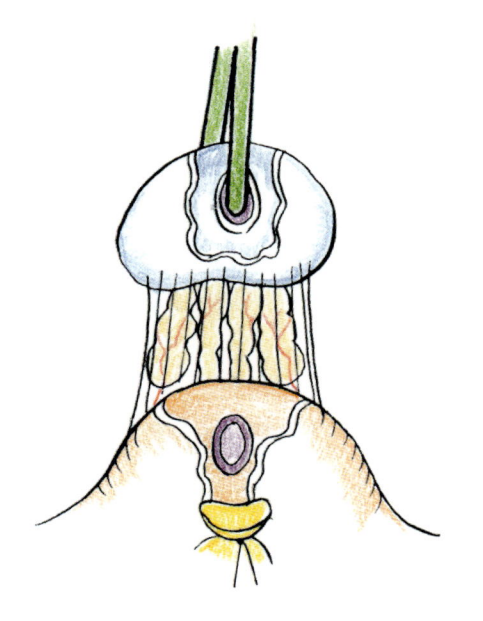

30 膀胱頸部の温存も可能であり，前立腺と膀胱頸部を離断後，ツッペルなどで鈍的に精囊・精管を覆う膜と膀胱との間を一気に精囊の尖端付近まで剥離できる．

172　3　前立腺手術

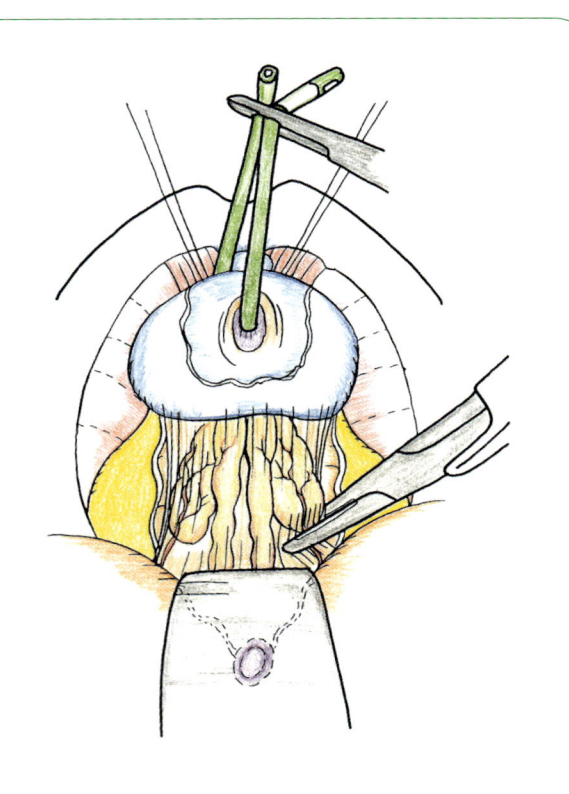

31 膀胱をオクトパスなどの長い鉤を利用して，頭側にひき，精囊・精管を1本ずつ前後（背腹）で覆う膜構造と一緒にシーリングして切断し，前立腺を摘出する。

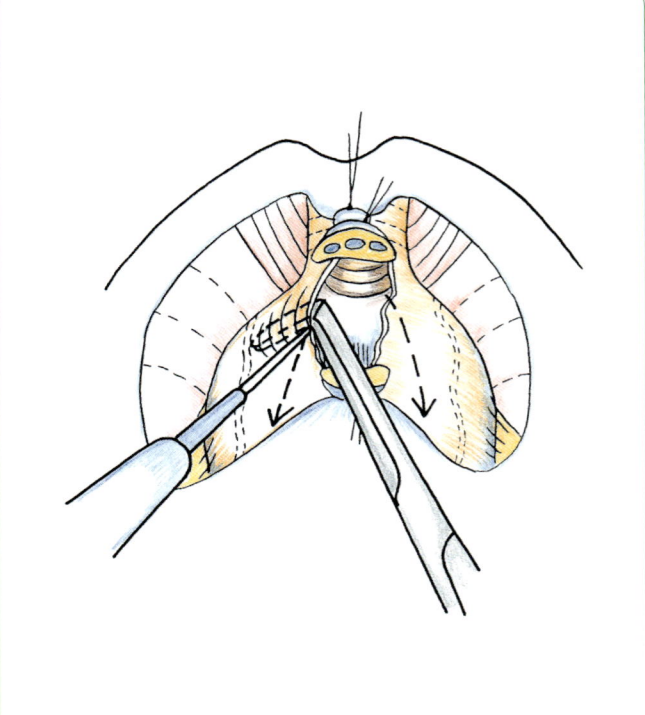

32 次に神経血管束の温存の場合。Lateral pelvic fasciaを図のように直角鉗子ですくい電気メスで切開。切開縁からの出血は摘んでリガクリップなどで挟む。

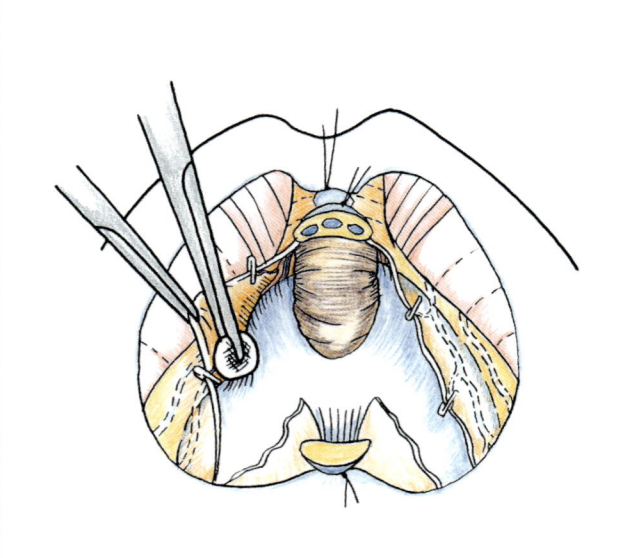

33 Lateral pelvic fasciaの切開縁を把持して，ツッペルなどで前立腺から剥がしていく。

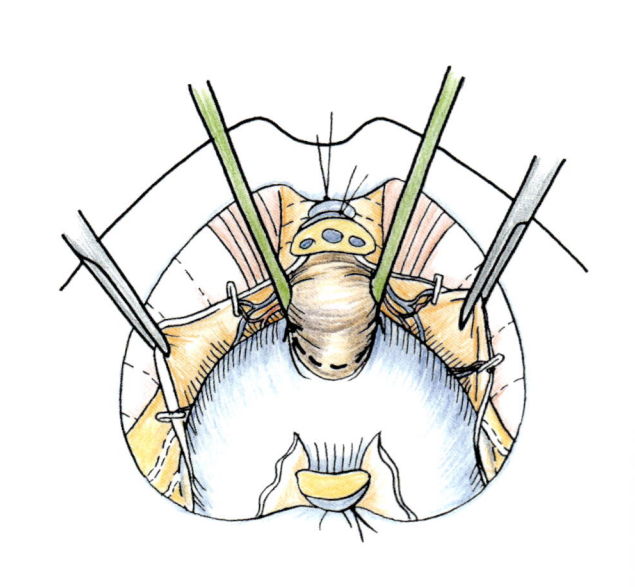

34 前立腺を真っ裸にしてしまう感じ。逆にこのようにうまく剝離できない症例は技術的に神経血管束の温存に向かない。この時点で括約筋もすくうことができ，切断できる。

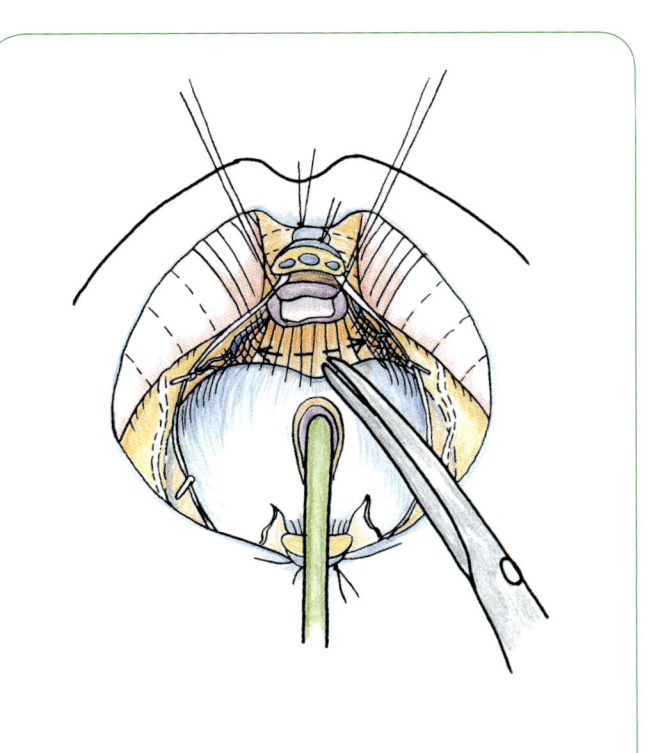

35 カテーテルを頭側に牽引すると，デノンビエ筋膜が突っ張るので，ハサミで鋭的に切開していく。

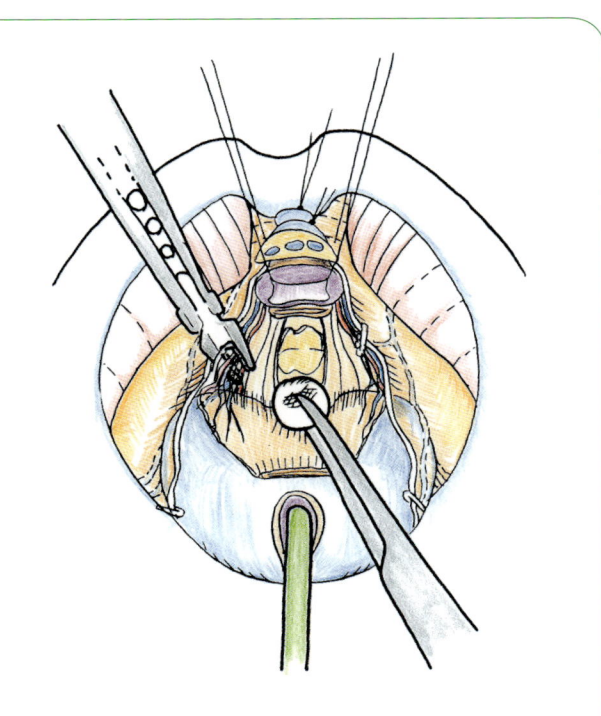

36 デノンビエ筋膜の下に直腸周囲脂肪織の面を出すとよいが，デノンビエ筋膜の側方は神経血管側を含むlateral pelvic fasciaにも連続するようになっているので，薄いデノンビエの一部は残るような気がする。図が少し悪いが，前立腺を起こしながら前立腺に向かう神経血管束の枝はリガクリップで処理して切断していく。

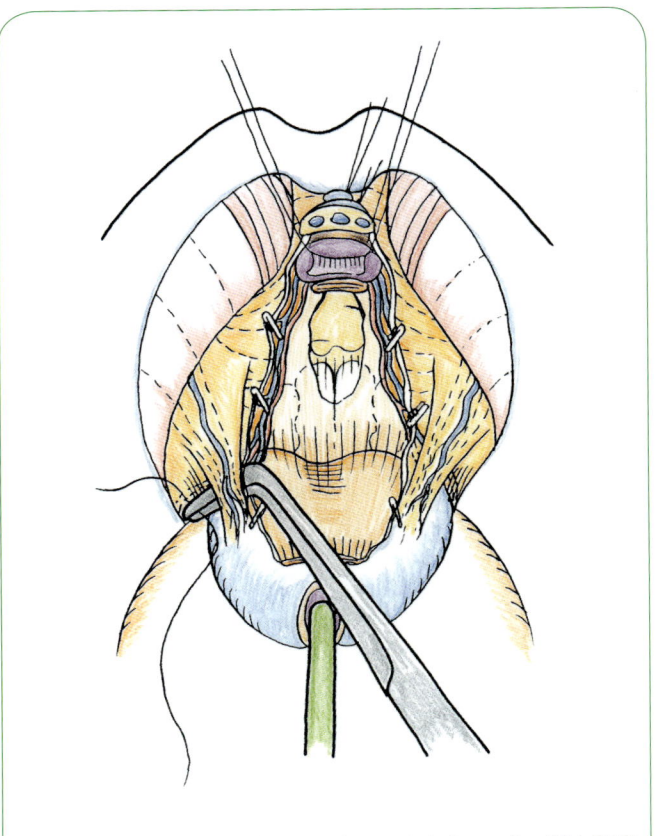

37 膀胱頸部付近（精嚢の脇から立ち上がる）の側方靱帯はできるだけ前立腺に近いところで結紮して切断する。あとは神経血管束非温存と同様。

〈神経血管束とデノンビエ筋膜〉

最近の神経血管束の知見とデノンビエ筋膜に関する私見について図解してみる。

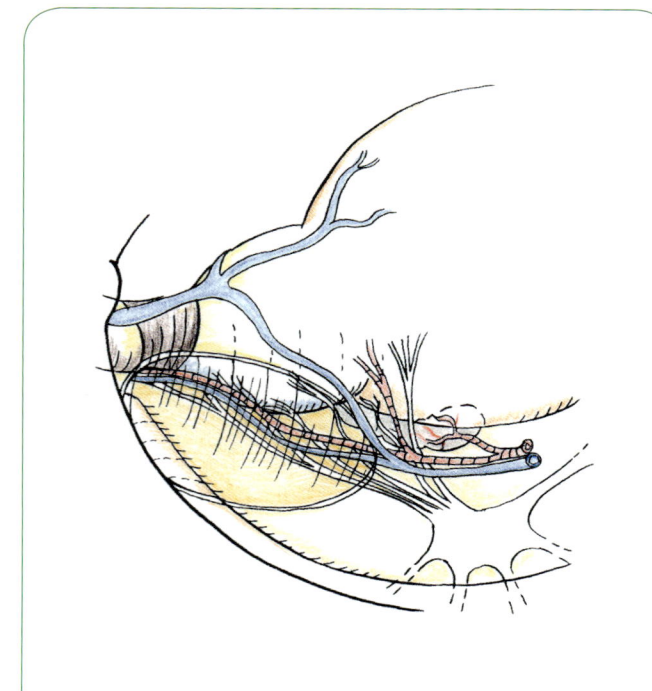

1 最近は，神経血管束は前立腺の側溝を束になって陰茎海綿体に向かうというよりも，骨盤神経叢よりスプレーのように広がりながら，前立腺や尿道に向かっているといわれている。

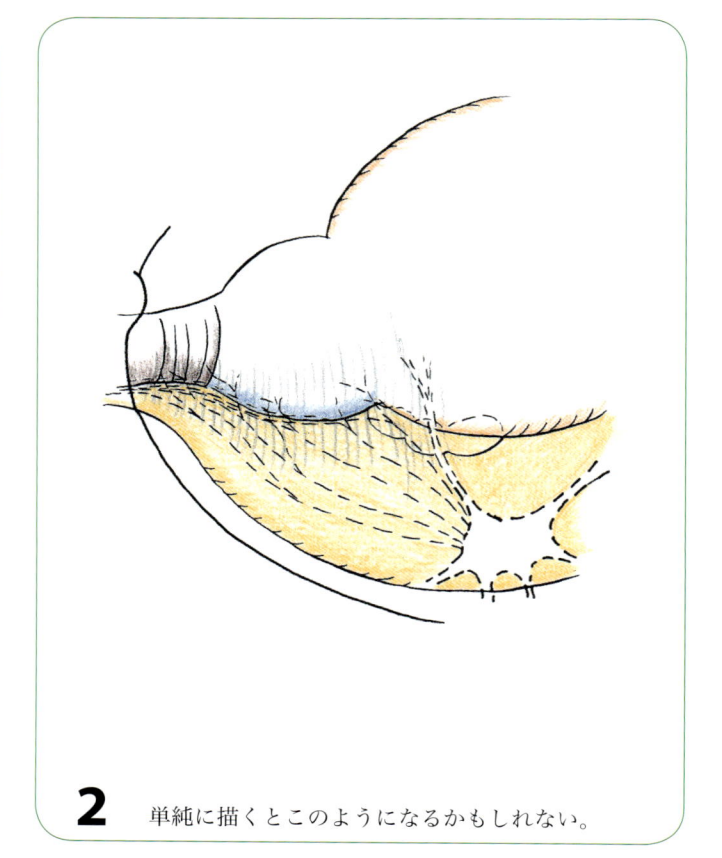

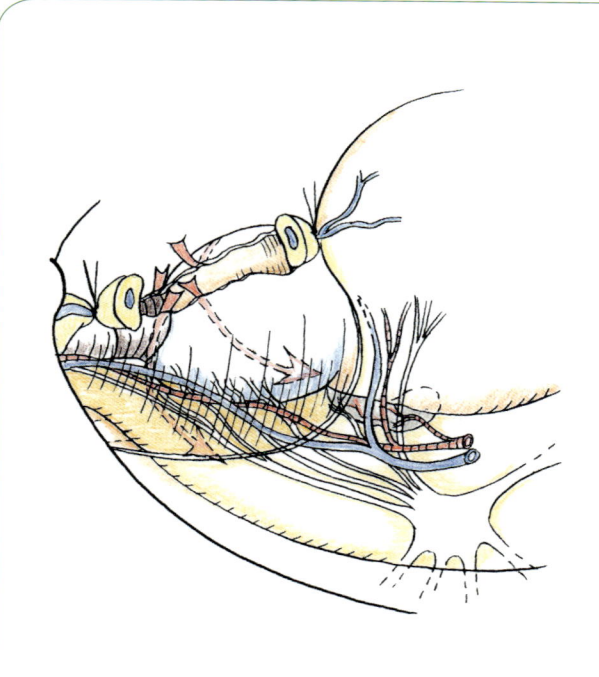

2 単純に描くとこのようになるかもしれない。

3 当然，図のように神経血管束を切除する場合は，尿道に近いところから垂直方向に，温存する場合は前立腺側で水平に近い形で，lateral pelvic fascia を切開すればよいが，意図して温存しない場合でも神経血管束は完全に切断するのは困難である。

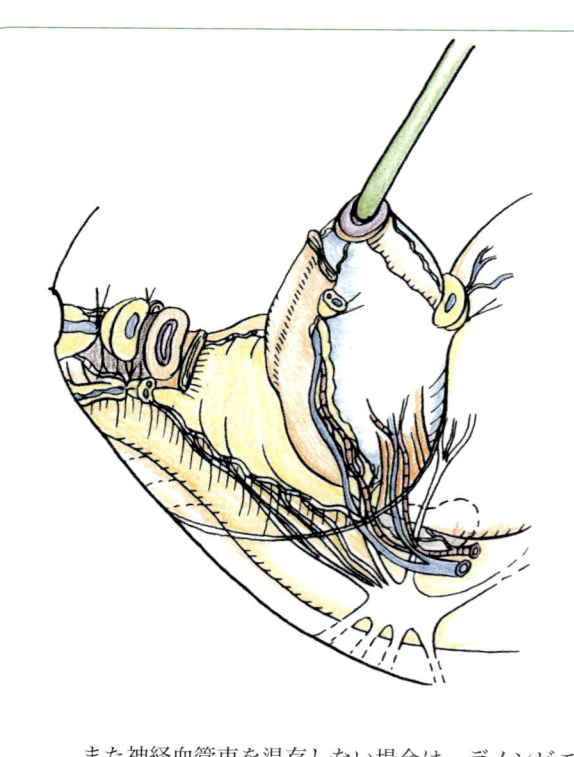

4 また神経血管束を温存しない場合は，デノンビエ筋膜を完全に切断するほうがよいが，逆行性で施行した場合，図のように完全切断することは困難なことが多い。薄い膜が直腸周囲脂肪織を覆っているのが，後になってわかることが多い。

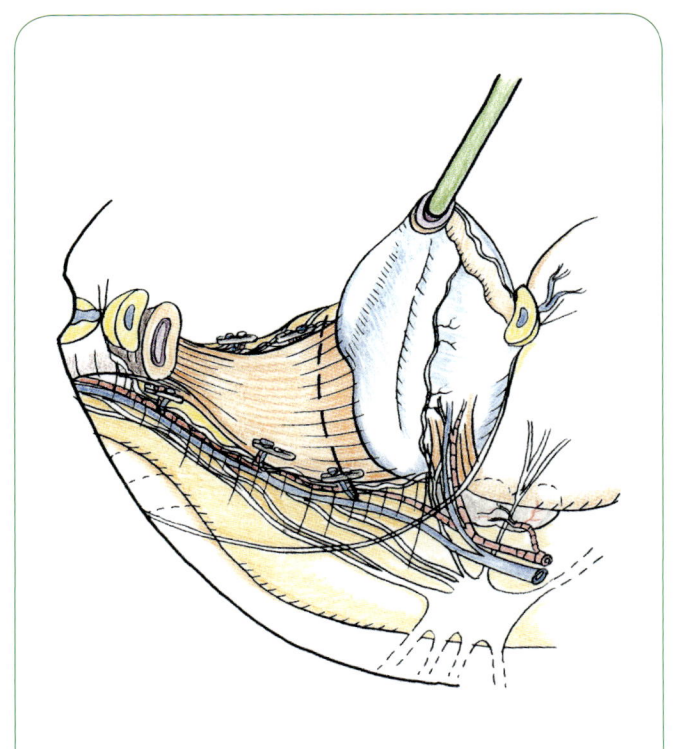

5　逆に神経血管束を温存する場合は，デノンビエ筋膜をある程度残した方が温存しやすいはずだが，あまり残し過ぎると途中で剝離が行き止まり，精囊まで行き着かないので，やはりどこかで切開せざるを得ない。

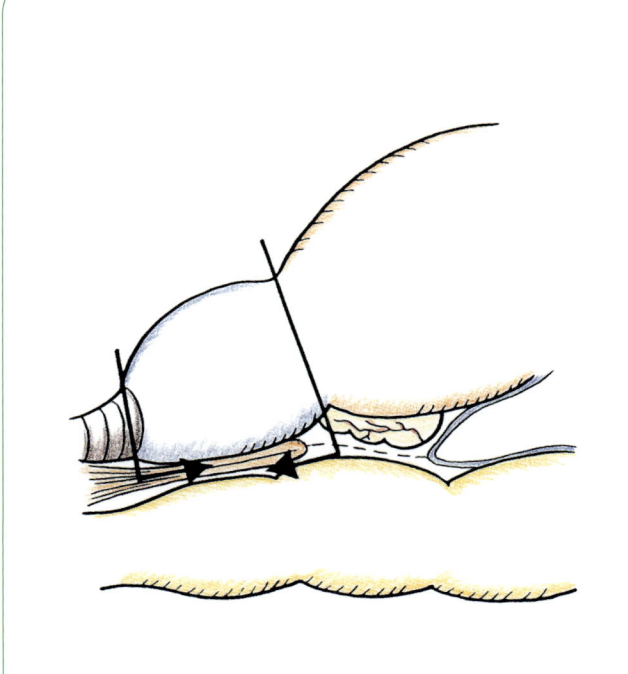

6　果たしてデノンビエ筋膜は2葉なのかという疑問があるが，経験上，逆行性に施行するとデノンビエ筋膜の一部が直腸側に残り，順行性に施行するともっと深い面で入る気がする。

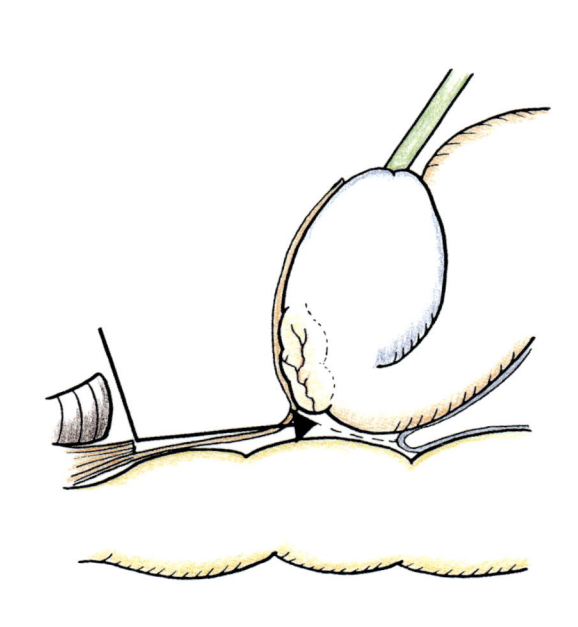

7　逆行性で摘出する場合は，精囊・精管を剝離する際，必ずデノンビエ筋膜らしき薄い膜をもう一度切開しなければならない。

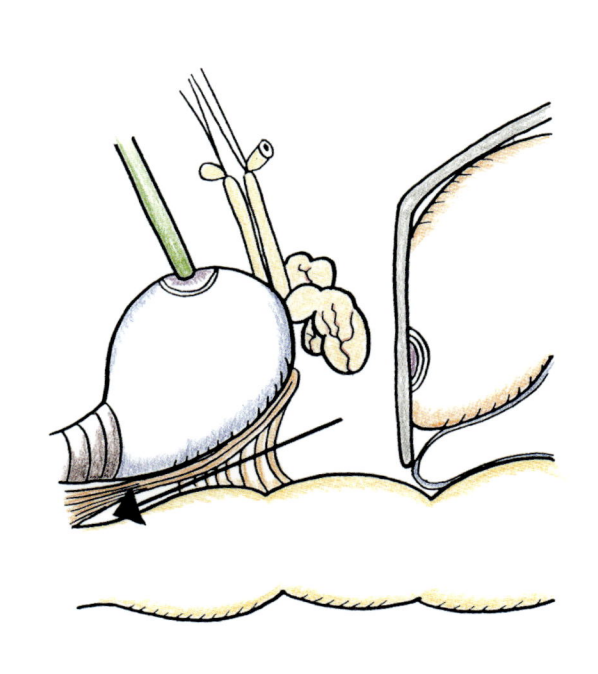

8　順行性の場合をもっと剝離しやすい面に入り，デノンビエ筋膜の尿道付近の付着部がより厚くみえるので，後葉と直腸の間に入っているのではないかという気がする。

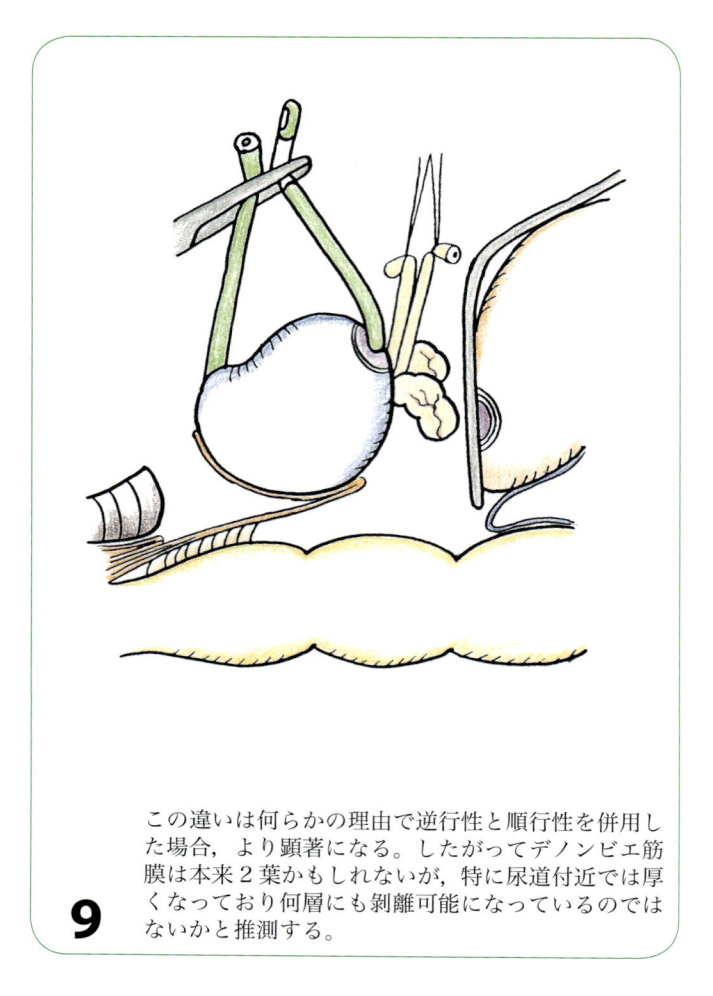

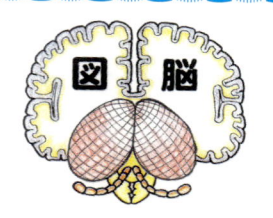

9 この違いは何らかの理由で逆行性と順行性を併用した場合，より顕著になる。したがってデノンビエ筋膜は本来2葉かもしれないが，特に尿道付近では厚くなっており何層にも剝離可能になっているのではないかと推測する。

美を見つめる図脳

　すばらしい手術は，一般的に美しい。これを分析するのは難しい。術野の展開が最良である。段取りがよく，手際よく進む。常に最良の剝離面に最短の手間で到達する。出血やトラブルに対する処置が素早く適切であるなど。すなわち目標に向かって，流れるように進行して，無駄がないこと。となるか。この最後の無駄がないことが，手術の美しさに直結しているような気もするが…。このような美的センスは，芸能や芸術，数学や物理などの学問，建築や職人の技術などほぼあらゆる分野で必要とされるであろう。数学でも正答のときほど答えが単純で，解き方が美しいほど正答が導きやすいことを受験勉強で経験しているであろう。泥沼に入っているときは間違っている。一般に数学や物理の公式は単純で美しい。わたしは理解できないがアインシュタインの $E=mc^2$ は非常に美しいのは分かる。また幾何の問題が補助線一本で簡単になるのと同様に，手術で支持糸の使い方で吻合の巧拙が決まるのとよく似ている。支持糸の使い方も美的センスではないか。

　やはり手術における美的センスを磨くにも，経験によるしかない。まずは美しい手術を何十回も見ることだと思う。美しいのはわかるが，なぜ美しいかわからないうちはまだ観察力や考察が不十分である。すなわち手術は図脳でするのである。昔と違って，現在の手術書やDVDはそのあたりまで理解できるようになっている。美しさが理解できれば，自分でもできるようになっているであろう。あとは自分の手術を build up（確立）するためにさらに経験を積もう。一度 build up してしまえば，他施設や他人の手術からも多くを学ぶであろう。すなわち美しい手術とは何かという設計図が図脳に焼き込まれたことによって審美眼も確立したのである。

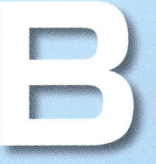

B 前立腺肥大症の手術

10 前立腺肥大症に対する恥骨後式被膜下摘除術

大きな腺腫に対する代表的な手術。

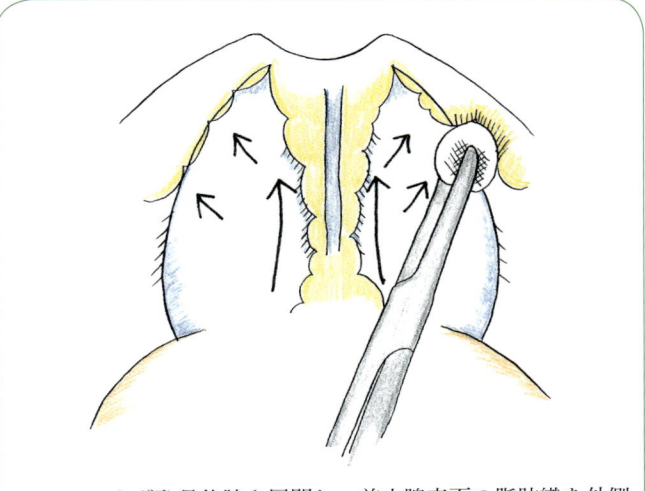

1 まず恥骨後腔を展開し，前立腺表面の脂肪織を外側に向かって除け，前立腺表面を露出する。

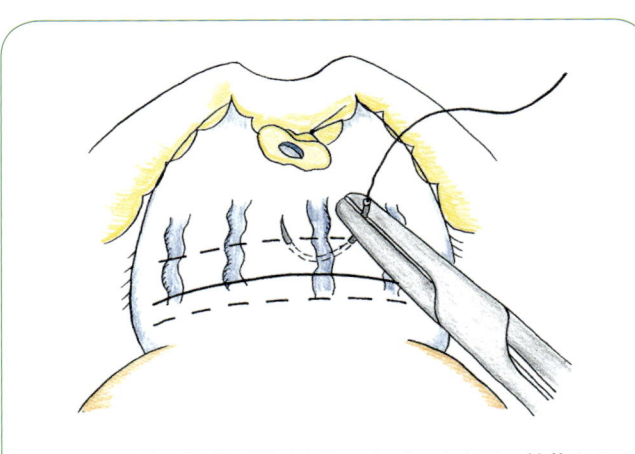

2 実線の被膜切開予定線の上下に止血用の結紮を2-0バイクリルで深く掛け結紮していく。透けてみえる静脈を含むように掛ける。静脈を突き刺して針穴から出血しても結紮すれば止まる。

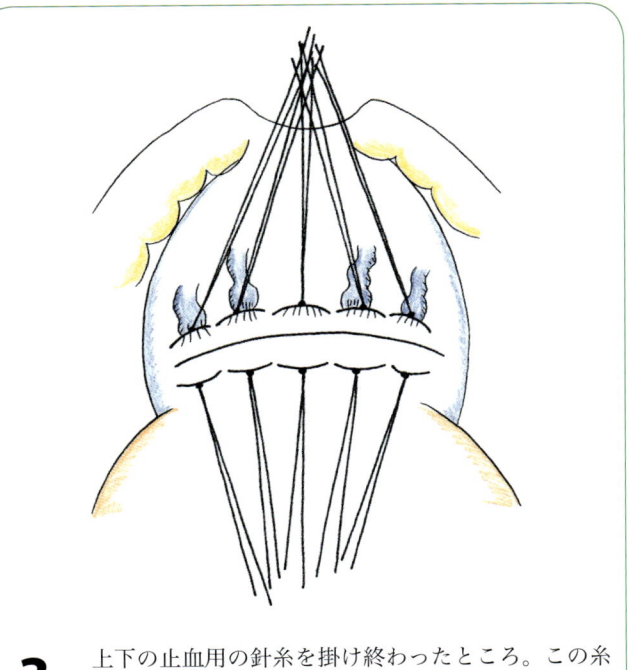

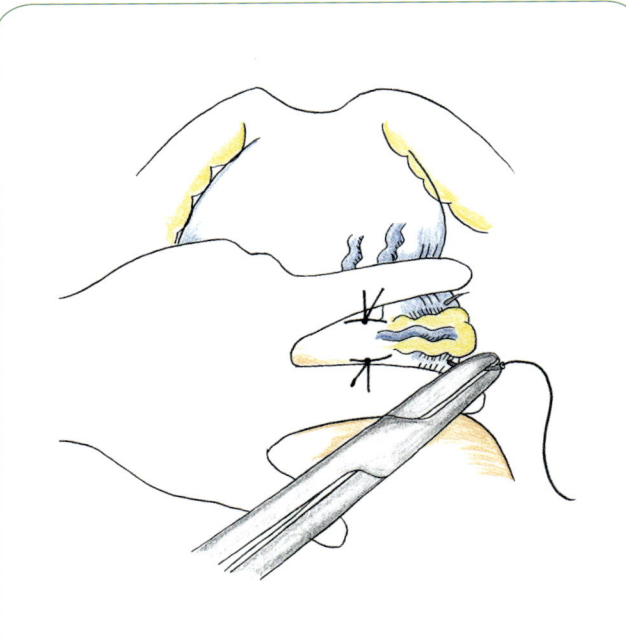

3 上下の止血用の針糸を掛け終わったところ。この糸は切っている。

4 さらに側方から入る血管群に針糸を大きく掛けて結紮する。

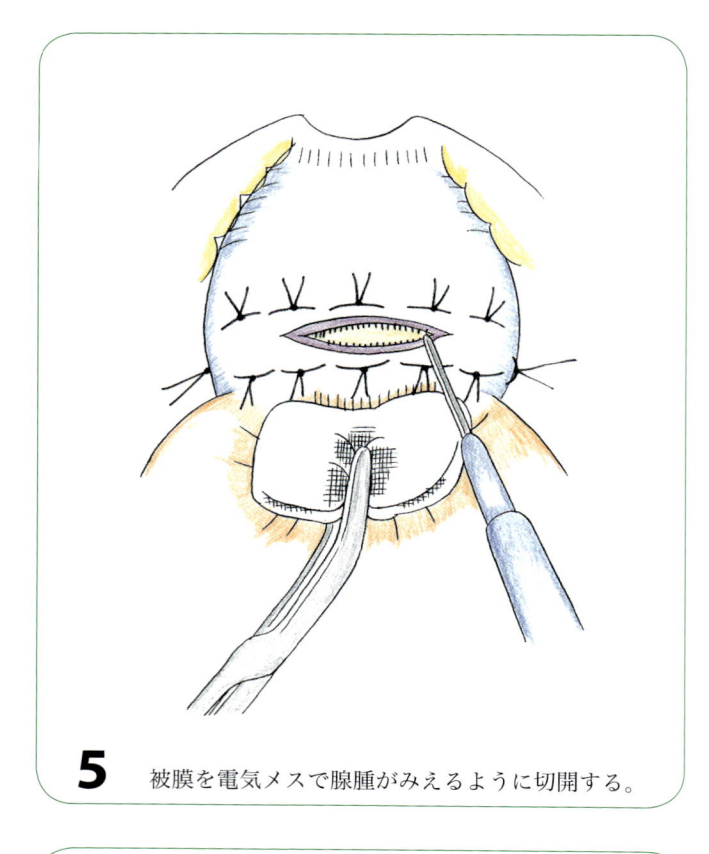

5 被膜を電気メスで腺腫がみえるように切開する。

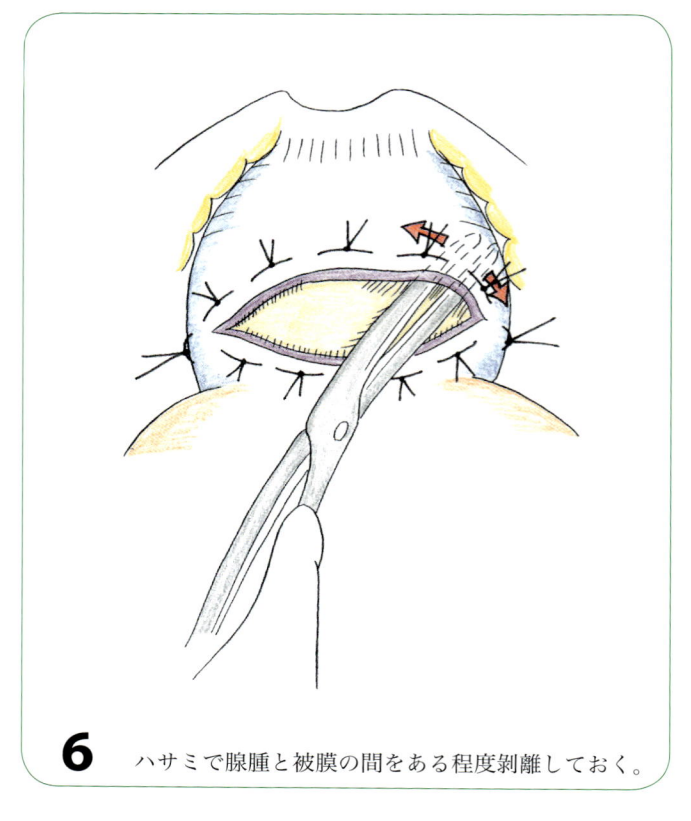

6 ハサミで腺腫と被膜の間をある程度剝離しておく。

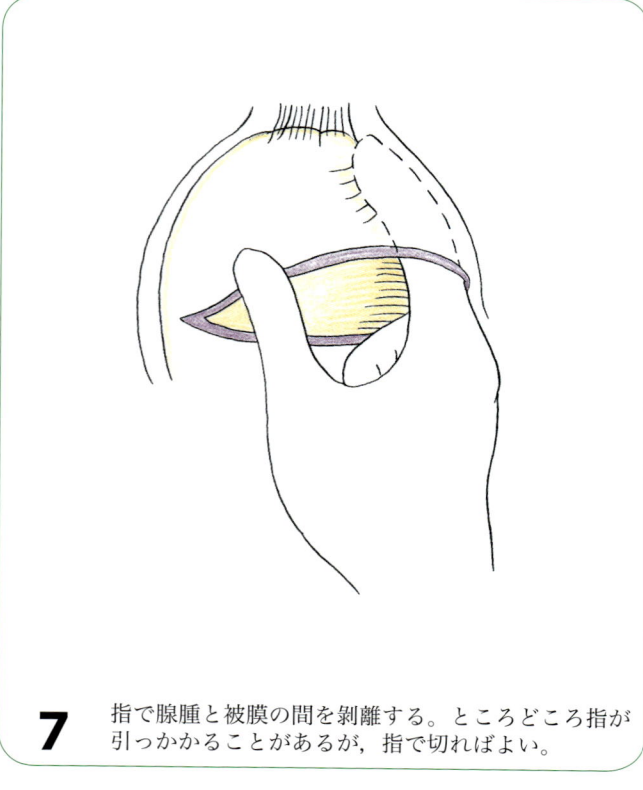

7 指で腺腫と被膜の間を剝離する。ところどころ指が引っかかることがあるが，指で切ればよい。

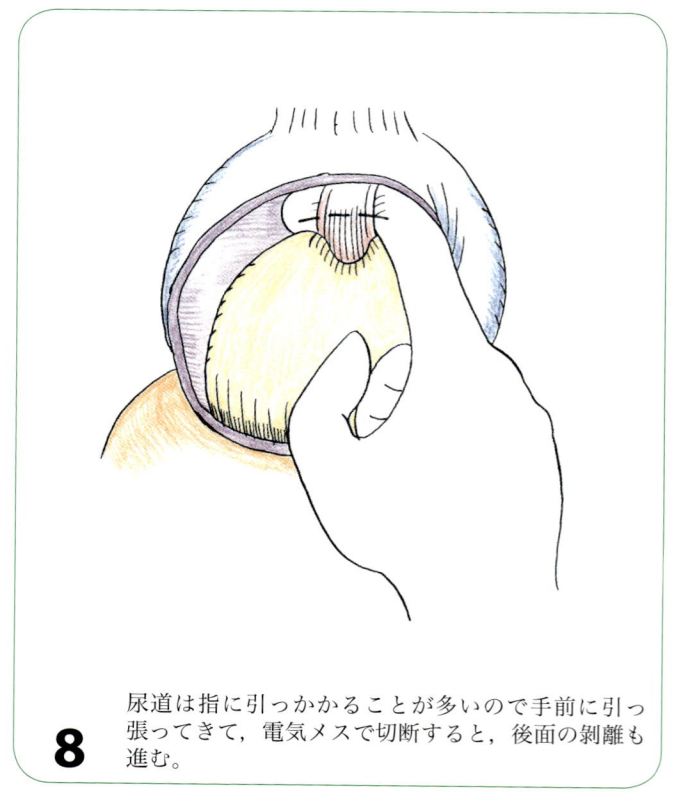

8 尿道は指に引っかかることが多いので手前に引っ張ってきて，電気メスで切断すると，後面の剝離も進む。

B 前立腺肥大症の手術

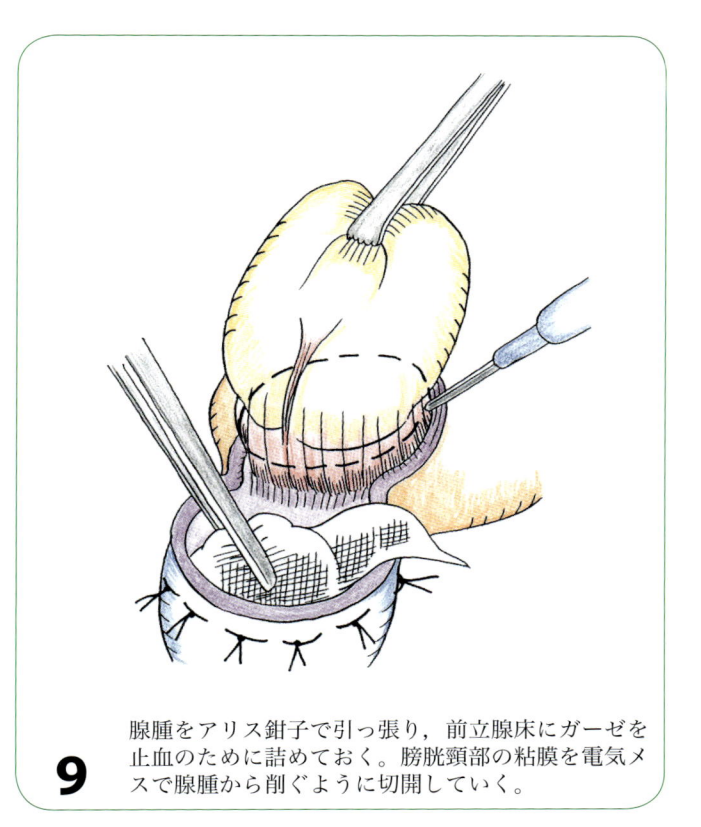

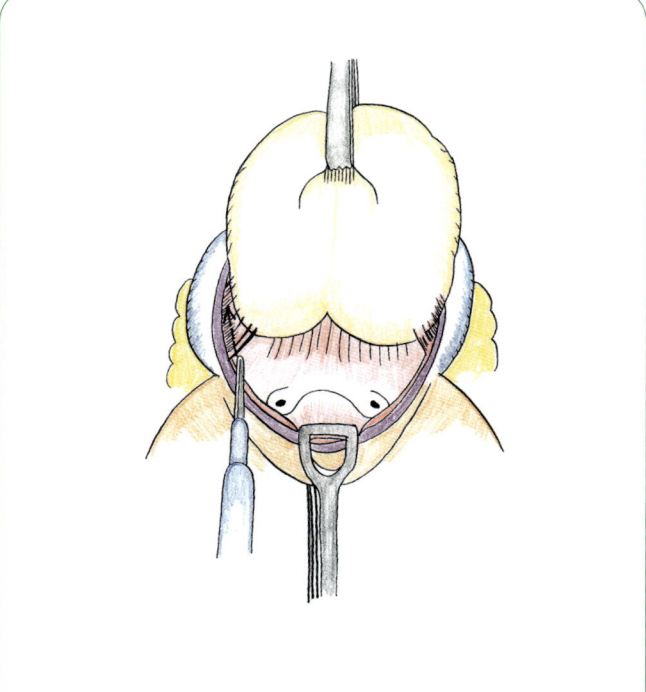

9 腺腫をアリス鉗子で引っ張り，前立腺床にガーゼを止血のために詰めておく。膀胱頸部の粘膜を電気メスで腺腫から削ぐように切開していく。

10 12時方向から切開し，バブコック鉗子で把持しているところ。さらに6時方向に切開を進める。

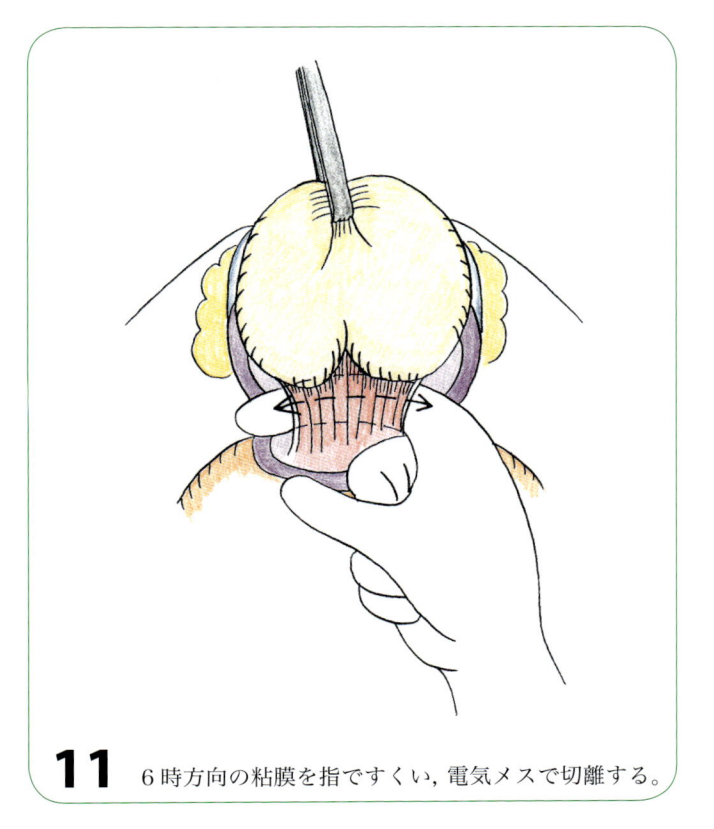

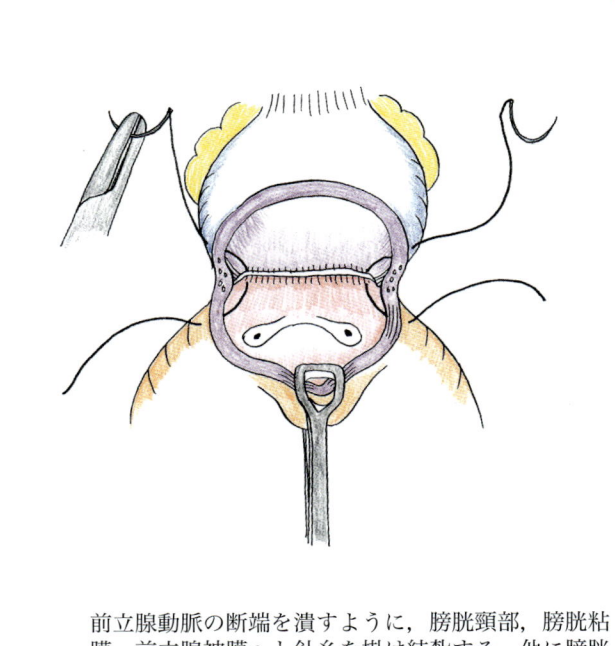

11 6時方向の粘膜を指ですくい，電気メスで切離する。

12 前立腺動脈の断端を潰すように，膀胱頸部，膀胱粘膜，前立腺被膜へと針糸を掛け結紮する。他に膀胱頸部や前立腺被膜の切開縁から出血点がある場合，その部をアリス鉗子でつかみ，Z縫合を掛け止血する。

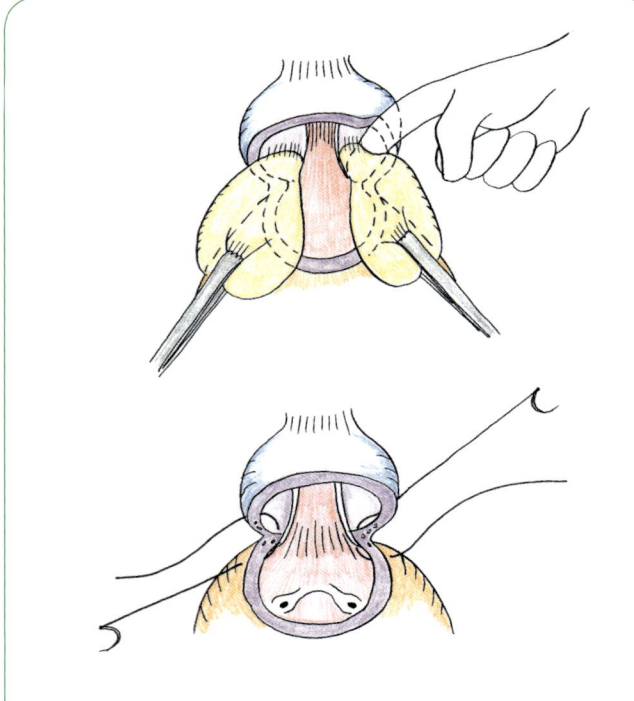

13 左右の腺腫を別々に剝離し，尿道粘膜を温存できることもある。前立腺動脈断端を止血縫合する。

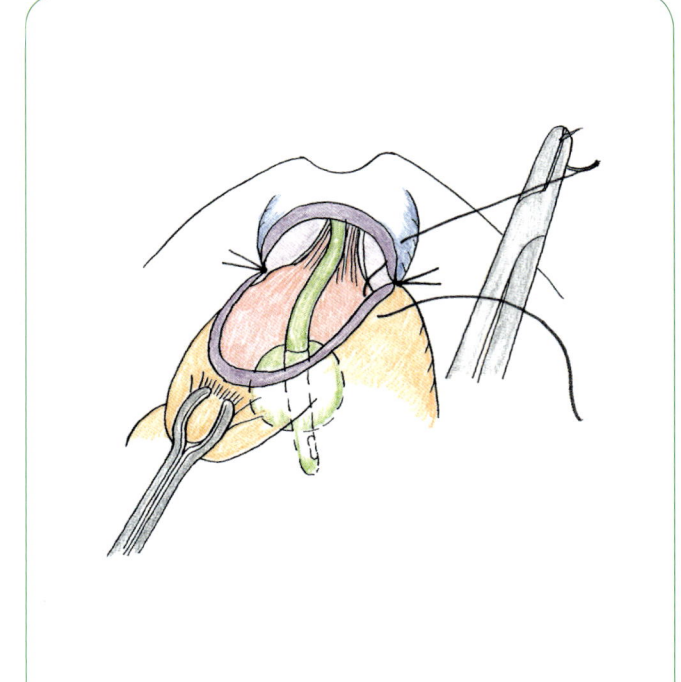

14 尿道カテーテルを挿入し，前立腺被膜と膀胱頸部を縫合していく。

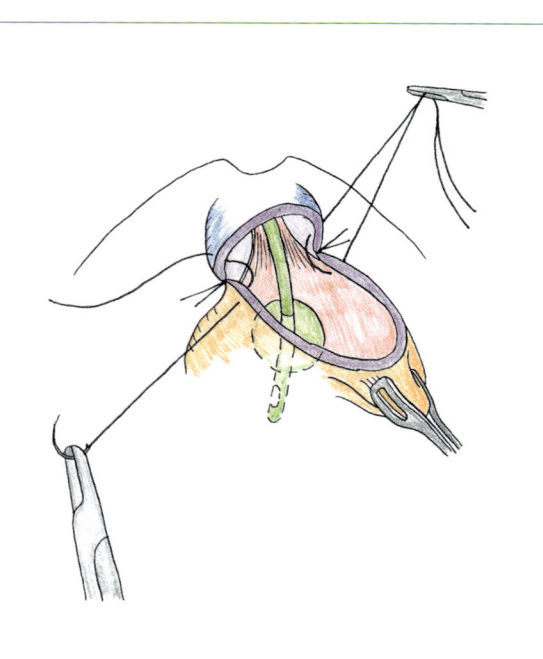

15 左右交互に掛けていくとよい。膀胱頸部正中をバブコック鉗子で把持して，右に掛けるときは，膀胱頸部を左頭側に，左に掛けるときは右頭側に引くと針糸が掛けやすい。

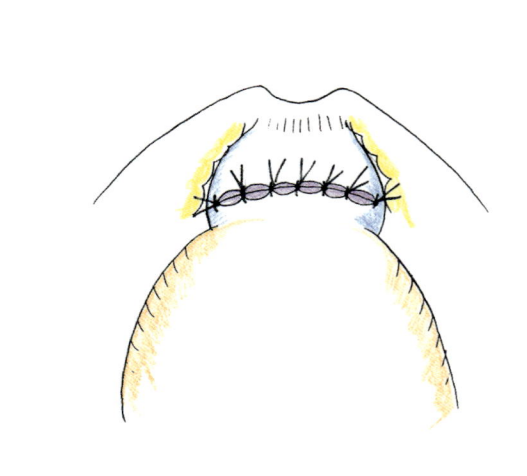

16 縫合が完成したところ。バルーンの水を40〜50mlくらい注入し，牽引しておく。

11 恥骨上式前立腺被膜下摘除術

大きな憩室があり，膀胱切開を要する時に適応となる。

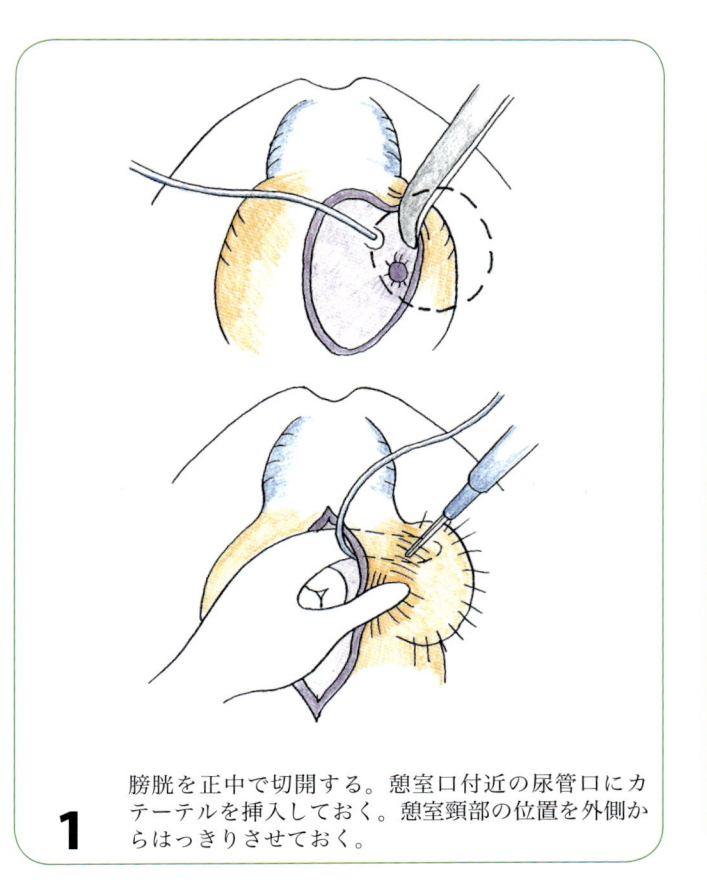

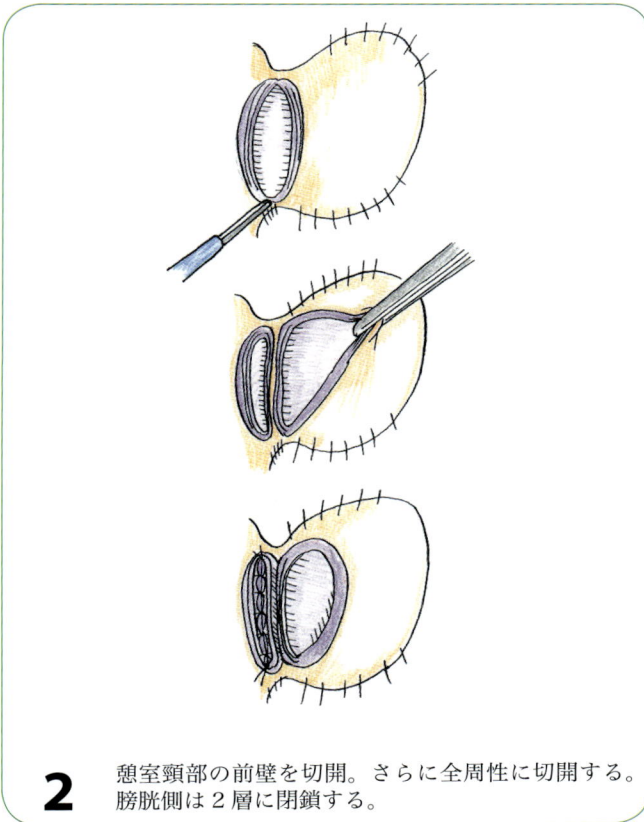

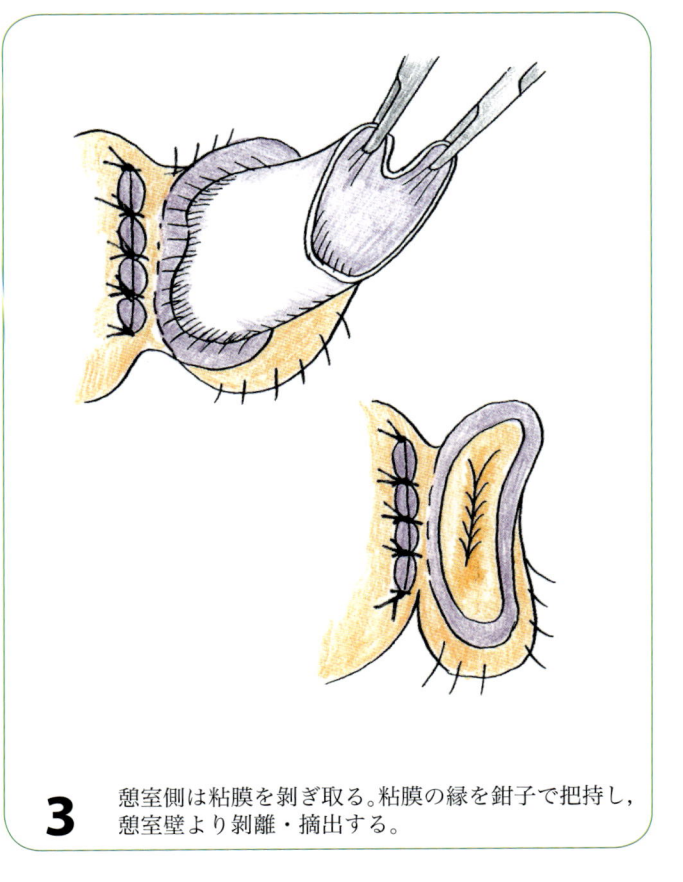

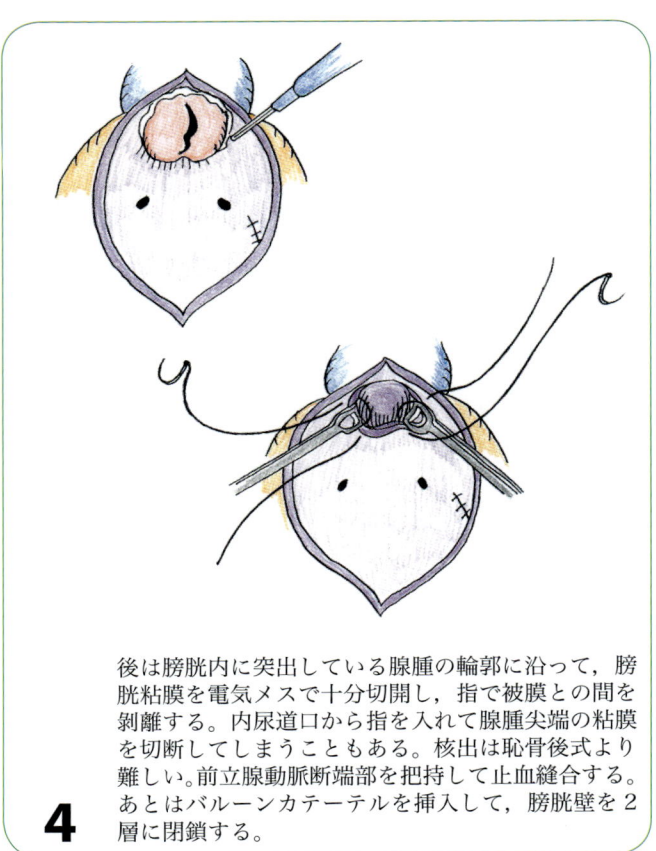

1 膀胱を正中で切開する。憩室口付近の尿管口にカテーテルを挿入しておく。憩室頸部の位置を外側からはっきりさせておく。

2 憩室頸部の前壁を切開。さらに全周性に切開する。膀胱側は2層に閉鎖する。

3 憩室側は粘膜を剥ぎ取る。粘膜の縁を鉗子で把持し，憩室壁より剥離・摘出する。

4 後は膀胱内に突出している腺腫の輪郭に沿って，膀胱粘膜を電気メスで十分切開し，指で被膜との間を剥離する。内尿道口から指を入れて腺腫尖端の粘膜を切断してしまうこともある。核出は恥骨後式より難しい。前立腺動脈断端部を把持して止血縫合する。あとはバルーンカテーテルを挿入して，膀胱壁を2層に閉鎖する。

4 陰茎・陰嚢・尿道の手術

　この章は，主として陰茎，陰嚢，尿道を扱う。泌尿器科医として初めて行う手術が陰茎や，陰嚢の手術であったりする一方，尿道の手術は難易度が高いものも多く，尿道を扱えて初めて一人前の泌尿器科医といえるかもしれない。特にこの章の最後に骨盤骨折に伴う，後部尿道断裂の手術を紹介した。将来，再生医療で尿道が再建できるようになればよいが，現状では尿道の欠損は尿道でしか置換できない。そのポリシーに基づき，前立腺と球部尿道の粘膜 – 粘膜吻合に固執している。外傷後の状態が，この手術を困難なものにしており，1例1例の症例から新たな困難な状況を見いだすことが多い。成功すれば患者さんから感謝される一方，失敗を経験することも多い。しかしながら経験を積むことによって学ぶことも増え，技術も向上する。そしてみえないものもみえるようになってくる。

A 陰茎の手術

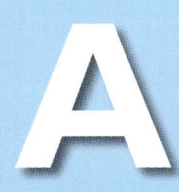

1 包茎の環状切開術

さまざまな方法があるが，基本的には美容的な手術であり，奥が深い。包皮の過不足なくきれいに仕上げることが肝心である。

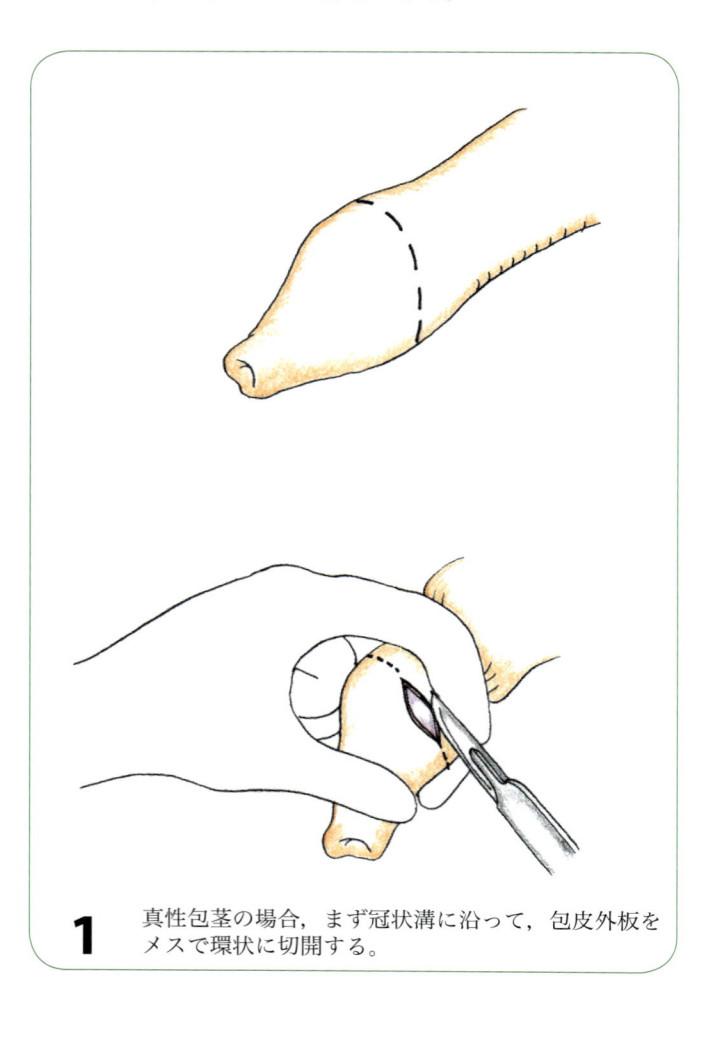

1 真性包茎の場合，まず冠状溝に沿って，包皮外板をメスで環状に切開する。

2 表面にみえる静脈はあらかじめ，凝固・切断し，包皮縁を鉗子で把持しながら，電気メスで皮下組織を剥離していく。

A 陰茎の手術　185

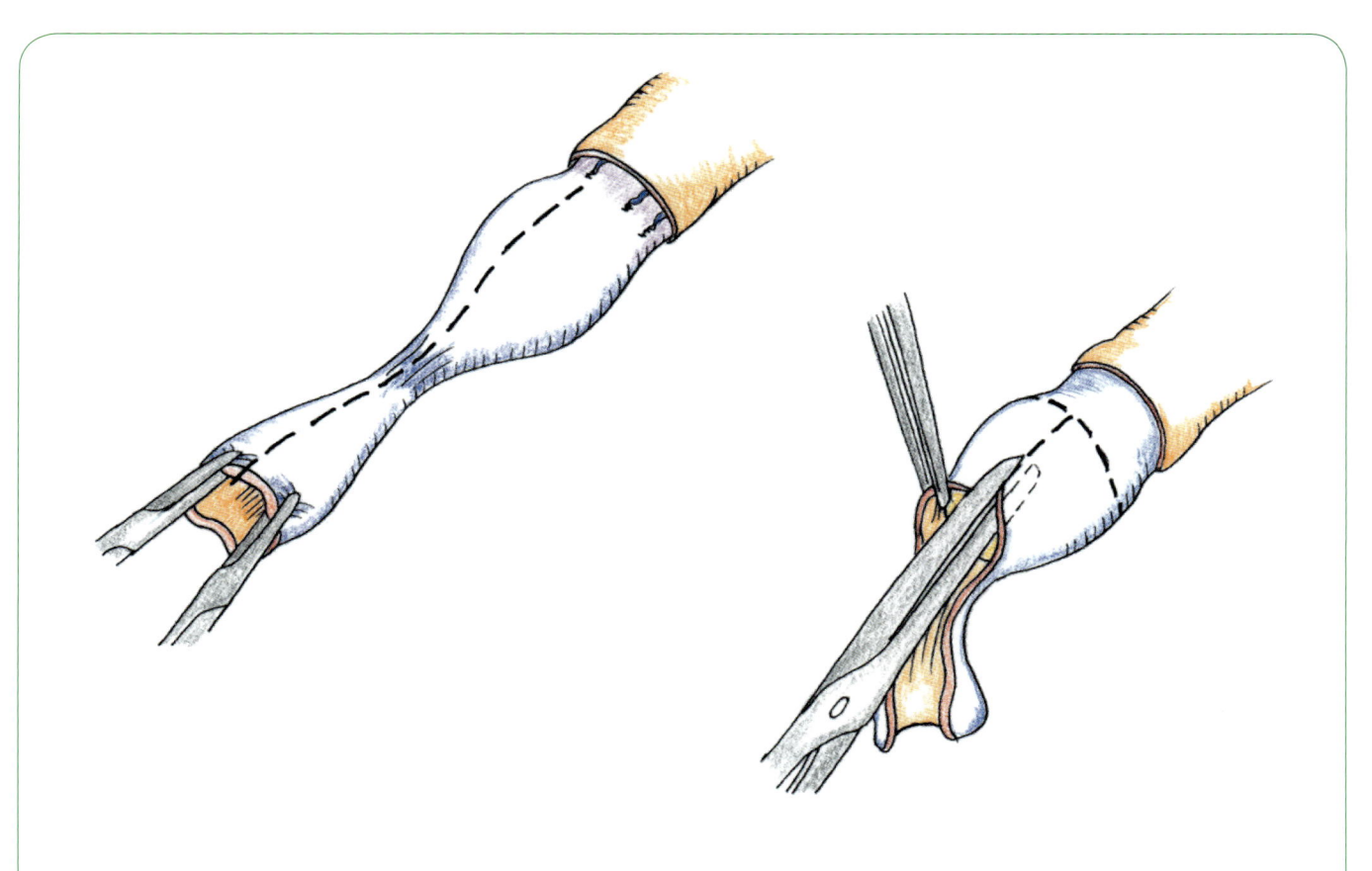

3 外板と内板を完全に剥離し終わると，図のように砂時計状になり，絞扼輪のところでくびれる形になる．内板を少し残すようにして12時の位置をハサミで切開し，内板を今度は環状に切開する．

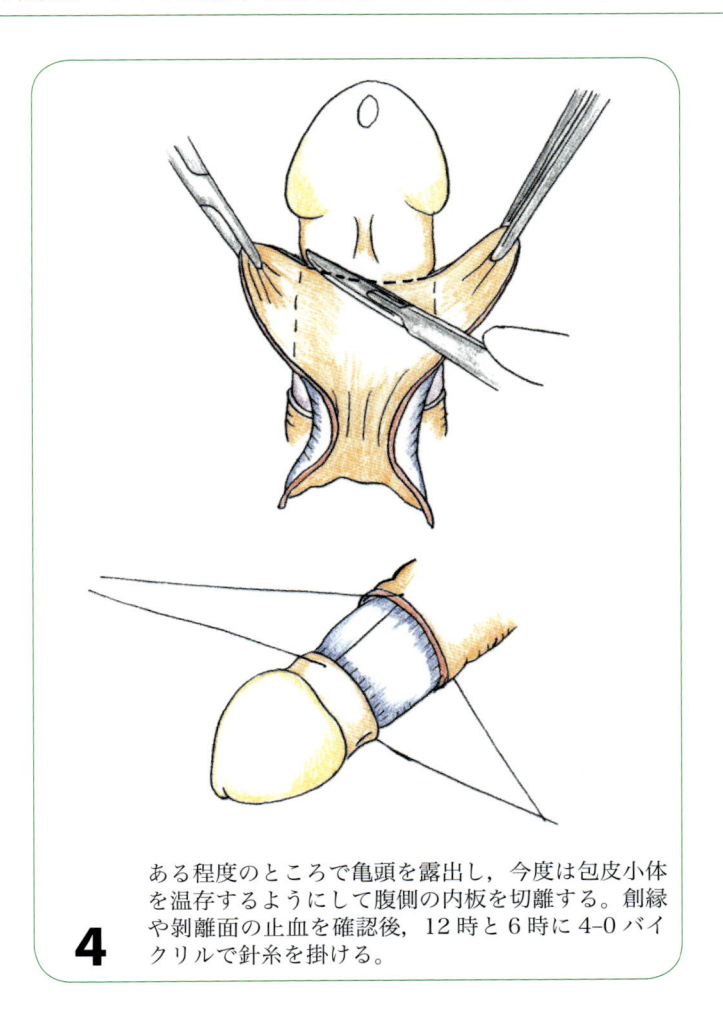

4 ある程度のところで亀頭を露出し，今度は包皮小体を温存するようにして腹側の内板を切離する．創縁や剥離面の止血を確認後，12時と6時に4-0バイクリルで針糸を掛ける．

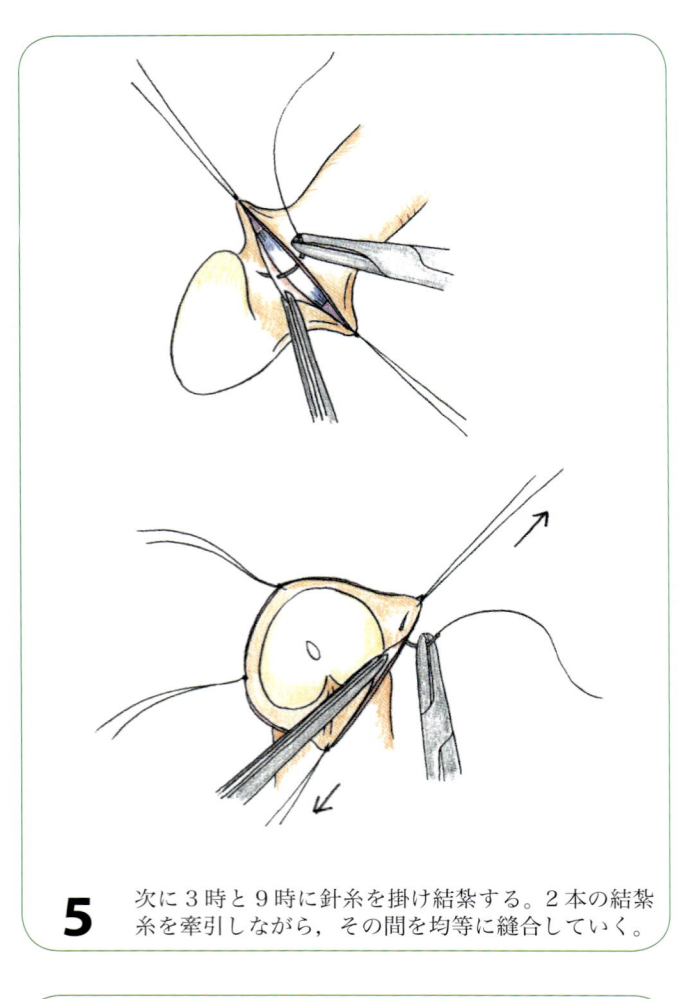

5 次に3時と9時に針糸を掛け結紮する。2本の結紮糸を牽引しながら，その間を均等に縫合していく。

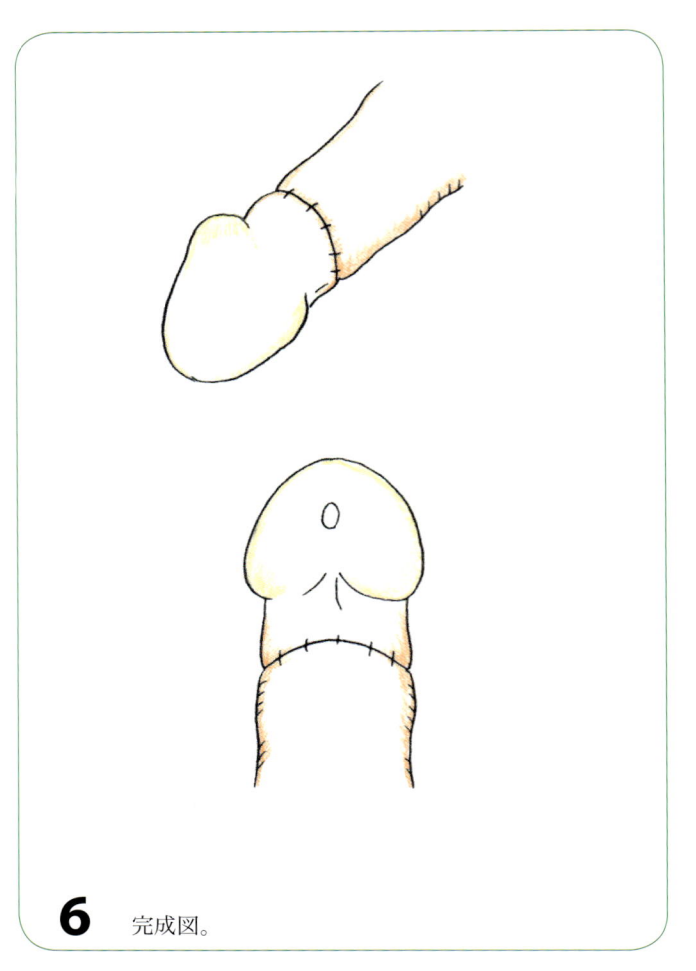

6 完成図。

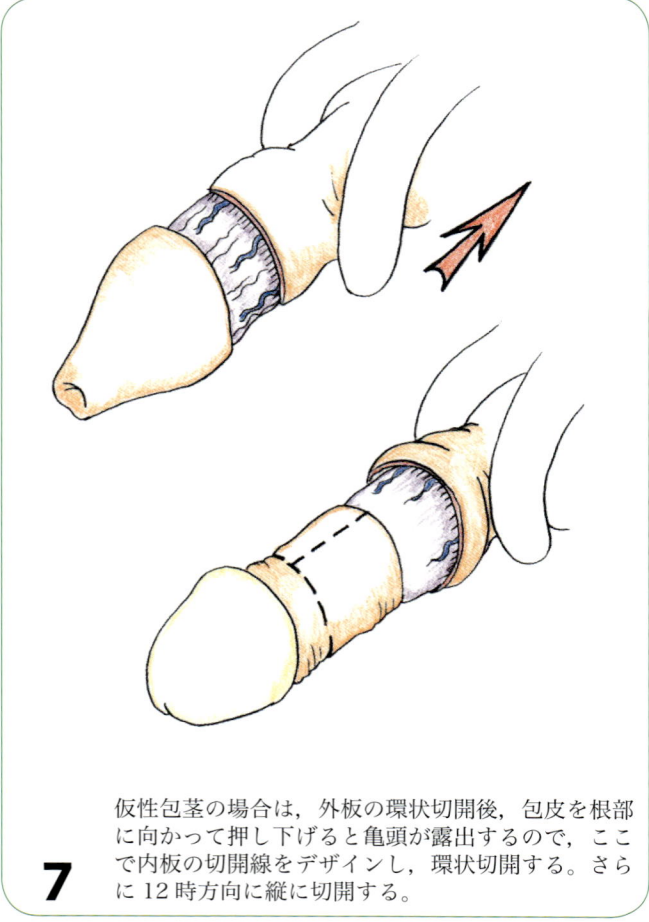

7 仮性包茎の場合は，外板の環状切開後，包皮を根部に向かって押し下げると亀頭が露出するので，ここで内板の切開線をデザインし，環状切開する。さらに12時方向に縦に切開する。

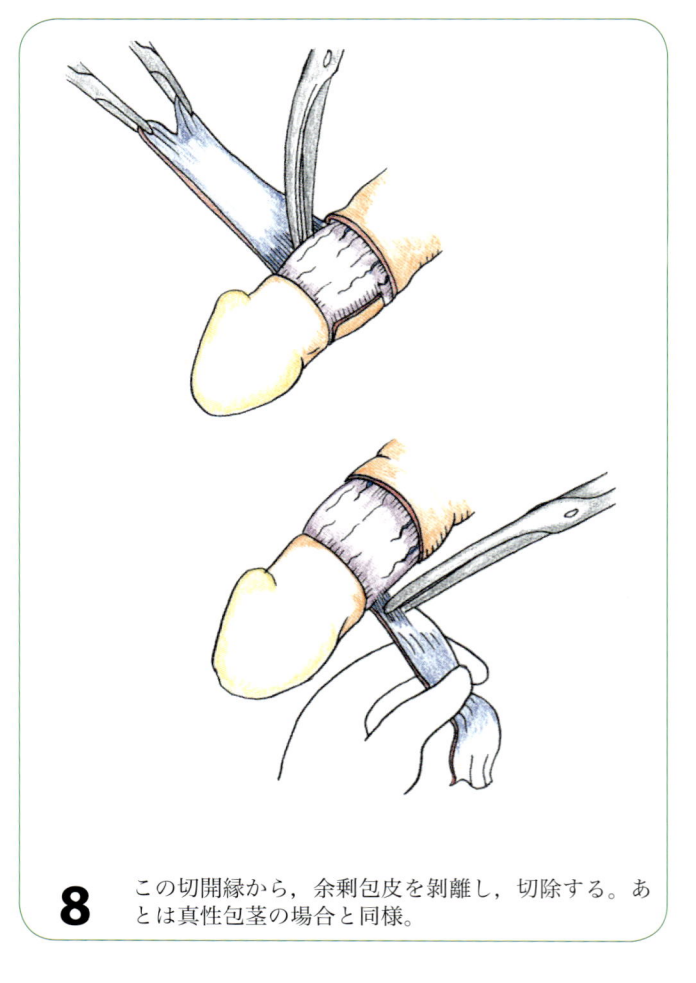

8 この切開縁から，余剰包皮を剥離し，切除する。あとは真性包茎の場合と同様。

2 陰茎癌に対する陰茎部分切除術

個人的な印象では最近，陰茎癌は少ないが，覚えておくべき術式であろう．

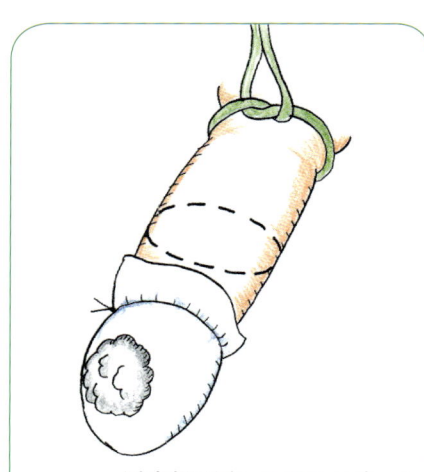

1 腫瘍部は汚いのでコンドームなどを被せておく．陰茎切断予定部よりも皮膚を長めに残すので，皮膚の環状切開はそれより末梢部で行う（後で断端部に皮膚を被せるため）．

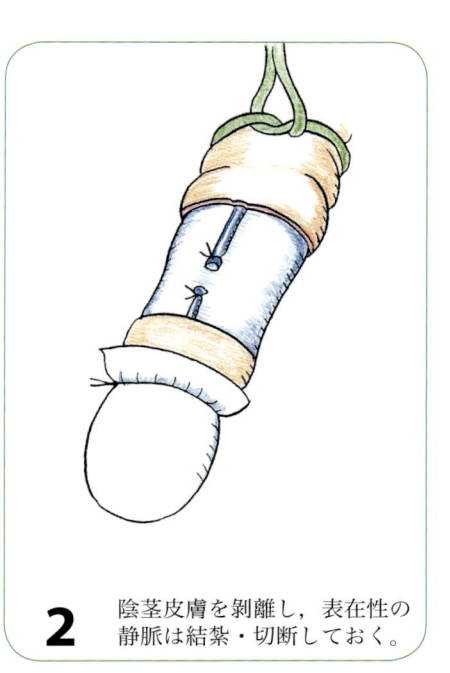

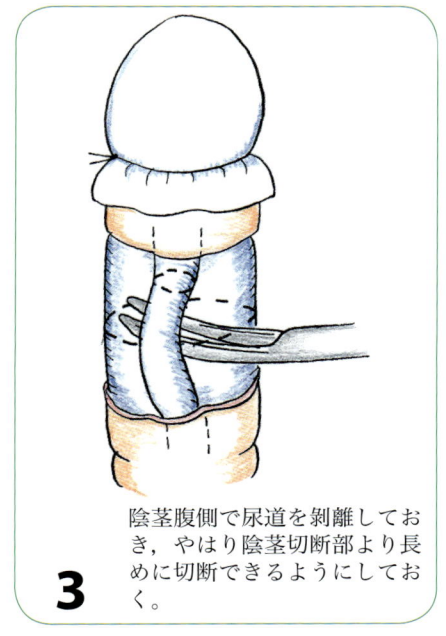

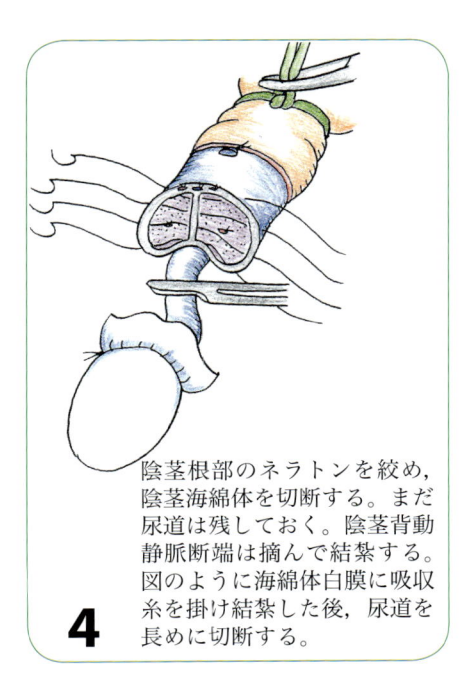

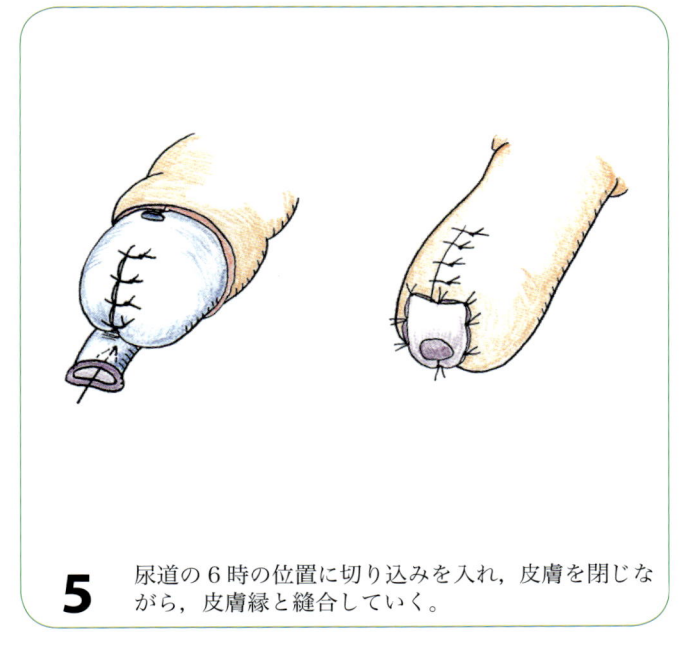

2 陰茎皮膚を剝離し，表在性の静脈は結紮・切断しておく．

3 陰茎腹側で尿道を剝離しておき，やはり陰茎切断部より長めに切断できるようにしておく．

4 陰茎根部のネラトンを絞め，陰茎海綿体を切断する．まだ尿道は残しておく．陰茎背動静脈断端は摘んで結紮する．図のように海綿体白膜に吸収糸を掛け結紮した後，尿道を長めに切断する．

5 尿道の6時の位置に切り込みを入れ，皮膚を閉じながら，皮膚縁と縫合していく．

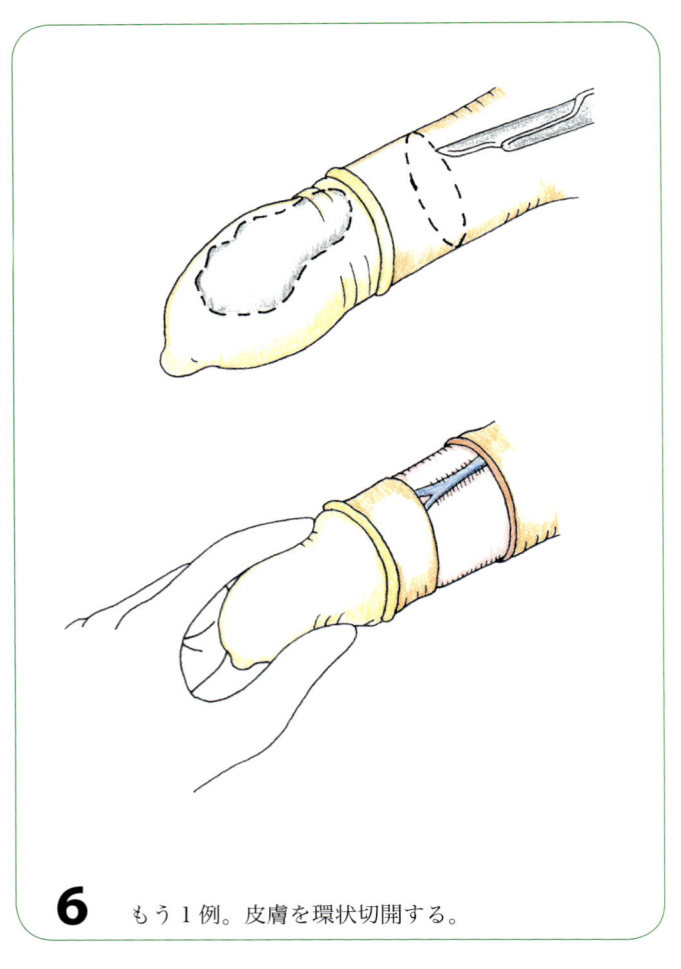

188　4　陰茎・陰嚢・尿道の手術

6　もう1例。皮膚を環状切開する。

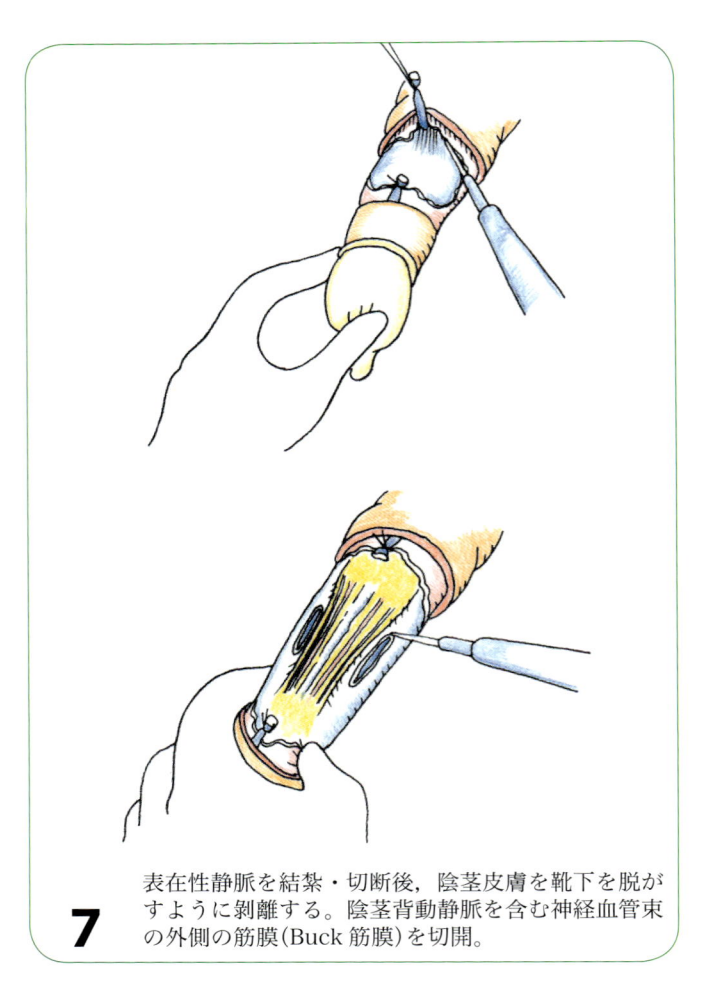

7　表在性静脈を結紮・切断後，陰茎皮膚を靴下を脱がすように剝離する。陰茎背動静脈を含む神経血管束の外側の筋膜(Buck筋膜)を切開。

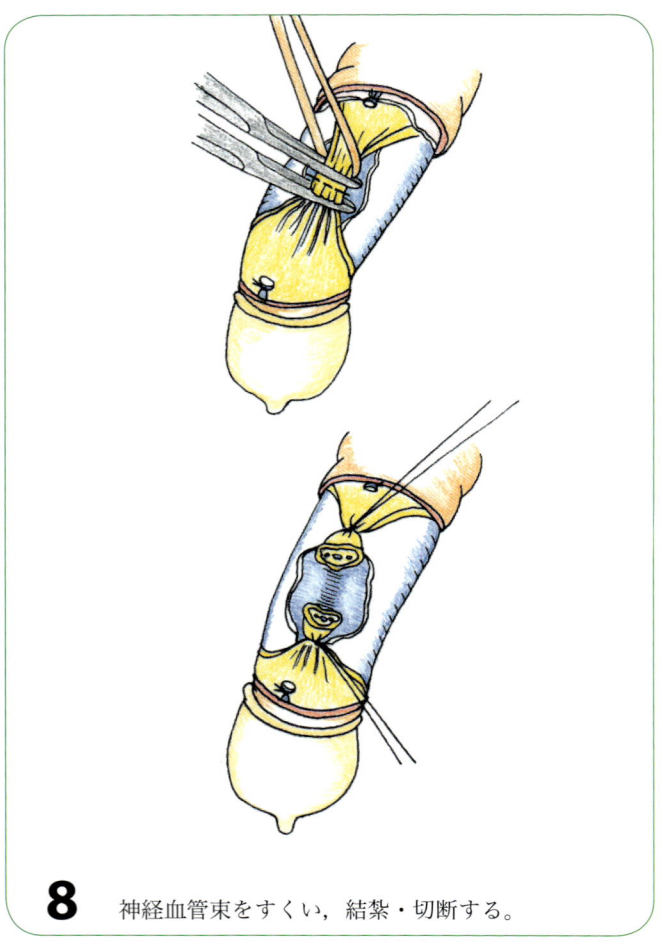

8　神経血管束をすくい，結紮・切断する。

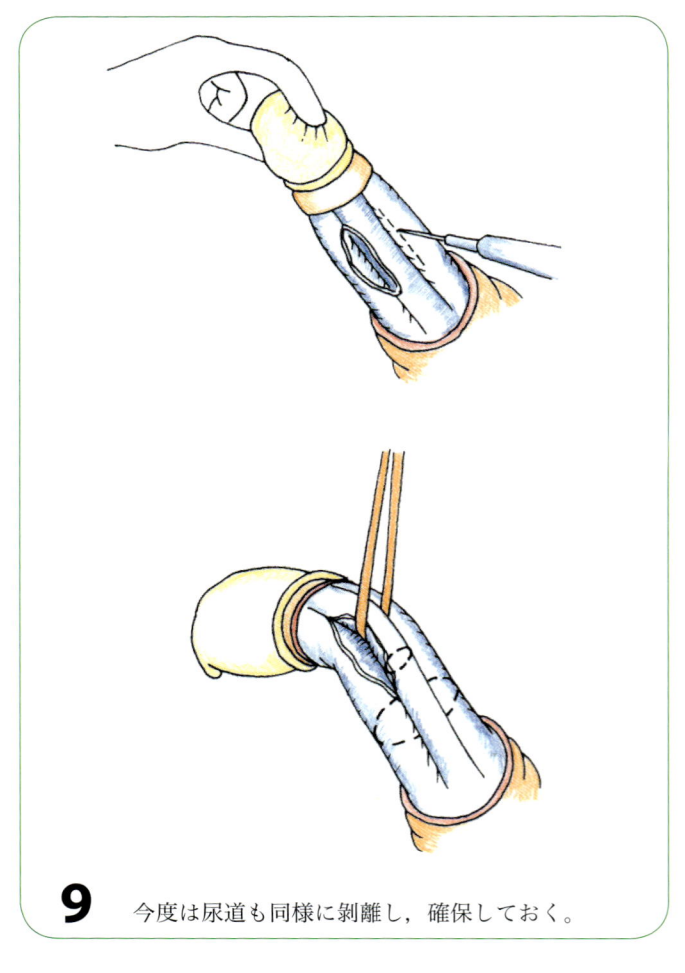

9　今度は尿道も同様に剝離し，確保しておく。

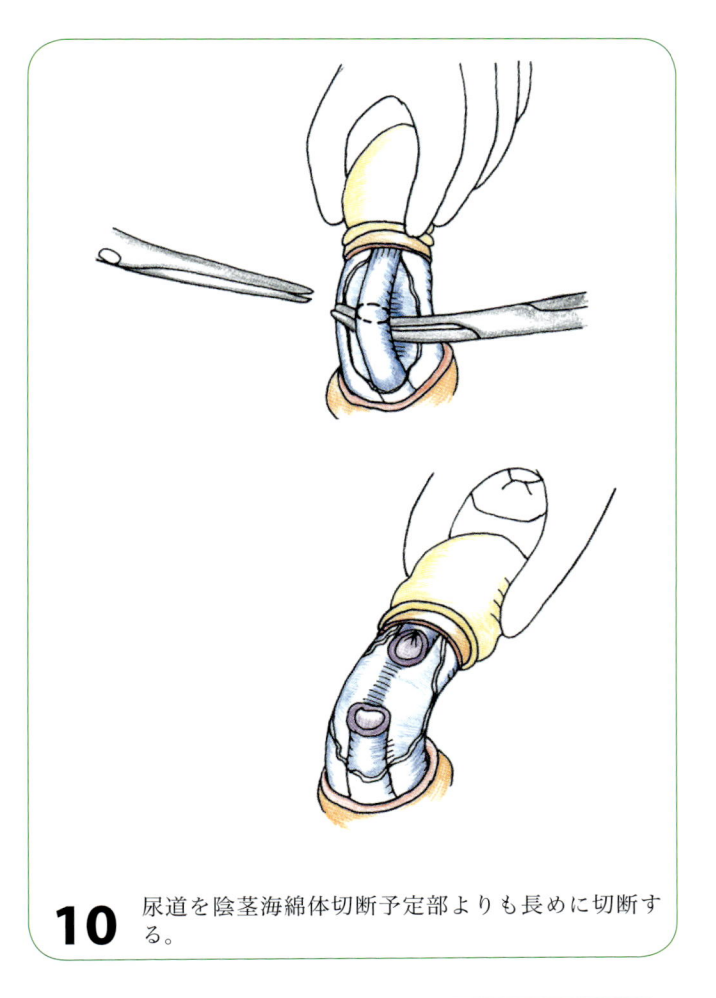

A 陰茎の手術　189

10 尿道を陰茎海綿体切断予定部よりも長めに切断する。

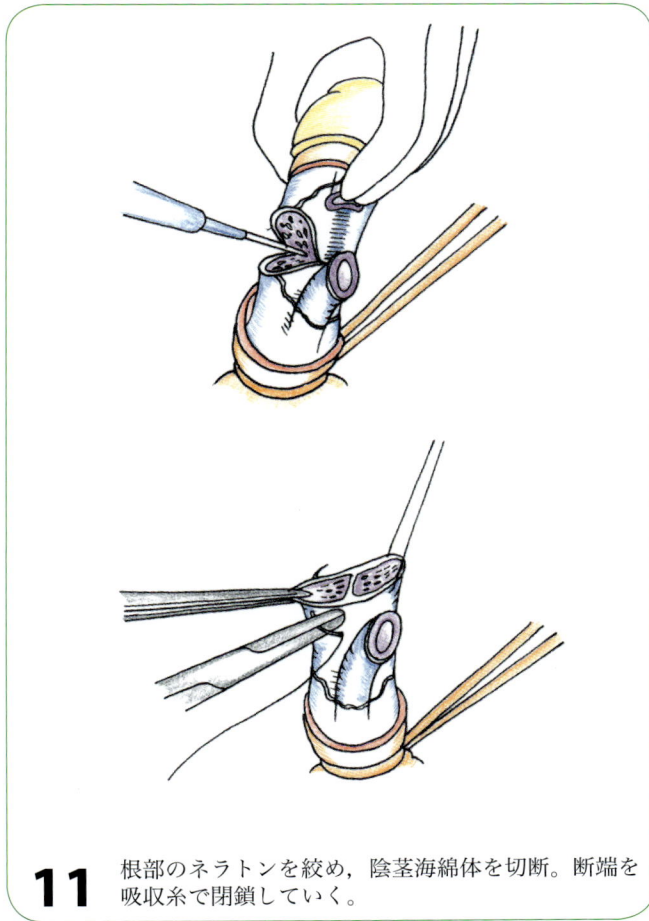

11 根部のネラトンを絞め，陰茎海綿体を切断。断端を吸収糸で閉鎖していく。

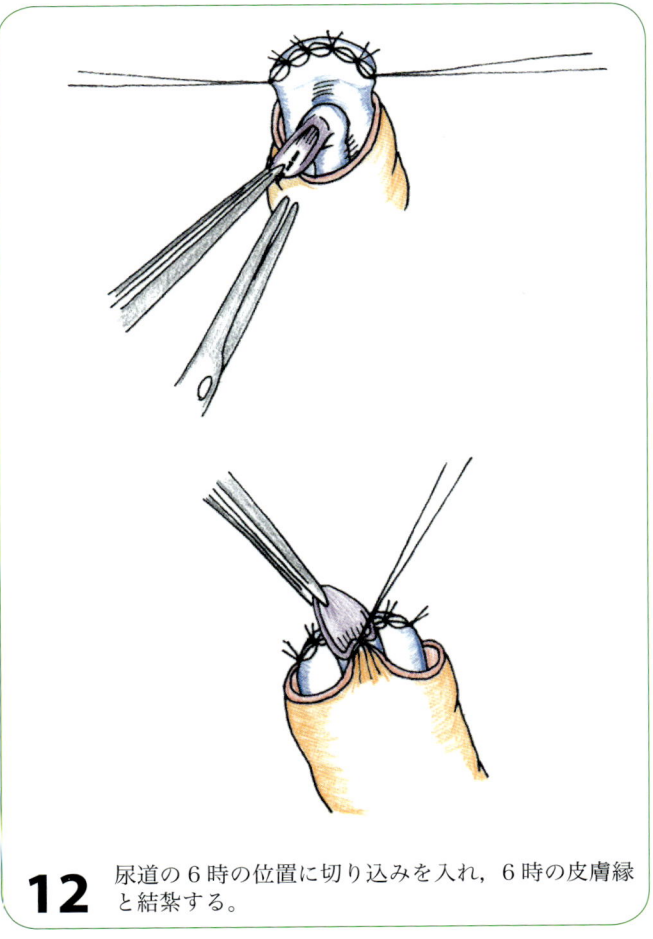

12 尿道の6時の位置に切り込みを入れ，6時の皮膚縁と結紮する。

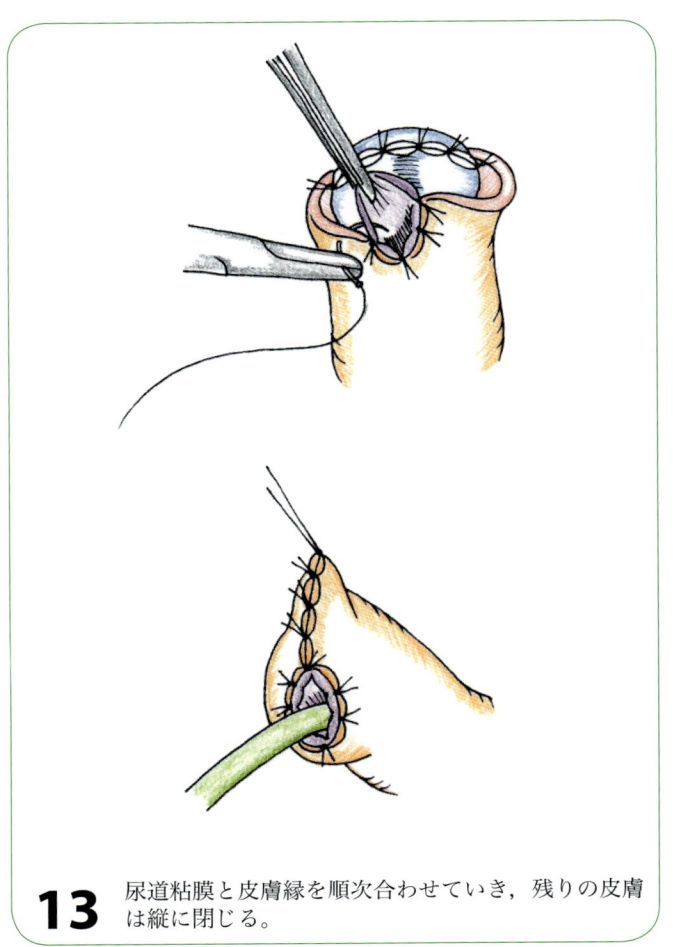

13 尿道粘膜と皮膚縁を順次合わせていき，残りの皮膚は縦に閉じる。

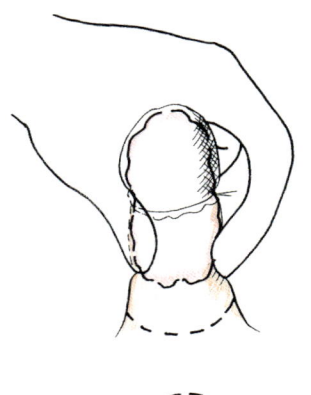

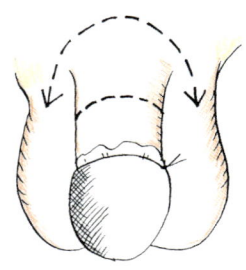

14 部分切か全摘か,迷った症例。図のように腫瘍からマージン2cm取ると,ほとんど断端がなくなってしまうような症例に,陰茎提靭帯を切断する長茎術の応用を試みた。下図のように陰茎皮膚の切開線とは別に陰茎根部付近に逆U字切開をおく。

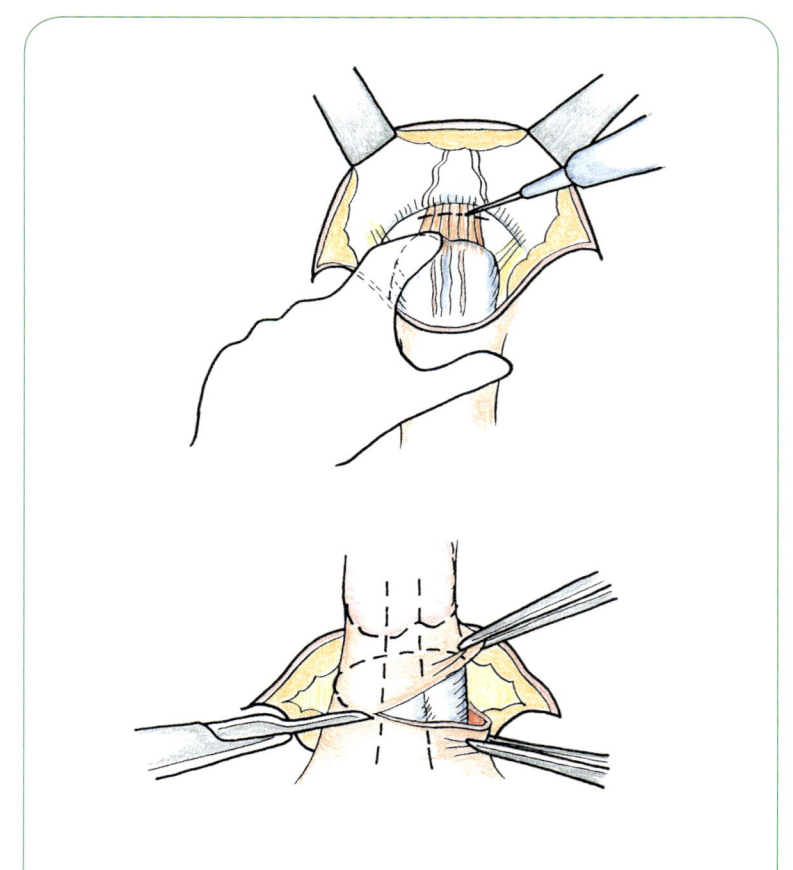

15 恥骨下縁を確認しながら,陰茎提靭帯を切離していき,陰茎を恥骨より外す。その後,陰茎皮膚を環状切開する。

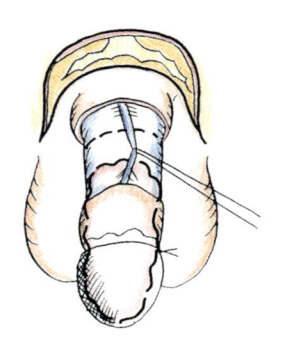

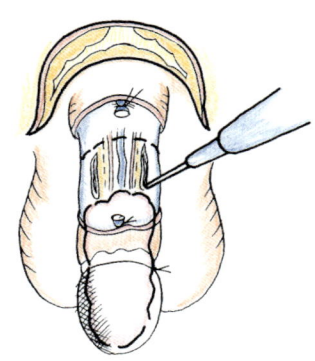

16 点線が陰茎の切断ライン。表在性の静脈を処理して,背側の神経血管束の両外側のBuck筋膜を切開する。

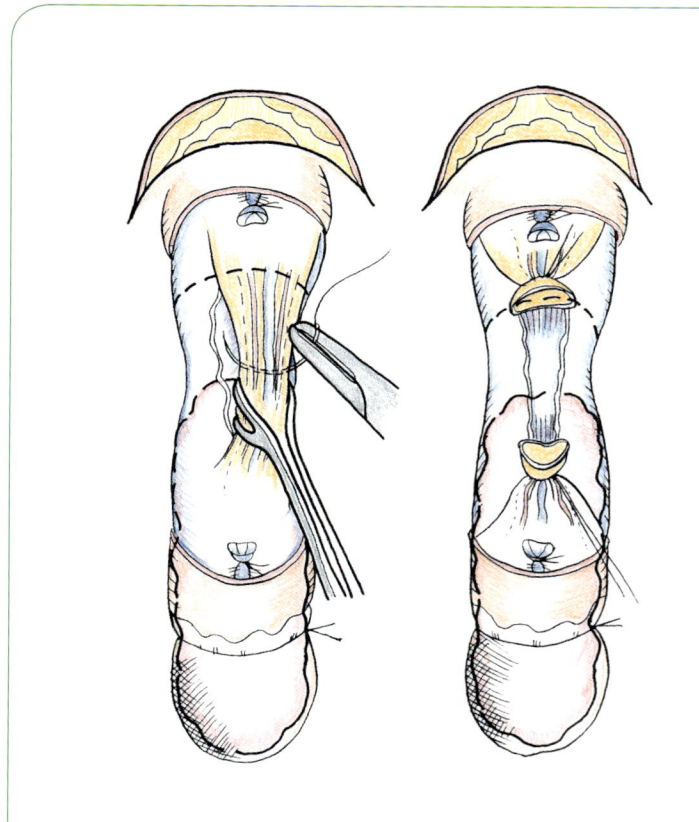

17 神経血管束をバンチングして,結紮後,切断する。

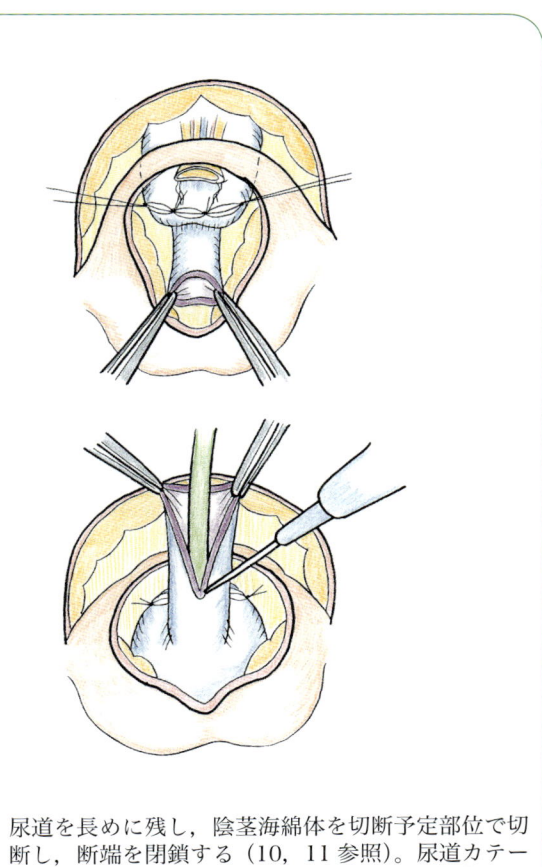

A 陰茎の手術　191

18 尿道を長めに残し，陰茎海綿体を切断予定部位で切断し，断端を閉鎖する（10，11参照）。尿道カテーテルを挿入し，尿道の腹側に縦に大きめの切り込みを入れる。

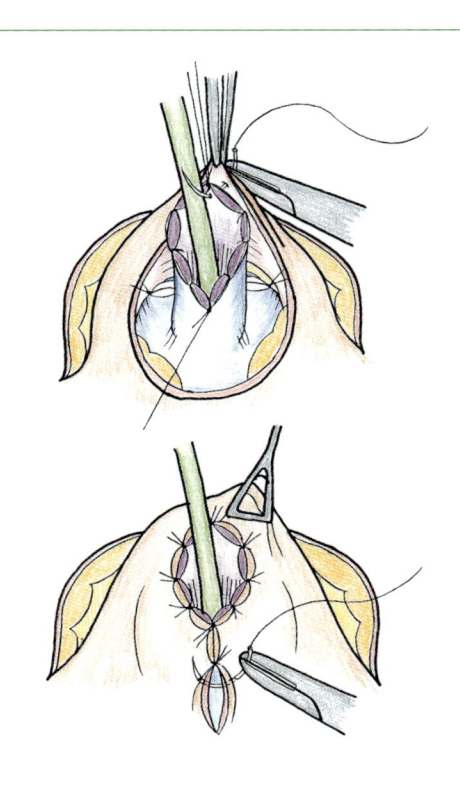

19 尿道の切開縁を止血目的で細い吸収糸で連続縫合する。まず尿道の上端と皮膚の環状切開縁の上端を4-0バイクリルで縫合・結紮する。順次隣接する尿道粘膜縁と皮膚縁を縫合・結紮していく。下方は皮膚が余るので縦に縫合する。

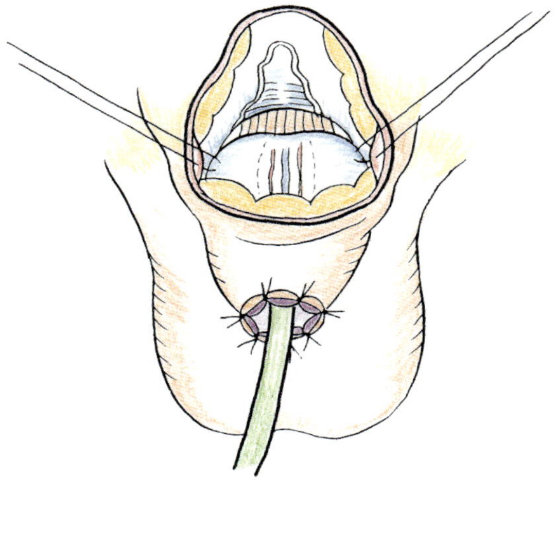

20 今度は陰茎を腹側に倒して，ここがポイントになると思うが，陰茎の根部とちょうど陰茎皮膚と腹壁皮膚のコーナーになるあたりの真皮を固定しておく。

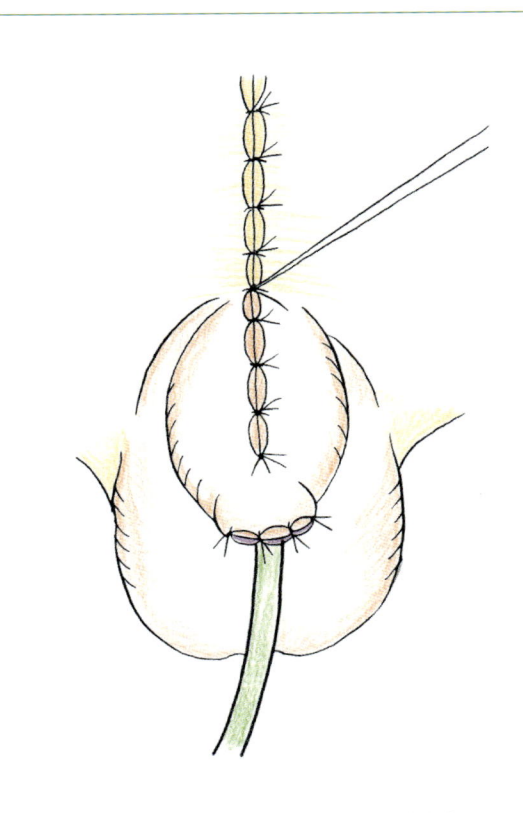

21 あとはきれいな形になるように陰茎背部および腹壁皮膚を縦に閉じていく。なかなかよい方法だと思うがいかがであろうか？外尿道は腹側に向くが，陰茎をつまんで持ち上げれば，普通に排尿可能である。

3 傍尿道口の melanoma *in situ* の手術

皮膚科からの依頼で稀ではあると思うが，応用として紹介する．

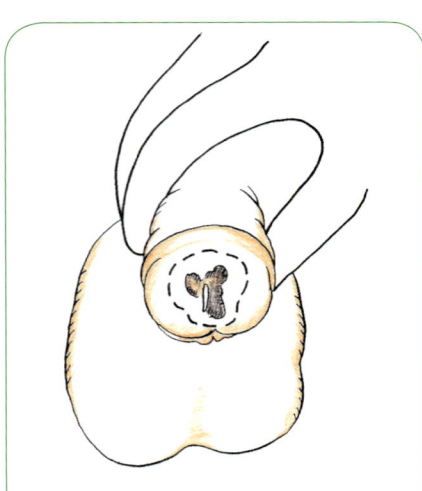

1 図のような傍尿道口の melanoma *in situ*（生検で確認）．点線は切除予定線（マージンが 5mm）．尿道も尿道口から 10mm 切除依頼．

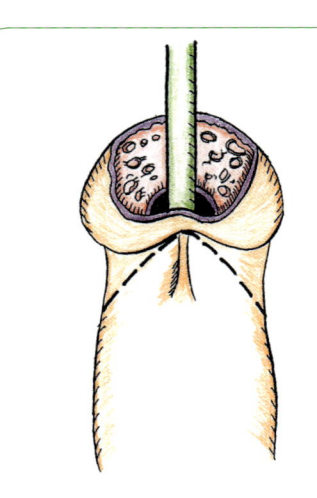

2 病変部を，マージンを取って切除すると図のようになった．短くなった尿道を剝離するために，まず皮膚を環状切開して尿道を露出した．

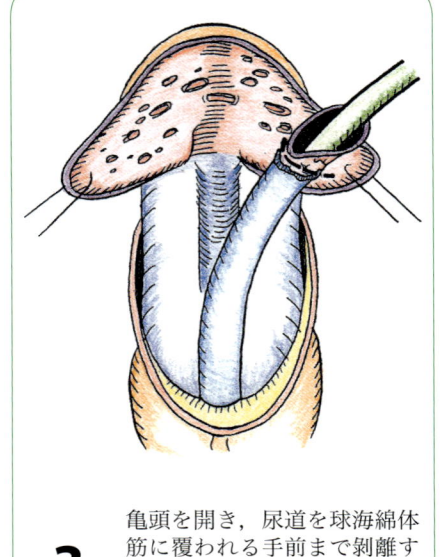

3 亀頭を開き，尿道を球海綿体筋に覆われる手前まで剝離する．尿道先端部は切除する．

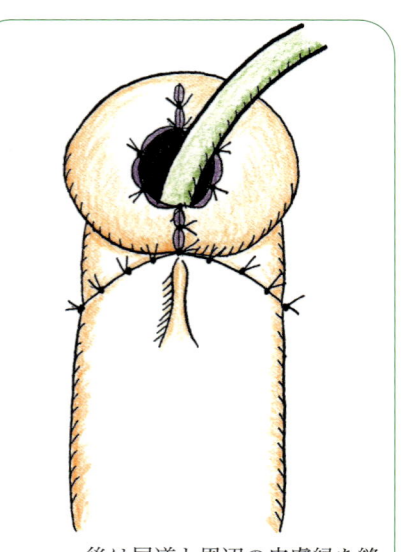

4 後は尿道と周辺の皮膚縁を縫合し，環状切開した皮膚を縫合する．

4 陰茎癌に対する全陰茎切除術

陰茎を脚部から摘除する。尿道は会陰瘻とする。陰茎の解剖をよく理解できる。

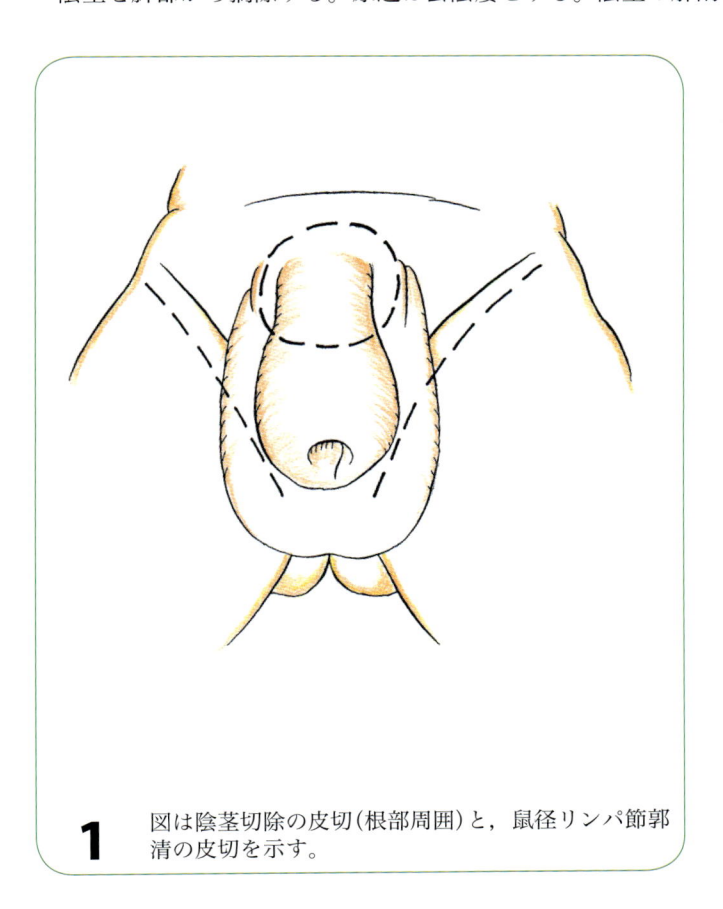

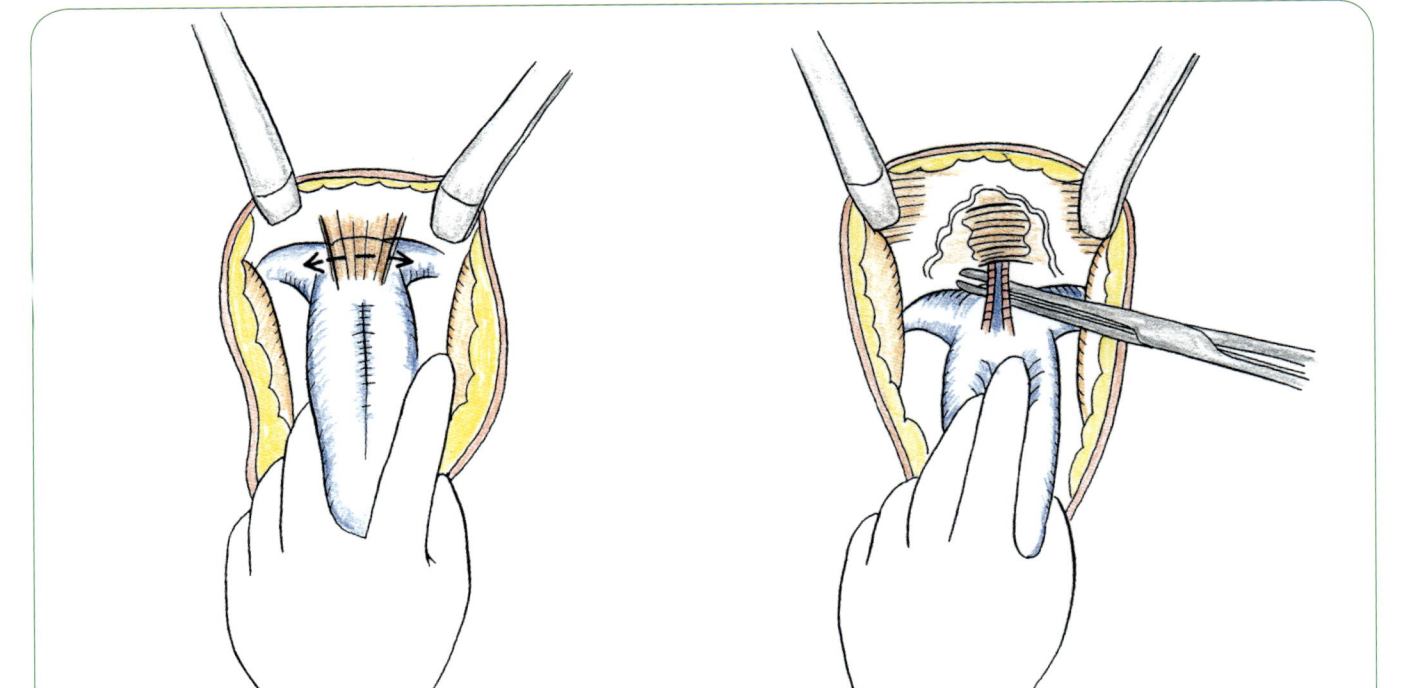

1 図は陰茎切除の皮切（根部周囲）と，鼠径リンパ節郭清の皮切を示す。

2 まず陰茎根部に付着する陰茎提靱帯を切離し，陰茎背動静脈をすくい結紮・切断しておく。

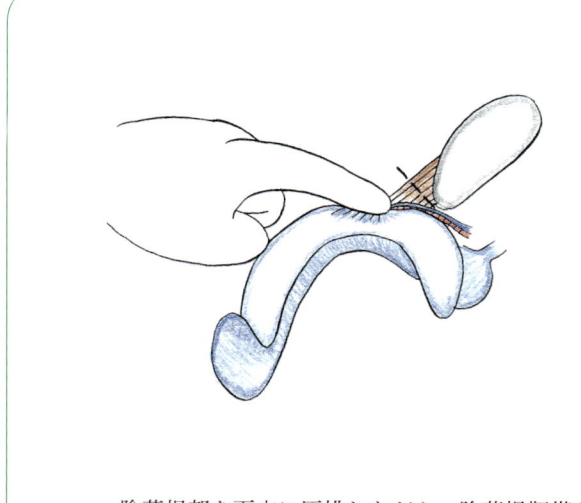

3 陰茎根部を下方に圧排しながら，陰茎提靱帯を切離していけば，陰茎背動静脈は必ず陰茎側にくっついているので損傷する心配は無用である。

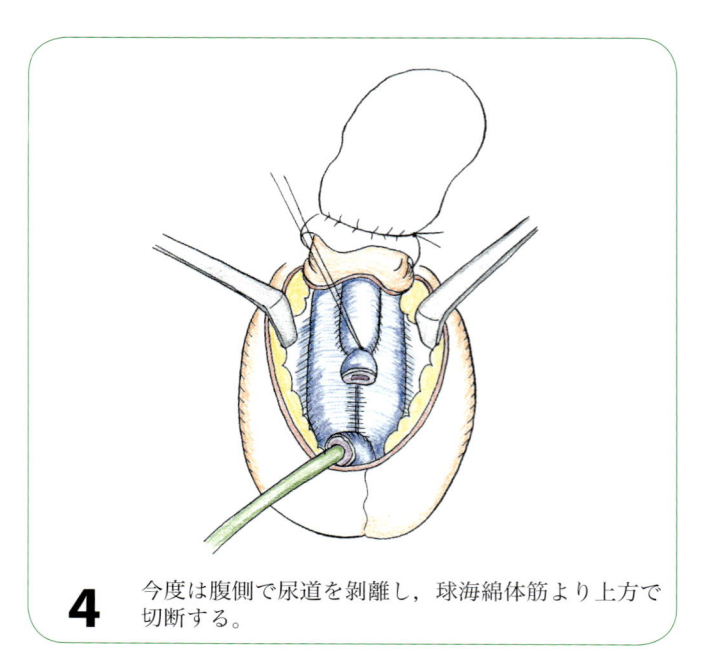

4 今度は腹側で尿道を剝離し，球海綿体筋より上方で切断する。

5 左右の陰茎海綿体を正中で離断する。

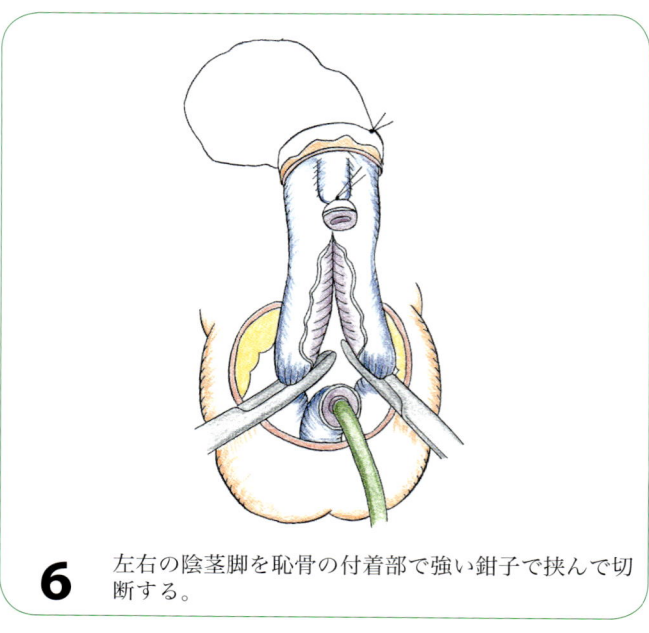

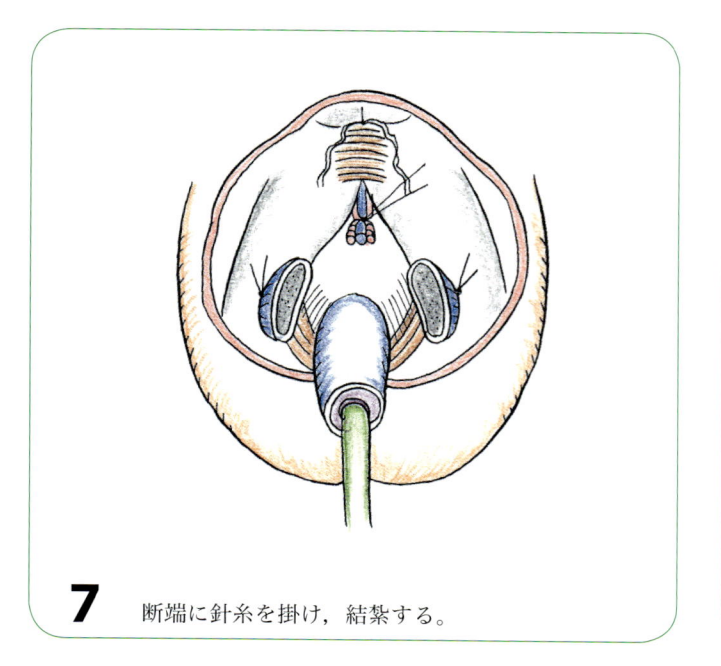

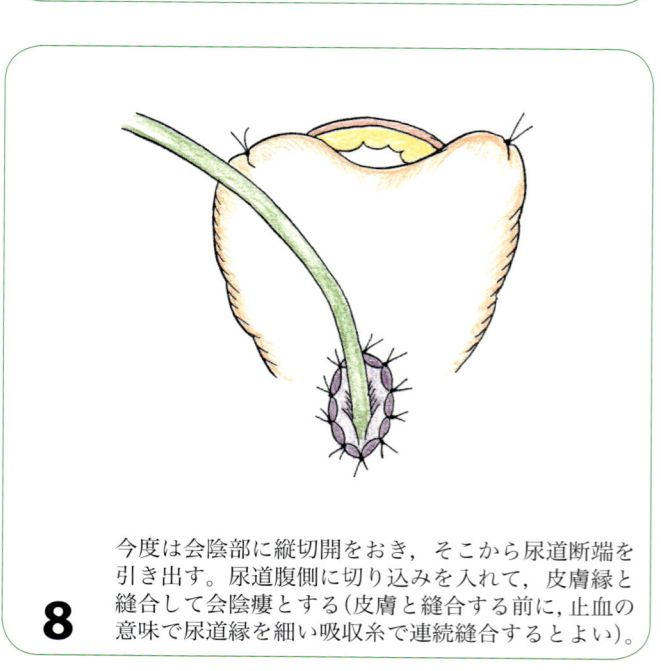

6 左右の陰茎脚を恥骨の付着部で強い鉗子で挟んで切断する。

7 断端に針糸を掛け，結紮する。

8 今度は会陰部に縦切開をおき，そこから尿道断端を引き出す。尿道腹側に切り込みを入れて，皮膚縁と縫合して会陰瘻とする（皮膚と縫合する前に，止血の意味で尿道縁を細い吸収糸で連続縫合するとよい）。

5 陰茎癌に対する鼠径リンパ節郭清術

浅鼠径と深鼠径とに分けて書かれていることが多いが，浅鼠径を摘出するとあとは，大腿動静脈の血管鞘を外すのみのことが多いがいかがであろうか。すなわち深鼠径リンパ節を郭清する意義があるのかどうかわからない。

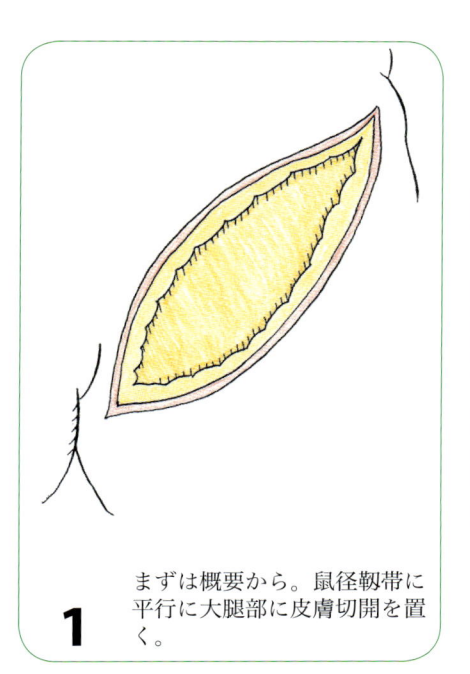

1 まずは概要から。鼠径靱帯に平行に大腿部に皮膚切開を置く。

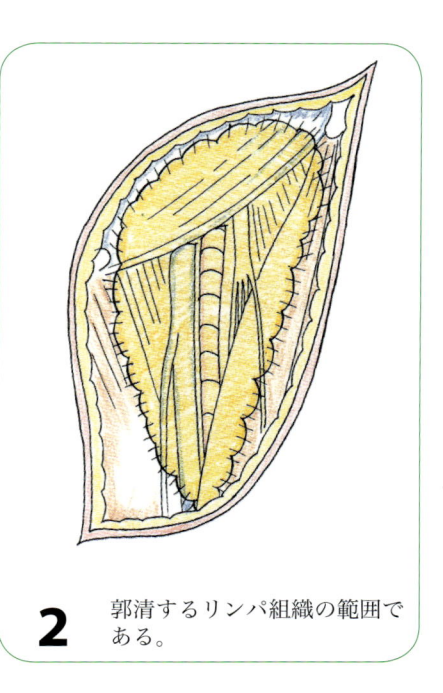

2 郭清するリンパ組織の範囲である。

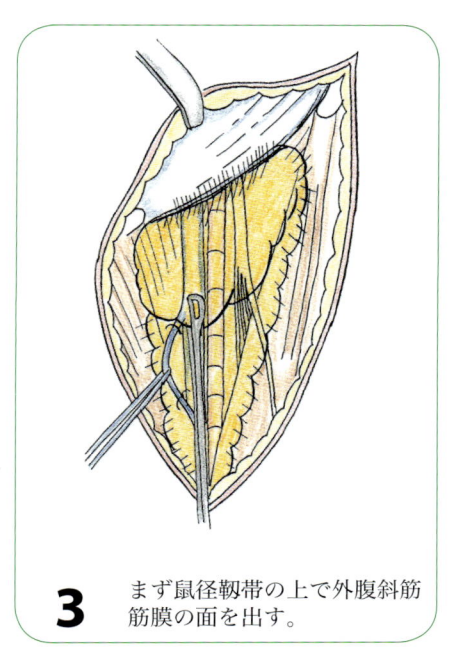

3 まず鼠径靱帯の上で外腹斜筋筋膜の面を出す。

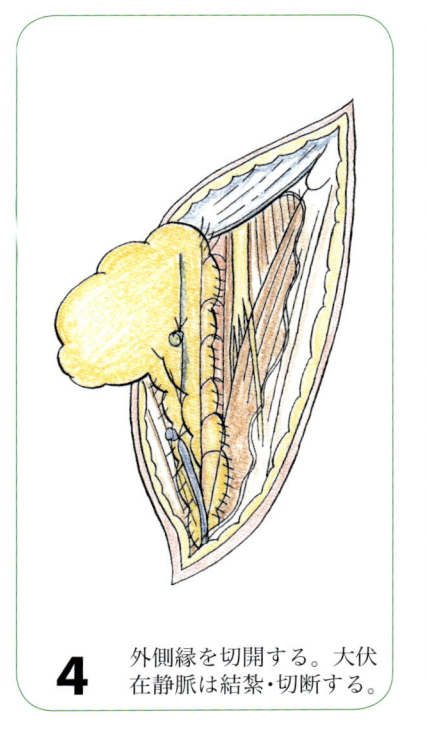

4 外側縁を切開する。大伏在静脈は結紮・切断する。

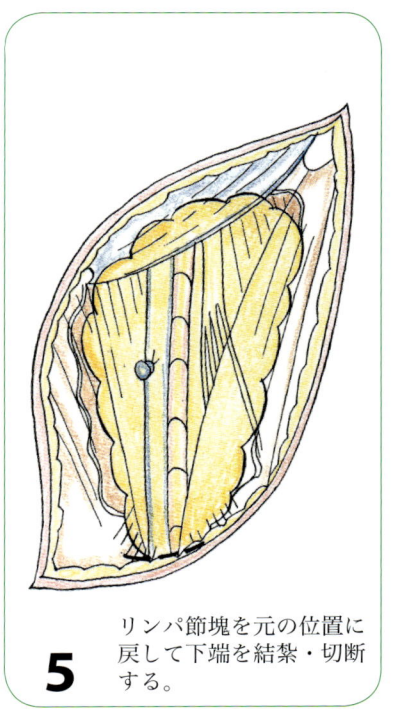

5 リンパ節塊を元の位置に戻して下端を結紮・切断する。

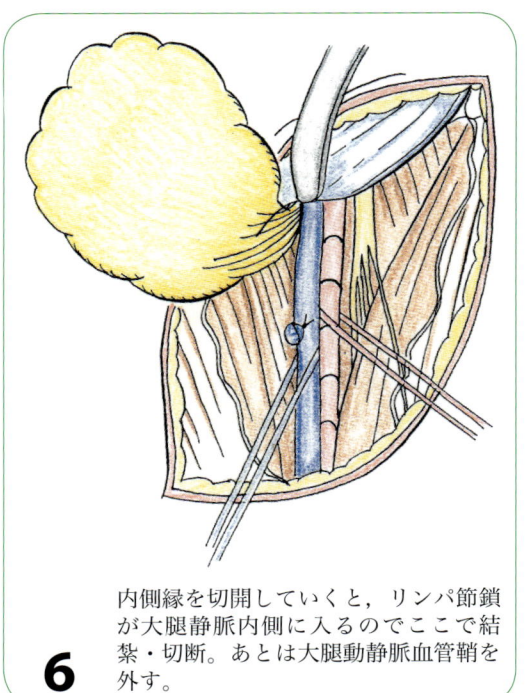

6 内側縁を切開していくと，リンパ節鎖が大腿静脈内側に入るのでここで結紮・切断。あとは大腿動静脈血管鞘を外す。

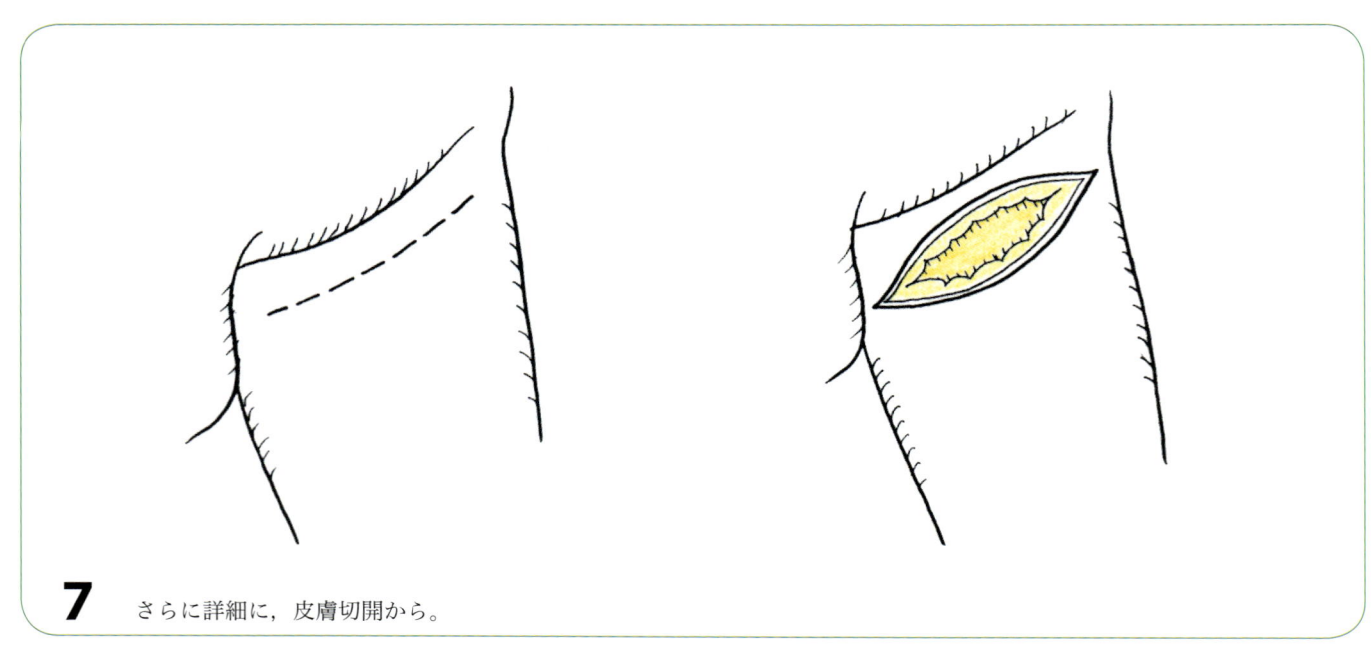

7 さらに詳細に，皮膚切開から．

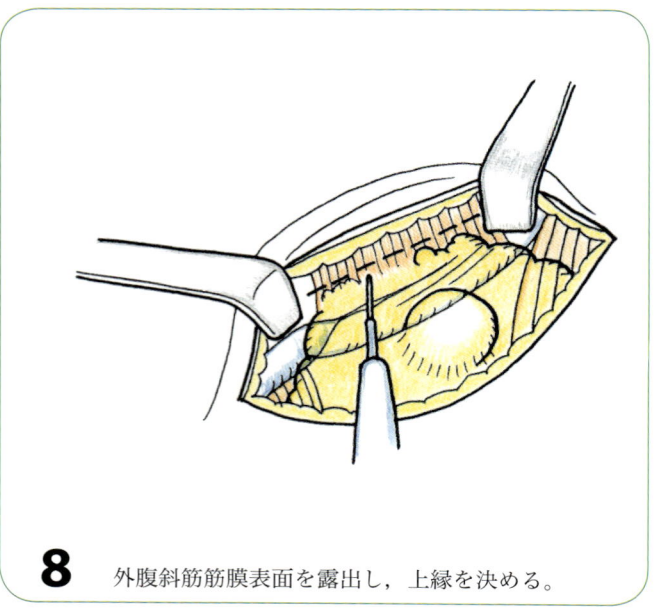

8 外腹斜筋筋膜表面を露出し，上縁を決める．

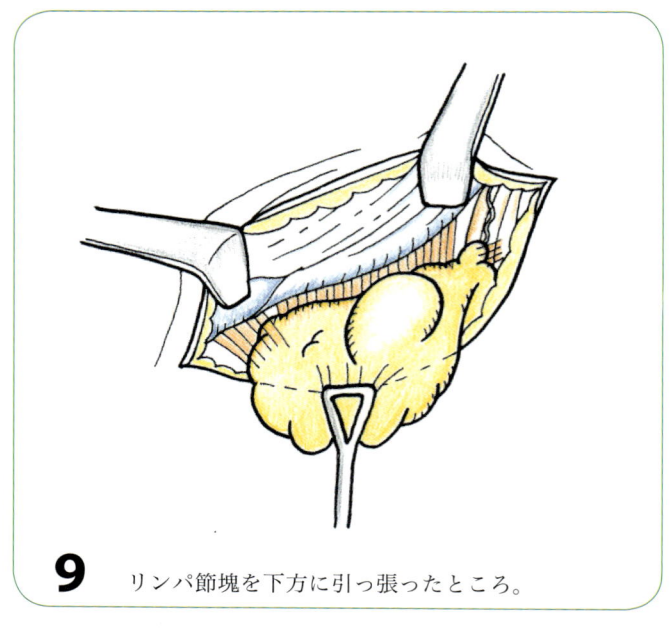

9 リンパ節塊を下方に引っ張ったところ．

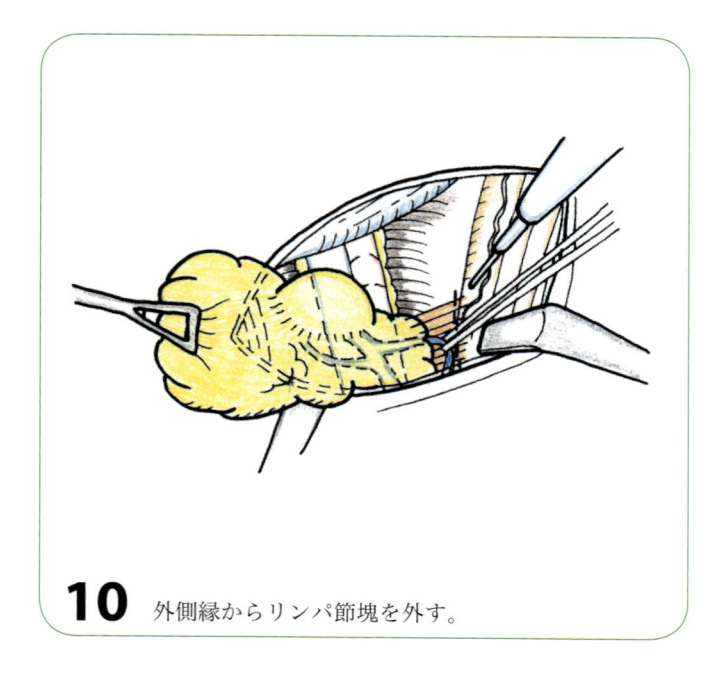

10 外側縁からリンパ節塊を外す．

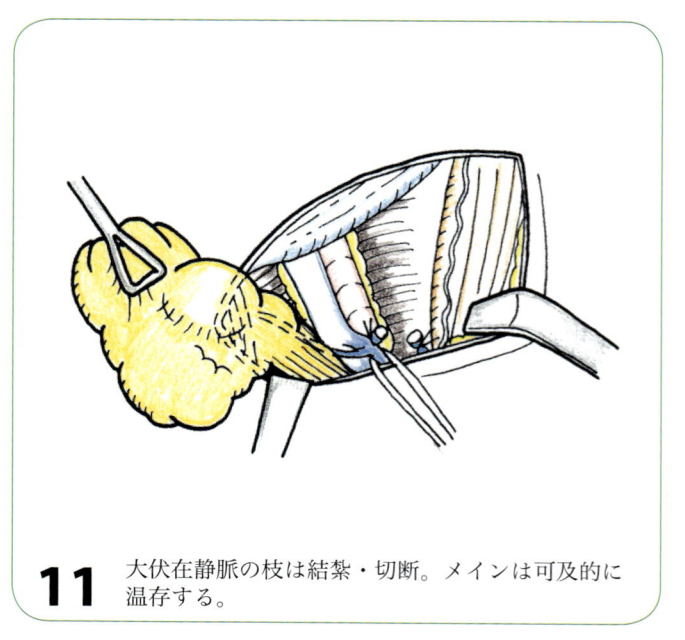

11 大伏在静脈の枝は結紮・切断．メインは可及的に温存する．

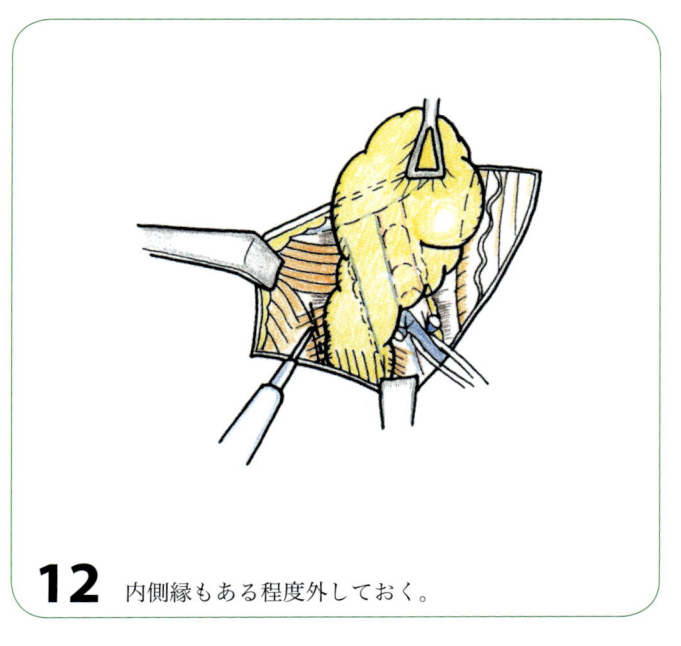

A 陰茎の手術　197

12 内側縁もある程度外しておく。

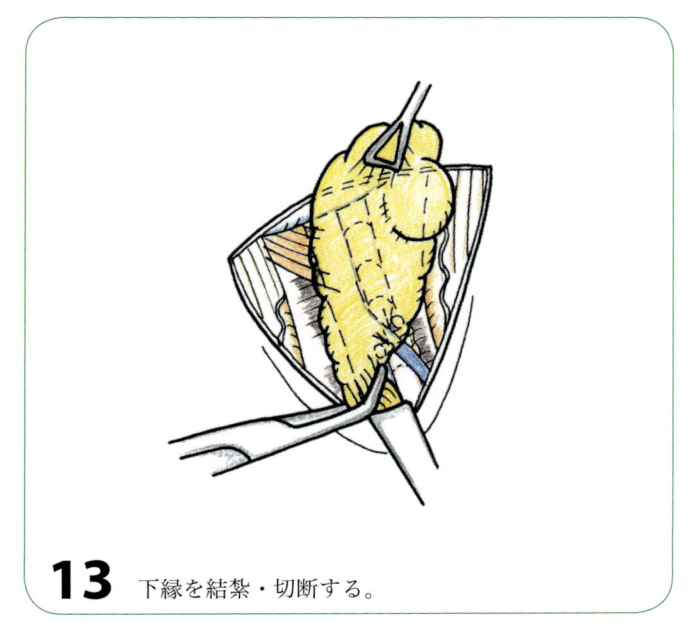

13 下縁を結紮・切断する。

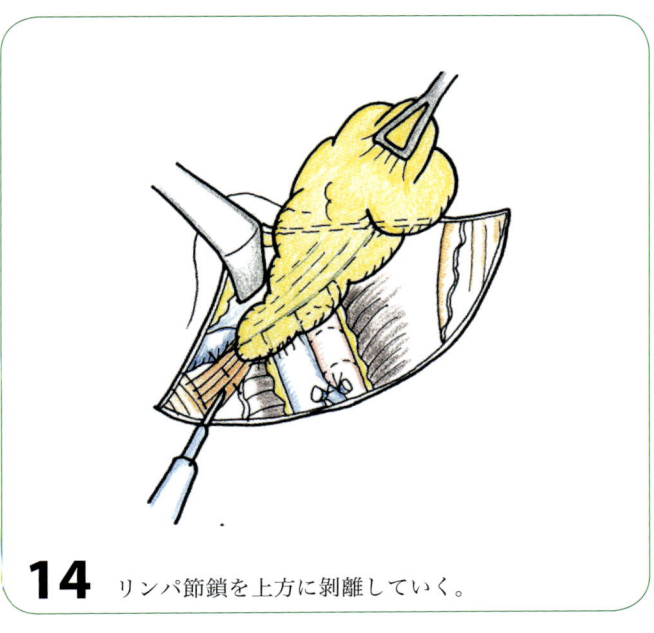

14 リンパ節鎖を上方に剥離していく。

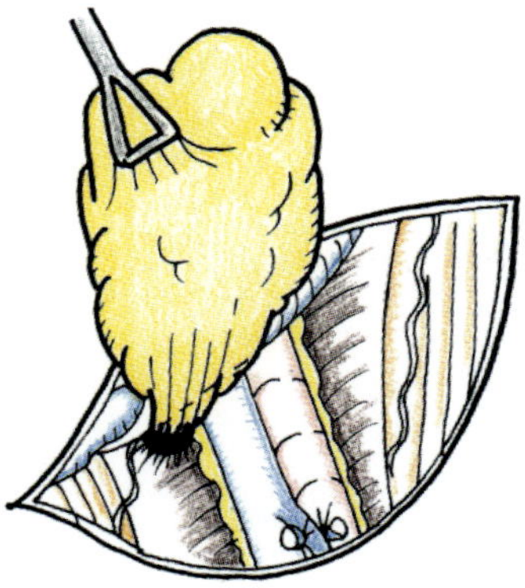

15 大腿静脈内側から骨盤内に入るのが確認できる。

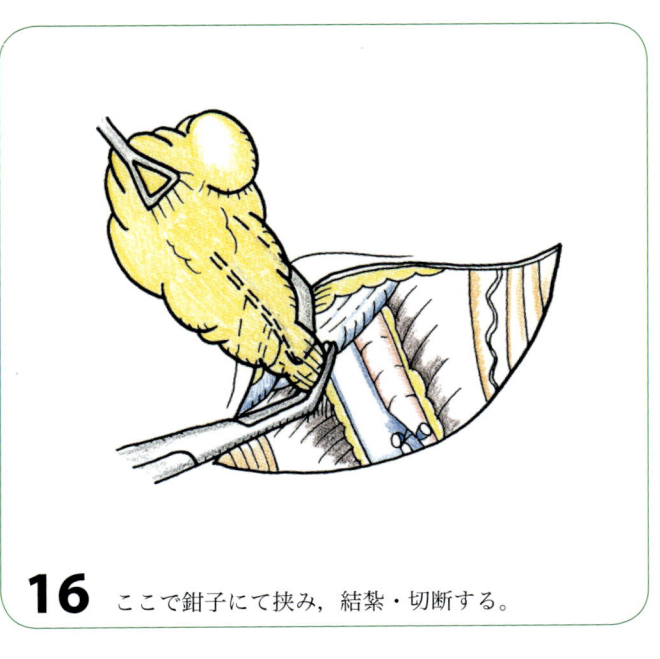

16 ここで鉗子にて挟み，結紮・切断する。

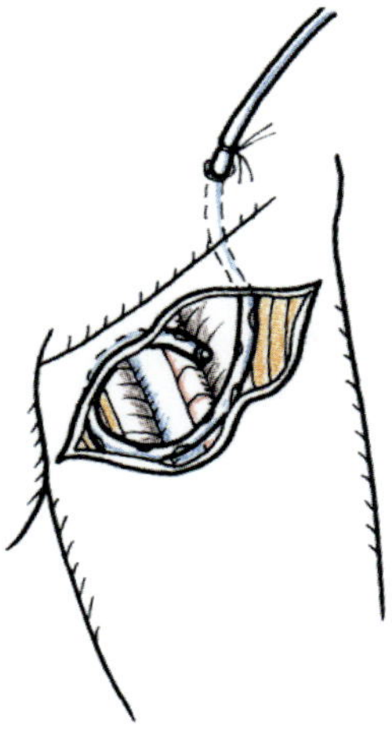

17 ドレーンを挿入したところ。

〈鼠径リンパ節郭清術補稿〉

右鼠径リンパ節転移症例で，同側の骨盤内リンパ節郭清も施行した。

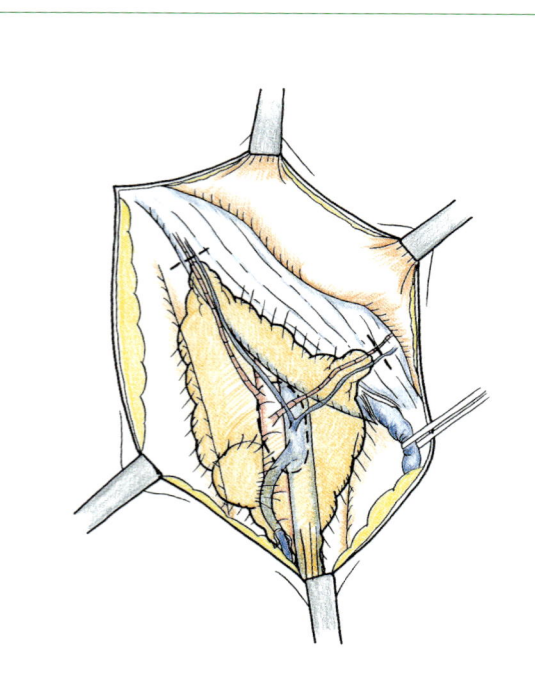

1 浅鼠径リンパ節の郭清範囲。上方，外側，内側の順に外していくが，途中で表在性下腹壁動静脈，回旋動静脈を切断する。また大伏在静脈の枝を一度，結紮・切断する必要がある。下端のリンパ節鎖を外す。

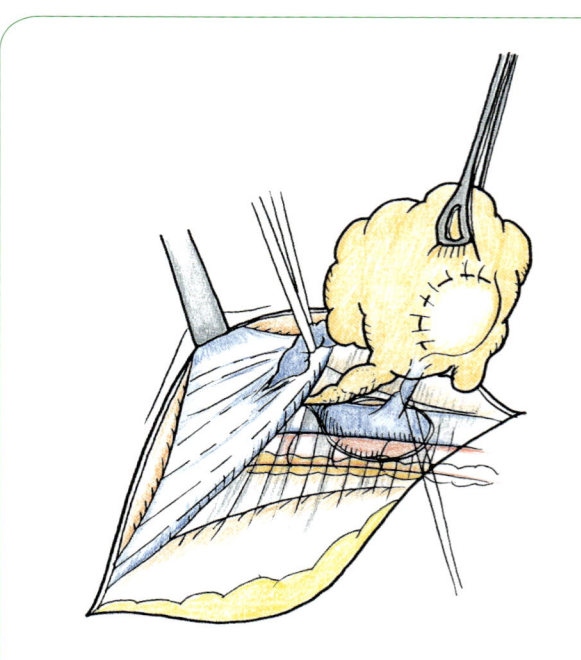

2 浅鼠径リンパ節が大伏在静脈と大腿静脈内側から骨盤内に入るところでつながっている状態。大伏在静脈は結紮・切断する。このあと，リンパの流れを確認する目的で骨盤内に入る部位のリンパ節鎖にインジゴカルミンを注入し，引き続き骨盤リンパ節郭清（下腹部正中切開）に移行した。

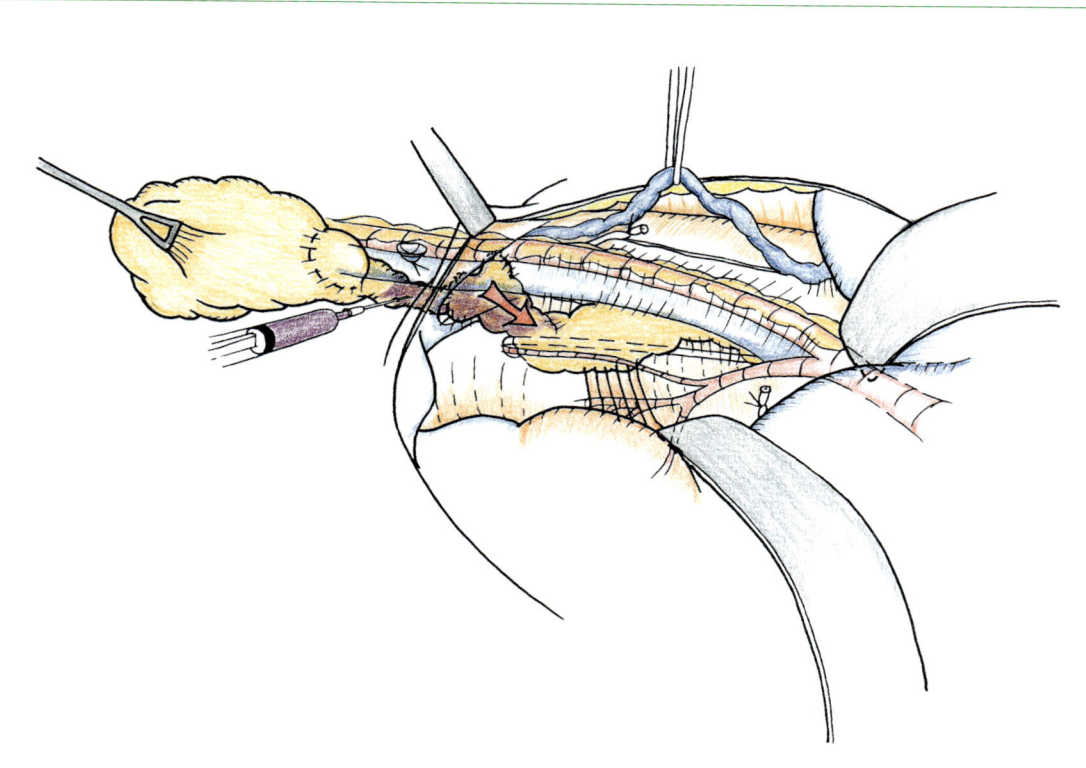

3 インジゴカルミンはCloquetのリンパ節を経て，閉鎖節に下降していくのが観察できたが，外腸骨リンパ節には向かわなかった。このことから浅鼠径リンパ節は，Cloquet，閉鎖節への流れとなるが，逆に考えると深鼠径リンパ節の流れは下肢からのリンパ流を集めて，外腸骨リンパ節に流れ込むことが推測できる。

A 陰茎の手術　199

6 陰茎折症の手術

大抵は根部付近の白膜が断裂するが，それ以外のこともある。

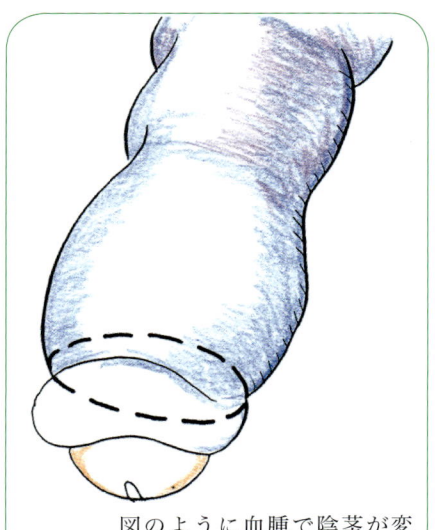

1 図のように血腫で陰茎が変形・腫脹している。亀頭部に近いところで皮膚を環状切開する。

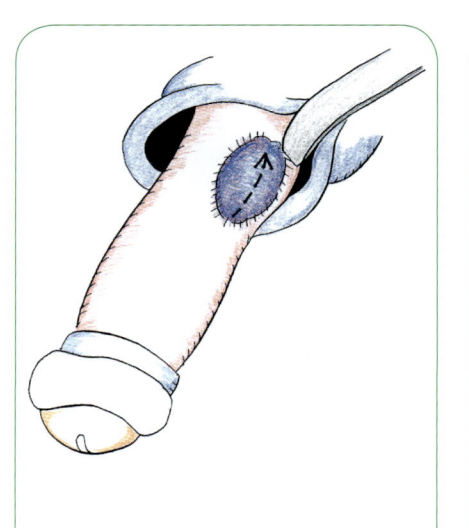

2 根部まで皮膚を剥離する。大抵は断裂部に血腫ができている。

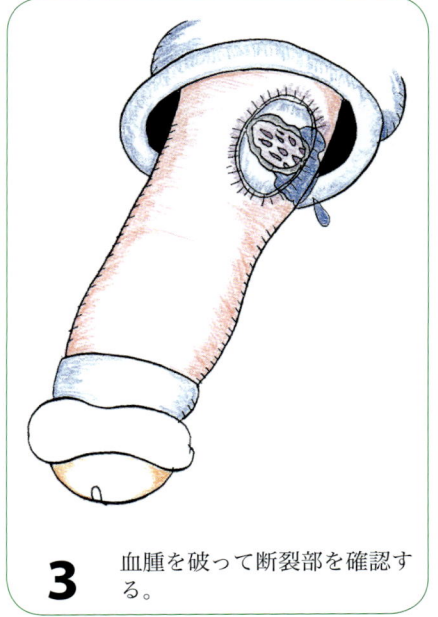

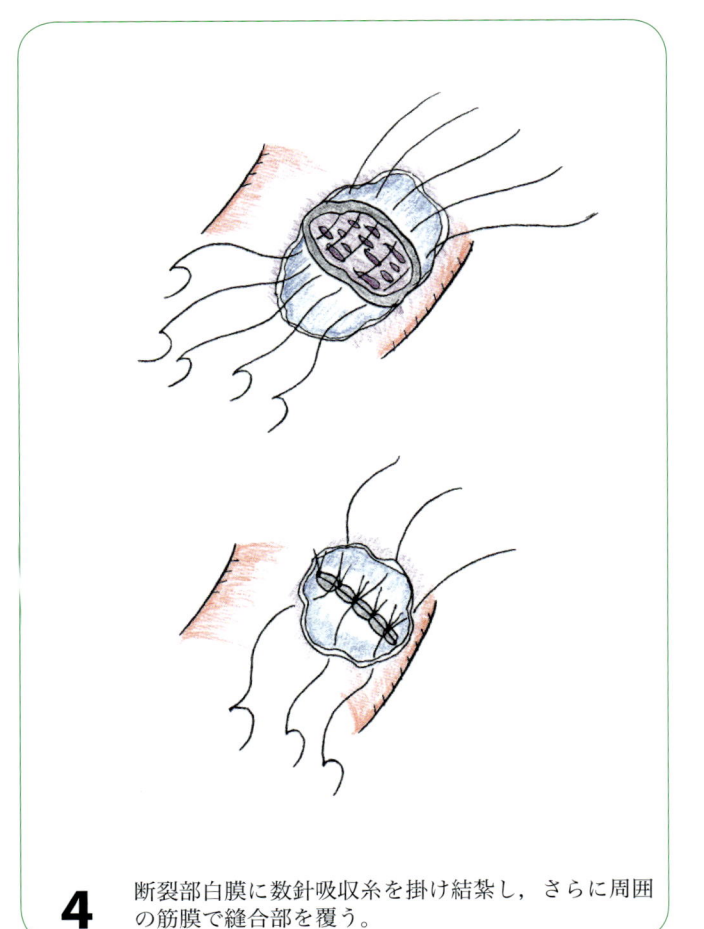

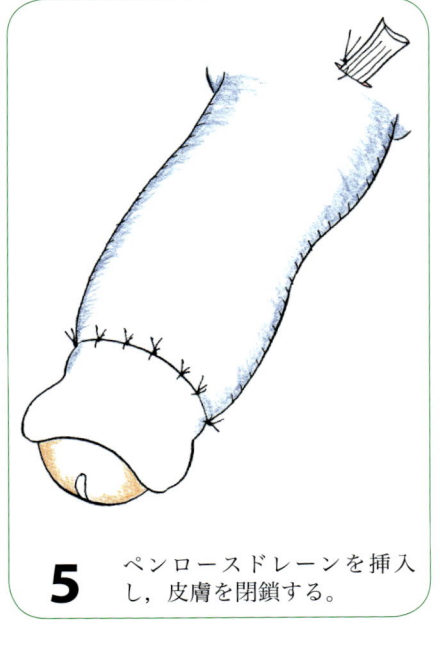

3 血腫を破って断裂部を確認する。

4 断裂部白膜に数針吸収糸を掛け結紮し，さらに周囲の筋膜で縫合部を覆う。

5 ペンロースドレーンを挿入し，皮膚を閉鎖する。

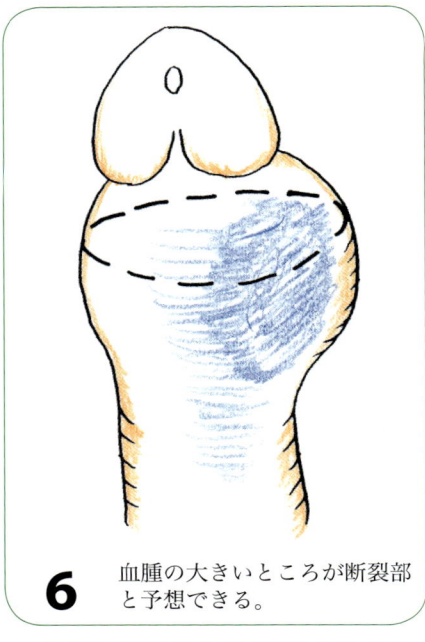

200　4　陰茎・陰嚢・尿道の手術

6 血腫の大きいところが断裂部と予想できる。

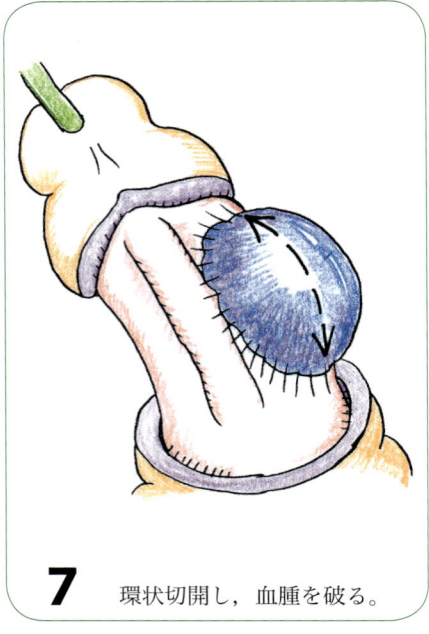

7 環状切開し，血腫を破る。

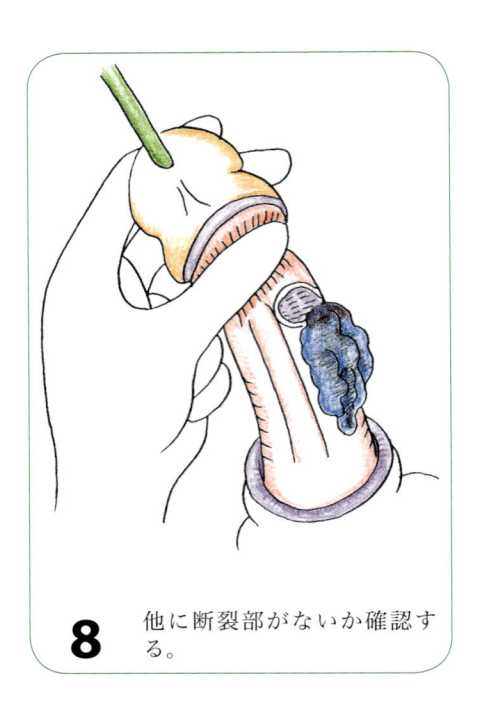

8 他に断裂部がないか確認する。

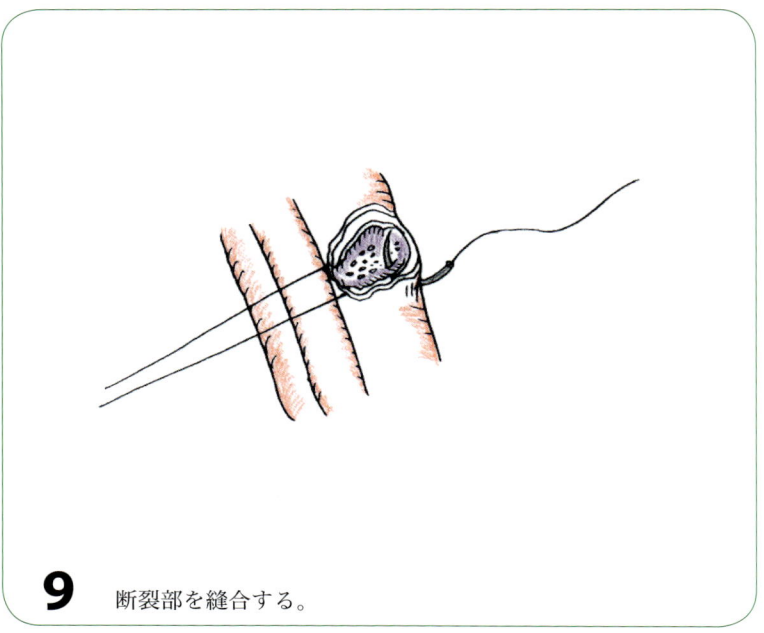

9 断裂部を縫合する。

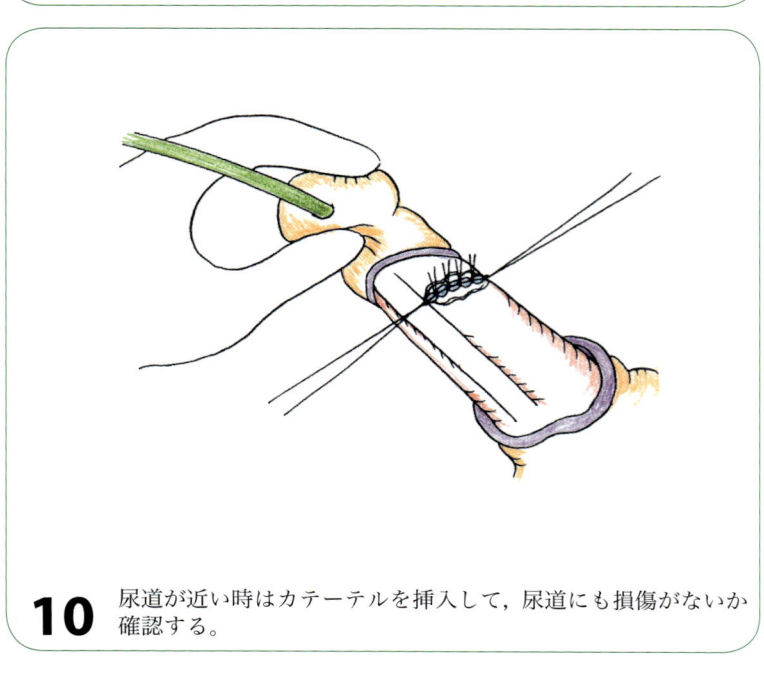

10 尿道が近い時はカテーテルを挿入して，尿道にも損傷がないか確認する。

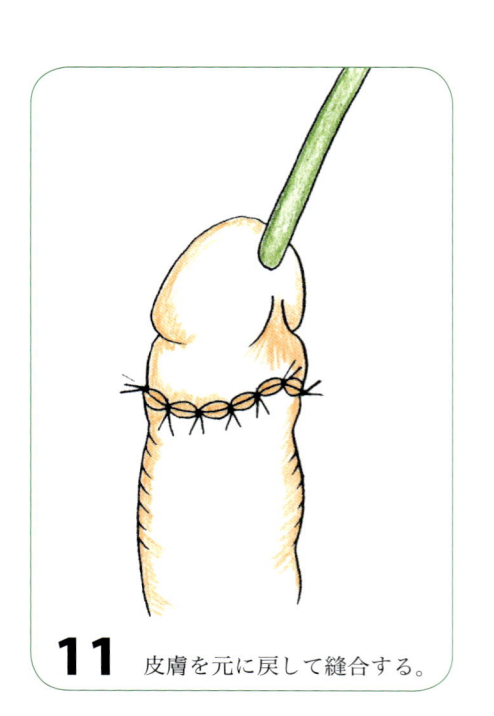

11 皮膚を元に戻して縫合する。

7 虚血性持続勃起症の手術

交感神経作働薬の注入でも勃起が消退しないときは，シャント手術の適応になる。distal shunt から始め，それでも消退しなければ proximal shunt を施行する。

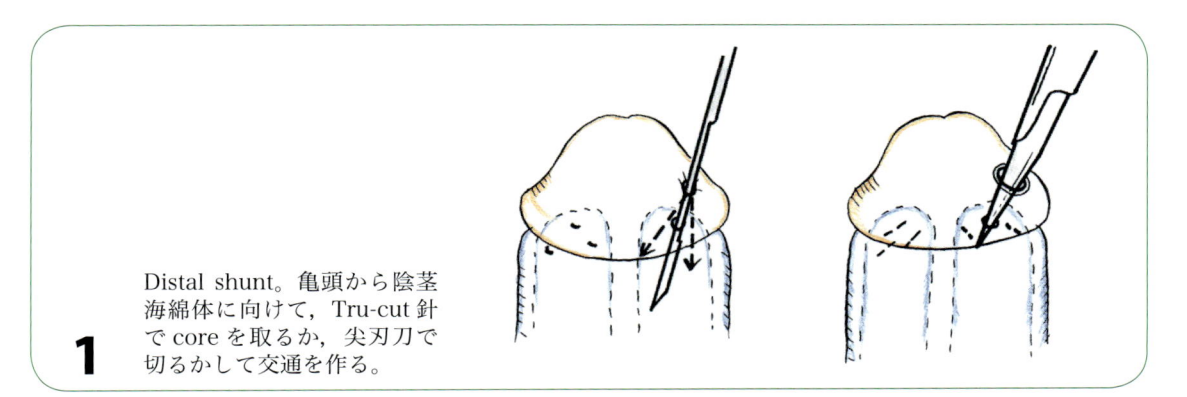

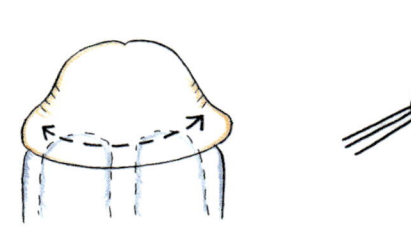

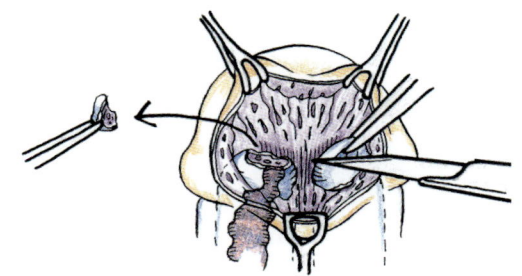

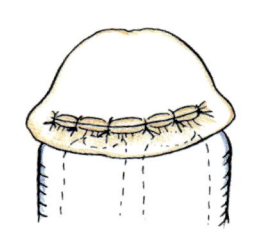

1 Distal shunt。亀頭から陰茎海綿体に向けて，Tru-cut 針で core を取るか，尖刃刀で切るかして交通を作る。

2 Distal shunt。亀頭部背側に横切開を置き，陰茎海綿体尖端部を露出する。尖端部の組織を切除して，確実に亀頭と陰茎海綿体の交通を作成する。

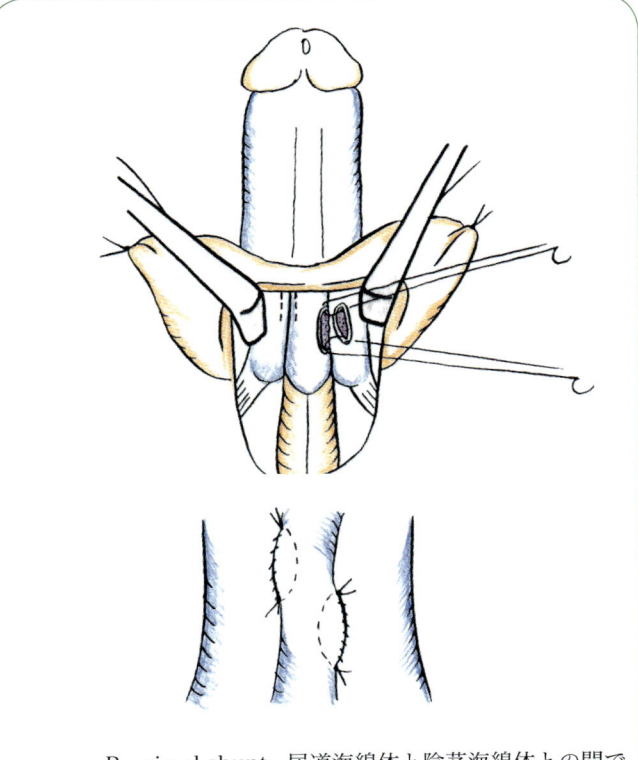

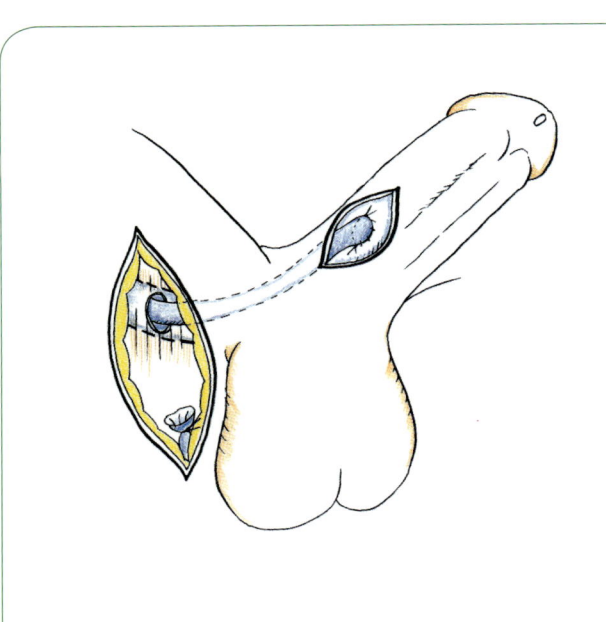

3 Proximal shunt。尿道海綿体と陰茎海綿体との間でシャントを形成する。

4 Proximal shunt。大伏在静脈を陰茎海綿体に吻合する。

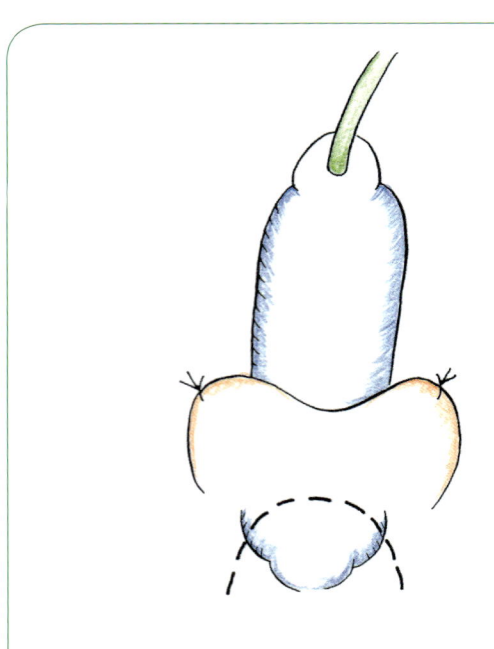

5 ここでは尿道海綿体-陰茎海綿体シャント術を紹介する。会陰部または陰茎根部付近に皮膚切開を置き，球部尿道のあたりを露出する。

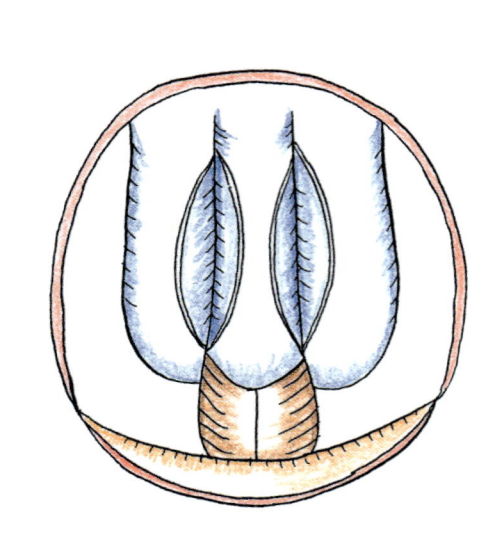

6 吻合予定部の尿道をある程度剝離し，予定海綿体吻合部あたりをお互いに寄せて何針かで固定しておく（吻合部の張力を避けるため）。

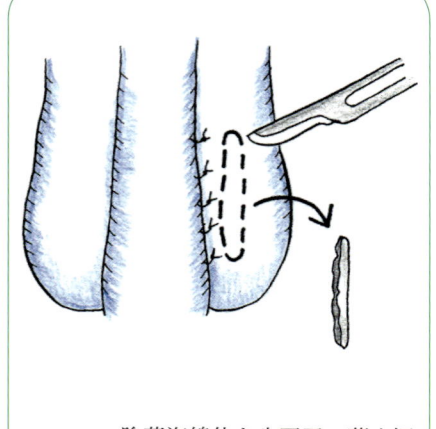

7 陰茎海綿体を尖刃刀で薄く切除する。

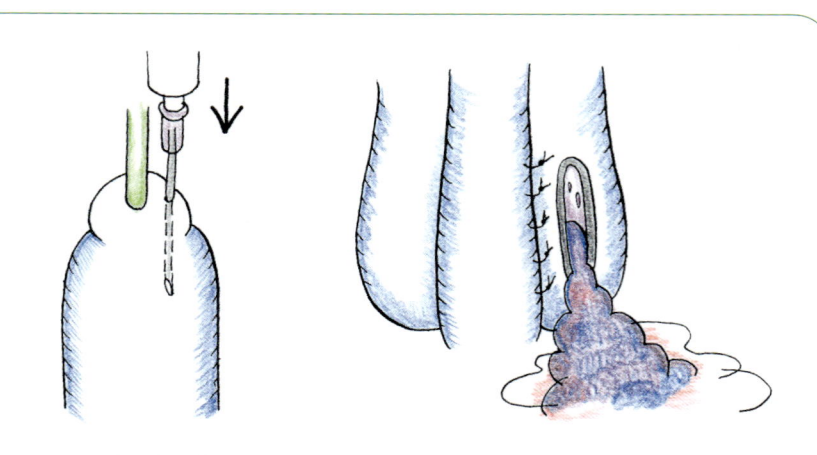

8 このあと亀頭部より陰茎海綿体へ静脈留置針を穿刺し，生食水でネバネバした血液を洗い流す。

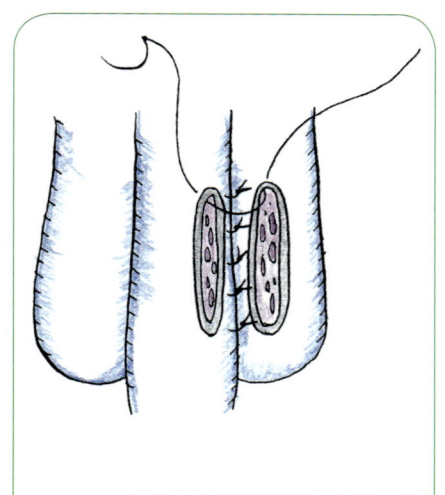

9 対応する尿道海綿体も薄く切除し，それぞれの上下端に4-0の吸収糸を掛ける。

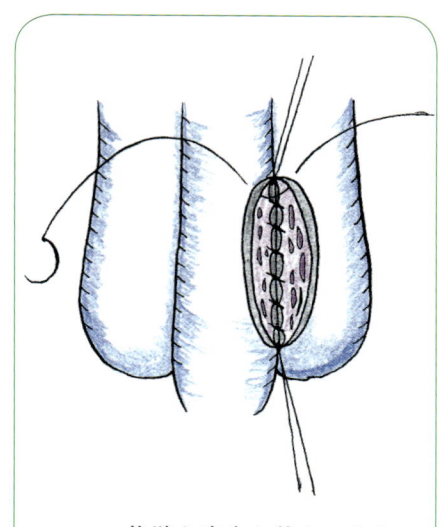

10 後壁を吻合し終わったところ。

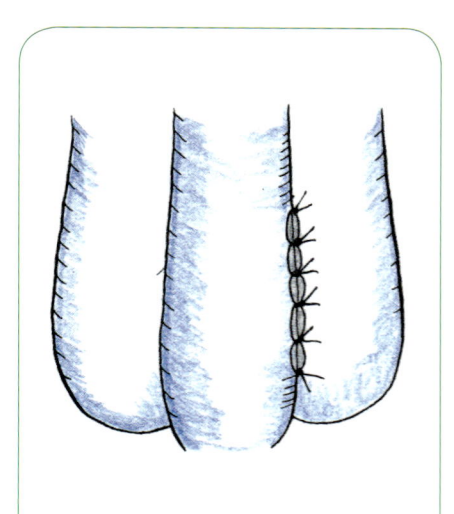

11 前壁を吻合し終わったところ。

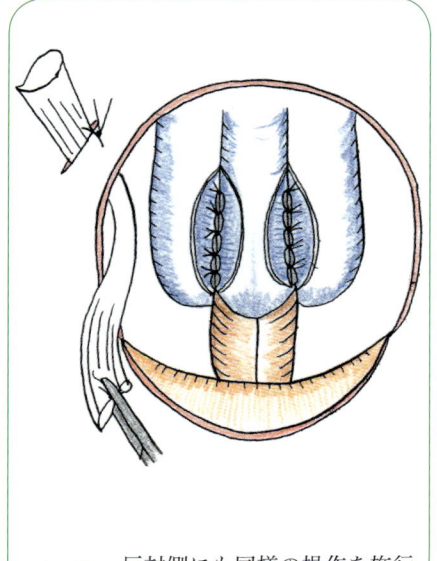

12 反対側にも同様の操作を施行する。

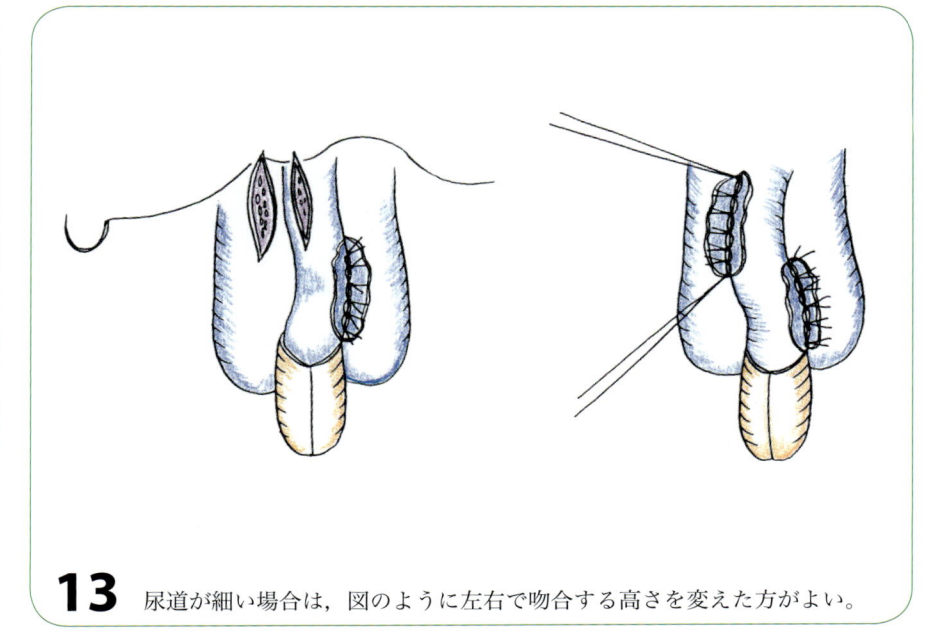

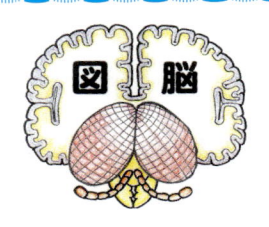

13 尿道が細い場合は，図のように左右で吻合する高さを変えた方がよい。

不安・恐怖と図脳

　恐怖とは生物や人間にとって，最も原始的な感情の一つであり，この恐怖の感情を正確に感知することによって，生物やわれわれ人類も自らの身を守ってきたのだと思う。われわれ現代人はしだいに自然から隔離されてきたのでこの感情が鈍ってきたか，あるいは恐怖に対する反応がバランスの欠いたものになってきたかもしれない。外科医は手術に臨んで多かれ少なかれ，この感情を抱く。

　この感情がどこからくるのか？　この手術がうまくできるかどうか，手術前の準備が周到であったかどうか，この手術の経験が豊富であるか全くの初めての手術であるのか，今までに苦い経験があったかどうかなどの過去の記憶など，さまざまな要因が考えられる。

　身近な外科医を観察するに，恐怖心が強すぎても良い手術はできないし，勇猛果敢で，乱雑な手術をしても平気な恐怖心の少ない外科医もいる。要するにバランスが大切で

あろう。したがって，外科医は正常に恐怖を感知して，上手に付き合っていかなければならない。不安をうまく生かすことによって，周到に準備をし，起こりうるトラブルを予想し，いざ起こったときにどのように対処するかも考えるであろう。その手術に関連する解剖も，人体解剖図を理解していても不十分である。手術における解剖は切開ごとに，剝離ごとに変化する。ひとつの手順のあとにどんな解剖が展開するのか知識として知っていなければ，怖くて手が止まってしまって手術が進まない。

　この原始的な不安や恐怖の感情に打ち克つにはどうすればよいか。図脳を磨くことである。そして外科医はこの不安や恐怖から逃れることはできない。そういう職業なのである。小手先の対応では不安や恐怖にますますがんじがらめになるのが落ちである。

B 陰嚢の手術

8 陰嚢水腫

水腫に穴を開けないように，創外に脱転するのがコツか．

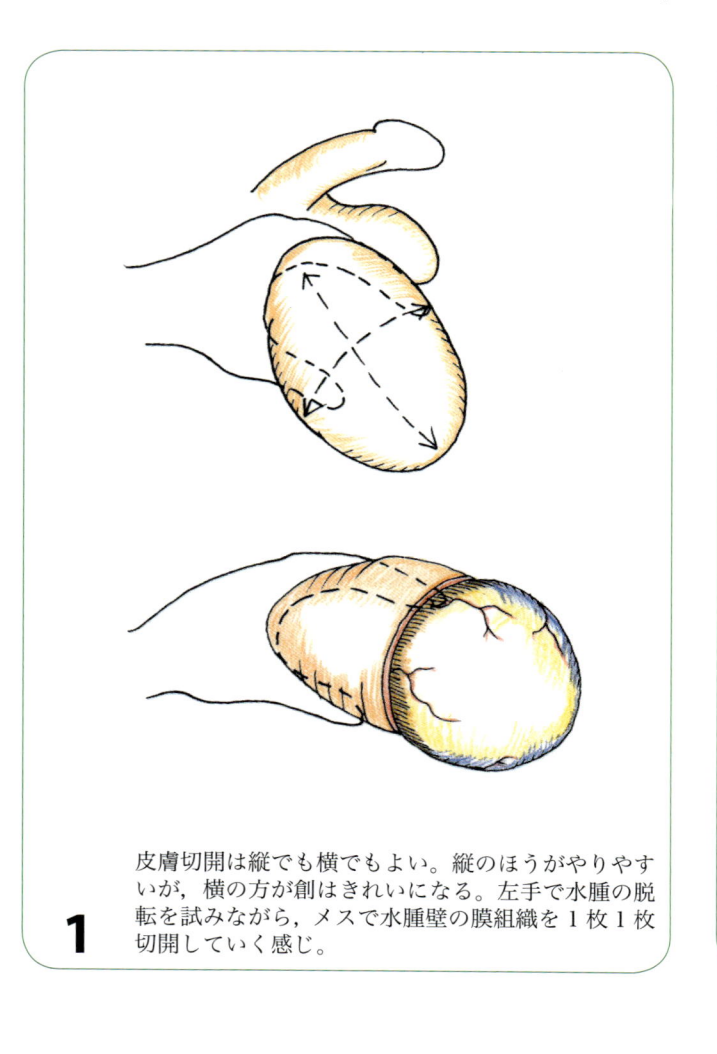

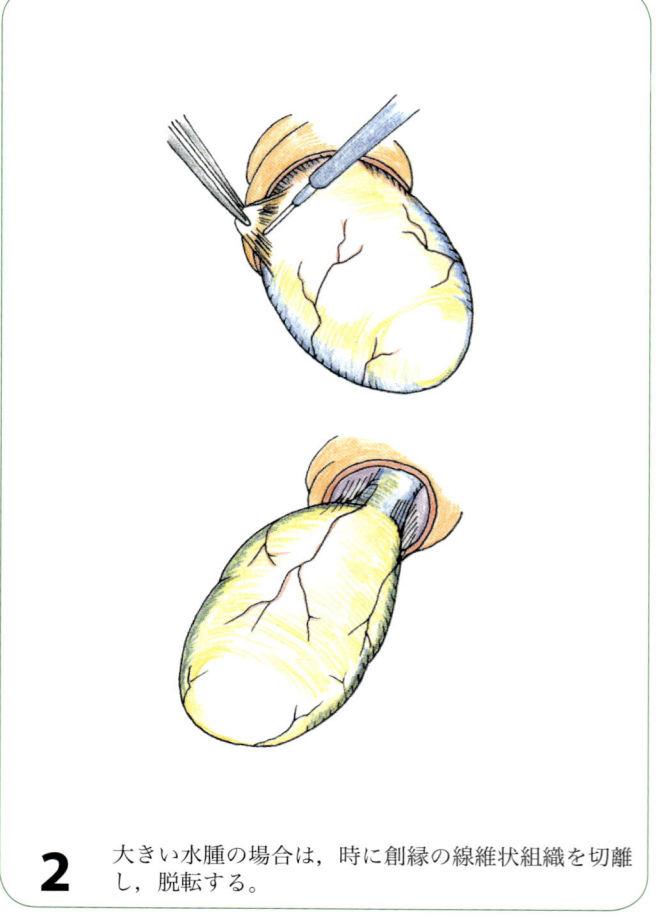

1 皮膚切開は縦でも横でもよい．縦のほうがやりやすいが，横の方が創はきれいになる．左手で水腫の脱転を試みながら，メスで水腫壁の膜組織を1枚1枚切開していく感じ．

2 大きい水腫の場合は，時に創縁の線維状組織を切離し，脱転する．

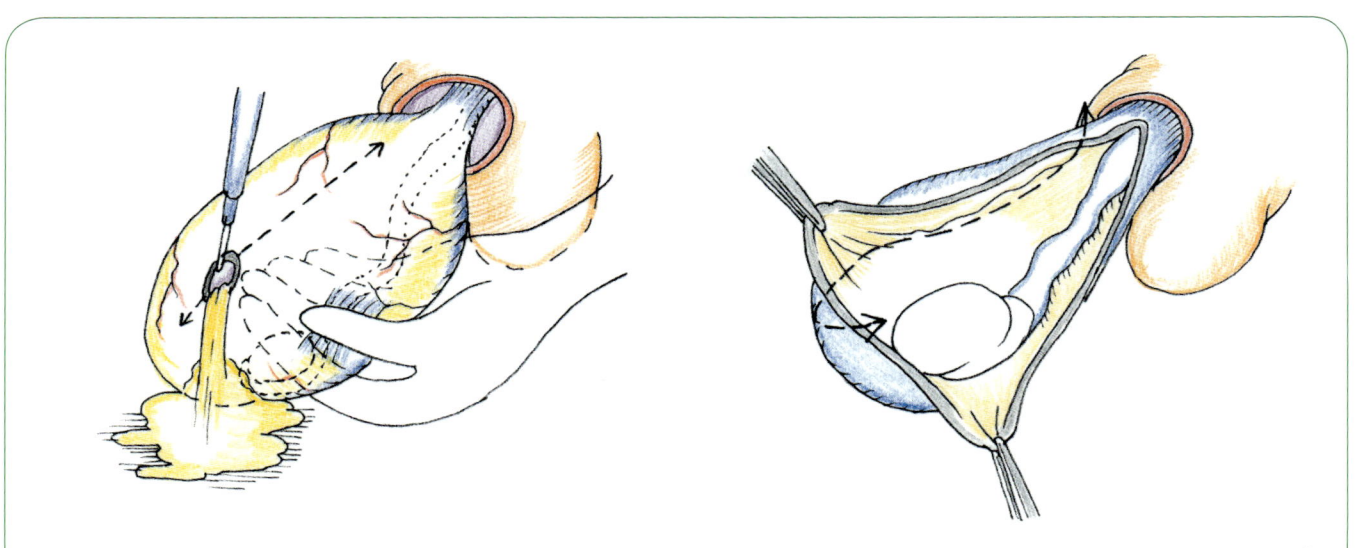

3 水腫壁を切開し，内容液を吸引する。切開を延ばし，精巣を確認しながら余分な水腫壁を反対側に折り返せるほどは残して，電気メスで切除する。

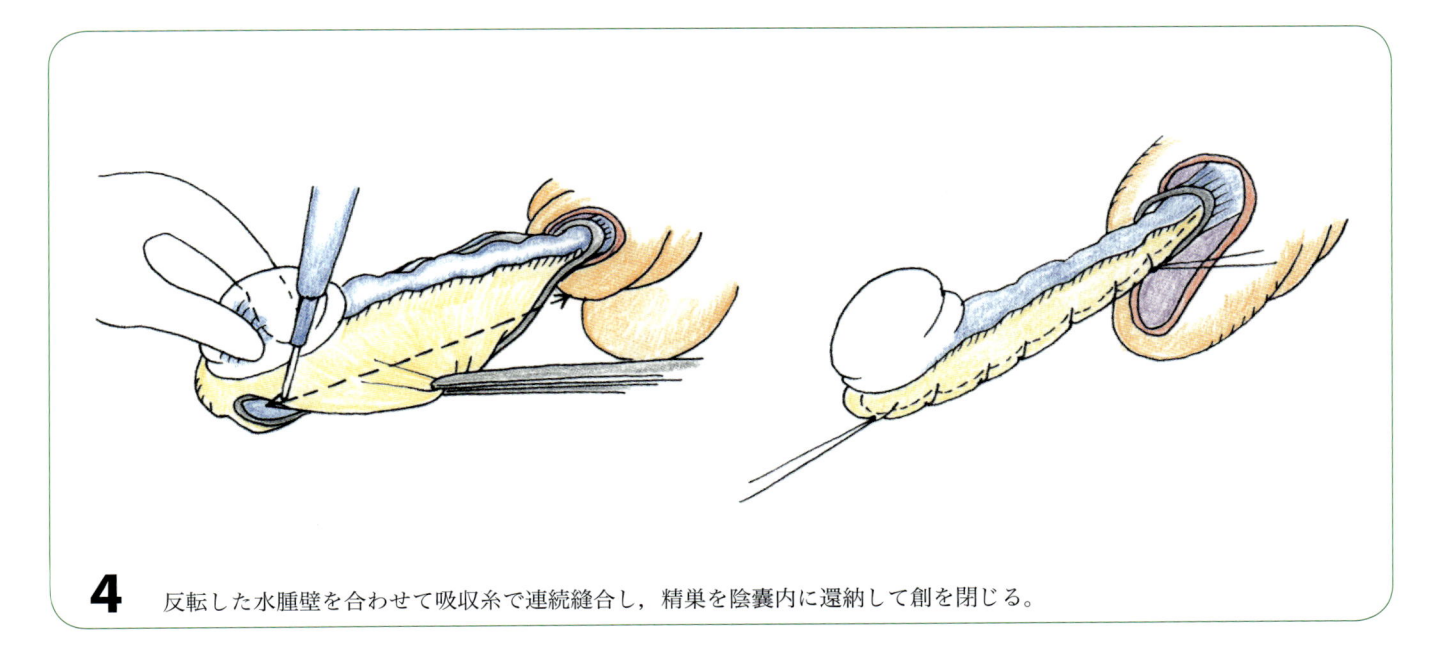

4 反転した水腫壁を合わせて吸収糸で連続縫合し，精巣を陰嚢内に還納して創を閉じる。

9 精巣腫瘍に対する高位精巣摘除術

精索を内鼠径輪で結紮・切断する。

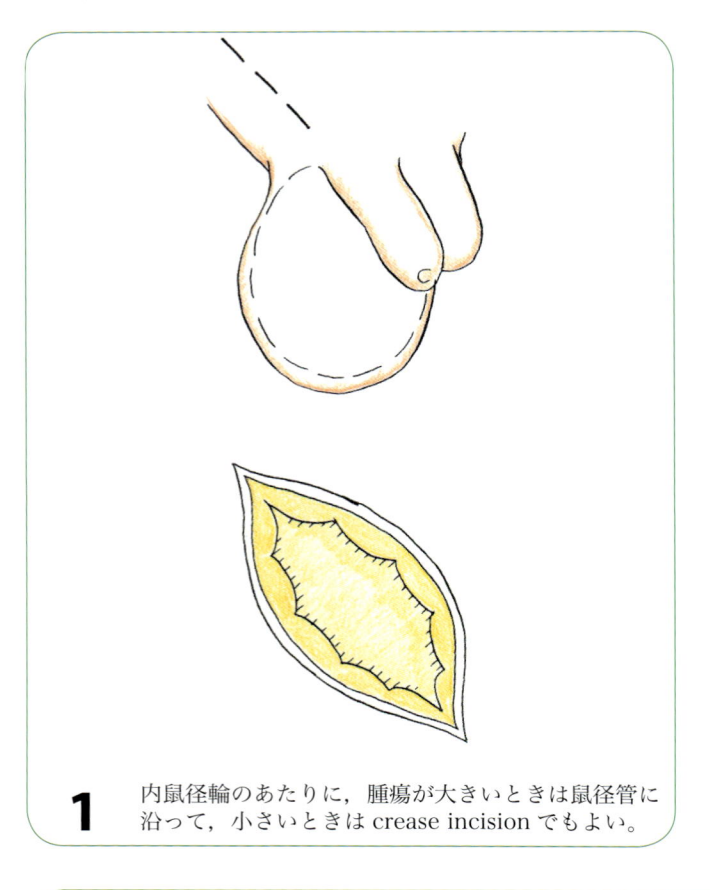

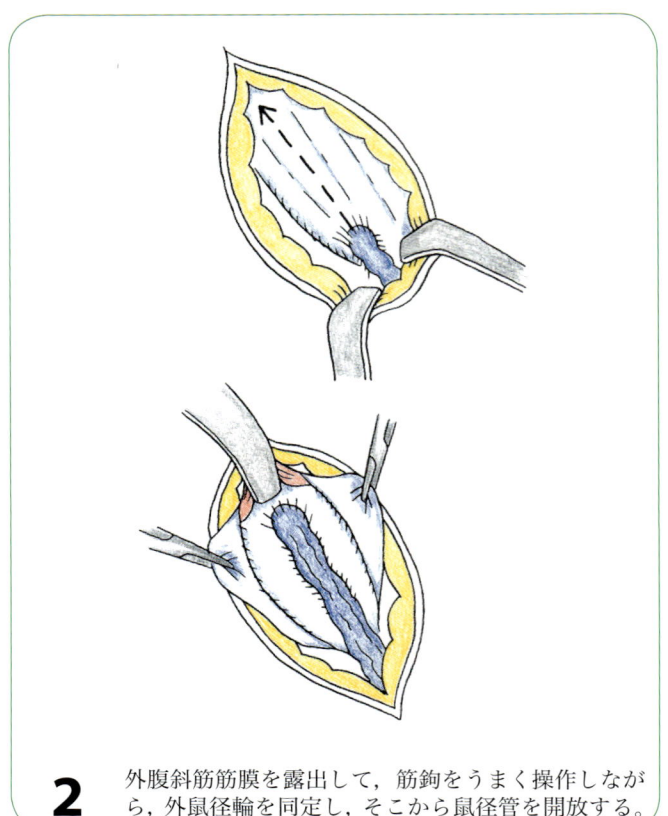

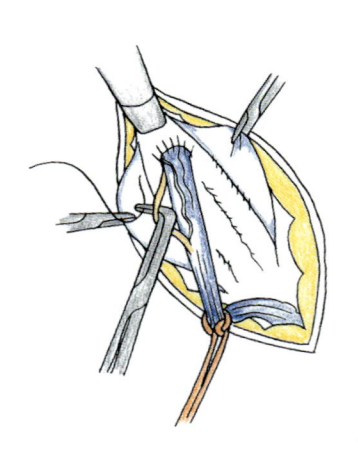

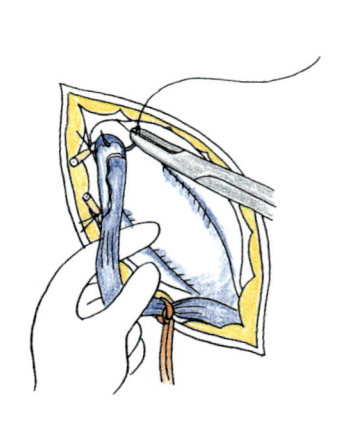

1 内鼠径輪のあたりに，腫瘍が大きいときは鼠径管に沿って，小さいときは crease incision でもよい。

2 外腹斜筋筋膜を露出して，筋鉤をうまく操作しながら，外鼠径輪を同定し，そこから鼠径管を開放する。

3 内腹斜筋を筋鉤で頭側に引くと内鼠径輪を同定できる。ここで精索から精管を剝離して，結紮・切断し，精索も針糸を掛け結紮し，鉗子を掛けて切断する。

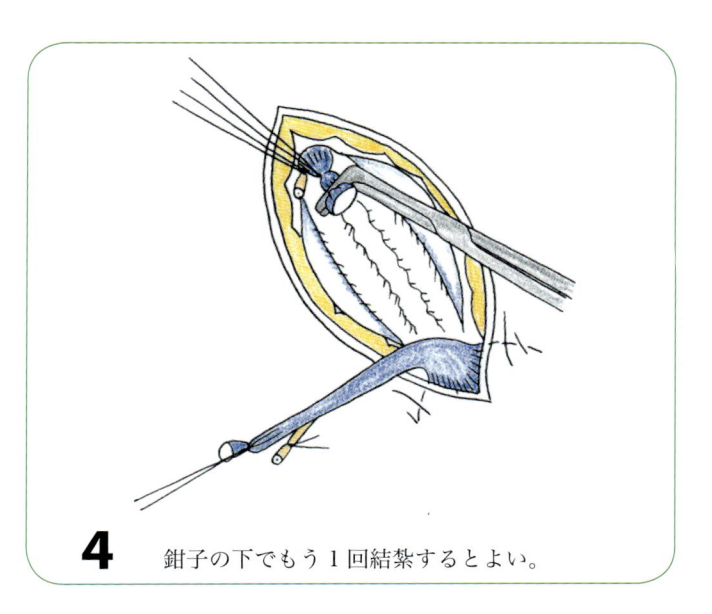

B 陰嚢の手術　207

4 鉗子の下でもう1回結紮するとよい。

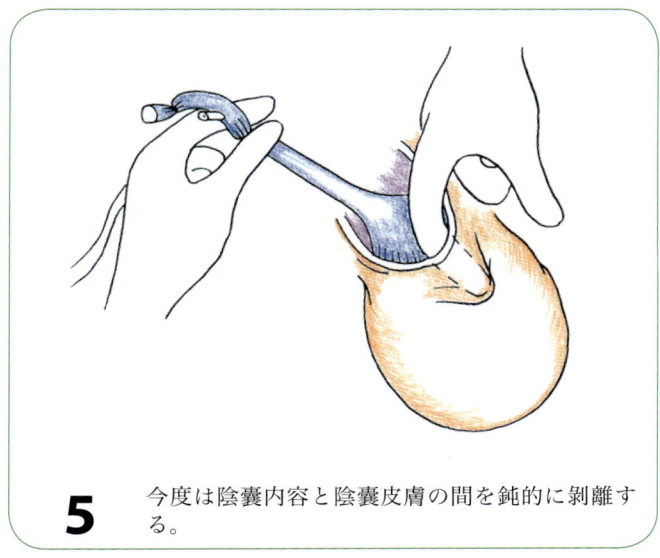

5 今度は陰嚢内容と陰嚢皮膚の間を鈍的に剝離する。

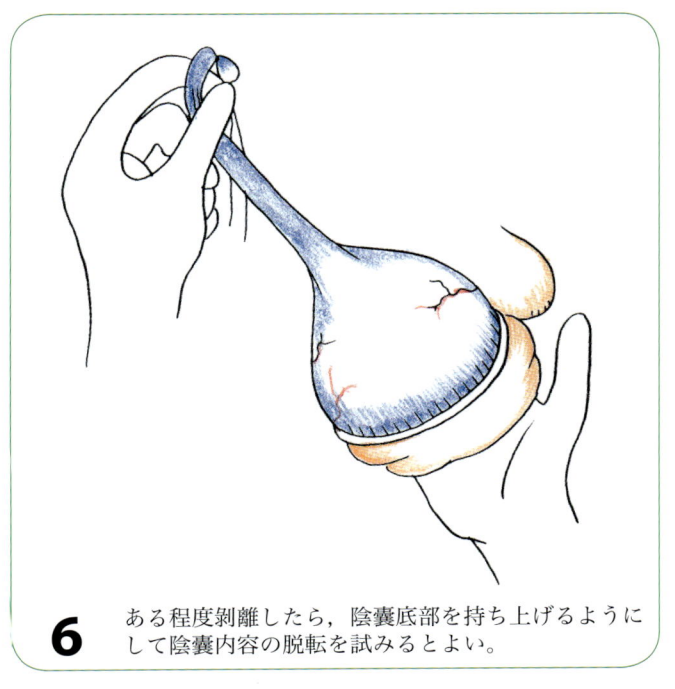

6 ある程度剝離したら，陰嚢底部を持ち上げるようにして陰嚢内容の脱転を試みるとよい。

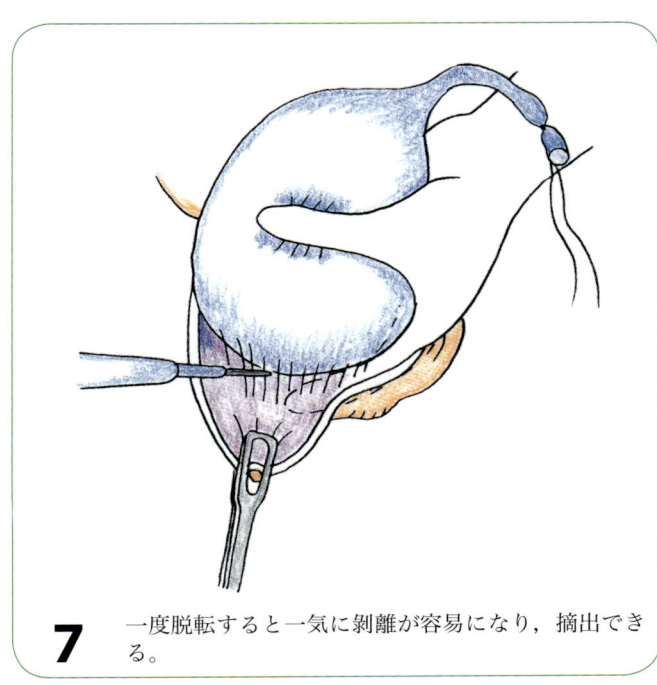

7 一度脱転すると一気に剝離が容易になり，摘出できる。

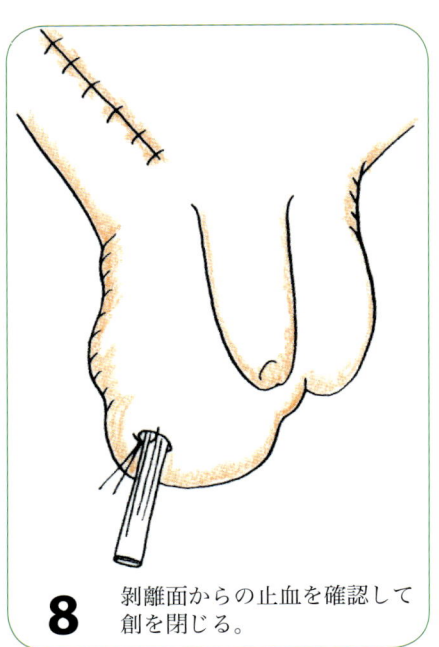

8 剝離面からの止血を確認して創を閉じる。

10 膀胱ヘルニアの手術

排尿困難に伴う膀胱ヘルニアの手術を紹介する。プラグ法によるヘルニア修復術を試みた。

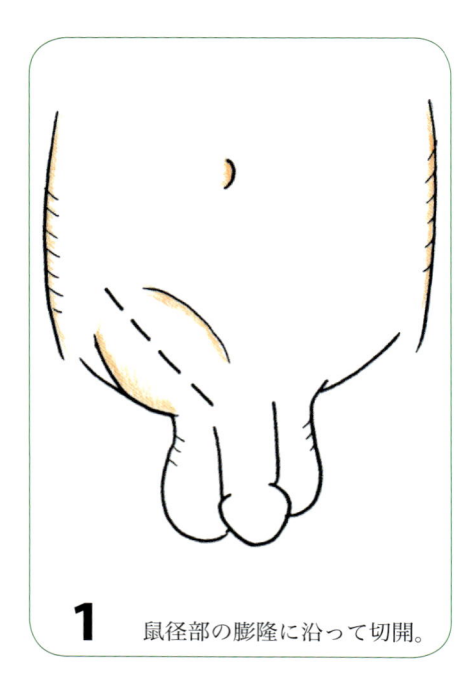

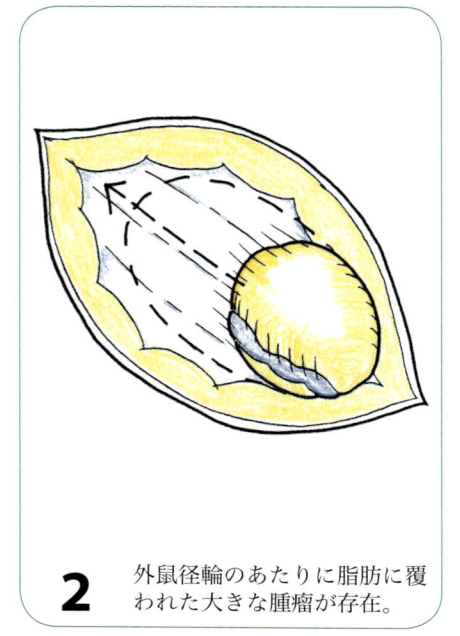

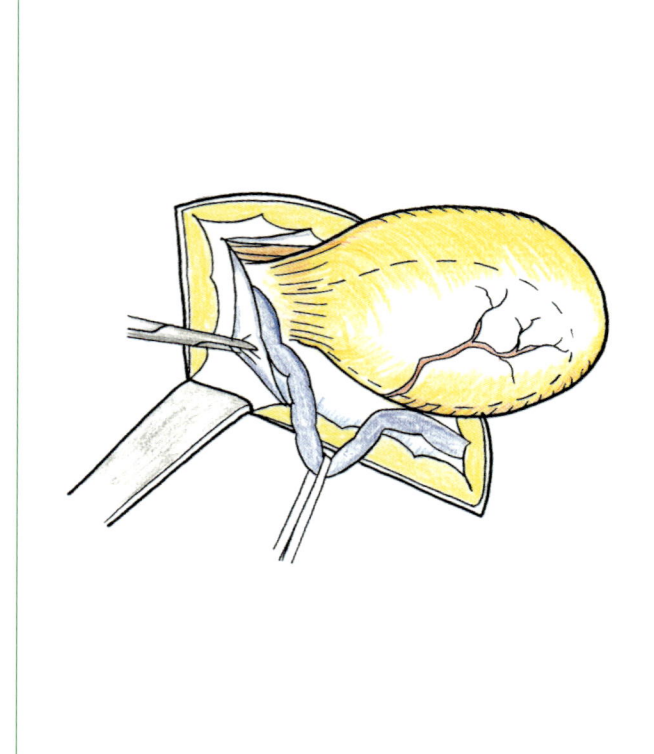

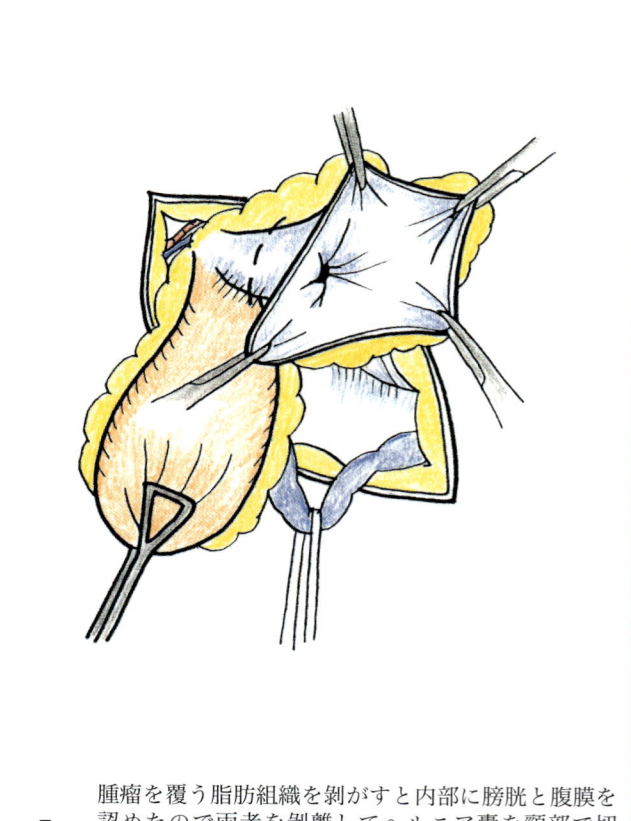

1 鼠径部の膨隆に沿って切開。

2 外鼠径輪のあたりに脂肪に覆われた大きな腫瘤が存在。

3 鼠径管を開放し，精索を腫瘤から剝離して，腫瘤を遊離した。上方に下腹壁動静脈を確認でき，内鼠径ヘルニアと思われた。

4 腫瘤を覆う脂肪組織を剝がすと内部に膀胱と腹膜を認めたので両者を剝離してヘルニア囊を頸部で切除・縫合した。

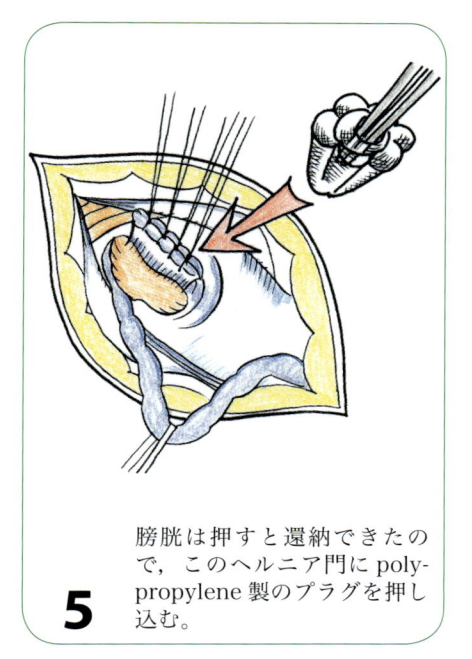

B　陰嚢の手術　209

5 膀胱は押すと還納できたので，このヘルニア門に polypropylene 製のプラグを押し込む。

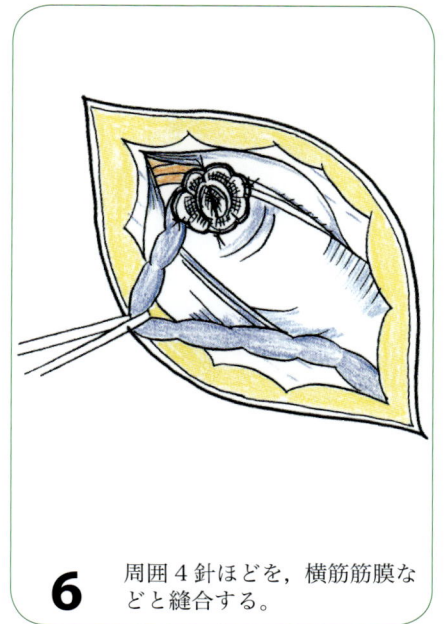

6 周囲4針ほどを，横筋筋膜などと縫合する。

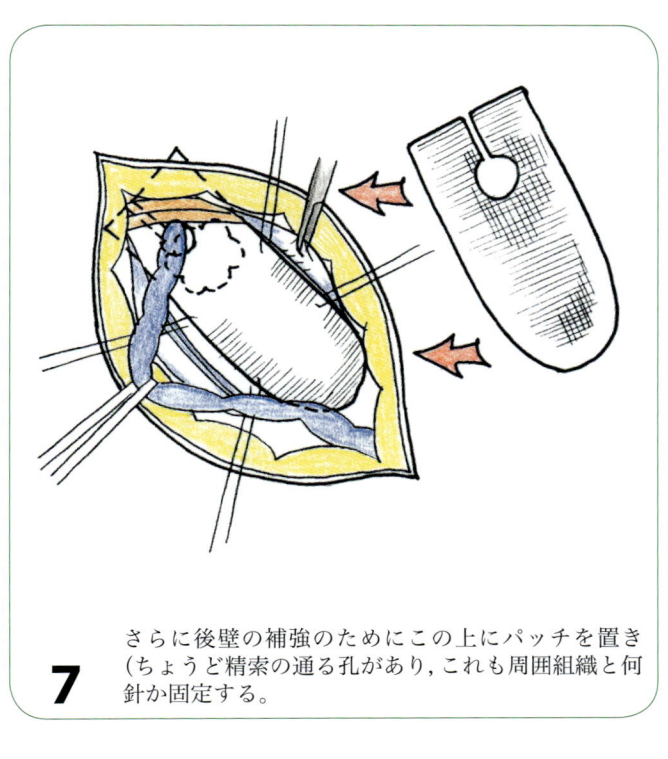

7 さらに後壁の補強のためにこの上にパッチを置き（ちょうど精索の通る孔があり，これも周囲組織と何針か固定する。

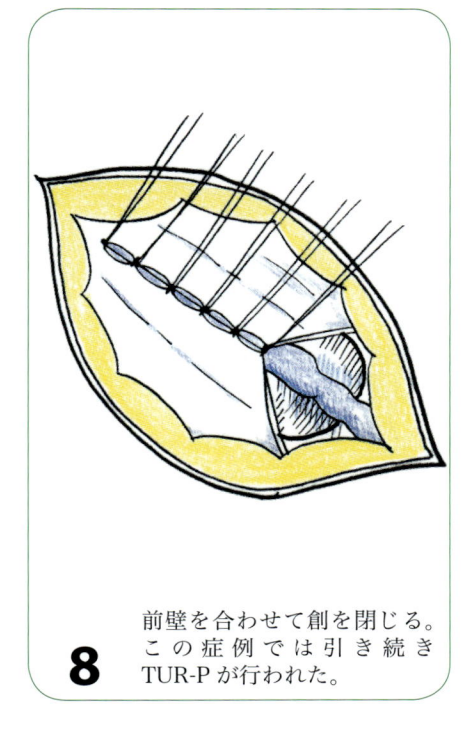

8 前壁を合わせて創を閉じる。この症例では引き続き TUR-P が行われた。

11 両側精巣摘除術

前立腺癌の内分泌療法として行われることがある。ここでは精巣上体を温存してコスメティックに仕上げる方法を紹介する。

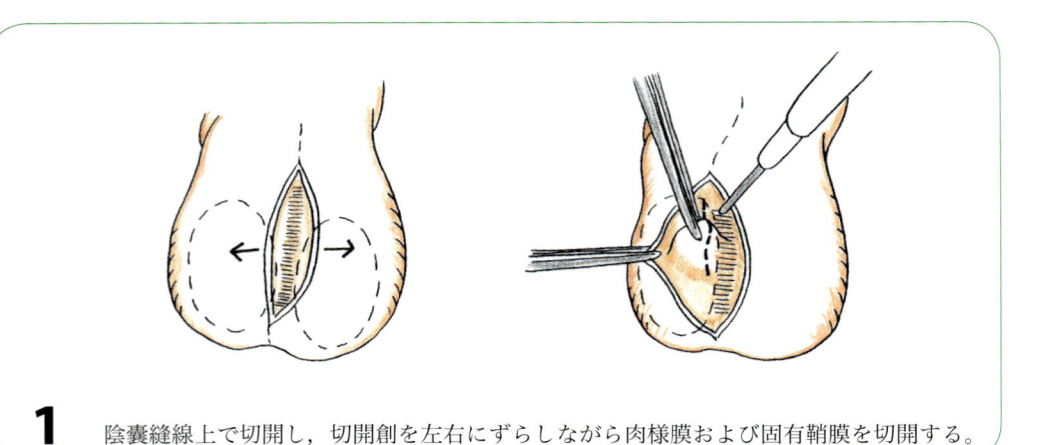

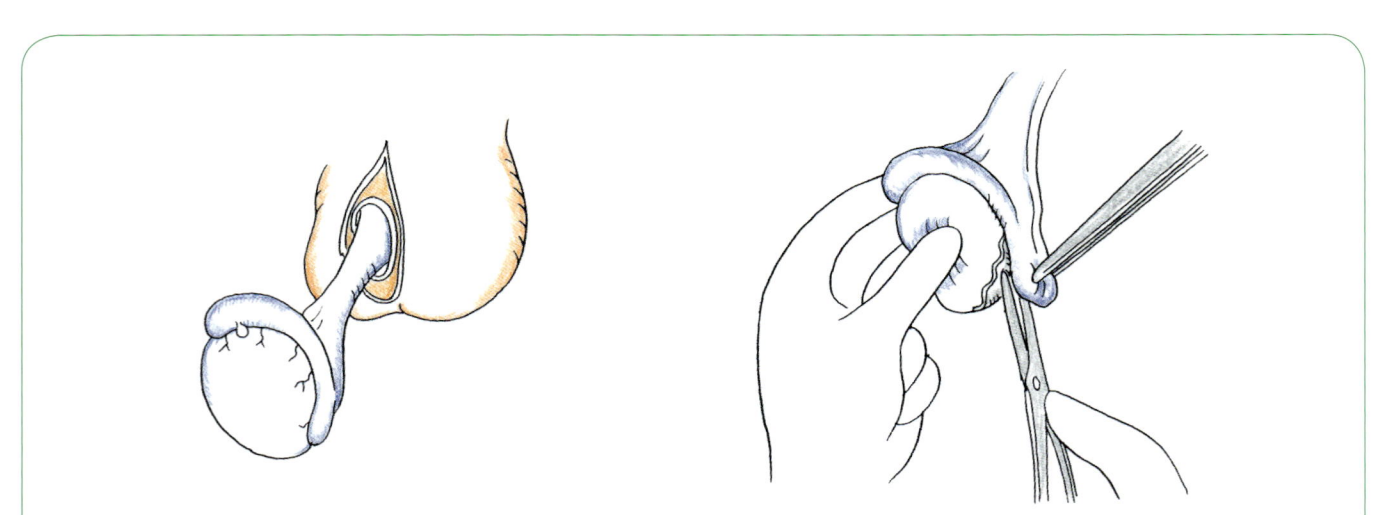

1 陰嚢縫線上で切開し，切開創を左右にずらしながら肉様膜および固有鞘膜を切開する。

2 精巣を創外に脱出させ，普通の精巣摘除であればここで精索から精管を剥離して，別々に結紮・切断して精巣を摘出すればよいが，精巣上体を温存する場合，尾部よりハサミで精巣との間を切離していく。

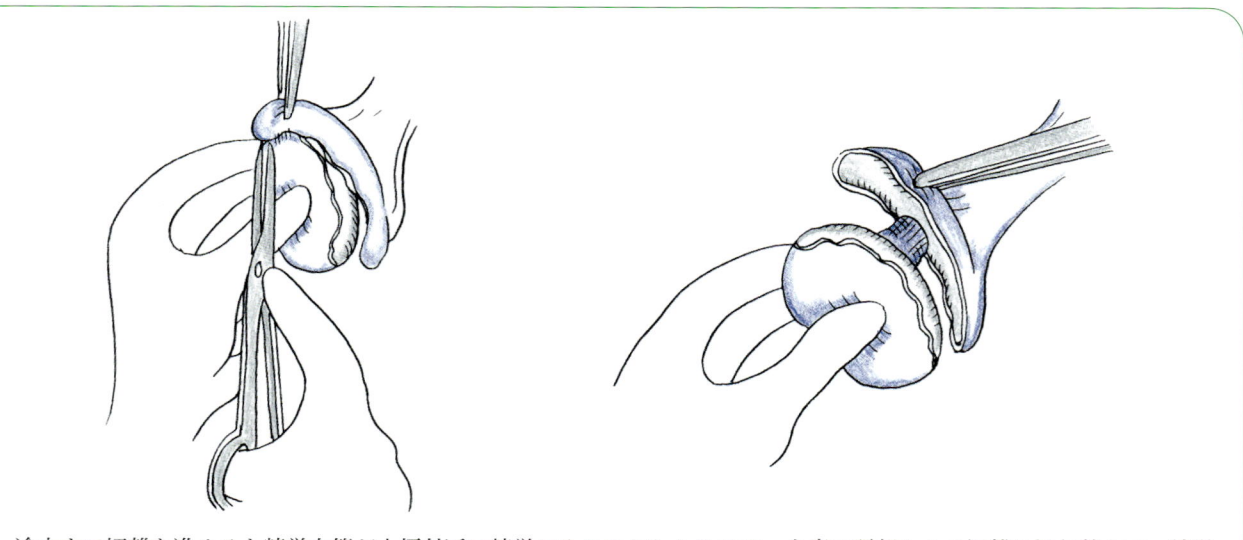

3 途中まで切離を進めると精巣血管が上極付近で精巣に入るのがわかるので，今度は頭部からの切離に切り替えて，精巣血管のみを残すようにする。

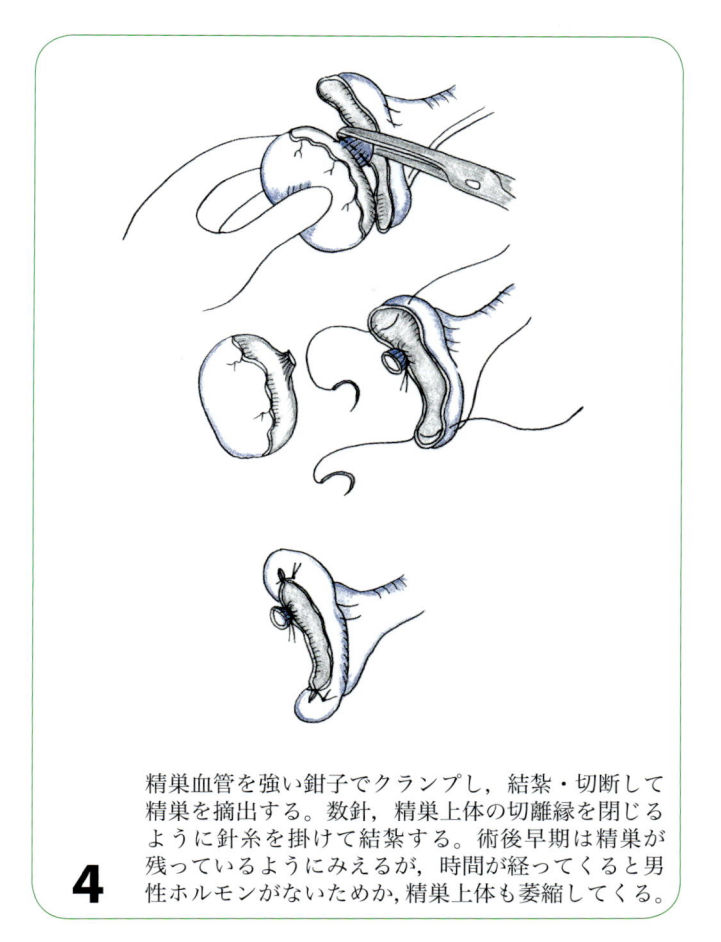

4 精巣血管を強い鉗子でクランプし，結紮・切断して精巣を摘出する。数針，精巣上体の切離縁を閉じるように針糸を掛けて結紮する。術後早期は精巣が残っているようにみえるが，時間が経ってくると男性ホルモンがないためか，精巣上体も萎縮してくる。

12 精巣捻転の精巣固定術

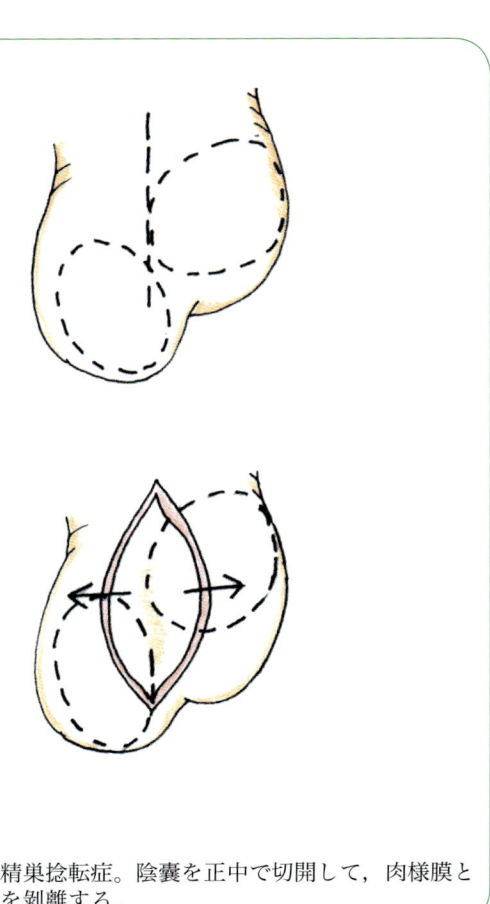

1 左の精巣捻転症。陰嚢を正中で切開して，肉様膜との間を剝離する。

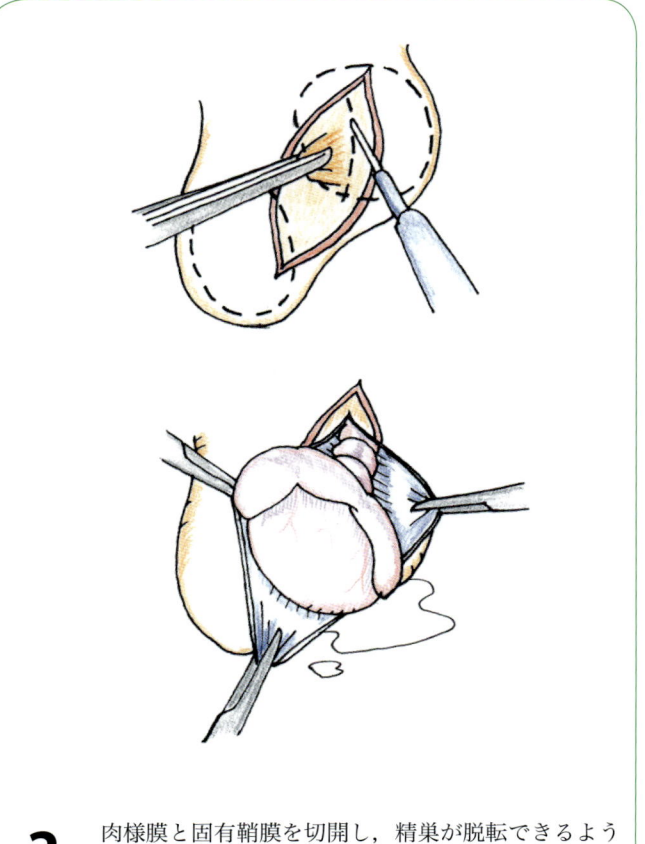

2 肉様膜と固有鞘膜を切開し，精巣が脱転できるようにし，捻転を解除する。

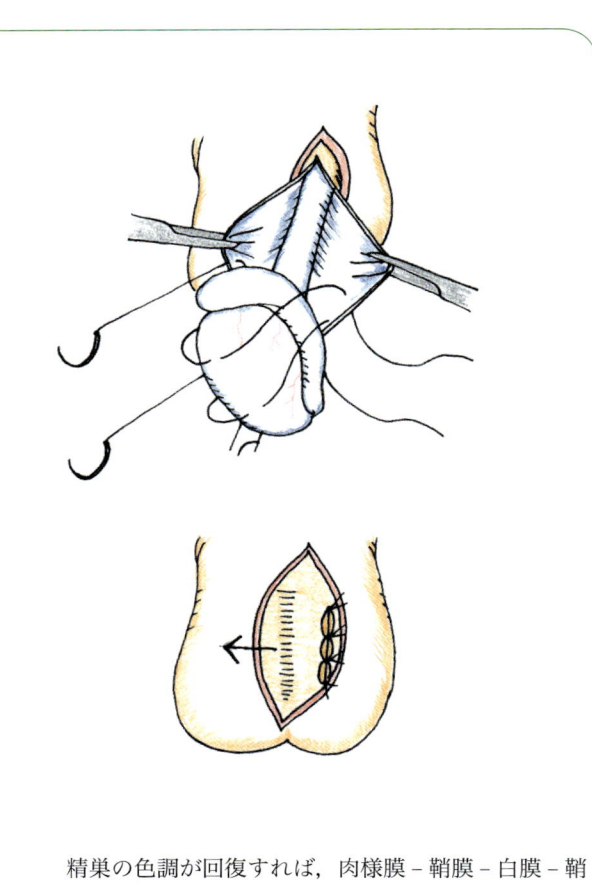

3 精巣の色調が回復すれば，肉様膜－鞘膜－白膜－鞘膜－肉様膜と非吸収糸を3針掛け，精巣を陰嚢内に還納してから結紮すると精巣は固定される。

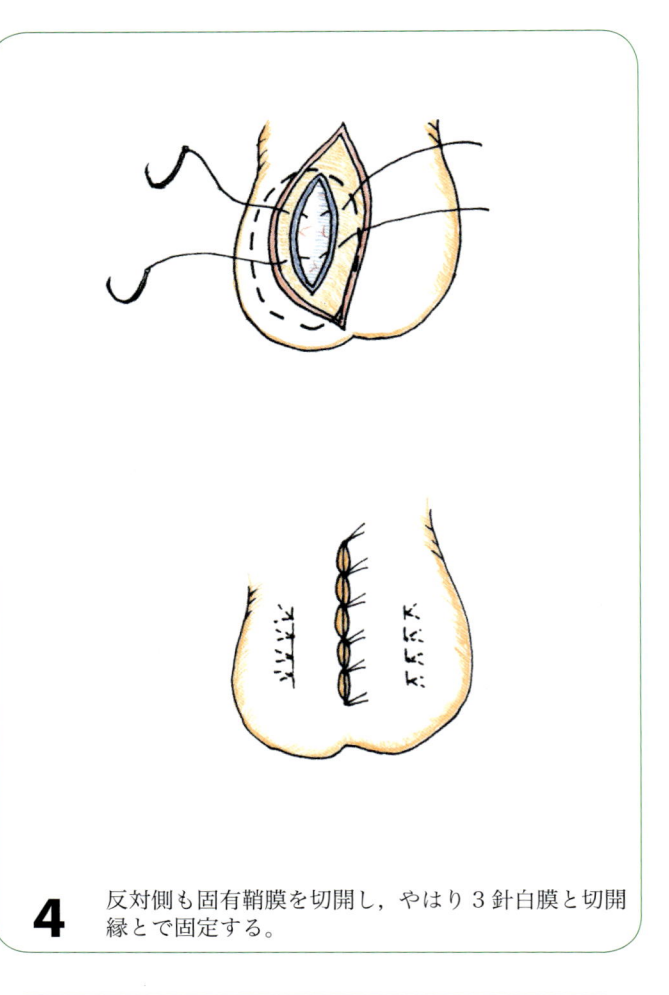

4 反対側も固有鞘膜を切開し，やはり3針白膜と切開縁とで固定する。

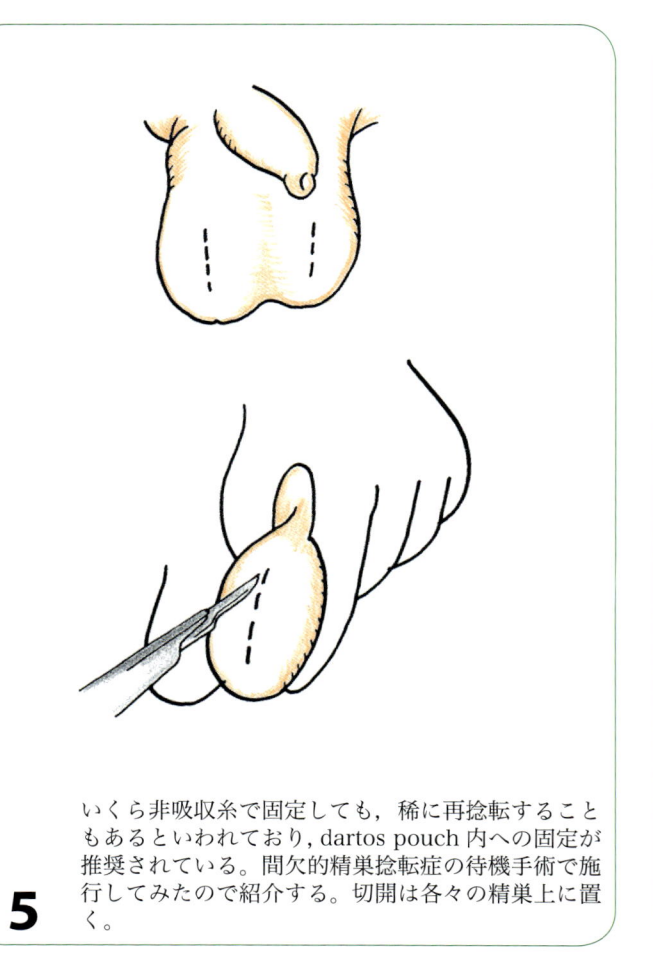

5 いくら非吸収糸で固定しても，稀に再捻転することもあるといわれており，dartos pouch内への固定が推奨されている。間欠的精巣捻転症の待機手術で施行してみたので紹介する。切開は各々の精巣上に置く。

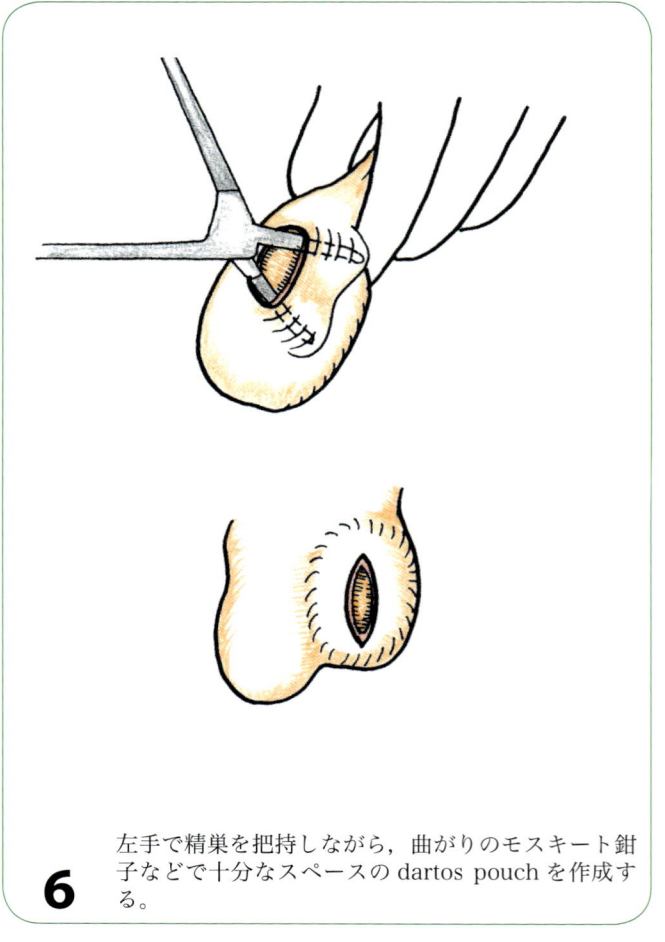

6 左手で精巣を把持しながら，曲がりのモスキート鉗子などで十分なスペースのdartos pouchを作成する。

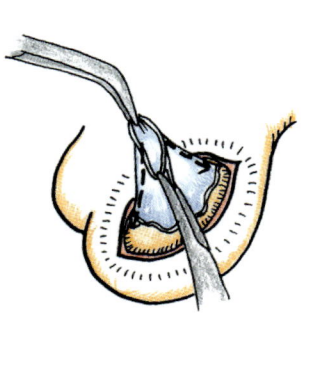

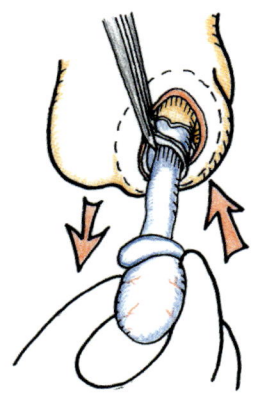

7 鞘膜を切開し（ある程度切らないと精巣が出てこない），一度精巣を創外に脱出させ，また還納する。

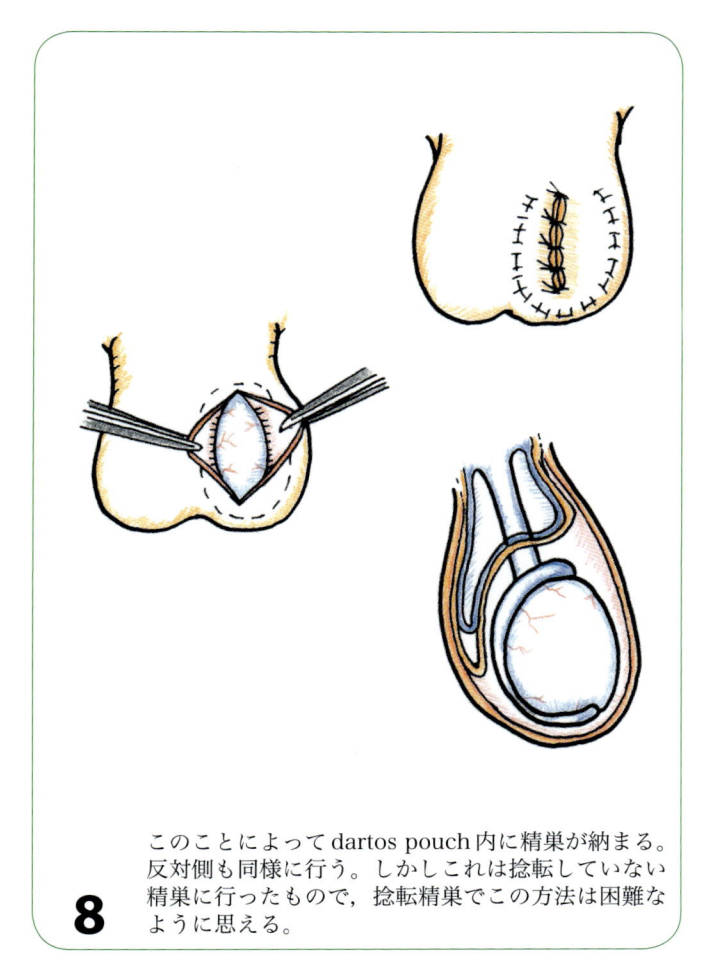

8 このことによってdartos pouch内に精巣が納まる。反対側も同様に行う。しかしこれは捻転していない精巣に行ったもので，捻転精巣でこの方法は困難なように思える。

13 精巣破裂の手術

スポーツ外傷によることが多いが，とにかく痛々しい。

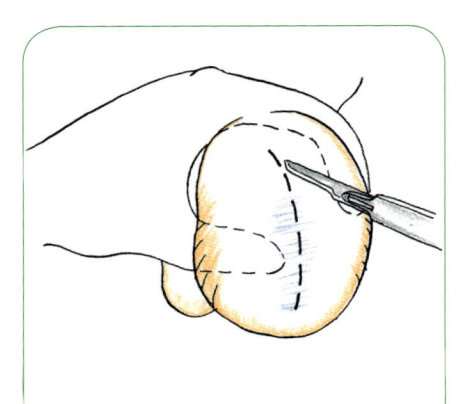

1 まず患側に縦切開を置く。固有鞘膜を開くと鞘膜腔に血腫が充満している。

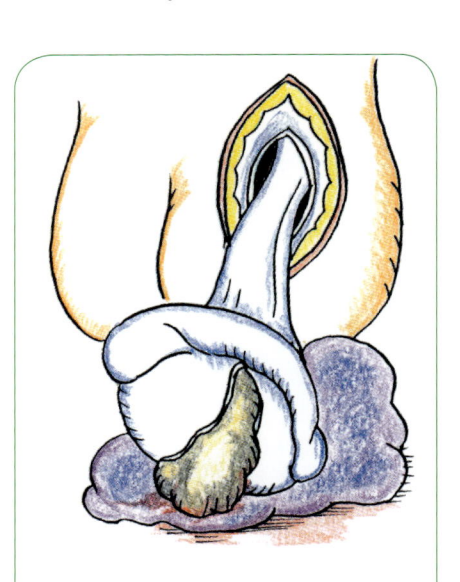

2 精巣を脱転してよく観察する。白膜は冠状に破裂していることが多い。

3 はみ出した精細管組織はある程度切除しないと，白膜は修復できない．白膜を吸収糸で順次縫合していくが，必要があれば途中でも精細管組織を取り除く．

4 修復終了である．

人生を変える図脳

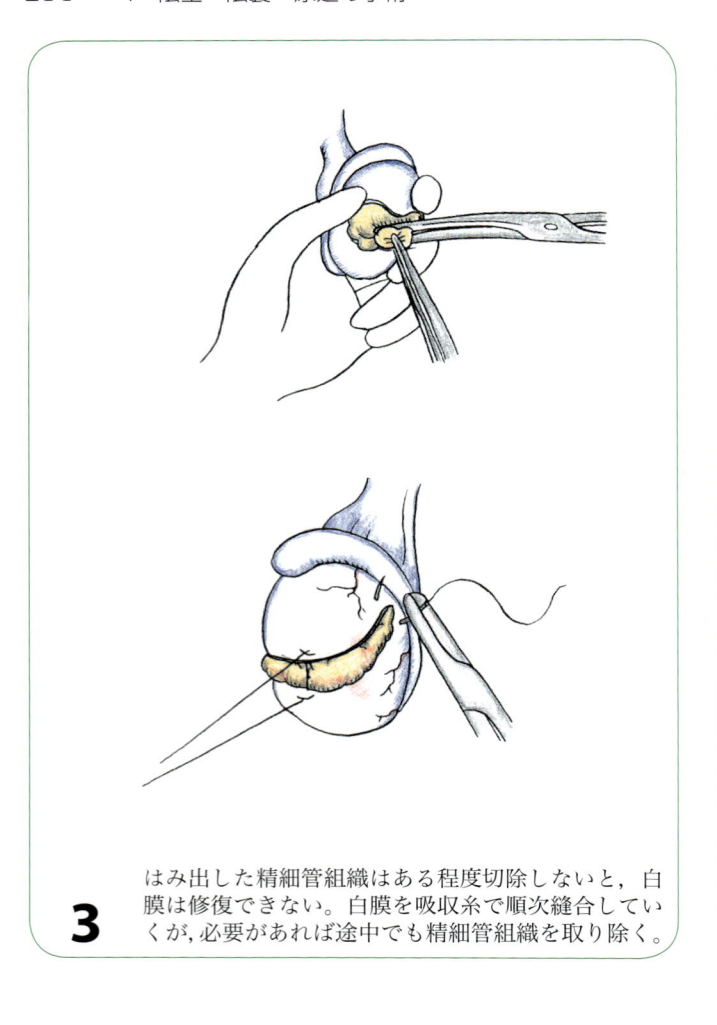

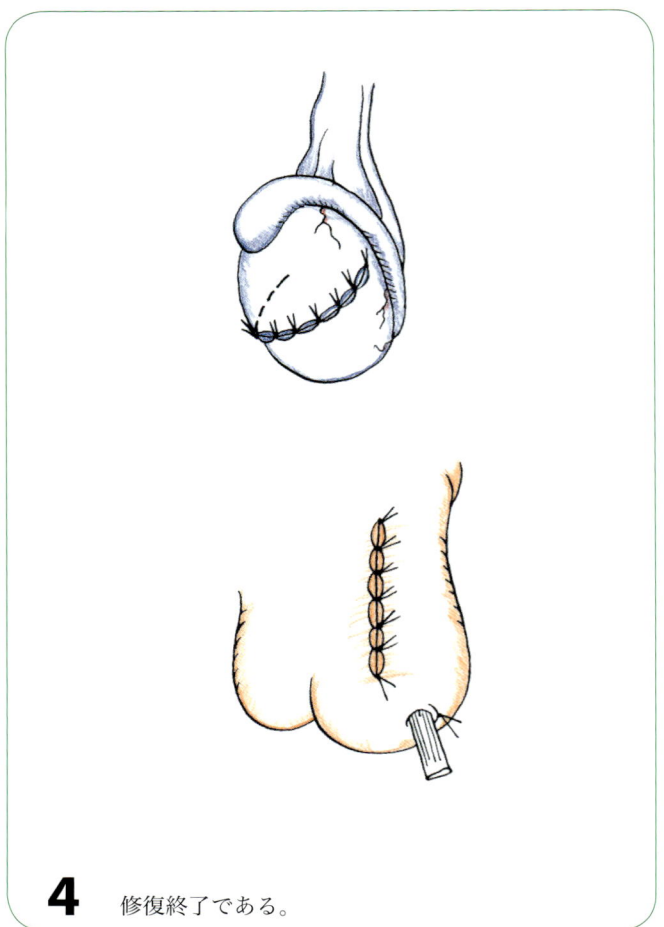

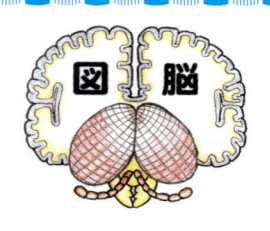

　私は子供の頃は絵やマンガを描くのが好きだったが，それ以降はピタッと止めてしまった．特に医者になってからは忙しいこともあってか，趣味すらない．人生の曲がり角に来て，風景画でも始めてみようかと思いたったとき読んだのが，画家の永沢まこと著の「絵を描く，人生をちょっと変えてみる」（講談社）である．このちょっと大げさなタイトルに惹かれたのかもしれないが，本当に絵を描くことによって人生は変わるのだろうかという疑問はあった．著者の永沢先生のような感性豊かな絵が描ければ，確かに人生も変わるかもしれない．画家やイラストレーターなどの職業であれば描くこと自体が職業なんだから，人生そのものに影響するのは当然であろう．でも普通の人が，趣味程度のもので容易に人生は変わらないだろうというのが，この本を読む前の正直な思いであった．しかしこの本の「絵を描いて，人生を変えた人たち」の章では，5人の生徒さんたちのエピソードが紹介されていて，中には中高年で初めて絵を描くようになってホームページを立ち上げ，多くの人と知り合い人生が豊かになったとか，営業マンとしての仕事に生かして楽しんでいる人，レストランなどで個展を開くようになった主婦，OL生活に別れを告げ，海外の美術学校に留学した女性など，確かに皆さん，生き生きと人生を変えていらっしゃる．

　意志の弱い私は結局，風景画を始めることもなく，人生も今のところ変わっていないが，今回のこの本を創るのに多くのイラストを描くことによって気づいたことがある．それは「絵を描くことによって，ものの見方が変わる」ことである．これは手術そのものだけではなく，自然や他領域の仕事など，すべてのことに及ぶ．他のものから何かを吸収しようとする図脳が，ものを見る目を養うのかもしれない．ひょっとしたら私にも，メディカル・イラストレーターとしての道が開け，人生が変わるかもしれない？

C 尿道の手術

14 尿道摘除術（男性）

ここでは膀胱全摘除術時に行う予防的尿道摘除術を中心に述べる。

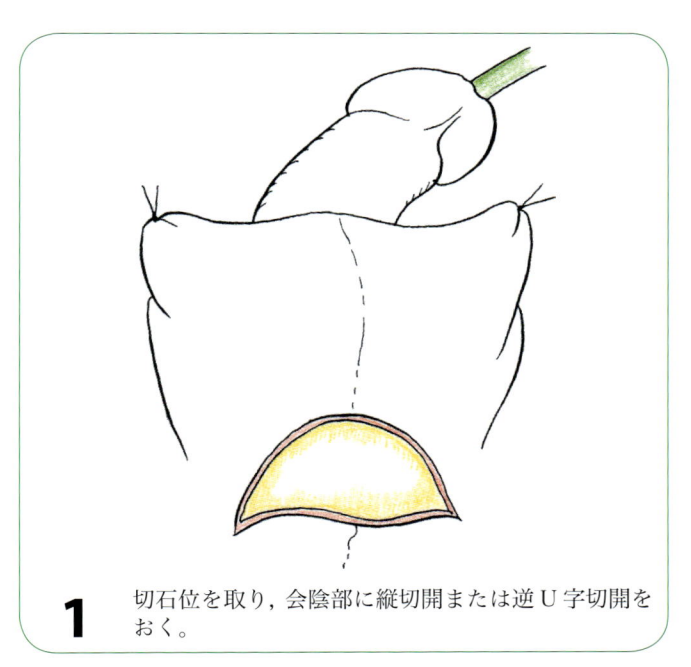

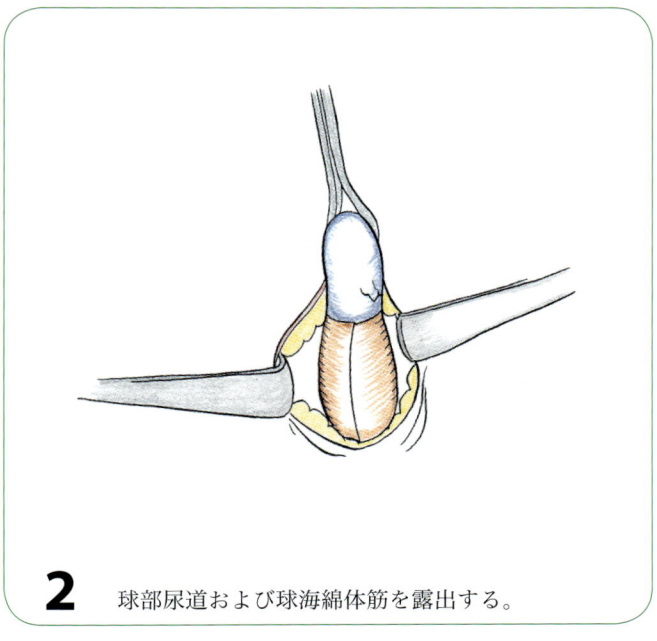

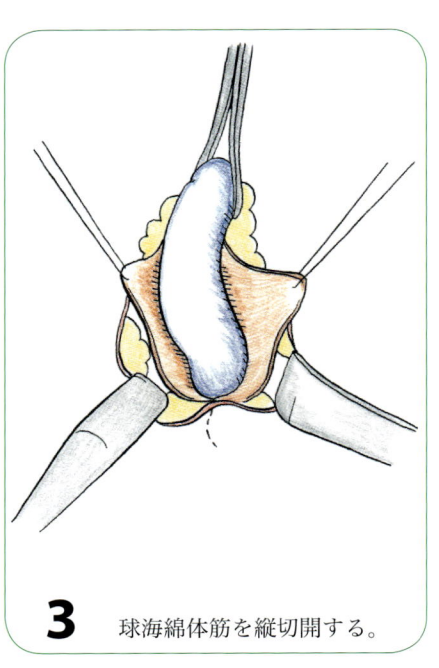

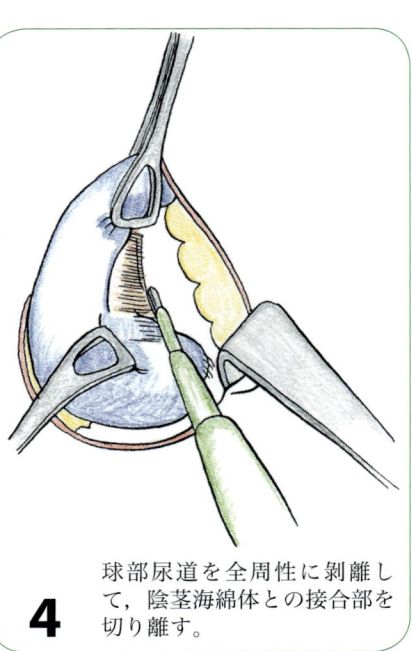

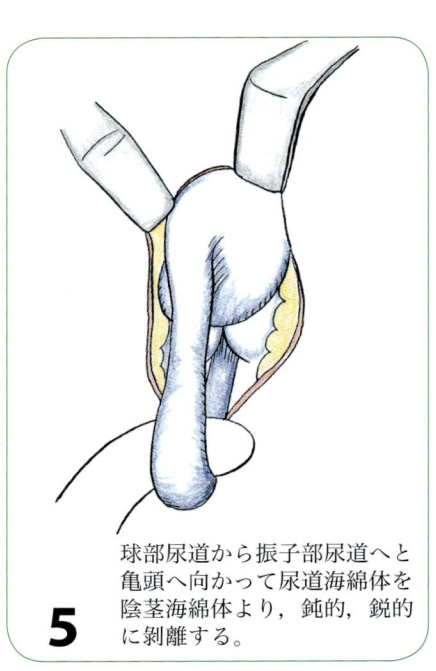

1 切石位を取り，会陰部に縦切開または逆U字切開をおく。

2 球部尿道および球海綿体筋を露出する。

3 球海綿体筋を縦切開する。

4 球部尿道を全周性に剝離して，陰茎海綿体との接合部を切り離す。

5 球部尿道から振子部尿道へと亀頭へ向かって尿道海綿体を陰茎海綿体より，鈍的，鋭的に剝離する。

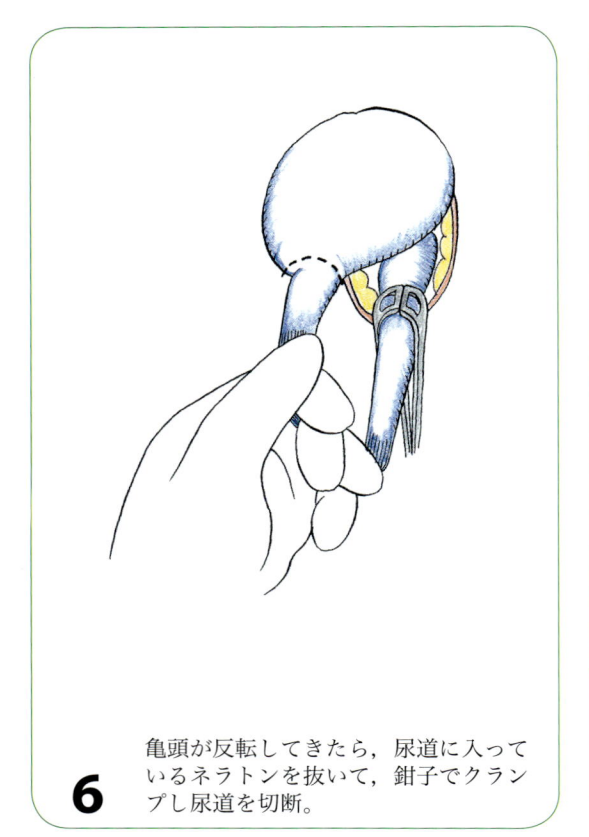

6 亀頭が反転してきたら，尿道に入っているネラトンを抜いて，鉗子でクランプし尿道を切断．

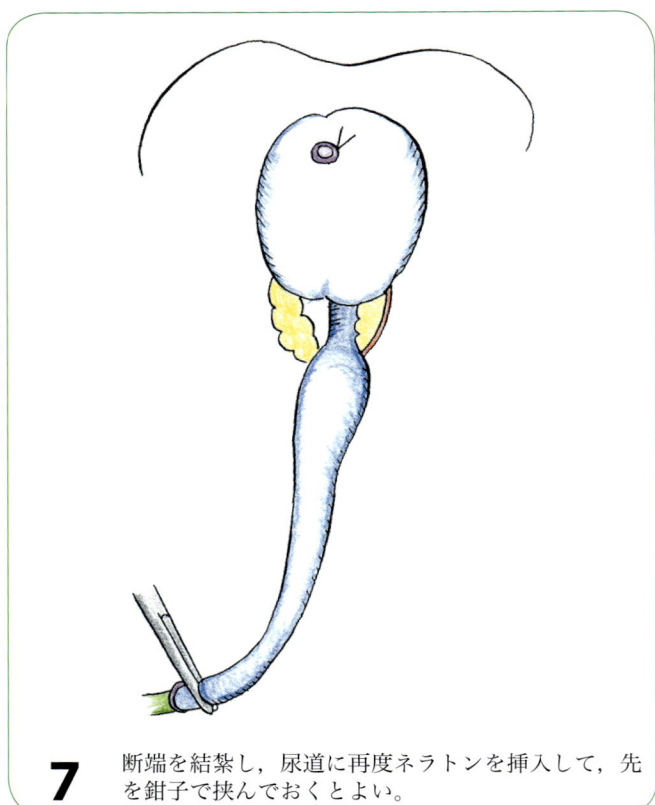

7 断端を結紮し，尿道に再度ネラトンを挿入して，先を鉗子で挟んでおくとよい．

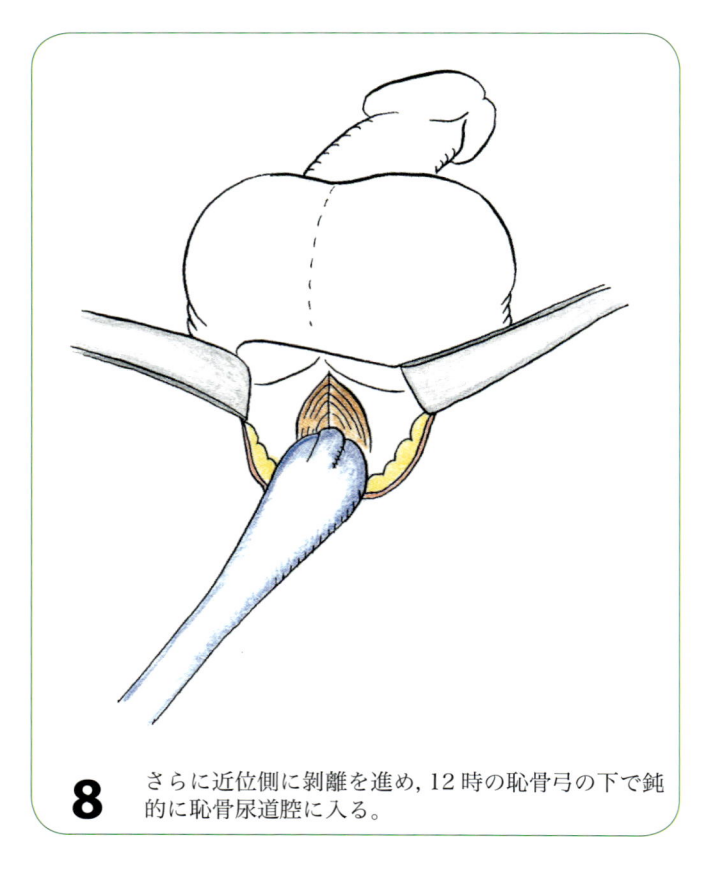

8 さらに近位側に剥離を進め，12時の恥骨弓の下で鈍的に恥骨尿道腔に入る．

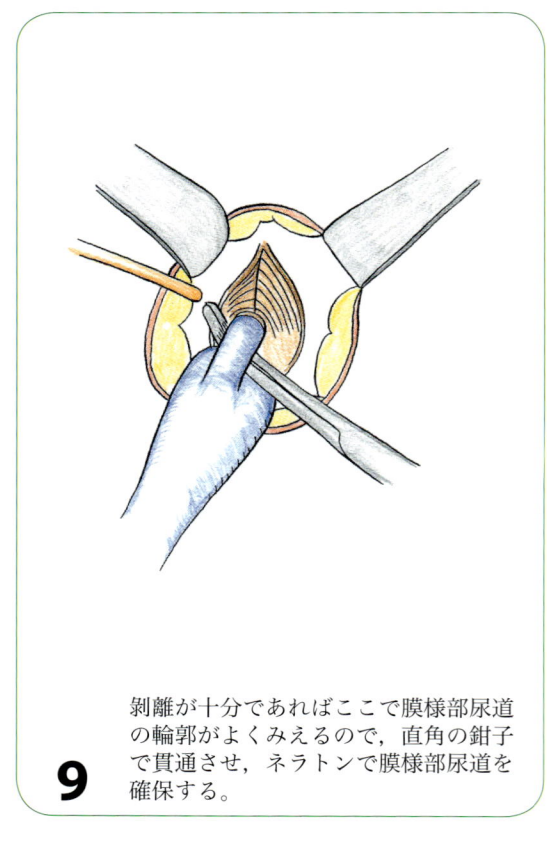

9 剥離が十分であればここで膜様部尿道の輪郭がよくみえるので，直角の鉗子で貫通させ，ネラトンで膜様部尿道を確保する．

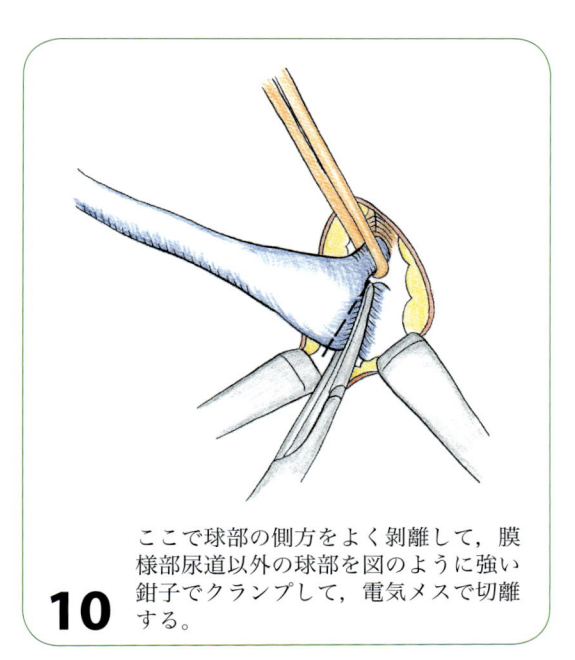

C 尿道の手術　217

10 ここで球部の側方をよく剝離して，膜様部尿道以外の球部を図のように強い鉗子でクランプして，電気メスで切離する。

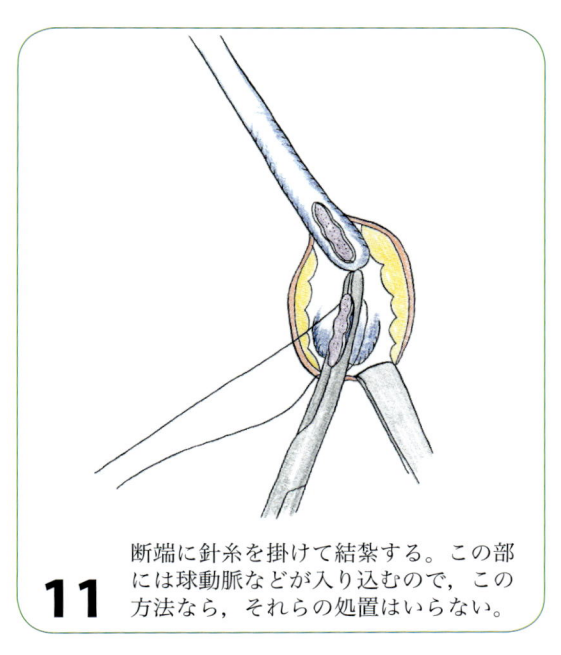

11 断端に針糸を掛けて結紮する。この部には球動脈などが入り込むので，この方法なら，それらの処置はいらない。

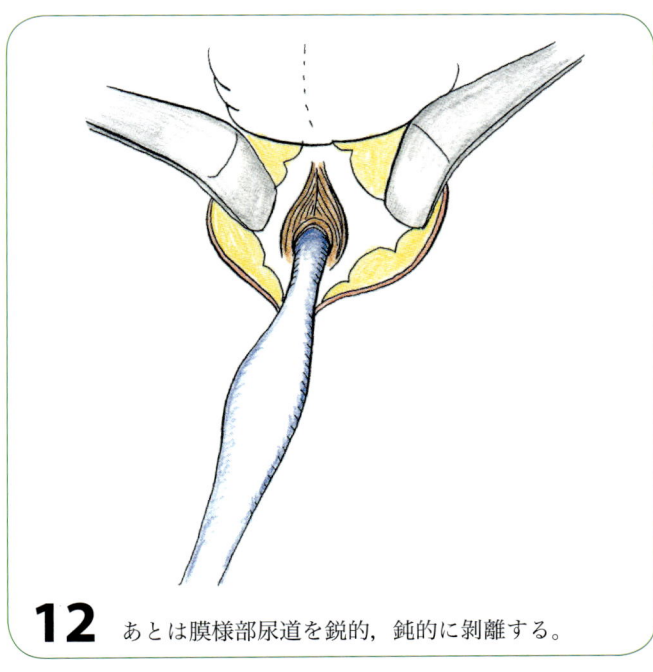

12 あとは膜様部尿道を鋭的，鈍的に剝離する。

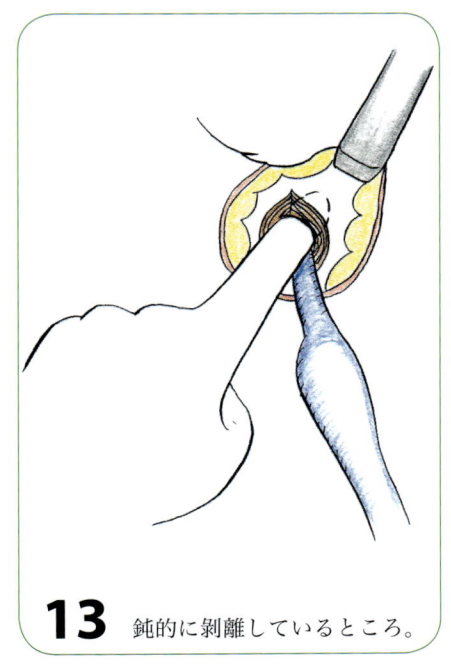

13 鈍的に剝離しているところ。

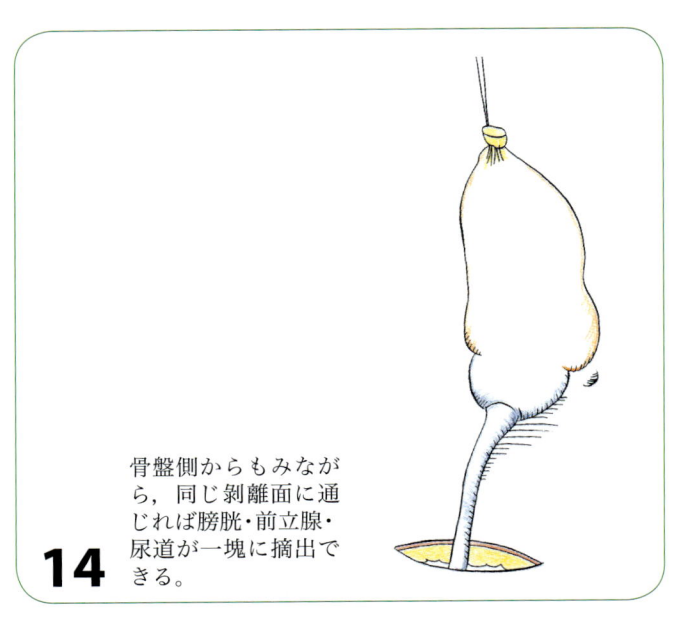

14 骨盤側からもみながら，同じ剝離面に通じれば膀胱・前立腺・尿道が一塊に摘出できる。

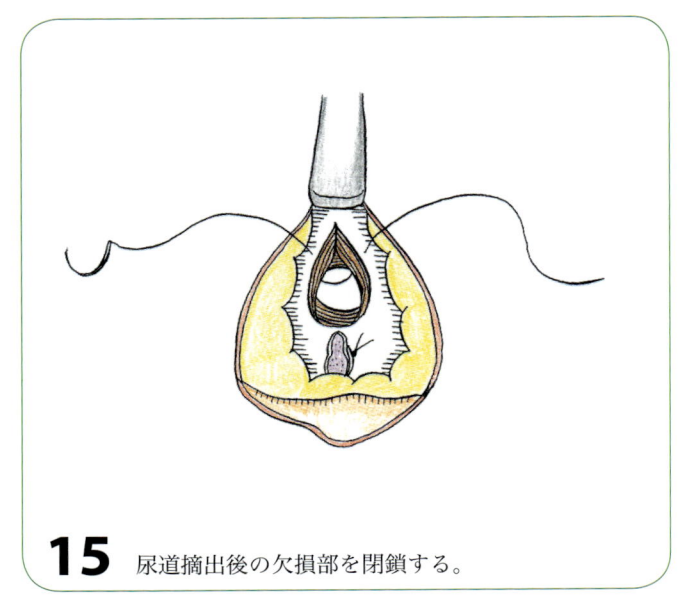

15 尿道摘出後の欠損部を閉鎖する。

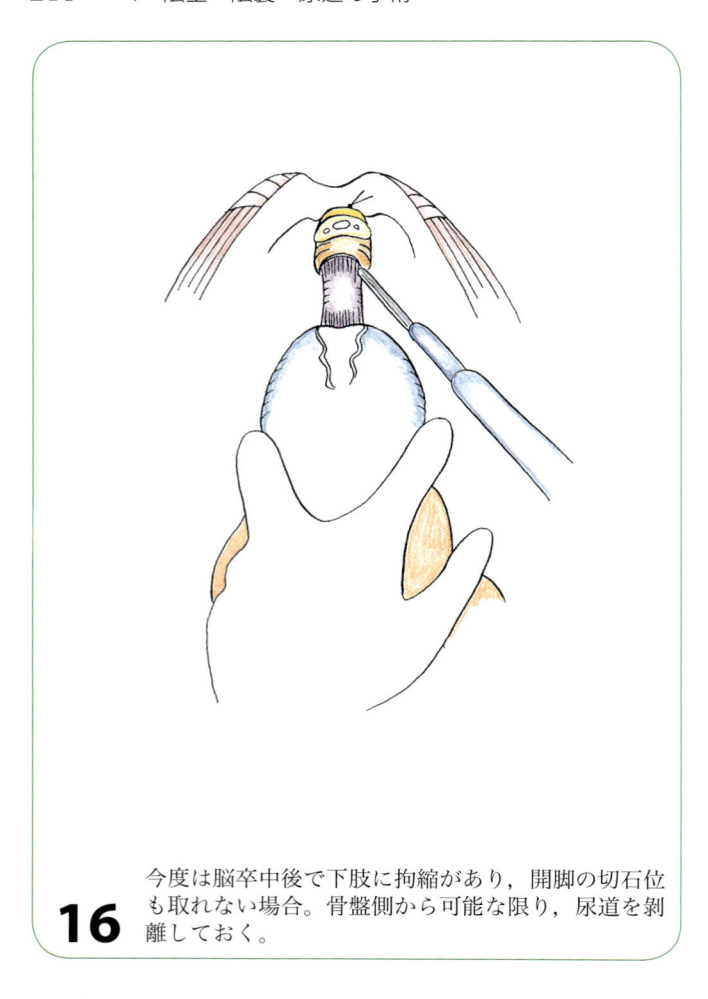

16 今度は脳卒中後で下肢に拘縮があり，開脚の切石位も取れない場合。骨盤側から可能な限り，尿道を剥離しておく。

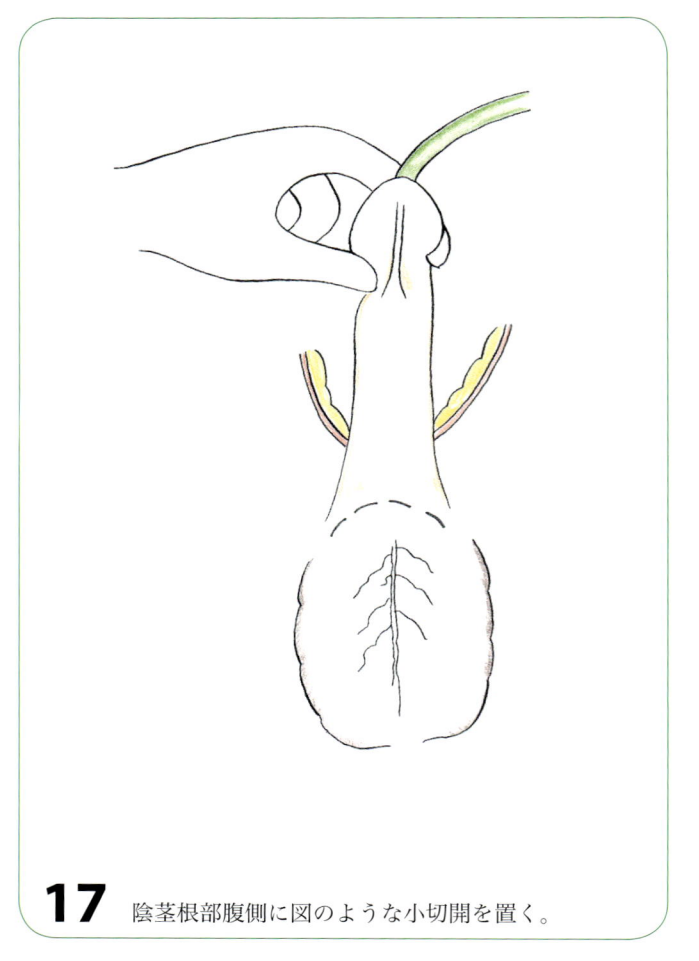

17 陰茎根部腹側に図のような小切開を置く。

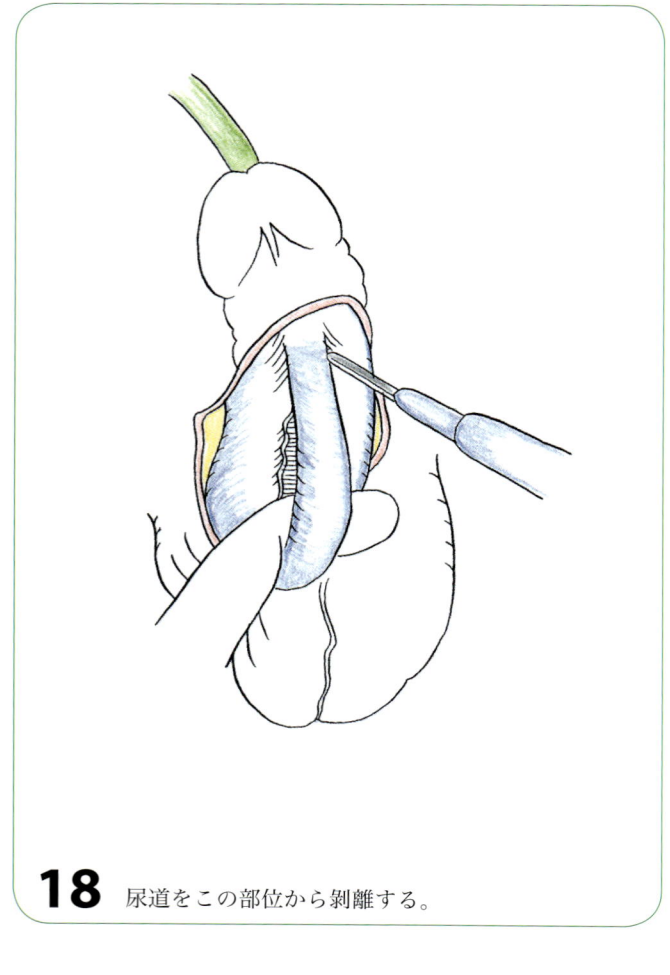

18 尿道をこの部位から剥離する。

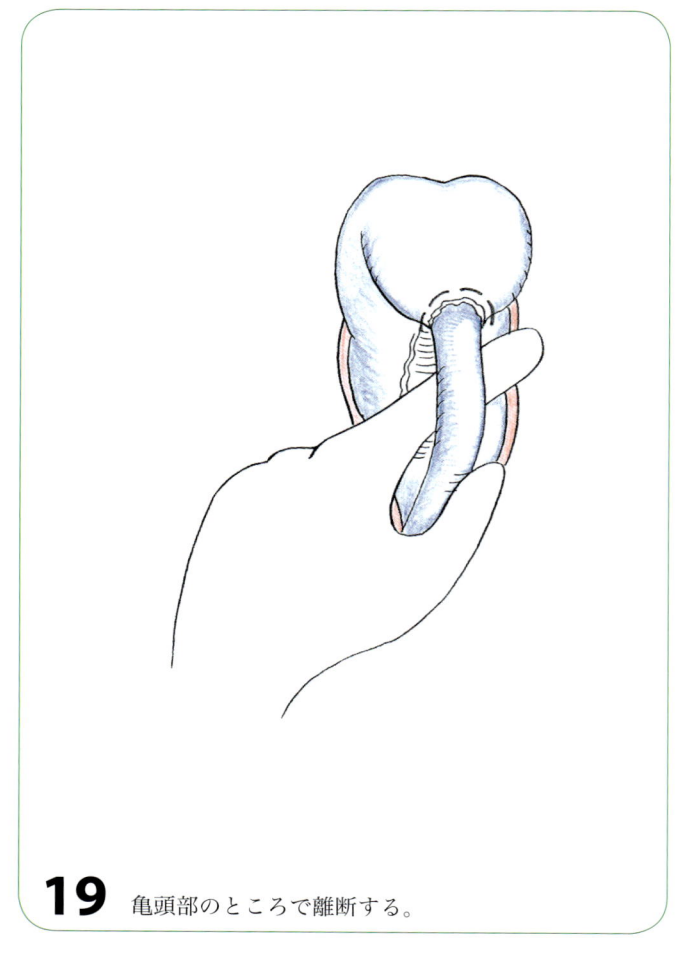

19 亀頭部のところで離断する。

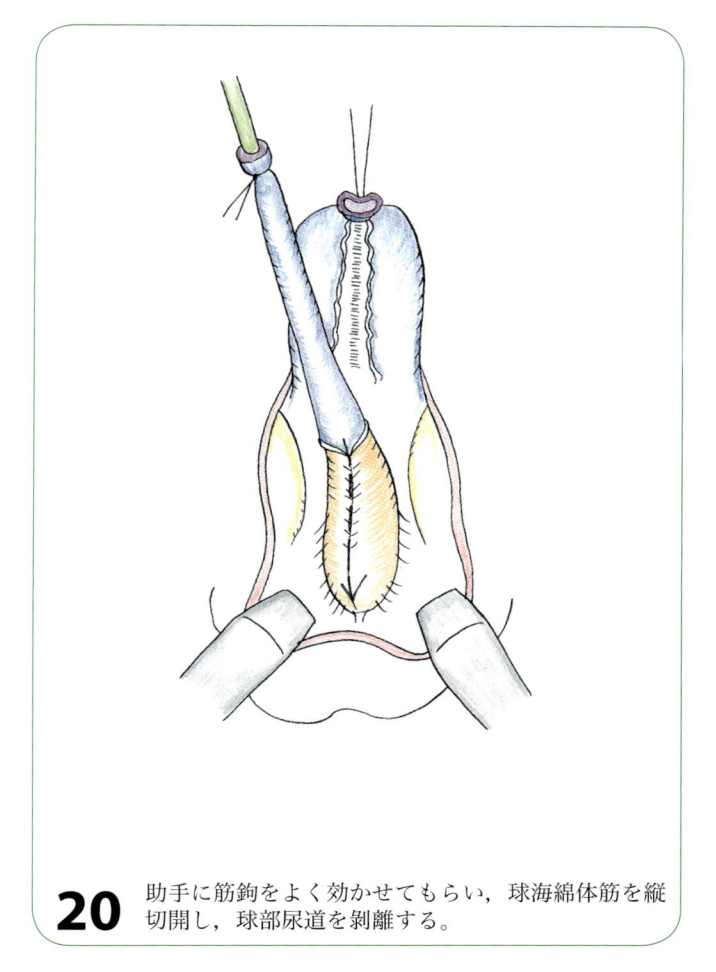

C 尿道の手術

20 助手に筋鉤をよく効かせてもらい，球海綿体筋を縦切開し，球部尿道を剝離する。

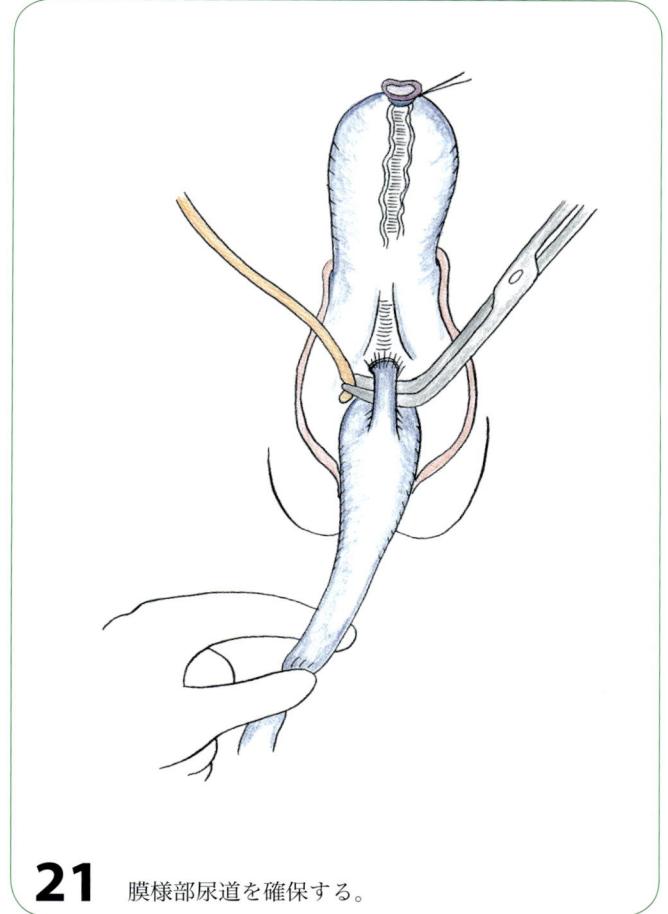

21 膜様部尿道を確保する。

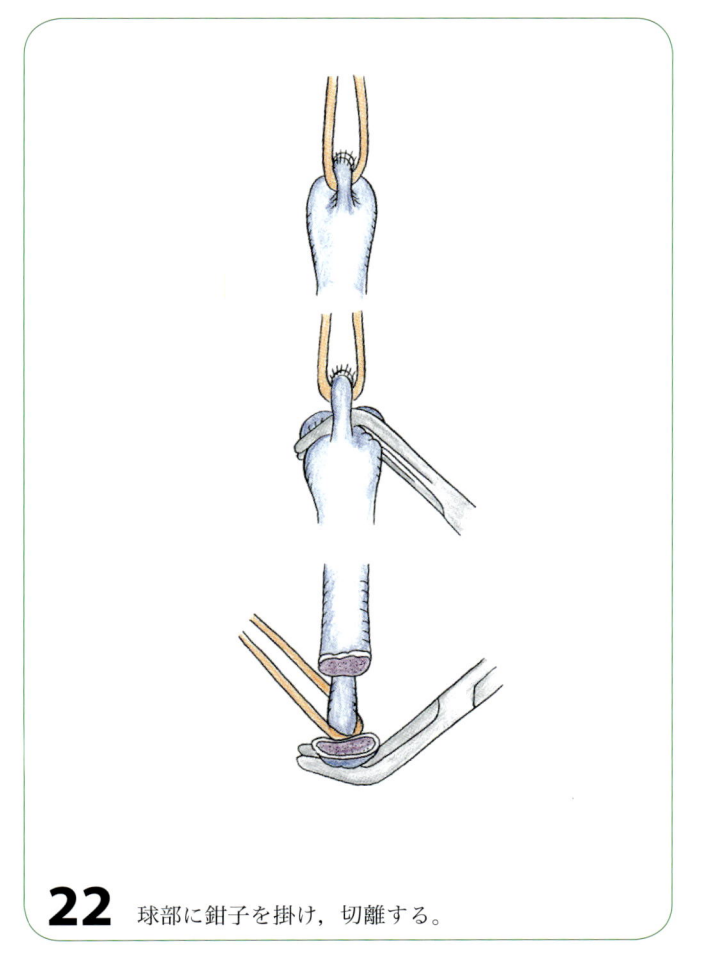

22 球部に鉗子を掛け，切離する。

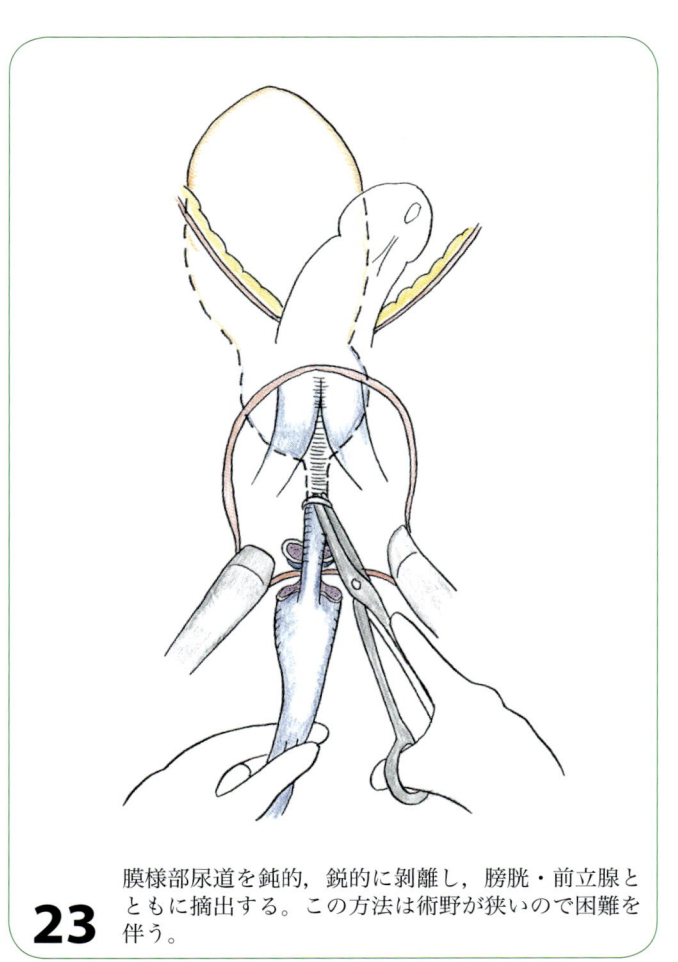

23 膜様部尿道を鈍的，鋭的に剝離し，膀胱・前立腺とともに摘出する。この方法は術野が狭いので困難を伴う。

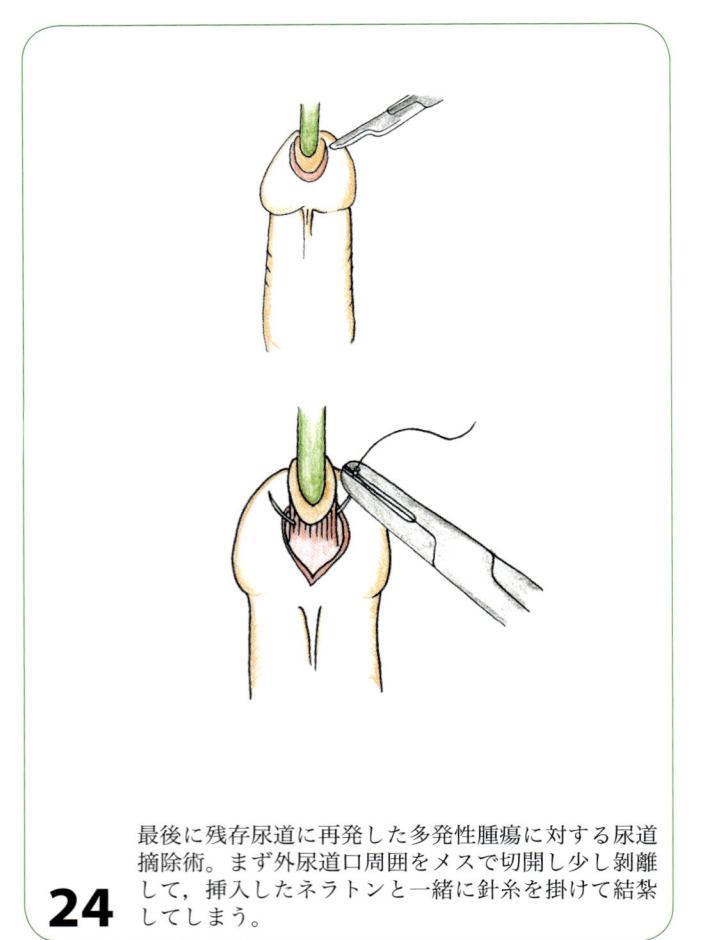

24 最後に残存尿道に再発した多発性腫瘍に対する尿道摘除術。まず外尿道口周囲をメスで切開し少し剝離して，挿入したネラトンと一緒に針糸を掛けて結紮してしまう。

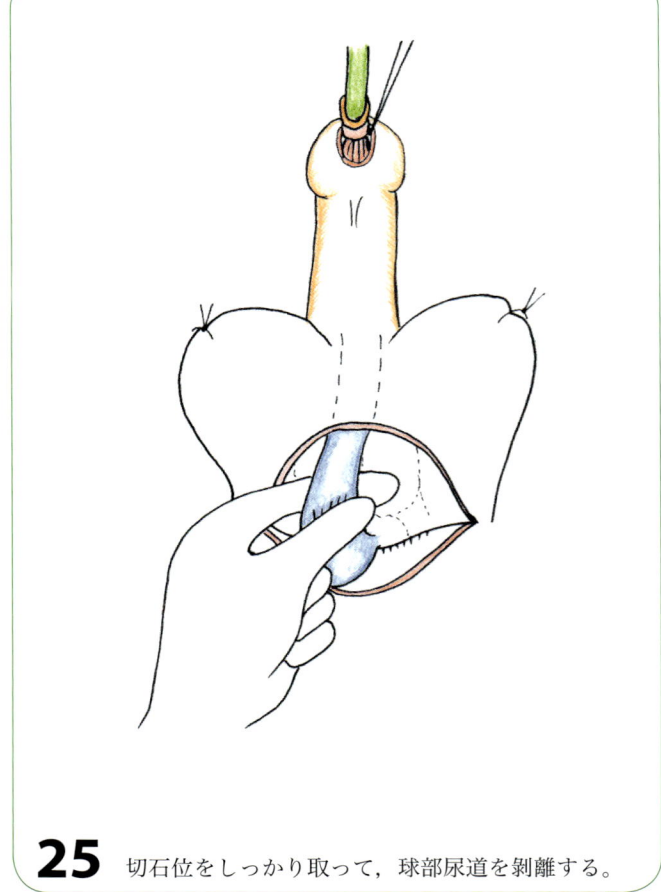

25 切石位をしっかり取って，球部尿道を剝離する。

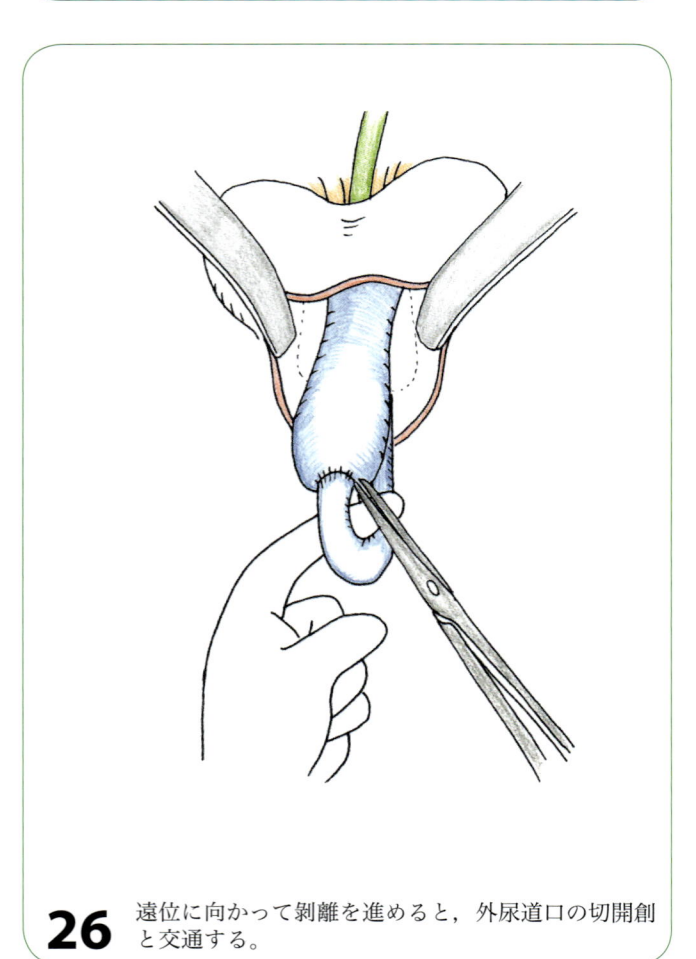

26 遠位に向かって剝離を進めると，外尿道口の切開創と交通する。

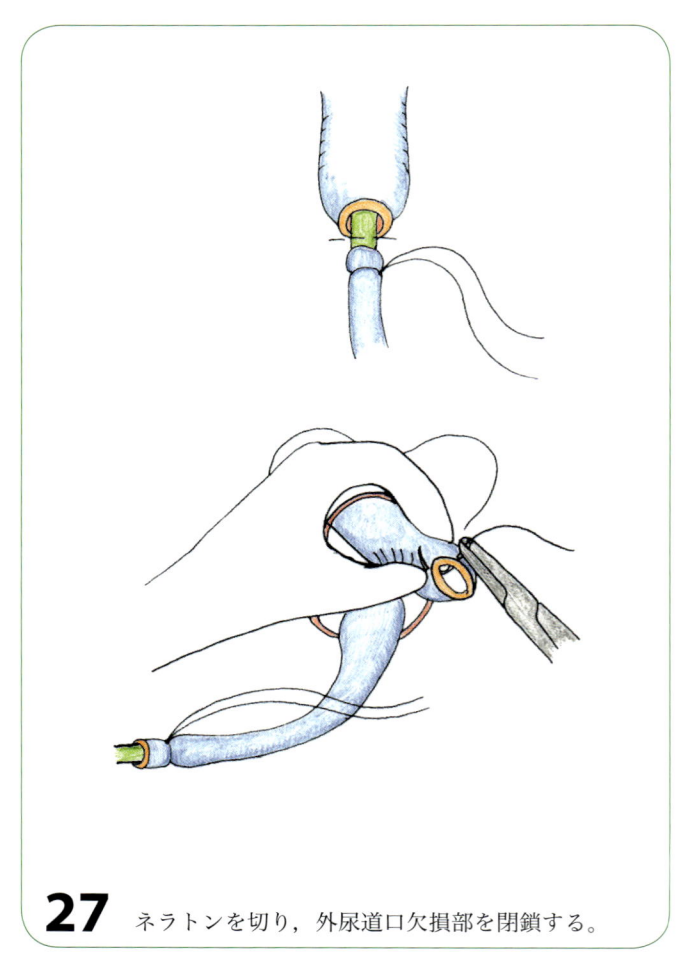

27 ネラトンを切り，外尿道口欠損部を閉鎖する。

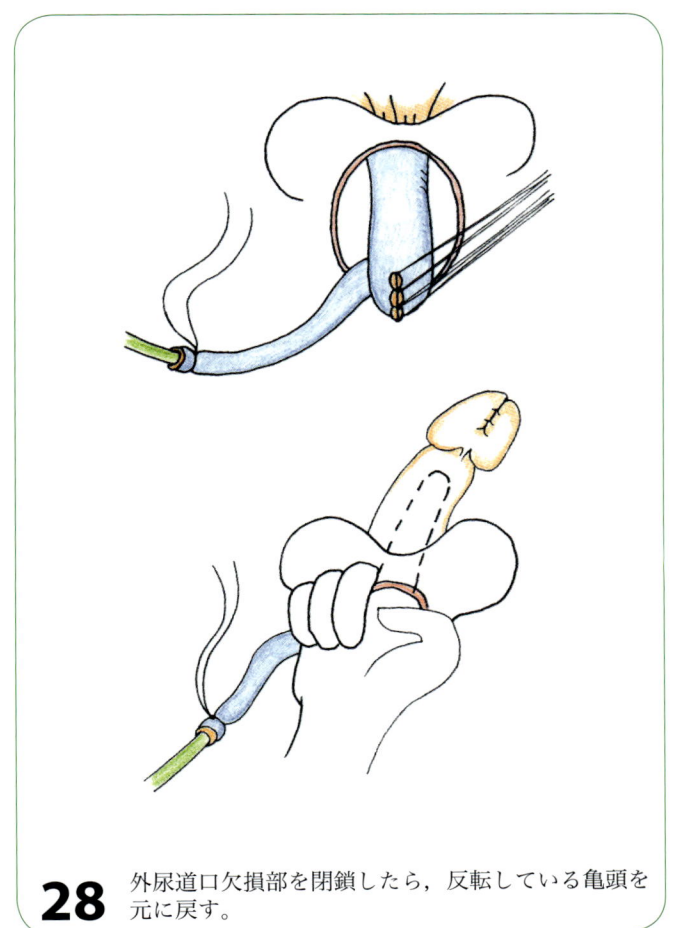

28 外尿道口欠損部を閉鎖したら，反転している亀頭を元に戻す。

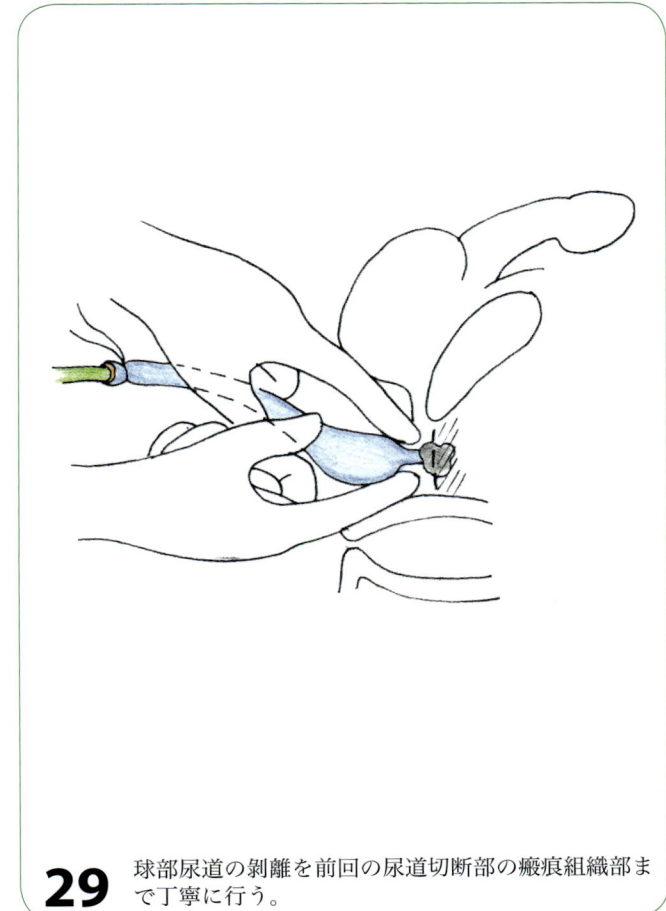

29 球部尿道の剥離を前回の尿道切断部の瘢痕組織部まで丁寧に行う。

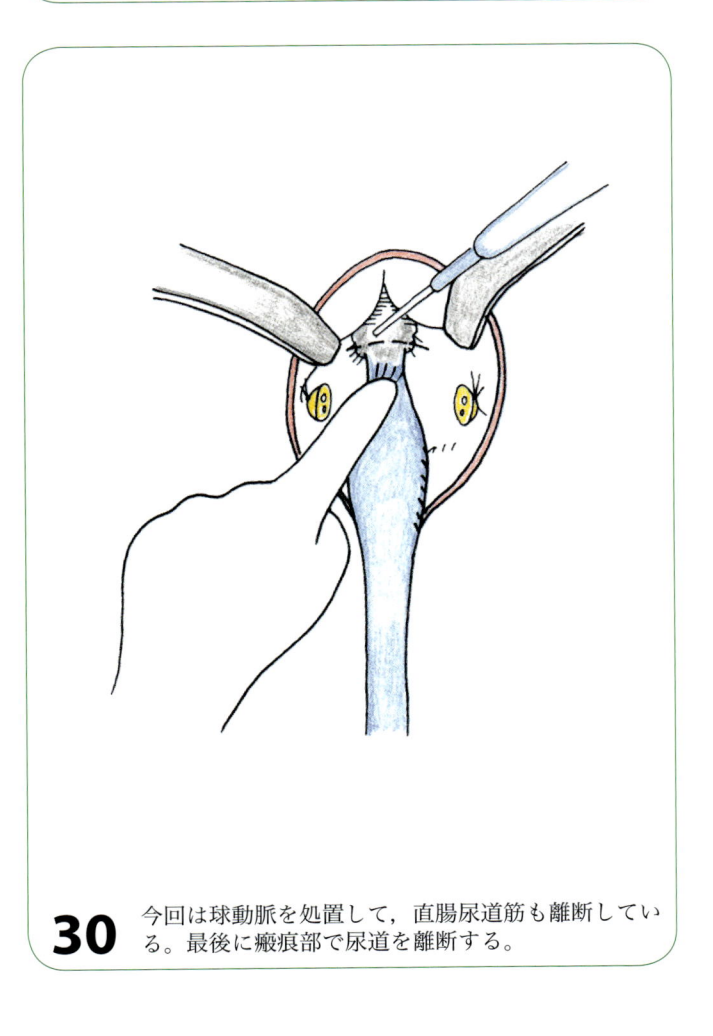

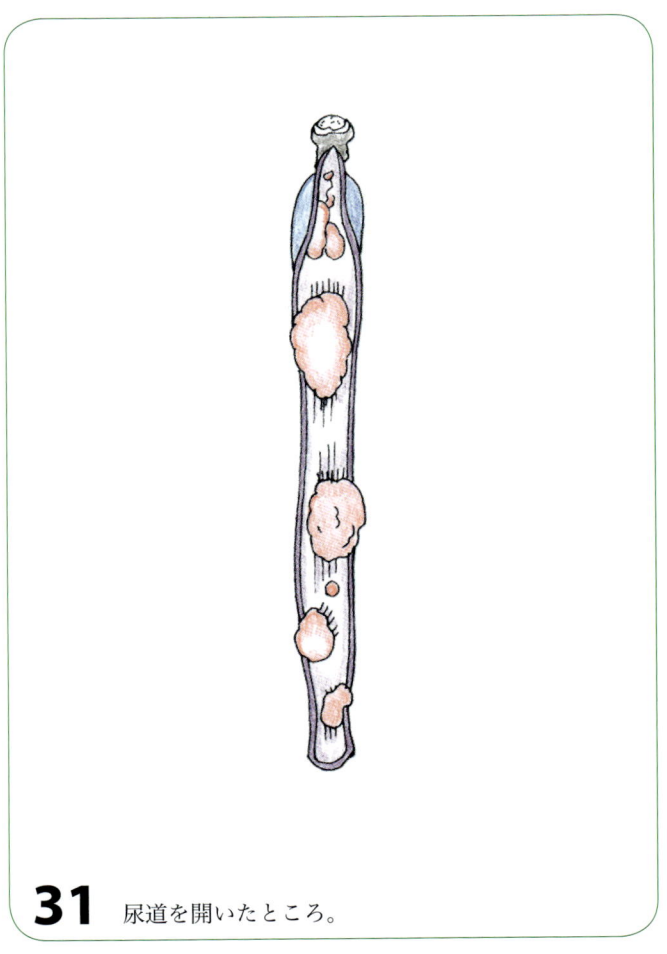

30 今回は球動脈を処置して，直腸尿道筋も離断している。最後に瘢痕部で尿道を離断する。

31 尿道を開いたところ。

15 尿道憩室の摘出術

　下位脊髄損傷で排尿管理が長年うまくいっていなかった。尿失禁を防止しようとコンドーム型の集尿器を自分で陰茎に強く縛っていたらしい。その近位側に大きな憩室ができたものと考えられた。

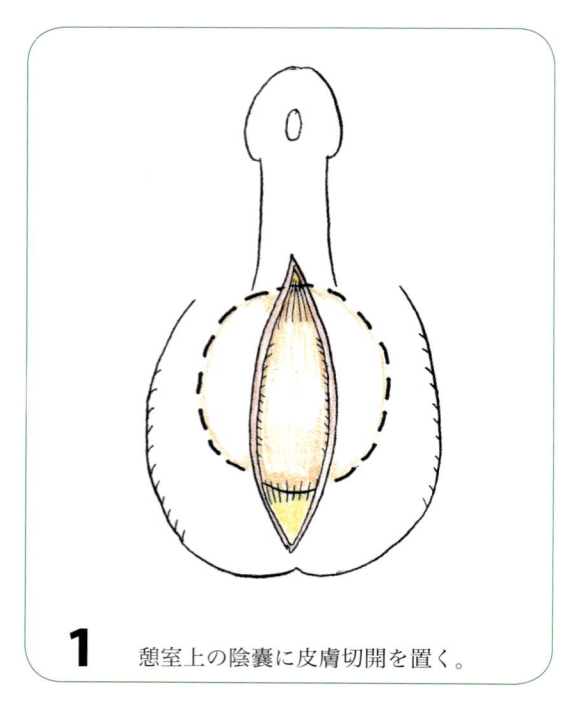

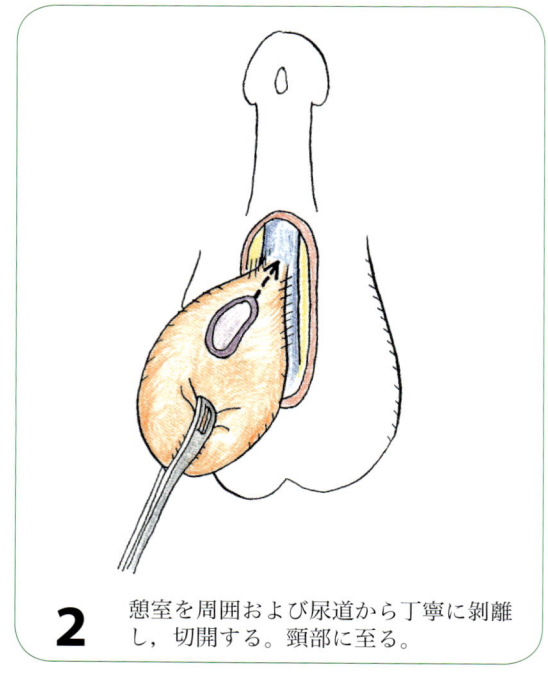

1 憩室上の陰嚢に皮膚切開を置く。

2 憩室を周囲および尿道から丁寧に剝離し，切開する。頸部に至る。

3 頸部は意外に広く，尿道の欠損部が大きくなったので，粘膜と隣接する皮膚縁を縫合した。

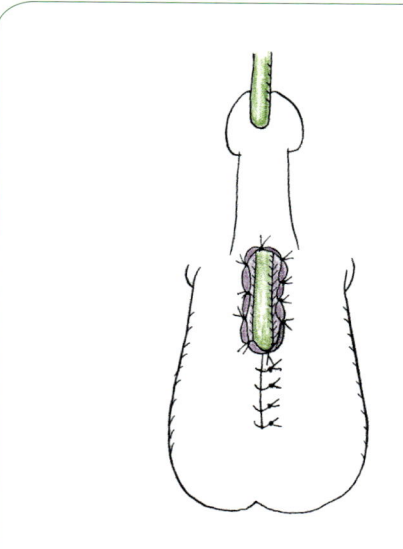

4 二期的に尿道を形成する予定であったが，排尿管理は自己導尿が適切であり，そのまま導尿を続けている。

16 前部尿道の狭窄

狭窄の程度，長さ，部位によって戦略が異なるが，狭窄部が短ければ，尿道－尿道吻合（粘膜－粘膜吻合）を試みる。狭窄部が長いときは二期的に修復する方法をここでは紹介する。

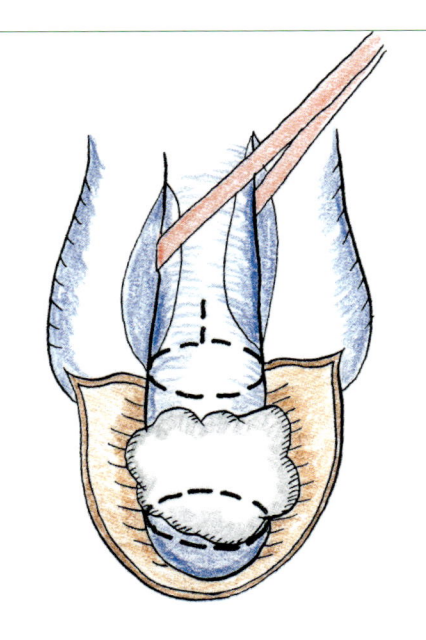

1 球部尿道狭窄でほとんど閉塞に近く，膀胱瘻で管理されている。狭窄部は短いが海綿体は瘢痕化している。狭窄部を切除し，球部尿道を遠位へ剝離しておく。近位端は引っ込んでしまう場合は膀胱瘻の経路から金属ブジーを挿入すれば断端はまた出てくる。

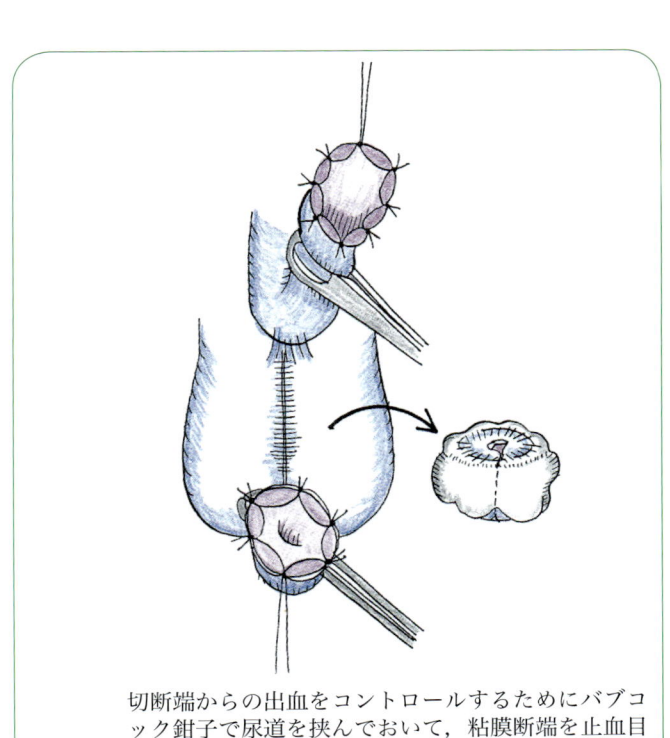

2 切断端からの出血をコントロールするためにバブコック鉗子で尿道を挟んでおいて，粘膜断端を止血目的で4-0バイクリルにて結節縫合しておく（連続でもよい）。

3 さらに粘膜－粘膜吻合し，尿道海綿体を陰茎海綿体に吻合部の張力を減少させるように数針固定しておく。背側の吻合が終わった時点で尿道カテーテルを留置しておく。

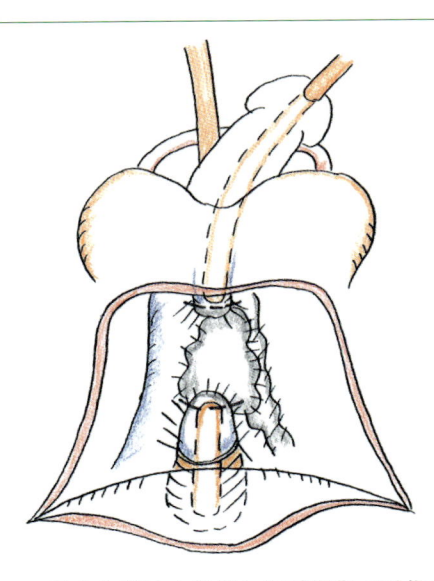

4 この稀有な例は小児期に騎乗損傷で手術を受けたが，不成功に終わり，その後球部尿道皮膚瘻から排尿していて，医療不信のため病院を敬遠していたが，尿路感染を繰り返すとのことで紹介となった。外尿道口および内尿道口からネラトンカテーテルを挿入するとギャップは4cmほどあり，間には瘢痕組織が介在し左の陰茎海綿体も瘢痕化していた。

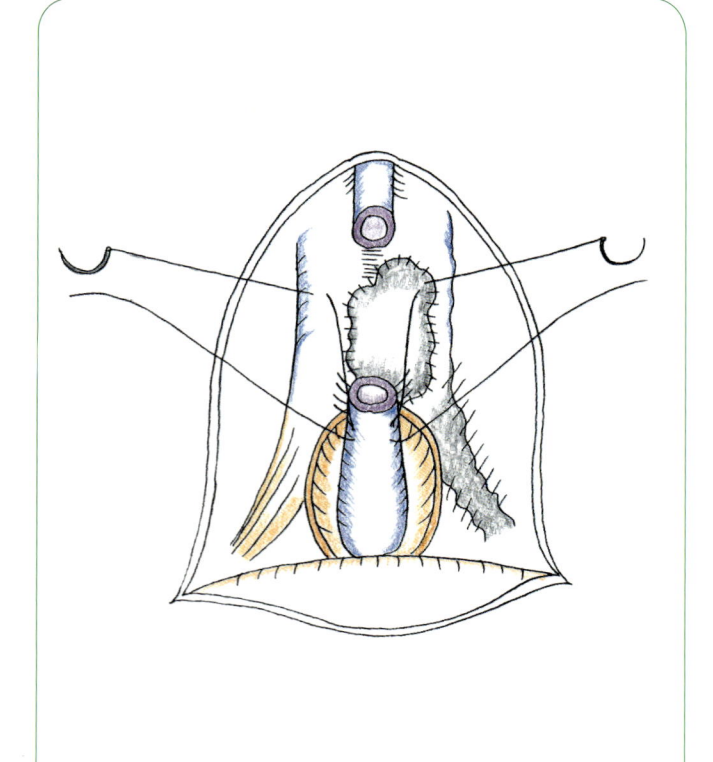

5 健常部で尿道を切開し，近位端をある程度剝離した後，近位端と遠位端付近の陰茎海綿体に針糸を掛けた。

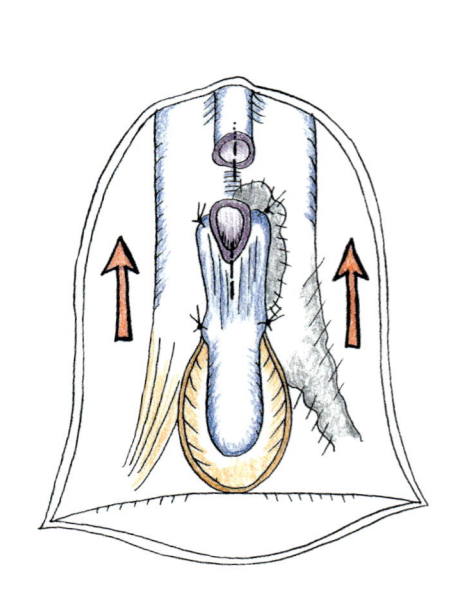

6 これを結紮することによって近位端と遠位端のギャップを小さくした。

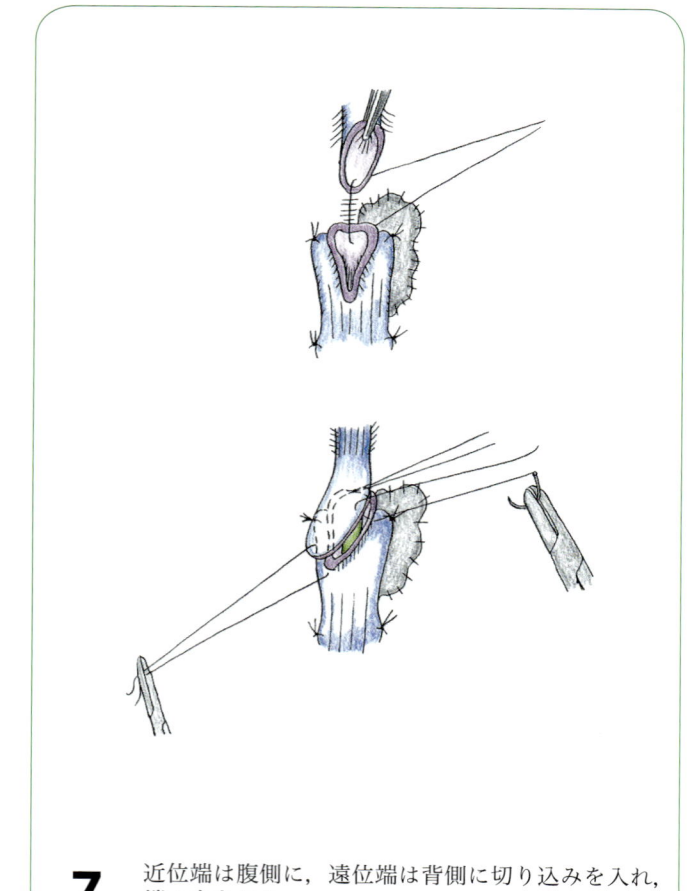

7 近位端は腹側に，遠位端は背側に切り込みを入れ，端々吻合する。

8 吻合部を覆う組織を左精巣周囲の dartos から得ることにした（当初，tunica vaginalis flap を用いる予定であったが，鞘膜腔が癒着しており遊離不能であった）。

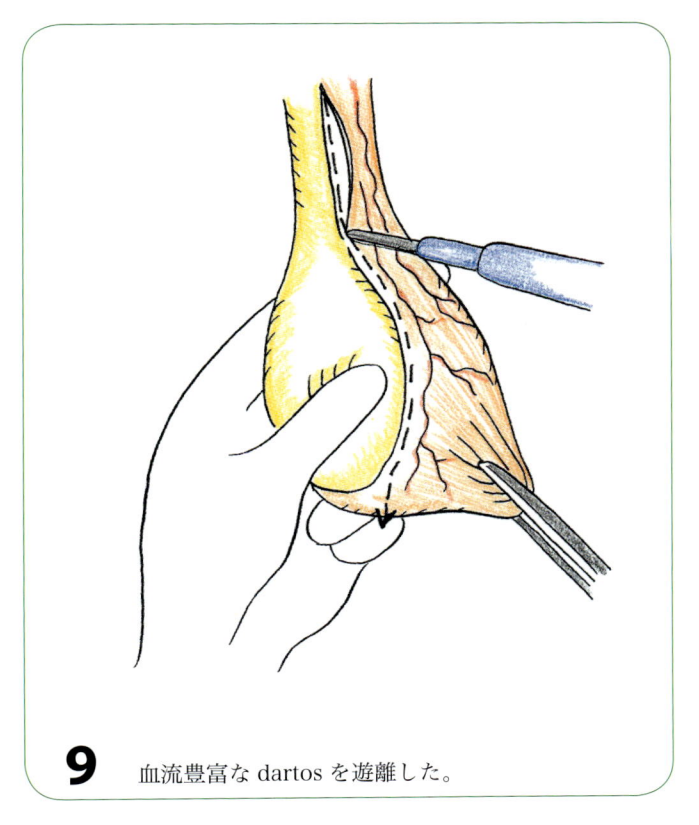

9 血流豊富な dartos を遊離した。

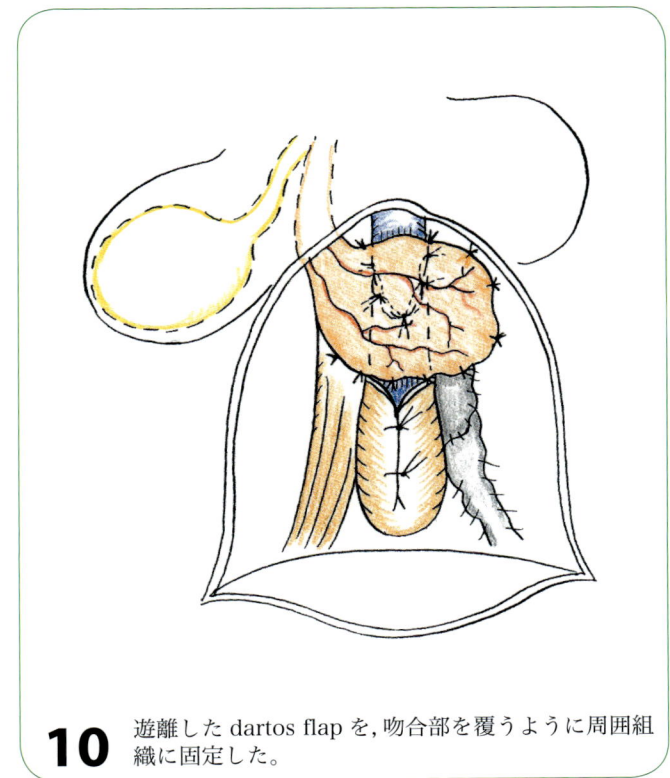

10 遊離した dartos flap を，吻合部を覆うように周囲組織に固定した。

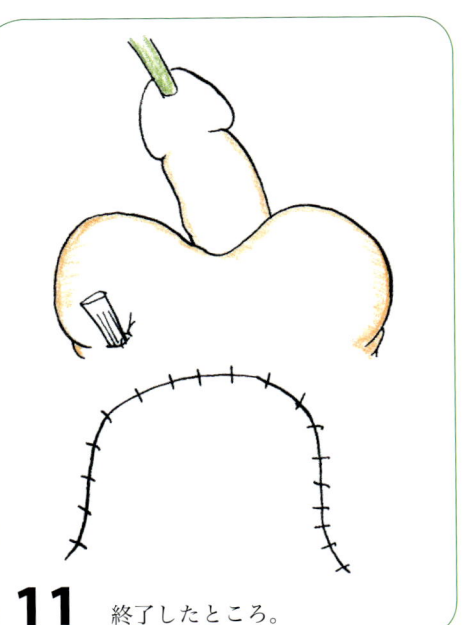

11 終了したところ。

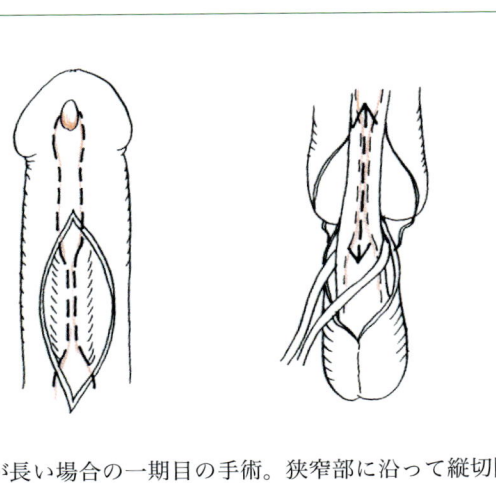

12 狭窄部が長い場合の一期目の手術。狭窄部に沿って縦切開を置き，狭窄部の近位と遠位をある程度剝離しておく。

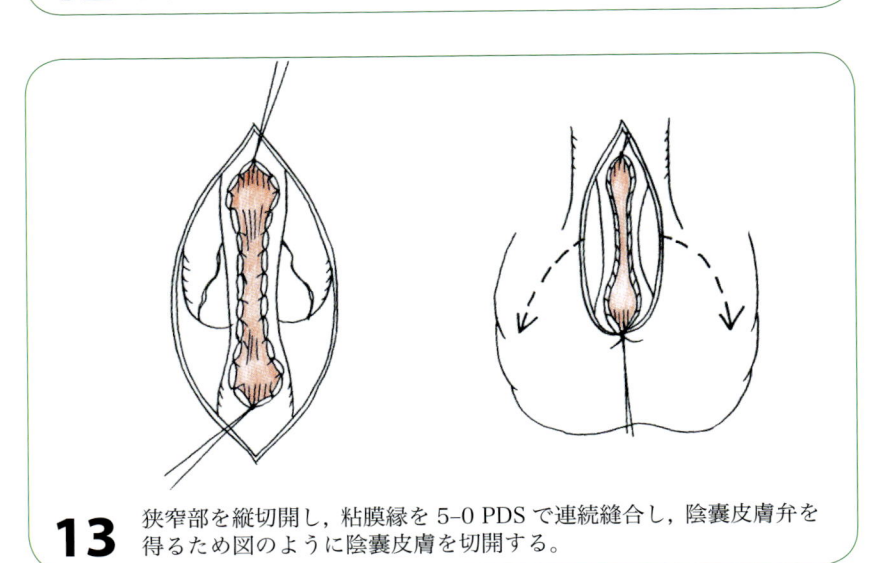

13 狭窄部を縦切開し，粘膜縁を 5-0 PDS で連続縫合し，陰囊皮膚弁を得るため図のように陰囊皮膚を切開する。

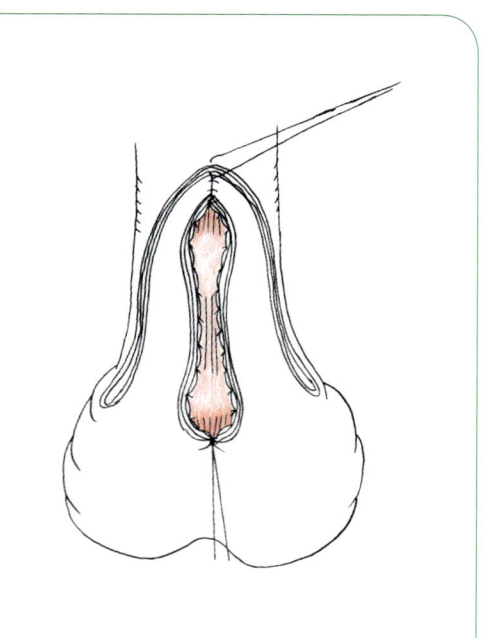

14 陰嚢の皮膚弁を持ち上げ，尿道粘膜縁と縫合する．

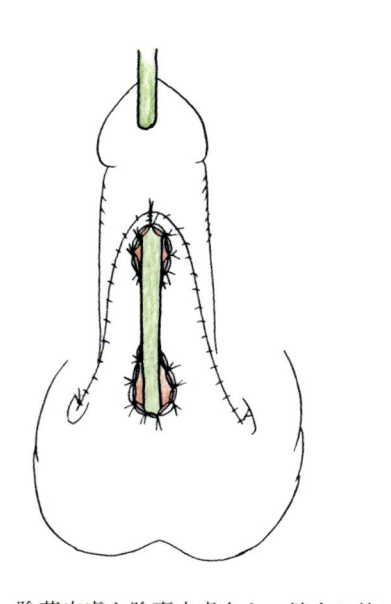

15 陰茎皮膚と陰嚢皮膚弁との縫合が終了したところ．尿道カテーテルを留置しておく．

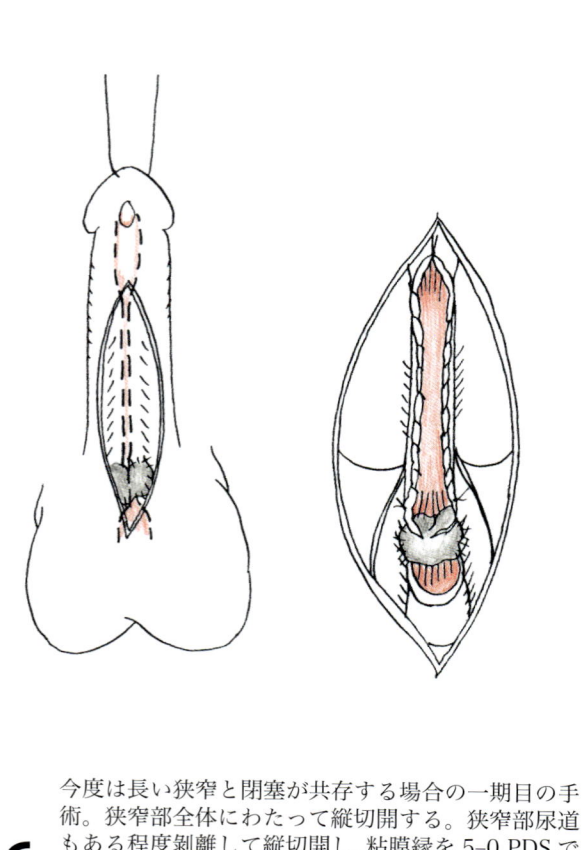

16 今度は長い狭窄と閉塞が共存する場合の一期目の手術．狭窄部全体にわたって縦切開する．狭窄部尿道もある程度剥離して縦切開し，粘膜縁を 5-0 PDS で連続縫合しておく．

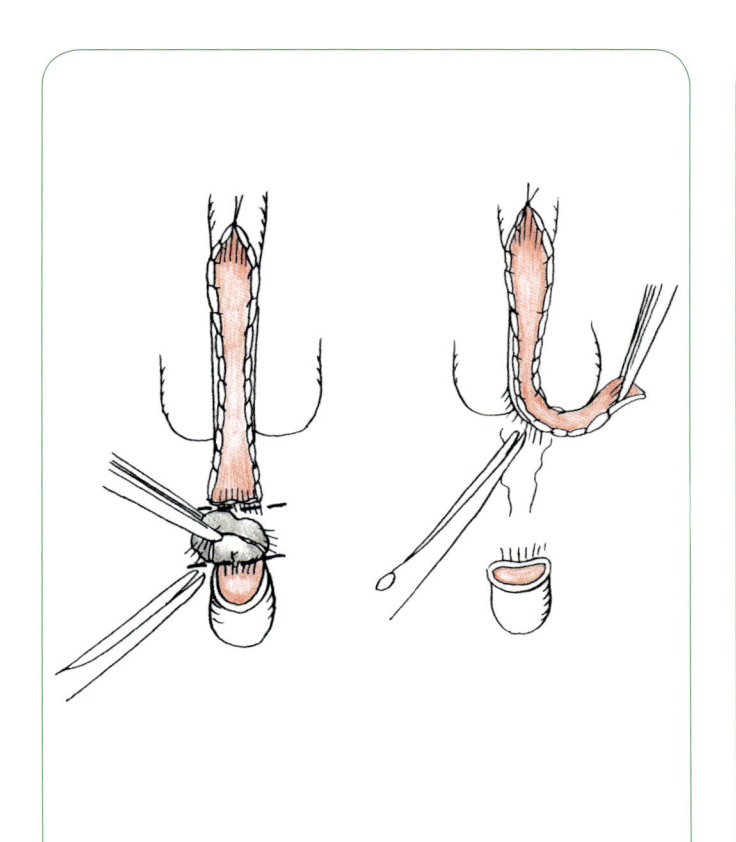

17 近位の瘢痕化した尿道海綿体を切除する。その遠位の狭窄部尿道を遠位に向かって剥離する。

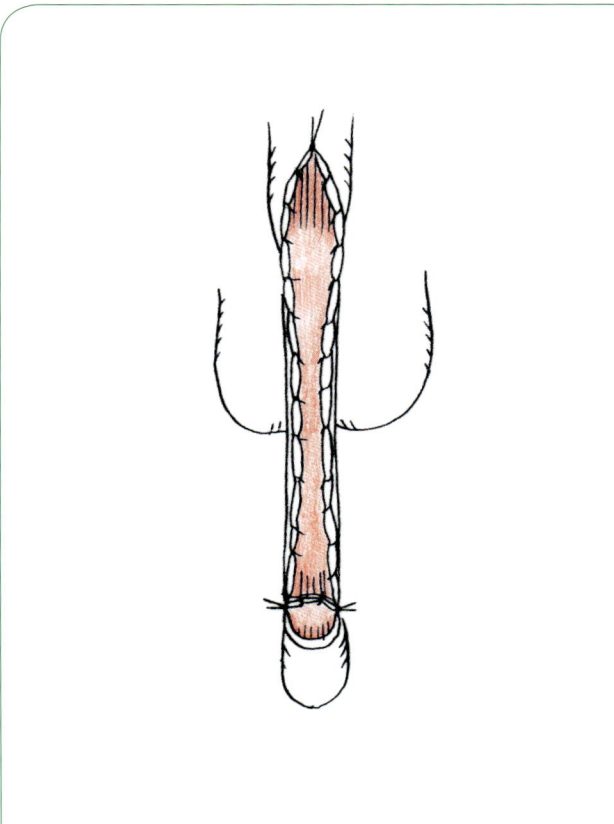

18 狭窄部尿道の断端を健常な近位部尿道後壁に縫合する。

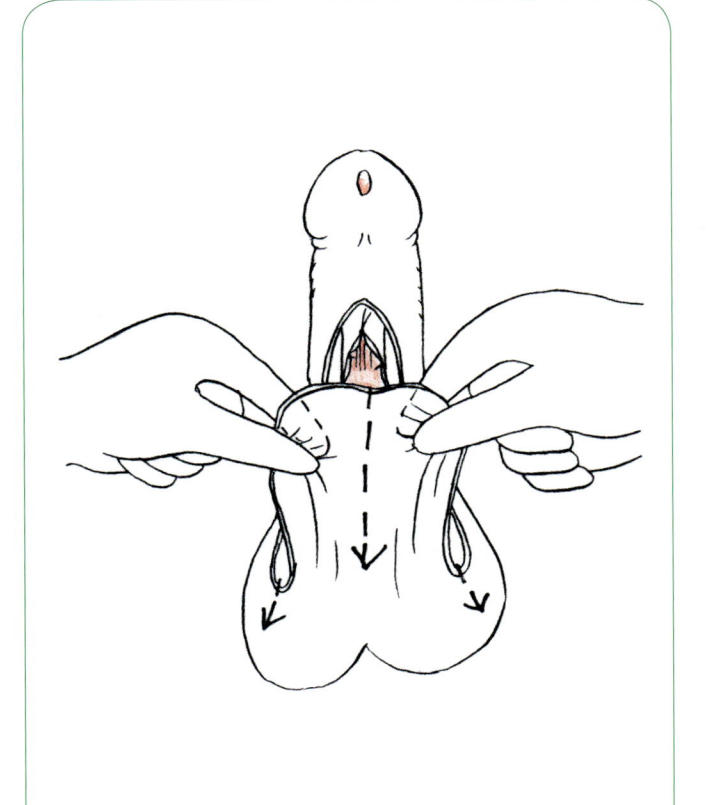

19 陰嚢皮膚を持ち上げ，正中で切開して陰嚢皮膚弁とする。

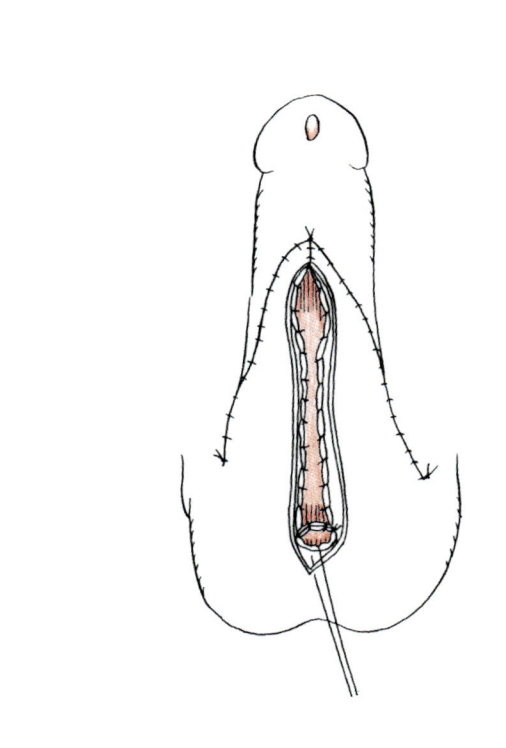

20 陰嚢皮膚弁と陰茎皮膚を縫合したところ。あとは尿道粘膜と陰嚢皮膚弁とを丁寧に縫合していく。

228　4　陰茎・陰嚢・尿道の手術

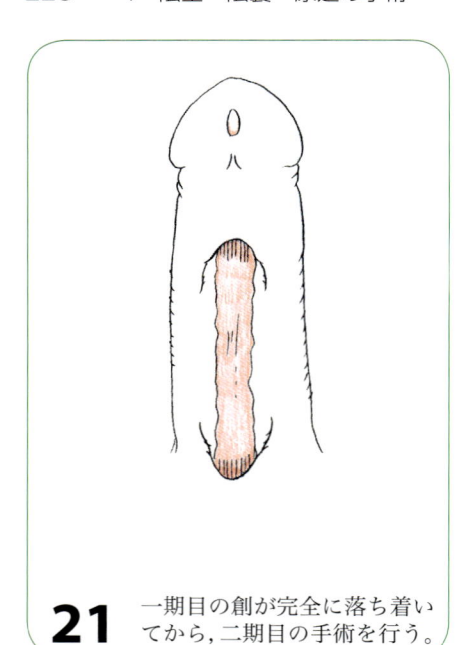

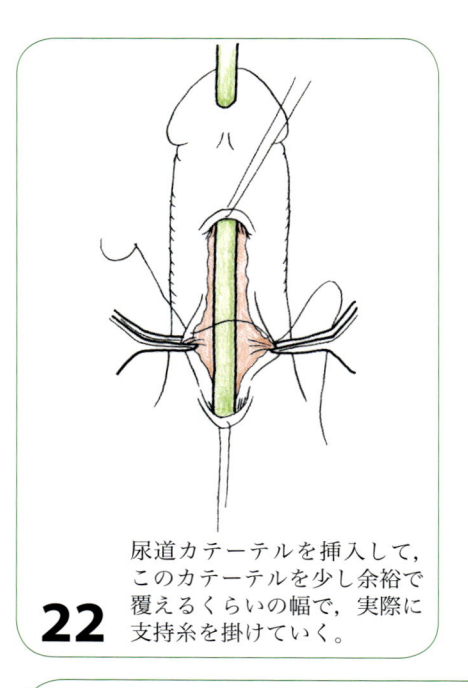

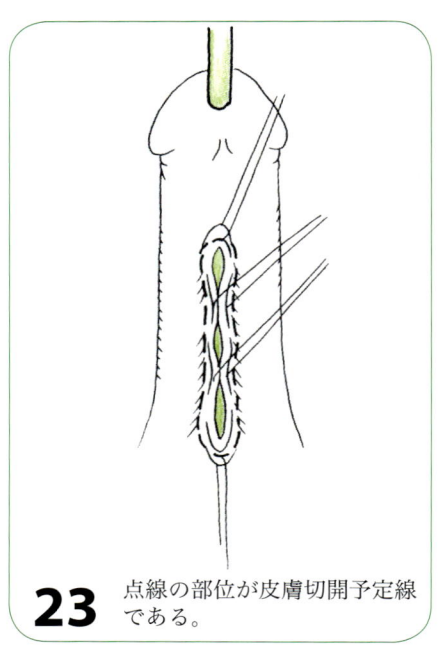

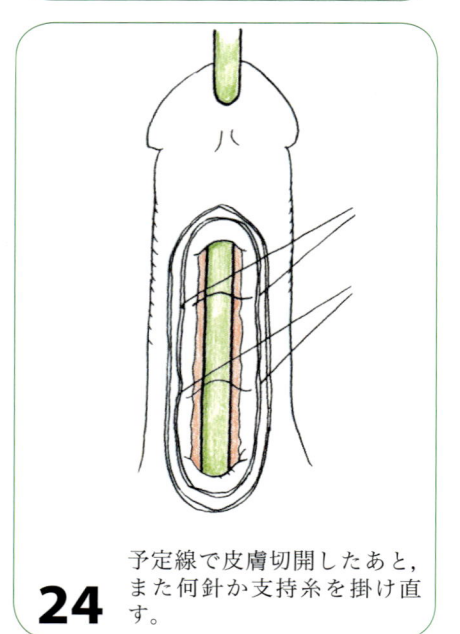

21 一期目の創が完全に落ち着いてから，二期目の手術を行う。

22 尿道カテーテルを挿入して，このカテーテルを少し余裕で覆えるくらいの幅で，実際に支持糸を掛けていく。

23 点線の部位が皮膚切開予定線である。

24 予定線で皮膚切開したあと，また何針か支持糸を掛け直す。

25 皮膚弁でカテーテルを覆うようにロール状に5-0 PDSで連続縫合していく。全層で縫合するが，皮下組織を多めにとり，皮膚には薄く掛ける。また薄くなっている皮膚縁はトリミングしてしまう。

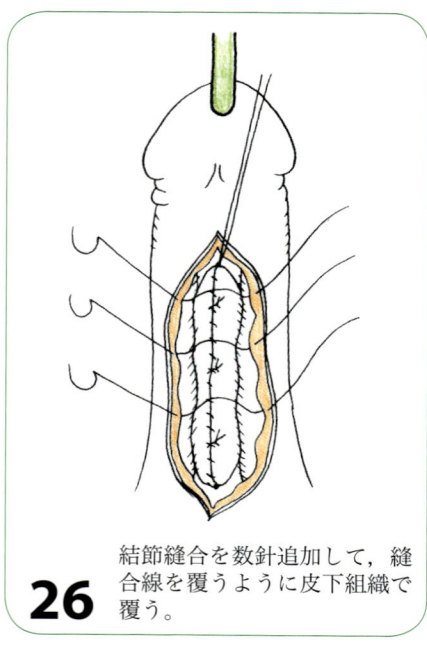

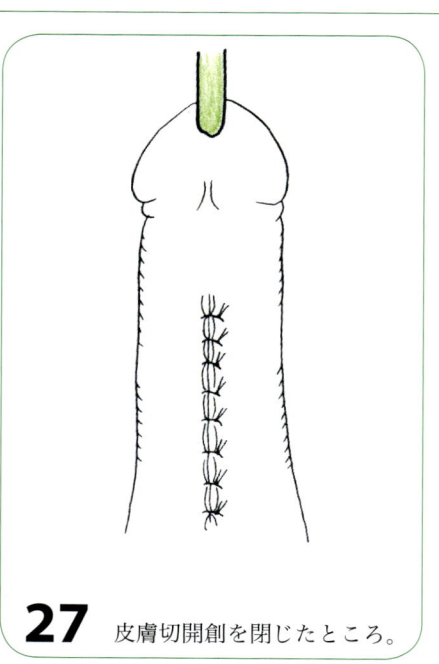

26 結節縫合を数針追加して，縫合線を覆うように皮下組織で覆う。

27 皮膚切開創を閉じたところ。

17 尿道会陰瘻の手術

何らかの理由で外尿道口からの排尿を避けたい場合，亀頭，陰茎の壊死，感染，腫瘍などが適応となる。

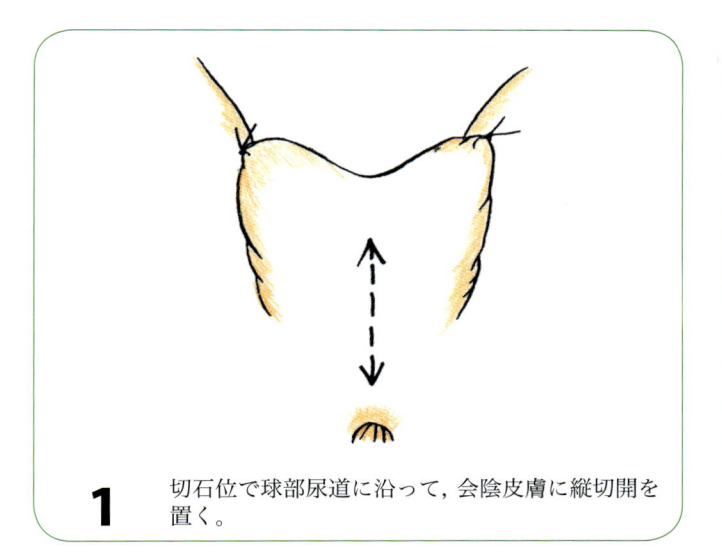

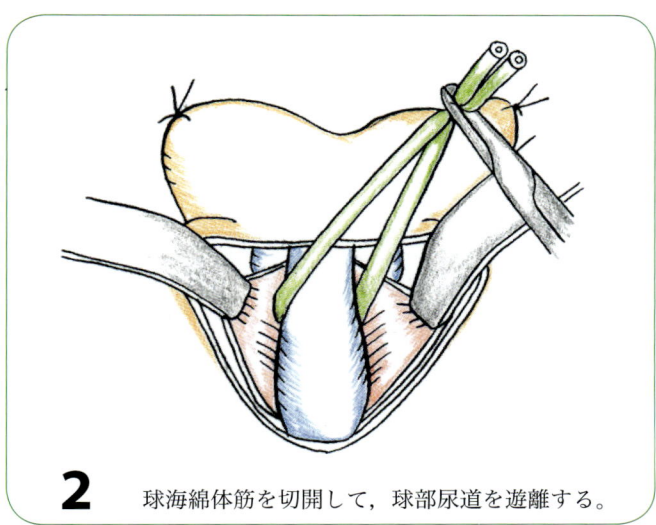

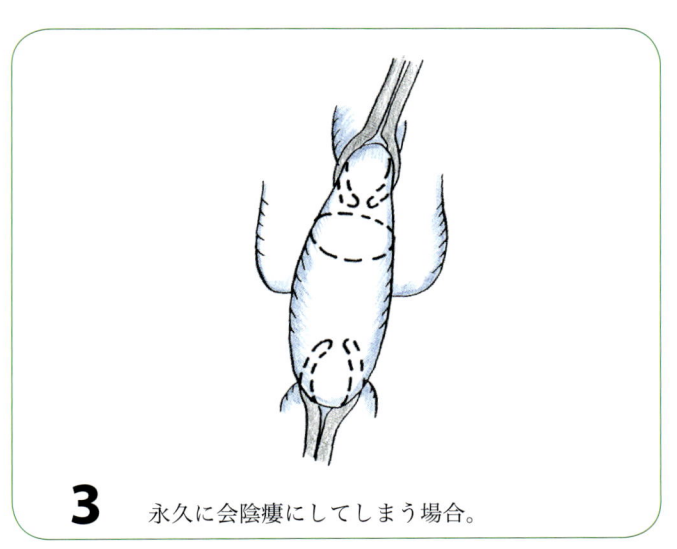

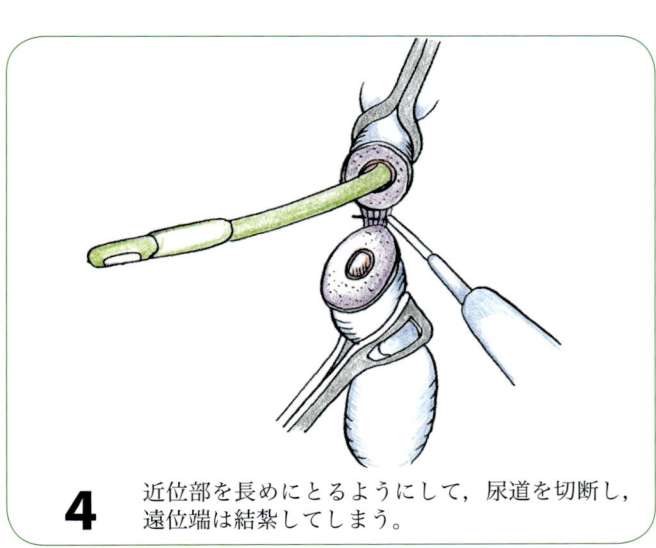

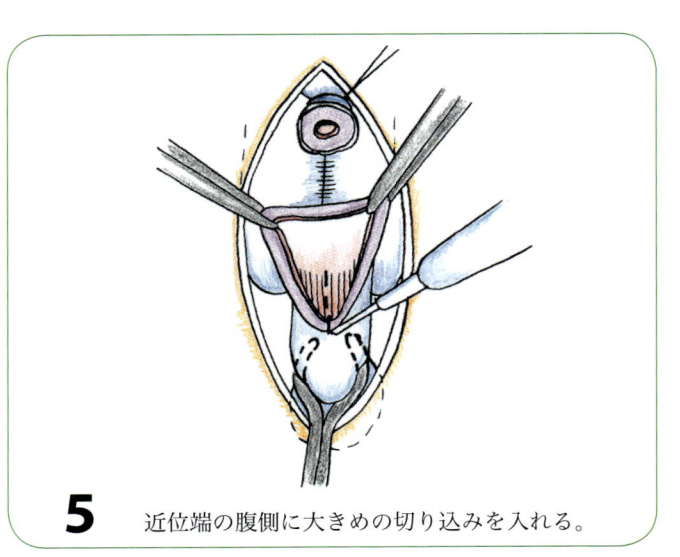

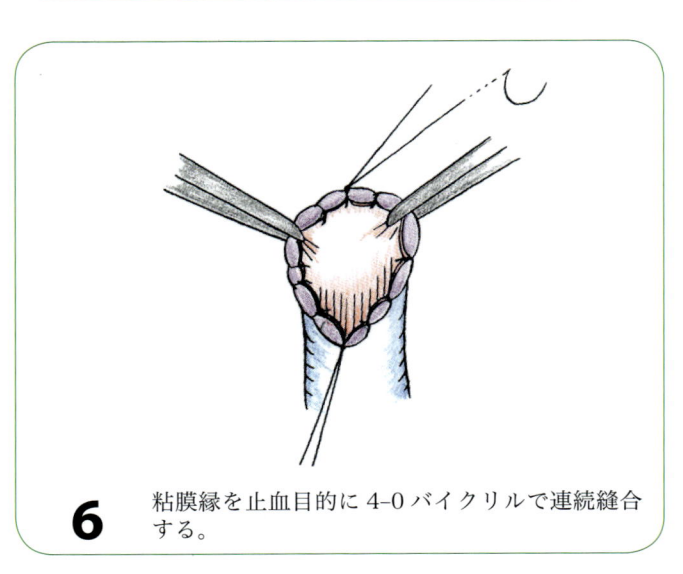

1 切石位で球部尿道に沿って，会陰皮膚に縦切開を置く。

2 球海綿体筋を切開して，球部尿道を遊離する。

3 永久に会陰瘻にしてしまう場合。

4 近位部を長めにとるようにして，尿道を切断し，遠位端は結紮してしまう。

5 近位端の腹側に大きめの切り込みを入れる。

6 粘膜縁を止血目的に4-0バイクリルで連続縫合する。

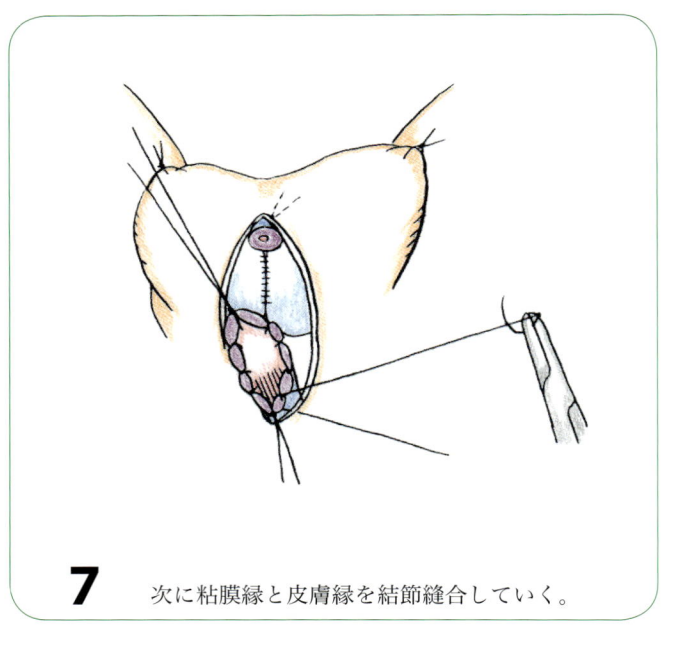

7 次に粘膜縁と皮膚縁を結節縫合していく。

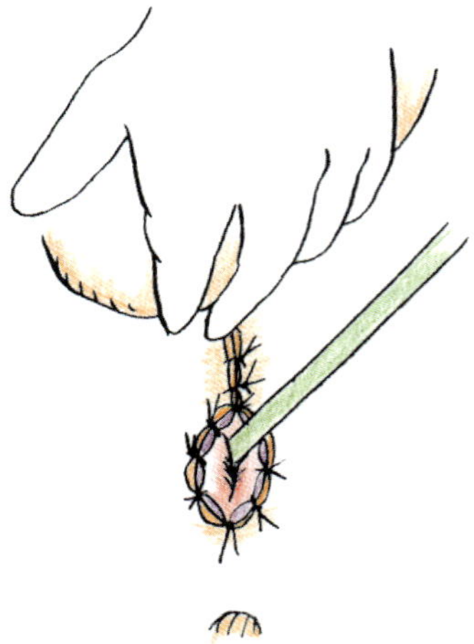

8 上部は皮膚縁同士を合わせる。

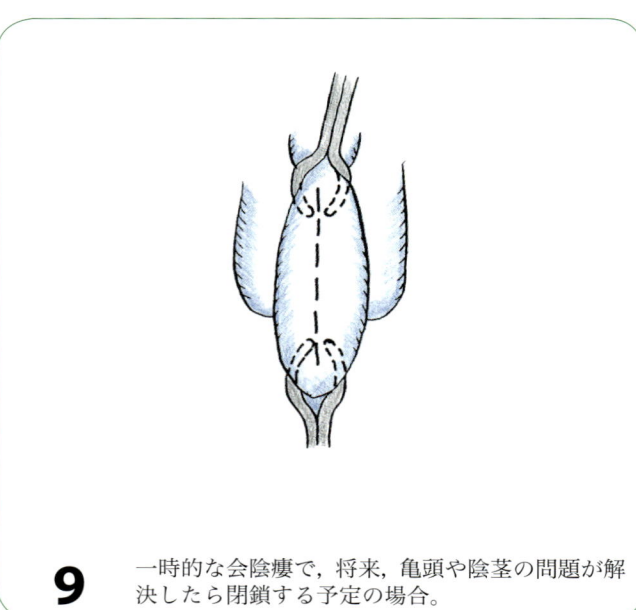

9 一時的な会陰瘻で，将来，亀頭や陰茎の問題が解決したら閉鎖する予定の場合。

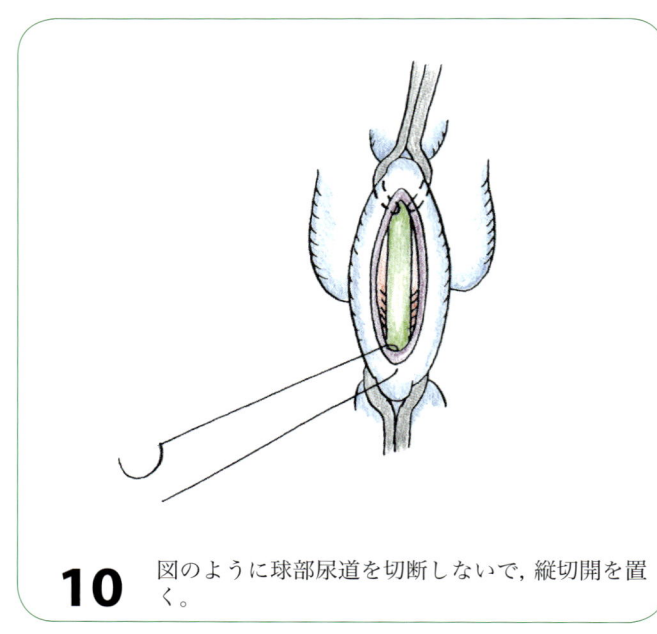

10 図のように球部尿道を切断しないで，縦切開を置く。

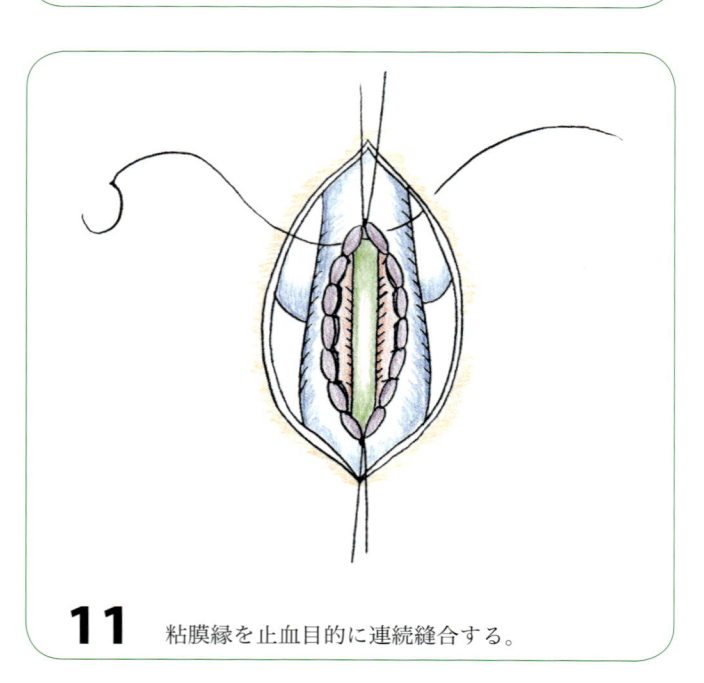

11 粘膜縁を止血目的に連続縫合する。

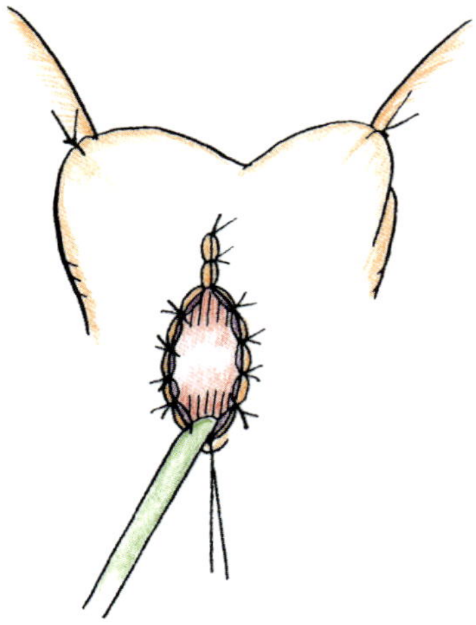

12 粘膜縁を皮膚縁に縫合する。閉鎖する場合は長い尿道狭窄の二期目の手術と同様に閉鎖すればよい。

18 骨盤骨折に伴う後部尿道（主として膜様部）断裂の手術

　救急時は膀胱瘻の管理として，骨盤骨折に伴う血腫や尿瘻，または整形外科的問題，消化管の損傷など，すべての問題が解決してから行う。一般的に断裂した尿道の間には瘢痕組織が介在し，尿道は偏位していることが多く，困難な手術である。最終的には球部尿道を前立腺尖部に吻合すればよいが，経会陰式アプローチ，経会陰腹式アプローチ（恥骨下面の切除を含む）および経恥骨式アプローチ（恥骨結合を含め恥骨を完全に楔状に摘除）と難易度，術中の所見から順番にアプローチ法を変更できることが必要である。特に再手術例では最初から経恥骨式で臨む方が賢明かもしれない。

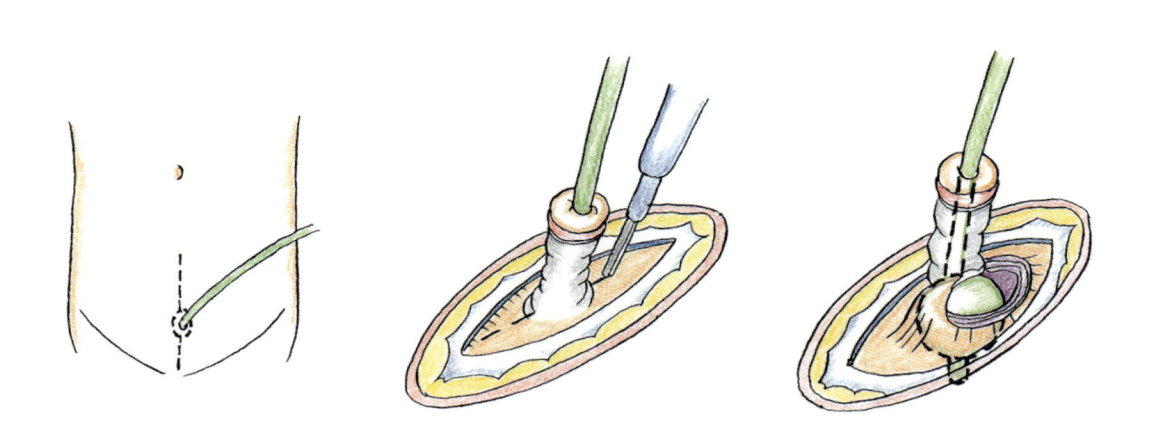

1　いかなるアプローチであっても，切石位と下肢の伸展が自由にできるようにしておく。まず膀胱瘻の上下で5cmほど切開し，膀胱瘻の経路を切除し，膀胱切開する（膀胱に生食水をある程度注入しておくとよい）。

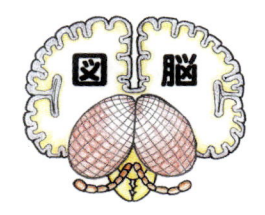

挑戦する図脳

　行動することで初めて認識できることがある。新しい手術を自分自身で試みる場合，今までのすべての経験を利用して，未知の領域に踏み込まねばならない。失敗もする。思わぬ解決策を見いだすこともある。これらは自分の糧になり，財産となる。行動することによって得るものは大きい。

　外科医の優劣を決めるのは，適切な判断力や決断力である。これにはある程度の経験を積むことと，あらかじめ手術前より，困難を想定し，手段を準備しておかなくてはならない。そして決断力を最も要するのは，手術が予想をはるかに超えて困難なときである。本書でも紹介しているが，骨盤骨折に伴う尿道断裂の形成術は泌尿器外科のなかでもチャレンジングな手術のひとつであるが，難易度も，状況の相違も症例ごとに全く異なる。なかには，つなごうと思った尿道の断端と前立腺の断端のあたりが，ちょうど骨折した恥骨により，邪魔されており，万事休すという気持ちになる。この手術に関しては，経験を積むごとに反省も重ねながら，状況に応じていくつかのアプローチで対応できるように，失敗も糧にしながら身に付けていったのである。したがって手術中の判断力や決断力というのは，自分のなかにすでにいくつかのオプションがあり，これがだめなら，この方法という具合に，段取りがすでに用意されていることである。すなわちいくら困難な場面に遭遇しても，対処法が自分の選択肢のなかになければ，あるいは自分がこの方法を初めてでもやろうと準備していなければ，その方法を選択はしないのである。つまり，手術における判断力や決断力の有無は，段取りのよさであり，選択肢の多さであり，そして仮に初めての方法であっても図脳のなかに準備されているかどうかによる。

　こうなるともう誰もついてこれない。決定も決断も自分で下すしかない。この孤独に耐えられるか。そして結果は正直にでる。よければ外科医冥利に尽きるし，悪ければ苦悩の日々が続く。

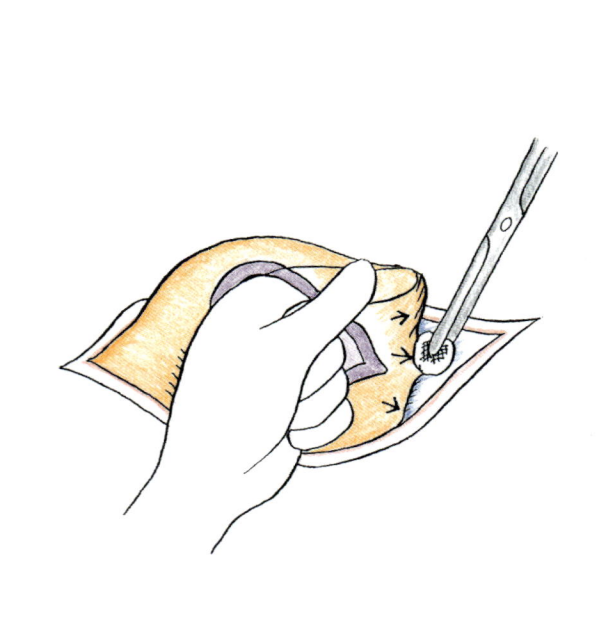

2　膀胱に指を入れて頭側の腹膜を剥離しておく。骨盤骨折時に小腸破裂の手術をしてある場合などは，細心の注意をして行う。小腸損傷を起こすこともあるので腸管処置はしておくこと。

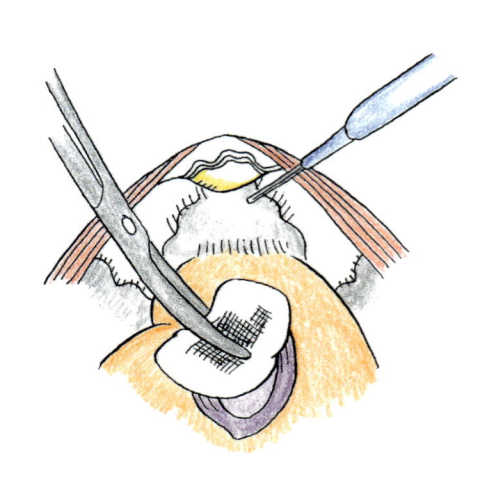

3　可能であれば膀胱，前立腺を恥骨後面より剥離しておくが，どちらかというと恥骨の骨膜を剥がすくらいのつもりで，電気メスで切離していく。骨盤骨折時に静脈群はすでに塞栓されているので普通はoozingくらいの出血しかない。ただしこの操作は経会陰式のみのときは必要としない。

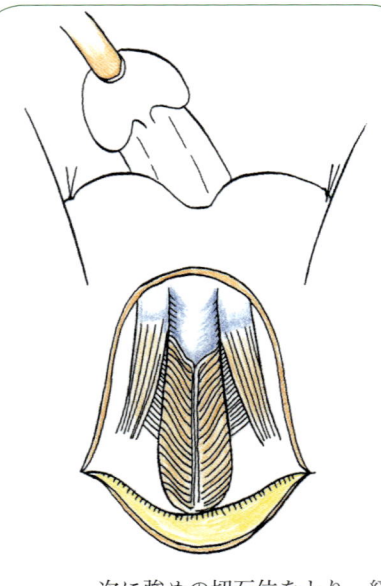

4　次に強めの切石位をとり，経会陰式アプローチを行う。陰嚢皮膚を大腿部付近に固定して，会陰皮膚に逆U字切開，または縦切開をおき，尿道から太めのネラトンカテーテルを挿入して球部尿道を露出する。

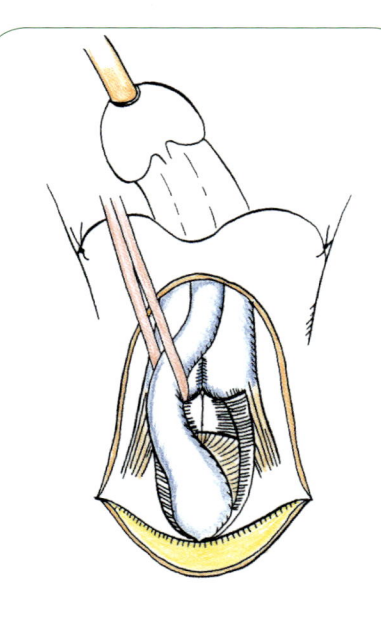

5　球海綿体筋を縦に切開し，球部尿道を露出し，確保する。

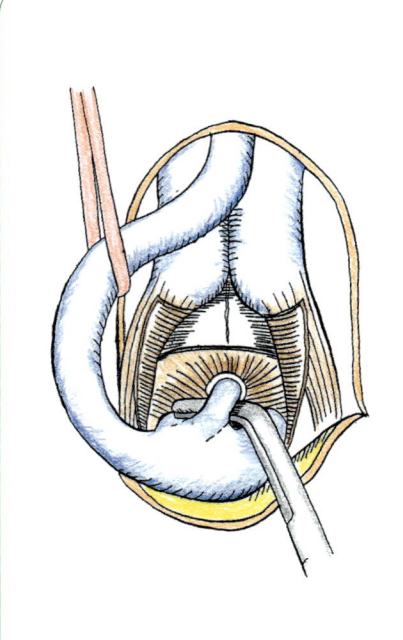

6　今度は近位方向に尿道を剥離し，恥骨尿道腔で膜様部尿道を確保する。

C 尿道の手術　233

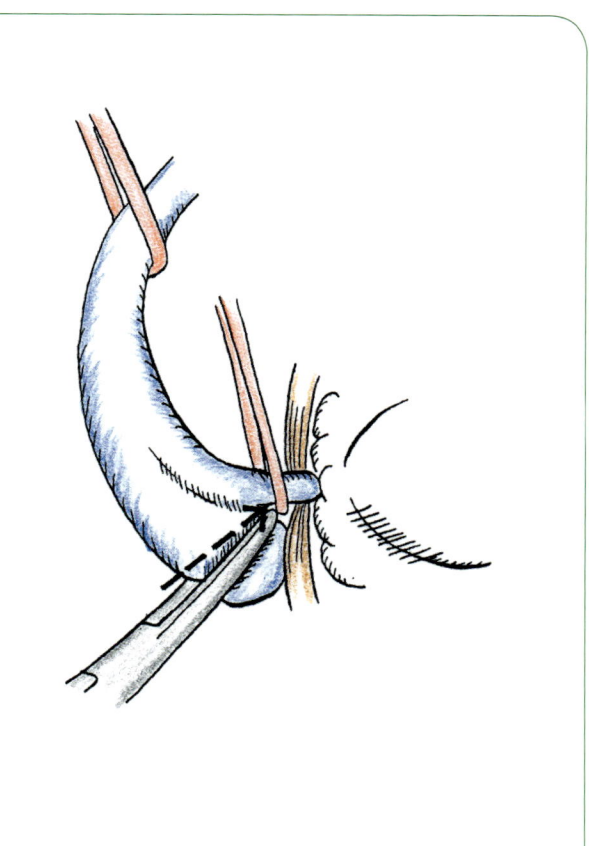

7　膜様部尿道を残して，球部のみをクランプする。電気メスで球部を切離し，結紮する。

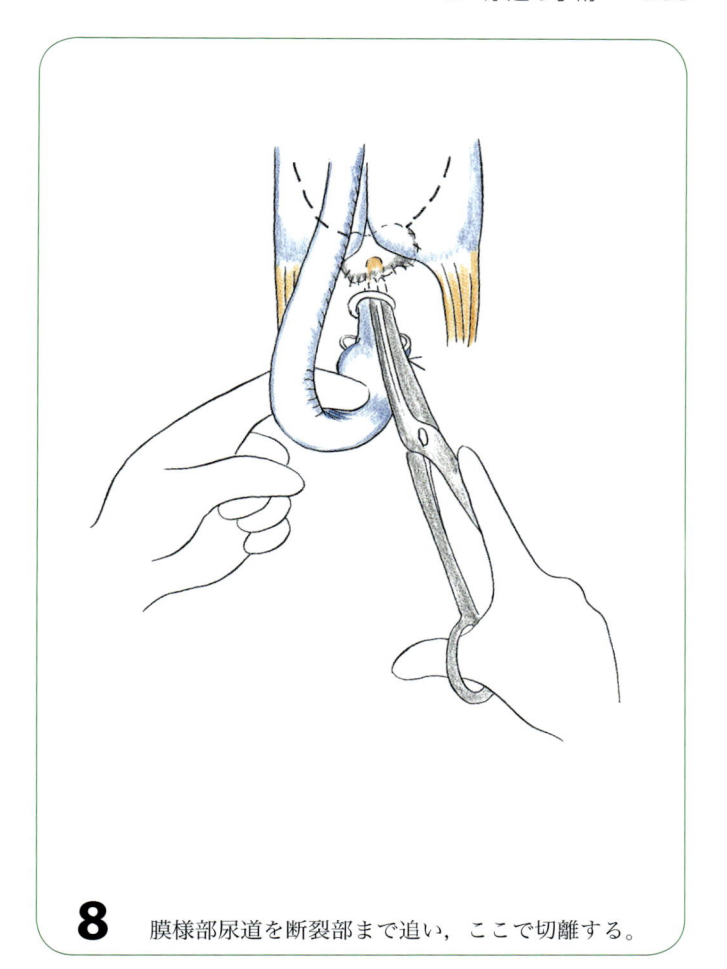

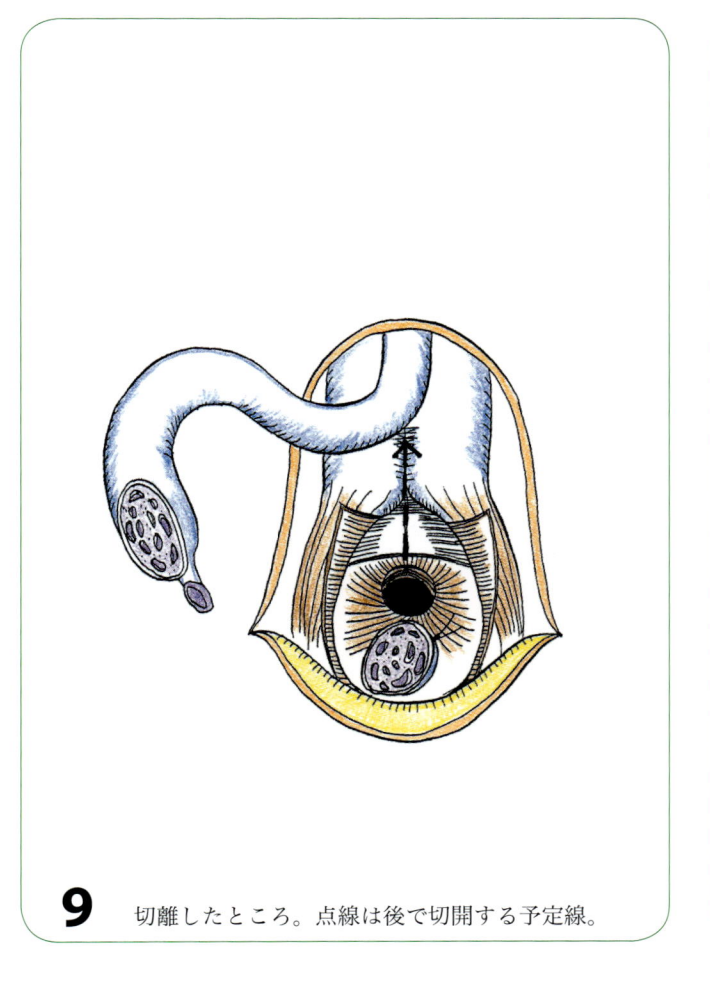

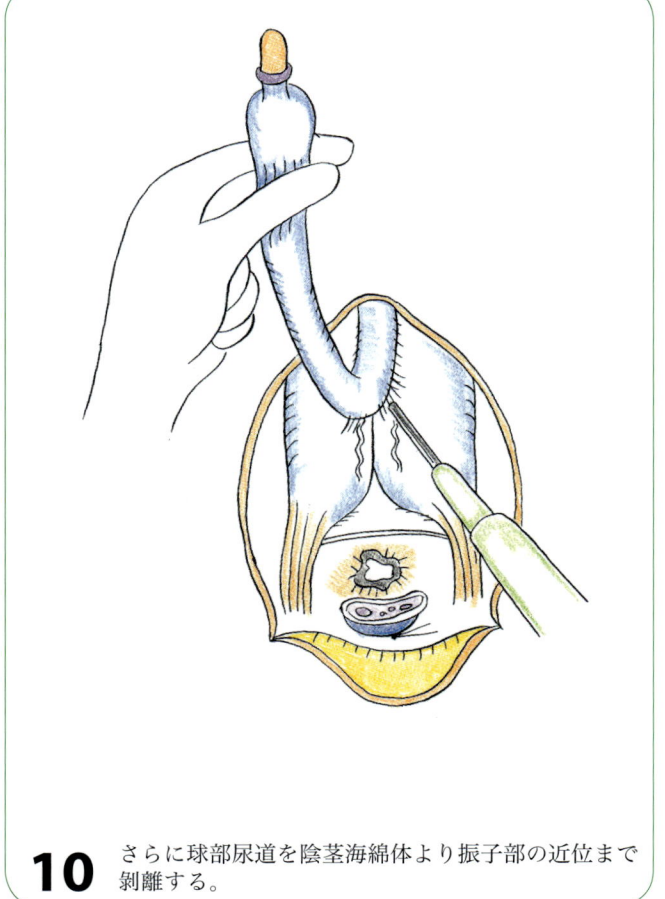

8　膜様部尿道を断裂部まで追い，ここで切離する。

9　切離したところ。点線は後で切開する予定線。

10　さらに球部尿道を陰茎海綿体より振子部の近位まで剥離する。

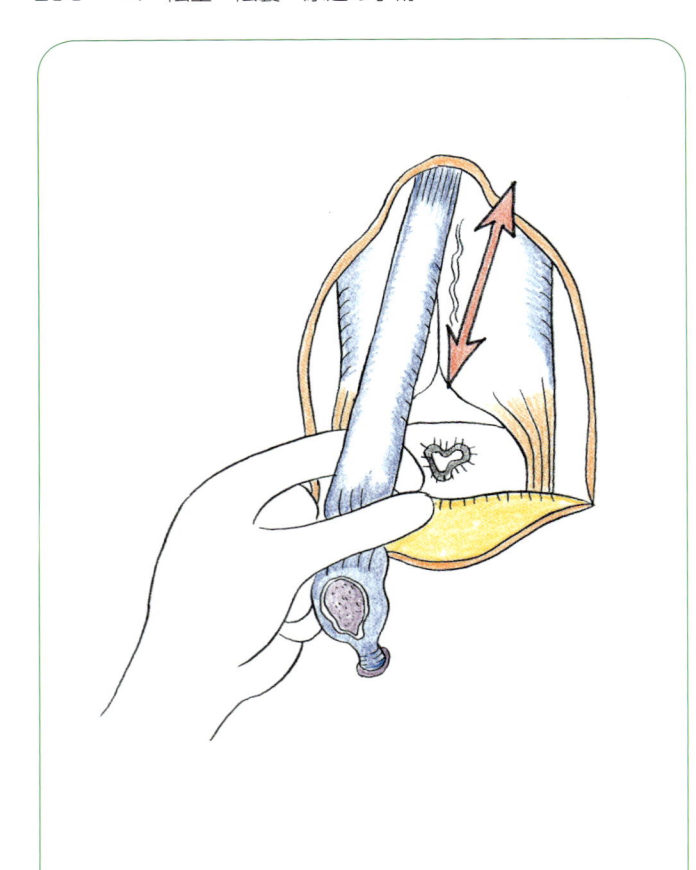

11 球部尿道は伸展性に富む。十分に骨盤内に届きそうかどうか確認する。

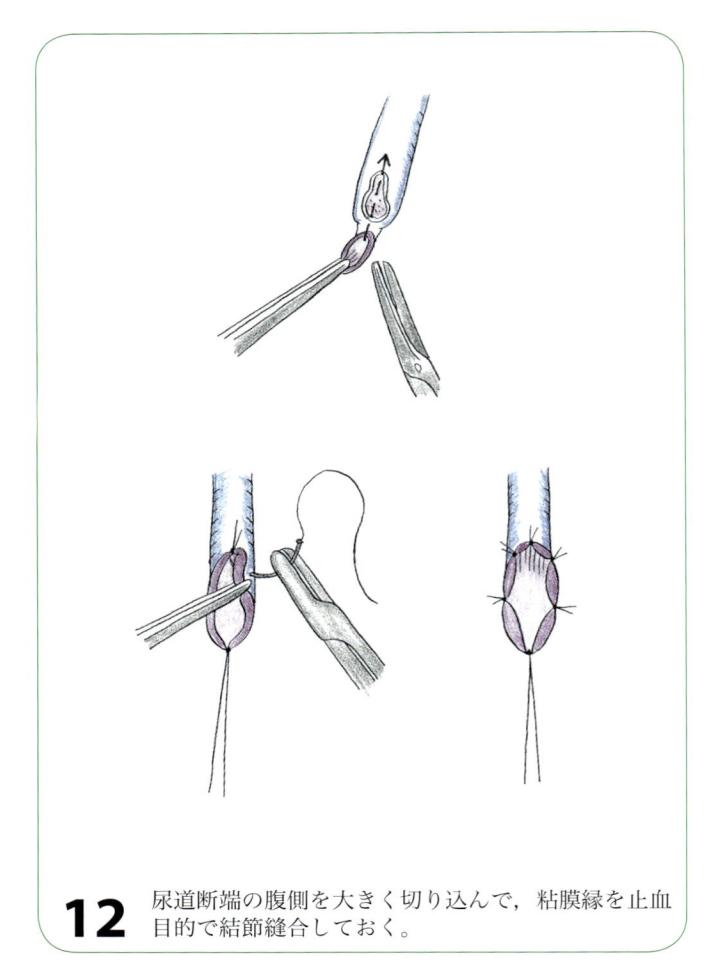

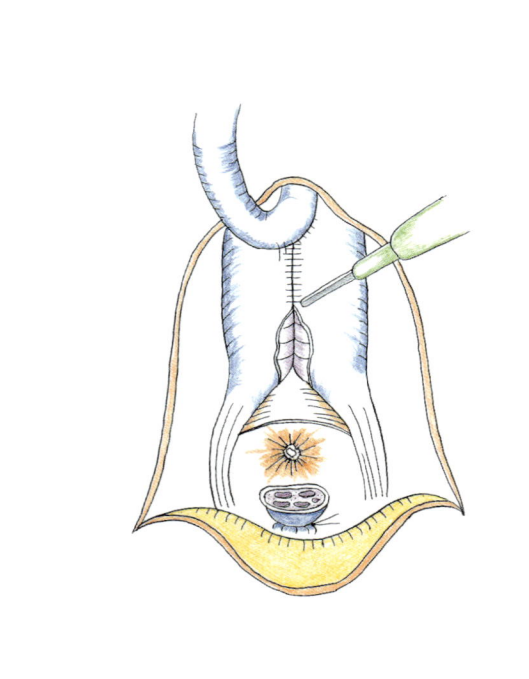

12 尿道断端の腹側を大きく切り込んで，粘膜縁を止血目的で結節縫合しておく。

13 陰茎海綿体を正中で分離する。最初表層から切離していく。

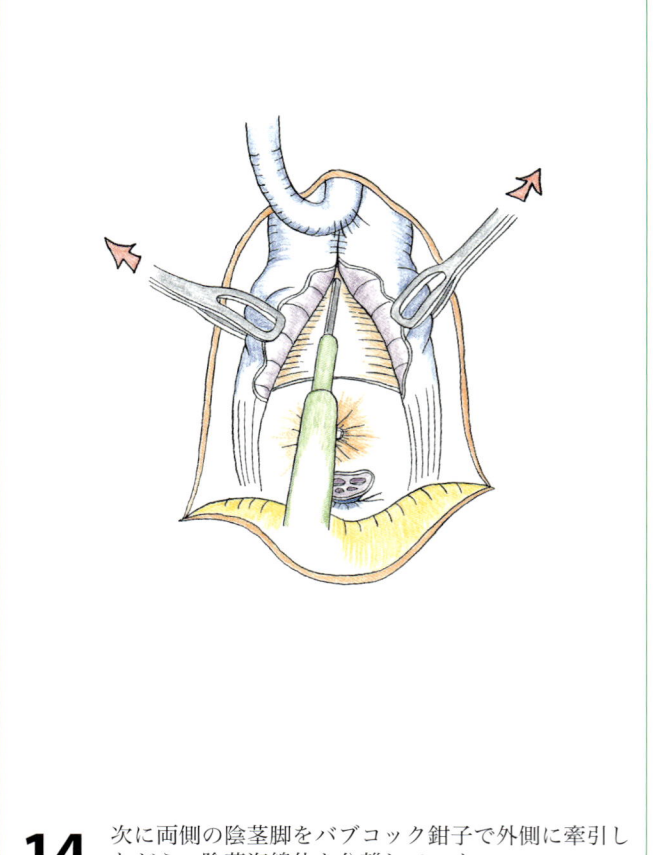

14 次に両側の陰茎脚をバブコック鉗子で外側に牽引しながら，陰茎海綿体を分離していく。

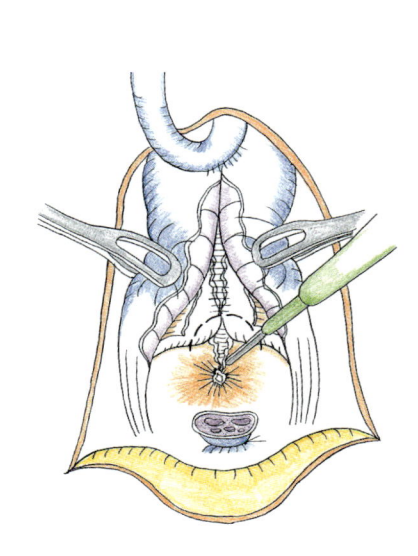

15 必要に応じて点線のように恥骨下縁をロンジルでかじるように切除することもある。ただし恥骨もある程度電気メスで正中なら上方へ切り上げることもできる。

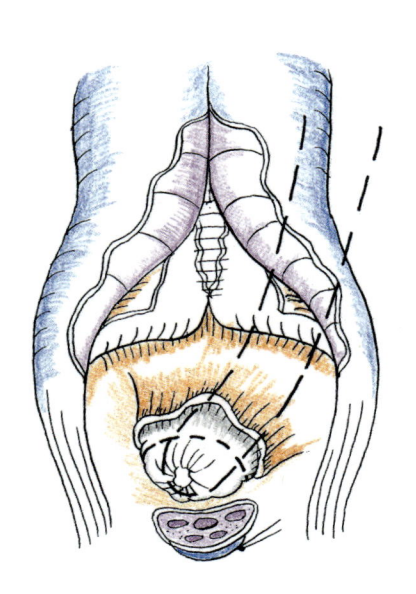

16 ここで膀胱切開部より20Frくらいの男性用金属ブジーを助手に挿入してもらい、さらに内尿道口より前立腺部に挿入してもらい会陰部に向かって押してもらう。自分の左手にブジーを持ち、さらに確認したほうがよい。

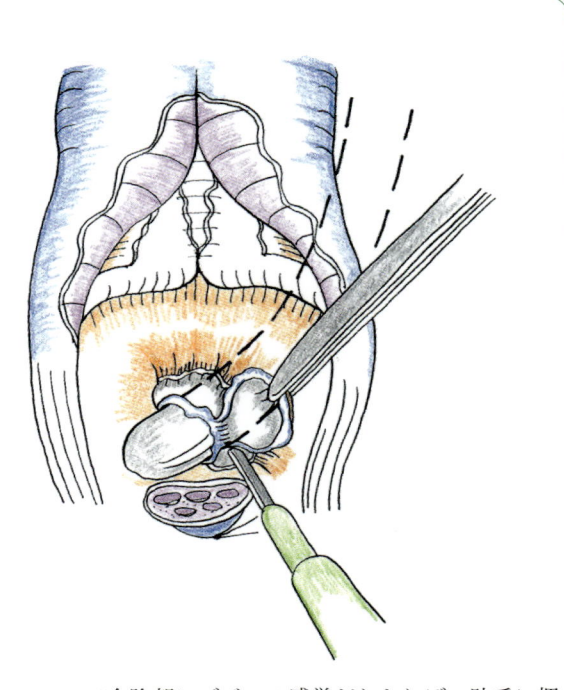

17 ここで会陰部にブジーの感覚がわかれば、助手に押し続けてもらいながら、その部の瘢痕組織を電気メスで切除する。これが可能であれば経会陰的アプローチのみで可能なことが多い。ここでブジーの感覚がはっきりしない場合（瘢痕組織が厚い、距離が長い、骨折片が邪魔になるなど）、また側方や直腸方向に感じる場合（偏位が強いなど）は、経会陰腹式アプローチに切り替える方がよい。

〈経会陰式アプローチ〉

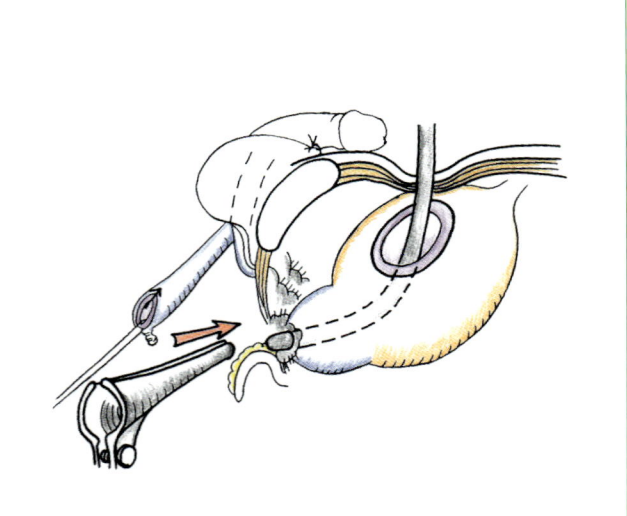

18 以下，経会陰式について述べる．まず先に作成した経路を，金属ブジーで徐々に26-28 Frくらいまで拡張し，今度は会陰側から細長い鼻鏡を，ブジーを追うようにして前立腺部尿道に挿入する．

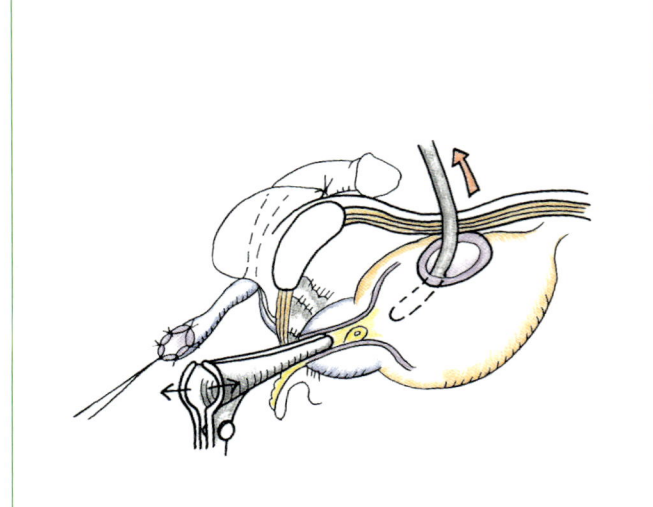

19 鼻鏡を広げて固定して，前立腺部尿道の粘膜が健常であることを確認する．精丘が確認できるとよいが難しいこともある．

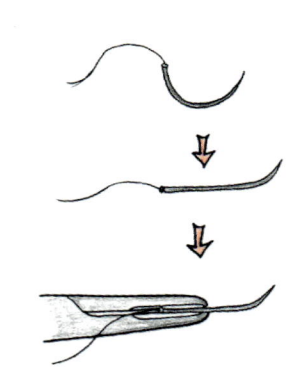

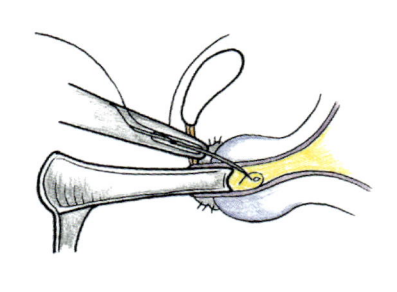

20 ここで鼻鏡の隙間から，前立腺部尿道の粘膜になるべく深く，3-0または2-0バイクリルを掛けていくが，普通の運針では掛けられないので，針をJ字型に曲げて，強い持針器で直線状に把持し，前立腺尖部に突き刺すようにして粘膜に出す．

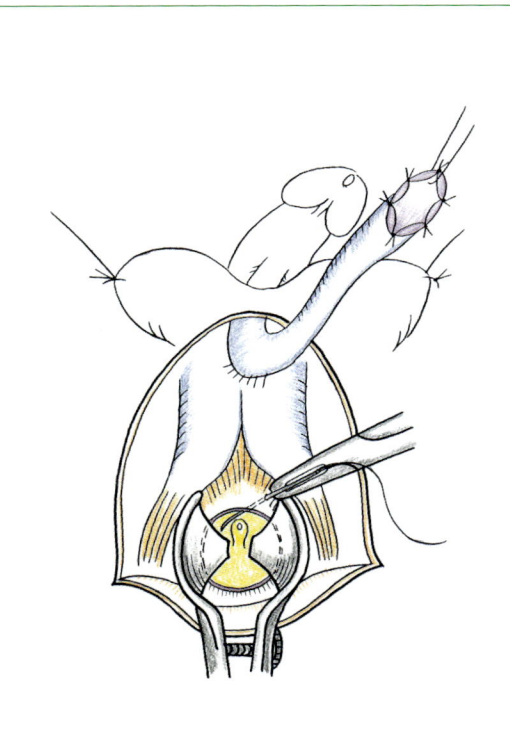

21 会陰側からみたところ。必ず粘膜縁より向こう側に針が出るようにする。

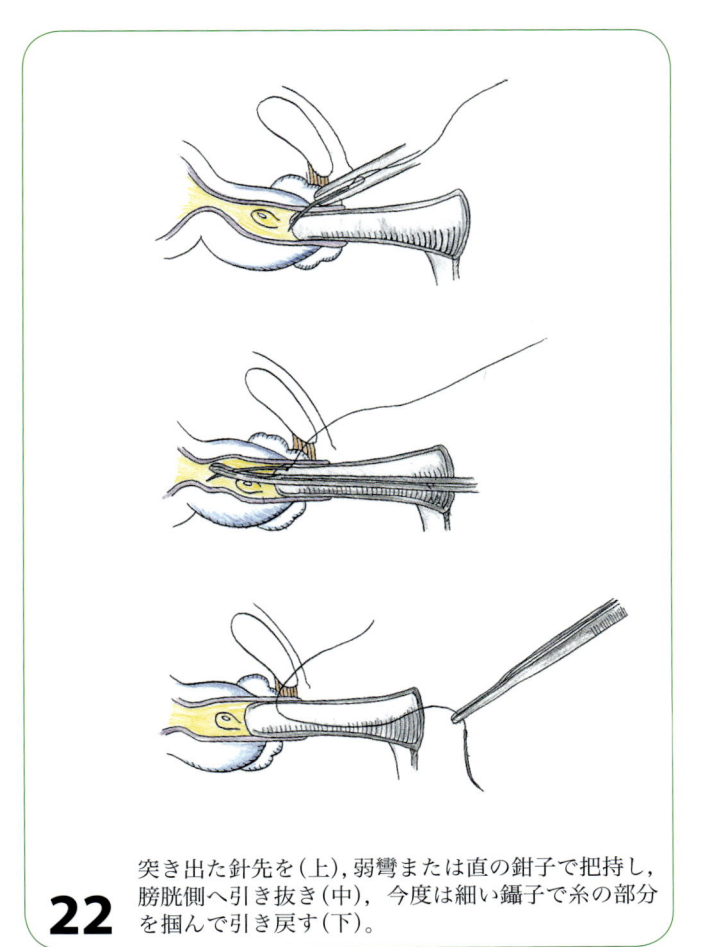

22 突き出た針先を（上），弱彎または直の鉗子で把持し，膀胱側へ引き抜き（中），今度は細い鑷子で糸の部分を掴んで引き戻す（下）。

23 鼻鏡を回転させながら，このように前立腺部尿道に6-8針掛ける。この針糸を今度は対応する球部尿道にすべて掛けておいてから，結紮する。途中で16 Frの尿道カテーテルを入れておく。これが経会陰式のアプローチである。このあとは再度膀胱瘻も留置して膀胱を閉じる。

〈経会陰腹式アプローチへの移行〉

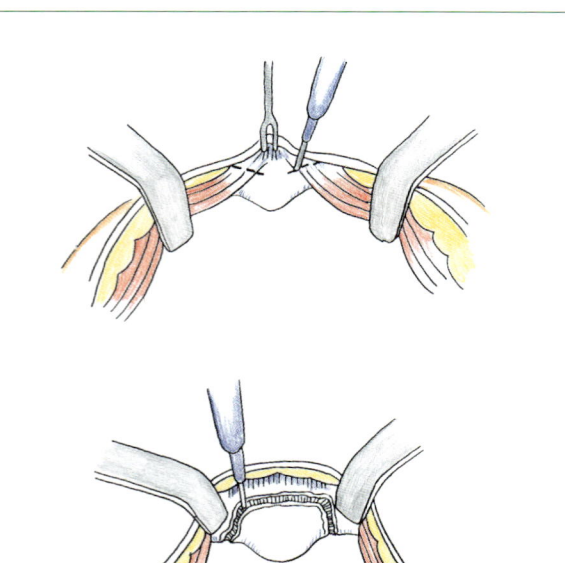

24 経会陰式で不可能と判断したときは，経会陰腹式に移行する。これは，会陰式で球部尿道を剝離・離断したのち，骨盤側から前立腺尖部を露出し，ここへ吻合する。前立腺尖部の露出が困難な場合は，ある程度，恥骨後腔を開いたら恥骨を部分切除するとよい。図のように腹直筋付着部を離断し，恥骨をコの字状に切除する。

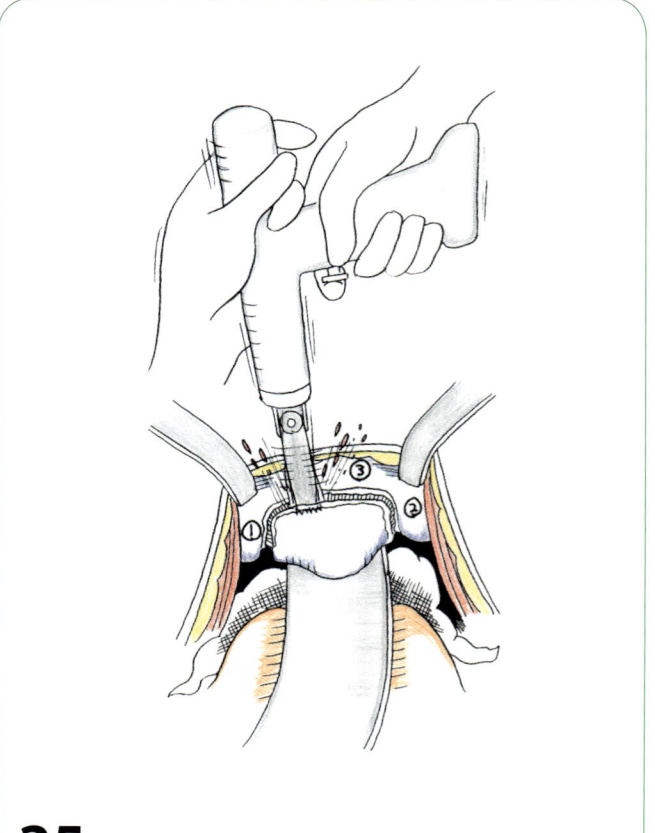

25 ストライカーを用いて図のように恥骨を切除する。

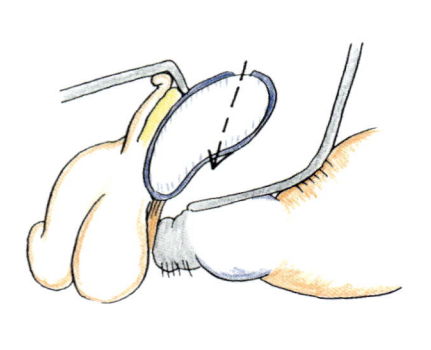

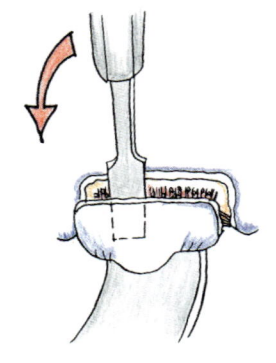

26 図のように恥骨下面を前立腺尖部に向かって切除するように心掛ける。最後は鑿とハンマーで切除するとよい。

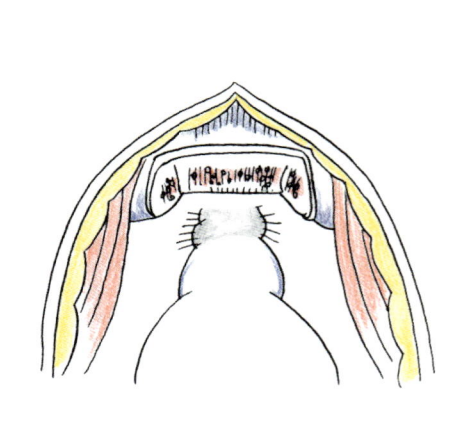

27 切除した面には，骨蠟を押しつけておく。

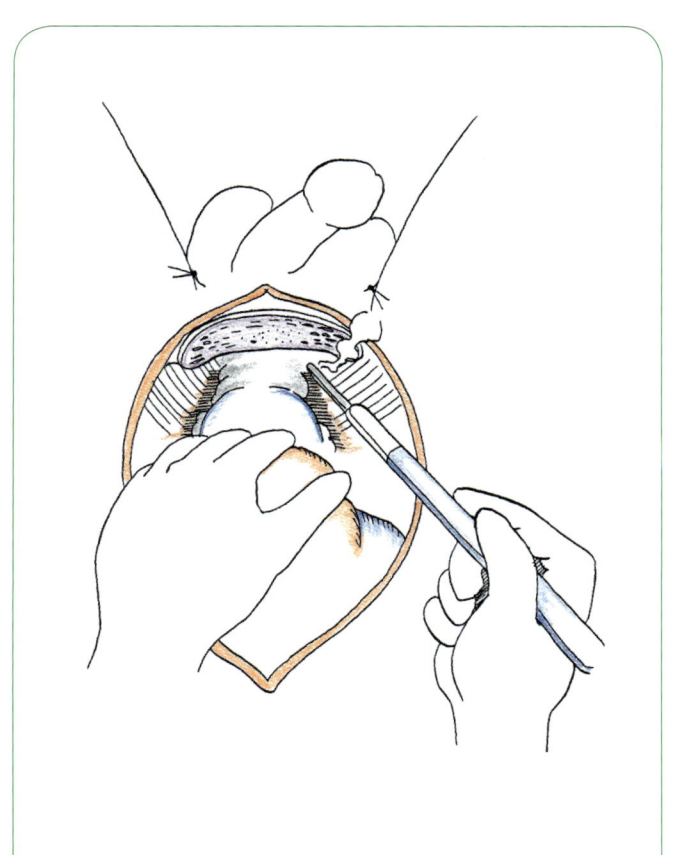

28 さらに前立腺の尖端および側方を露出して，前立腺の輪郭を明らかにする。

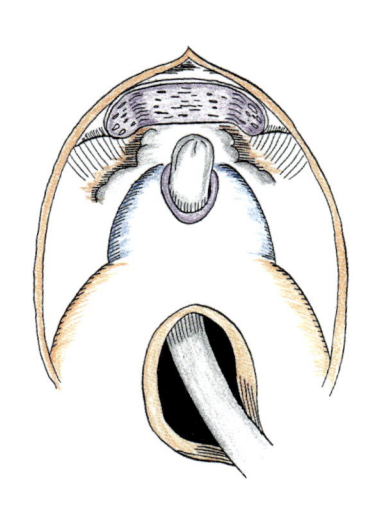

29 膀胱切開部より挿入した金属ブジーの尖端を上に持ち上げるようにして，前立腺尖端部よりやや近位に前立腺前面をブジー尖端に切り込むように電気メスで縦に切開し，ブジー尖端を出す。

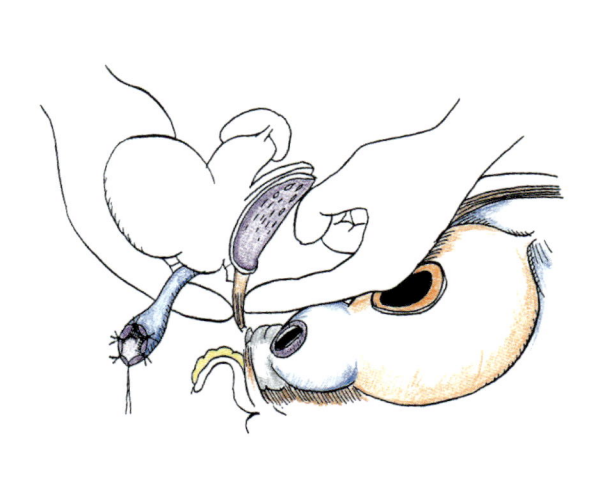

30 ここで恥骨下縁に会陰側と骨盤側から，指の感覚を利用してこの部にトンネルを作成する。弱彎の鉗子を穿通させ，開くことによってこの経路を徐々に拡張していく。

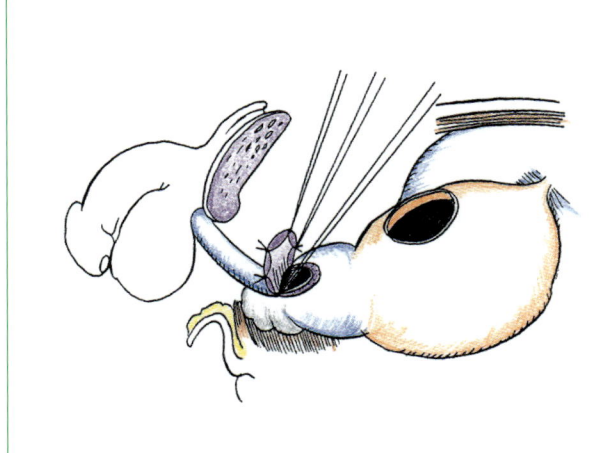

31 このトンネルから球部尿道を骨盤内に引き込み，前立腺と吻合することになる。

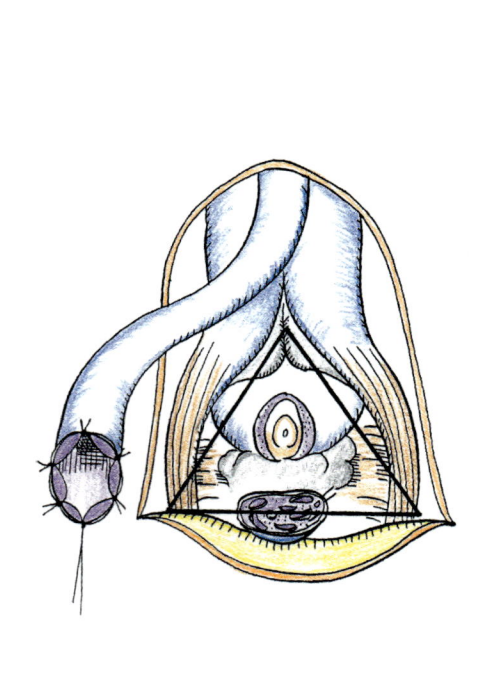

32 この恥骨弓下に作成されたトンネルは会陰側からみると底辺を直腸とした尿生殖三角にほぼ一致する。

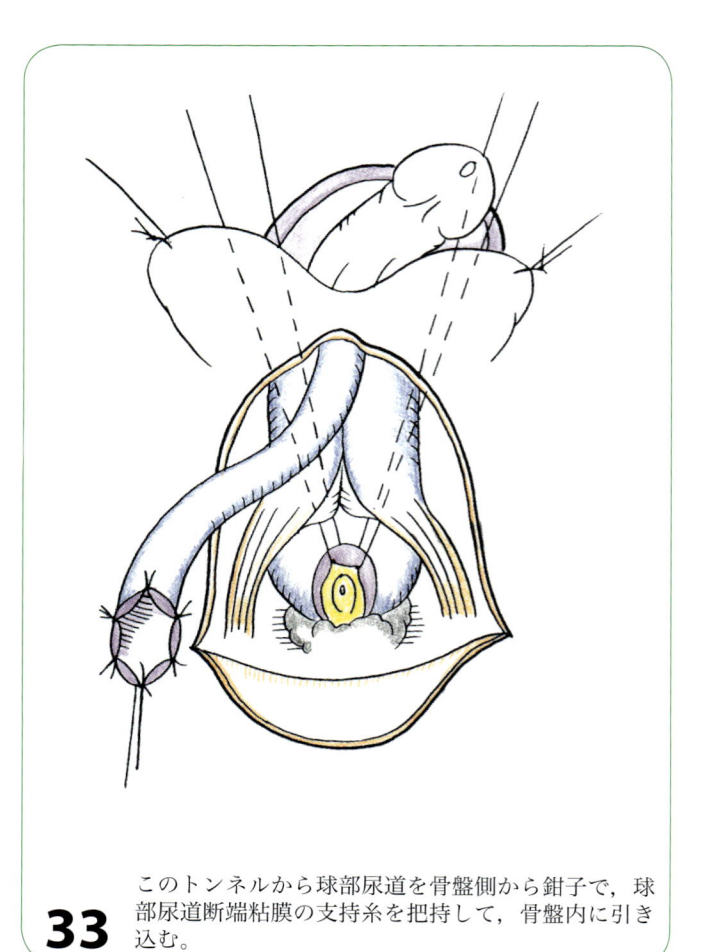

33 このトンネルから球部尿道を骨盤側から鉗子で，球部尿道断端粘膜の支持糸を把持して，骨盤内に引き込む。

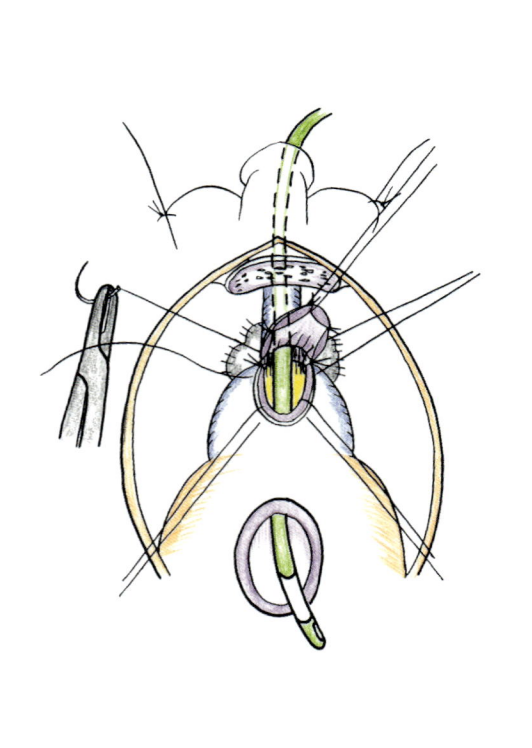

34 骨盤内に引き込み，前立腺切開部粘膜と縫合しているところ。

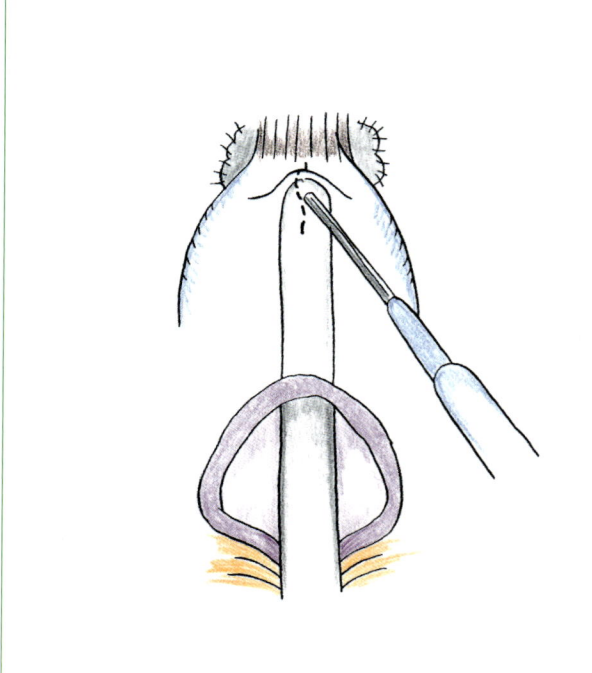

35 再度，前立腺前面の切開から。ブジー尖端に向かって切り込む。

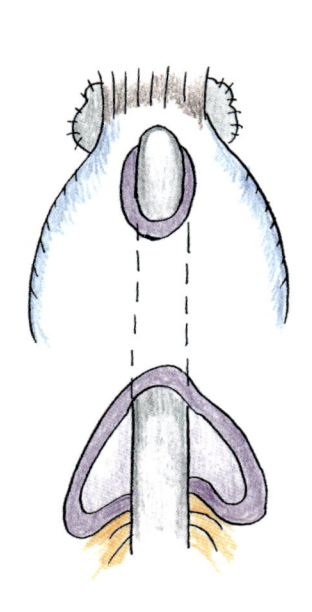

36 十分太いブジーが簡単に出てくるくらい，切り込んでよい。

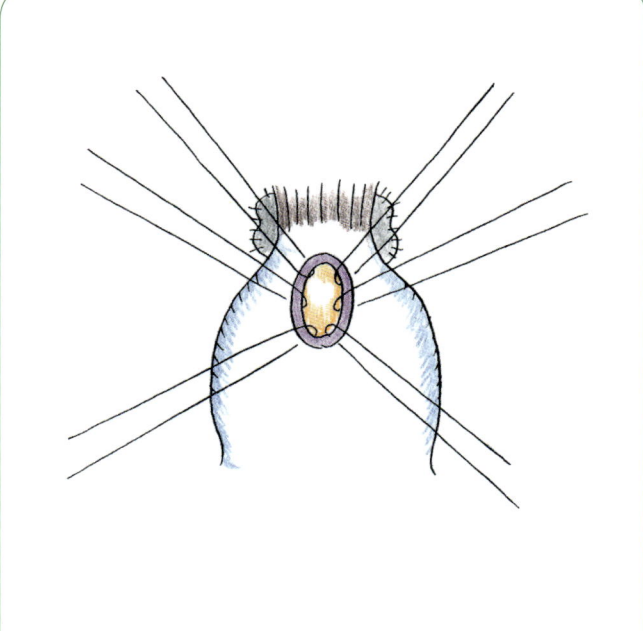

37 特に前立腺が骨盤内の高い位置にあるほど（すなわち断裂部の長さが長いほど），経会陰腹式にて骨盤内で吻合することは容易である。あらかじめ6針ほど，前立腺粘膜を必ず拾って厚めに掛けておく。

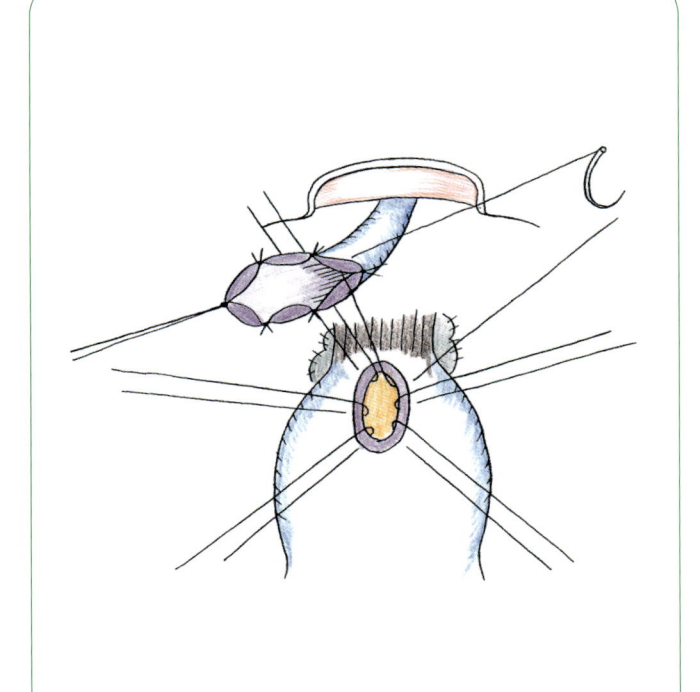

38 それぞれの糸を引き込んだ球部尿道粘膜の対応する位置に掛けて吻合すればよい。

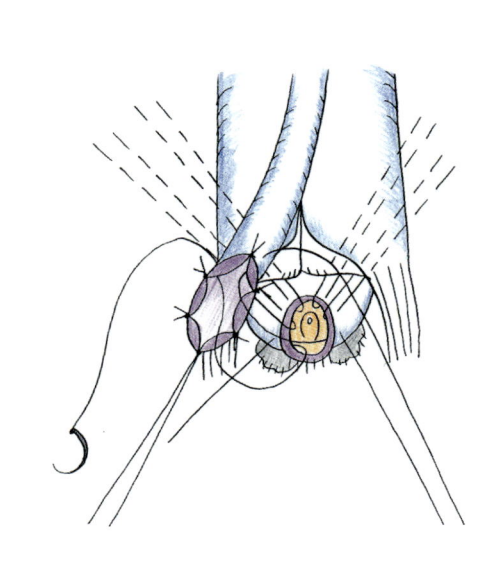

39 逆に断裂部の長さが短いと吻合部がちょうど恥骨弓の真下になってしまい，吻合がすべて骨盤内からできないこともあり，特に前立腺の遠位に掛けた糸は会陰側に引き出して，対応する球部尿道に掛ける。

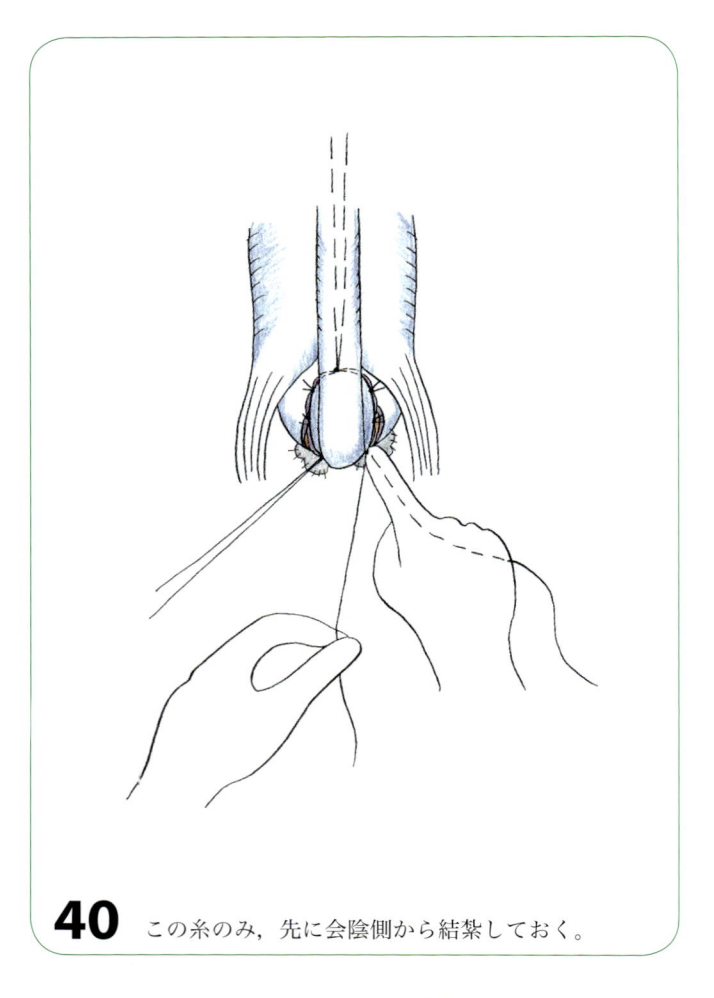

242   4 陰茎・陰嚢・尿道の手術

40 この糸のみ，先に会陰側から結紮しておく．

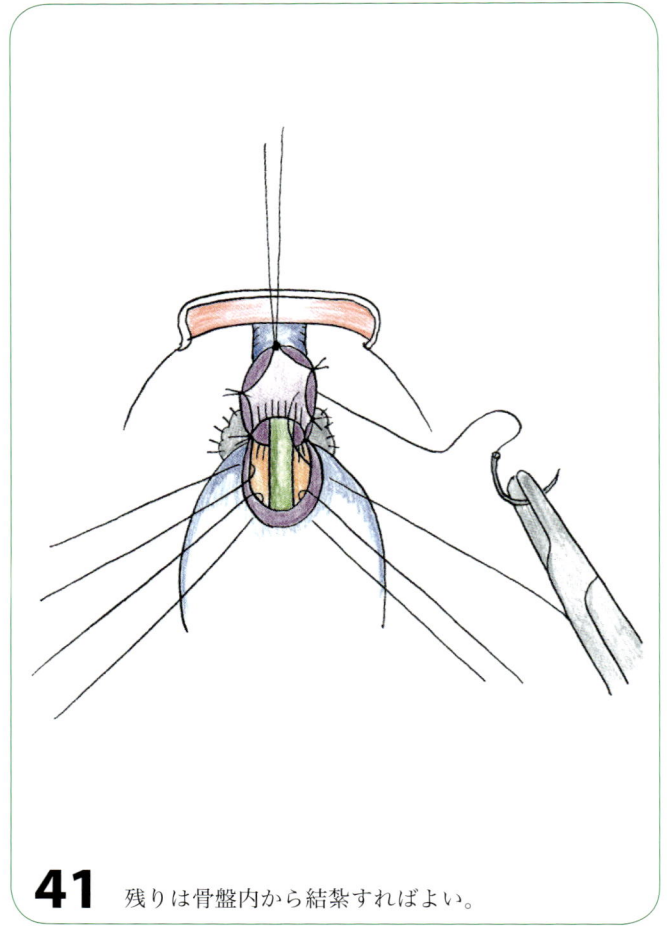

41 残りは骨盤内から結紮すればよい．

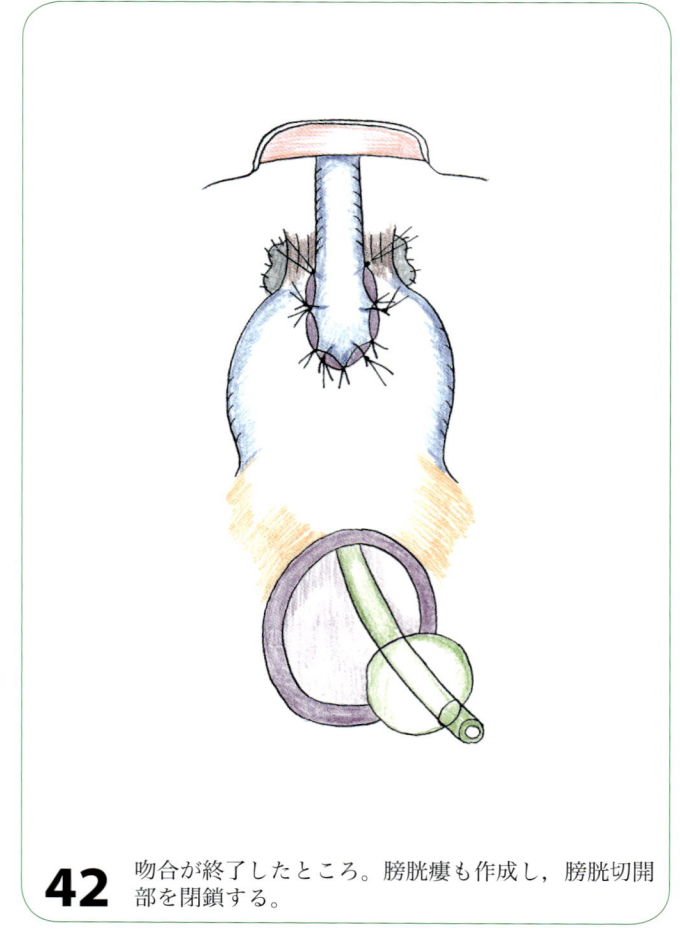

42 吻合が終了したところ．膀胱瘻も作成し，膀胱切開部を閉鎖する．

C 尿道の手術　243

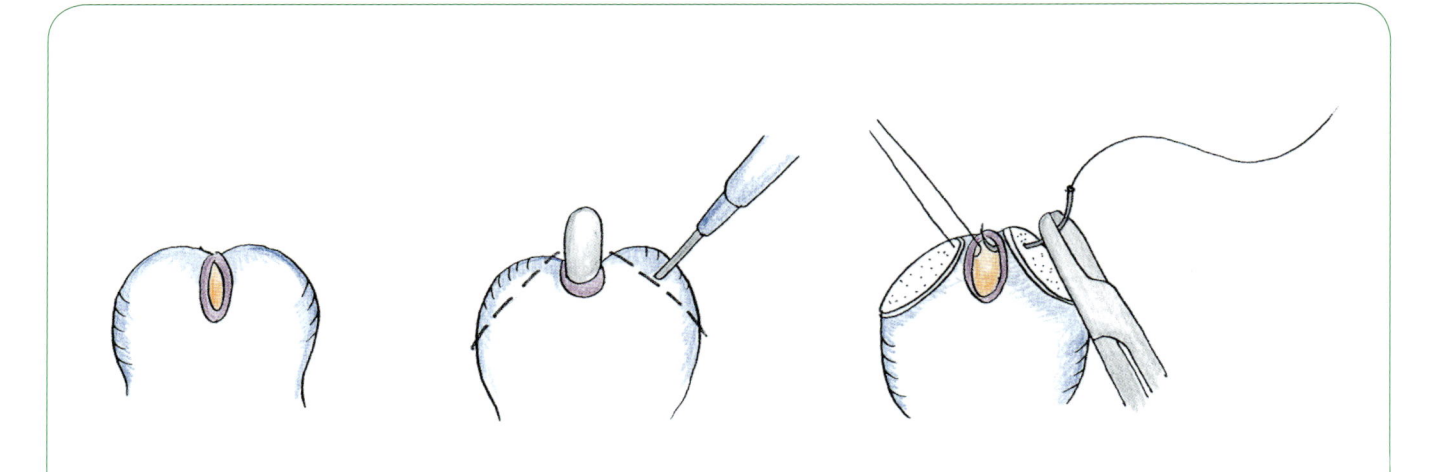

43 前立腺粘膜へ針糸を掛けるのに，図のような尖部の両脇が飛び出したような前立腺では頭側から粘膜孔が見にくく針糸を掛けるのが困難である。このような場合，この飛び出しをまず切除してしまうと容易になる。

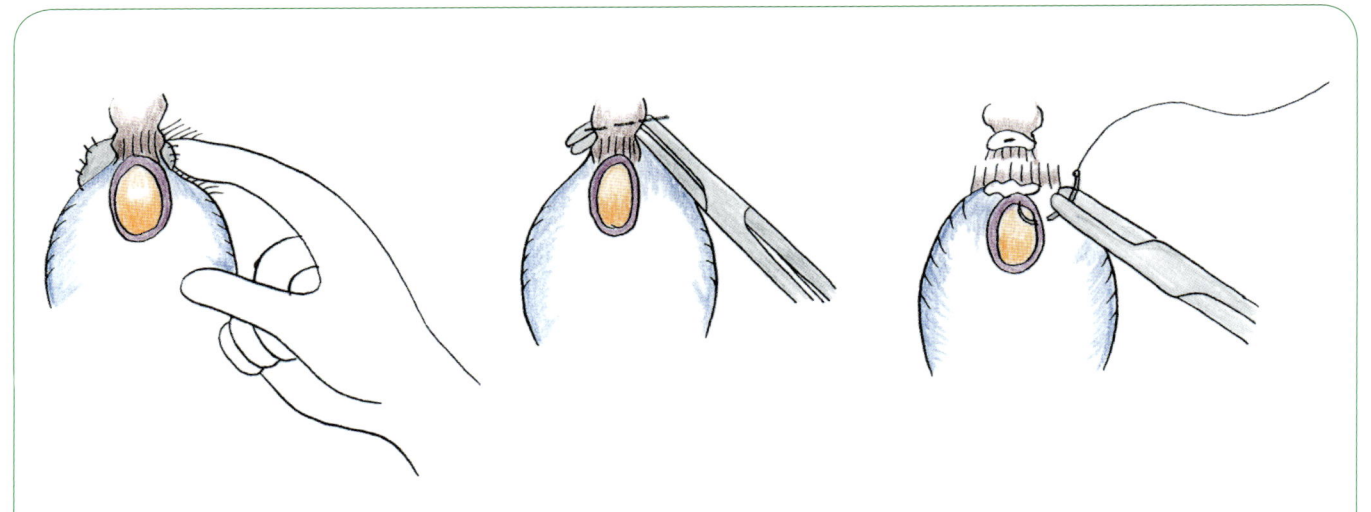

44 術前に狭窄部に尿道ステントなどが入っていたような症例では，その部の尿道が瘢痕化している。これをすくい切断すると尖部が頭側に向いて針糸を掛けやすくなる。

〈尿禁制に関する考察〉

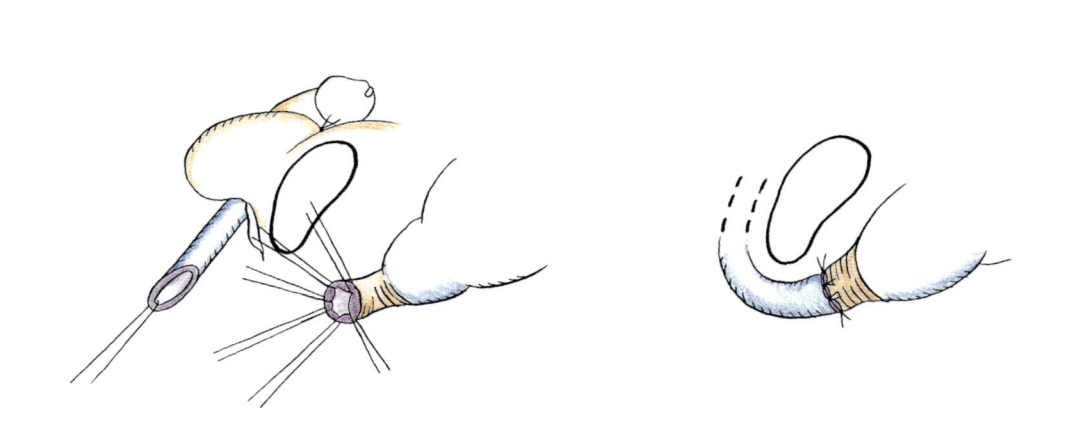

45 この外傷では外括約筋は損傷を受けているため，禁制は内尿道括約筋によって得られる。しかしながら経会陰的に吻合できた場合は前立腺側に残存した外尿道括約筋が多少機能している可能性がある。

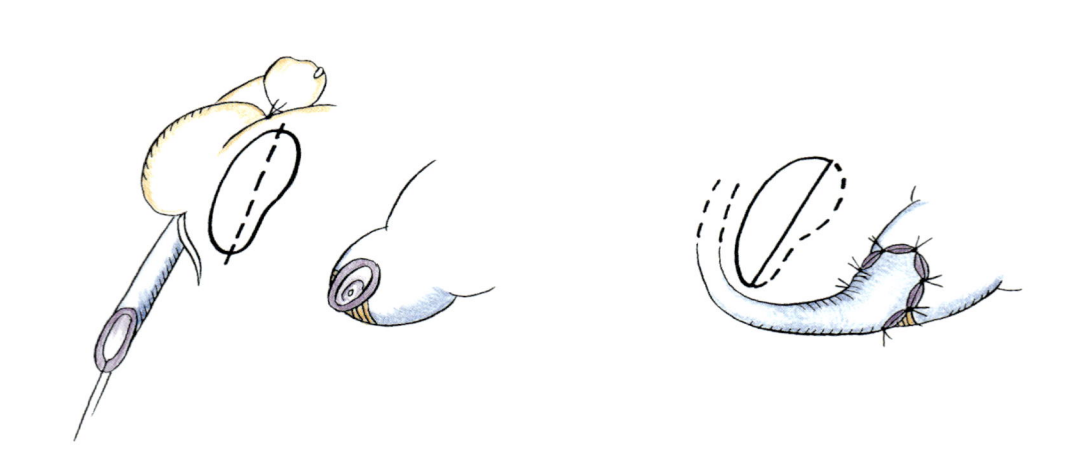

46 ところが経会陰腹式では前立腺前面に吻合するため,外括約筋はほとんど機能しない。したがってこのような患者は尿意切迫があるとこらえることができないと言う。抗コリン剤が有用である。

〈恥骨切除の意義〉

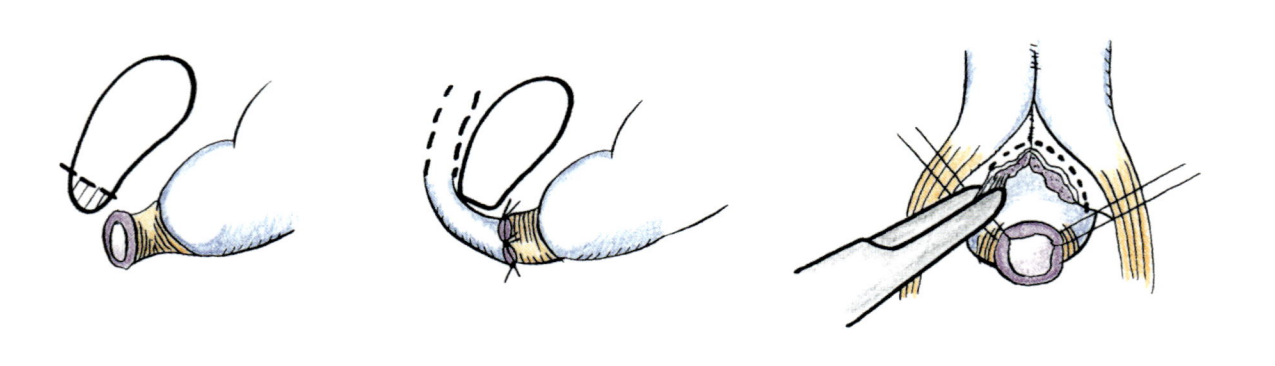

47 恥骨切除の意義については,経会陰式の際はほとんど必要ないが,ときにロンジルで恥骨下縁をかじり取ると,前立腺尖端の輪郭がみえることもある。

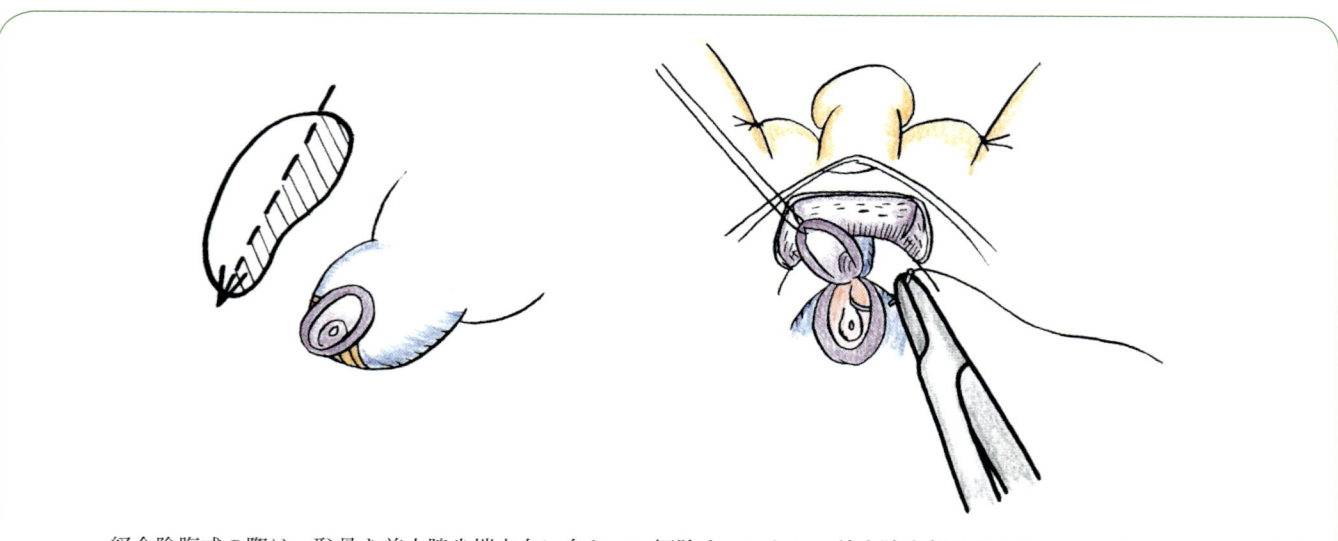

48 経会陰腹式の際は,恥骨を前立腺尖端方向に向かって切除することは,前立腺尖部を明らかにすることと,針糸を掛けやすくする意義がある。

C 尿道の手術　245

〈経恥骨式アプローチ〉

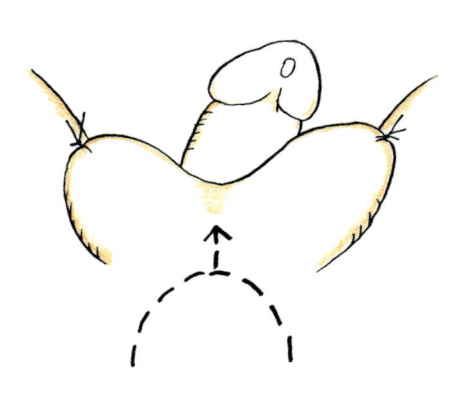

49 最後に再手術例やさらに難易度の高い症例に有用な，経恥骨式を紹介する。再手術症例などでは球部尿道の剥離をさらに遠位に進める必要があるので，以前の切開より上方に延ばす必要がある。

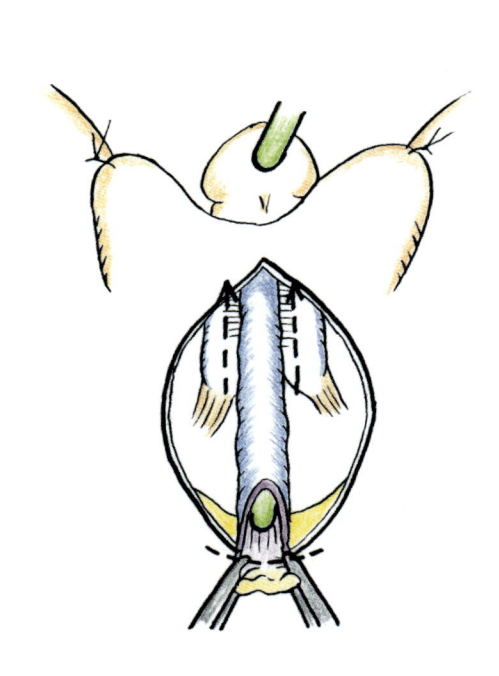

50 以前の吻合部付近は血流が悪くて使用できないので，健常部と思われるところで切除する。尿道の剥離は以前の剥離より，遠位まで行う。

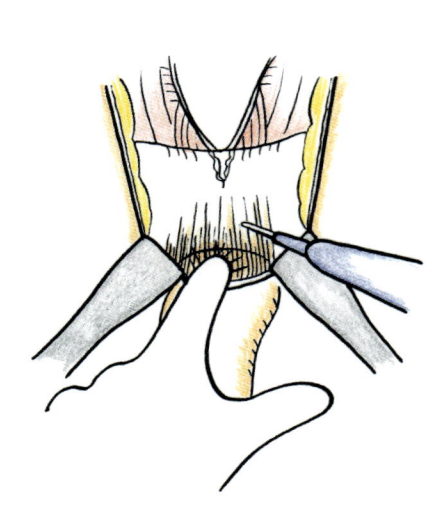

51 このまま吻合できた場合，陰茎が屈曲したり埋没したりするので，一つはこれを予防するため，もう一つは恥骨を切除するために陰茎提靭帯を恥骨から切離する。ただしこの靭帯も瘢痕化していることが多い。

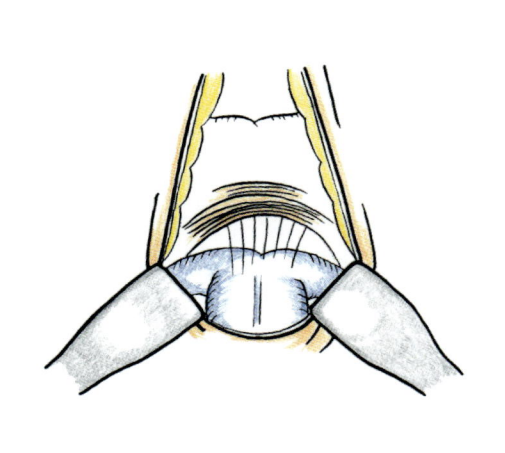

52 切離し終わったところ。さらに陰茎脚も少し恥骨より外すとよい。

246　4　陰茎・陰嚢・尿道の手術

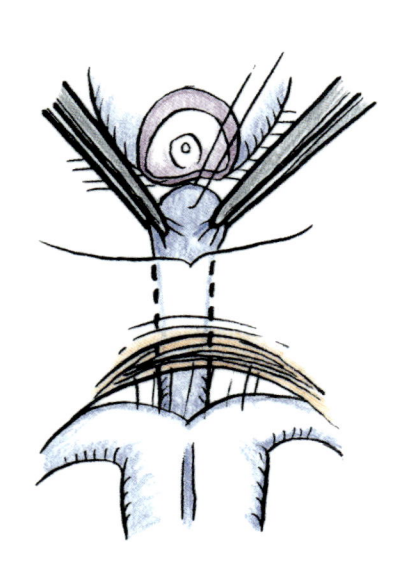

53 このまま届けばよいが，届かなければ恥骨の楔形切除を決断する。

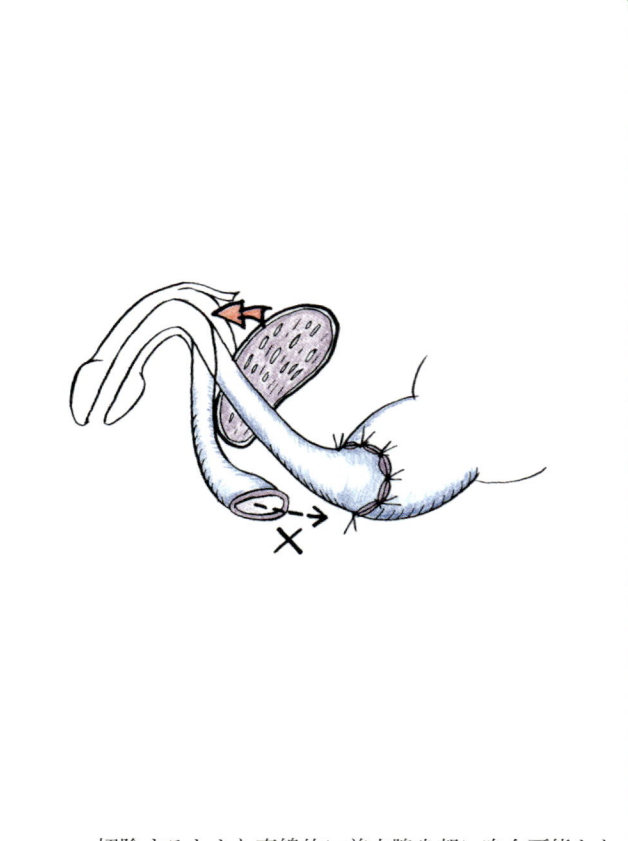

54 切除するとより直線的に前立腺尖端部に吻合可能となる。

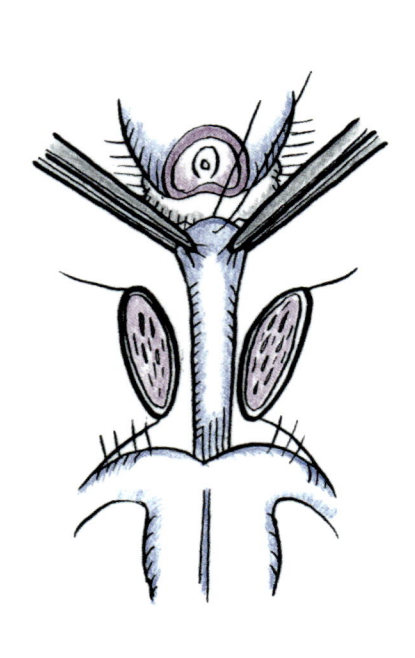

55 線鋸などを利用して，恥骨を楔形に切除する（6章27 358頁参照）。

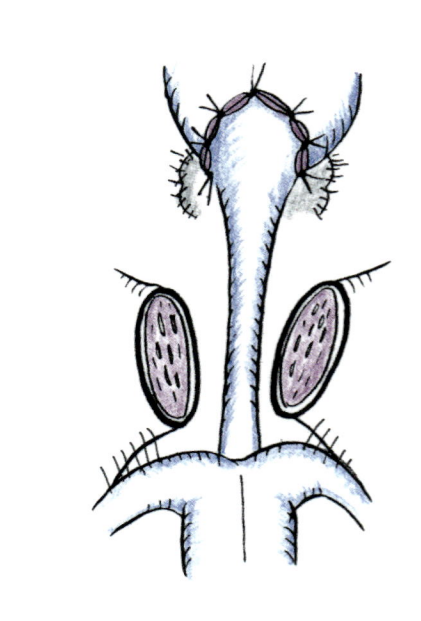

56 直接，前立腺尖端部に吻合したところ。

5 女性および小児泌尿器の手術

　女性特有の泌尿器科疾患も多く，身近なものではカルンクルや尿道脱，医原性のものでは膀胱腟瘻，尿管腟瘻など慎重に対応を要求されるものなどが含まれる。また尿失禁の手術や骨盤臓器脱の問題などは婦人科との境界領域でもあるが，泌尿器科で扱うことも多い。これに関しては専門に扱っていらっしゃる泌尿器科医もおり，最近はTVTやTOTなどの低侵襲手術が主流であるので，ほかの専門書を参照されたい。

　また小児泌尿器科の手術も，筆者自身が未経験なことも多いので，一般の病院で泌尿器科医として取り扱うような疾患のみにとどめた。今後機会があれば，ヴァリエーションを増やしていきたい。

A 婦人泌尿器の手術

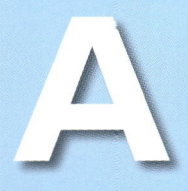

1 尿道カルンクル切除

　外尿道口6時方向より突出している。外来でよく観察しておかないと，手術の時，尿道脱であったということがあるので気をつけなければいけない。

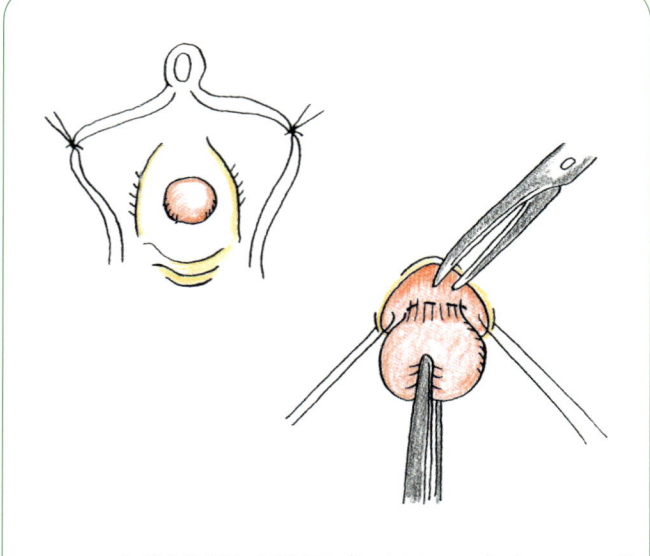

1 まず小陰唇を大腿部皮膚に固定し，広げておく。外尿道口のカルンクルの両脇に大きく尿道粘膜と腟粘膜が含まれるような支持糸を掛け，牽引し，尿道粘膜が引っ込まないようにしておく。

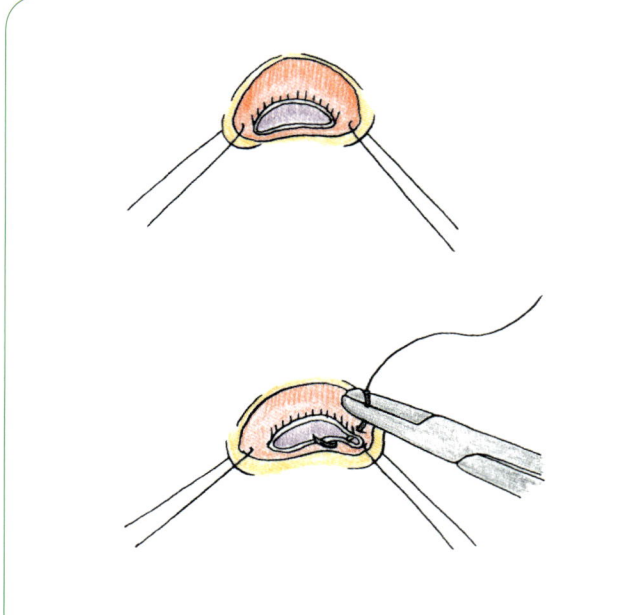

2 カルンクルを根元で切除。向こうの粘膜と手前の粘膜を順次4-0バイクリルで拾って縫合していく。

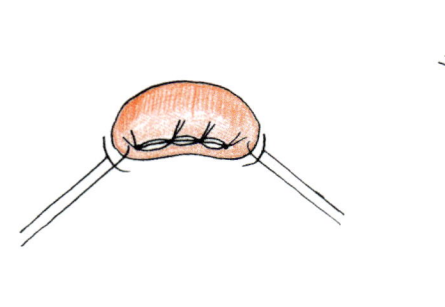

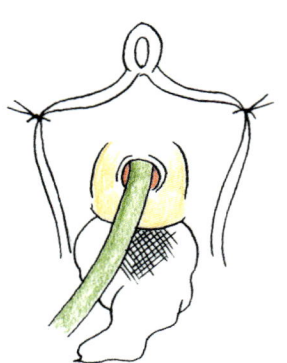

3 終了したところ。少し出血がある場合は，ガーゼでしばらく外尿道口を圧迫すればよい。尿道カテーテルを入れておく。

2 尿道脱

大きいとわかりやすいが，ちょうど包茎の時の内板と外板の関係のように，切除する部の尿道粘膜は2重に折り返っている。

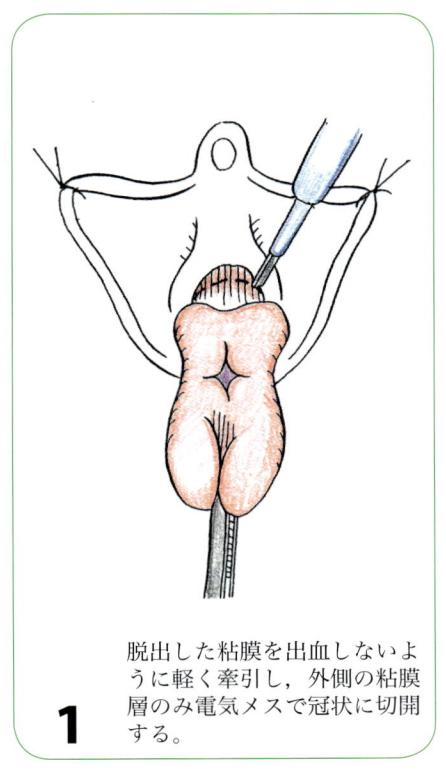

1 脱出した粘膜を出血しないように軽く牽引し，外側の粘膜層のみ電気メスで冠状に切開する。

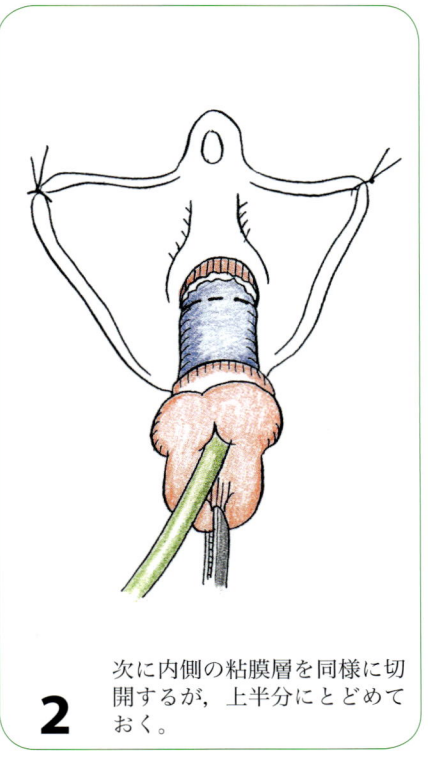

2 次に内側の粘膜層を同様に切開するが，上半分にとどめておく。

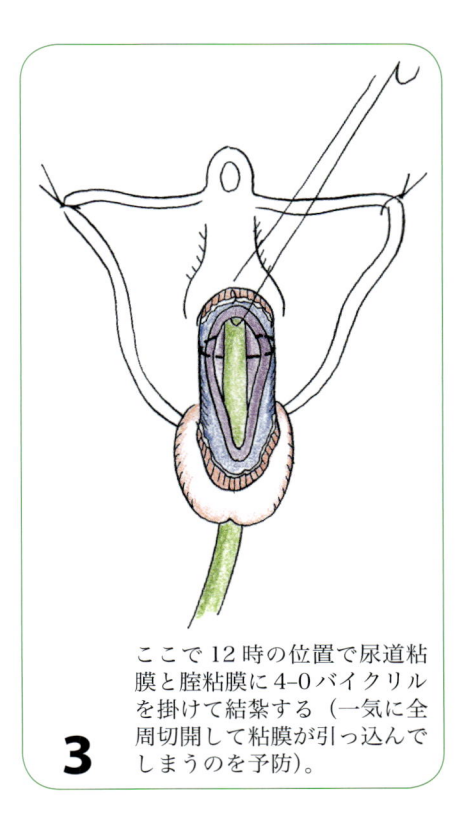

3 ここで12時の位置で尿道粘膜と腟粘膜に4-0バイクリルを掛けて結紮する（一気に全周切開して粘膜が引っ込んでしまうのを予防）。

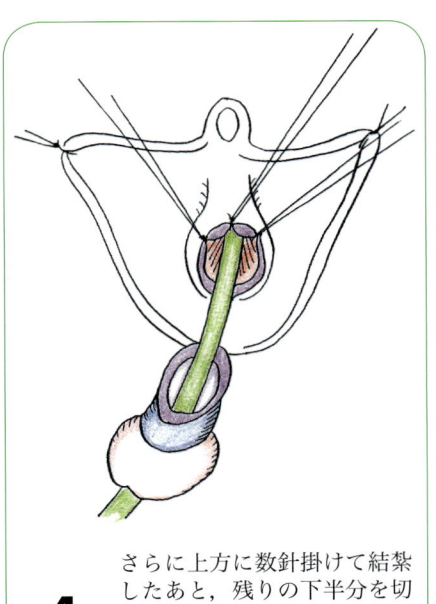

4 さらに上方に数針掛けて結紮したあと，残りの下半分を切断する。

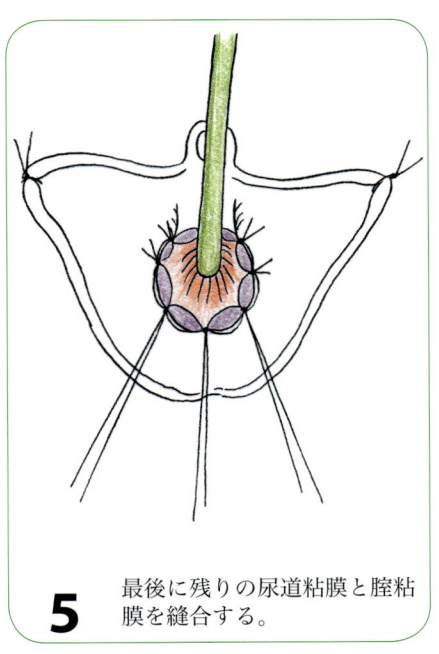

5 最後に残りの尿道粘膜と腟粘膜を縫合する。

3 外尿道口に発生したメラノーマ

1 本来なら尿道や腟前壁も広範に切除すべきだが、患者さんの希望で尿道機能温存を図った。

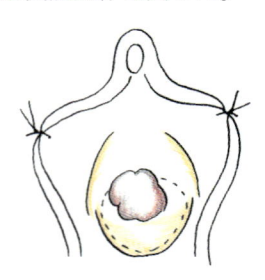

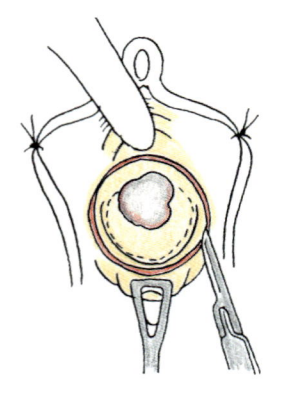

腫瘍は外尿道口より腟前壁下にも触れ（点線），これを含むように十分大きく周囲を切開した。

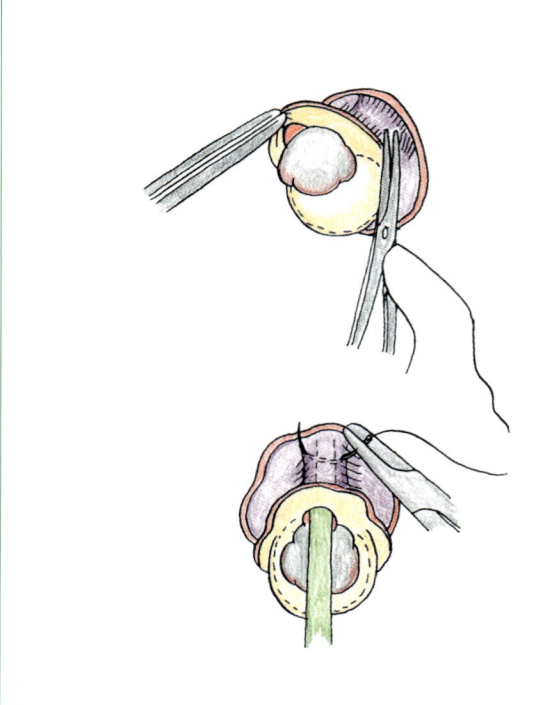

2 腟粘膜のエッジを把持しながら，腫瘍より奥の尿道を剥離する。尿道の輪郭が出たら，尿道とカテーテルをいっしょに針糸を掛け牽引糸とする。

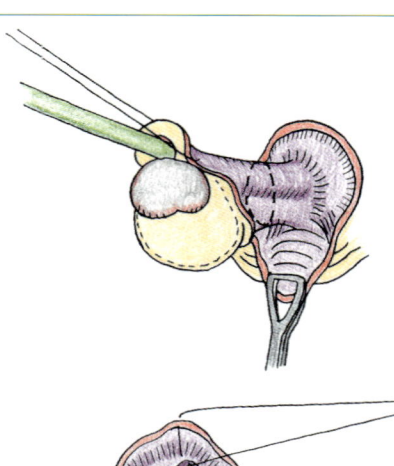

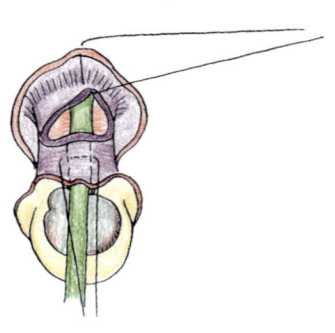

3 この糸を牽引しながら，尿道切断予定線より，さらに近位まで剥離する。予定線で腟粘膜のエッジを把持しながら，腫瘍より奥の尿道を剥離する。尿道の輪郭が出たら，尿道の上半分を切開し，12時の位置で尿道粘膜と腟粘膜を縫合する。

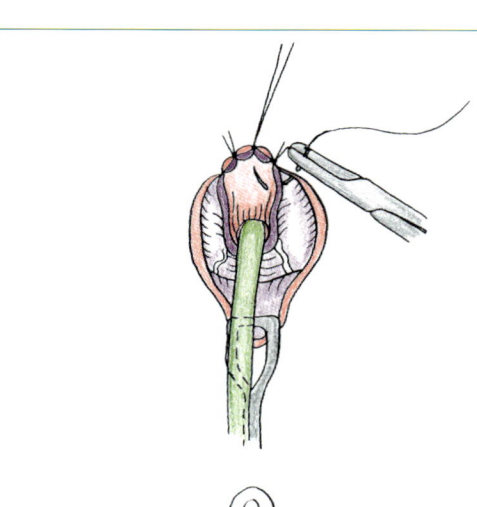

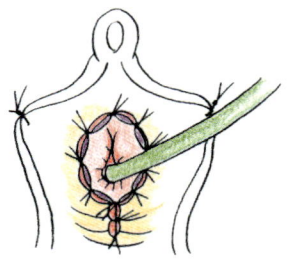

4 尿道を完全に切断し，順次尿道粘膜と腟粘膜を縫合していく。余った腟粘膜は下方でお互いに縫合する。高齢の女性で尿道を半分くらい切除したが，術後尿禁制は保たれている。

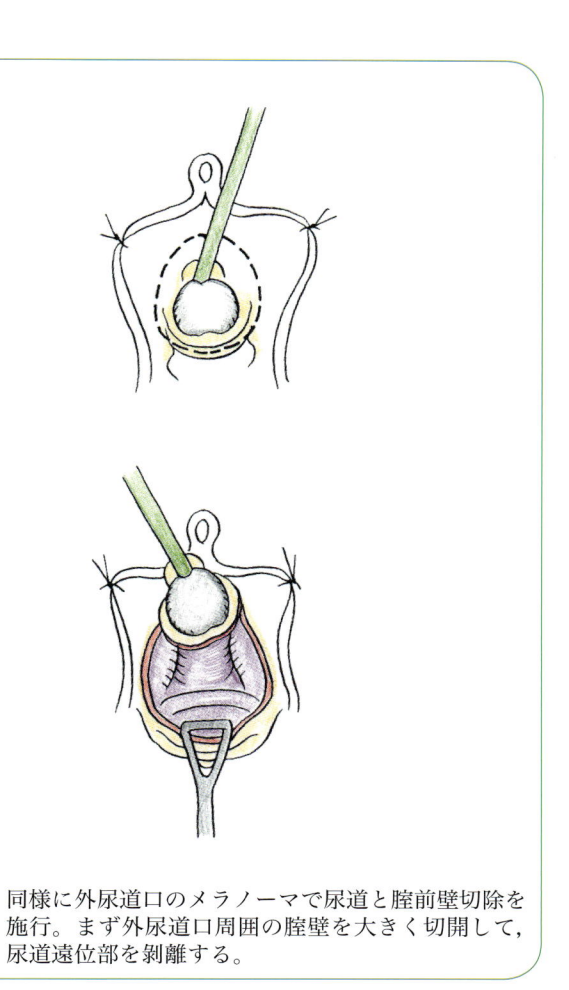

A 婦人泌尿器の手術 251

5 同様に外尿道口のメラノーマで尿道と腟前壁切除を施行。まず外尿道口周囲の腟壁を大きく切開して，尿道遠位部を剝離する。

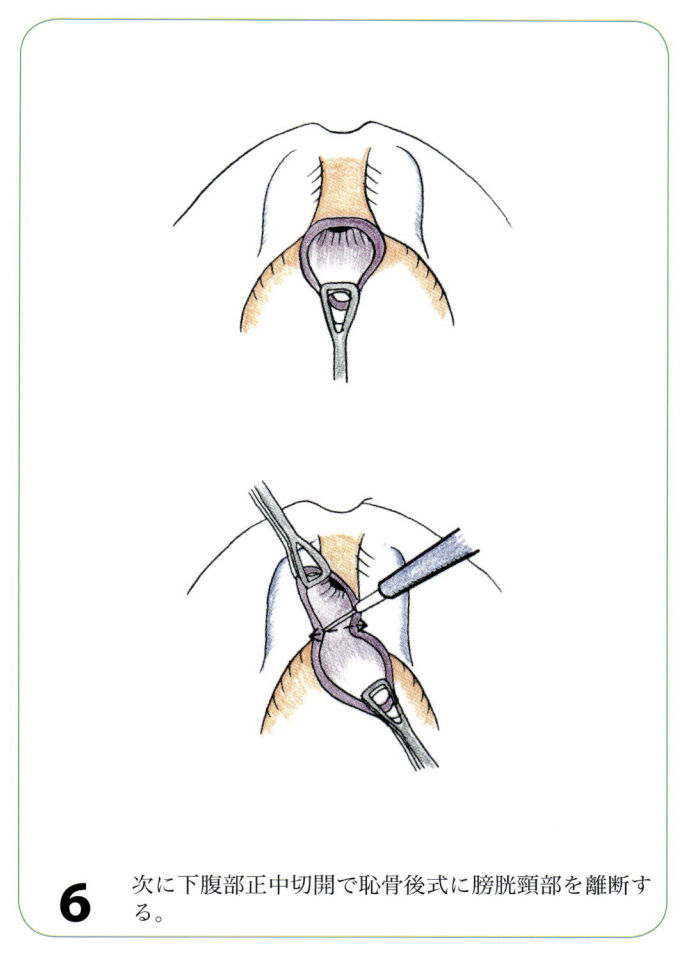

6 次に下腹部正中切開で恥骨後式に膀胱頸部を離断する。

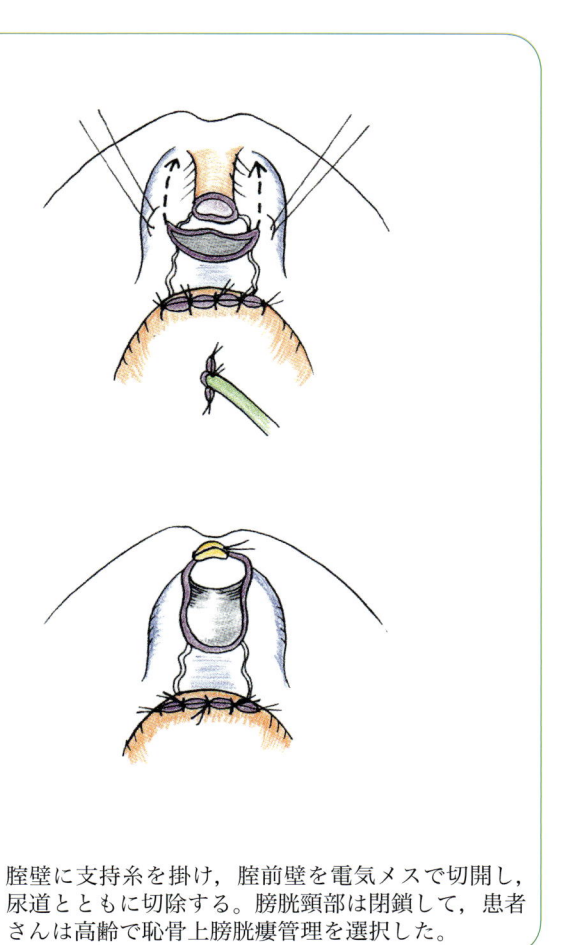

7 腟壁に支持糸を掛け，腟前壁を電気メスで切開し，尿道とともに切除する。膀胱頸部は閉鎖して，患者さんは高齢で恥骨上膀胱瘻管理を選択した。

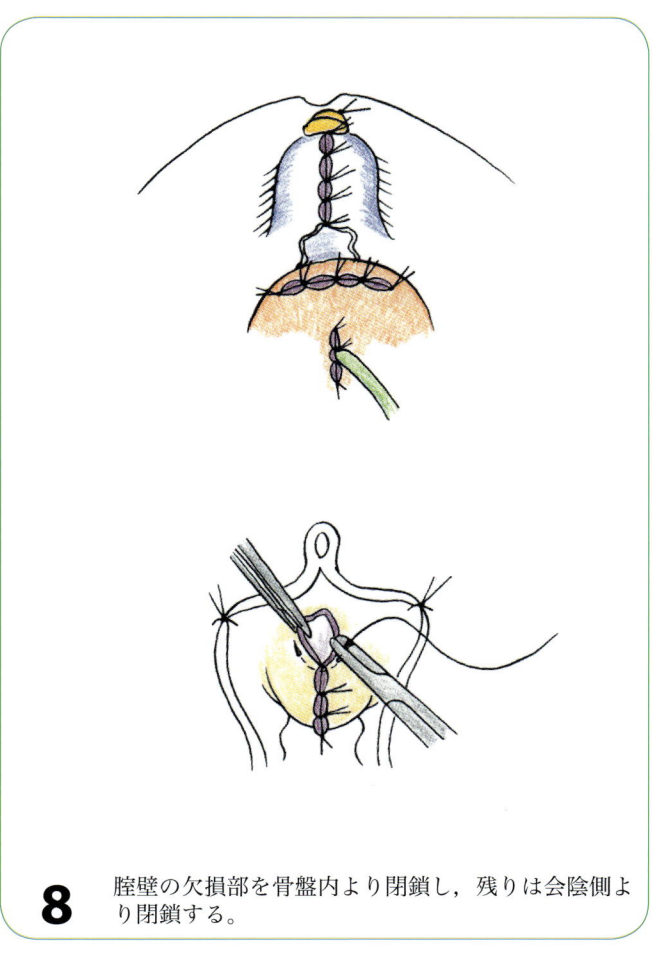

8 腟壁の欠損部を骨盤内より閉鎖し，残りは会陰側より閉鎖する。

4 傍尿道口嚢胞摘出術

この疾患の etiology は知らないが（傍尿道腺の閉塞？），外尿道口付近に交通を認める。
患者さんは尿線が飛び散るなどの症状で，自分で見つけて来院することが多い。

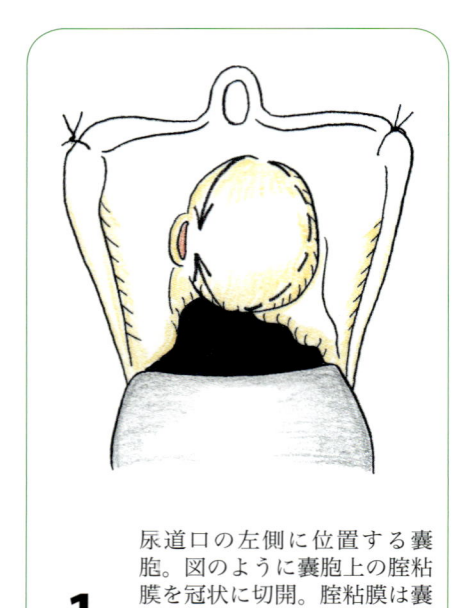

1 尿道口の左側に位置する嚢胞。図のように嚢胞上の腟粘膜を冠状に切開。腟粘膜は嚢胞につけてよい。

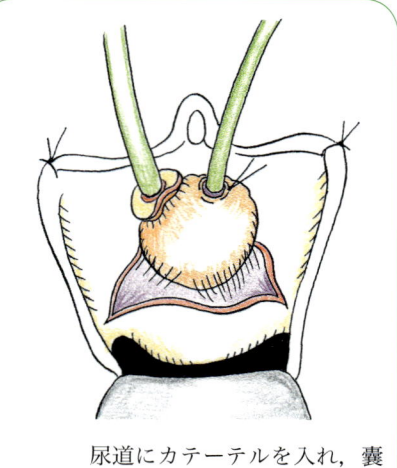

2 尿道にカテーテルを入れ，嚢胞を破ると剥離困難になるので，先に嚢胞内に細い腎盂カテーテルを挿入し，入り口を結紮しバルーンを膨らませて剥離する。

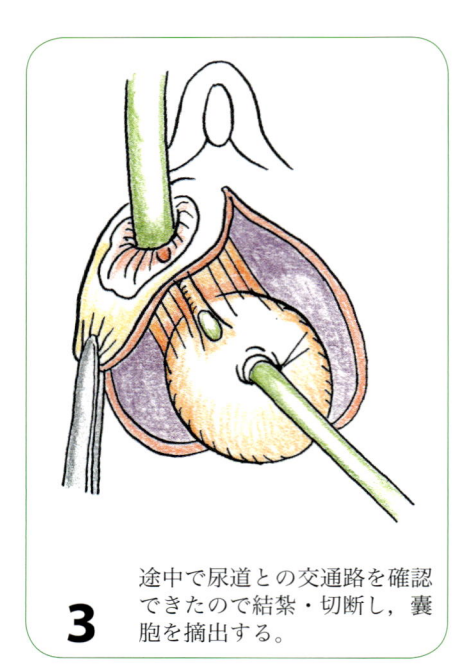

3 途中で尿道との交通路を確認できたので結紮・切断し，嚢胞を摘出する。

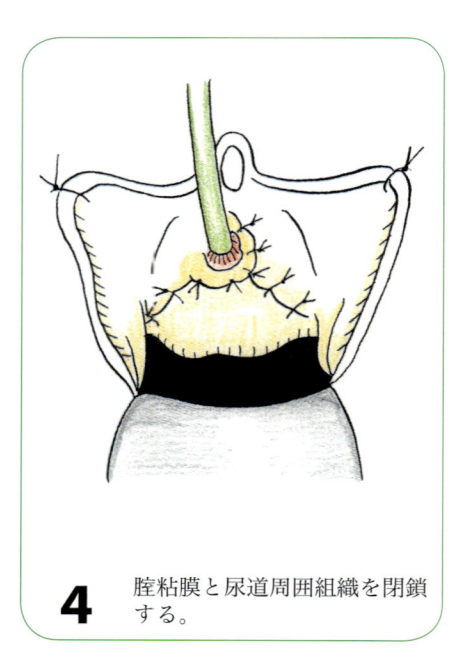

4 腟粘膜と尿道周囲組織を閉鎖する。

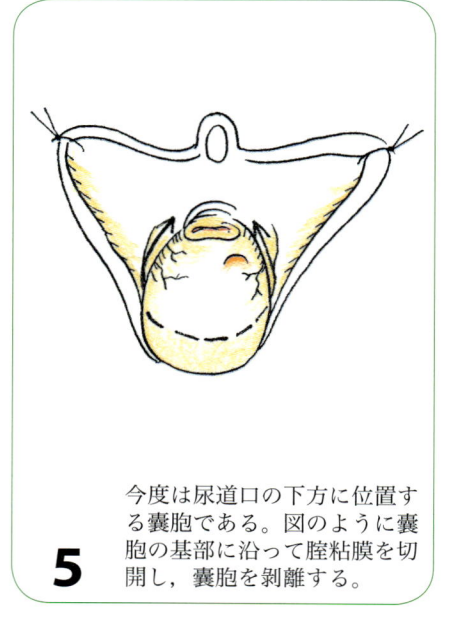

5 今度は尿道口の下方に位置する嚢胞である。図のように嚢胞の基部に沿って腟粘膜を切開し，嚢胞を剥離する。

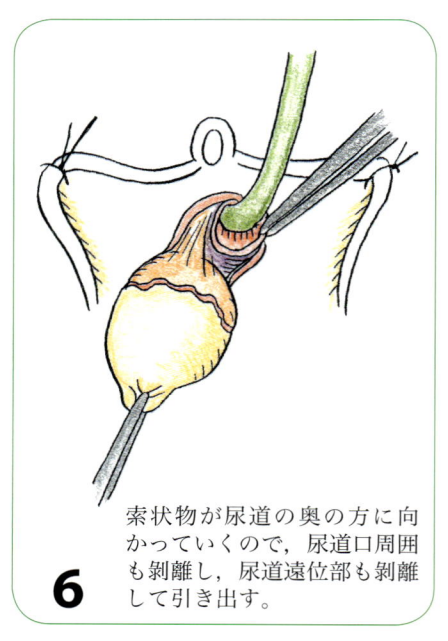

6 索状物が尿道の奥の方に向かっていくので，尿道口周囲も剥離し，尿道遠位部も剥離して引き出す。

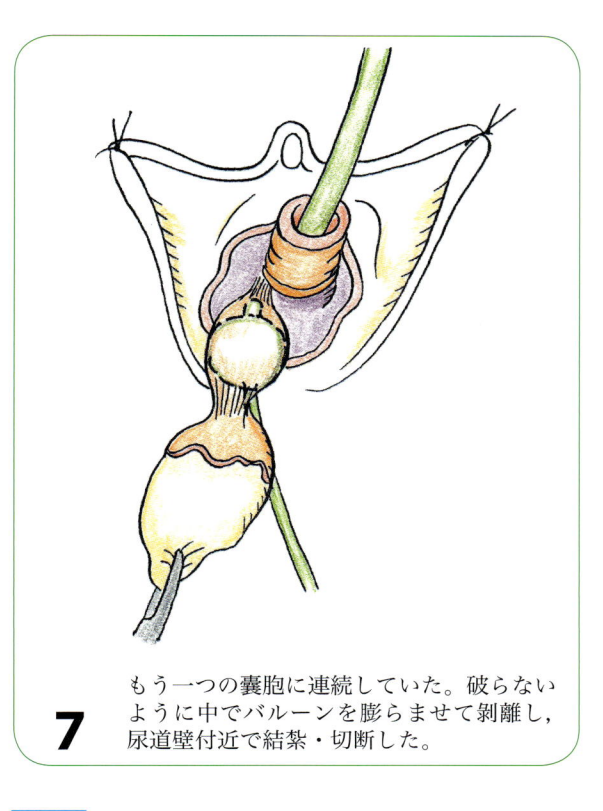

7 もう一つの囊胞に連続していた。破らないように中でバルーンを膨らませて剝離し、尿道壁付近で結紮・切断した。

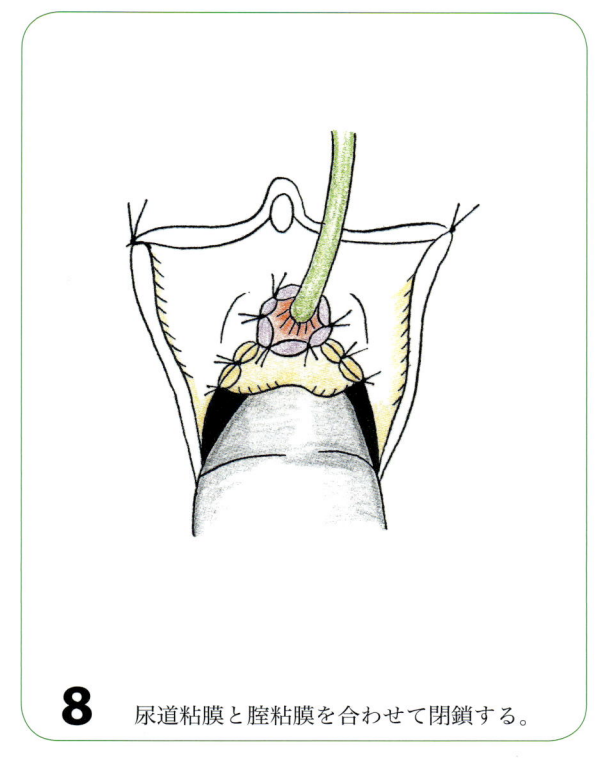

8 尿道粘膜と腟粘膜を合わせて閉鎖する。

5 尿道憩室摘出術

　この疾患に関しても etiology は知らないが（傍尿道腺の拡張？），排尿困難や繰り返す膀胱炎，性交時痛などを契機に発見される。傍尿道口囊胞と異なり，膀胱頸部近くに存在し，尿道を取り囲むように画像上はみえる。したがってより操作が深くなる。

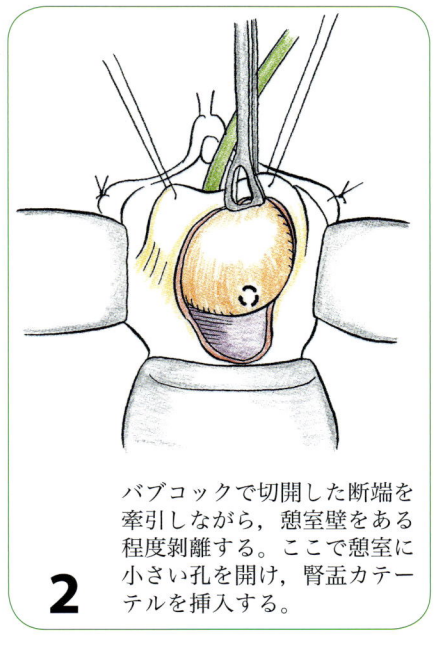

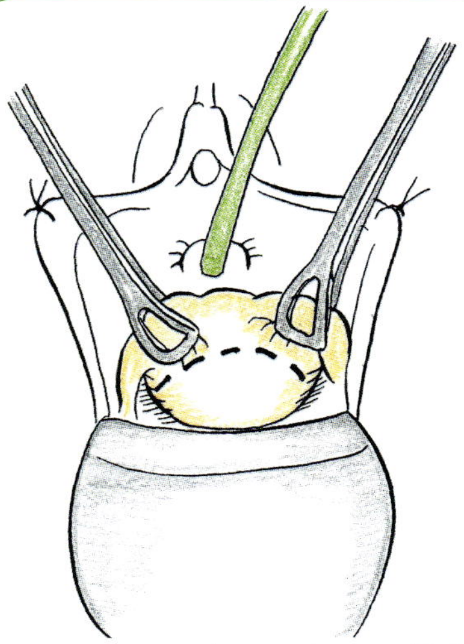

1 図のようにバブコック鉗子で腟前壁を把持，牽引し，憩室上の腟粘膜に点線のように切開する。

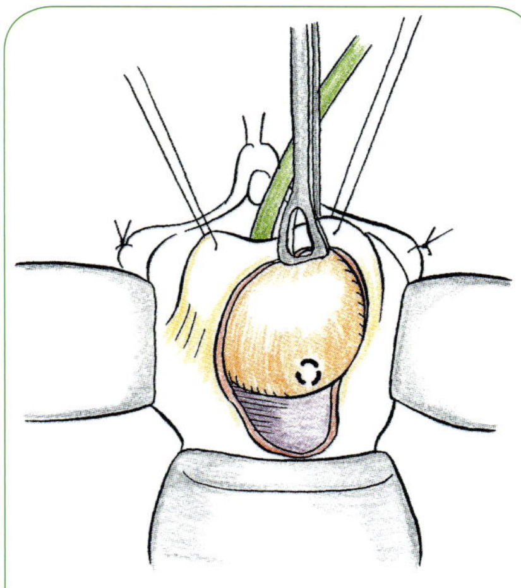

2 バブコックで切開した断端を牽引しながら，憩室壁をある程度剝離する。ここで憩室に小さい孔を開け，腎盂カテーテルを挿入する。

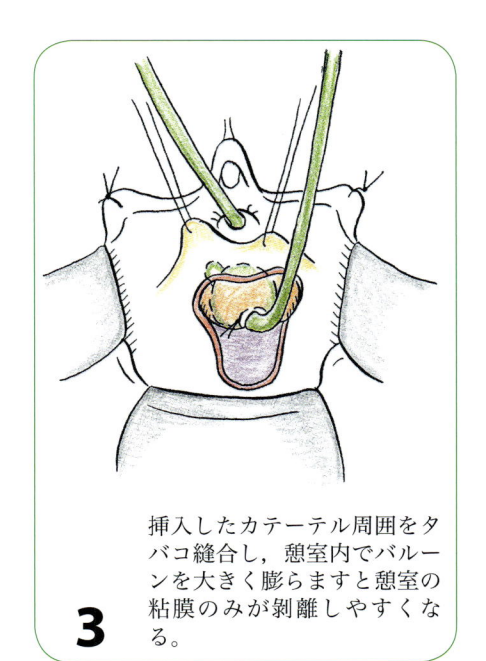

3 挿入したカテーテル周囲をタバコ縫合し，憩室内でバルーンを大きく膨らますと憩室の粘膜のみが剝離しやすくなる。

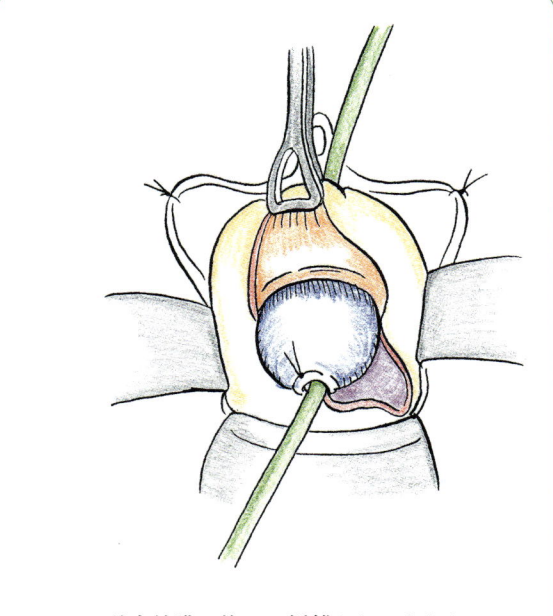

254   5　女性および小児泌尿器の手術

4 憩室粘膜が徐々に剥離されてきたところである。ここでいつも憩室口のみにして尿道から切離しようとするが，たぶん憩室と尿道が広範囲に癒着しているためか，憩室を摘出すると大きな尿道の欠損ができてしまう。

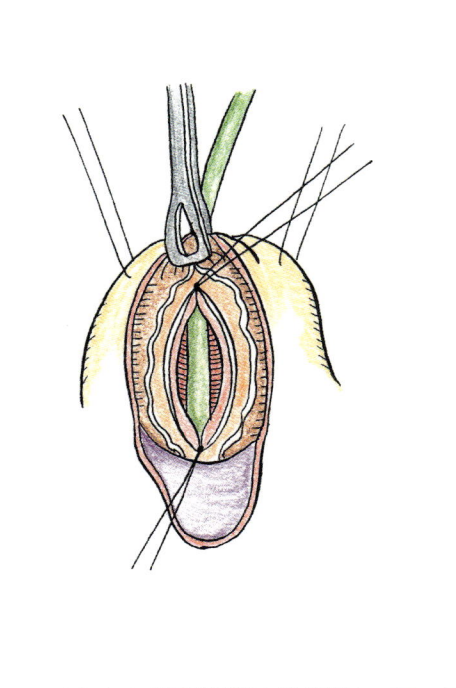

5 やむをえず尿道粘膜と腟筋膜を2層に吸収糸で縫合する。粘膜の両端に糸を掛けたところである。

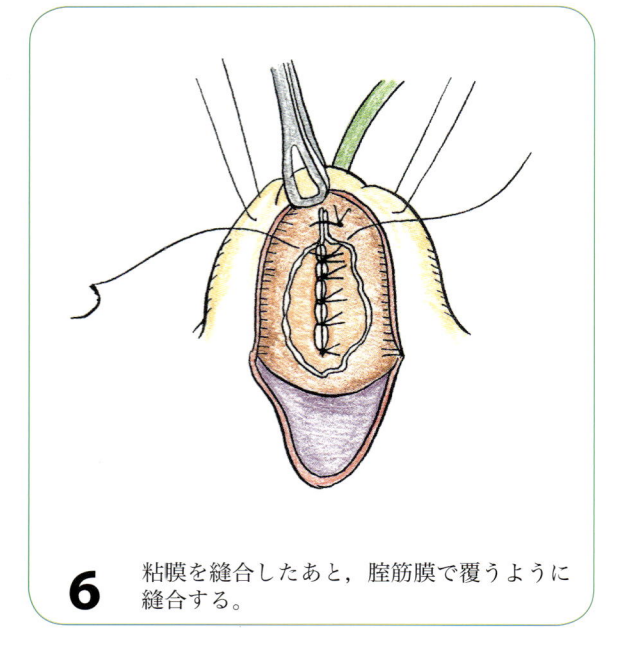

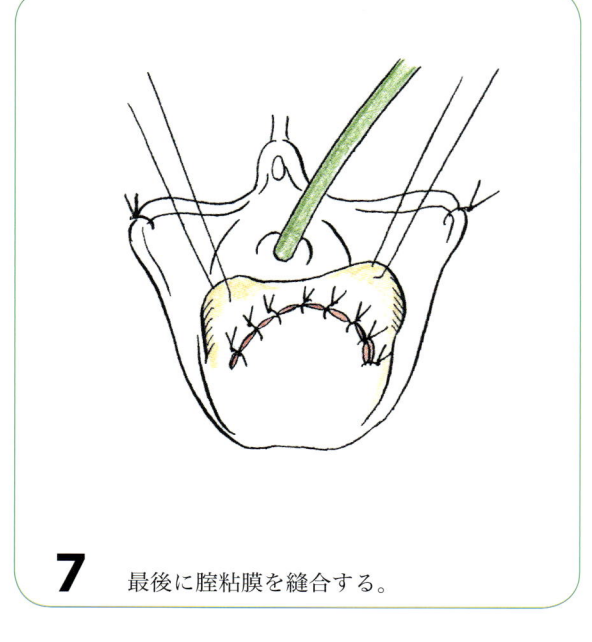

6 粘膜を縫合したあと，腟筋膜で覆うように縫合する。

7 最後に腟粘膜を縫合する。

6 尿道腟瘻（1）

感染した尿道憩室を他院婦人科で切開排膿したあと，難治性の瘻孔を生じた症例。

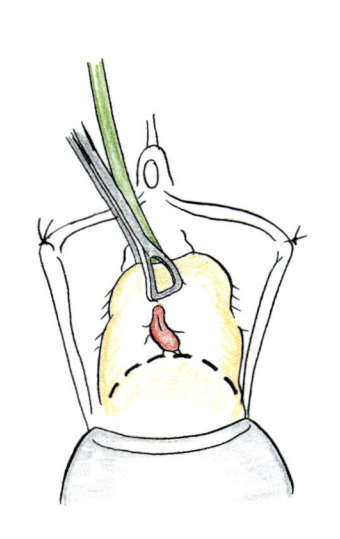

1 切石位。瘻孔より奥に図のように切開する。炎症のあとなので腟粘膜下は硬くなっているので，なるべく軟らかいところを選んで切開する。

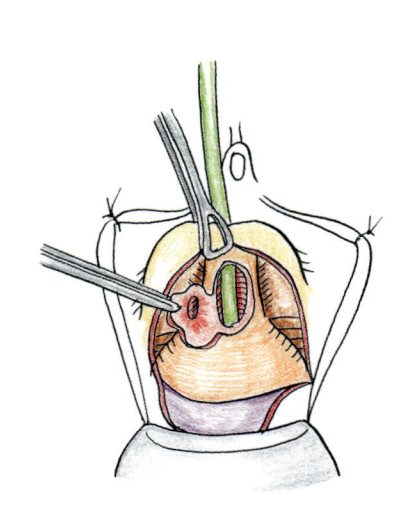

2 右手の母指と示指で膀胱頸部のバルーンや尿道内のカテーテルの感触を確認しながら，尿道膀胱の輪郭を鈍的に明らかにしたのち，腟粘膜の切開を瘻孔部に延ばし，瘻孔を切除する。尿道の前方に憩室の一部が残存していたので，可能な限り切除する。

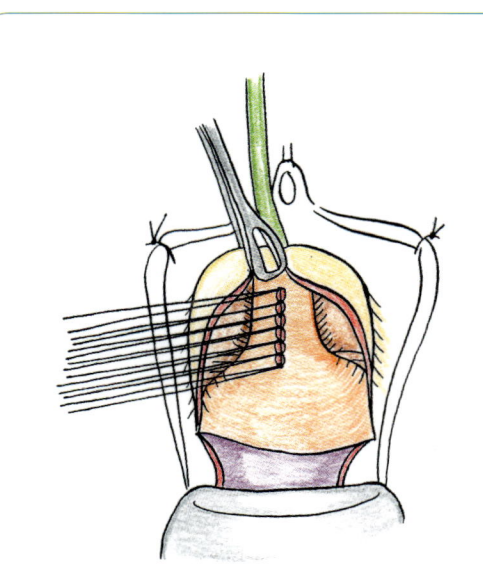

3 尿道欠損部を，丁寧に粘膜を拾いながらきれいに閉鎖する。

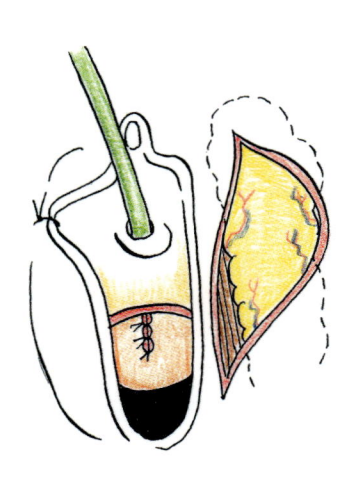

4 この縫合線を覆う組織が周囲にないので，小陰唇に掛けた糸を外し，大陰唇のふくらみを縦に切開し，脂肪組織の層を露出する。この脂肪組織をフラップにして，縫合線を覆う（Martius flap）。

5 この脂肪組織は下方から血流がくるので，上縁から下面の筋層から剝離し，最後は切開創の内側から鈍的に腟粘膜の切開層までトンネルを作成する。最後は指を通し脂肪組織を引き込む。

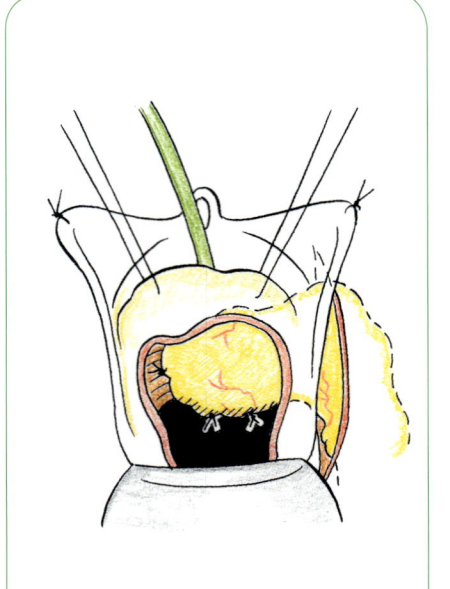

6 脂肪組織のフラップを，縫合線をカバーするように吸収糸で固定する。

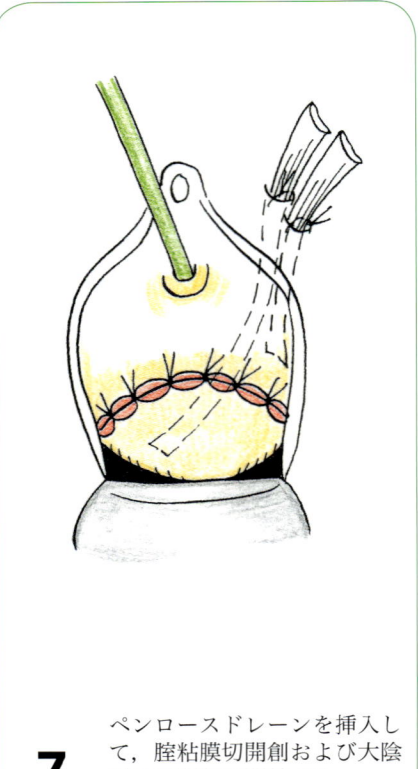

7 ペンロースドレーンを挿入して，腟粘膜切開創および大陰唇の切開創を閉鎖する。

7 尿道腟瘻（2）

妊娠中の腟前壁静脈瘤切除後に尿道腟瘻を生じた症例。瘻孔は大きく膀胱頸部から外括約筋付近まで及んでいる。

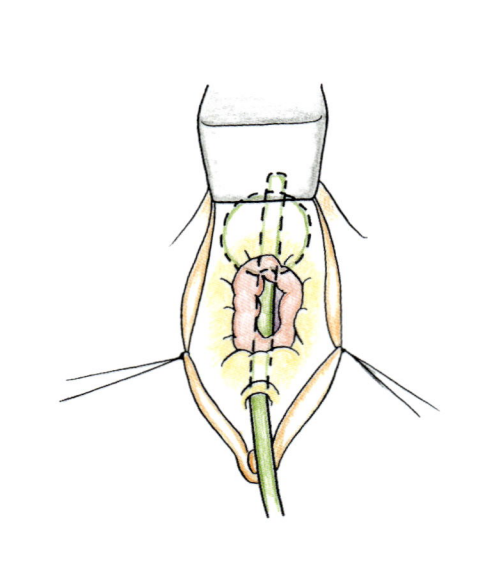

1 本例は腹臥位開脚膝位とした（星山ら：日泌尿会誌 97巻，2006年，757-760）。確かに術野も広く，操作しやすい。

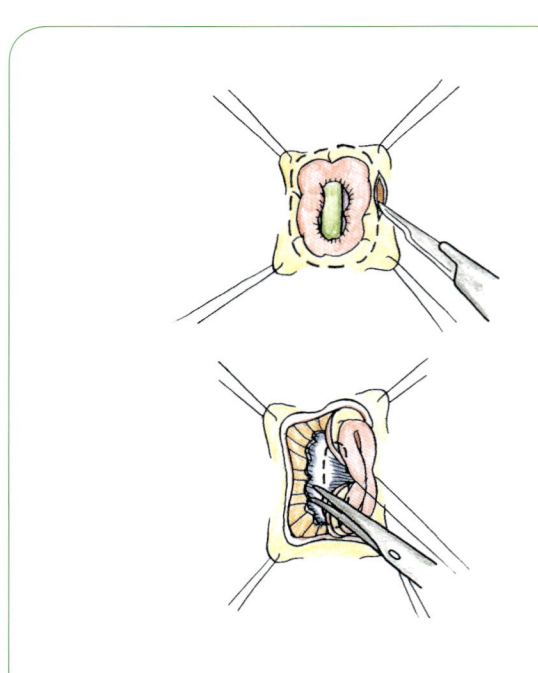

2 瘻孔周囲の瘢痕化していない腟壁に支持糸を掛け，瘻孔周囲を切開する。さらに両側切開縁を含むように支持糸を掛け，牽引しながら尿道粘膜を露出し，瘻孔を切除する。

A 婦人泌尿器の手術 257

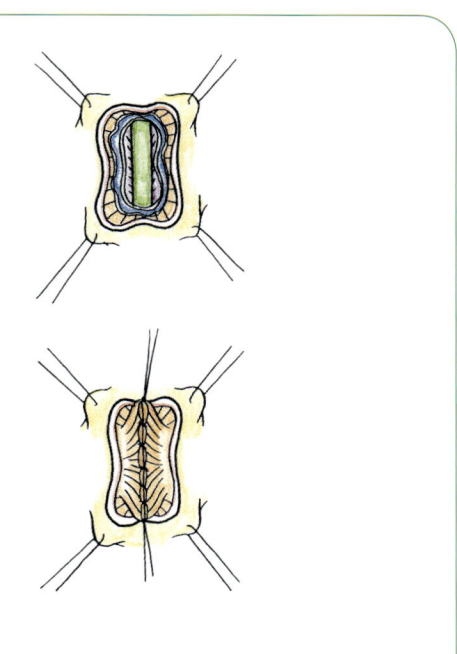

3 瘻孔を切除したところ．はじめ18Frのカテーテルを覆うように，尿道粘膜と周囲組織を連続縫合しようと試みたが，欠損部が大きいため，途中で縫合できなくなった．そのため，14Frカテーテルに入れ替えて，連続縫合した．

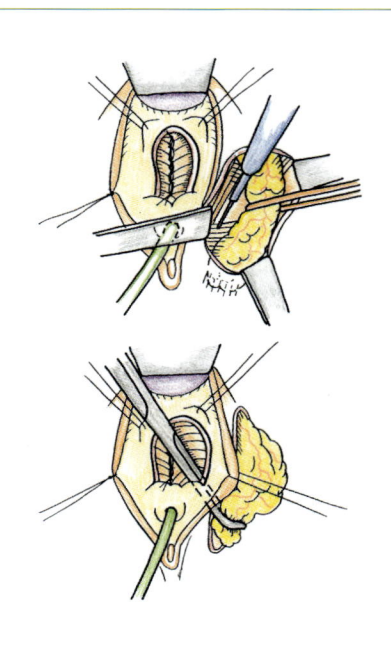

4 右大陰唇上を皮膚切開し，Martius flapを採取し，腟切開創に引き込む．引き込む際はあらかじめ十分な皮下トンネルを作成するが，剥離面が坐骨海綿体筋および球海綿体筋の表面になるように気をつける．これらの筋肉を損傷すると出血する．

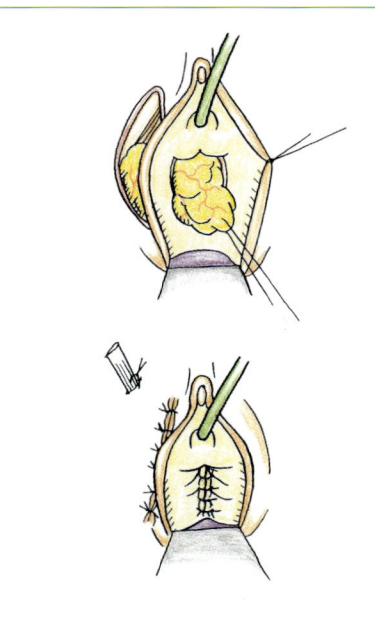

5 ここで切石位に変換した．Martius flapを引き込んだところ．この症例では腟壁下に十分な剥離層を形成することが困難で，フラップを詰め込むようなかたちで，腟壁を閉じた．

8 ボアリ法による尿管膀胱吻合術

　婦人科手術による尿路損傷については，尿管損傷や膀胱損傷，膀胱腟瘻などがあるが，アプローチの基本は膀胱前腔，側腔を展開して膀胱を十分剥離することと，尿管損傷の場合はこの膀胱側腔から腰筋に剥離面を展開して尿管にアプローチする。
　総腸骨動脈のあたりで尿管が損傷され，術後ドレーンからの尿が止まらない。

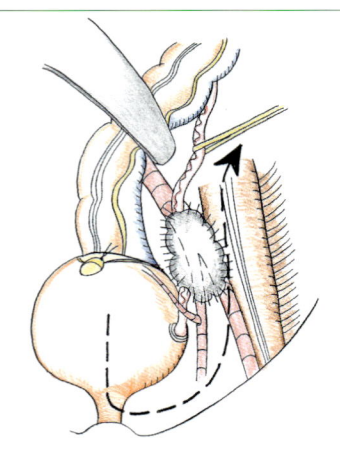

1 基本に従って膀胱前腔，側腔を展開して膀胱側腔から腰筋に剥離面を展開して尿管にアプローチする。途中，癒着や尿の漏出に遭遇するがこのルートが一番剥離しやすく，損傷部を含めて広く展開できる。

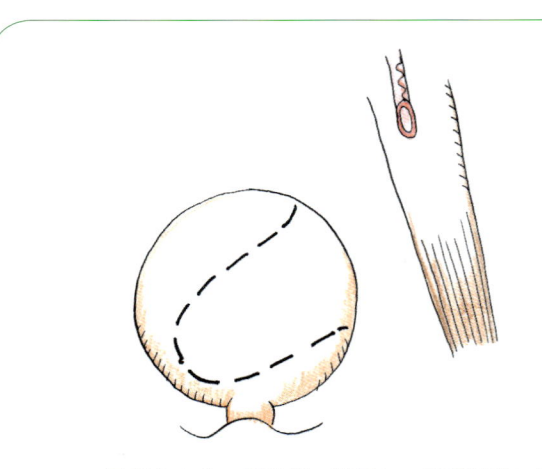

2 尿管を上方の健常部で確保し，瘢痕組織に埋まっている上方で切断する。尿管の方向に向かってU字型の切開を膀胱に置く。膀胱容量が十分にあればなるべく幅広いフラップのほうが，血流がよい。

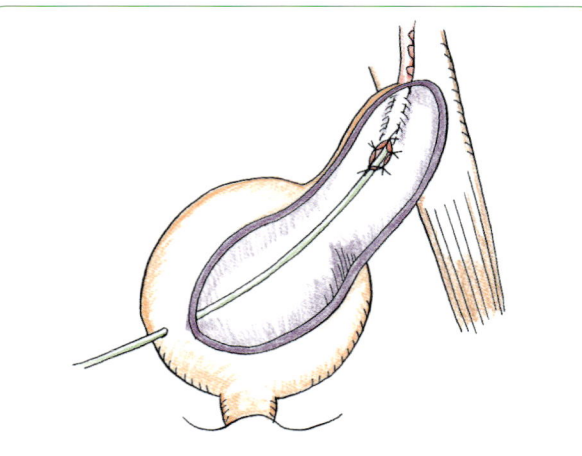

3 フラップを尿管方向に広げ，粘膜面より粘膜下トンネルを作成して尿管を引き込み吻合する。

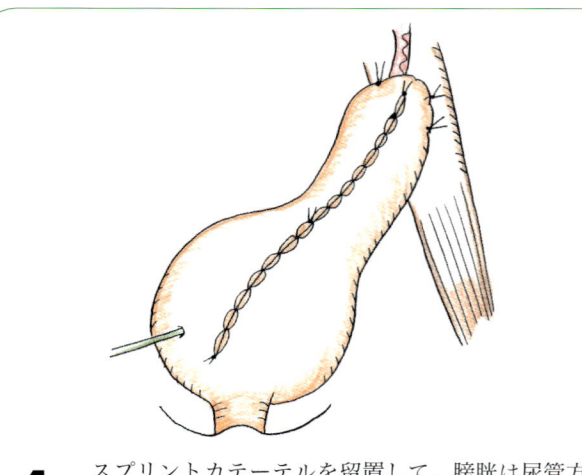

4 スプリントカテーテルを留置して，膀胱は尿管方向に沿って2層に縫合する。

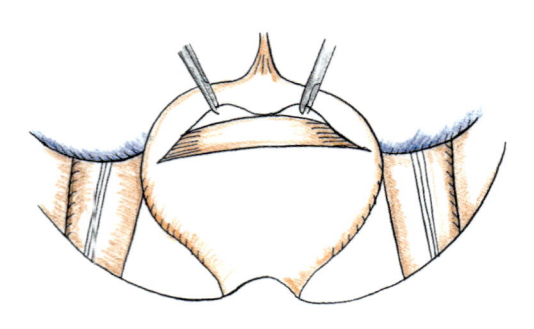

5 もし尿管損傷部に後腹膜的アプローチのみで到達できるなら，膀胱を軽く膨らました状態で膀胱上の薄い膜を切開し断端を把持する。

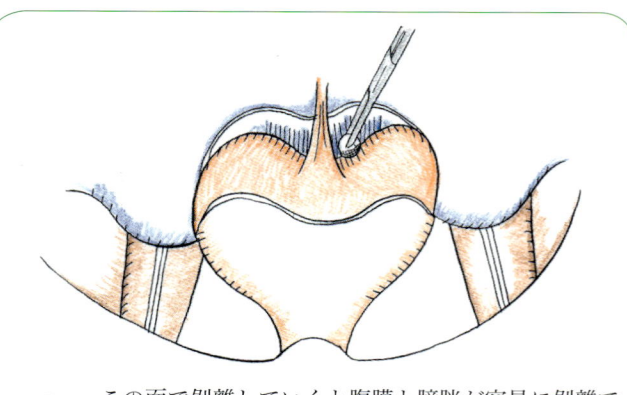

6 この面で剥離していくと腹膜と膀胱が容易に剥離でき，後腹膜的にボアリ法も可能である。

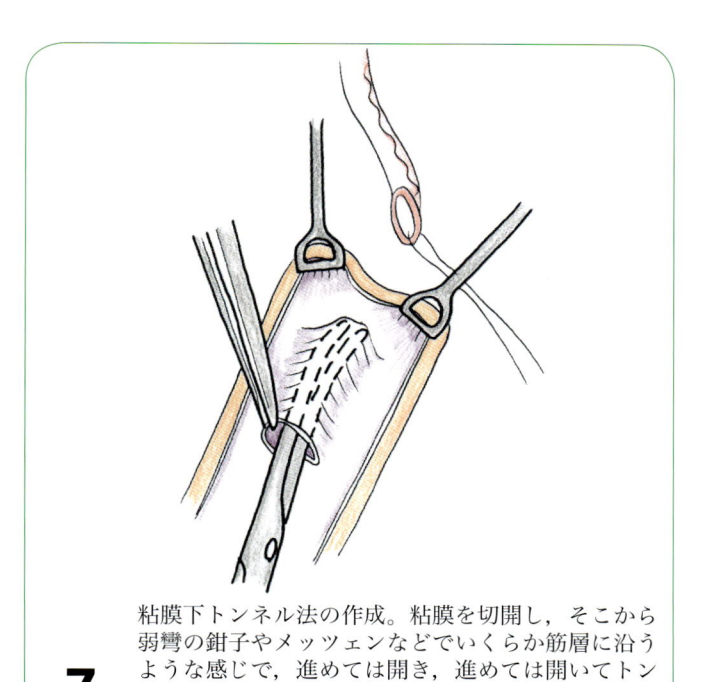

A．婦人泌尿器の手術

7 粘膜下トンネル法の作成。粘膜を切開し，そこから弱彎の鉗子やメッツェンなどでいくらか筋層に沿うような感じで，進めては開き，進めては開いてトンネルを作成する。数cmあればよい。

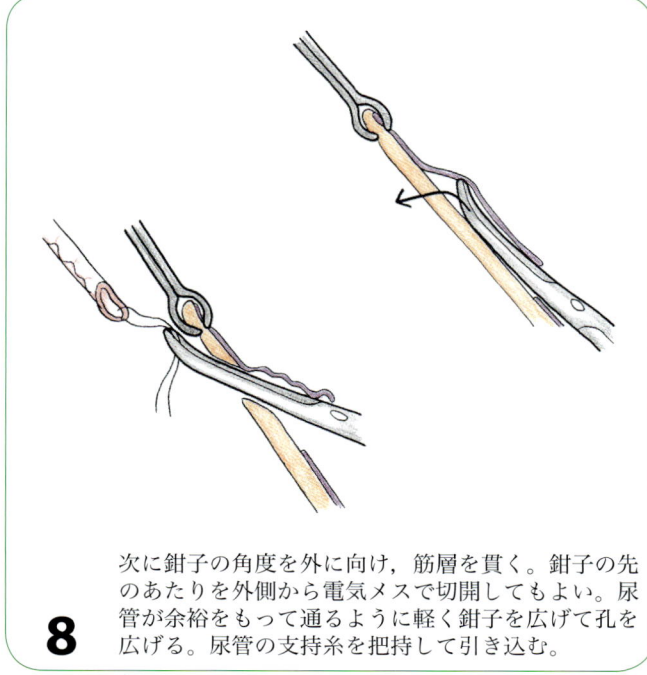

8 次に鉗子の角度を外に向け，筋層を貫く。鉗子の先のあたりを外側から電気メスで切開してもよい。尿管が余裕をもって通るように軽く鉗子を広げて孔を広げる。尿管の支持糸を把持して引き込む。

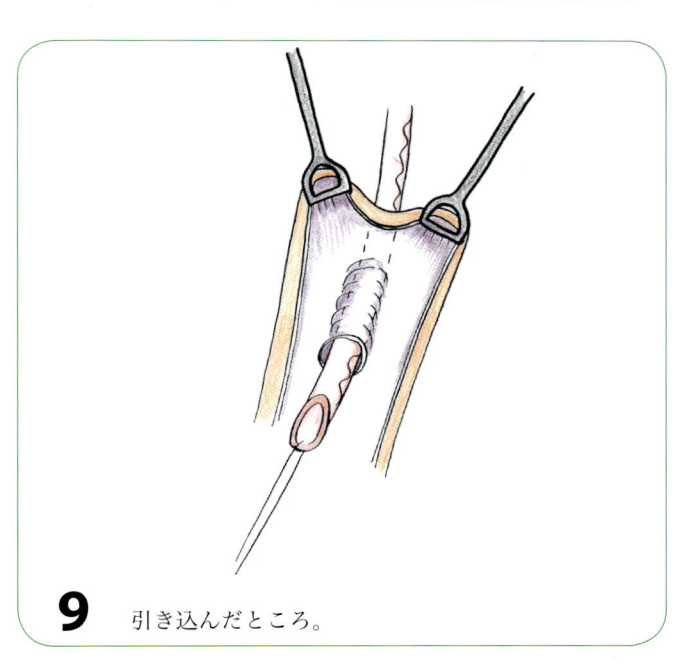

9 引き込んだところ。

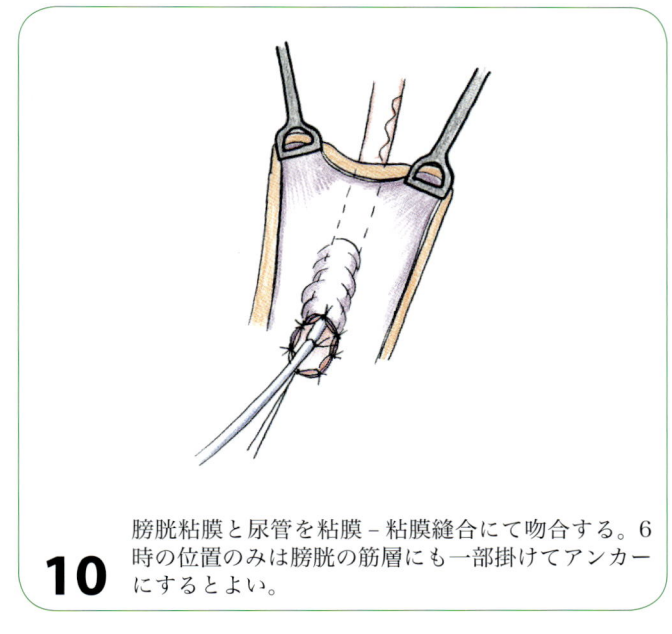

10 膀胱粘膜と尿管を粘膜−粘膜縫合にて吻合する。6時の位置のみは膀胱の筋層にも一部掛けてアンカーにするとよい。

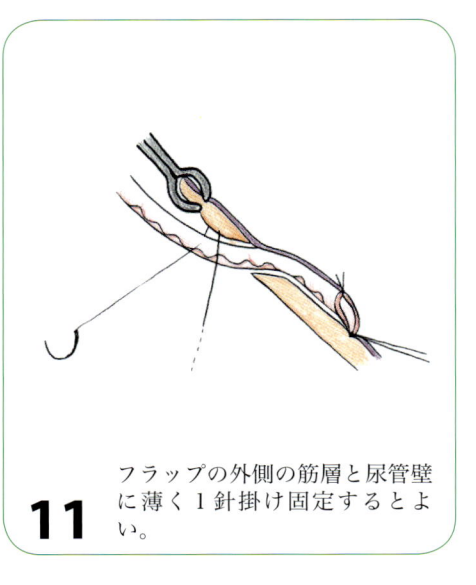

11 フラップの外側の筋層と尿管壁に薄く1針掛け固定するとよい。

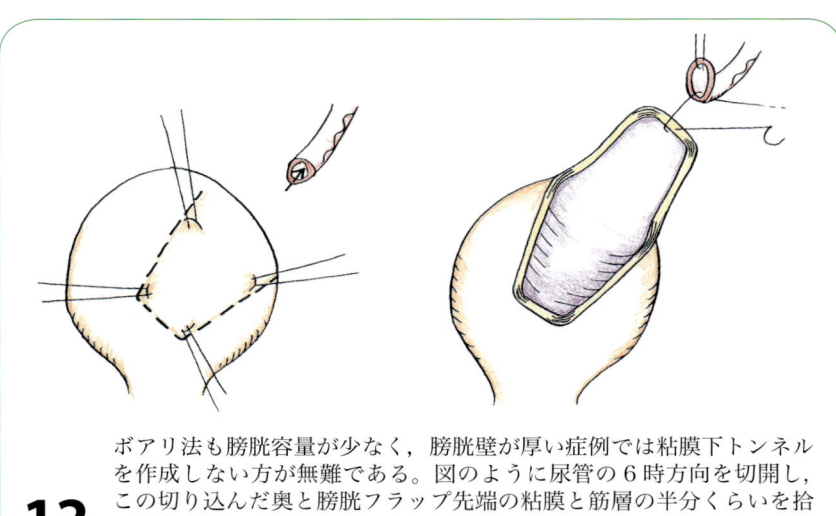

12 ボアリ法も膀胱容量が少なく，膀胱壁が厚い症例では粘膜下トンネルを作成しない方が無難である。図のように尿管の6時方向を切開し，この切り込んだ奥と膀胱フラップ先端の粘膜と筋層の半分くらいを拾い縫合する。

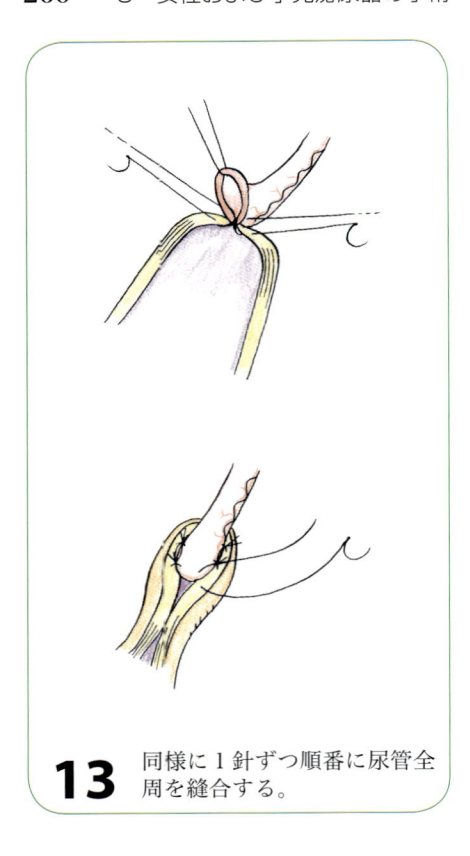

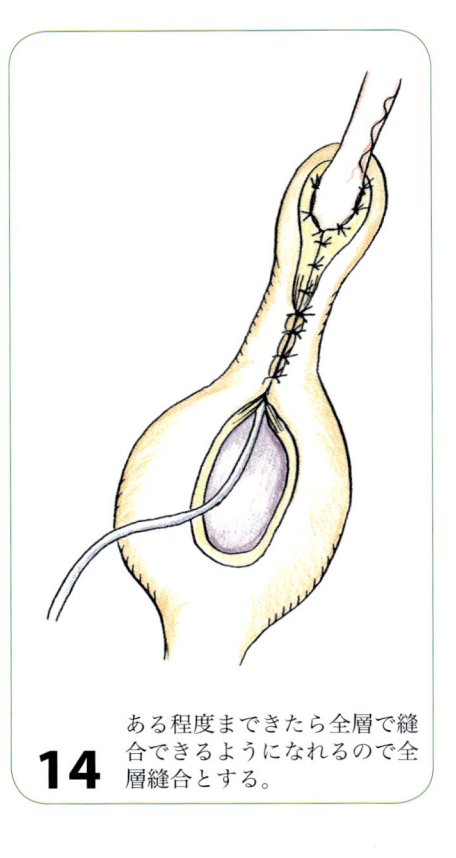

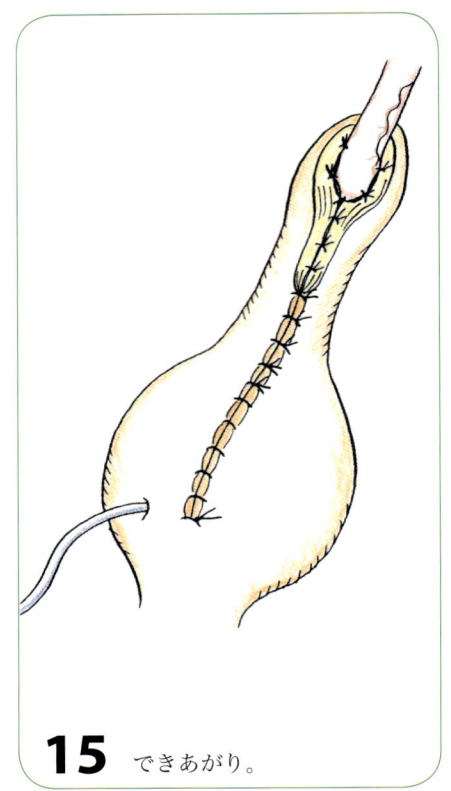

13 同様に1針ずつ順番に尿管全周を縫合する。

14 ある程度まできたら全層で縫合できるようになれるので全層縫合とする。

15 できあがり。

9 Psoas hitch法による膀胱尿管吻合術

比較的膀胱容量の大きい患者さんではこの方法が有用である。

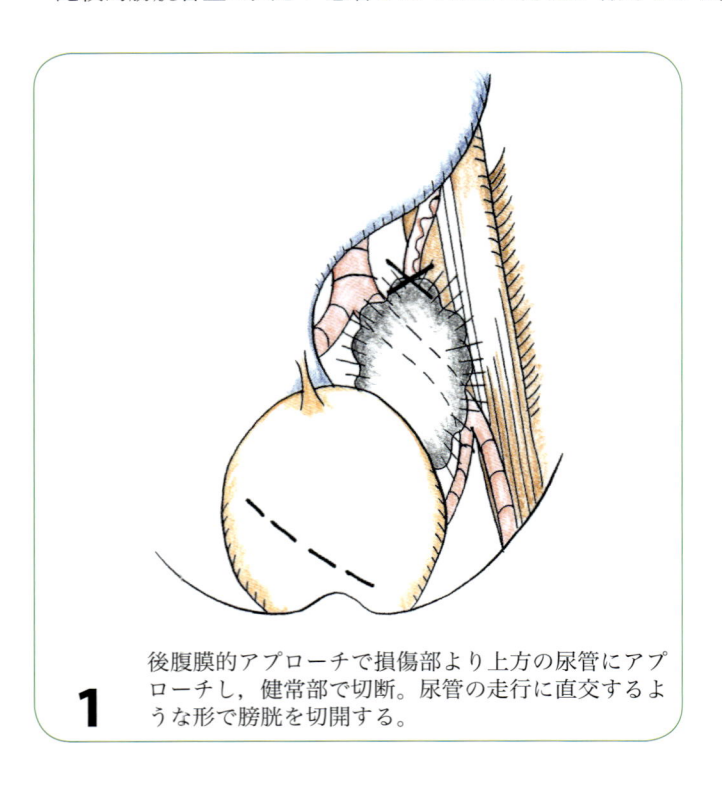

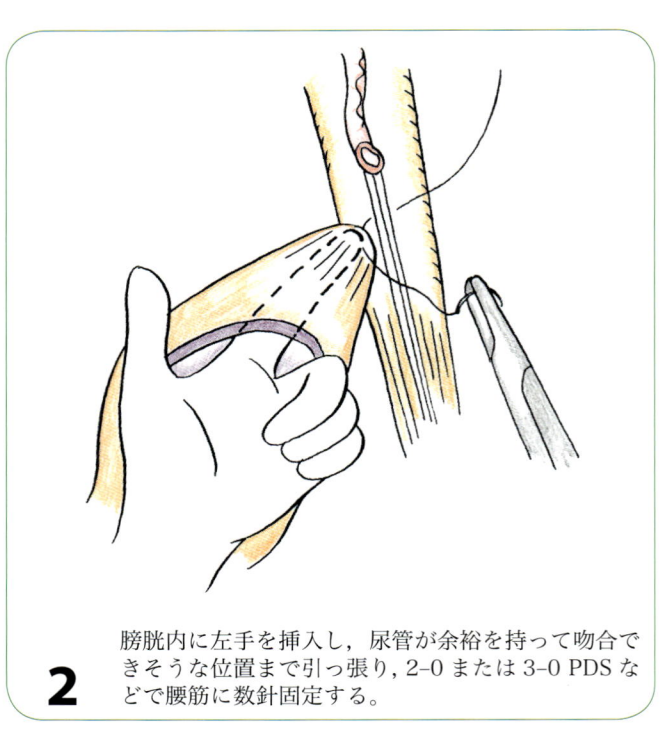

1 後腹膜的アプローチで損傷部より上方の尿管にアプローチし、健常部で切断。尿管の走行に直交するような形で膀胱を切開する。

2 膀胱内に左手を挿入し、尿管が余裕を持って吻合できそうな位置まで引っ張り、2-0または3-0 PDSなどで腰筋に数針固定する。

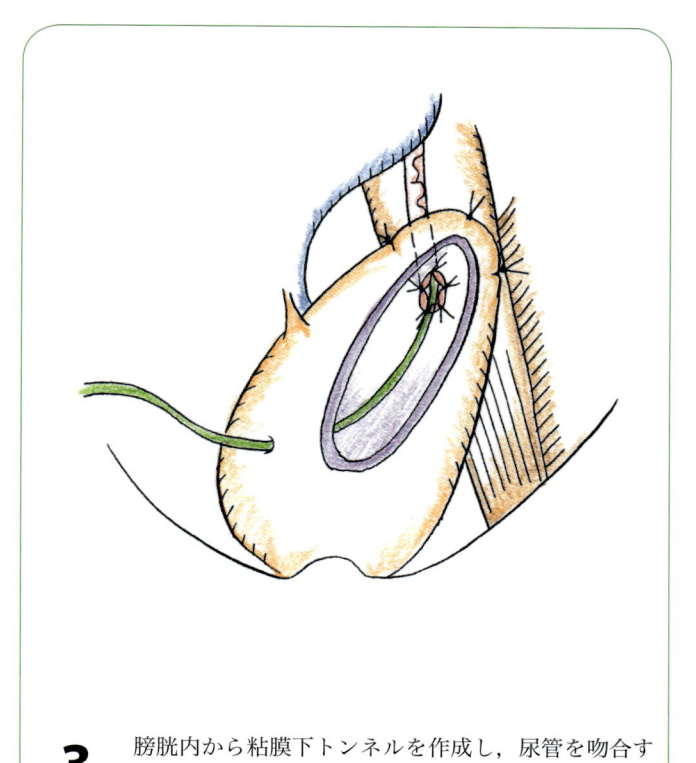

A 婦人泌尿器の手術　261

3 膀胱内から粘膜下トンネルを作成し，尿管を吻合する。

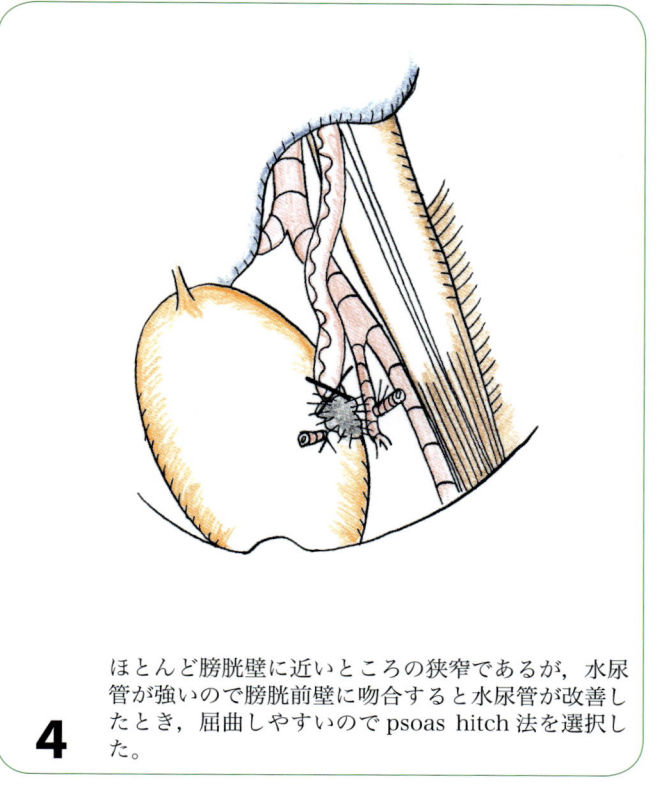

4 ほとんど膀胱壁に近いところの狭窄であるが，水尿管が強いので膀胱前壁に吻合すると水尿管が改善したとき，屈曲しやすいので psoas hitch 法を選択した。

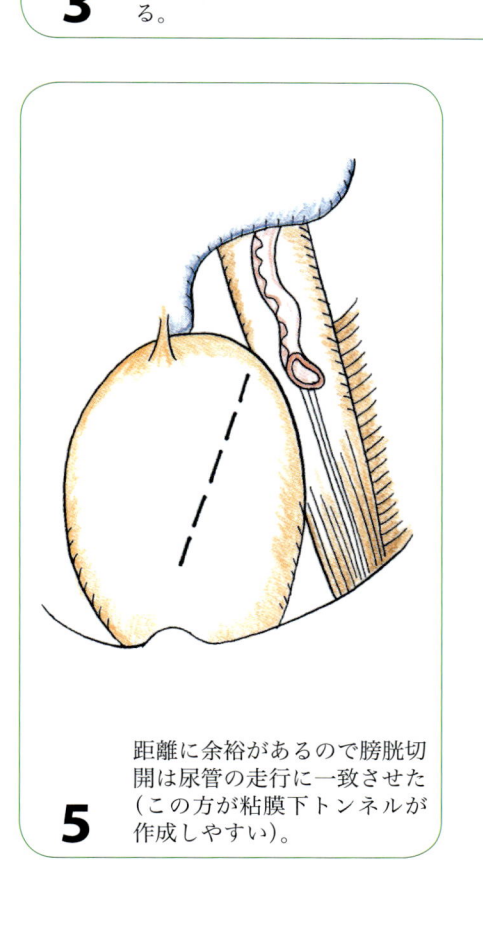

5 距離に余裕があるので膀胱切開は尿管の走行に一致させた（この方が粘膜下トンネルが作成しやすい）。

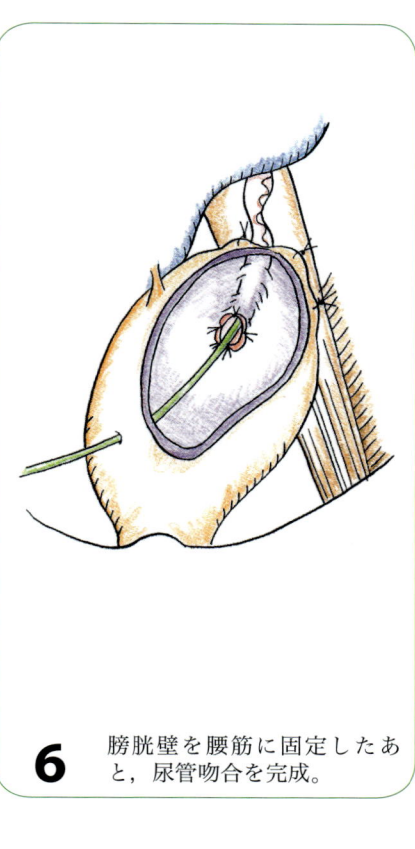

6 膀胱壁を腰筋に固定したあと，尿管吻合を完成。

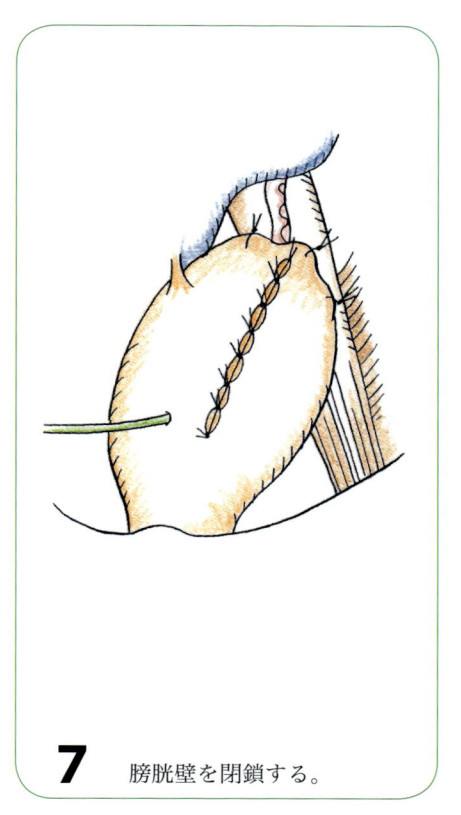

7 膀胱壁を閉鎖する。

術後早期に修復した尿管損傷の例（psoas hitch 法）
巨大子宮筋腫摘出後，2 日目に右尿管損傷が疑われ再開腹した。

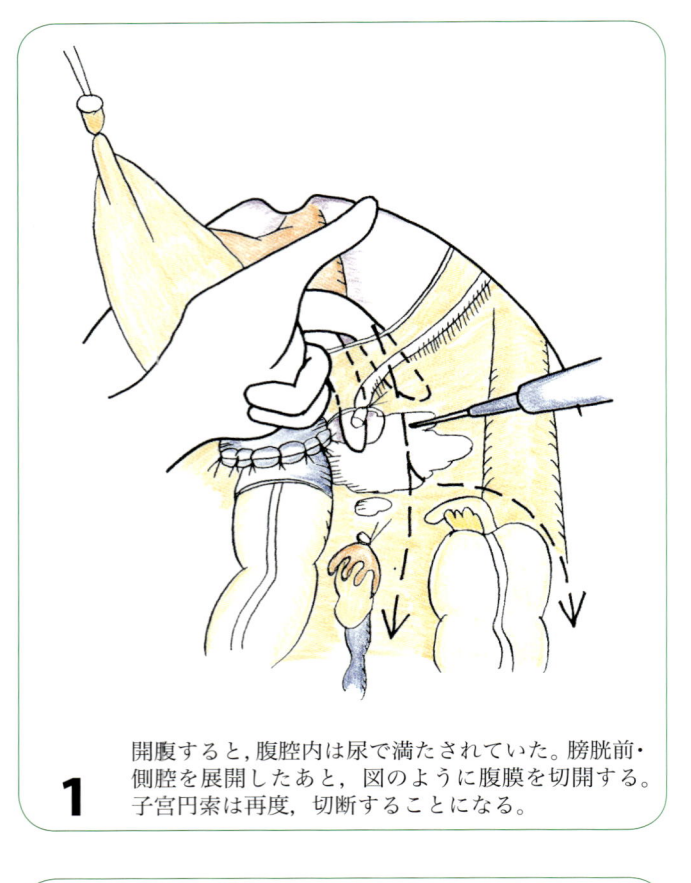

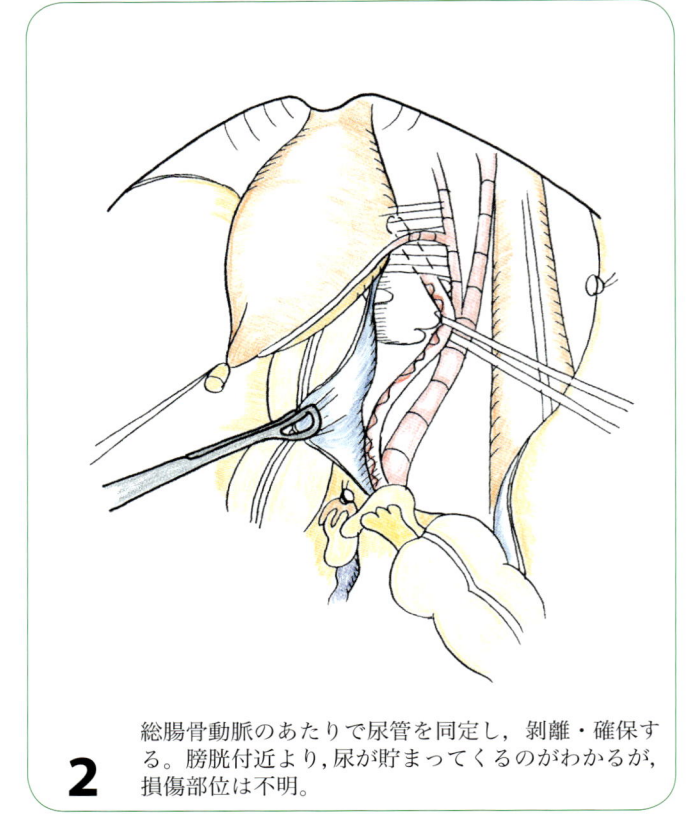

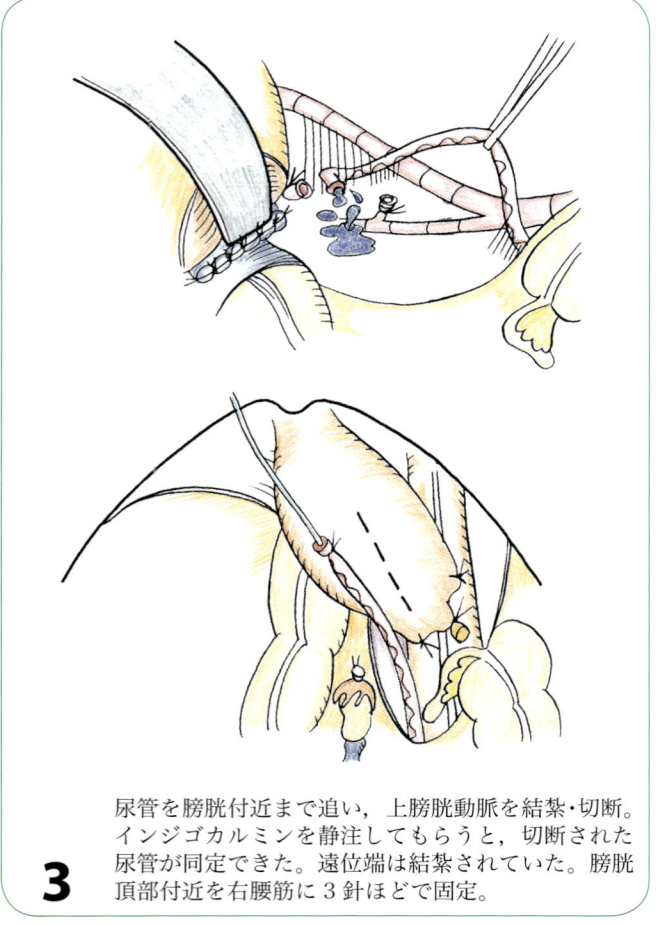

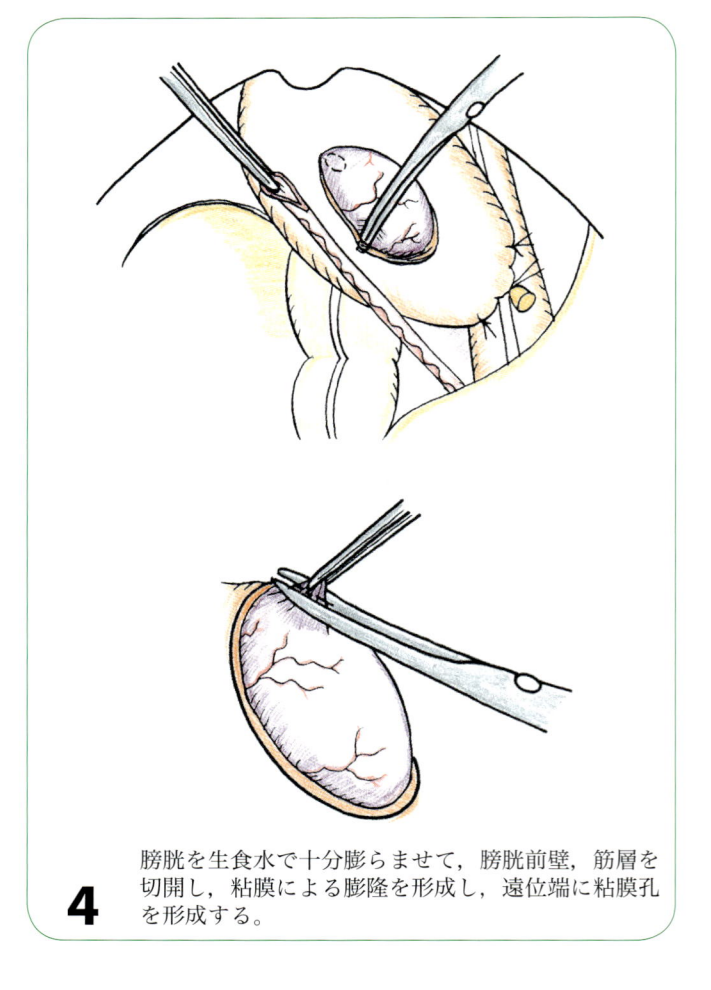

1 開腹すると，腹腔内は尿で満たされていた。膀胱前・側腔を展開したあと，図のように腹膜を切開する。子宮円索は再度，切断することになる。

2 総腸骨動脈のあたりで尿管を同定し，剝離・確保する。膀胱付近より，尿が貯まってくるのがわかるが，損傷部位は不明。

3 尿管を膀胱付近まで追い，上膀胱動脈を結紮・切断。インジゴカルミンを静注してもらうと，切断された尿管が同定できた。遠位端は結紮されていた。膀胱頂部付近を右腰筋に 3 針ほどで固定。

4 膀胱を生食水で十分膨らませて，膀胱前壁，筋層を切開し，粘膜による膨隆を形成し，遠位端に粘膜孔を形成する。

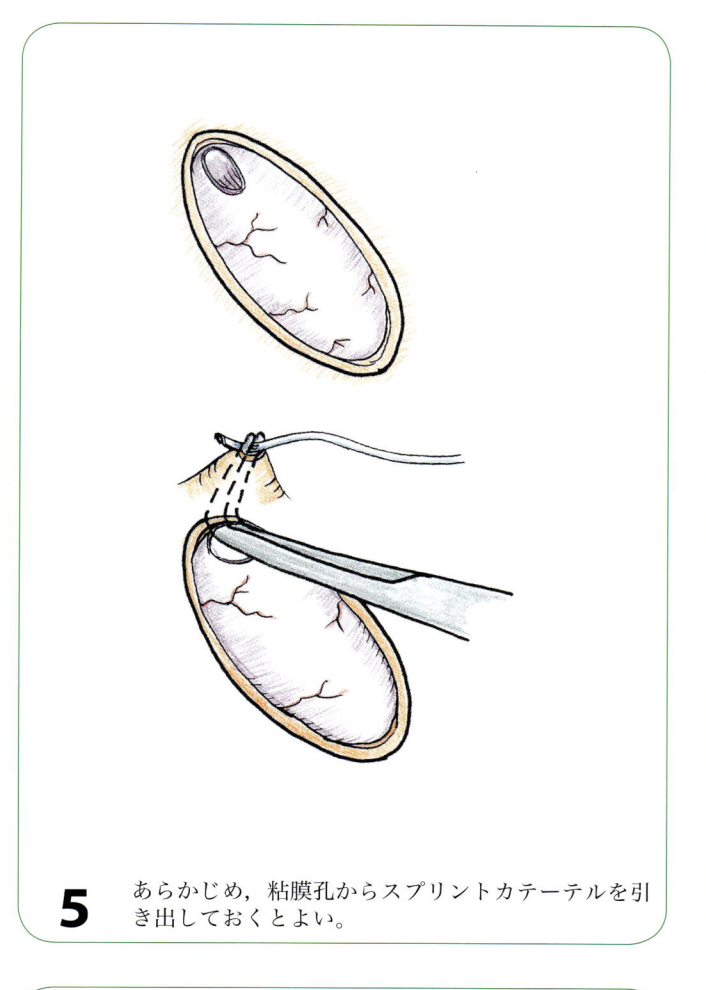

5 あらかじめ，粘膜孔からスプリントカテーテルを引き出しておくとよい。

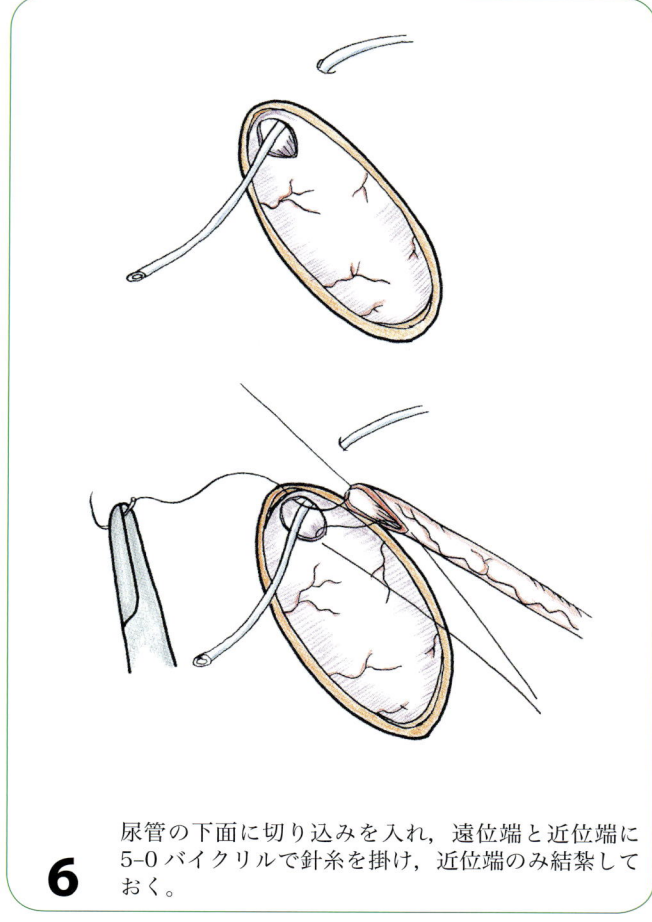

6 尿管の下面に切り込みを入れ，遠位端と近位端に5-0バイクリルで針糸を掛け，近位端のみ結紮しておく。

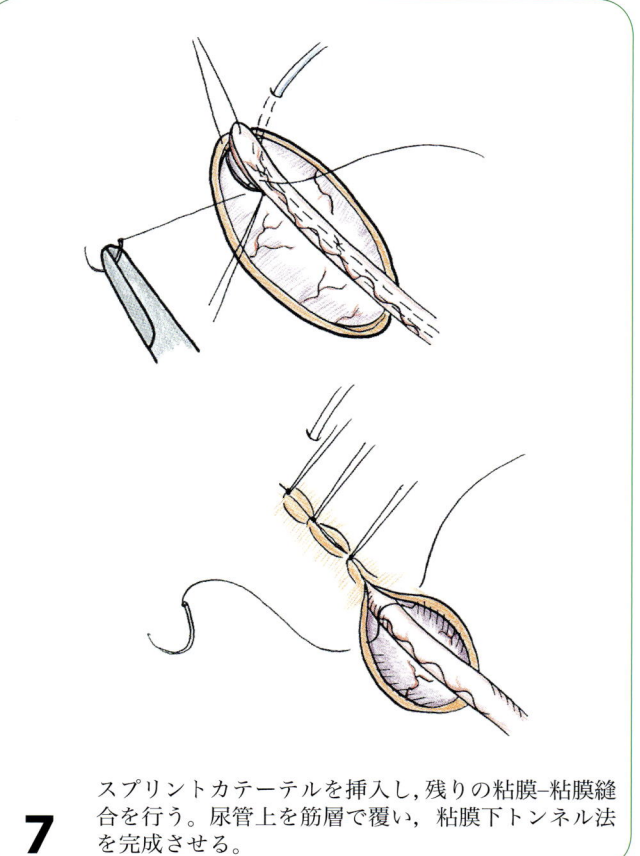

7 スプリントカテーテルを挿入し，残りの粘膜-粘膜縫合を行う。尿管上を筋層で覆い，粘膜下トンネル法を完成させる。

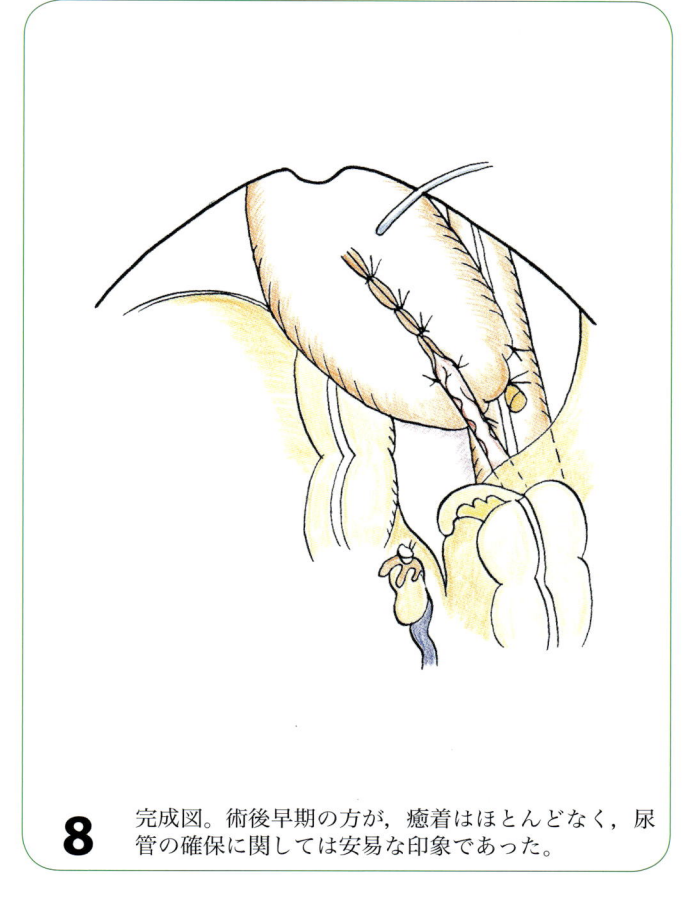

8 完成図。術後早期の方が，癒着はほとんどなく，尿管の確保に関しては安易な印象であった。

10 膀胱と腹膜の剝離

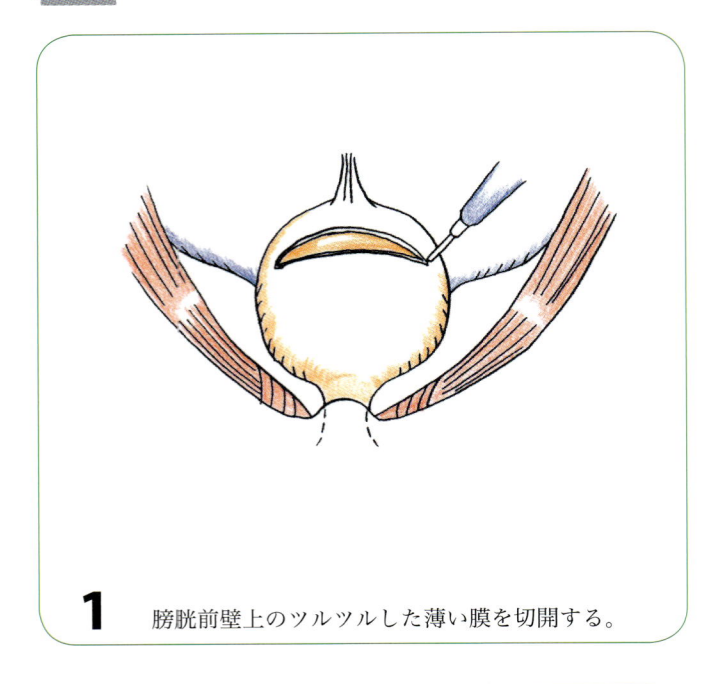

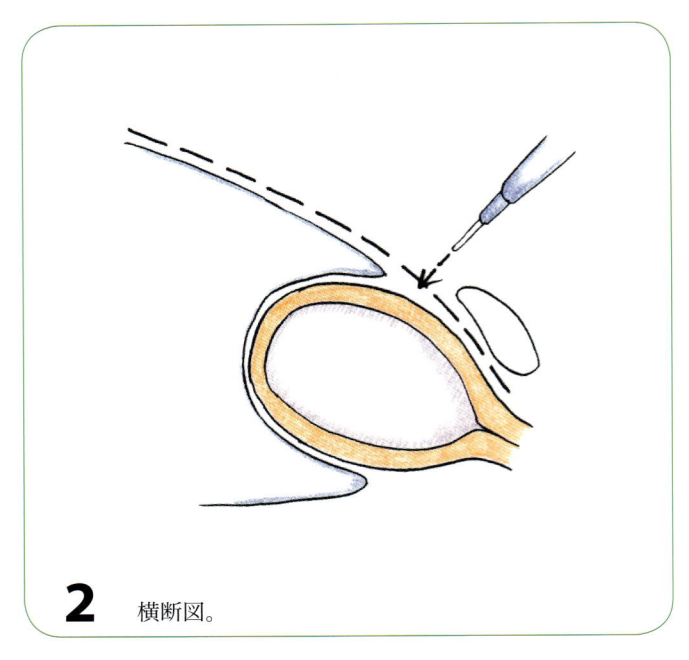

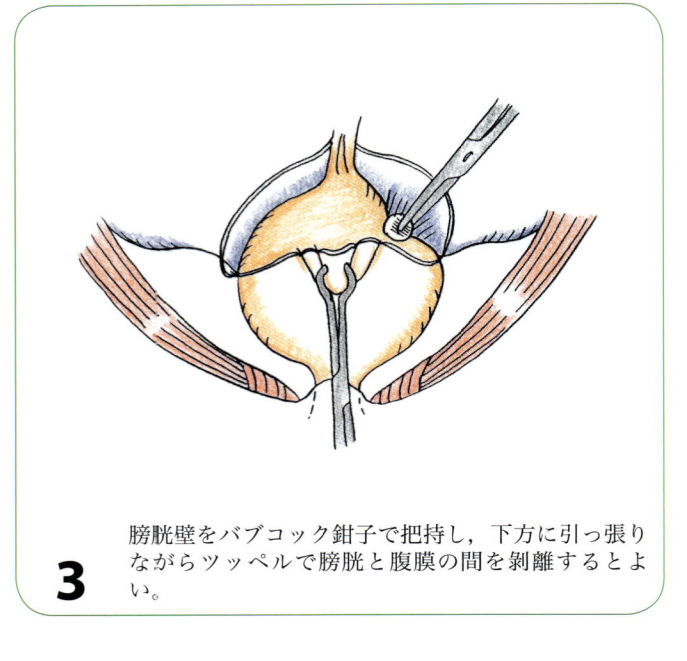

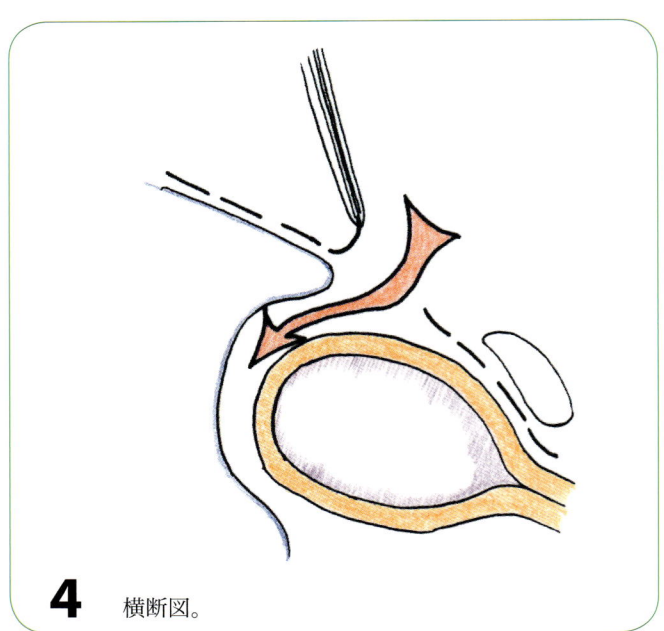

1 膀胱前壁上のツルツルした薄い膜を切開する。

2 横断図。

3 膀胱壁をバブコック鉗子で把持し，下方に引っ張りながらツッペルで膀胱と腹膜の間を剝離するとよい。

4 横断図。

11 膀胱腟瘻（1）

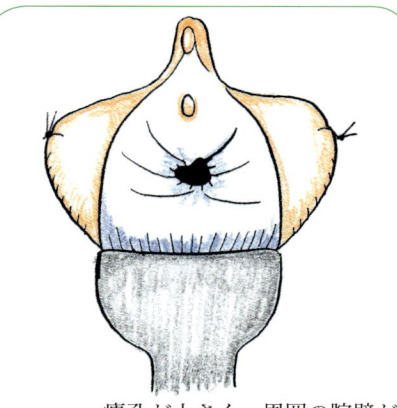

1 瘻孔が小さく，周囲の腟壁が比較的軟らかければ，経腟的にアプローチする。あらかじめ内視鏡で尿管口との位置関係よくみておき，必要であれば尿管ステントを挿入する。

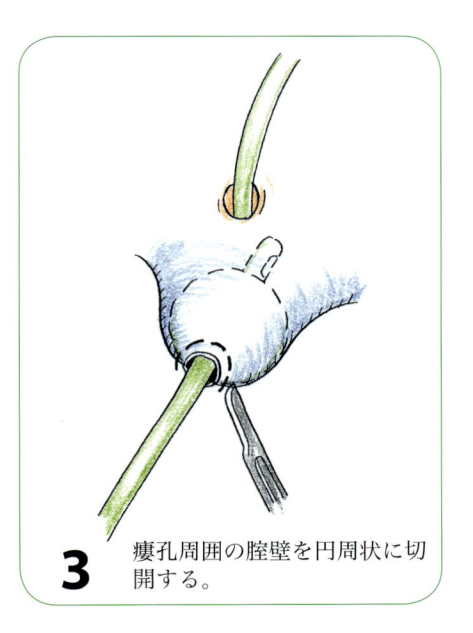

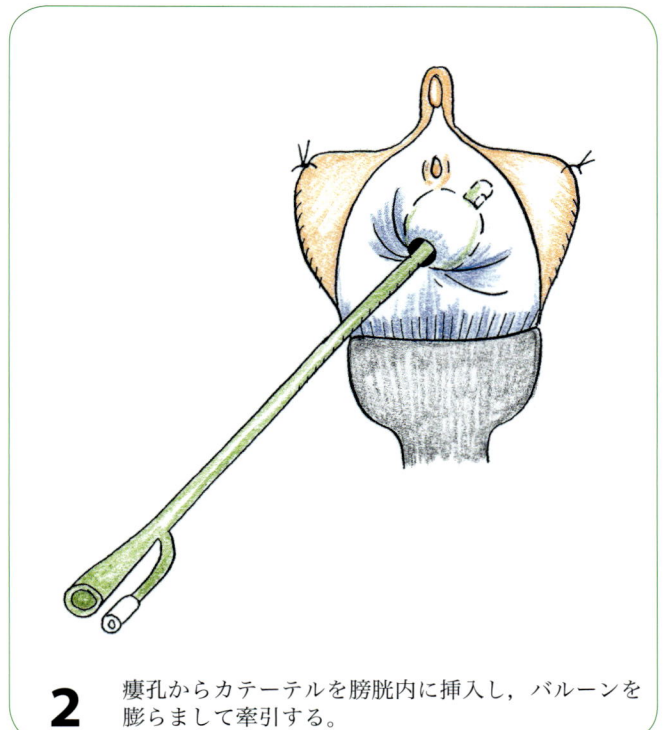

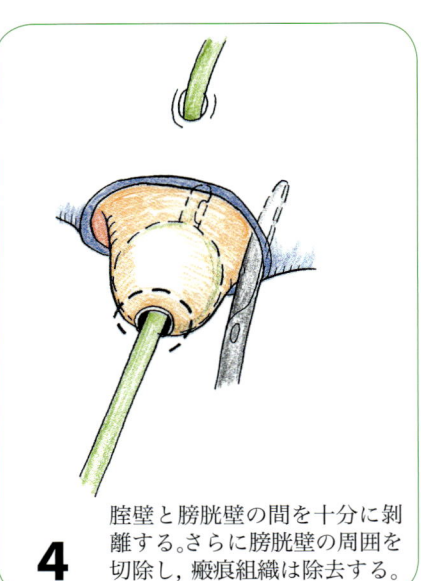

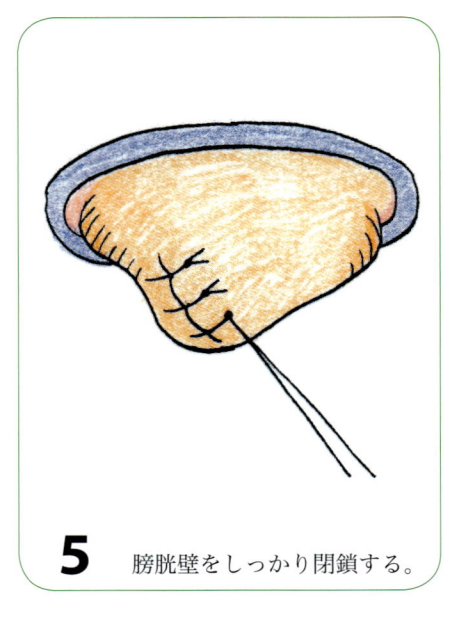

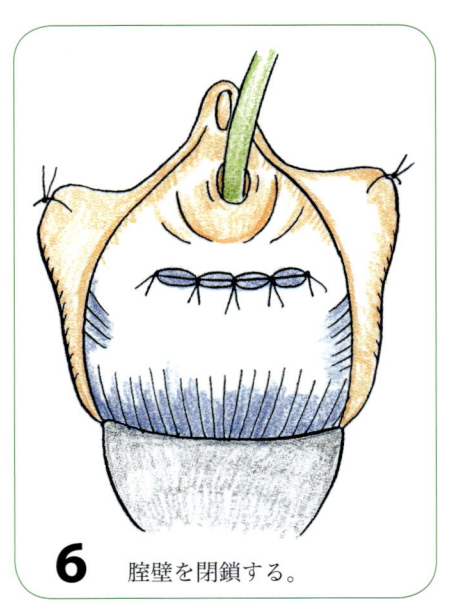

2 瘻孔からカテーテルを膀胱内に挿入し，バルーンを膨らまして牽引する。

3 瘻孔周囲の腟壁を円周状に切開する。

4 腟壁と膀胱壁の間を十分に剥離する。さらに膀胱壁の周囲を切除し，瘢痕組織は除去する。

5 膀胱壁をしっかり閉鎖する。

6 腟壁を閉鎖する。

12 膀胱腟瘻（2）：大きい場合

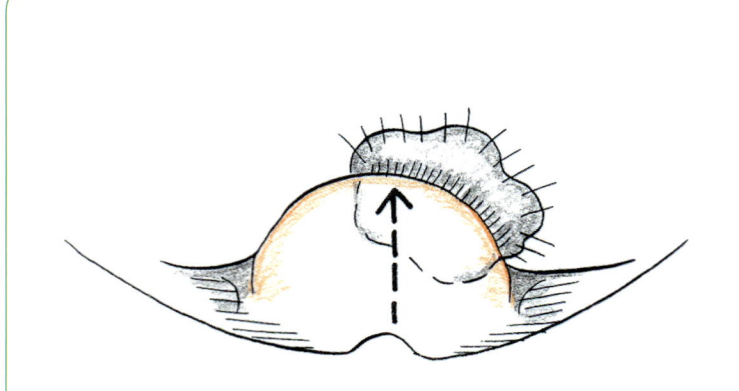

1 経腹的にアプローチする。可能な限り膀胱を剥離し，膀胱前壁に縦切開を置く。

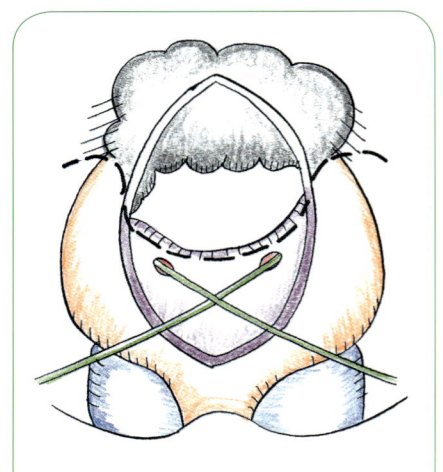

2 大きな瘻孔周囲と周囲の瘢痕組織を膀胱壁より切除する。尿管口が近い場合はステントを挿入しておく。

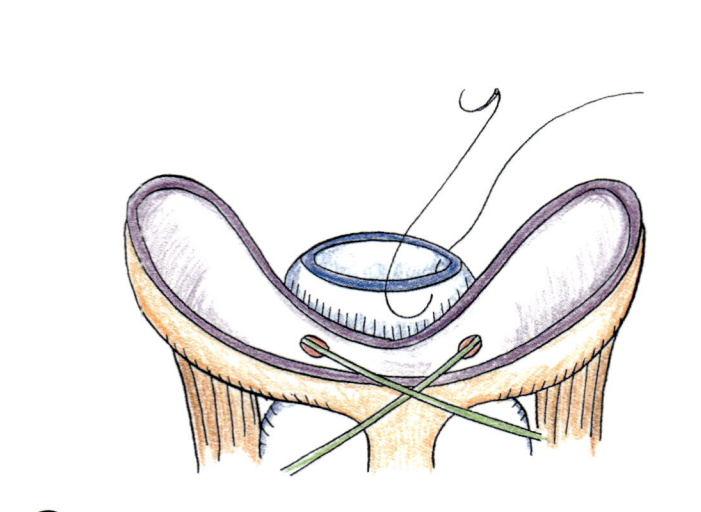

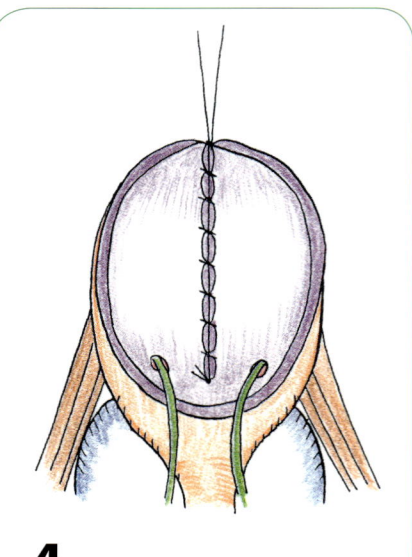

3 腟壁も病的な組織を切除して，健常部でしっかり閉鎖する。

4 膀胱の後壁を形成する。

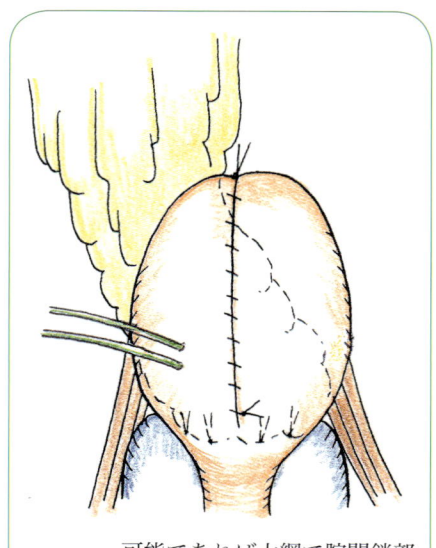

5 可能であれば大網で腟閉鎖部をカバーし，膀胱を閉鎖する。

13 膀胱腟瘻と尿管損傷が併存する場合

子宮摘出後の症例。

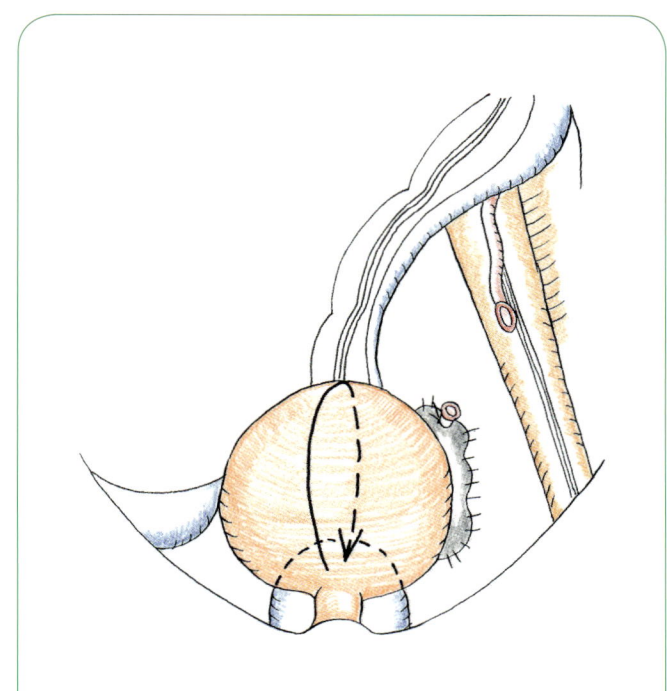

1 原則に従って膀胱前腔，側方剝離後，腰筋に沿って剝離を進め，尿管を健常部で切断。膀胱は正中で前方から後方まで切開する。

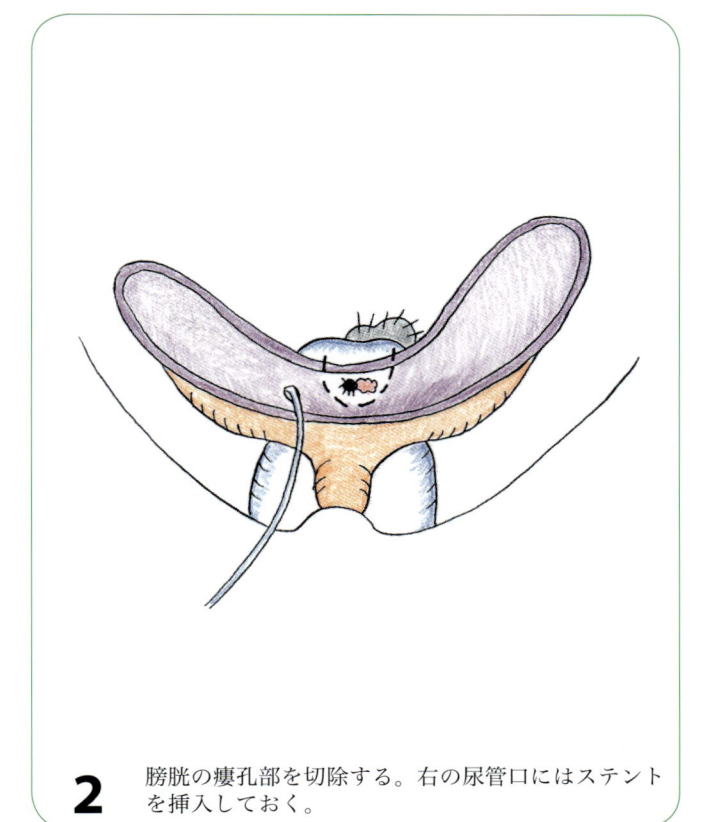

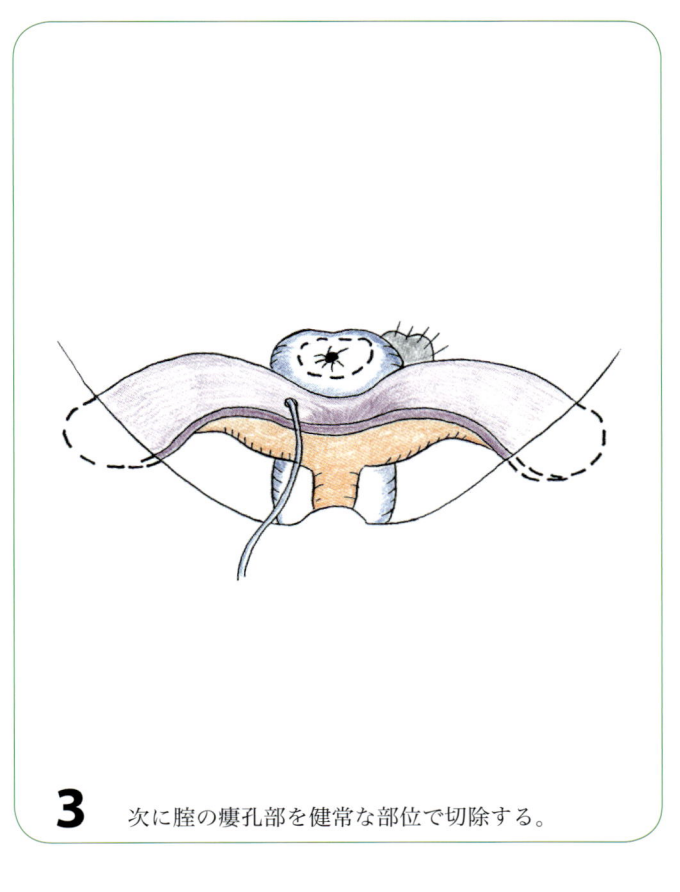

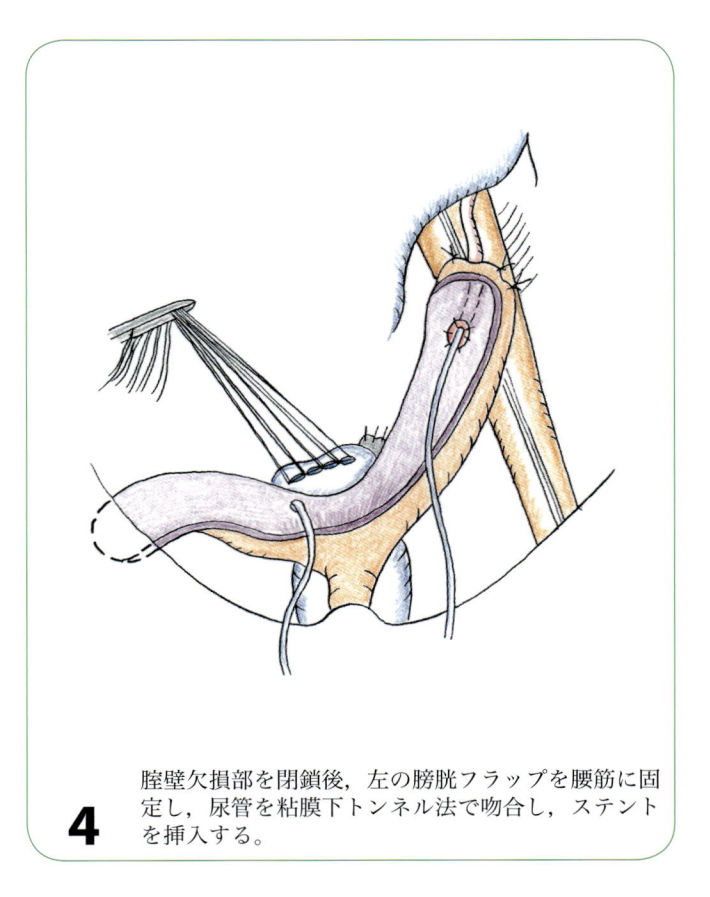

2 膀胱の瘻孔部を切除する。右の尿管口にはステントを挿入しておく。

3 次に腟の瘻孔部を健常な部位で切除する。

4 腟壁欠損部を閉鎖後，左の膀胱フラップを腰筋に固定し，尿管を粘膜下トンネル法で吻合し，ステントを挿入する。

5 大網を横行結腸より切離する。

6 横行結腸間膜の無血管野(透かしてみればよい)に孔をあけ，ここから遊離した大網を通す。

7 大網で腟閉鎖部をカバーする。

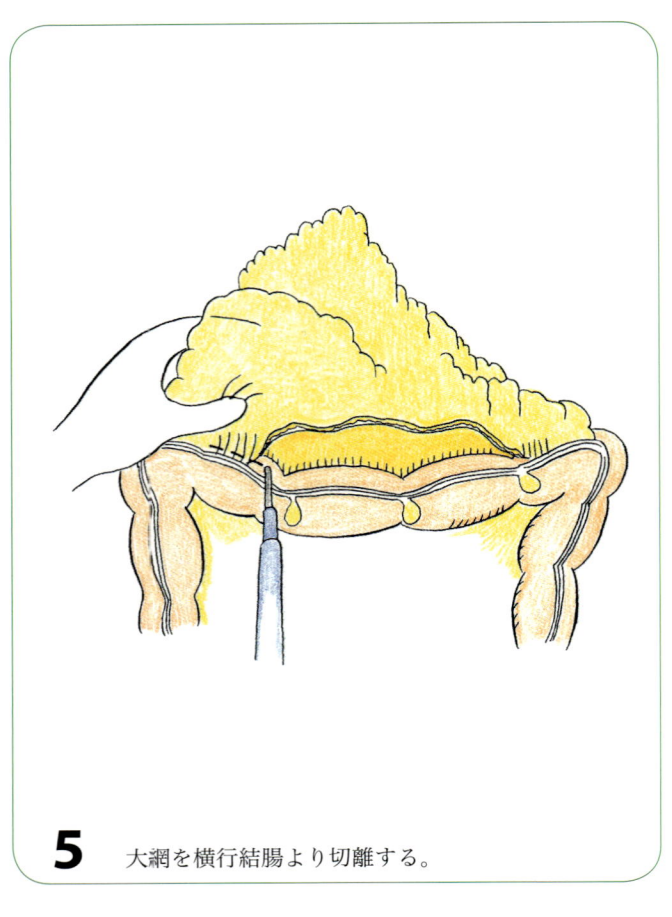

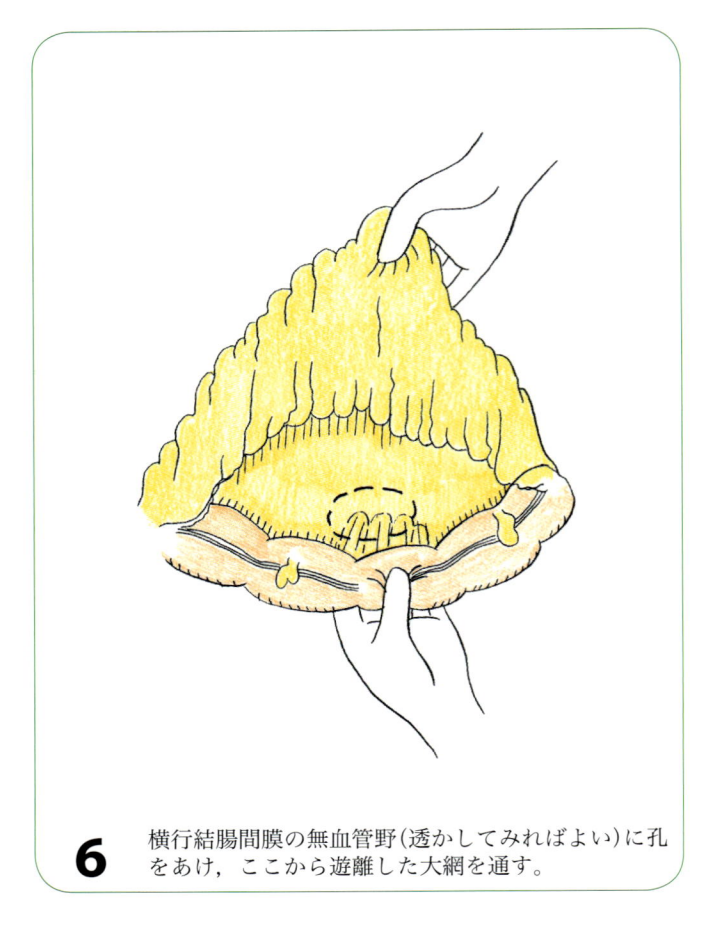

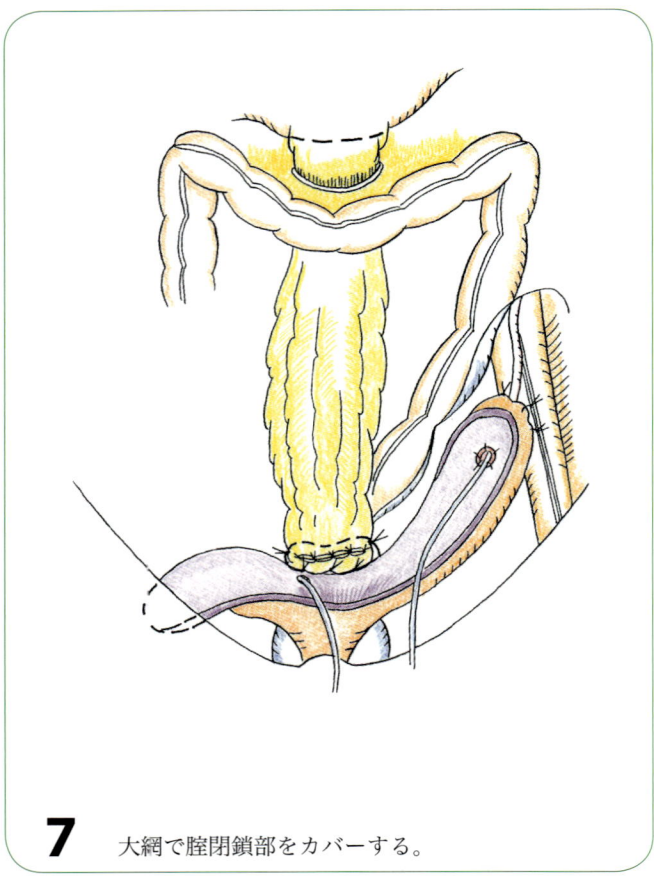

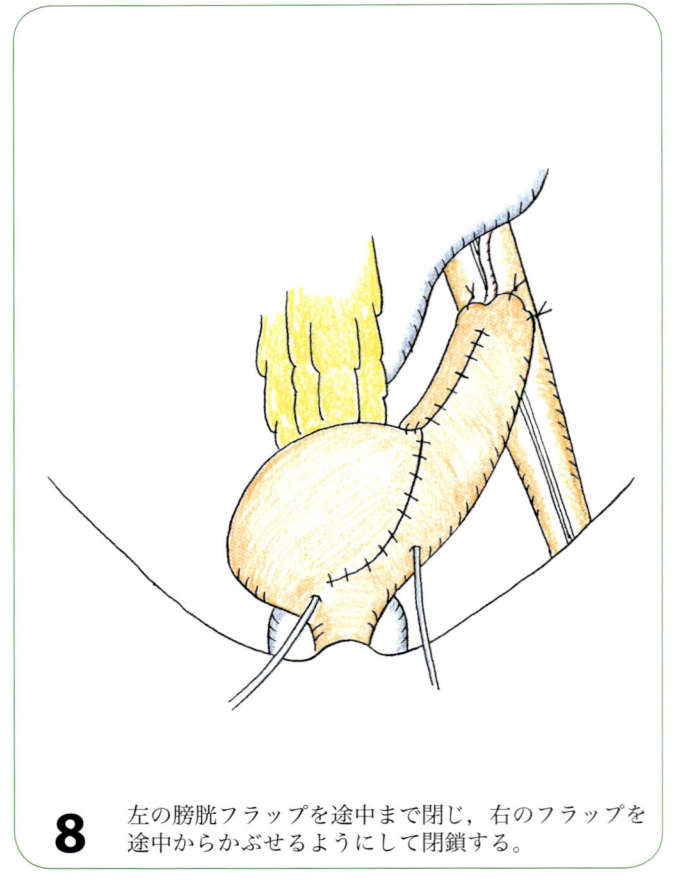

8 左の膀胱フラップを途中まで閉じ，右のフラップを途中からかぶせるようにして閉鎖する。

* 膀胱腟瘻の手術はいろいろな修復法が考えられるが，血流のことを考えると膀胱を正中で切開するのが，最良と考える。

14 女性尿道憩室癌

　腺癌が多くCTで尿道周囲にちょうど男性の前立腺肥大のような腫瘤にみえる。膀胱を残して尿路再建に利用するという考えもあるが，筆者の経験した症例はほとんどが膀胱頸部への浸潤が疑われ，膀胱尿道全摘とした。途中までは膀胱全摘の章を参照にしていただきたい。経腟操作があるので，切石位がよい。ただし腟が完全に閉鎖できないことがあるので腹膜を十分に残して後腹膜化を考えておく。

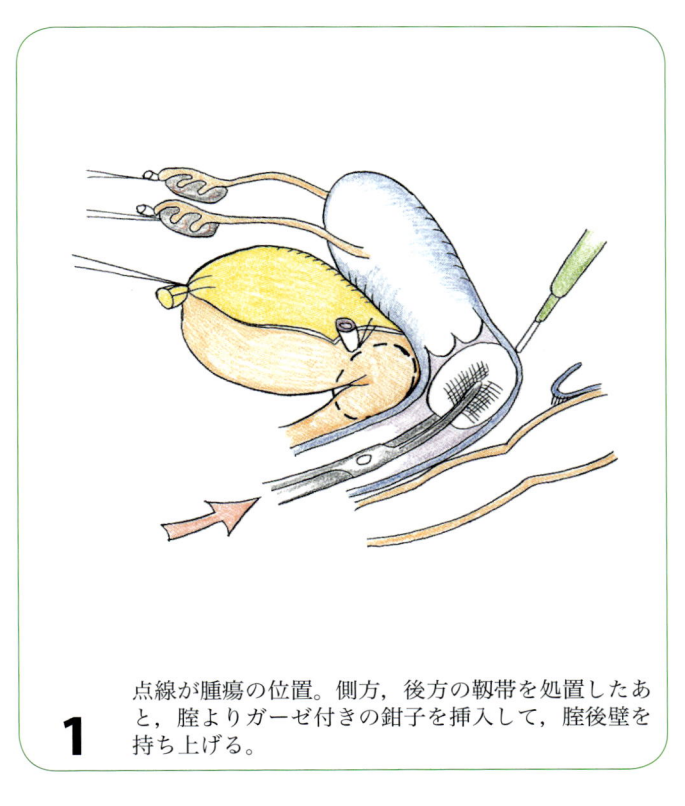

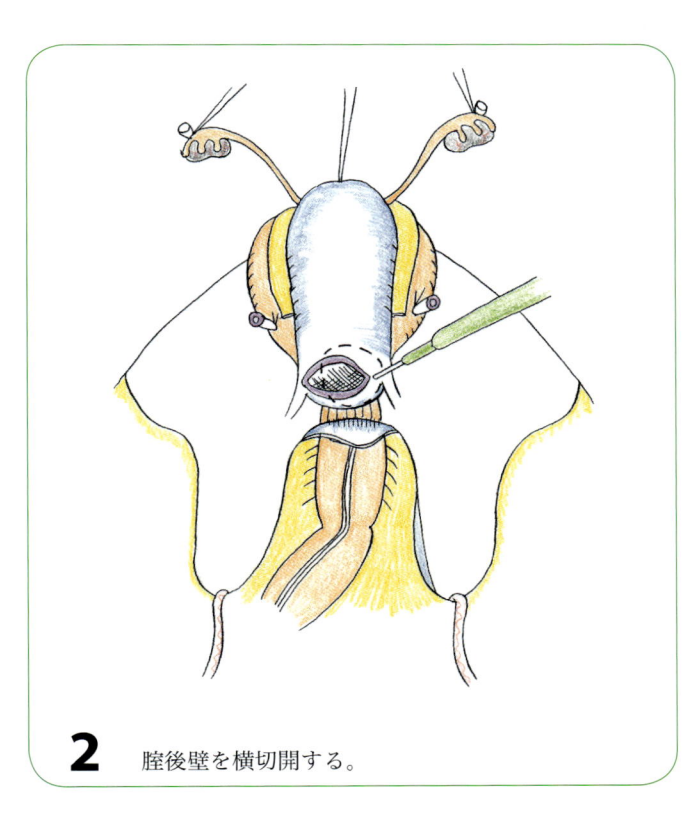

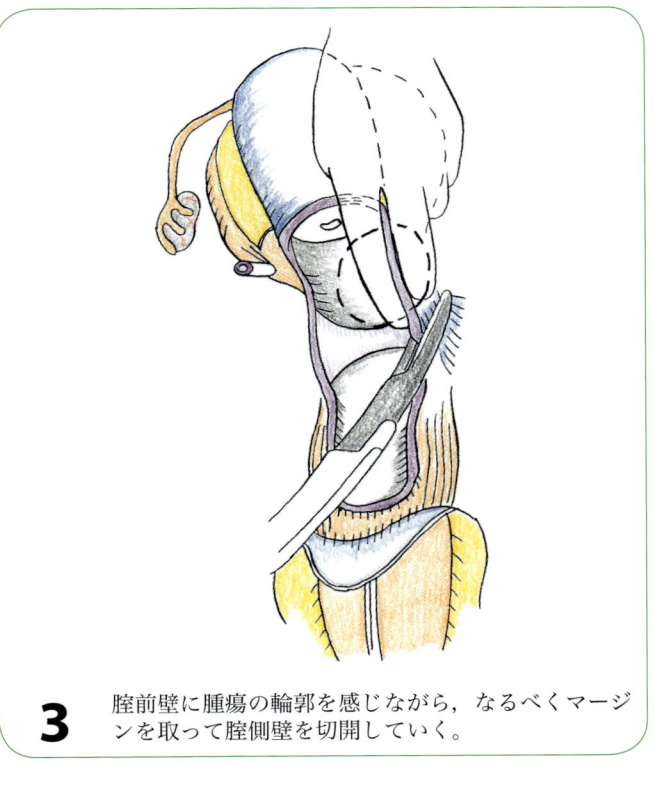

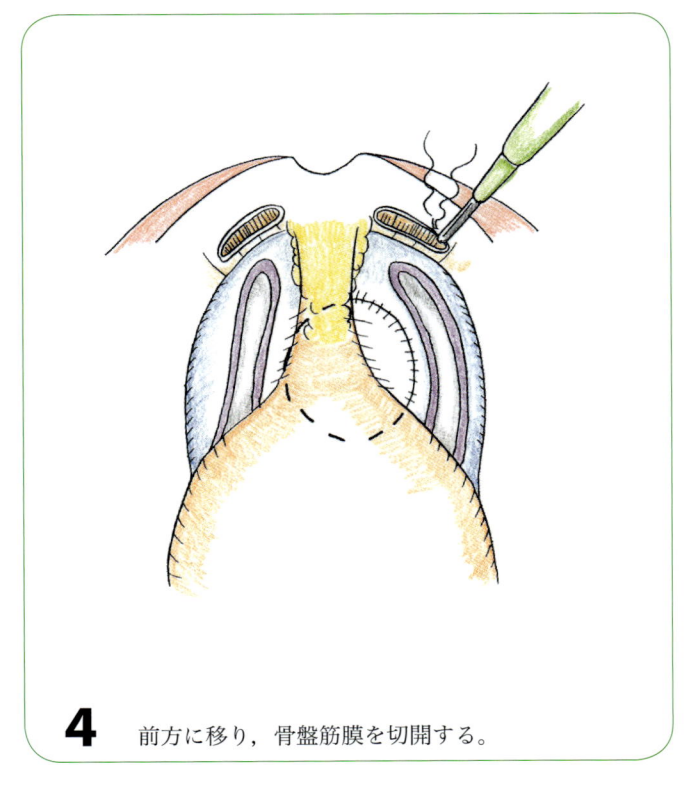

1 点線が腫瘍の位置。側方，後方の靱帯を処置したあと，腟よりガーゼ付きの鉗子を挿入して，腟後壁を持ち上げる。

2 腟後壁を横切開する。

3 腟前壁に腫瘍の輪郭を感じながら，なるべくマージンを取って腟側壁を切開していく。

4 前方に移り，骨盤筋膜を切開する。

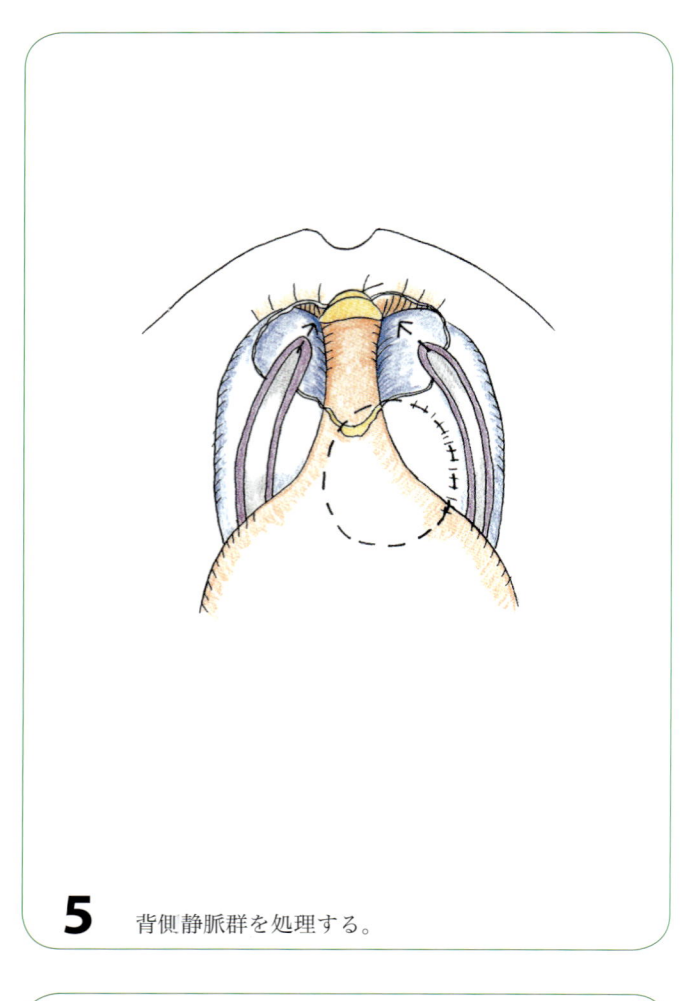

5 背側静脈群を処理する。

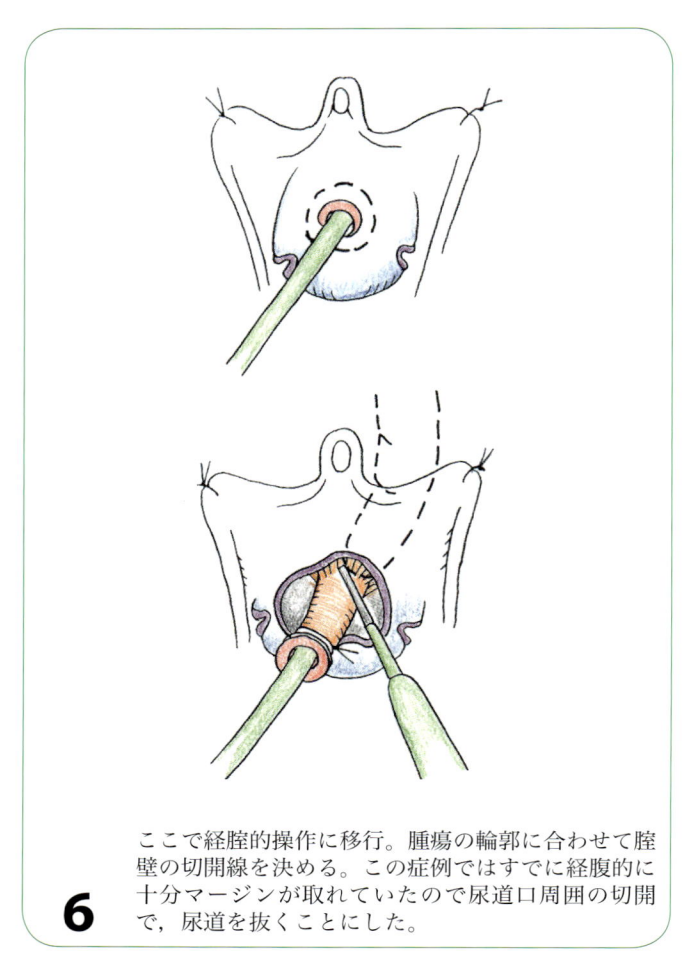

6 ここで経腟的操作に移行。腫瘍の輪郭に合わせて腟壁の切開線を決める。この症例ではすでに経腹的に十分マージンが取れていたので尿道口周囲の切開で、尿道を抜くことにした。

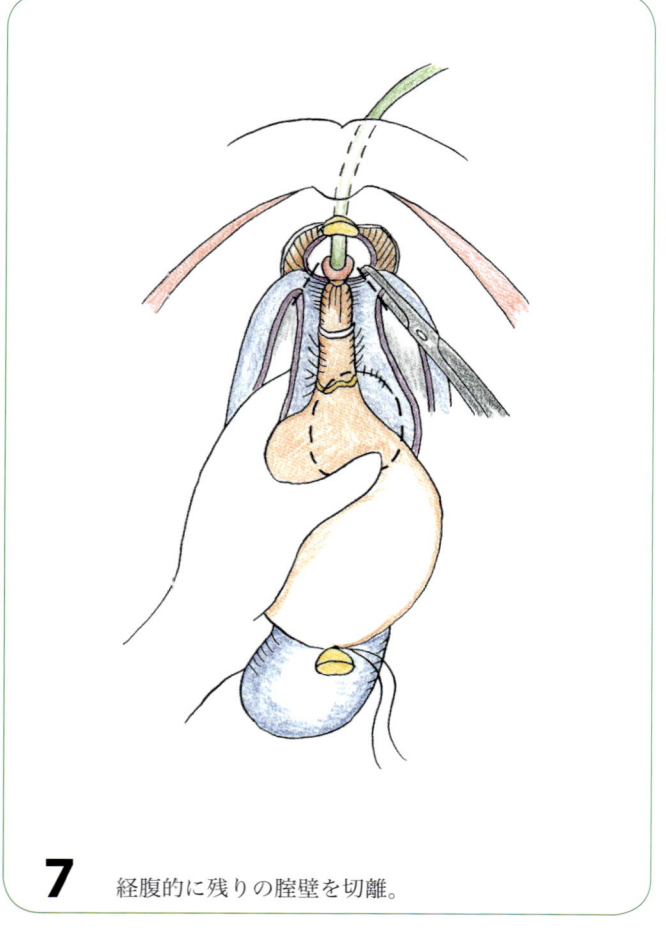

7 経腹的に残りの腟壁を切離。

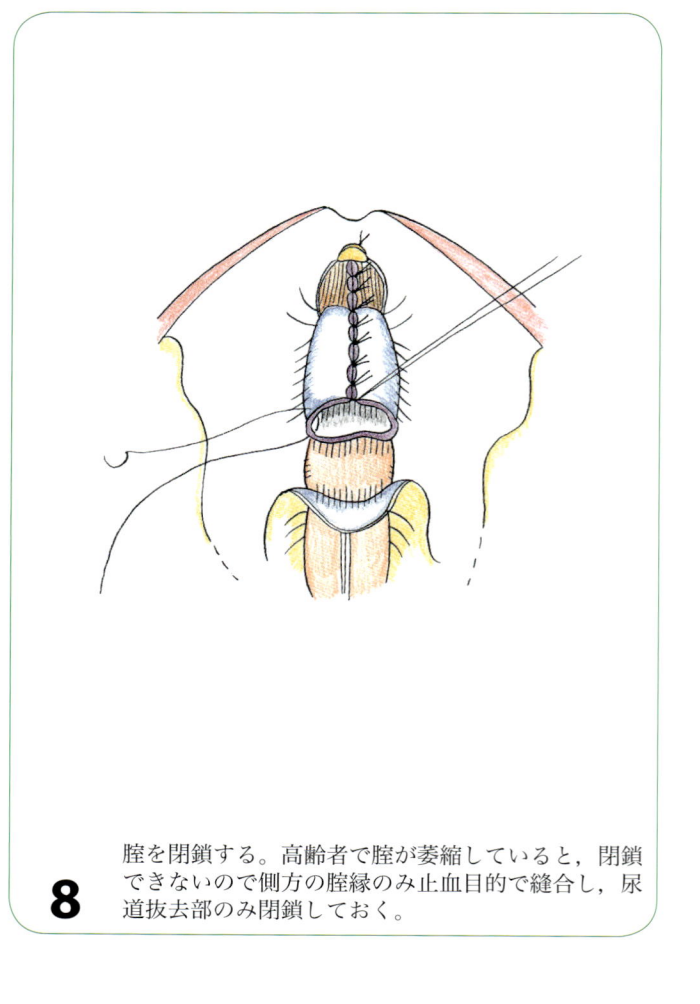

8 腟を閉鎖する。高齢者で腟が萎縮していると、閉鎖できないので側方の腟縁のみ止血目的で縫合し、尿道抜去部のみ閉鎖しておく。

15 女性尿道癌

　高齢女性に発生したかなり大きくなった尿道癌で，尿閉のためカテーテル留置になっている。触診で腫瘍が，腟前壁のほとんどを圧排しているのがわかるので，腟壁の修復が困難と考え，最初から後腹膜化を予想して，腹膜をなるべく温存して膀胱尿道摘出を施行した。また陰核，小陰唇を含めて尿道腫瘍を摘出した。

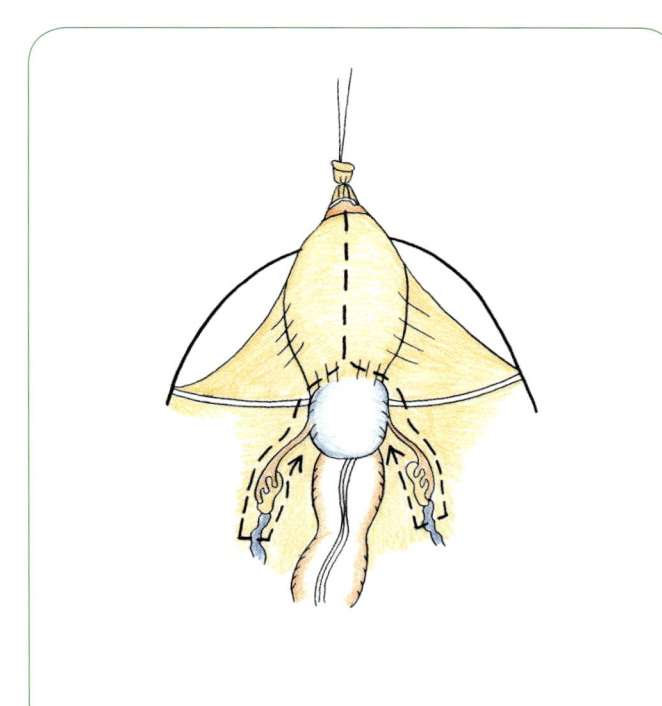

1 点線は腹膜の切開線を示す。図のようになるべく多くの腹膜を残しておく。

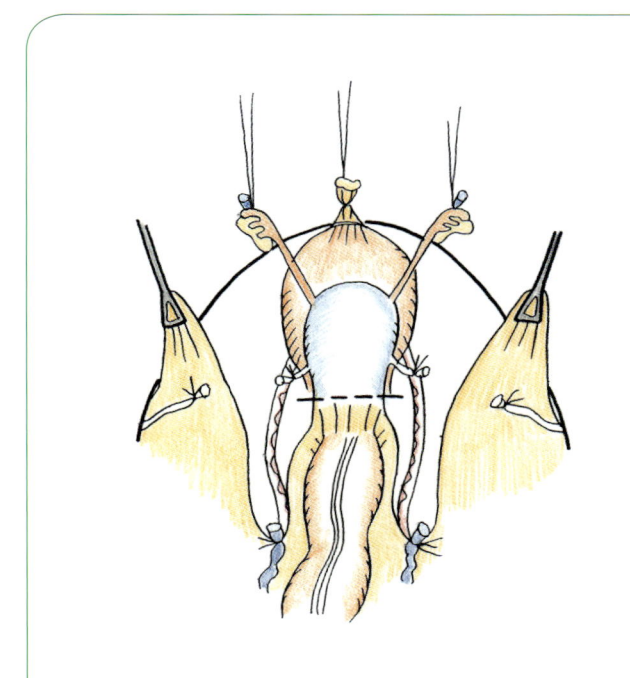

2 両側に腹膜弁を開いたところ，子宮円索は途中で切断する。点線は子宮側での腹膜切開線。

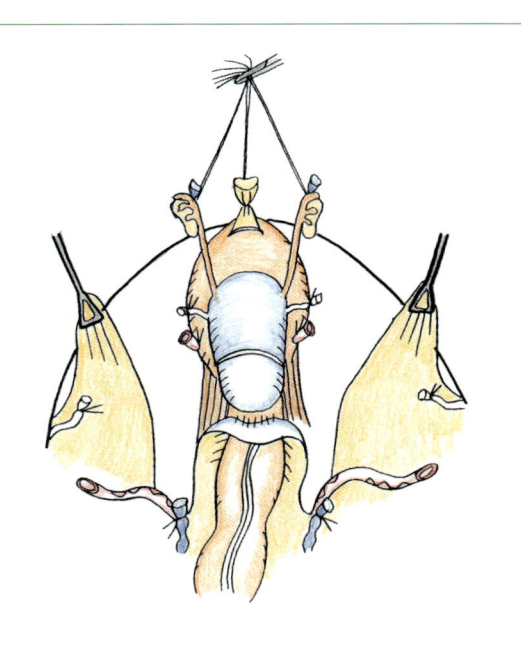

3 尿管を膀胱壁付近で切断。あとは14の尿道憩室癌の2，3のステップと同様に腫瘍の外縁に沿って腟前壁を切断していく。

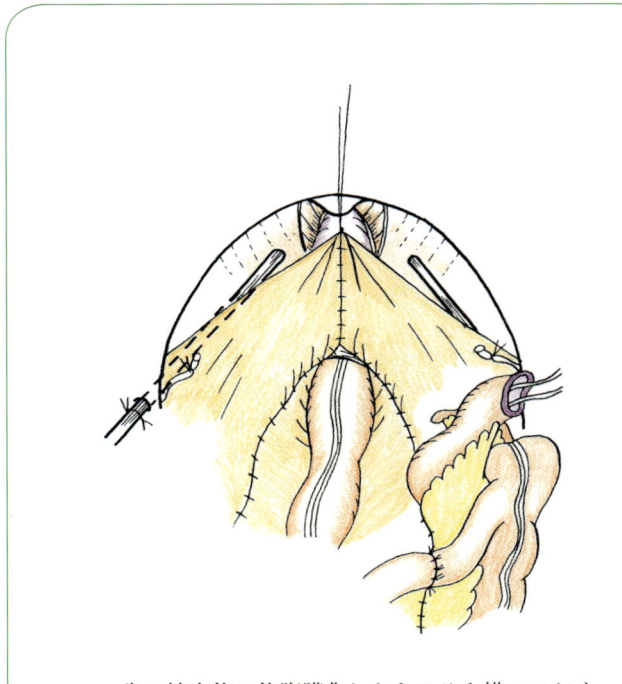

4 先に摘出後の後腹膜化したところを描いておく。この症例では回腸導管とした。ドレーンを2本後腹膜化した骨盤内に挿入しておく。

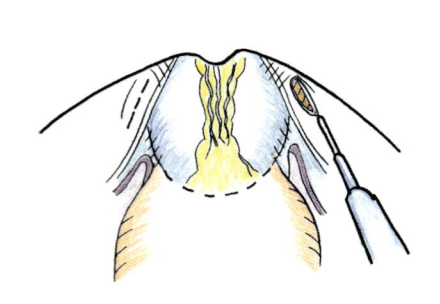

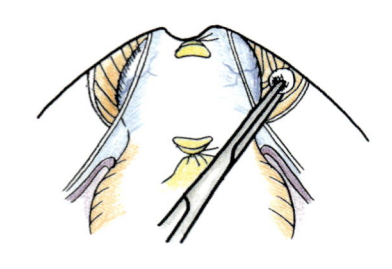

5 3の後，膀胱および尿道の前面をきれいにすると，腫瘍はちょうど，男性の前立腺のように恥骨下に存在した．骨盤筋膜を切開し，付着する肛門挙筋を腟壁(腫瘍)より剥がした．

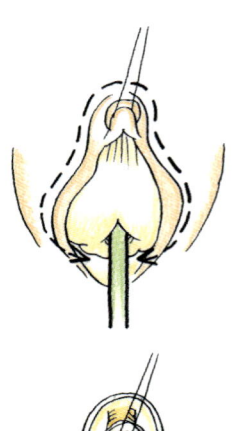

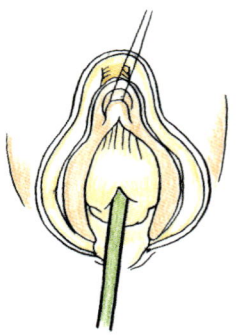

6 次に切石位を取り，会陰からのアプローチに切り替えた．外尿道口の周囲を切開して腫瘍を切除するのは不可能と判断して，陰核，小陰唇外側に切開をおいた．

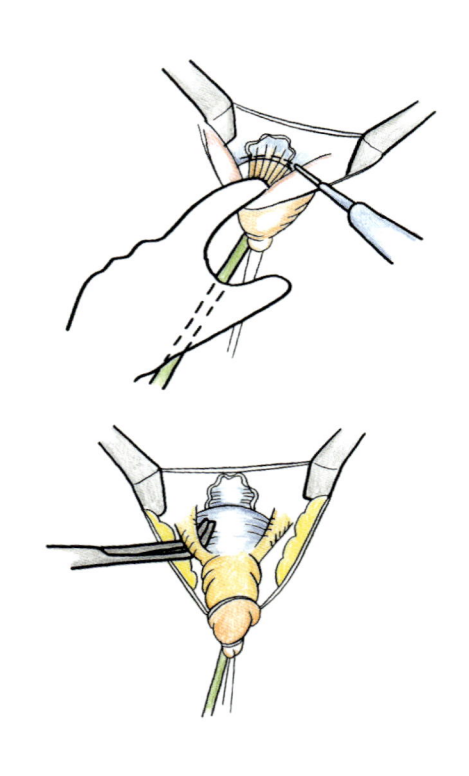

7 陰核を軽く牽引しながら，恥骨壁に至り，左手で下方に圧排しながら陰核提靱帯を切断し，さらに陰核脚をすくい，結紮・切断する．

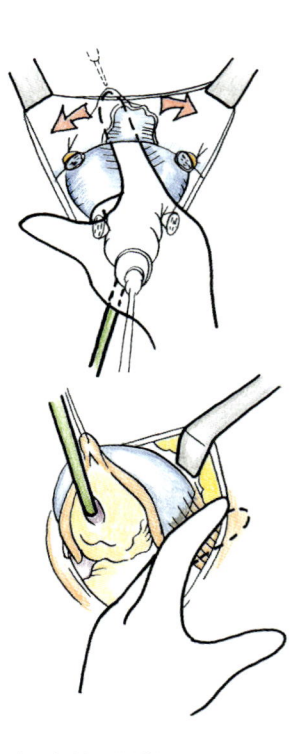

8 腫瘍前面と恥骨の間(恥骨下縁ぎりぎりがよい)に指を挿入して，鈍的に剥離可能であった．途中1枚膜(骨盤筋膜?)を骨盤内から切開してもらうと，前面が骨盤内の層につながった．指で腫瘍の外側縁を確認し，できるだけ離して腟壁を切断する．

A 婦人泌尿器の手術　273

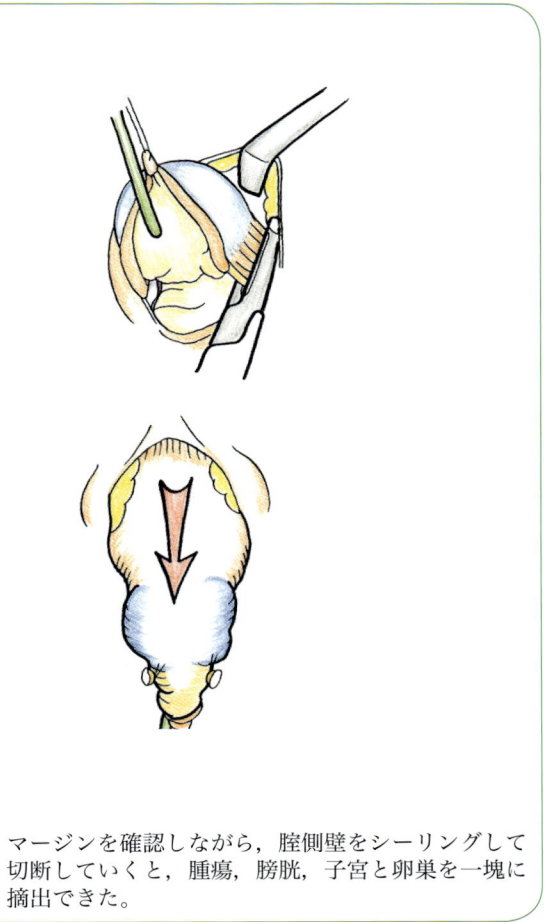

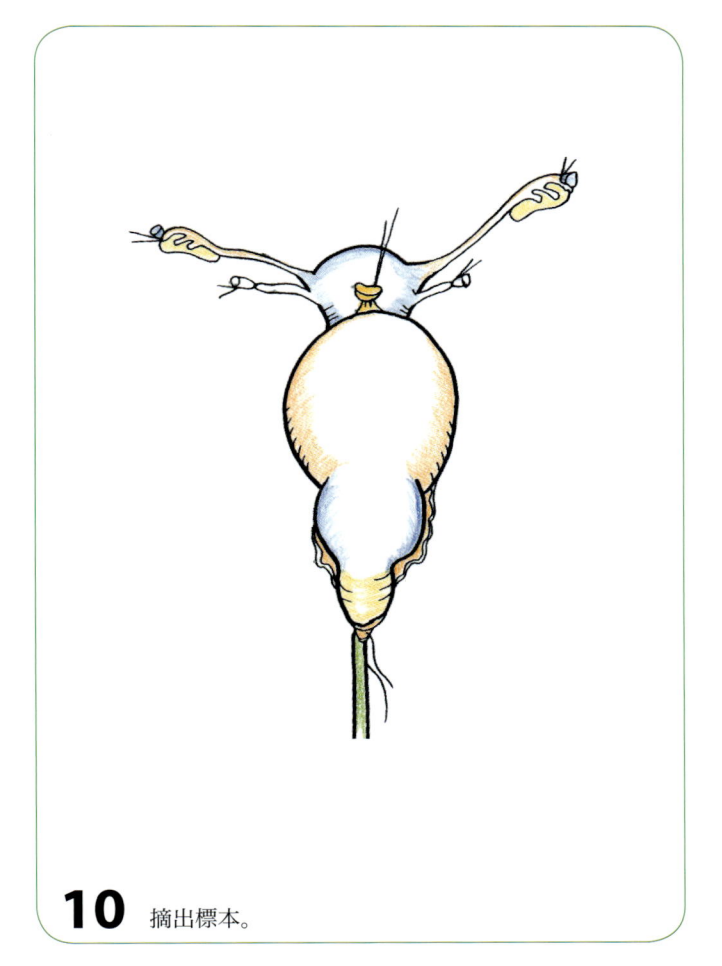

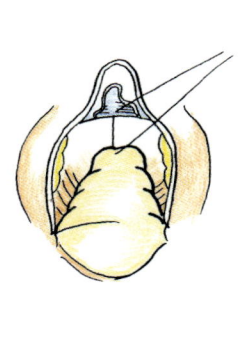

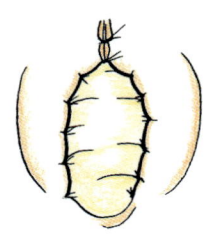

9 マージンを確認しながら，腟側壁をシーリングして切断していくと，腫瘍，膀胱，子宮と卵巣を一塊に摘出できた。

10 摘出標本。

11 腟は後壁が残っているので，一番奥を起こしてきて，数針骨膜に固定したあと，残りは隣接する皮膚と縫合した。

16 Bivalved cystectomy

　単純膀胱全摘ではあるが，骨盤内の手術や放射線照射後の膀胱のトラブルで，膀胱を摘出して尿路変向を予定している場合，膀胱は骨盤壁に貼りついており，普通に摘出するのは非常に困難である。この方法を知っていると楽である。2例の子宮頸癌で子宮全摘，外照射後の症例で施行したので，紹介する。

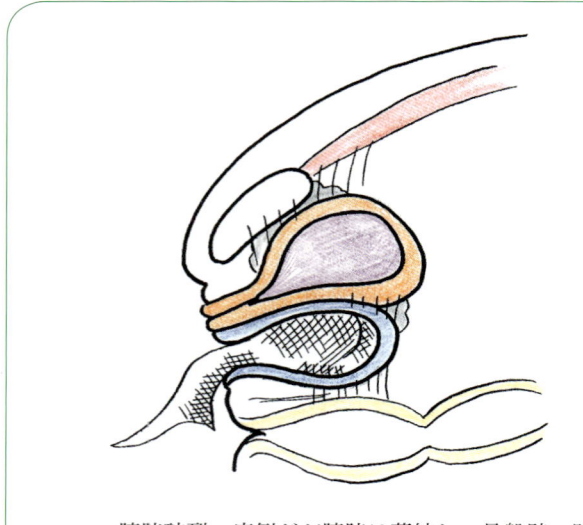

1 膀胱破裂の症例だが膀胱は萎縮し，骨盤壁に貼りついている。あらかじめ腟断端内にガーゼをしっかりつめておくと後で腟壁との剝離が容易になる。

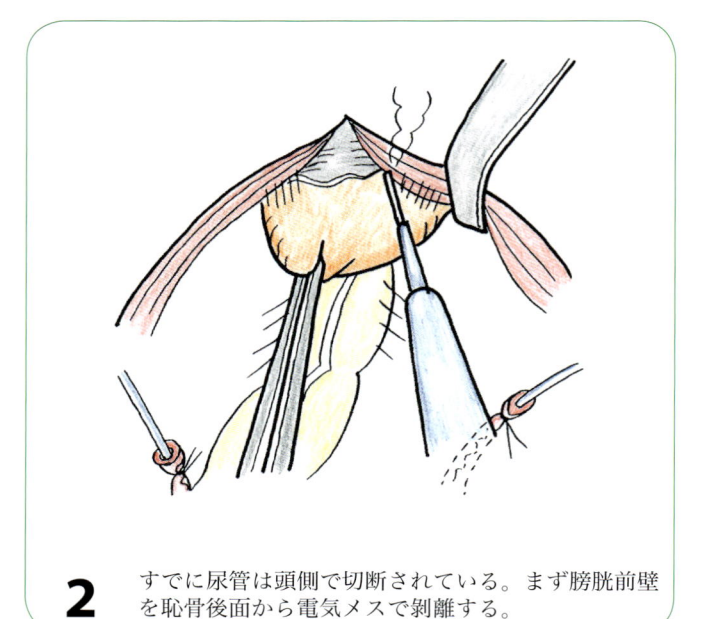

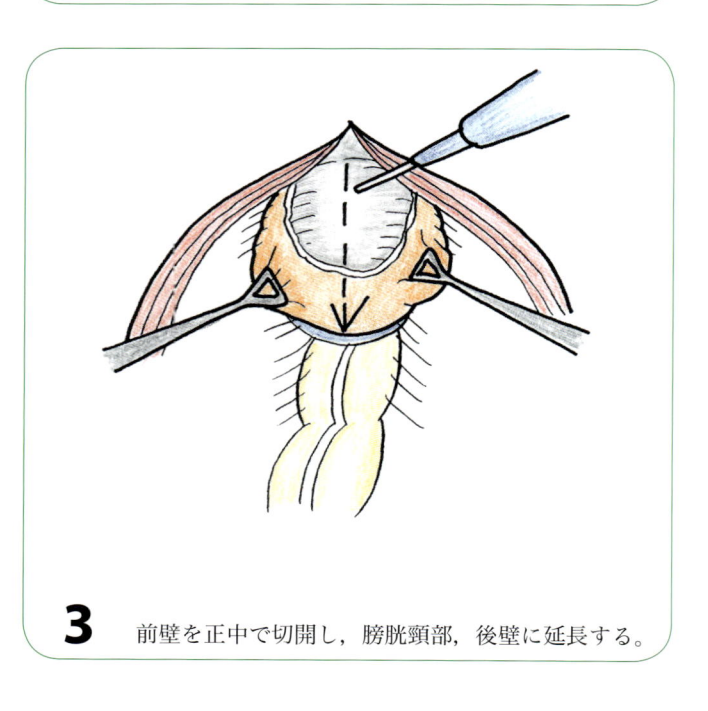

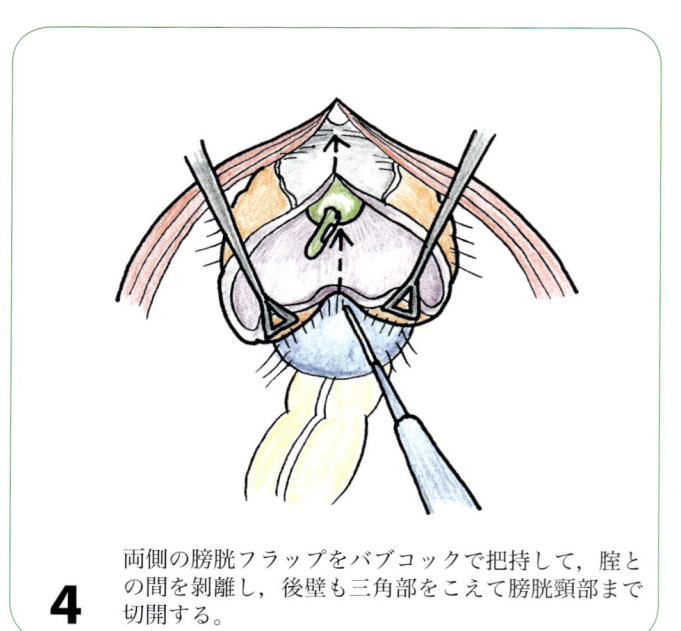

2 すでに尿管は頭側で切断されている。まず膀胱前壁を恥骨後面から電気メスで剝離する。

3 前壁を正中で切開し，膀胱頸部，後壁に延長する。

4 両側の膀胱フラップをバブコックで把持して，腟との間を剝離し，後壁も三角部をこえて膀胱頸部まで切開する。

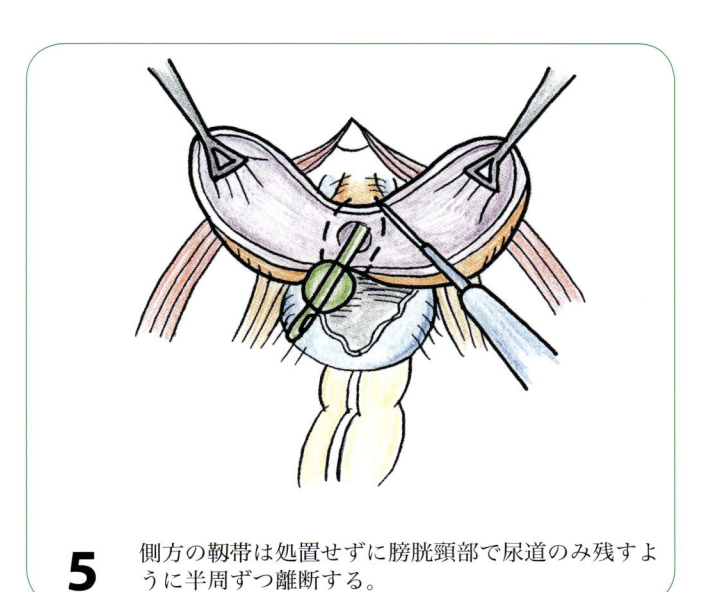

5 側方の靱帯は処置せずに膀胱頸部で尿道のみ残すように半周ずつ離断する。

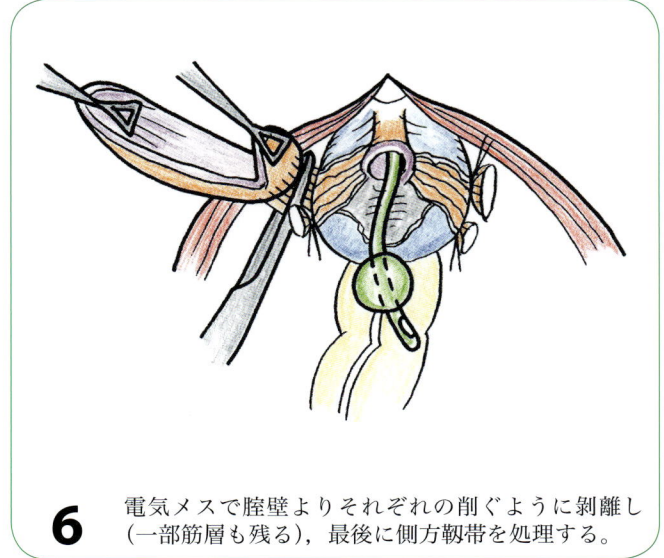

6 電気メスで腟壁よりそれぞれの削ぐように剝離し（一部筋層も残る），最後に側方靱帯を処理する。

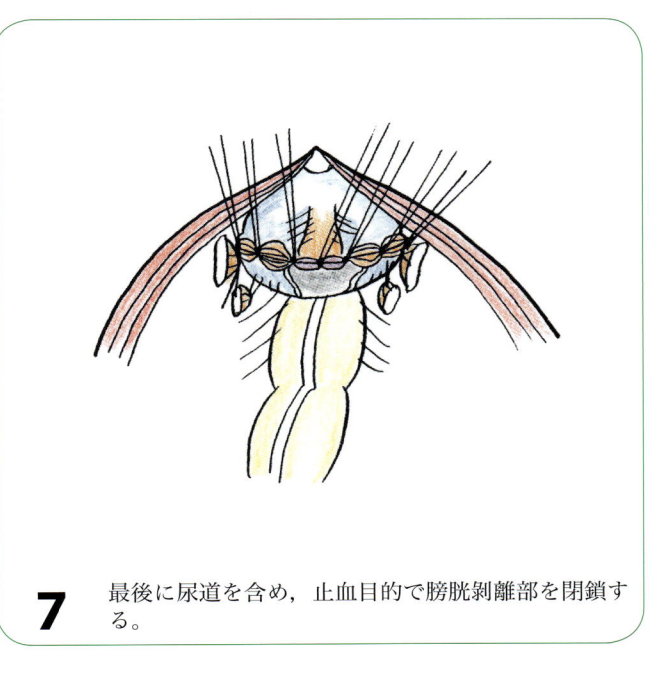

7 最後に尿道を含め，止血目的で膀胱剝離部を閉鎖する。

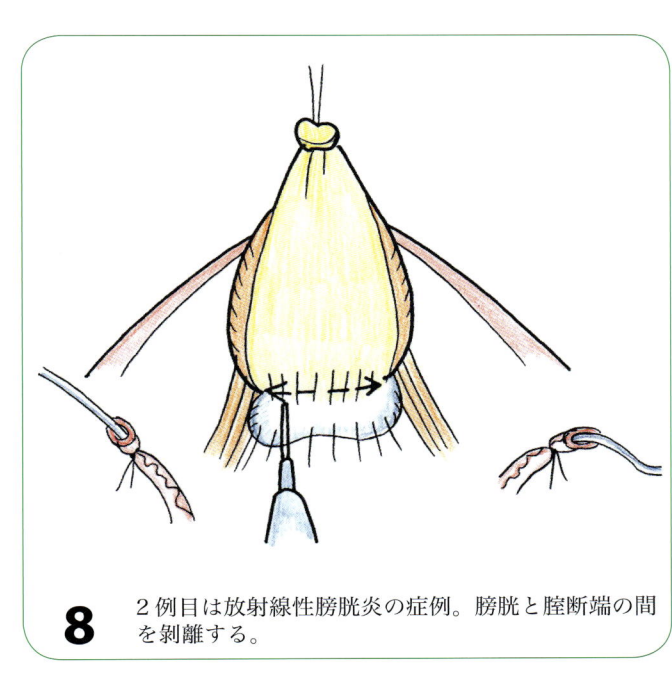

8 2例目は放射線性膀胱炎の症例。膀胱と腟断端の間を剝離する。

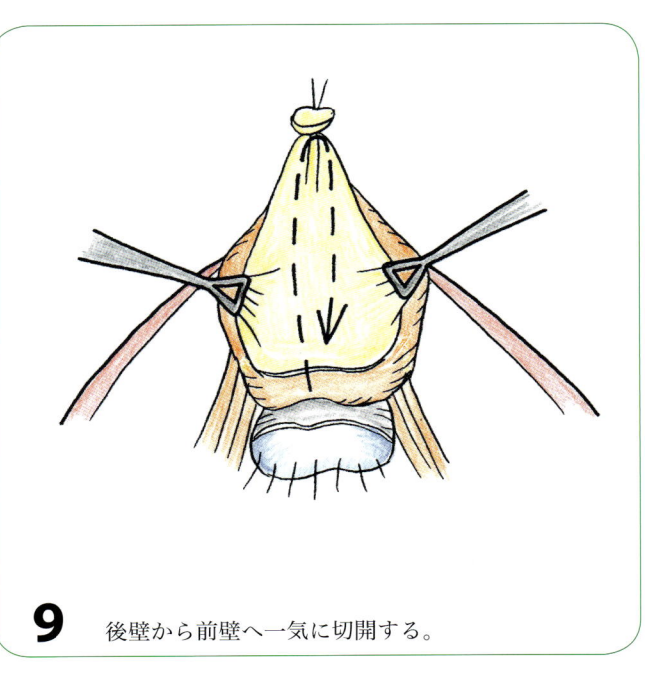

9 後壁から前壁へ一気に切開する。

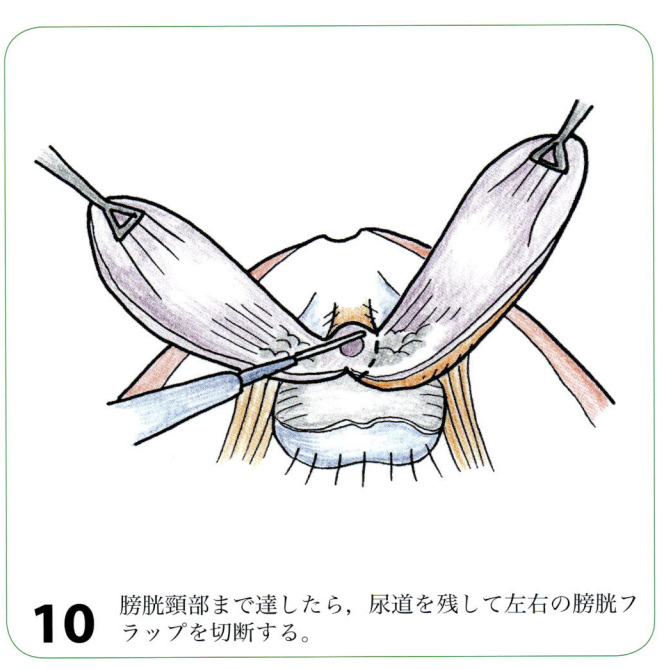

10 膀胱頸部まで達したら，尿道を残して左右の膀胱フラップを切断する。

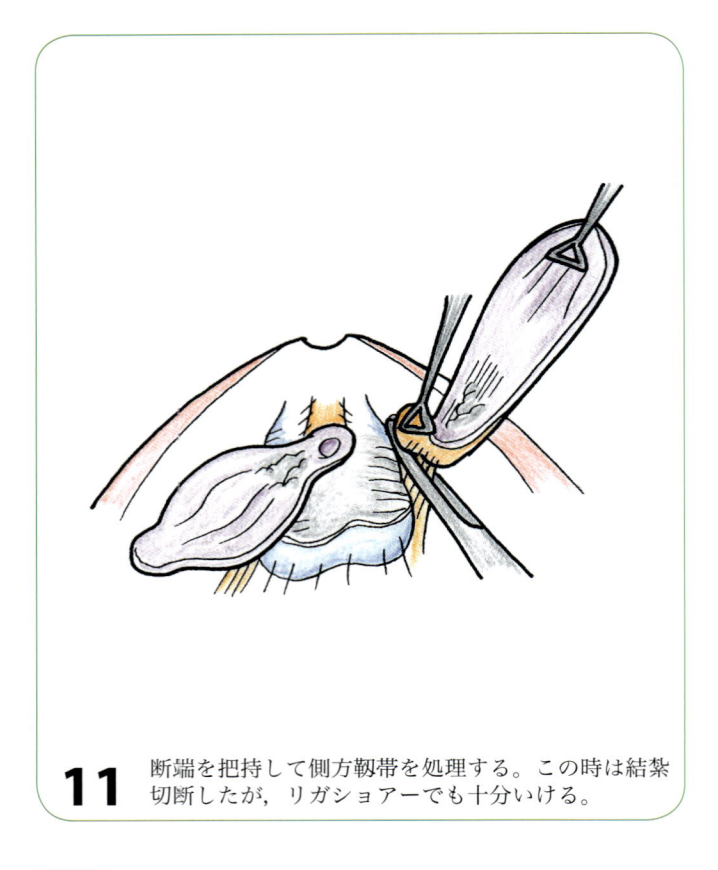

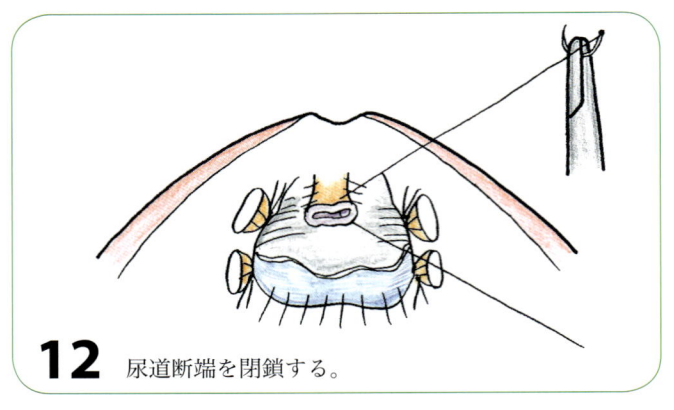

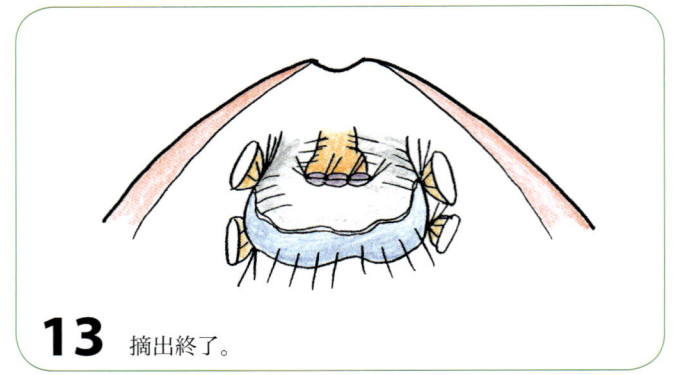

11 断端を把持して側方靱帯を処理する。この時は結紮切断したが，リガショアーでも十分いける。

12 尿道断端を閉鎖する。

13 摘出終了。

17 腹圧性尿失禁に対するバーチ法

　腹圧性尿失禁の手術は最近は低侵襲の手術がほとんどなので，この方法は廃れているのかもしれないが，重症の尿失禁の患者さんに施行すると非常に喜ばれるし，尿閉になることもないので，紹介したい。

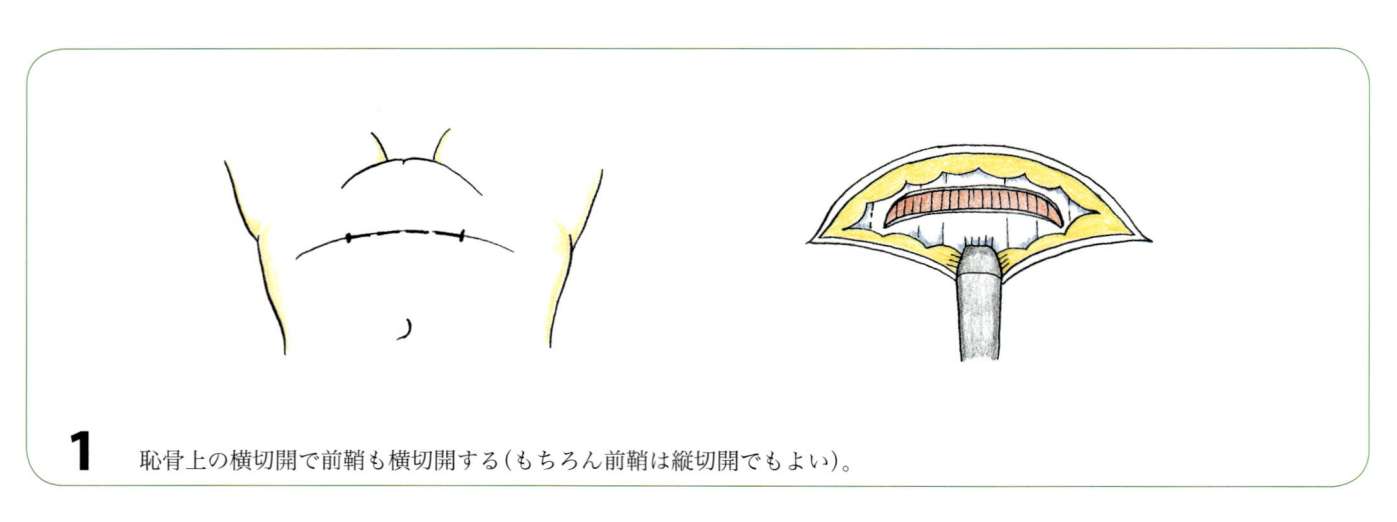

1 恥骨上の横切開で前鞘も横切開する（もちろん前鞘は縦切開でもよい）。

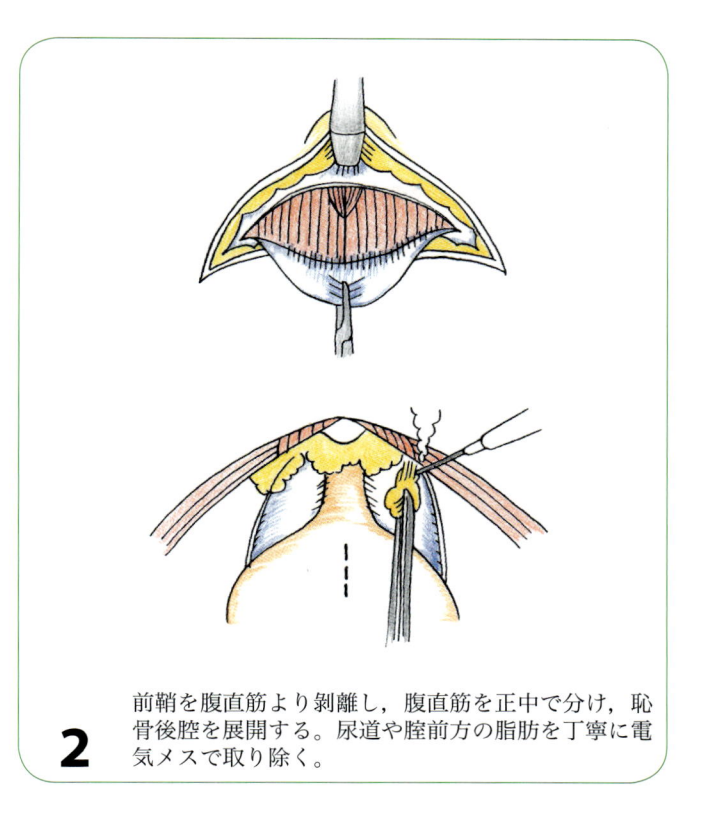

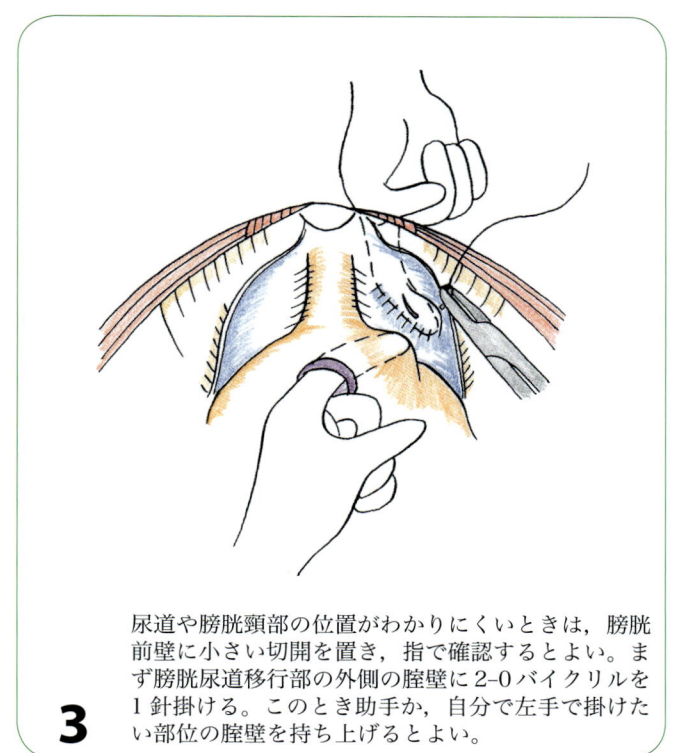

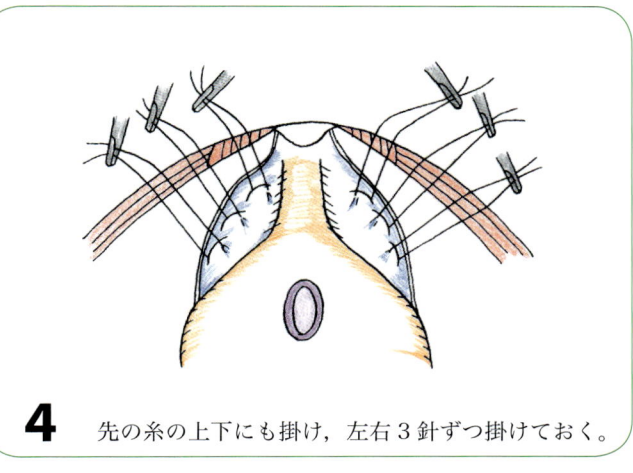

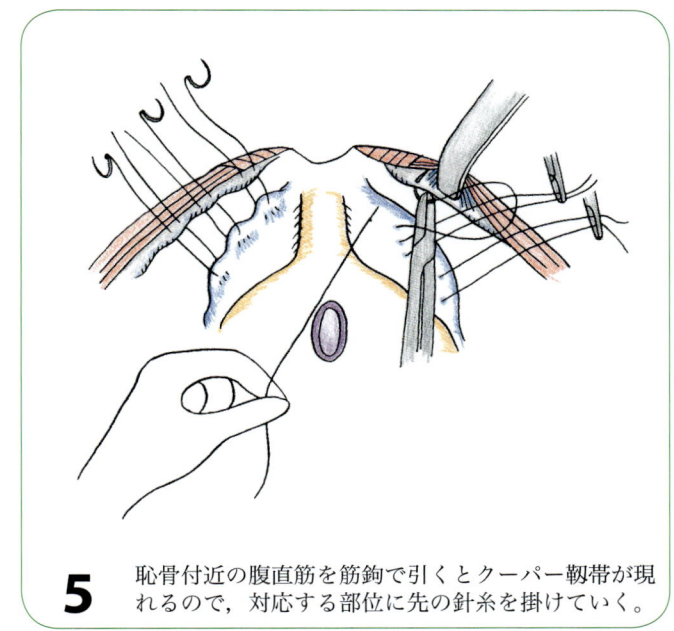

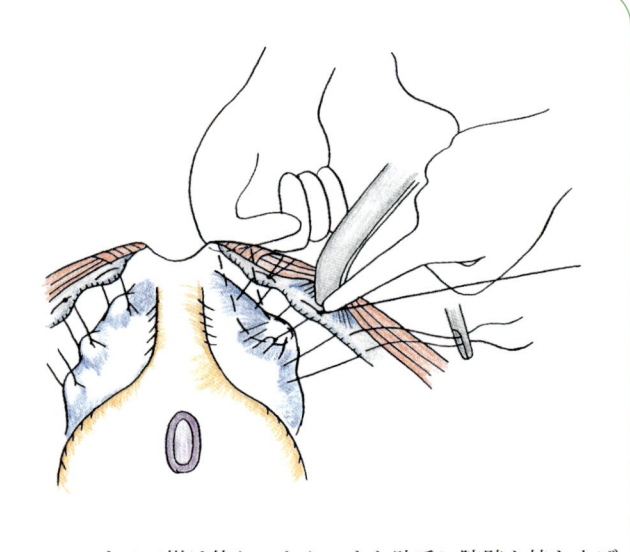

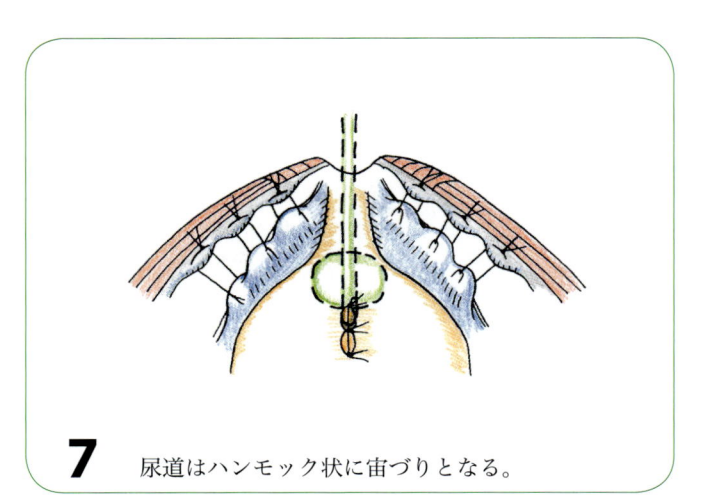

2 前鞘を腹直筋より剥離し，腹直筋を正中で分け，恥骨後腔を展開する。尿道や腟前方の脂肪を丁寧に電気メスで取り除く。

3 尿道や膀胱頸部の位置がわかりにくいときは，膀胱前壁に小さい切開を置き，指で確認するとよい。まず膀胱尿道移行部の外側の腟壁に2-0バイクリルを1針掛ける。このとき助手か，自分で左手で掛けたい部位の腟壁を持ち上げるとよい。

4 先の糸の上下にも掛け，左右3針ずつ掛けておく。

5 恥骨付近の腹直筋を筋鉤で引くとクーパー靱帯が現れるので，対応する部位に先の針糸を掛けていく。

6 すべて掛け終わったら，また助手に腟壁を持ち上げてもらい，結紮していく。

7 尿道はハンモック状に宙づりとなる。

18 膀胱瘤の手術

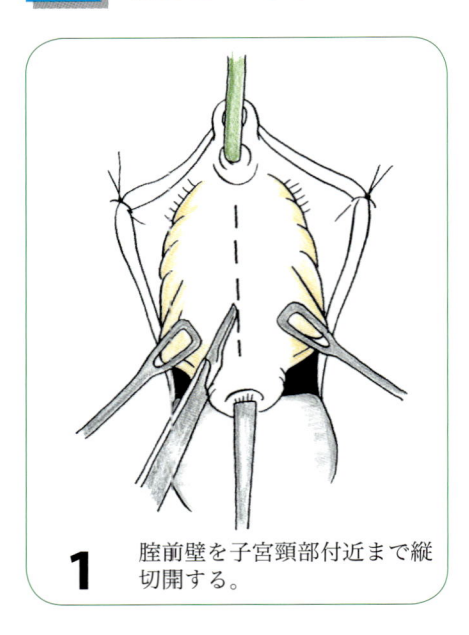

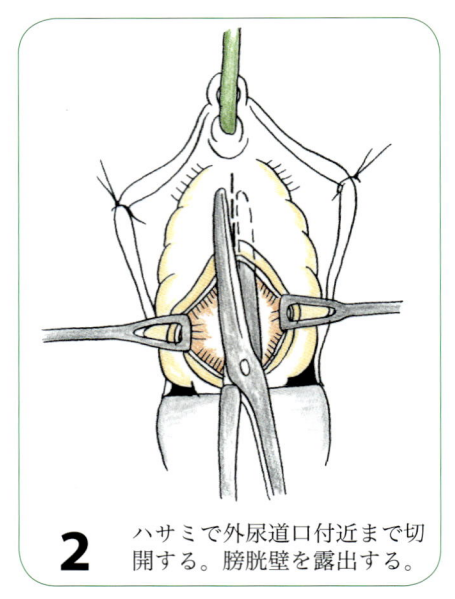

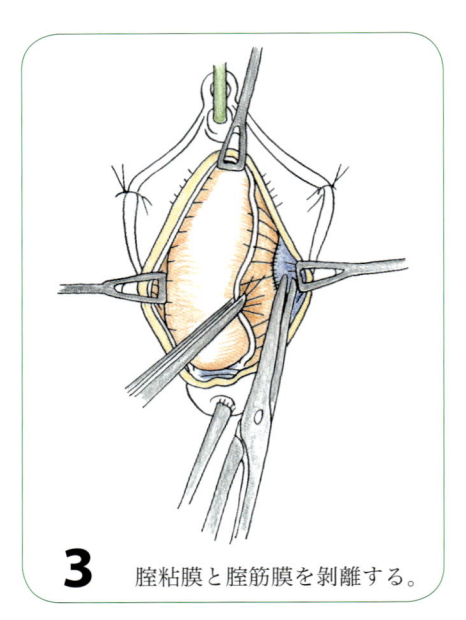

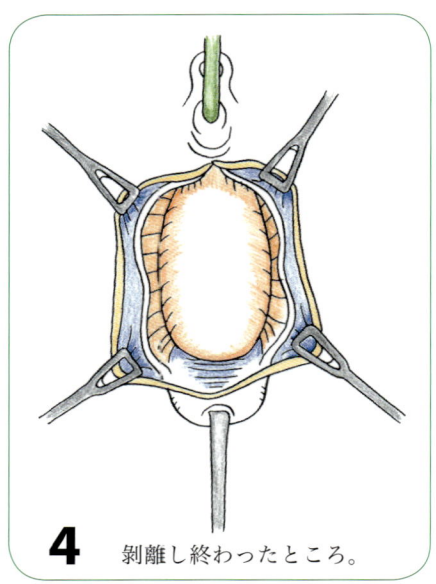

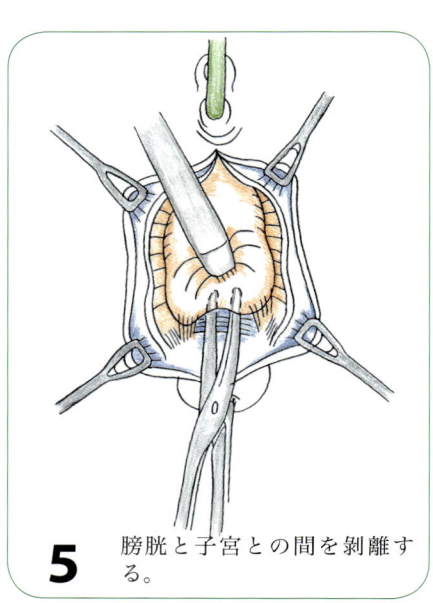

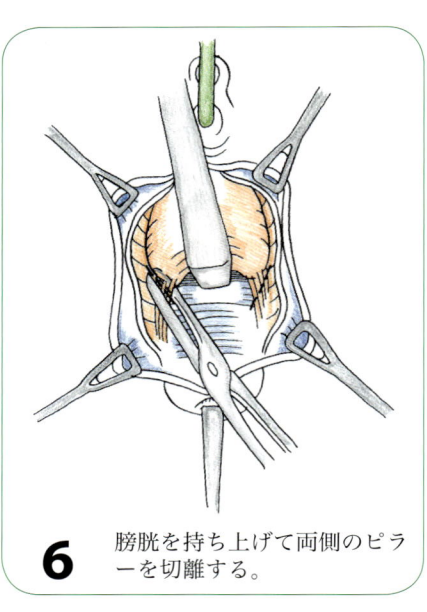

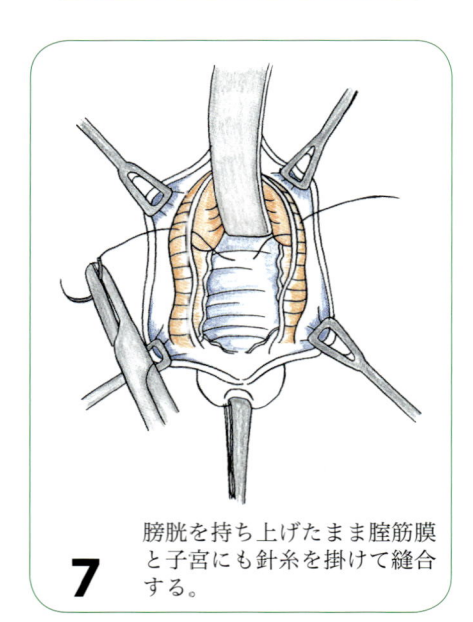

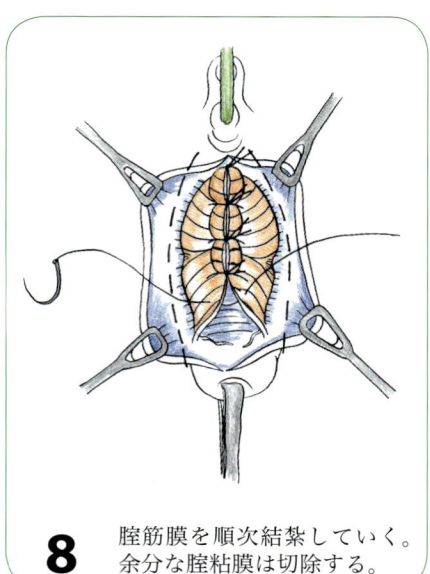

1 腟前壁を子宮頸部付近まで縦切開する。

2 ハサミで外尿道口付近まで切開する。膀胱壁を露出する。

3 腟粘膜と腟筋膜を剥離する。

4 剥離し終わったところ。

5 膀胱と子宮との間を剥離する。

6 膀胱を持ち上げて両側のピラーを切離する。

7 膀胱を持ち上げたまま腟筋膜と子宮にも針糸を掛けて縫合する。

8 腟筋膜を順次結紮していく。余分な腟粘膜は切除する。

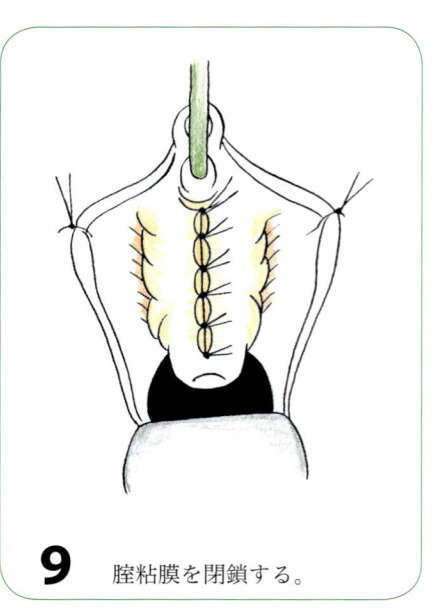

9 腟粘膜を閉鎖する。

B 小児泌尿器の手術

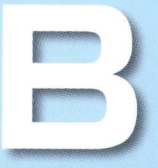

ここからは小児の泌尿器手術について解説する。

19 小児陰嚢水腫

当然であるが，ヘルニア嚢，鞘状突起の処置を確実に行う。

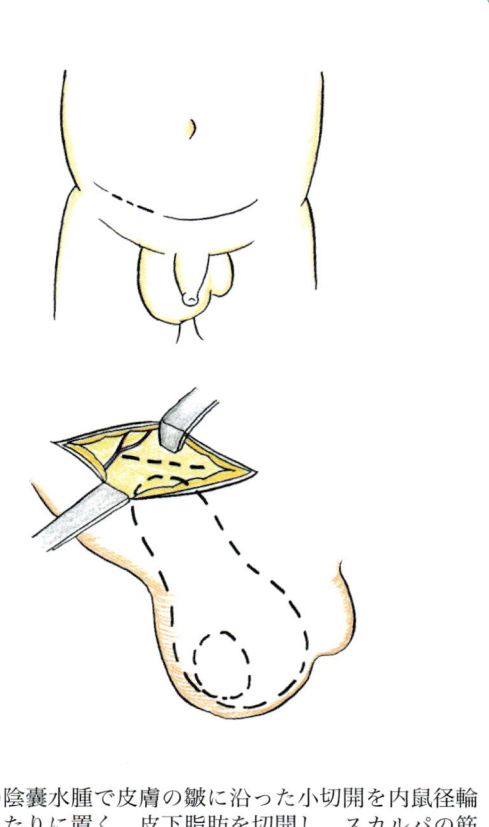

1 右の陰嚢水腫で皮膚の皺に沿った小切開を内鼠径輪のあたりに置く。皮下脂肪を切開し，スカルパの筋膜を切開するところ。表在性の血管があれば凝固切断する。

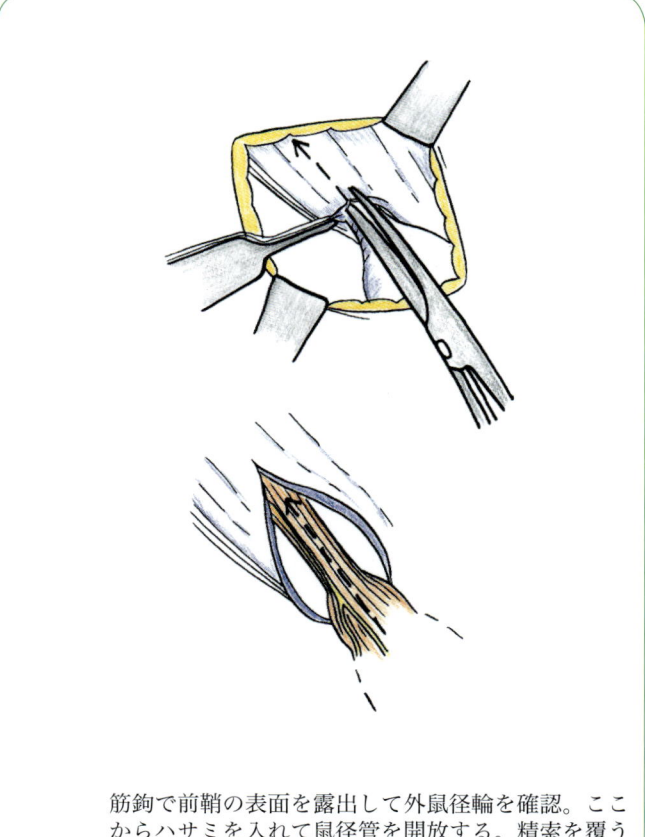

2 筋鉤で前鞘の表面を露出して外鼠径輪を確認。ここからハサミを入れて鼠径管を開放する。精索を覆う挙睾筋を，腸骨鼠径神経をよけながら切開し，精索より外す。

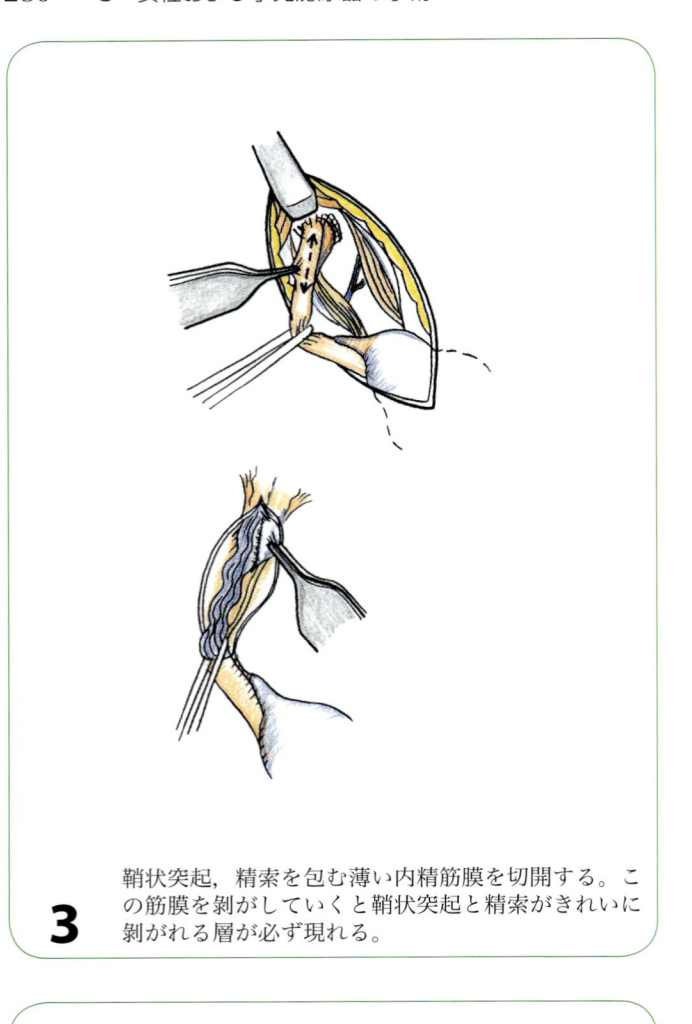

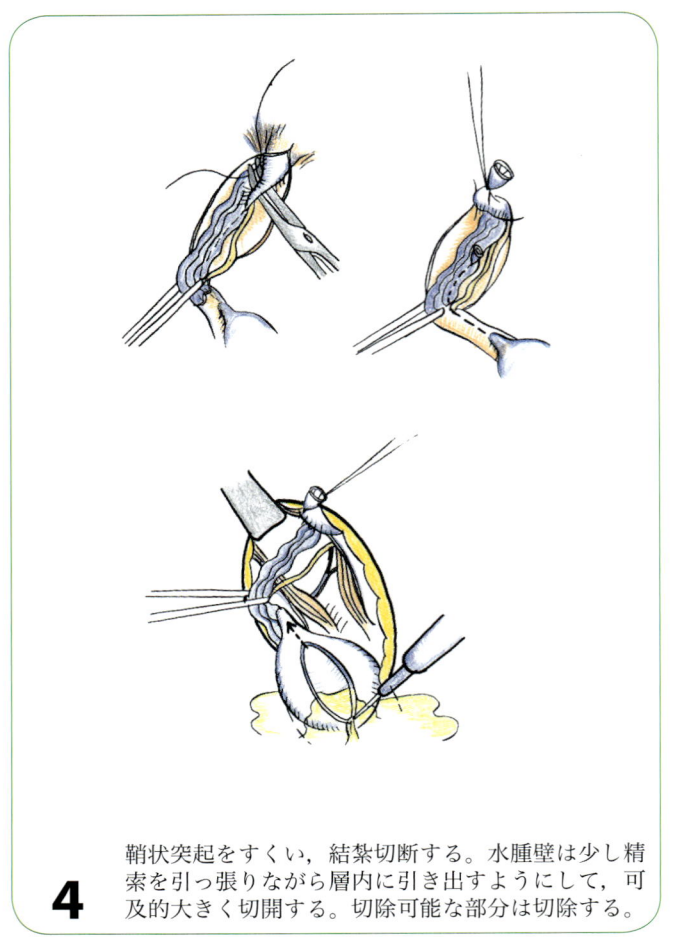

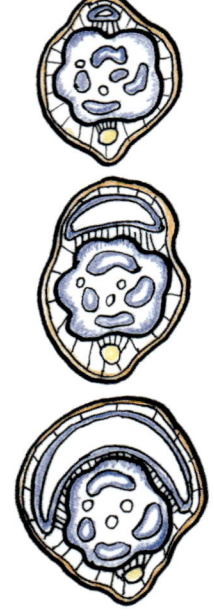

3 鞘状突起，精索を包む薄い内精筋膜を切開する。この筋膜を剥がしていくと鞘状突起と精索がきれいに剥がれる層が必ず現れる。

4 鞘状突起をすくい，結紮切断する。水腫壁は少し精索を引っ張りながら層内に引き出すようにして，可及的大きく切開する。切除可能な部分は切除する。

5 内鼠径輪付近で精索からヘルニア嚢または鞘状突起を剥がすが，このとき，両者を包む内精筋膜（オレンジ色）を切開し，剥がしていくと必ず鞘状突起と精索が容易に剥離できるようになる。ただしこの膜は非常に薄いfineな膜であるが，何層も切開しなければいけないこともある。また鞘状突起のときは剥離しやすいが，下段のようにヘルニア嚢が精索を半分以上覆っているときは前壁を一度切開してから後壁を剥がさないといけないこともある（停留精巣参照）。

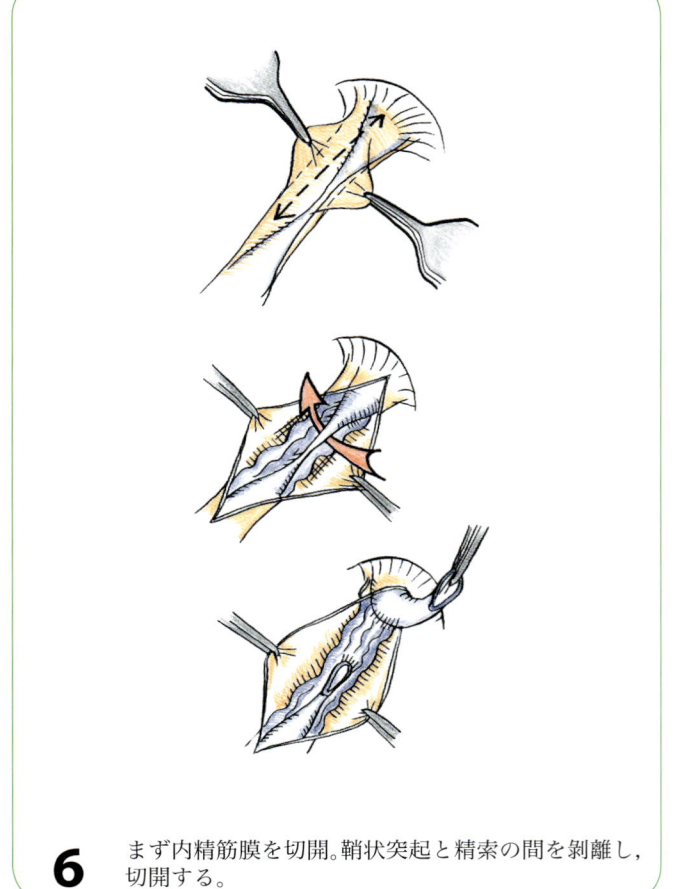

6 まず内精筋膜を切開。鞘状突起と精索の間を剥離し，切開する。

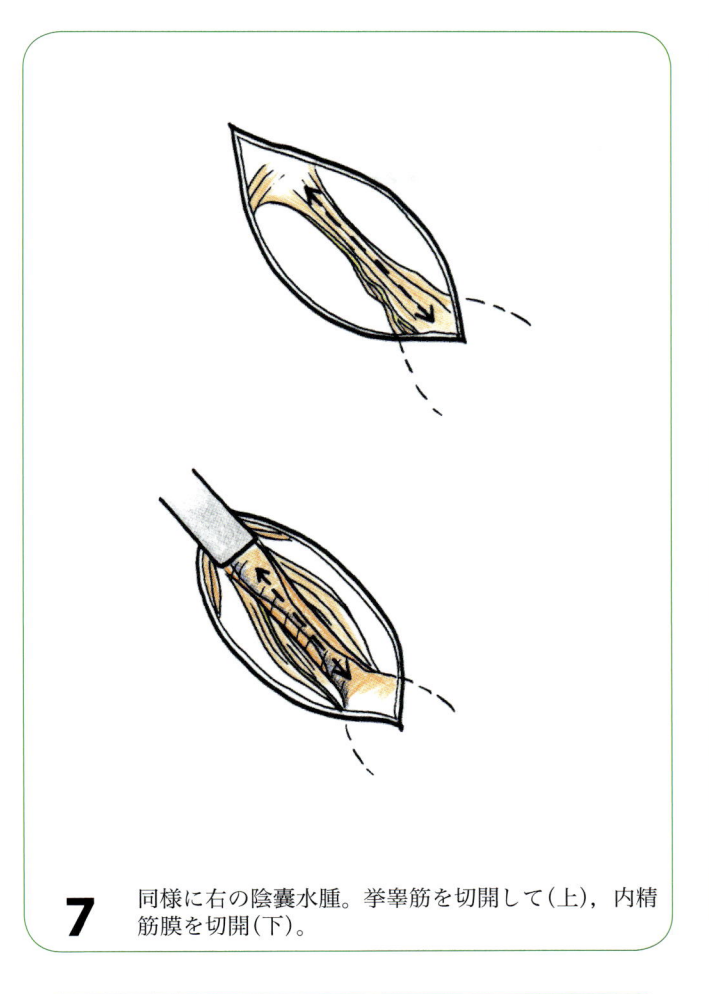

B 小児泌尿器の手術　281

7 同様に右の陰囊水腫。挙睾筋を切開して(上)，内精筋膜を切開(下)。

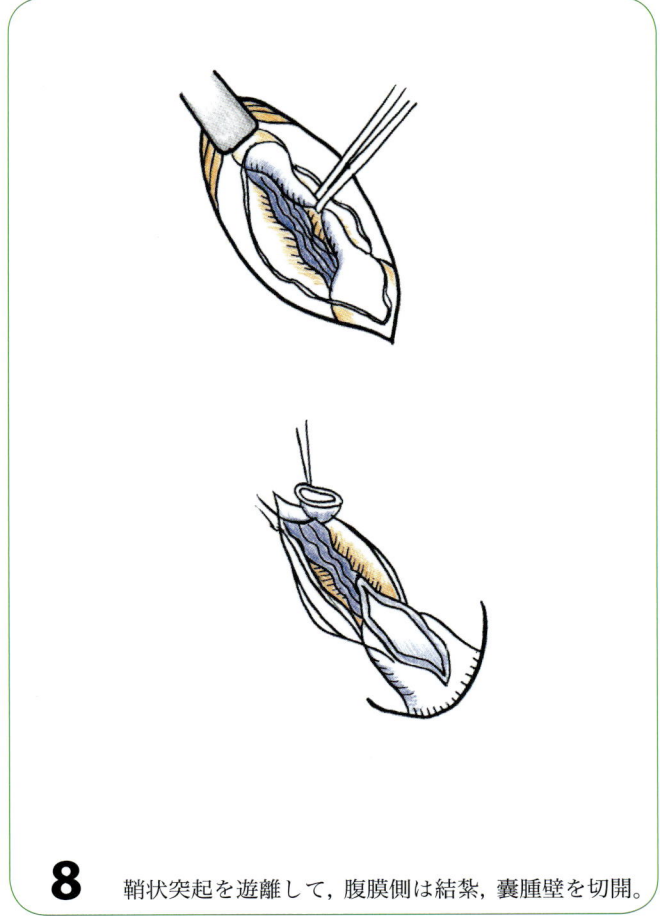

8 鞘状突起を遊離して，腹膜側は結紮，囊腫壁を切開。

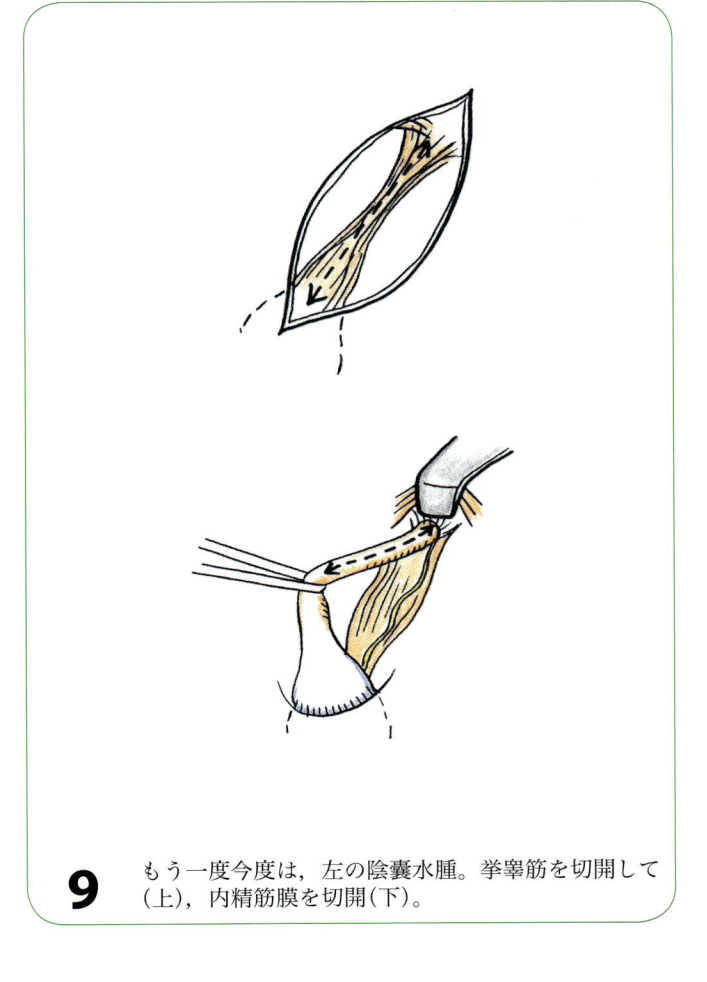

9 もう一度今度は，左の陰囊水腫。挙睾筋を切開して(上)，内精筋膜を切開(下)。

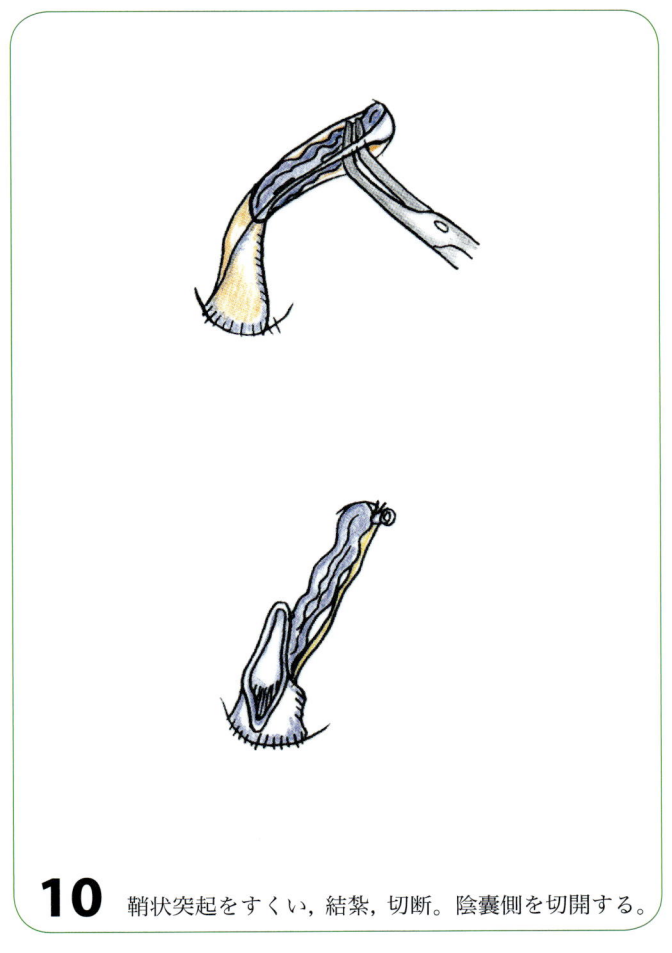

10 鞘状突起をすくい，結紮，切断。陰囊側を切開する。

20 停留精巣

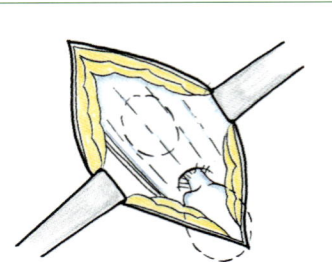

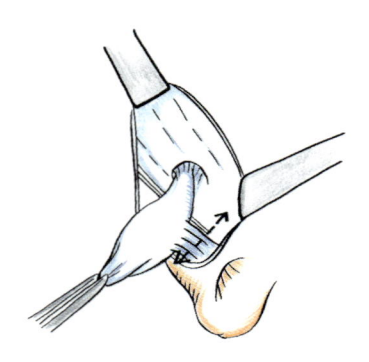

1 停留精巣は鼠径管内にあることも多いが，一番多いのは外鼠径輪を出たところである。前鞘を露出して精巣（鞘膜に包まれている）の一部を鉗子でわずかに把持し，牽引することで外鼠径輪，精巣導帯が明らかになるので，精巣導帯を少しずつ鉗子ですくいながら，切離する。

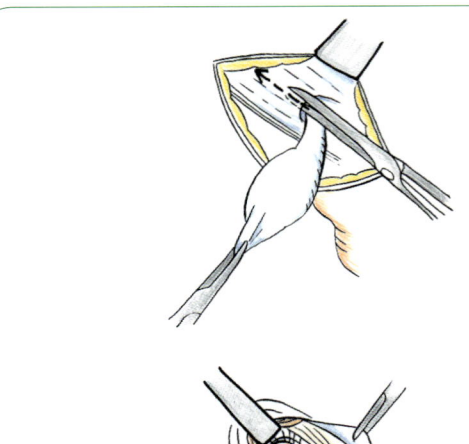

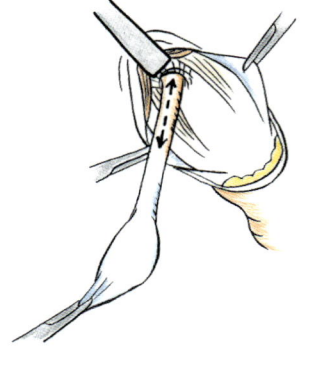

2 外鼠径輪より，前鞘を切開して，鼠径管を開放する。内精筋膜に包まれた精索を剥離しながら，内鼠径輪に達する。このとき内腹斜筋は筋鉤で頭側へ牽引する。

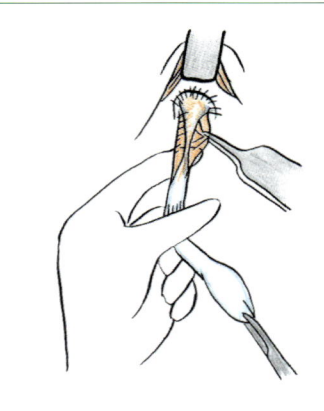

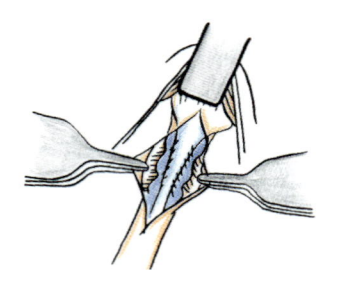

3 内精筋膜をつまんでいるところ（上）。内精筋膜を切開したところ（下）。ここで鞘状突起を剥離できれば，陰嚢水腫のときと同様にすくって結紮・切断する。

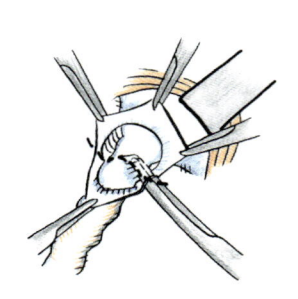

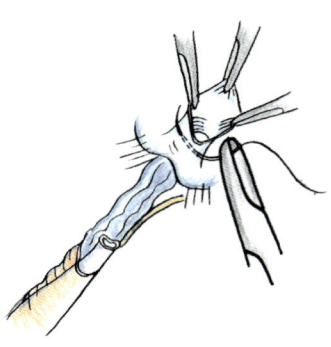

4 停留精巣のときは，この鞘状突起が広く精索を半分以上覆っていることもあるので，この場合は前壁をまず切開して，エッジを鉗子で把持し，次に鉗子で後壁と精索の間を丁寧に剥離したあと切断する。後壁と精索が十分剥離できたら鞘状突起（ヘルニア嚢）に針糸を掛けて結紮し，牽引する。

B 小児泌尿器の手術 283

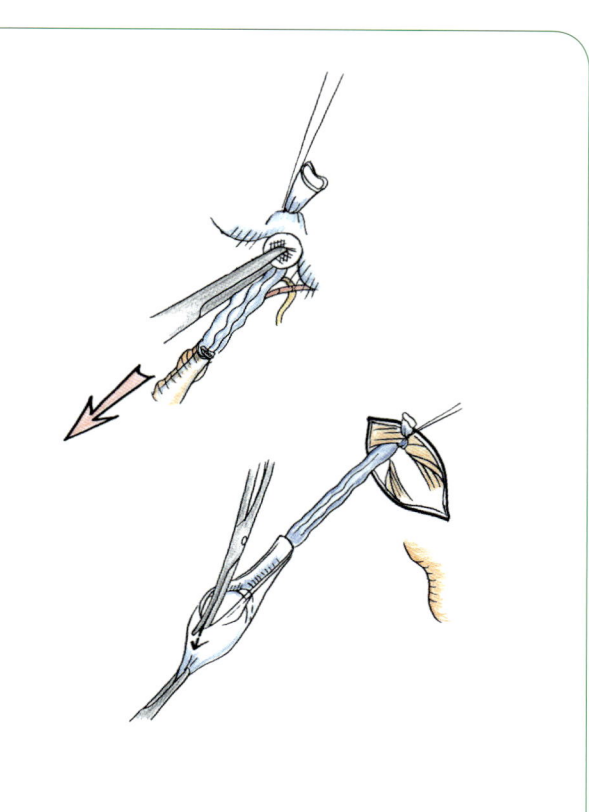

5 さらに精索と腹膜の間を十分に剥離し，精巣が余裕をもって陰嚢に降りるようにする．途中で精管が腹壁血管と交叉するのがみえる．精巣側の鞘膜を開き，精巣，精巣上体の付着に異常がないか観察する．

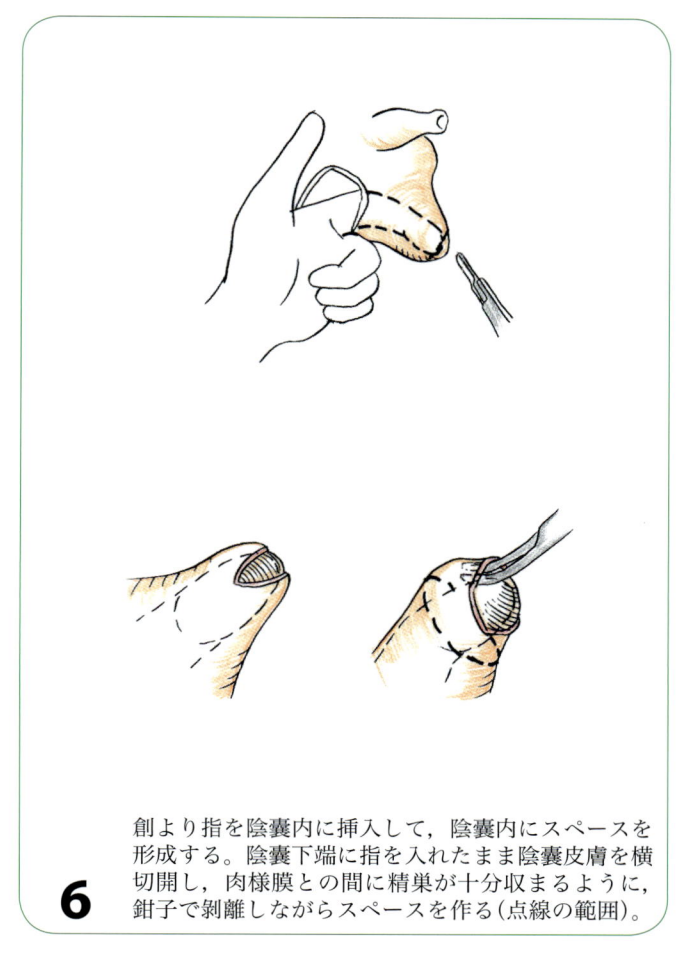

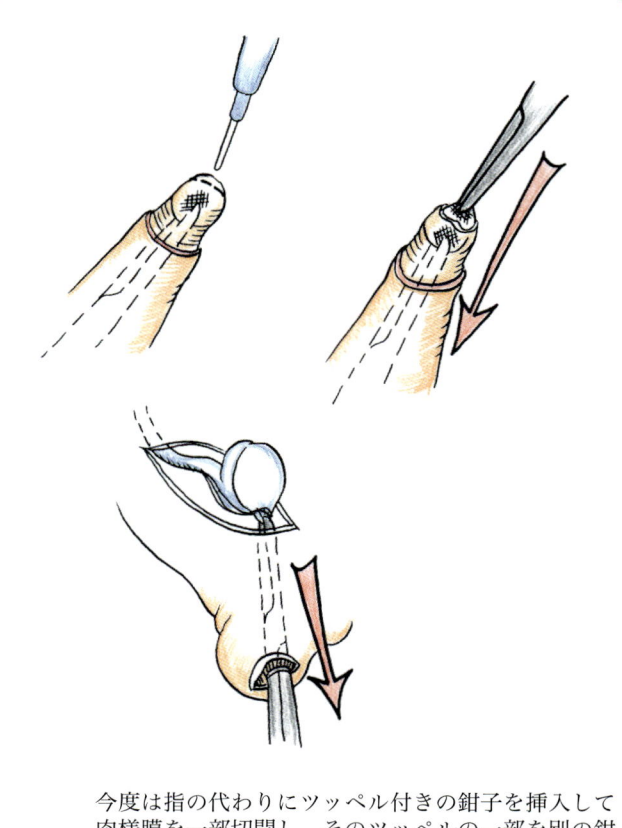

6 創より指を陰嚢内に挿入して，陰嚢内にスペースを形成する．陰嚢下端に指を入れたまま陰嚢皮膚を横切開し，肉様膜との間に精巣が十分収まるように，鉗子で剥離しながらスペースを作る（点線の範囲）．

7 今度は指の代わりにツッペル付きの鉗子を挿入して肉様膜を一部切開し，そのツッペルの一部を別の鉗子で把持して，鼠径部の創へ引き戻し，この鉗子で精巣周囲の鞘膜の一部を把持する．

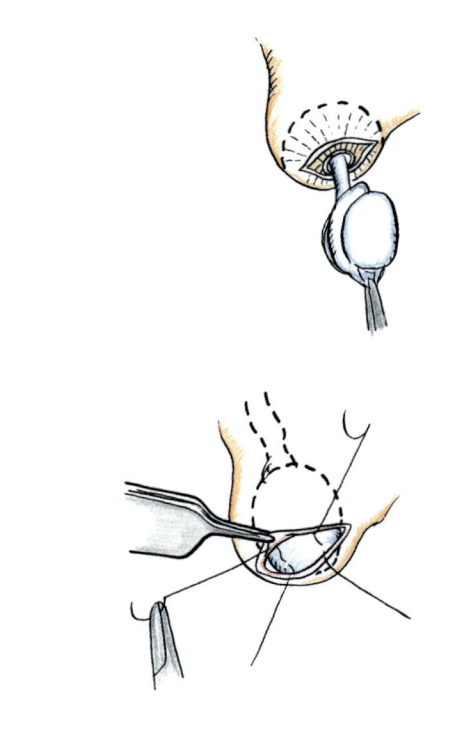

8 これを今度は陰嚢の創外へ引き戻す．精巣を皮膚切開内へ収めることによって精巣は陰嚢皮膚と肉様膜との間のポケットに固定されることになる（sub-dartos pouch）．さらに1-2針，真皮と精巣白膜とを固定する．

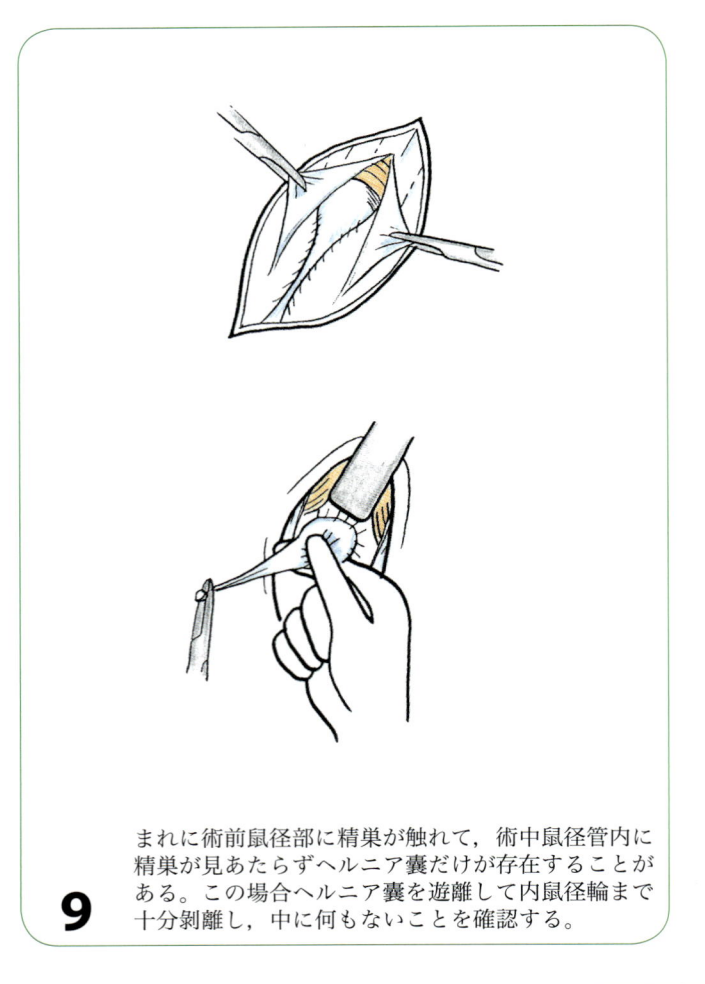

9 まれに術前鼠径部に精巣が触れて，術中鼠径管内に精巣が見あたらずヘルニア嚢だけが存在することがある。この場合ヘルニア嚢を遊離して内鼠径輪まで十分剝離し，中に何もないことを確認する。

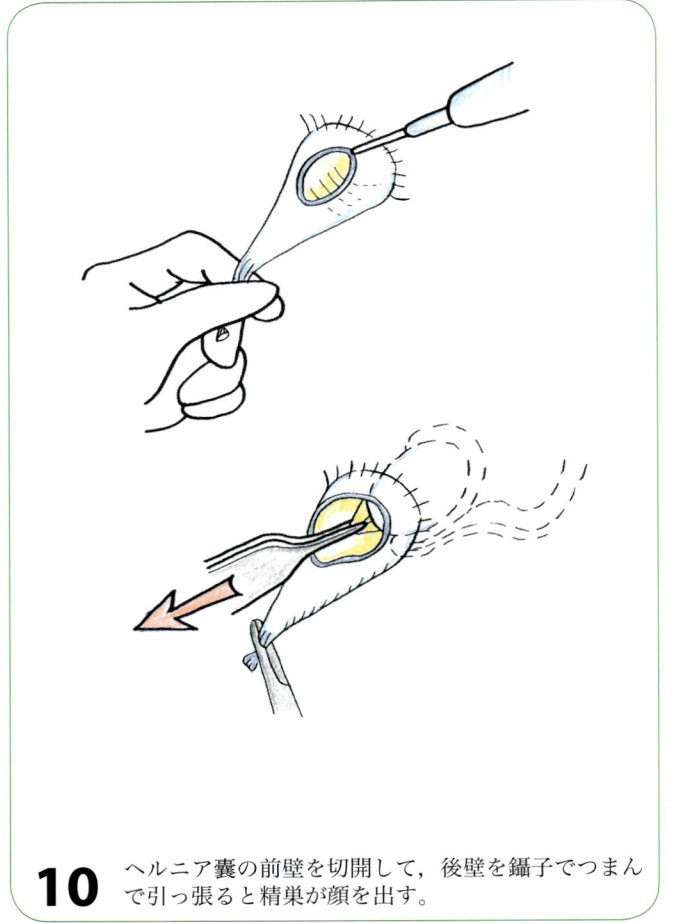

10 ヘルニア嚢の前壁を切開して，後壁を鑷子でつまんで引っ張ると精巣が顔を出す。

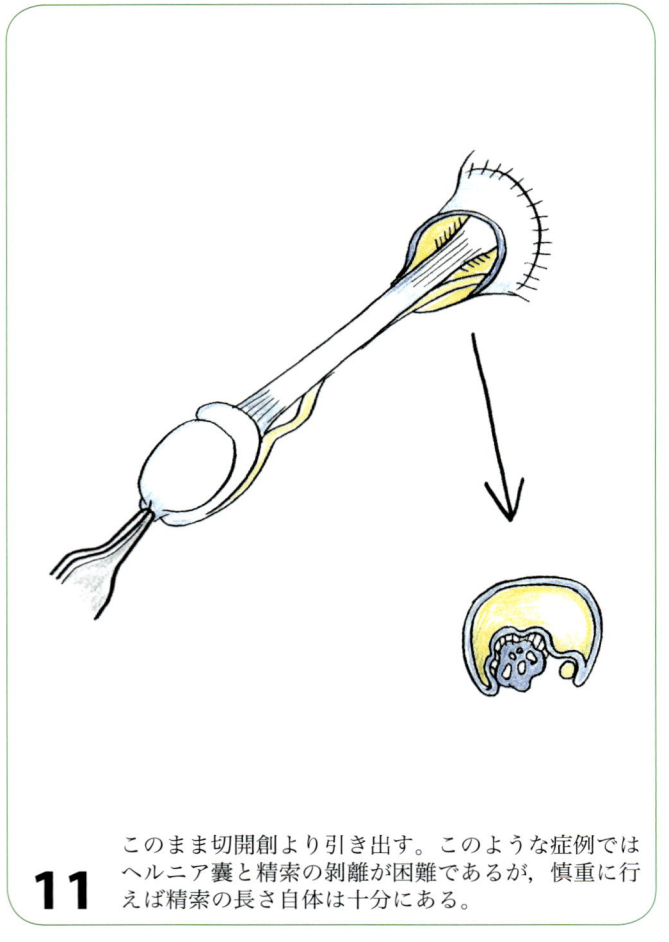

11 このまま切開創より引き出す。このような症例ではヘルニア嚢と精索の剝離が困難であるが，慎重に行えば精索の長さ自体は十分にある。

21　2期 Fowler-Stephens 法（腹腔内精巣）

腹腔内精巣で1期を腹腔鏡下に精巣血管をクリップしたあと，数か月後に行う。

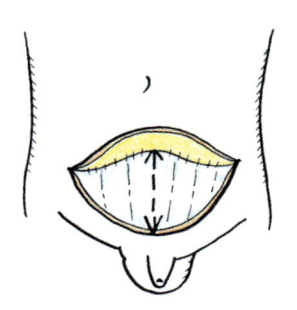

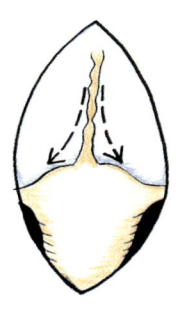

1 Pfannenstiel incision で腹直筋は正中で切開し，尿膜管の両脇で腹膜を切開し，尿膜管の両端は結紮しておく。

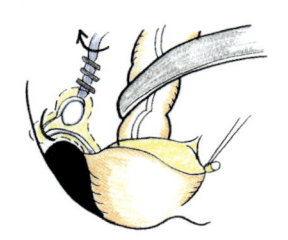

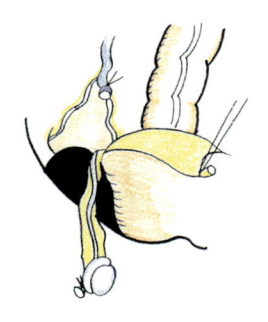

2 右精巣血管のクリップより頭側で血管を再度すくい結紮切断，クリップは外す。点線のように腹膜を切開して精巣を遊離するが，気をつけなければいけないのは，精管が鼠径管内に入り込んでいるので，これを切断しないようにすることである（血流は精管の血流のみに依存している）。

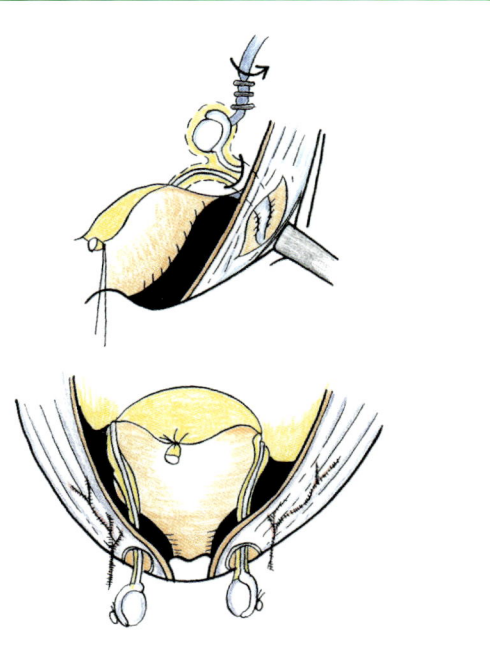

3 左側も同様であるが，精管を追いきれず，鼠径管を切開してヘルニア嚢を遊離して，精巣を遊離した。あとは腹直筋の裏側から，下腹壁血管の内側の外鼠径輪の部位で，鉗子で孔を開け，ここから精巣を外側へ引き出す。

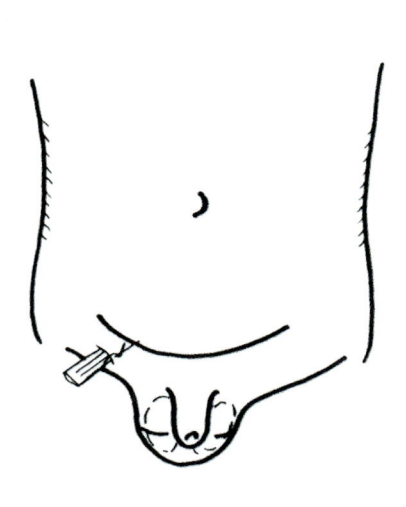

4 両側ともに dartos pouch 内に固定し，皮下にペンロースドレーンを挿入してある。

22 精索静脈瘤に対する高位精索結紮術

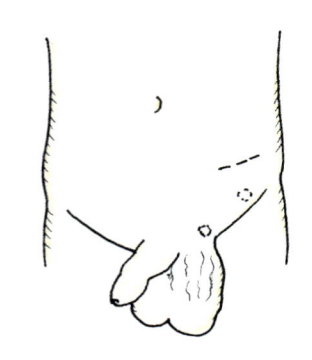

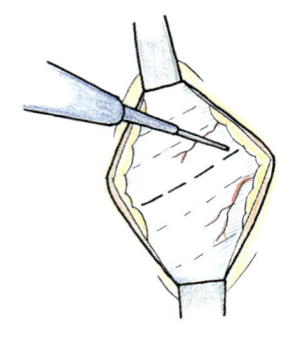

1 切開は内鼠径輪より頭側，上前腸骨棘よりやや内側におく。スカルパ筋膜を切開後，外腹斜筋筋膜を切開する。

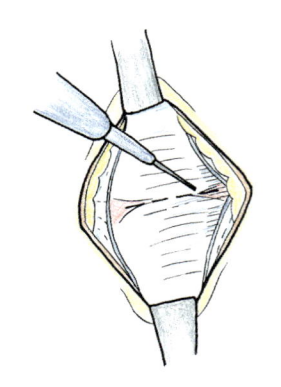

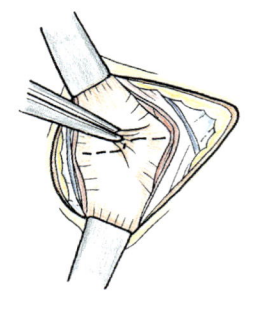

2 内腹斜筋も軽く筋膜を切開（上：点線）したら，あとは筋鉤で上下に分けるようにする。腹横筋膜も切開し（下：点線），分けると下面に腹膜前脂肪織に覆われた腹膜が現れる。

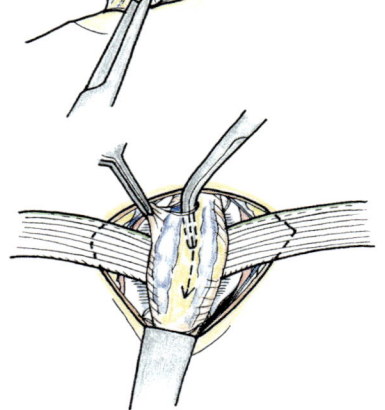

3 ここで腹膜上に精索が透けてみえるが，これにかまわずまず腸骨窩から腹膜を剥離する（上）。この後，精索を腹膜上から遊離しておき，ペンロースなどですくっておく。念のためこのなかに精管のないことを確認したほうがよい。図のように内精筋膜を切開し，拡張した静脈を1本1本遊離する。

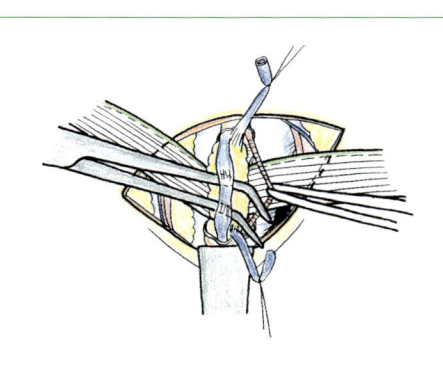

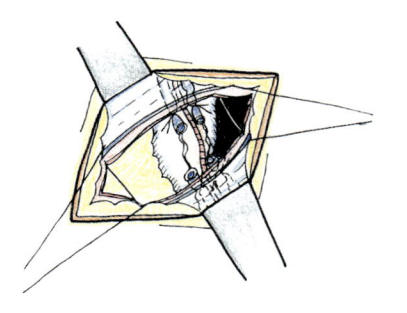

4 動脈は別にテープを掛けて確保しておく。静脈は1本ずつ結紮・切断してく（上）。動脈のみ残ったところ。筋層を閉鎖する（下）。

23 腎盂形成術

　腎盂尿管移行部狭窄に対する形成術の成功の鍵は，尿管側の切り込みを深くし，フラップを長く取ることである。

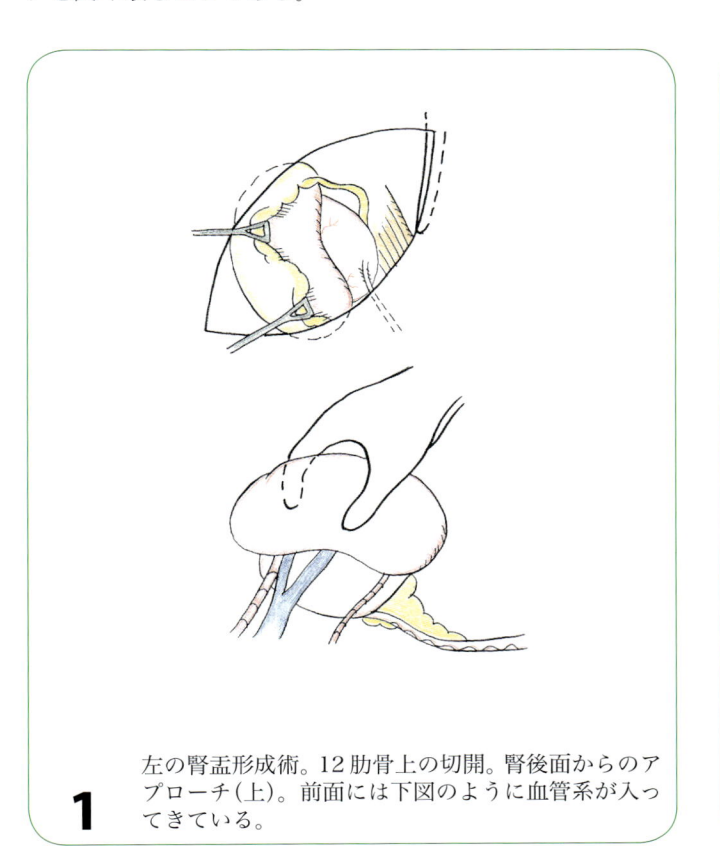

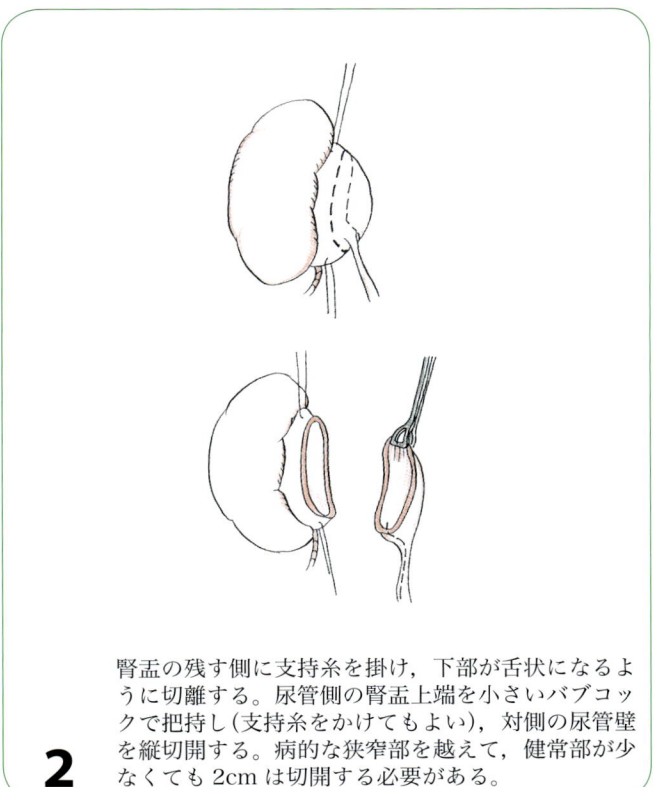

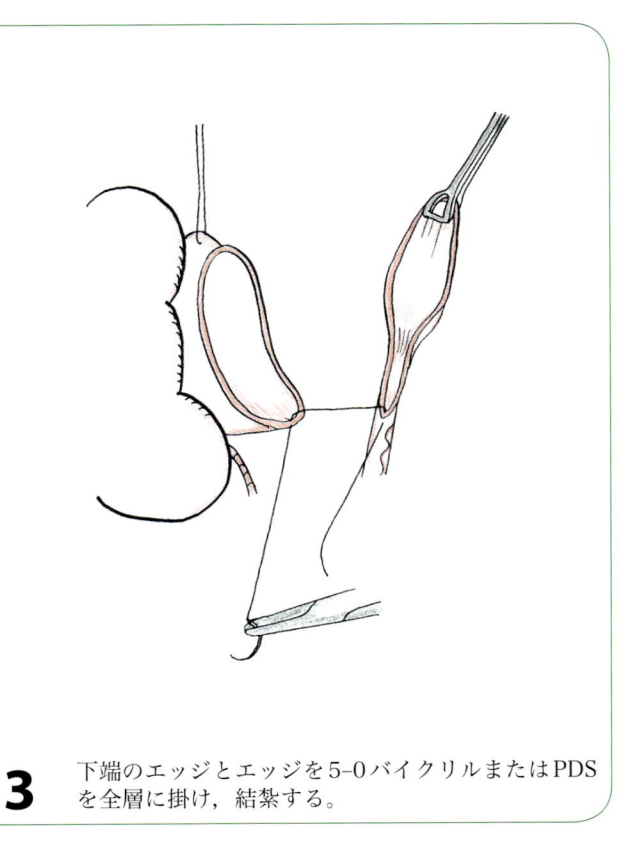

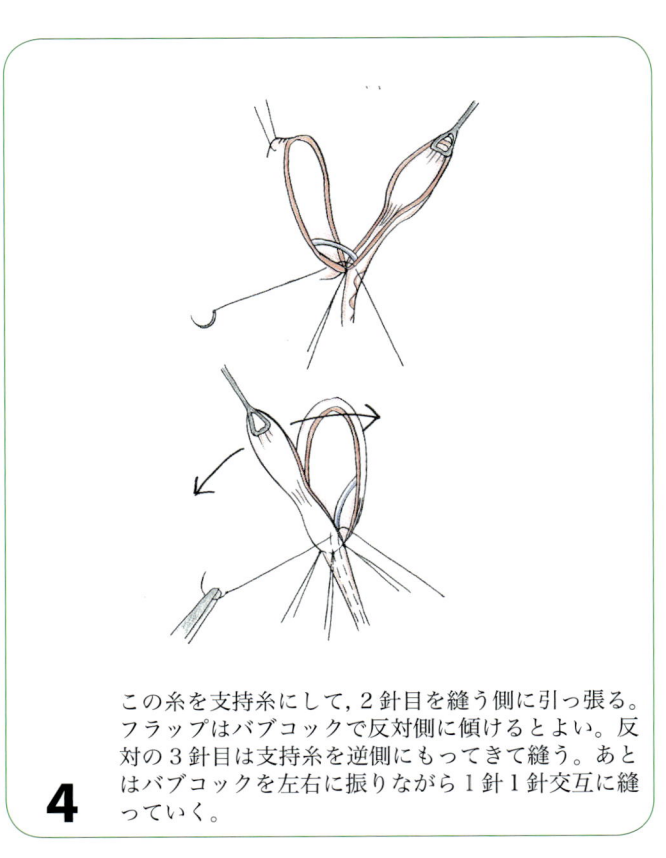

1 左の腎盂形成術。12肋骨上の切開。腎後面からのアプローチ(上)。前面には下図のように血管系が入ってきている。

2 腎盂の残す側に支持糸を掛け，下部が舌状になるように切離する。尿管側の腎盂上端を小さいバブコックで把持し(支持糸をかけてもよい)，対側の尿管壁を縦切開する。病的な狭窄部を越えて，健常部が少なくても2cmは切開する必要がある。

3 下端のエッジとエッジを5-0バイクリルまたはPDSを全層に掛け，結紮する。

4 この糸を支持糸にして，2針目を縫う側に引っ張る。フラップはバブコックで反対側に傾けるとよい。反対の3針目は支持糸を逆側にもってきて縫う。あとはバブコックを左右に振りながら1針1針交互に縫っていく。

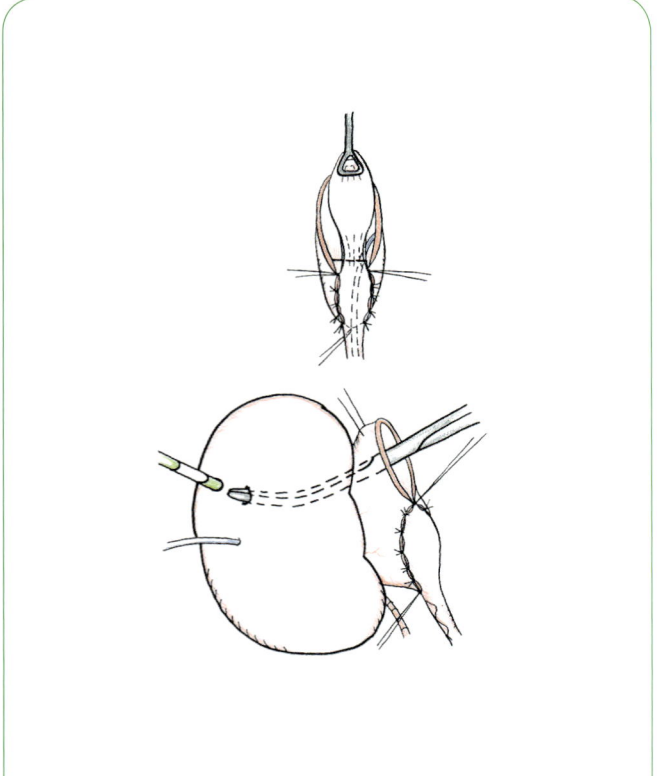

5 狭窄部の病的な部位まできたら，この手前でフラップを切除する。腎杯を経由して，腎瘻用の腎盂カテーテルとスプリントカテーテルを引き込む。

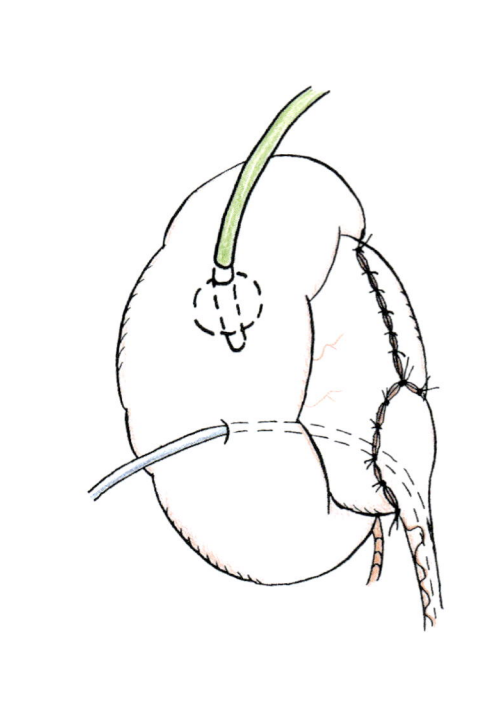

6 残りの腎盂の余剰部分は縦に連続縫合してよい。

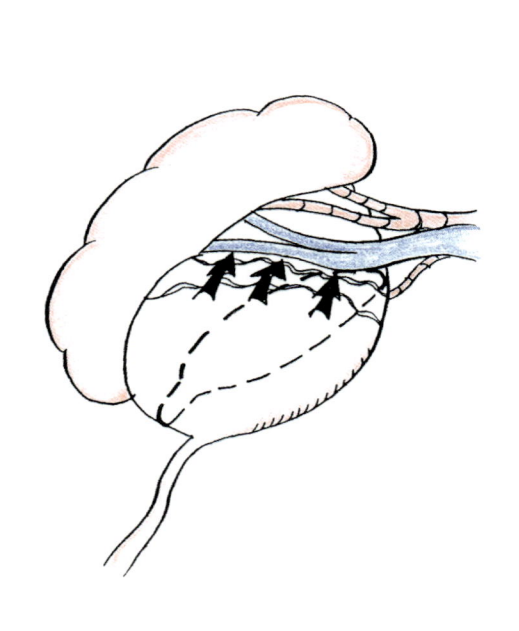

7 右側の前面からのアプローチ。腎盂壁上の薄い膜を1枚剥ぐと，血管系が避けやすくなる。

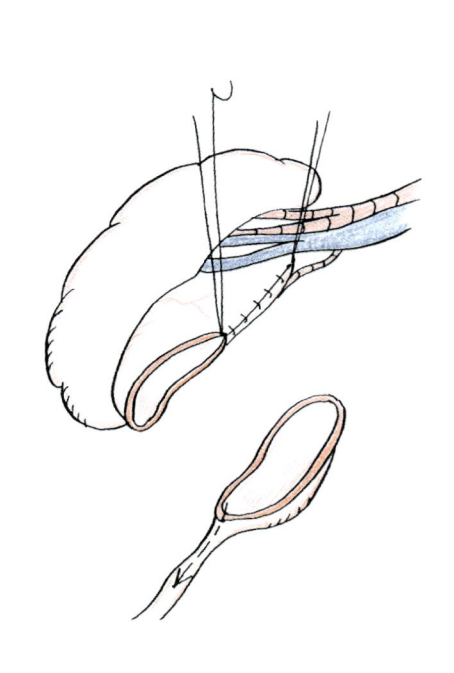

8 先に腎盂壁をある程度縫合しておく。図には描かれていないがこの時点ですでに腎盂カテーテルやスプリントを挿入しておく。

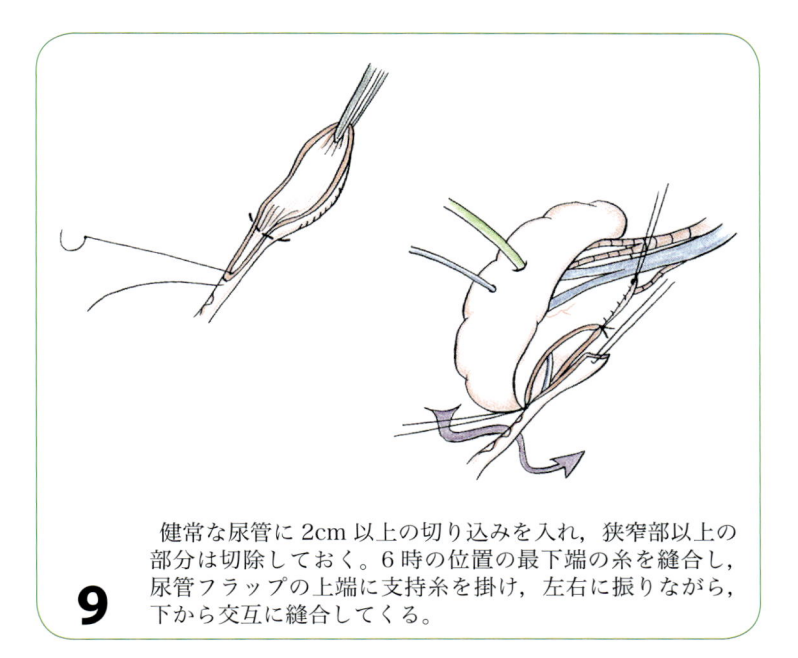

B 小児泌尿器の手術

9 健常な尿管に2cm以上の切り込みを入れ，狭窄部以上の部分は切除しておく。6時の位置の最下端の糸を縫合し，尿管フラップの上端に支持糸を掛け，左右に振りながら，下から交互に縫合してくる。

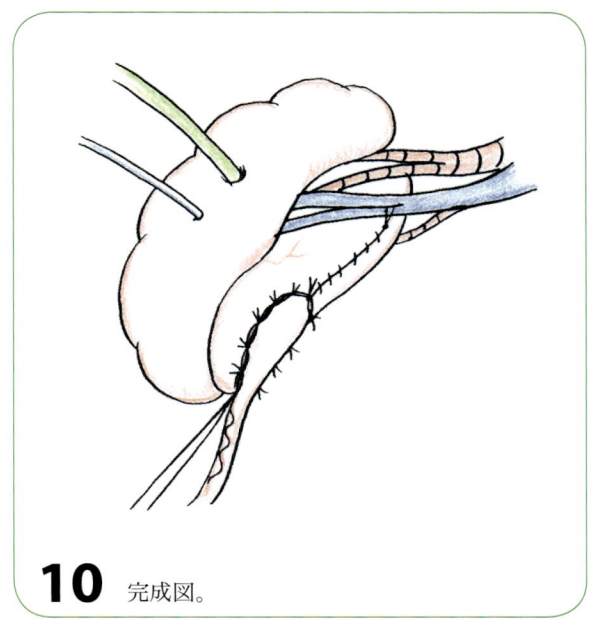

10 完成図。

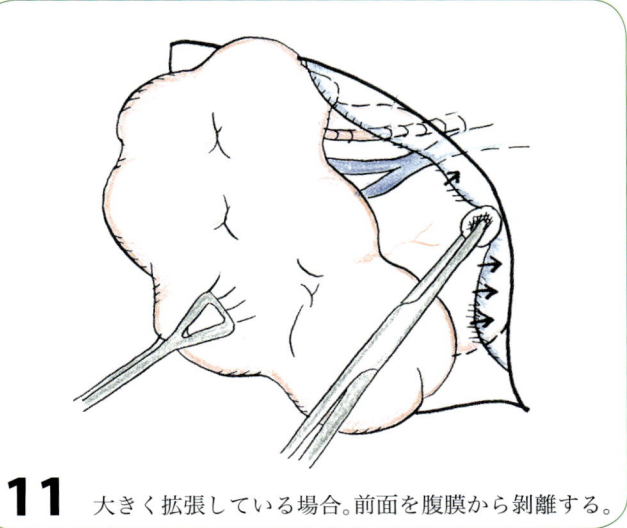

11 大きく拡張している場合。前面を腹膜から剝離する。

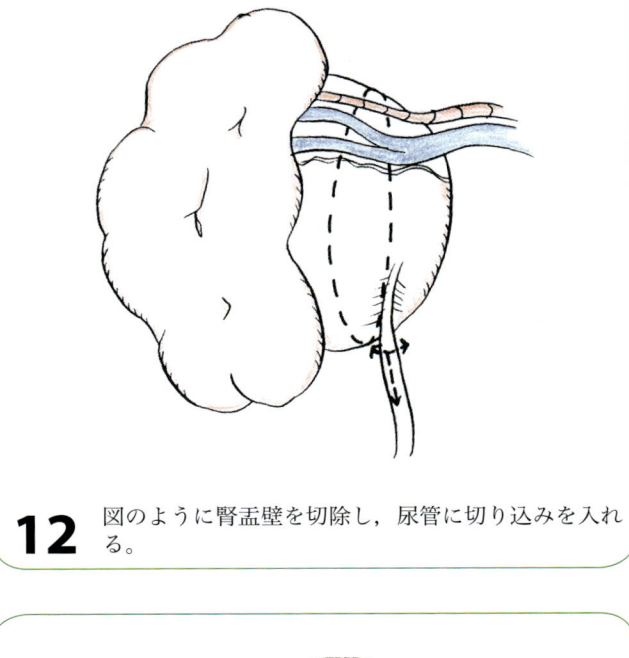

12 図のように腎盂壁を切除し，尿管に切り込みを入れる。

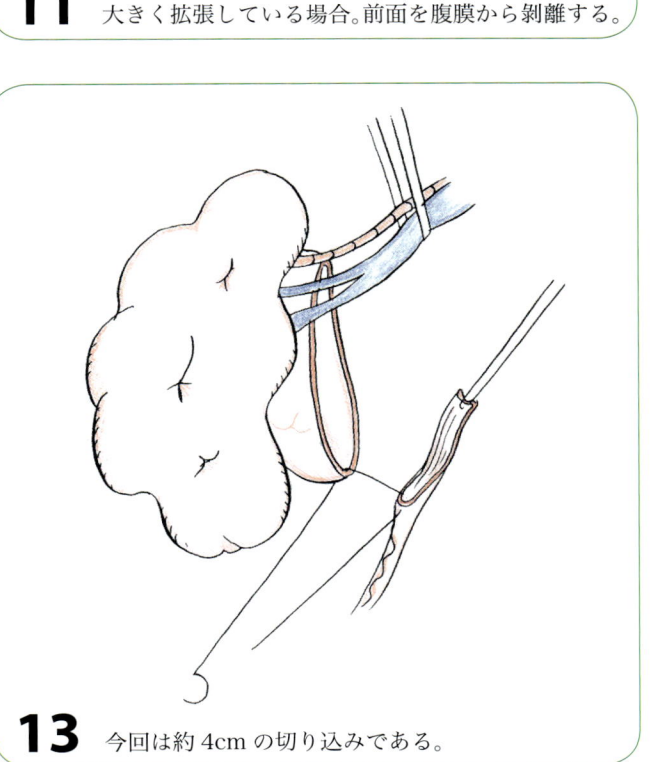

13 今回は約4cmの切り込みである。

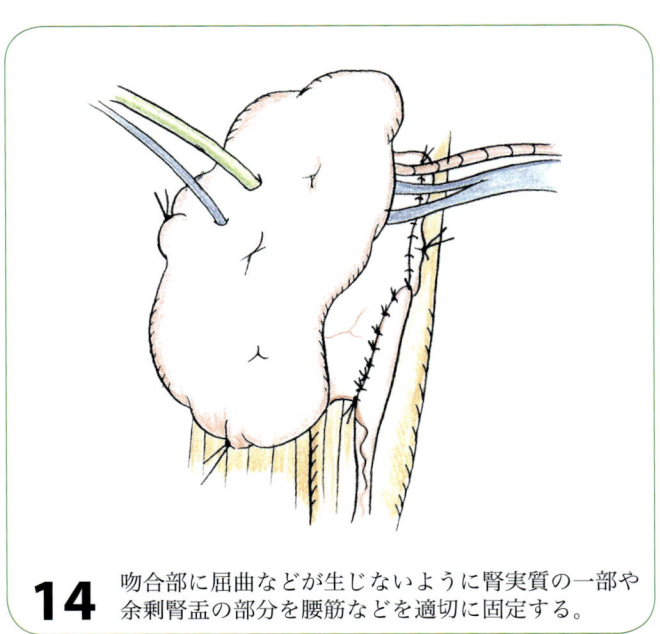

14 吻合部に屈曲などが生じないように腎実質の一部や余剰腎盂の部分を腰筋などを適切に固定する。

24 逆流防止術（1）

コーエン法を紹介する。

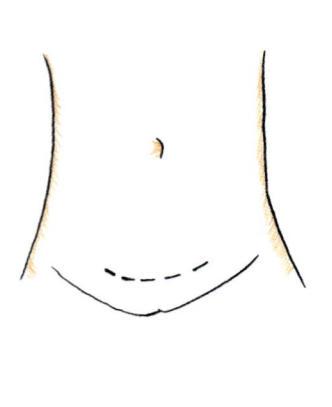

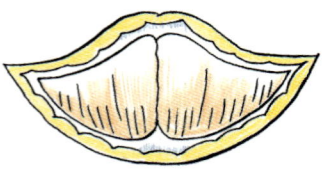

1 Pfannenstiel incision（女性の場合，陰毛に隠れるように）で，前鞘もこれに沿って切開したあと，腹直筋を正中で分け，膀胱前腔へ。

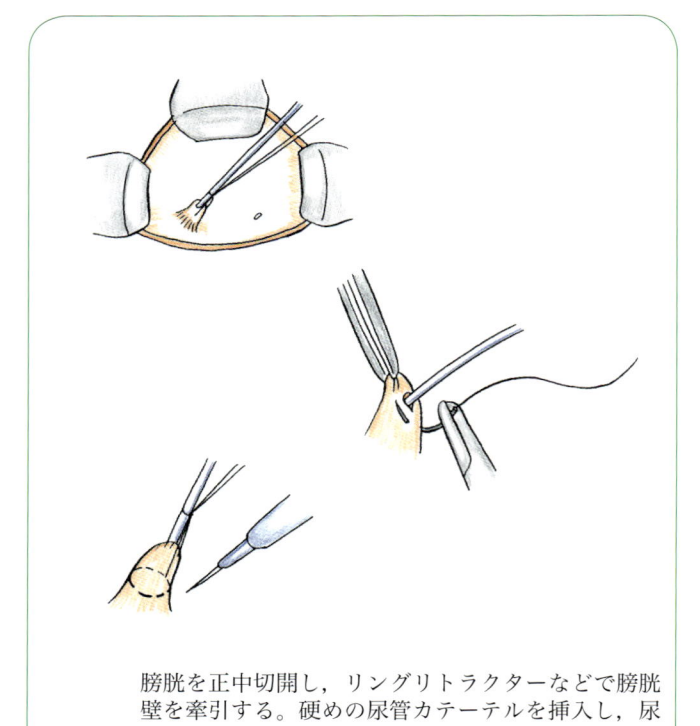

2 膀胱を正中切開し，リングリトラクターなどで膀胱壁を牽引する。硬めの尿管カテーテルを挿入し，尿管口周囲に支持糸を掛けて牽引し，尿管口周囲粘膜を円周状に切開する。電気メスの先はニードル型を用いる。

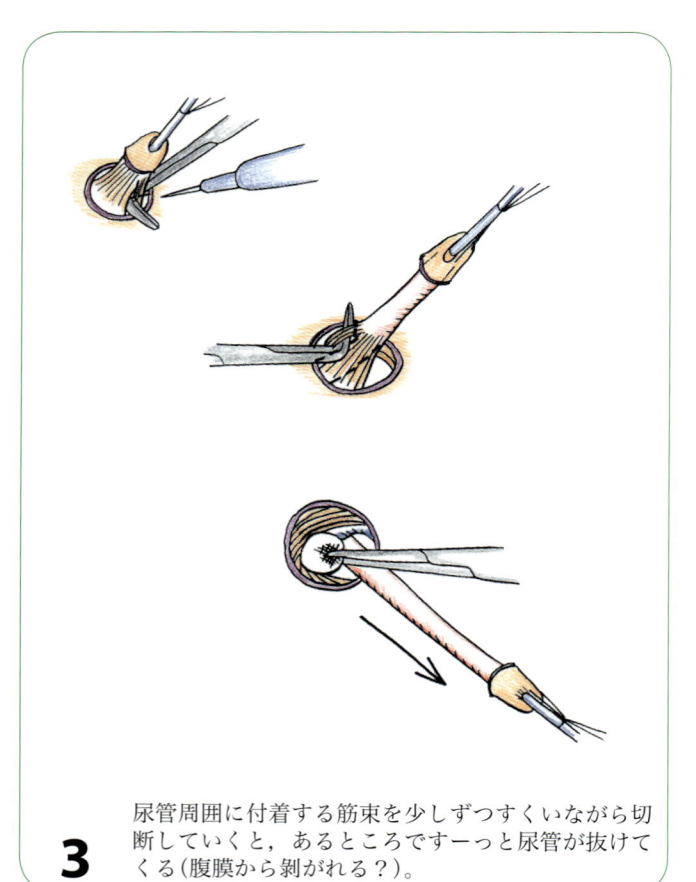

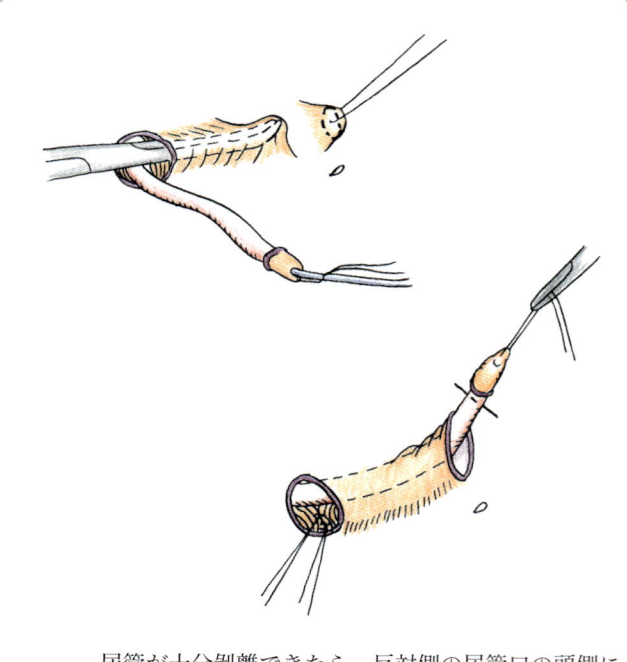

3 尿管周囲に付着する筋束を少しずつすくいながら切断していくと，あるところですーっと尿管が抜けてくる（腹膜から剥がれる？）。

4 尿管が十分剥離できたら，反対側の尿管口の頭側に向かって，粘膜下トンネルを作成する。はじめは直角鉗子で，次に弱彎の鉗子に替えるとよい。筋層に先を押しつけるようにして鉗子を進め，広げるとよい。反対側から尿管を引き出す。旧尿管口の筋層は吸収糸で閉じておく。尿管口の先端は切り落としている。

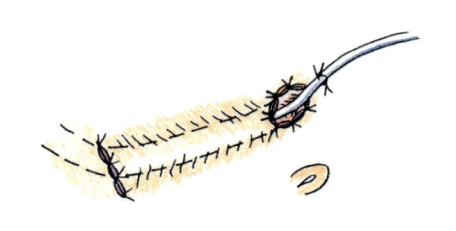

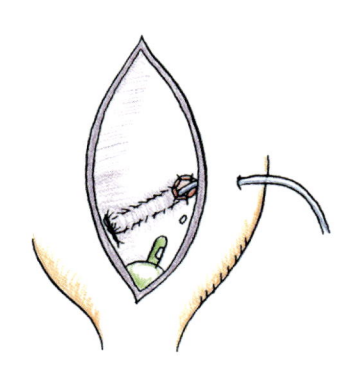

5 膀胱粘膜と尿管を結節縫合し，スプリントカテーテルを挿入，固定する。旧尿管口の粘膜は閉じておく。スプリントを膀胱外に引き出し，尿道カテーテルを挿入して，膀胱壁を閉じる。

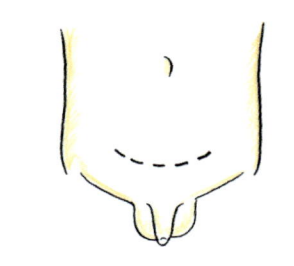

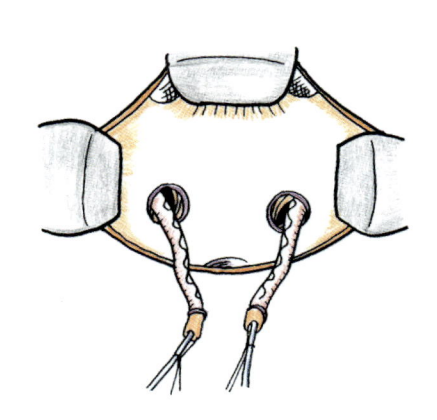

6 両側の場合。両側の尿管を十分剥離して，引き出す。十分な剥離が成功の秘訣といえる。

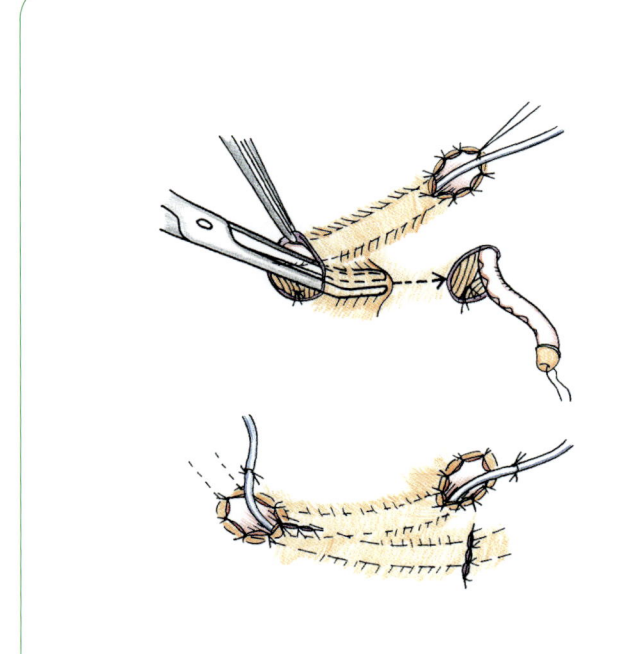

7 片方（右側）は同様に対側尿管口頭側に吻合する。右の尿管粘膜切開部より，反対側の尿管口粘膜切開部に向かって粘膜下トンネルを作成し，左尿管を右尿管口切開部に引き込み吻合する。

25 逆流防止術（2）

拡張の強い尿管の場合。

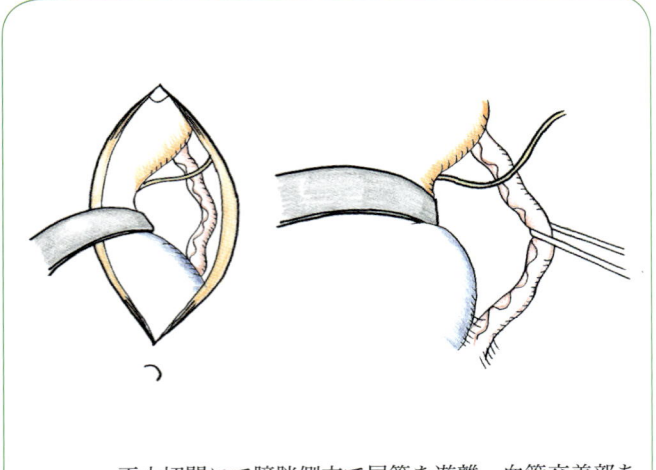

1 正中切開にて膀胱側方で尿管を遊離。血管交差部あたりより尿管を剥離。精管を温存する。

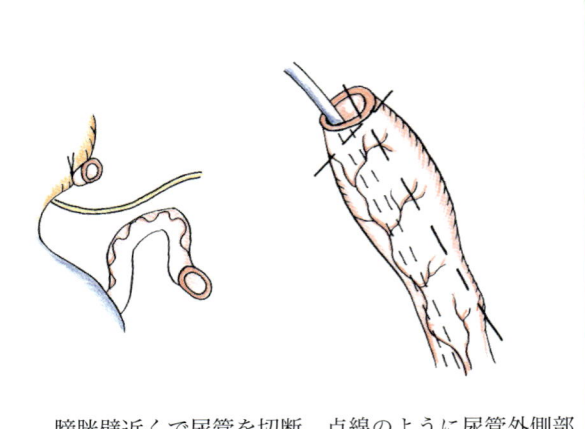

2 膀胱壁近くで尿管を切断。点線のように尿管外側部を斜めに切除予定とする。8 Fr尿管カテーテルが挿入してある。

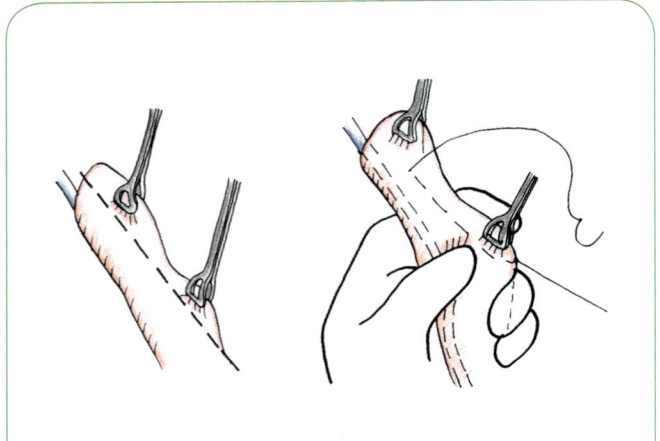

3 小さいバブコック鉗子で切除部を把持し，細い吸収糸でラフに直線状に縫う。

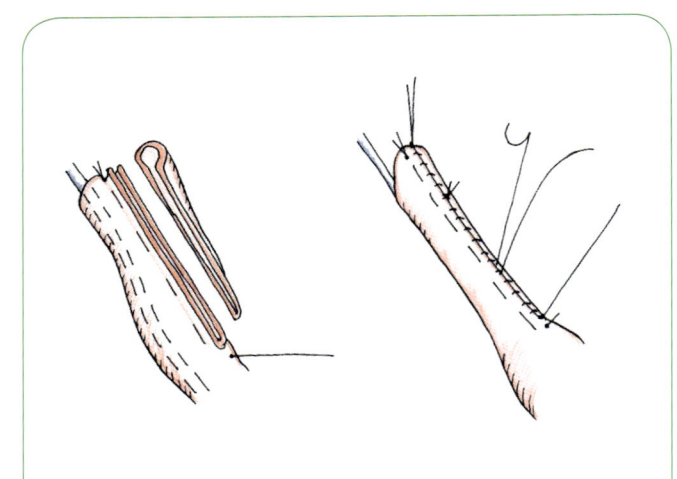

4 余剰部を切除し，断端をさらに5-0の吸収糸で連続縫合し，1-2針結節縫合を追加する。

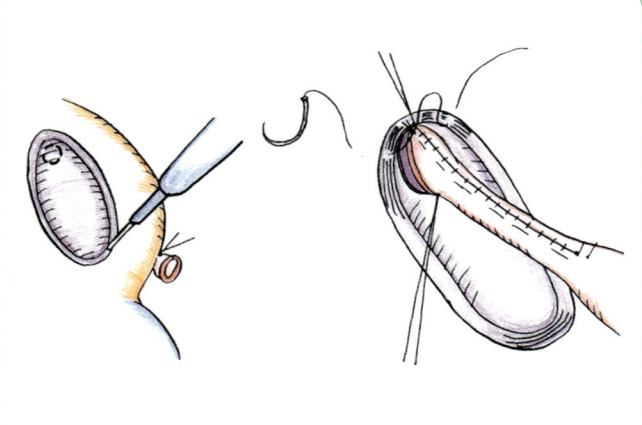

5 膀胱を拡張させ，尿管の走向に合わせて筋層を切開し，粘膜の膨瘤を形成し，先端に粘膜孔を作成する。ここに尿管と粘膜−粘膜吻合する。

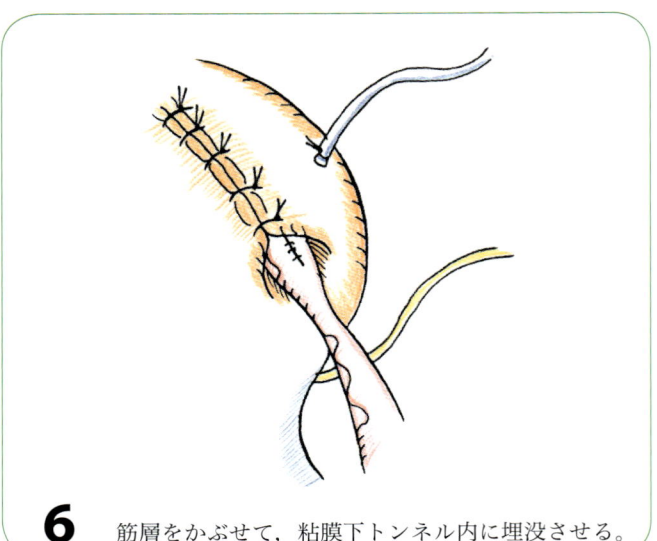

6 筋層をかぶせて，粘膜下トンネル内に埋没させる。

26 重複尿管に対する新吻合術

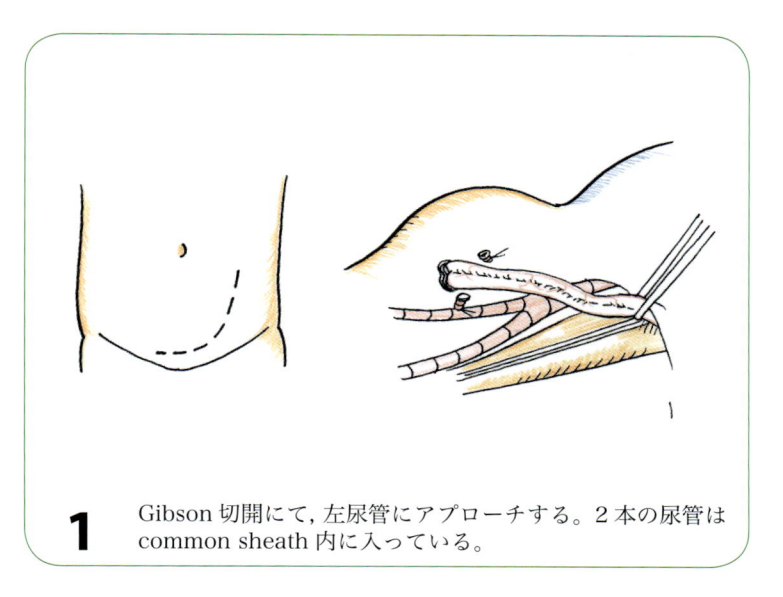

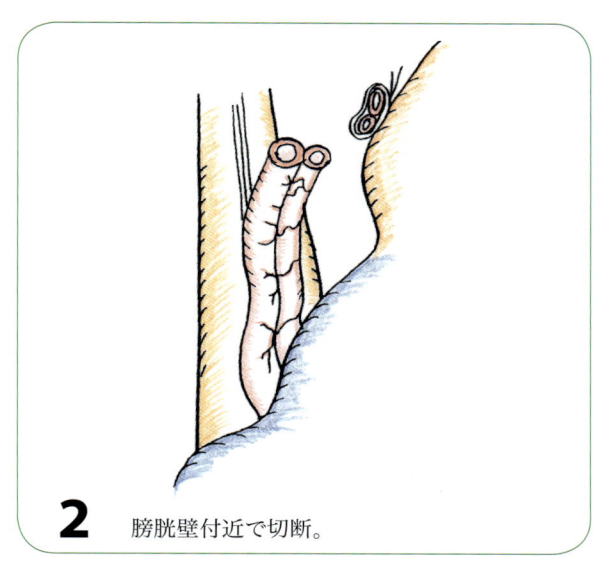

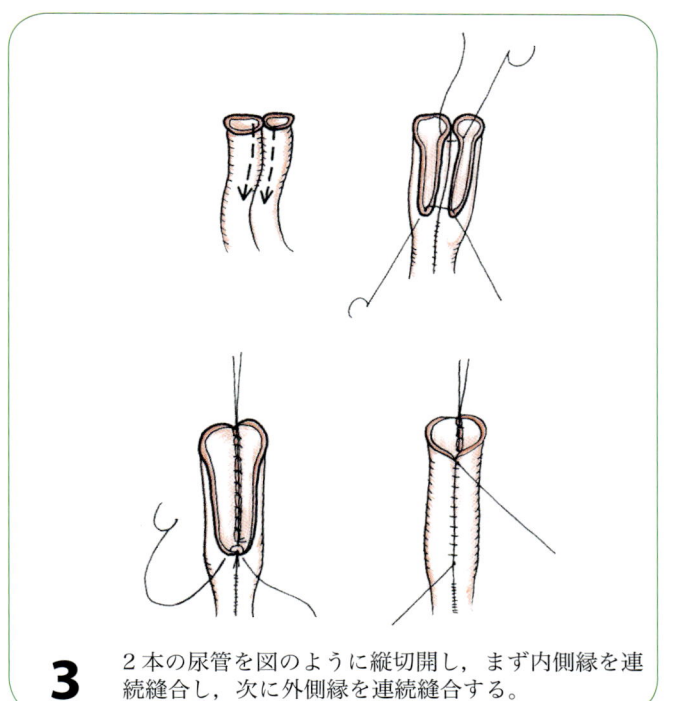

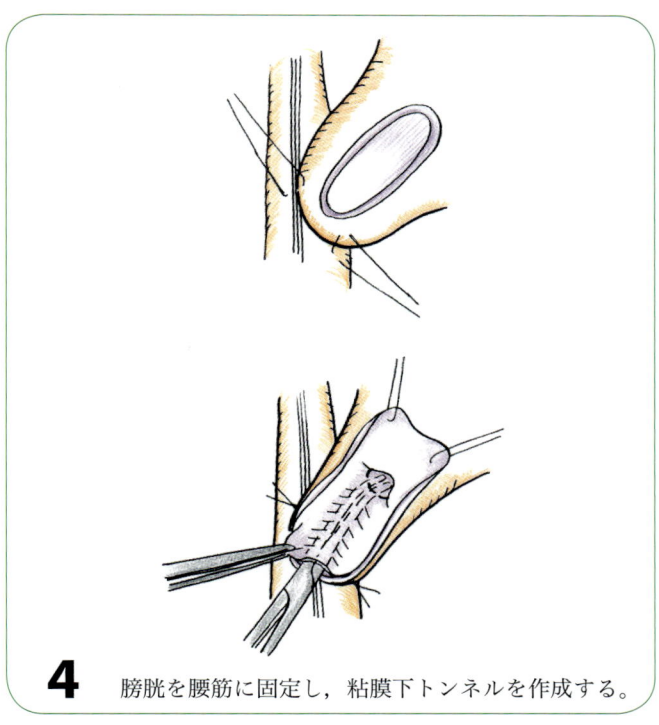

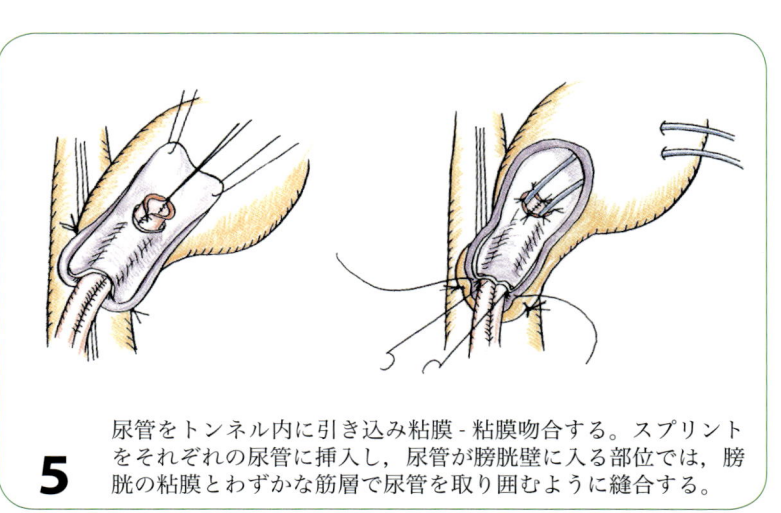

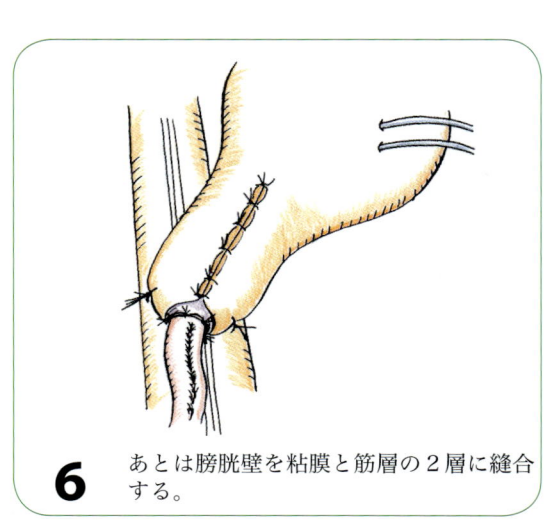

1 Gibson 切開にて，左尿管にアプローチする。2本の尿管は common sheath 内に入っている。

2 膀胱壁付近で切断。

3 2本の尿管を図のように縦切開し，まず内側縁を連続縫合し，次に外側縁を連続縫合する。

4 膀胱を腰筋に固定し，粘膜下トンネルを作成する。

5 尿管をトンネル内に引き込み粘膜-粘膜吻合する。スプリントをそれぞれの尿管に挿入し，尿管が膀胱壁に入る部位では，膀胱の粘膜とわずかな筋層で尿管を取り囲むように縫合する。

6 あとは膀胱壁を粘膜と筋層の2層に縫合する。

6 尿路再建術

　泌尿器外科医である限り，尿路再建術の習得は必須であり，患者さんの希望や選択，状況に応じられるように，オプションもたくさん持っている方が有利である。実際，尿路再建に関しては無数の方法があり，裏を返せば，理想的な尿路再建術は存在しないということになる。まだまだ改良の余地があるということであろう。ただし一時の熱狂は冷め，各施設である程度確立された方法が行われているものと推測する。回腸導管のように一般的な術式もある一方，禁制尿路変向術や新膀胱などでは術者や施設によって方法が異なるであろう。しかしながら得意な方法は複数持っているほうが様々な状況に対応できる。筆者の行っている新膀胱や禁制尿路変向術は基本的にはマンスーラで習ってきたもので本邦では一般的ではないが，優れた方法の一つであると信じている。最近はこの領域ではあまりブレイクスルーはないが，Serous-Lined Principle と Yang-Monti tube の応用を挙げておく。熱狂は冷めたとはいえ，まだまだ泌尿器科外科医が創造性を発揮できる分野であると思う。

　新膀胱，禁制尿路変向に関しても，膀胱全摘術で述べたように，すべてのステップを手順通り暗記するのが，重要である。ちょうど折り紙の手順を暗記して，折り紙を順番に折っていけば，折り鶴ができあがるのと同じ原理である。もちろん手本がなければならないが，このためには他施設に見学にいくとか，海外に勉強しにいくとかも時には必要であろう。テキスト通りにやれないこともないが，実際に症例数の多いところでは無駄のない工夫や順序が計算されつくされていて，やはりテキストと生の体験は大きく違うと実感せざるを得ないであろう。

A 失禁型尿路変向術

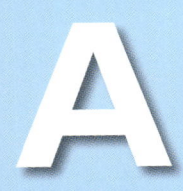

1 尿管皮膚瘻術

やはり一番の問題は皮膚吻合部での狭窄や筋層での抵抗，あるいは腎の予備機能の低下で，チューブレスにならないことがあることである。しかし腸管を使用しないで作成できるので，ハイリスクの症例に適応となる。

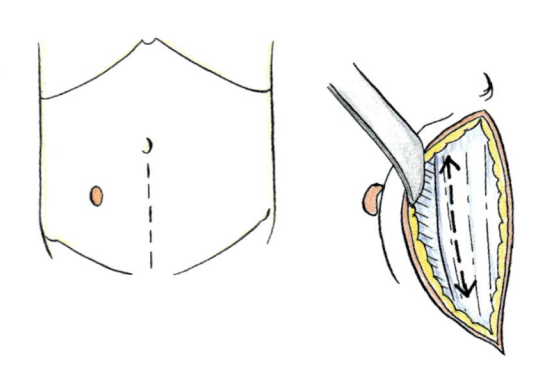

1 まず膀胱を摘出せずに片側の尿管皮膚瘻を腹膜外に作成する場合（片腎症例など）。集尿具が貼れるように，皮膚は正中切開で入り，皮下を剥離し尿管へのアプローチは傍腹直筋切開で。

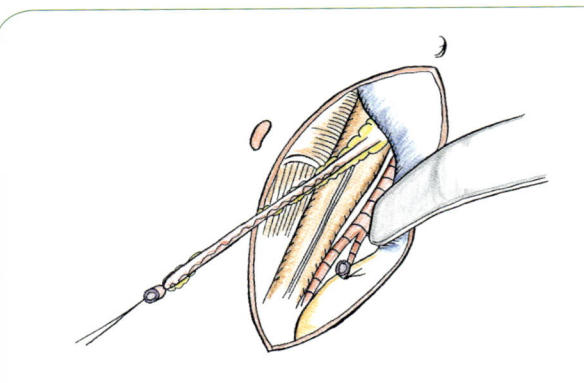

2 尿管を確保したら，上下に剥離し膀胱壁近くで切断，尿管下端は結紮して一時的に水尿管にしておく。この結紮糸はあとで皮下へ固定するのに使用するので，針付きの3-0バイクリルを使用している。

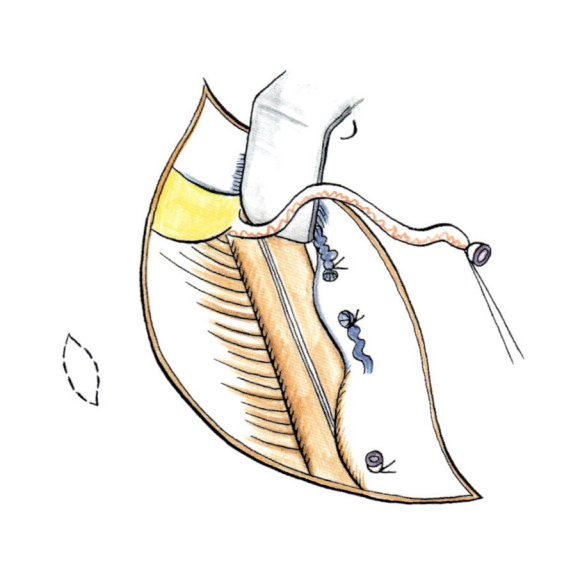

3 尿管は腎下極付近まで血流を十分保持して剥離しておく。

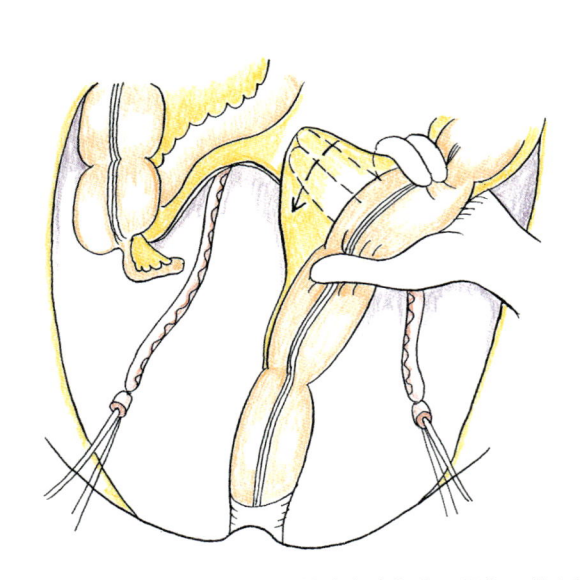

4 膀胱全摘後で両側の尿管皮膚瘻作成の場合，基本的には1章146（36頁）と同様である。左尿管も腎下極付近まで剥離すれば，ふつうは余裕をもってストマ予定部位に届く。下腸管膜動脈の上方を通す必要はない。

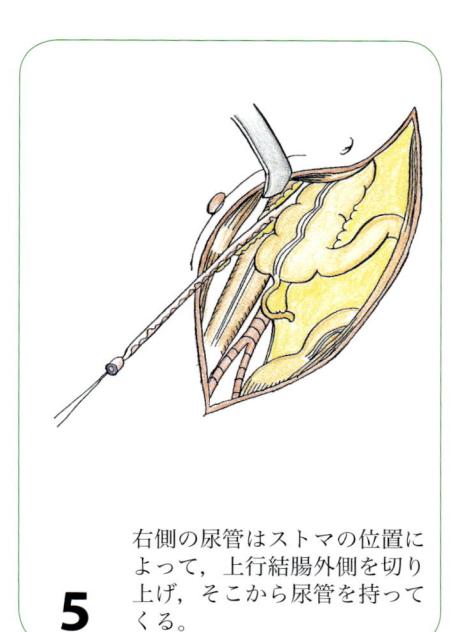

A 失禁型尿路変向術　297

5 右側の尿管はストマの位置によって，上行結腸外側を切り上げ，そこから尿管を持ってくる。

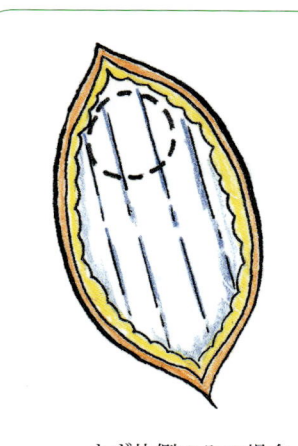

6 まず片側のみの場合，ストマ予定位置に長円形に皮膚を切除する（約2-2.5 × 1cm）。頭側の筋層に小指1本入るくらいの孔を作成する。

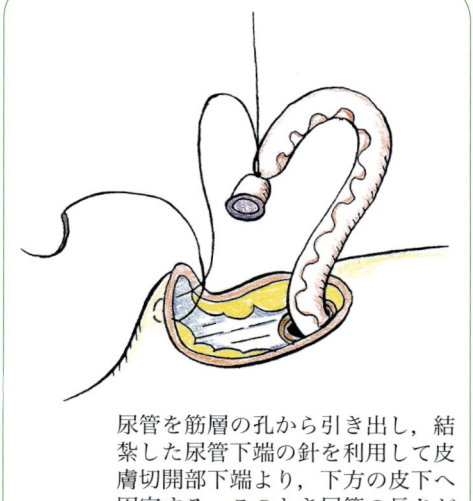

7 尿管を筋層の孔から引き出し，結紮した尿管下端の針を利用して皮膚切開部下端より，下方の皮下へ固定する。このとき尿管の長さが長すぎる場合は，結紮しなおして余剰部を切除する。

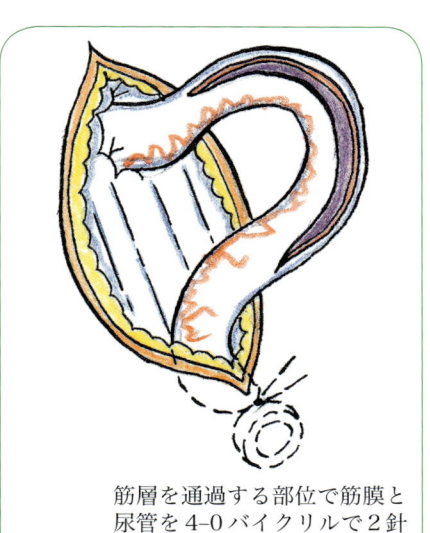

8 筋層を通過する部位で筋膜と尿管を4-0バイクリルで2針ほど固定して，尿管上面に縦切開を置く。長さは皮膚の欠損部に対応するようにする。

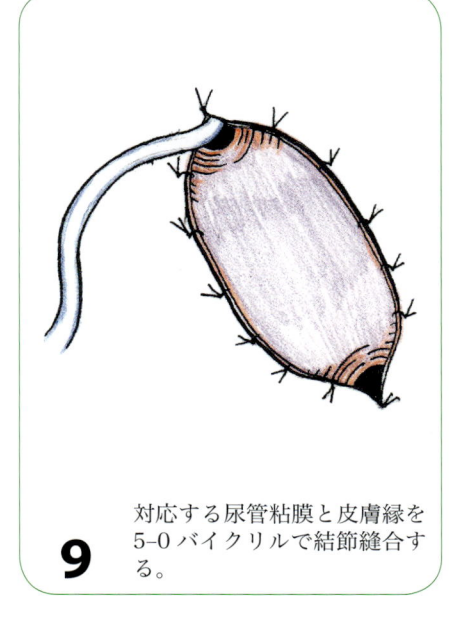

9 対応する尿管粘膜と皮膚縁を5-0バイクリルで結節縫合する。

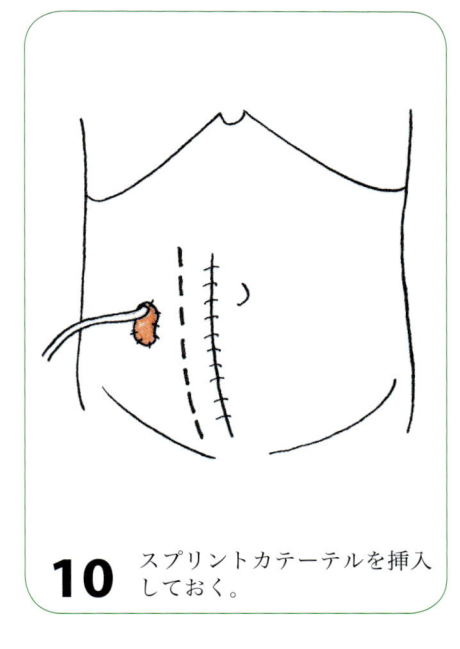

10 スプリントカテーテルを挿入しておく。

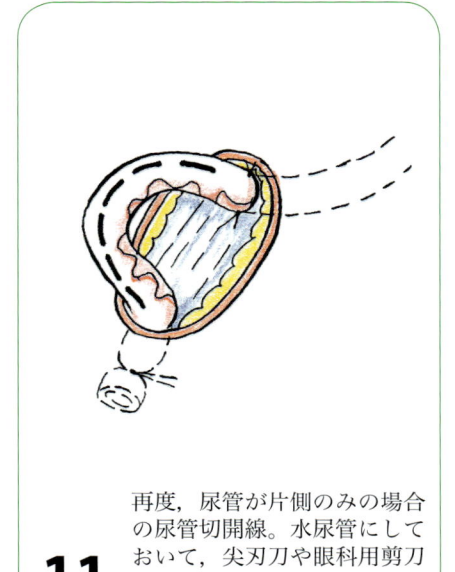

11 再度，尿管が片側のみの場合の尿管切開線。水尿管にしておいて，尖刃刀や眼科用剪刀を利用して切開。

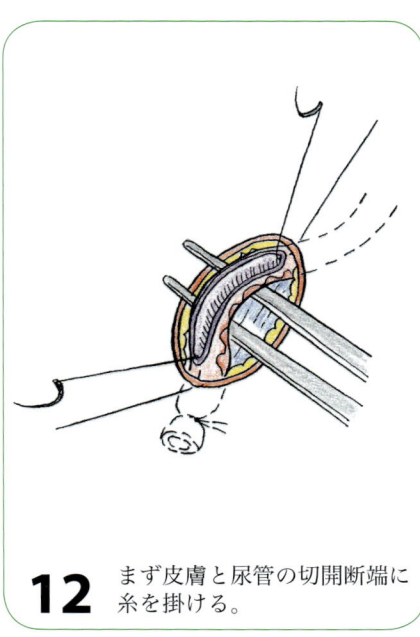

12 まず皮膚と尿管の切開断端に糸を掛ける。

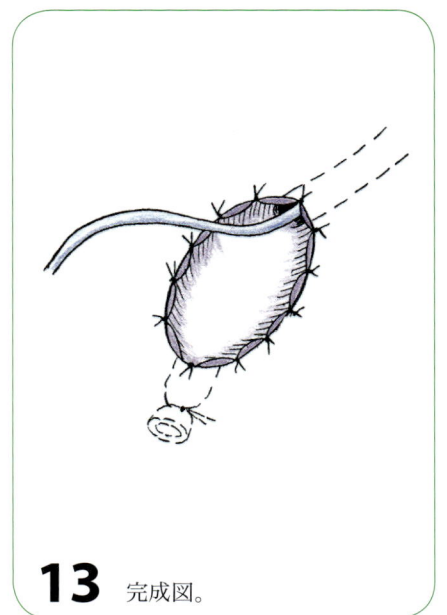

13 完成図。

298　6　尿路再建術

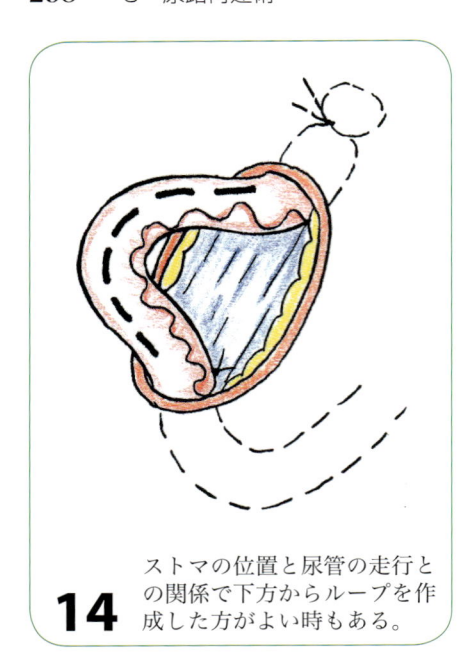

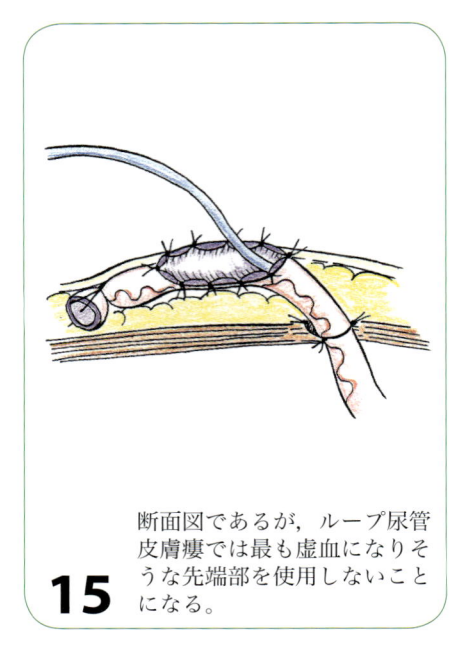

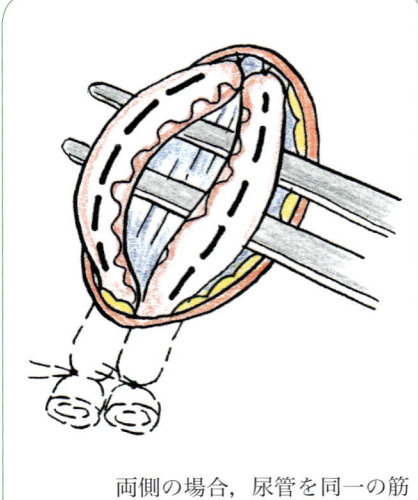

14 ストマの位置と尿管の走行との関係で下方からループを作成した方がよい時もある。

15 断面図であるが，ループ尿管皮膚瘻では最も虚血になりそうな先端部を使用しないことになる。

16 両側の場合，尿管を同一の筋層の孔より，引き出して同様に固定したあと，上面をそれぞれ切開する。

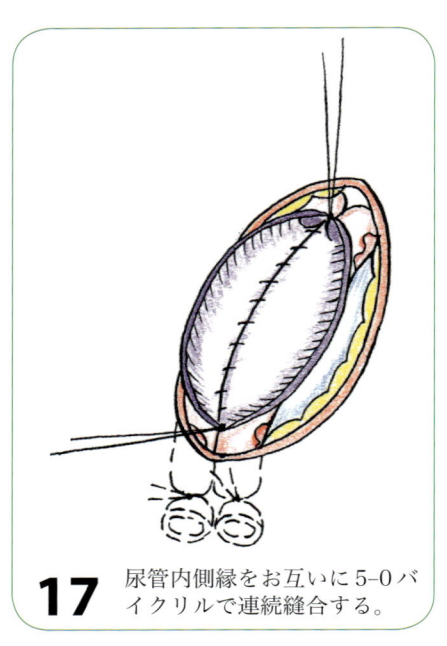

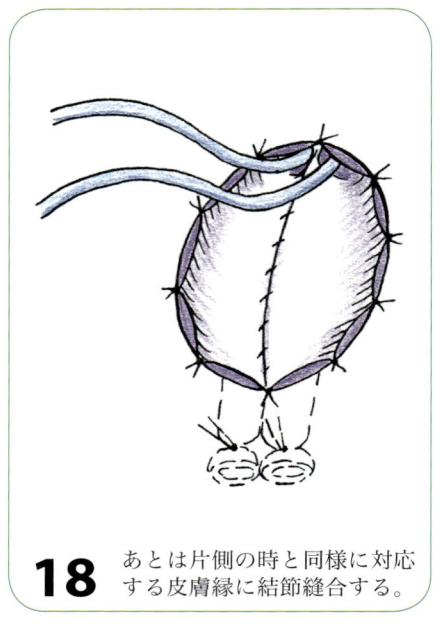

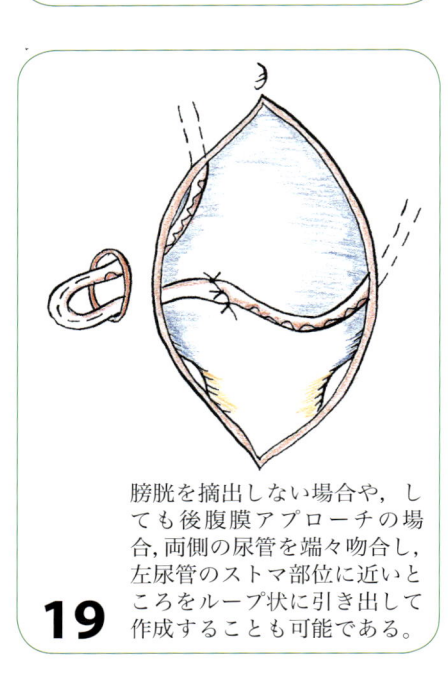

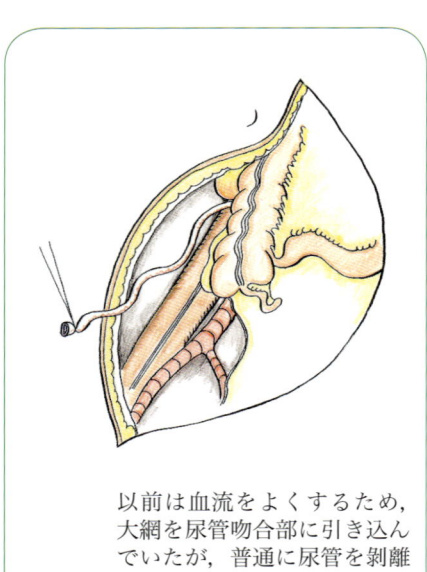

17 尿管内側縁をお互いに5-0バイクリルで連続縫合する。

18 あとは片側の時と同様に対応する皮膚縁に結節縫合する。

19 膀胱を摘出しない場合や，しても後腹膜アプローチの場合，両側の尿管を端々吻合し，左尿管のストマ部位に近いところをループ状に引き出して作成することも可能である。

20 以前は血流をよくするため，大網を尿管吻合部に引き込んでいたが，普通に尿管を剥離するならば，まず必要ではない。

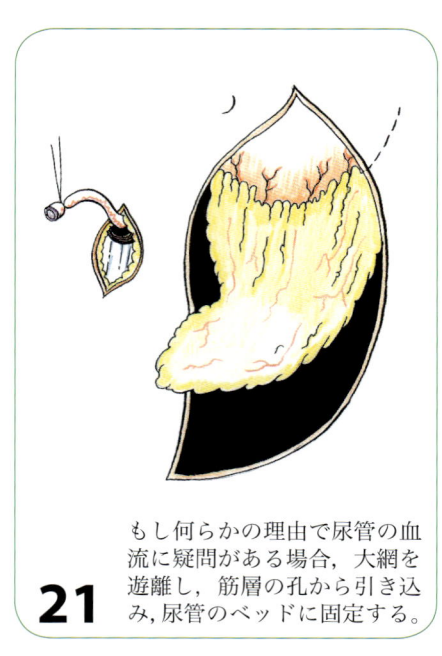

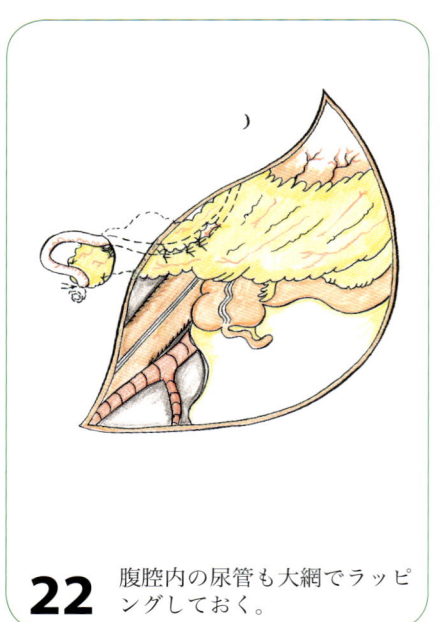

21 もし何らかの理由で尿管の血流に疑問がある場合，大網を遊離し，筋層の孔から引き込み，尿管のベッドに固定する。

22 腹腔内の尿管も大網でラッピングしておく。

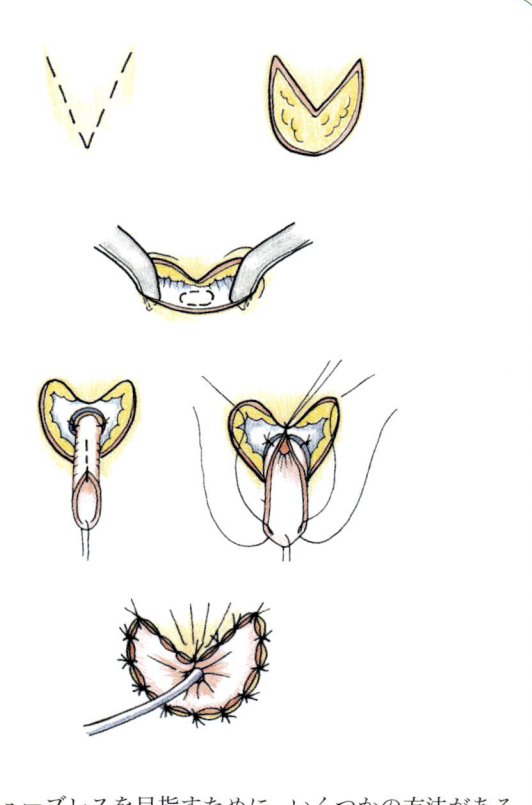

23 チューブレスを目指すために，いくつかの方法がある。どれも最も虚血の可能性のある尖端部分を皮膚に直接，縫合しないように工夫されている。皮膚のV字フラップによるもの。

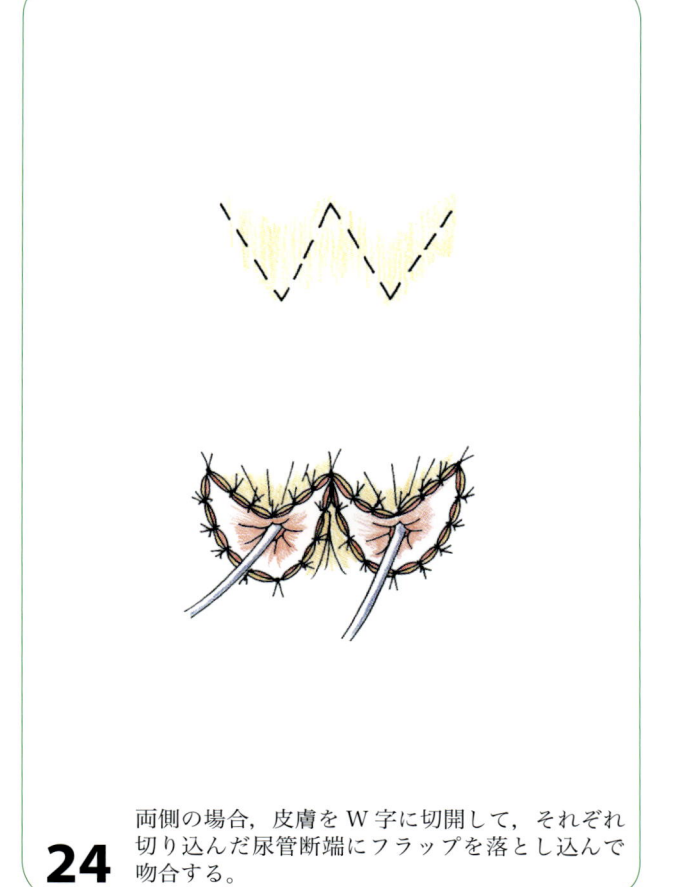

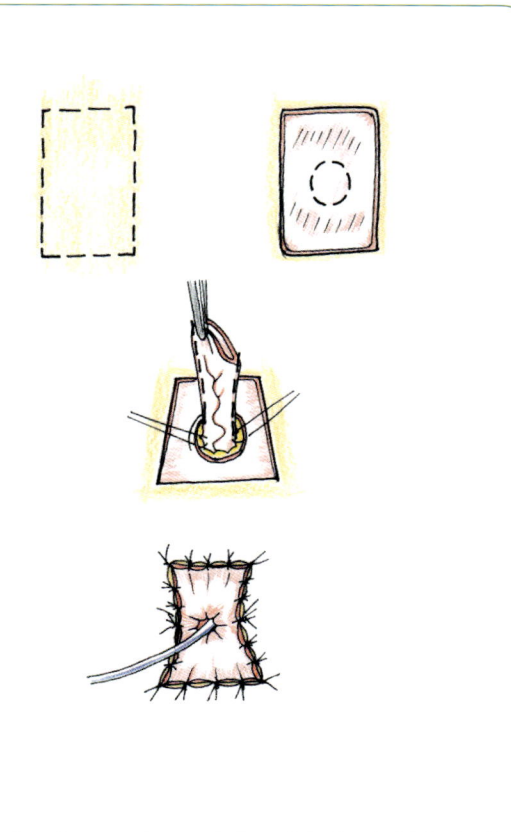

24 両側の場合，皮膚をW字に切開して，それぞれ切り込んだ尿管断端にフラップを落とし込んで吻合する。

25 豊田法によるもの。皮膚を長方形に真皮層で切除して，尿管を引き込む。尿管に嘴状に切開を入れ，皮膚縁と縫合する。

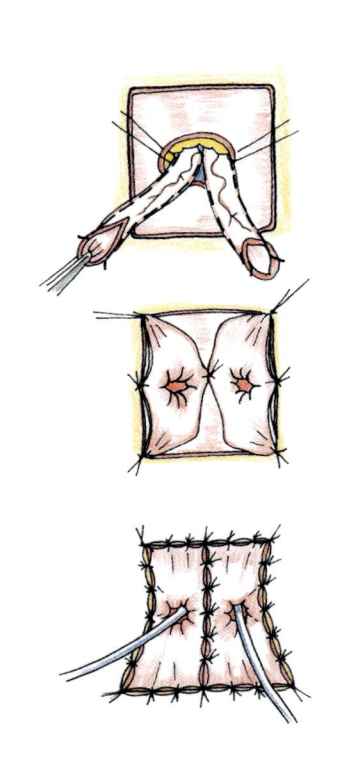

26 両側の場合，やはりそれぞれの尿管内側縁を合わせて，皮膚縁と縫合する。いろいろな方法を試してみるのもよい。

2 回腸導管法

〈Wallace 法〉

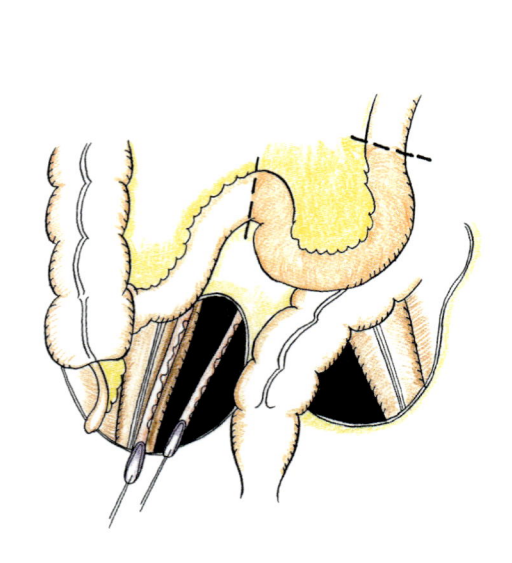

1 膀胱全摘後の基本型（第1章の146, 36頁参照）。回盲部より15〜20cm離して，約15cmの回腸を遊離する。

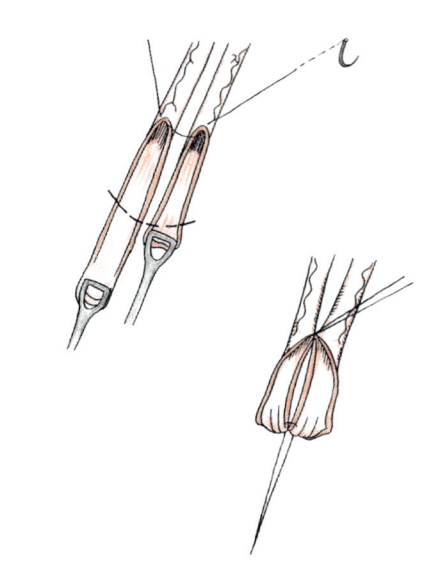

2 上図のように2本の尿管を創外に引き出す。先端に支持糸をかけるか，小さいバブコックで把持し，近位端が同レベルになることと2つの尿管の内側を合わせたとき，口径がちょうど回腸断端の口径になるように，尿管前面に大きな切り込みを入れる。近位端に4-0または5-0のバイクリルで外内−内外に掛け，結紮する。余分な尿管先端は切除し，先端に支持糸を掛ける。

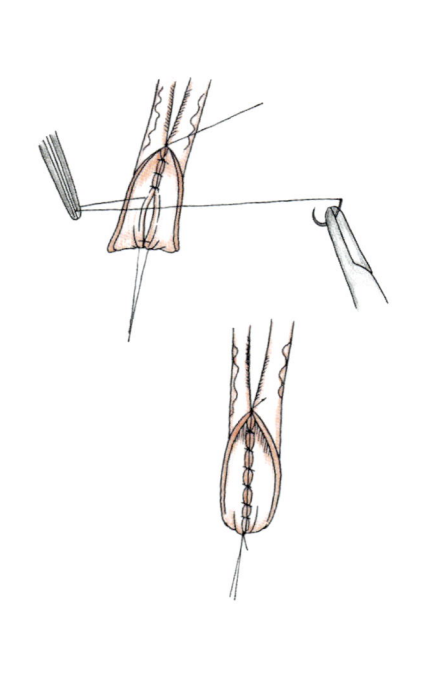

3 この針糸を利用して，2本の尿管の内側縁を連続縫合する。先端まできたら，支持糸と結紮する。

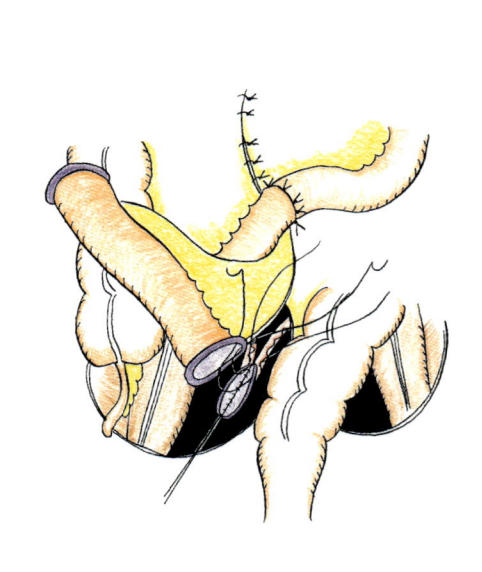

4 2本の針付き4-0バイクリルで，合流部正中よりやや外側の尿管全層に外内で掛け，対応する回腸断端（腸間膜付着部でやや外側）に内外に掛ける。

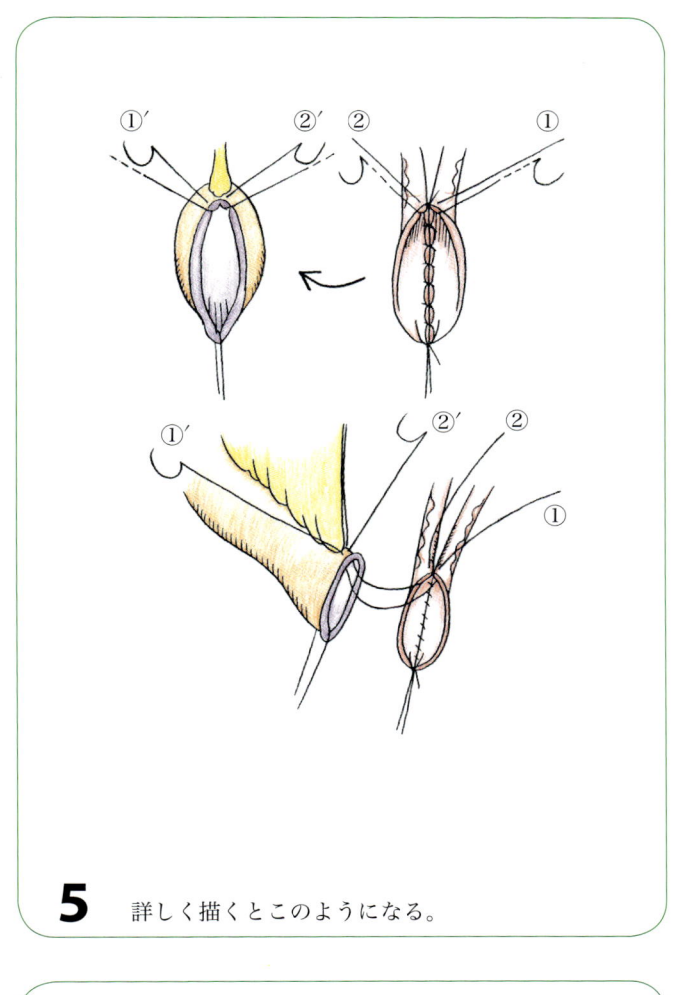

5 詳しく描くとこのようになる。

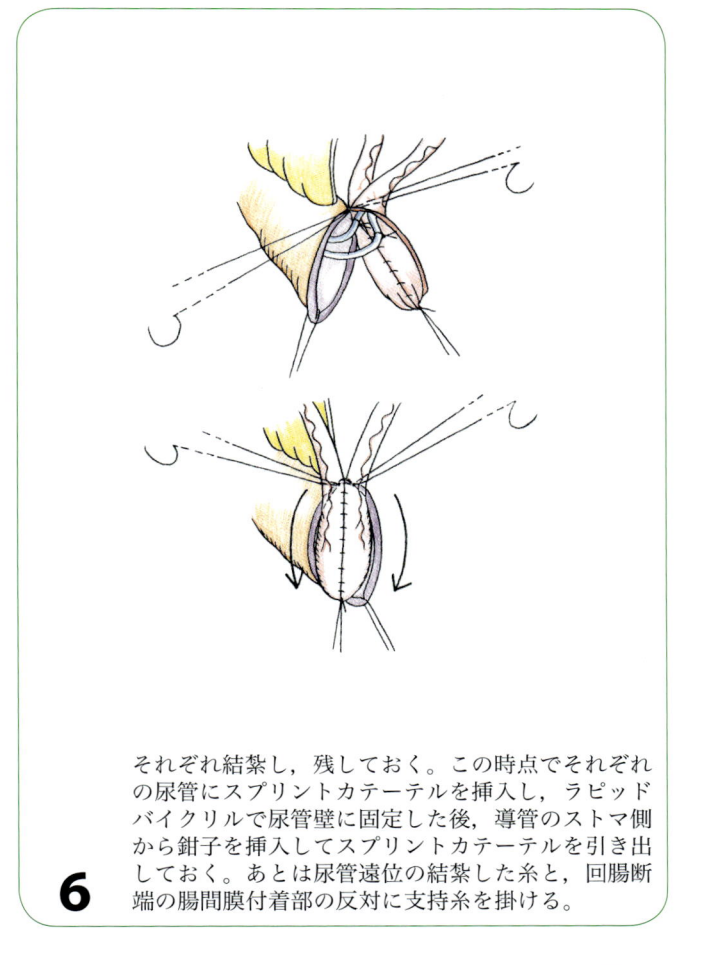

6 それぞれ結紮し、残しておく。この時点でそれぞれの尿管にスプリントカテーテルを挿入し、ラピッドバイクリルで尿管壁に固定した後、導管のストマ側から鉗子を挿入してスプリントカテーテルを引き出しておく。あとは尿管遠位の結紮した糸と、回腸断端の腸間膜付着部の反対に支持糸を掛ける。

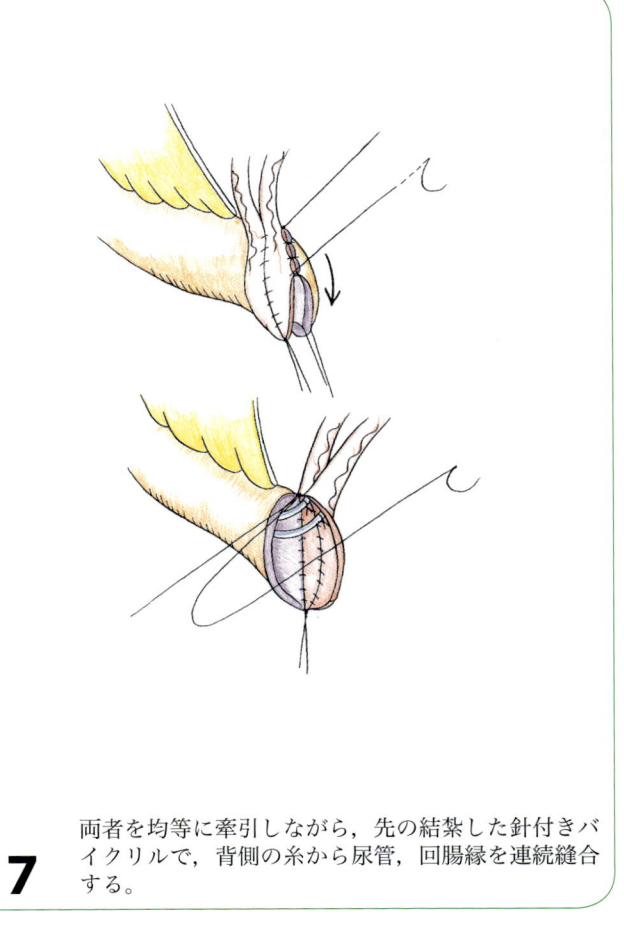

7 両者を均等に牽引しながら、先の結紮した針付きバイクリルで、背側の糸から尿管、回腸縁を連続縫合する。

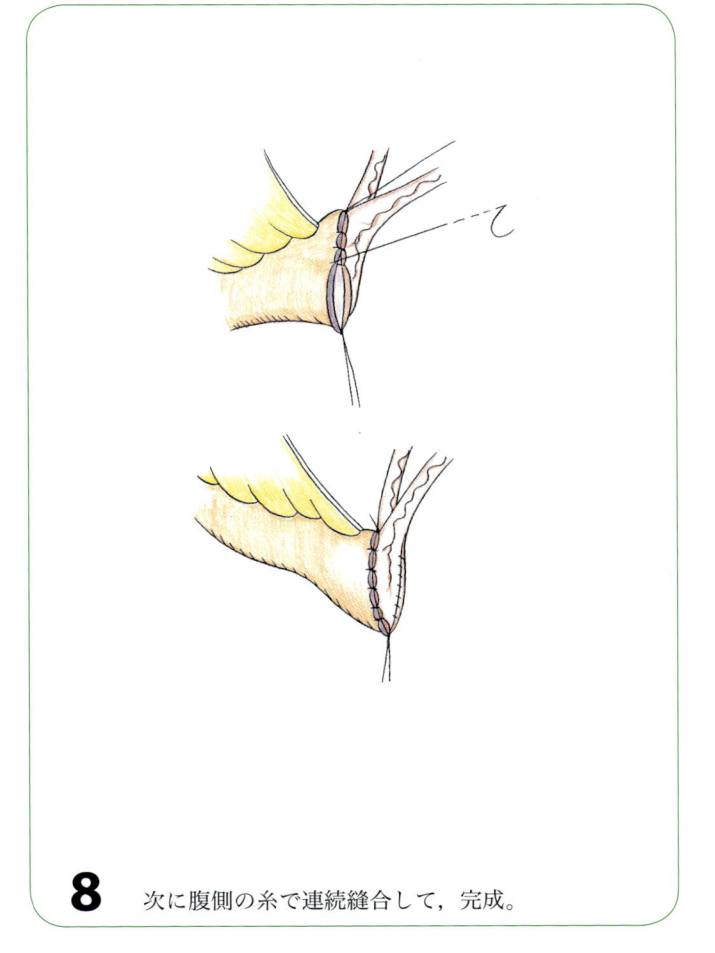

8 次に腹側の糸で連続縫合して、完成。

〈Nesbit 法〉

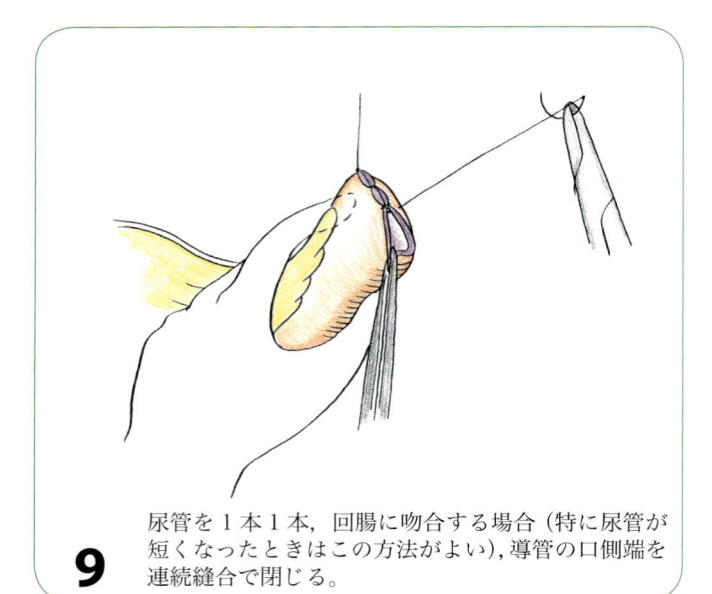

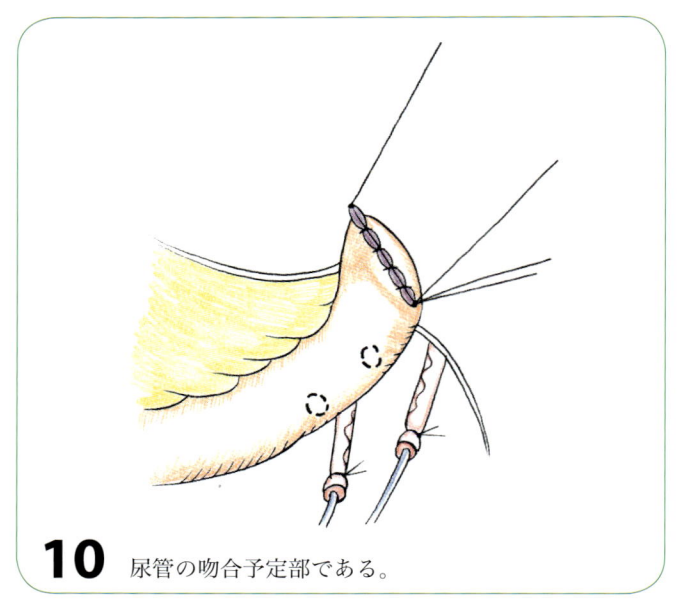

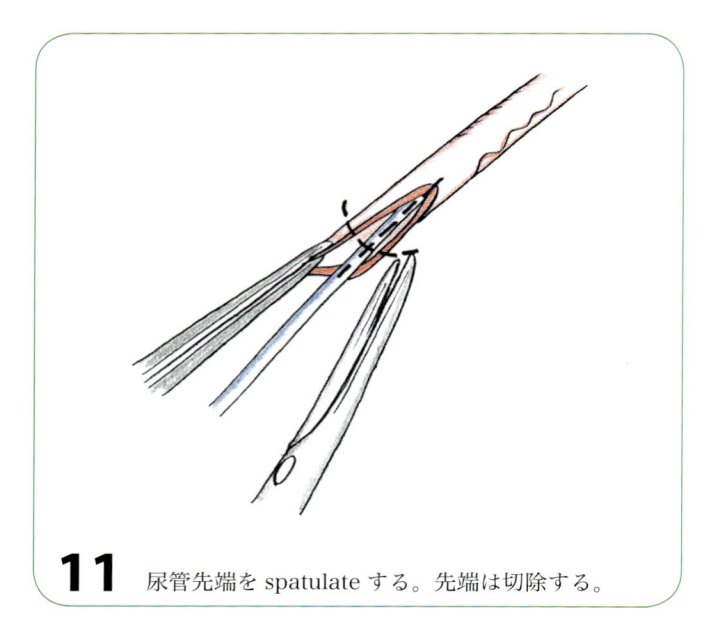

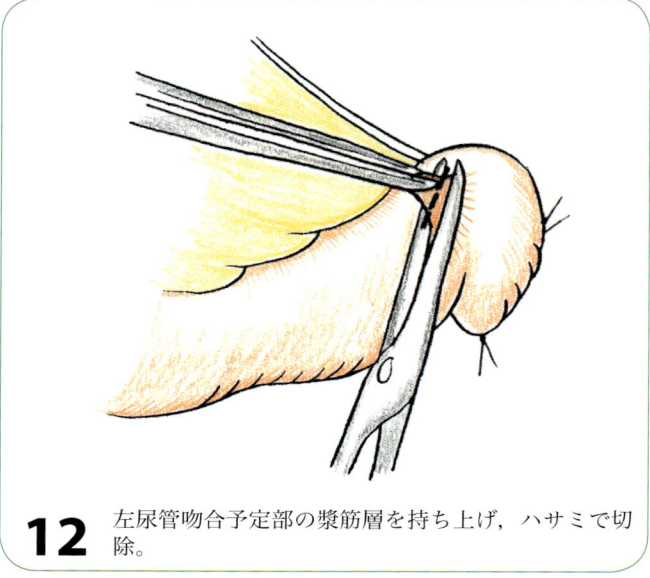

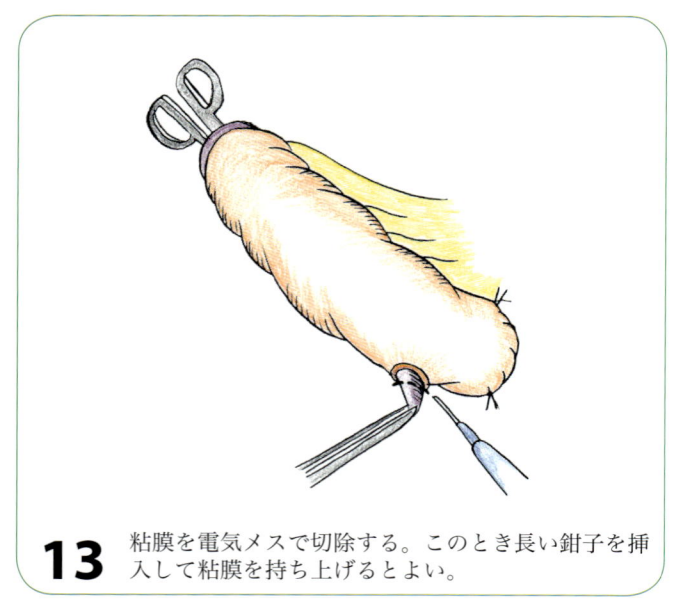

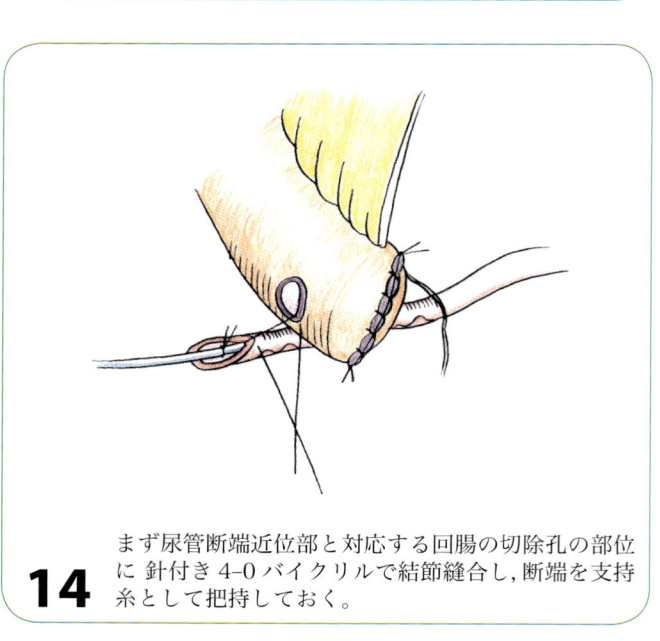

9 尿管を1本1本，回腸に吻合する場合（特に尿管が短くなったときはこの方法がよい），導管の口側端を連続縫合で閉じる。

10 尿管の吻合予定部である。

11 尿管先端を spatulate する。先端は切除する。

12 左尿管吻合予定部の漿筋層を持ち上げ，ハサミで切除。

13 粘膜を電気メスで切除する。このとき長い鉗子を挿入して粘膜を持ち上げるとよい。

14 まず尿管断端近位部と対応する回腸の切除孔の部位に針付き 4-0 バイクリルで結節縫合し，断端を支持糸として把持しておく。

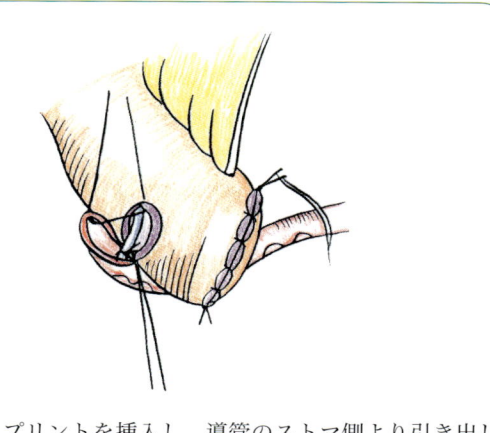

15 スプリントを挿入し，導管のストマ側より引き出しておく．尿管断端遠位側と対応する回腸の切除孔の対側にも針糸を掛け，結紮しないで，支持糸とする．

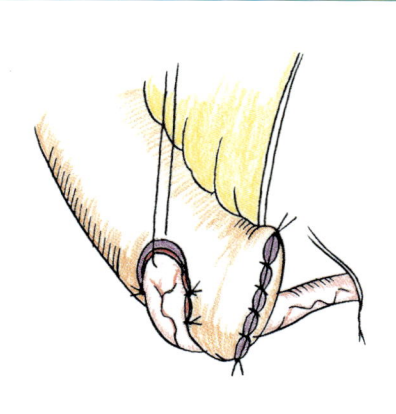

16 その間を均等に 4-0 バイクリルで結節縫合していく．最後に遠位の支持糸を結紮する．位置がずれるようであれば，掛け直す．

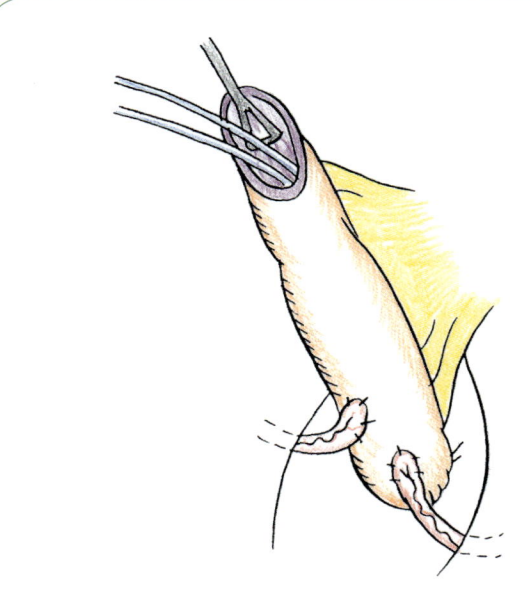

17 右尿管も少し離れた，導管部に同様に吻合する．根治的膀胱全摘の際，腹膜はかなり切除していることが多いので，一部後腹膜化するに止めている．

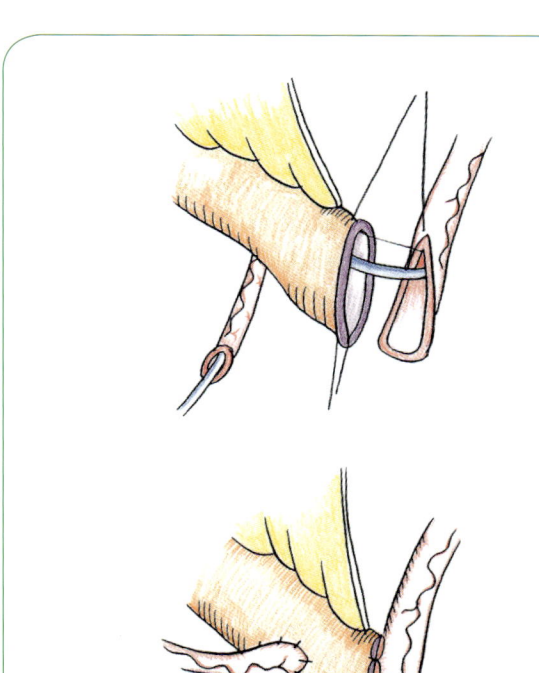

18 左水尿管の際は，左を1本のWallace法，右をNesbit法で吻合する．

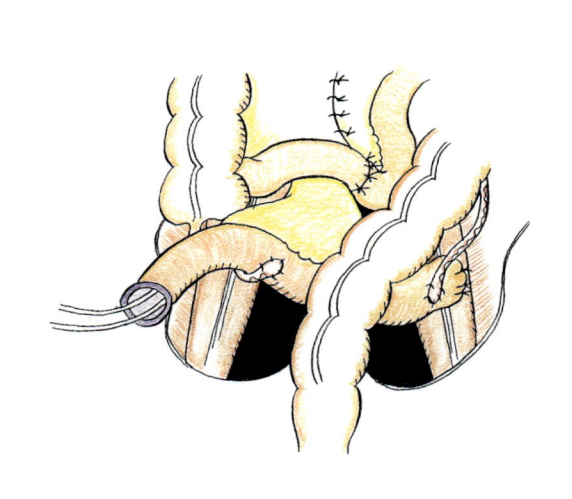

19 左尿管が短いときは回腸を長めにとって，左側で吻合する．

3 ストマの作成

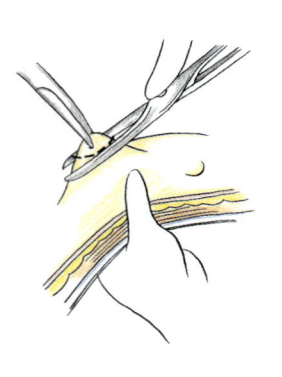

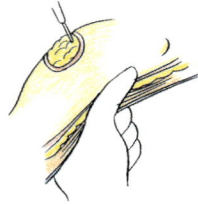

1 ストマ作成予定部を鉗子で挟んで持ち上げ，ハサミまたはメスで円形に皮膚を切除する。脂肪もある程度電気メスで切除する。

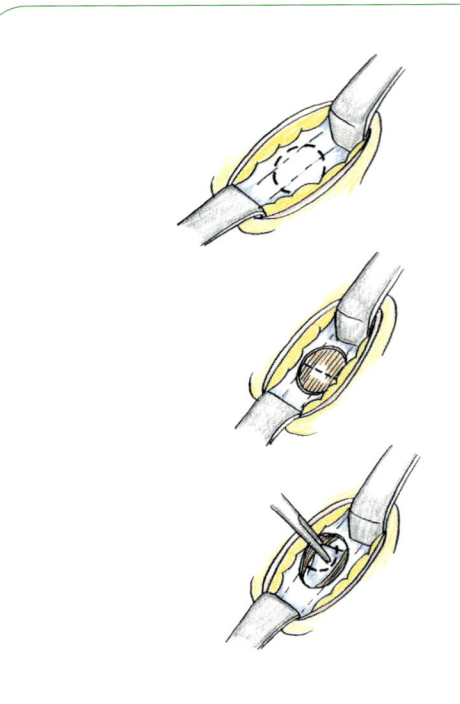

2 助手に筋鉤で広げてもらい，前鞘を露出し，円形に切除する。筋層も筋鉤で縦に広げるか，電気メスで横に切開する。後鞘と腹膜を持ち上げ，切開し孔を開ける（2指通るぐらい）。腹膜縁を鉗子で把持しておくとよい。

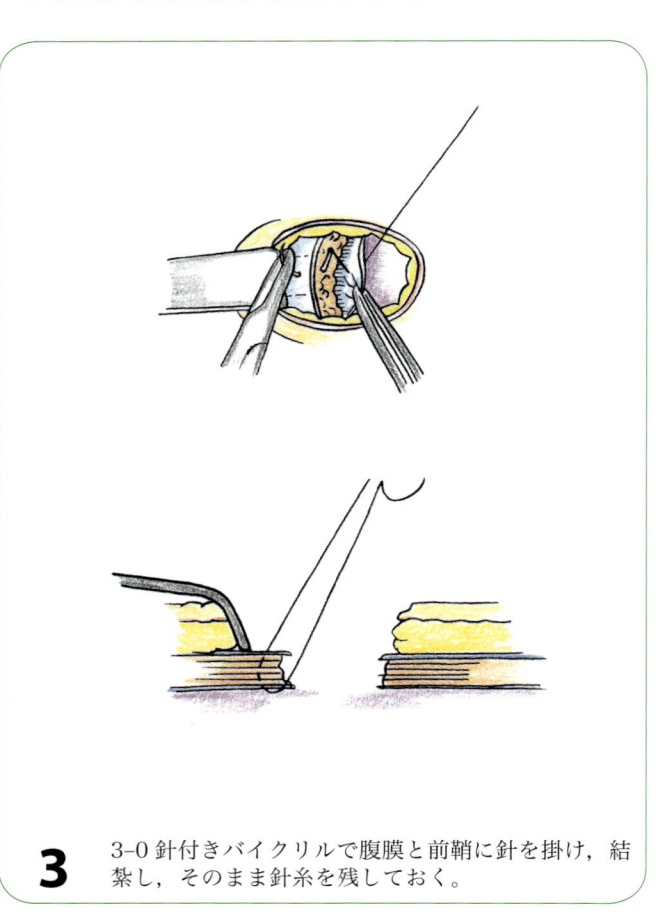

3 3-0針付きバイクリルで腹膜と前鞘に針を掛け，結紮し，そのまま針糸を残しておく。

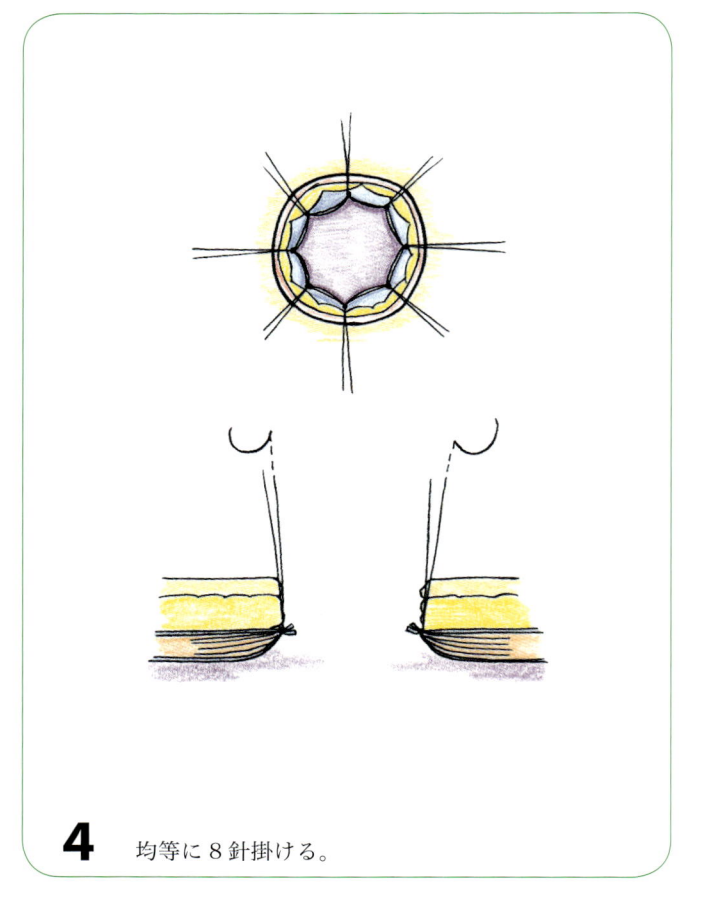

4 均等に8針掛ける。

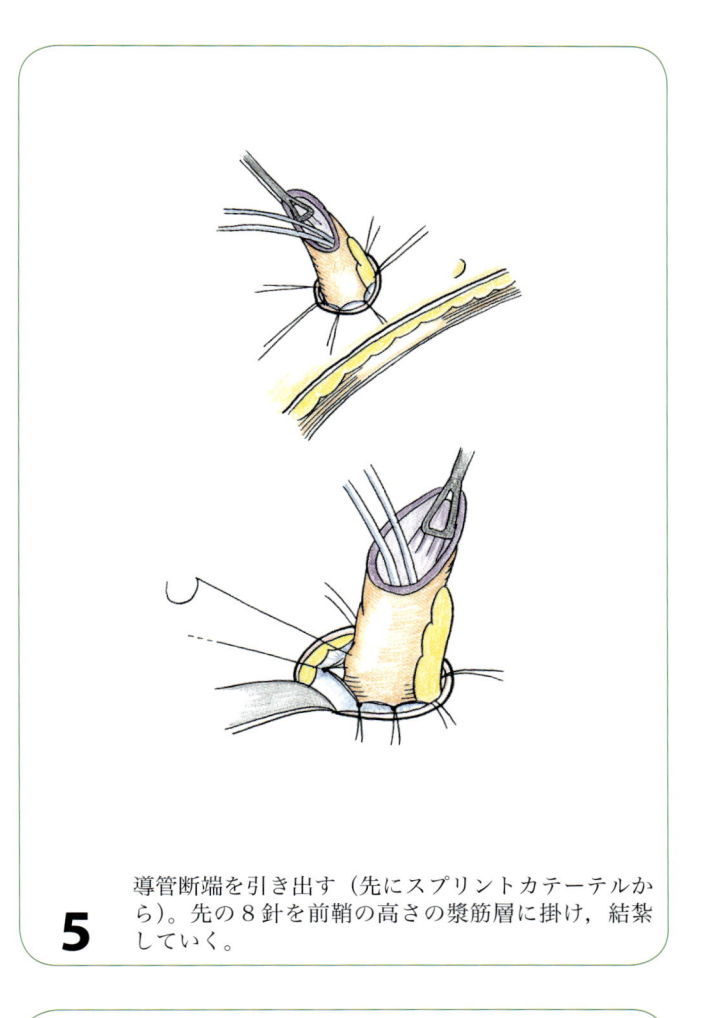

A 失禁型尿路変向術　305

5 導管断端を引き出す（先にスプリントカテーテルから）。先の8針を前鞘の高さの漿筋層に掛け，結紮していく。

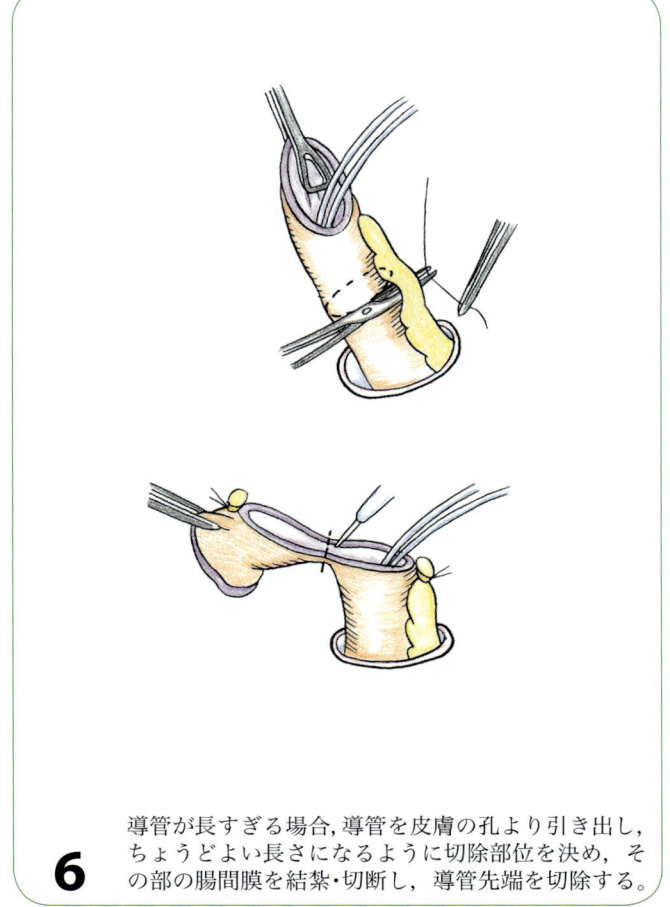

6 導管が長すぎる場合，導管を皮膚の孔より引き出し，ちょうどよい長さになるように切除部位を決め，その部の腸間膜を結紮・切断し，導管先端を切除する。

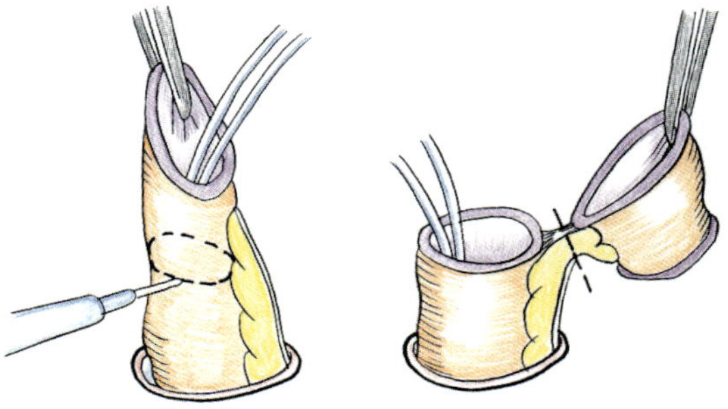

7 最近は導管部を先に電気メスで全周性に切開し，残った腸間膜をシーリングして，切断している。

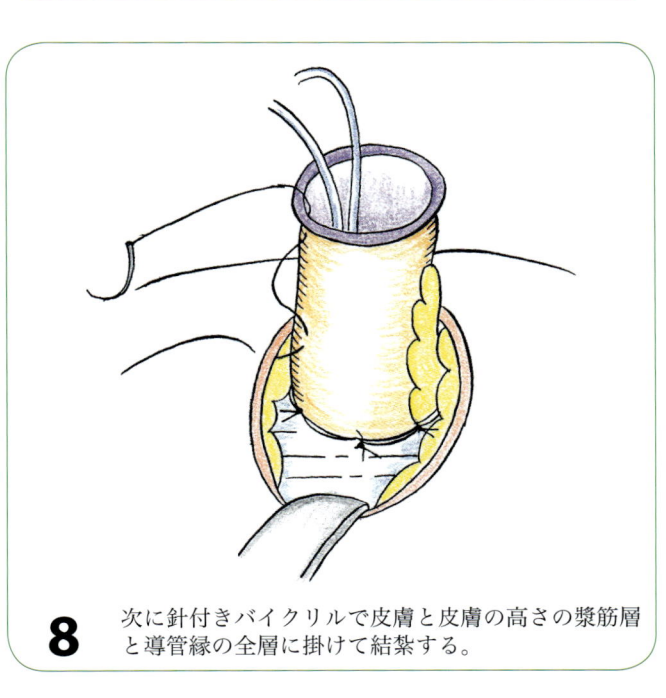

8 次に針付きバイクリルで皮膚と皮膚の高さの漿筋層と導管縁の全層に掛けて結紮する。

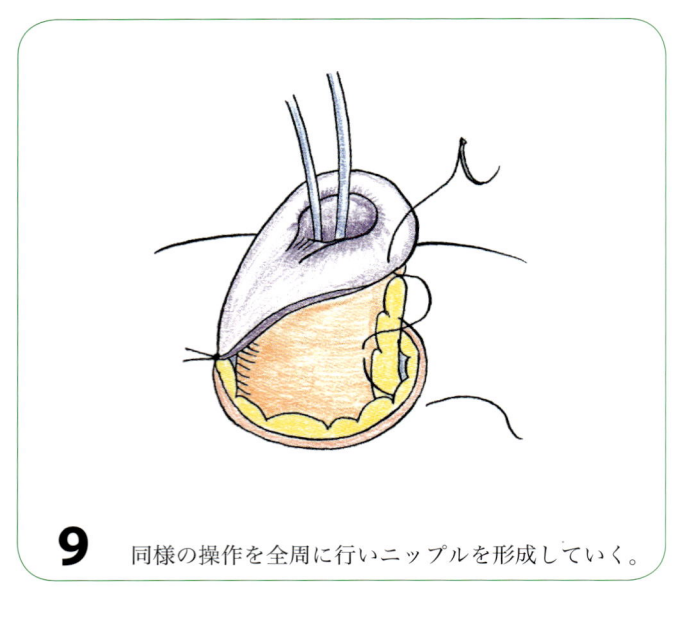

9 同様の操作を全周に行いニップルを形成していく。

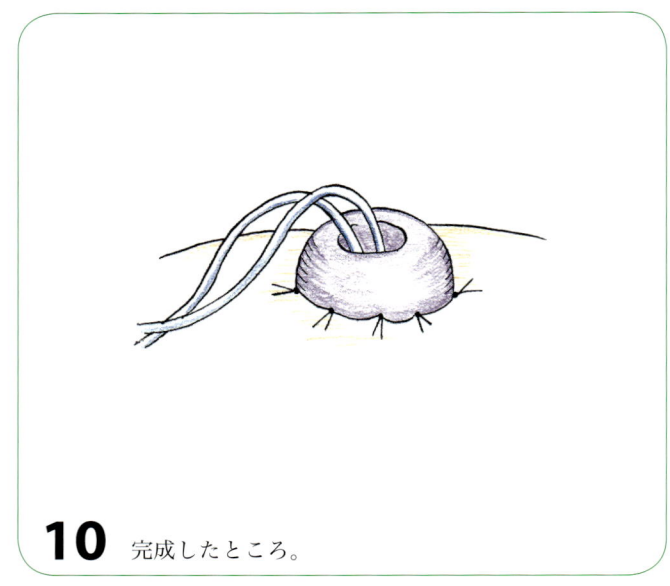

10 完成したところ。

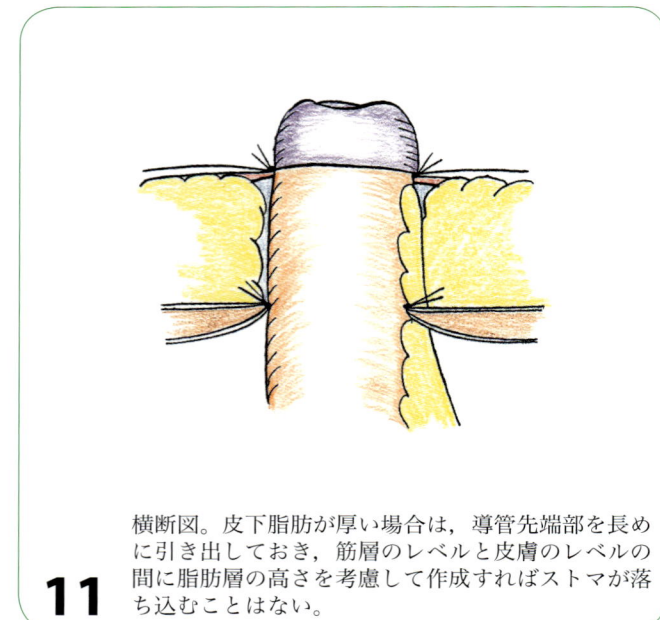

11 横断図。皮下脂肪が厚い場合は，導管先端部を長めに引き出しておき，筋層のレベルと皮膚のレベルの間に脂肪層の高さを考慮して作成すればストマが落ち込むことはない。

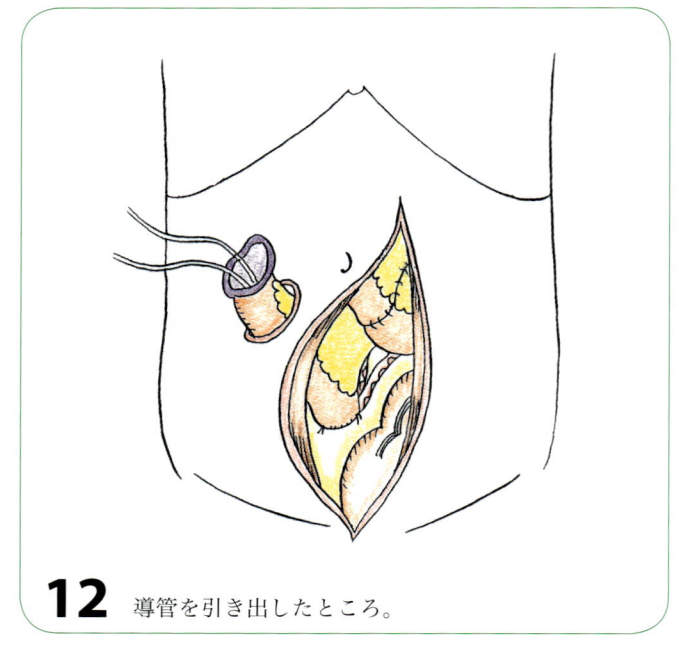

12 導管を引き出したところ。

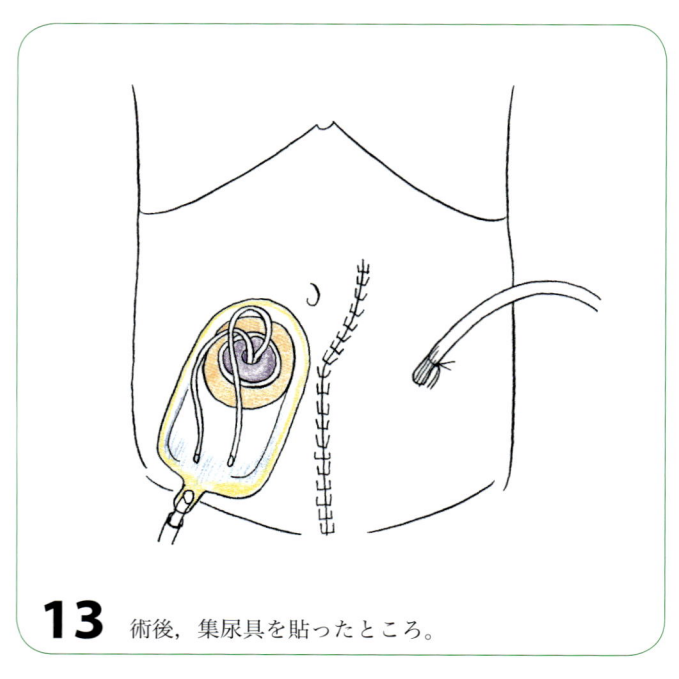

13 術後，集尿具を貼ったところ。

4 回腸導管補稿

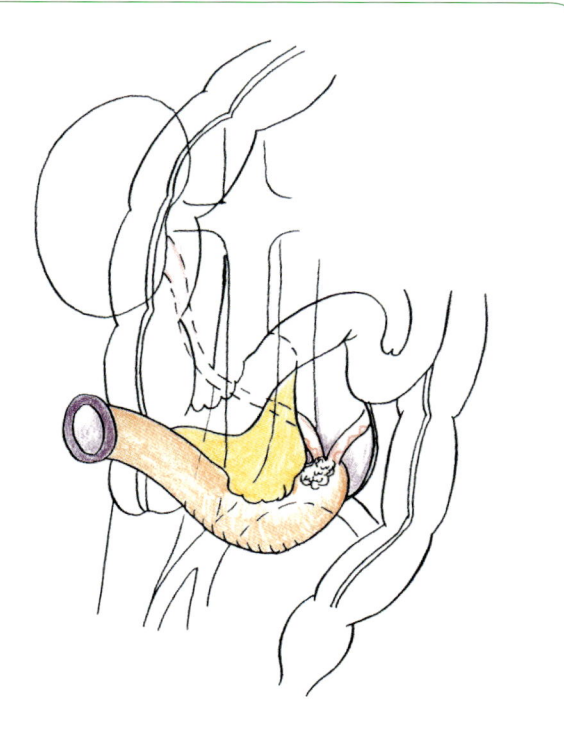

1 回腸導管施行後，右腎盂尿管に多発性の腫瘍と吻合部に腫瘍が発生した（膀胱全摘前に頻回なTURの既往があると，全摘後上部尿路腫瘍の再発のリスクが高くなる）。

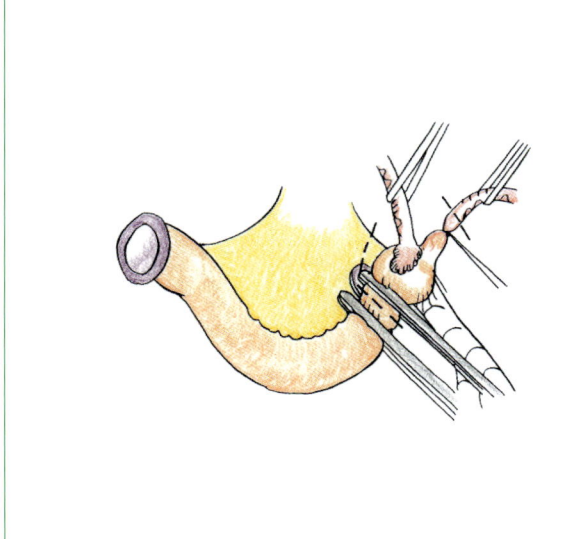

2 左尿管は遠位部で結紮・切断，導管の吻合部付近も腫瘍を含めて腸鉗子で挟んで切除する。

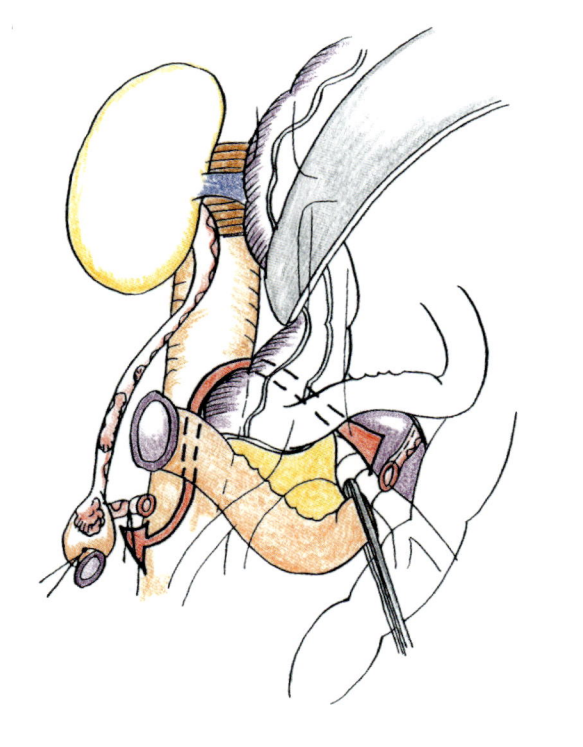

3 腫瘍を含んだ導管部を上行結腸外側を剥離して，その下方に通し右側に持ってきて，右腎尿管全摘術を施行する。

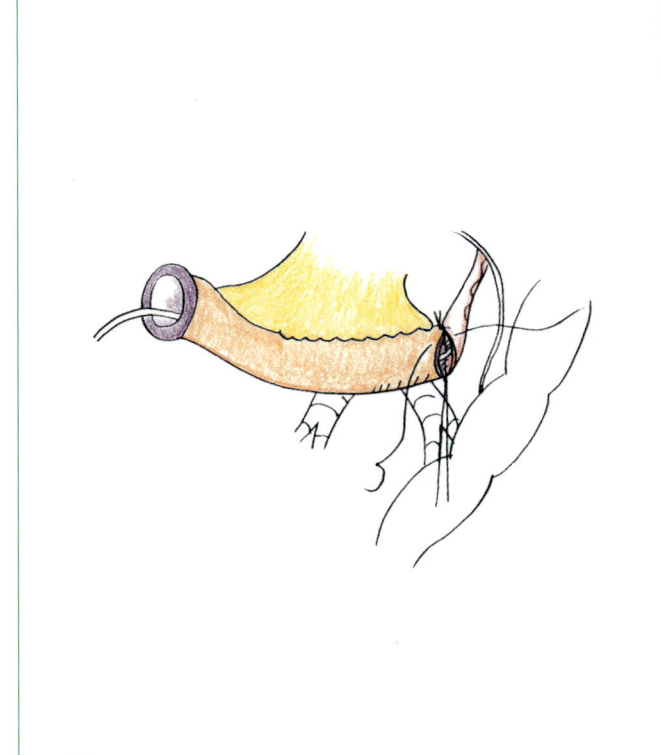

4 左尿管と回腸断端は再度Wallace法で吻合した。

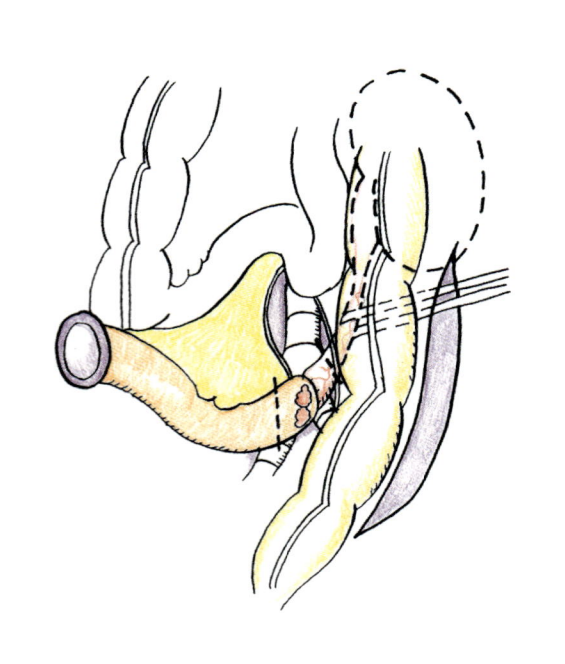

5 ところが1年も経たない内にまた吻合部に再発を認めた。また再発部導管と左尿管の断端陰性になるまで切除。

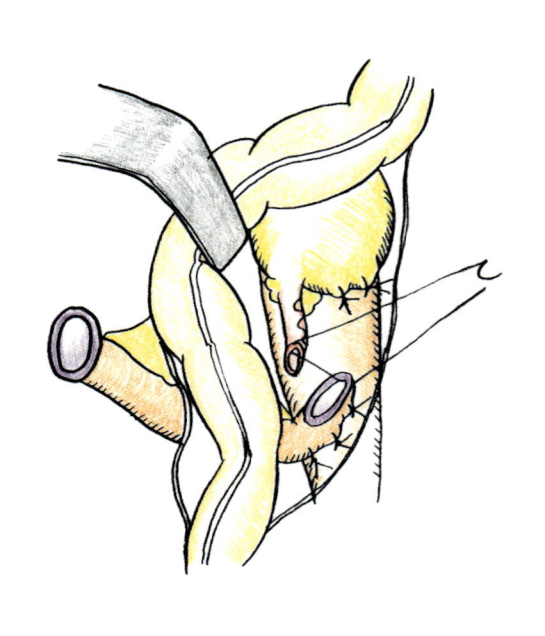

6 尿管がかなり短くなったので，回腸導管をS状結腸間膜に通して腰筋に固定，さらに腎も全体に剥離し，やや下方に引き下げた状態で固定。

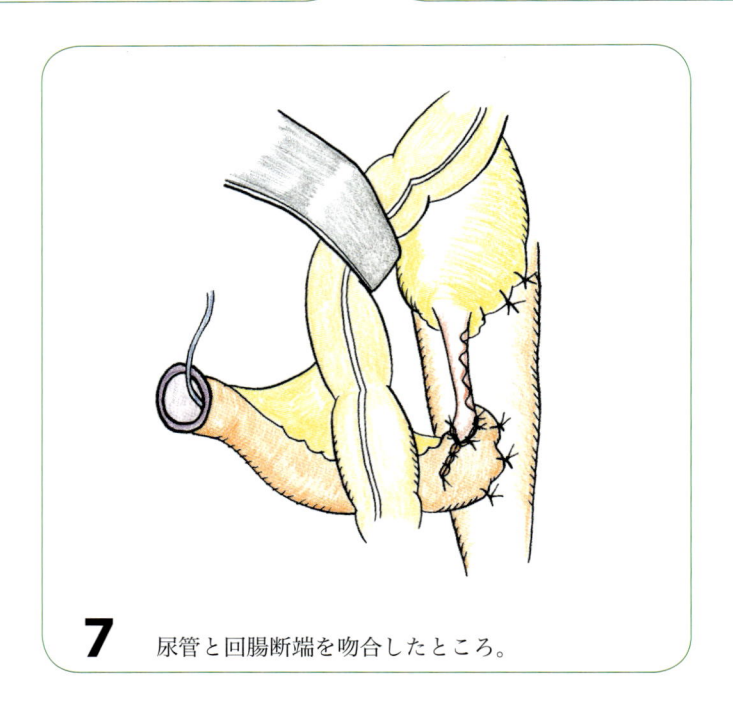

7 尿管と回腸断端を吻合したところ。

A 失禁型尿路変向術　309

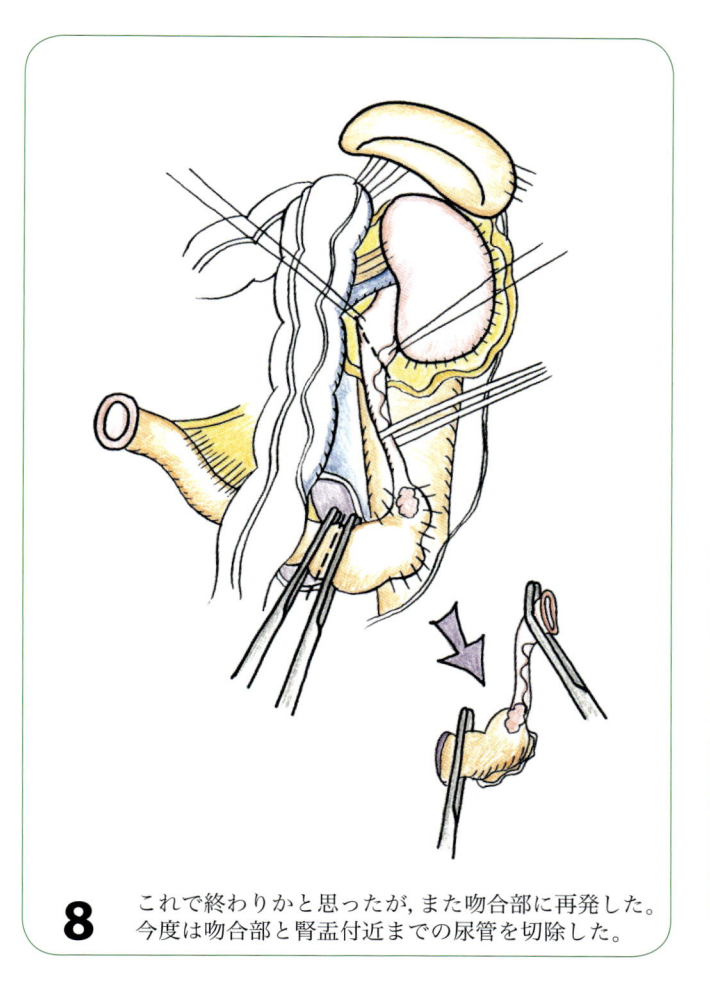

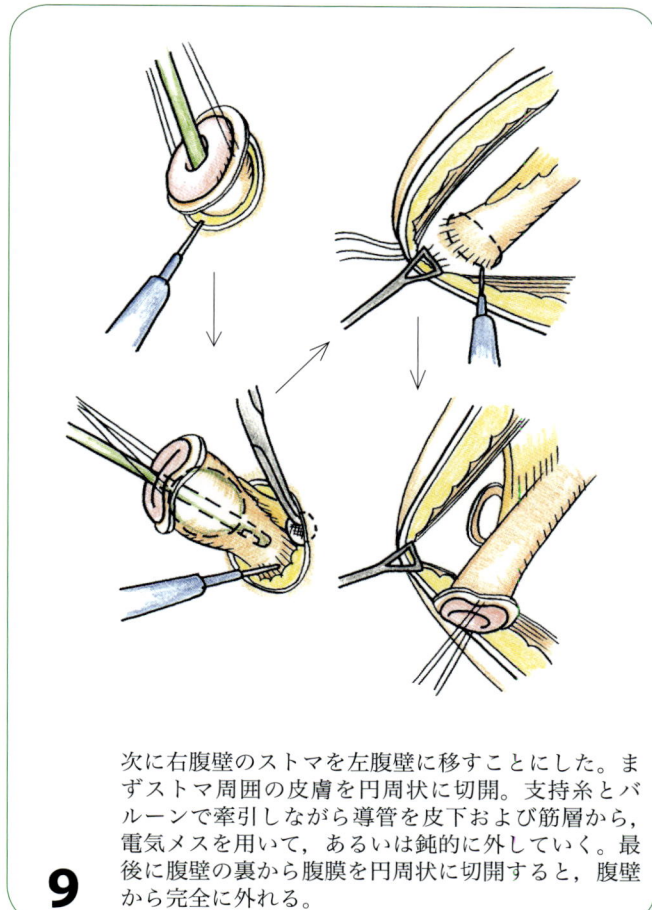

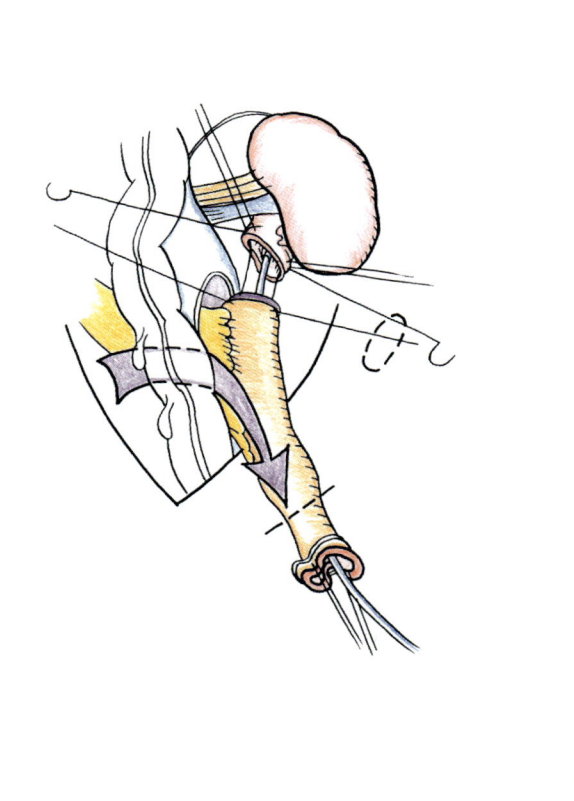

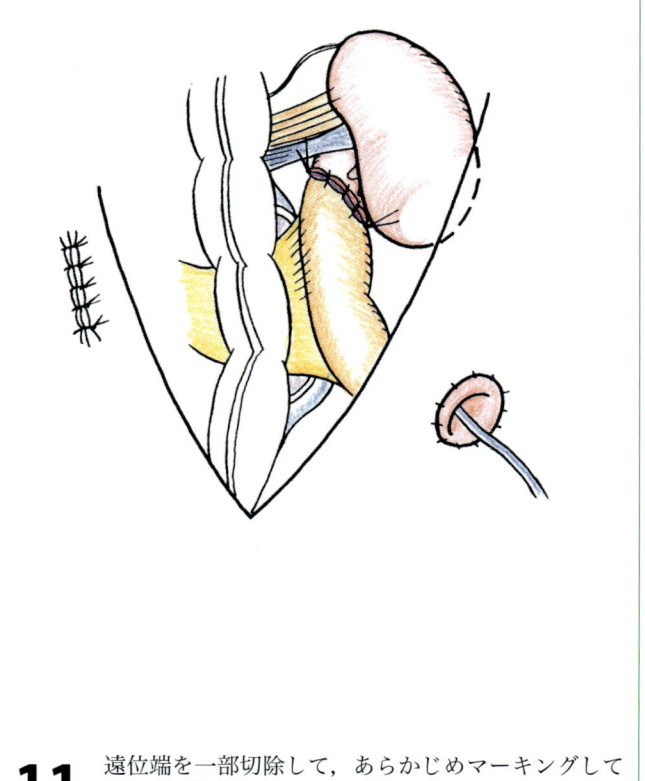

8 これで終わりかと思ったが，また吻合部に再発した。今度は吻合部と腎盂付近までの尿管を切除した。

9 次に右腹壁のストマを左腹壁に移すことにした。まずストマ周囲の皮膚を円周状に切開。支持糸とバルーンで牽引しながら導管を皮下および筋層から，電気メスを用いて，あるいは鈍的に外していく。最後に腹壁の裏から腹膜を円周状に切開すると，腹壁から完全に外れる。

10 導管をS状結腸間膜の窓から完全に左側に移動させてしまう。この際，下腸間膜動脈の切断を要した。導管の近位端を腎盂切開縁に端々吻合した。

11 遠位端を一部切除して，あらかじめマーキングしてあった左腹壁にストマを形成した。

5 横行結腸導管法

骨盤内に放射線照射してある場合は，照射野からはずれている横行結腸を利用して導管を形成する。

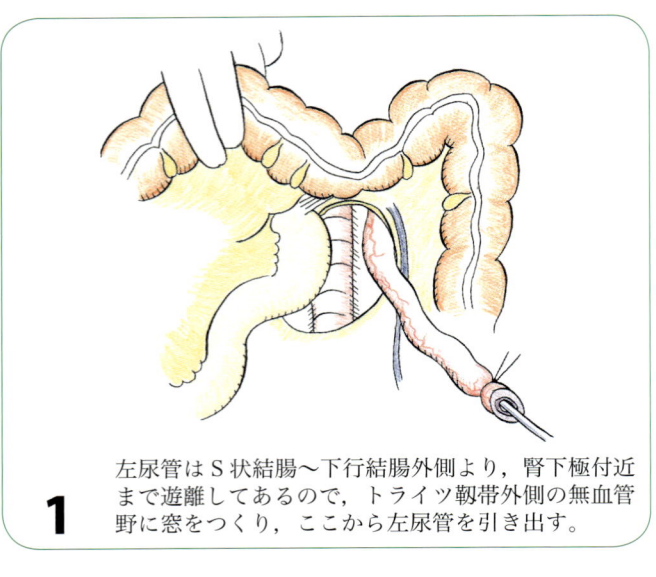

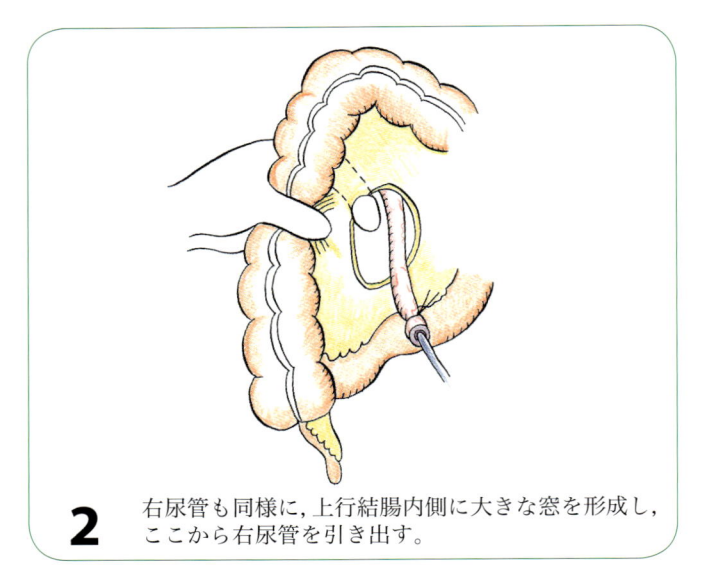

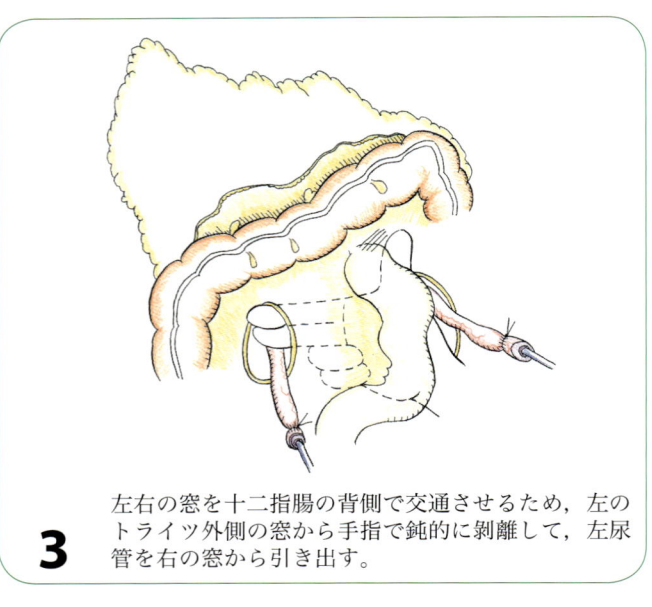

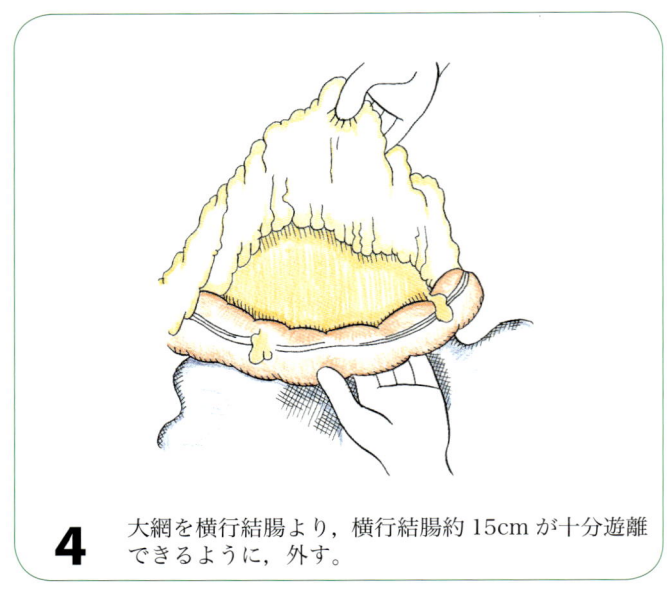

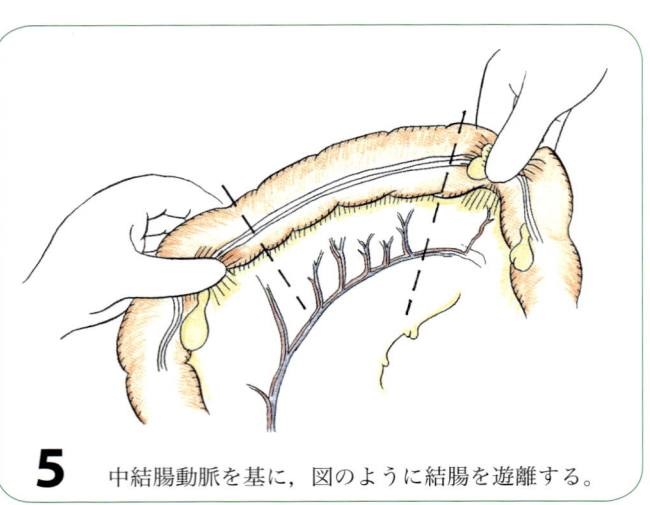

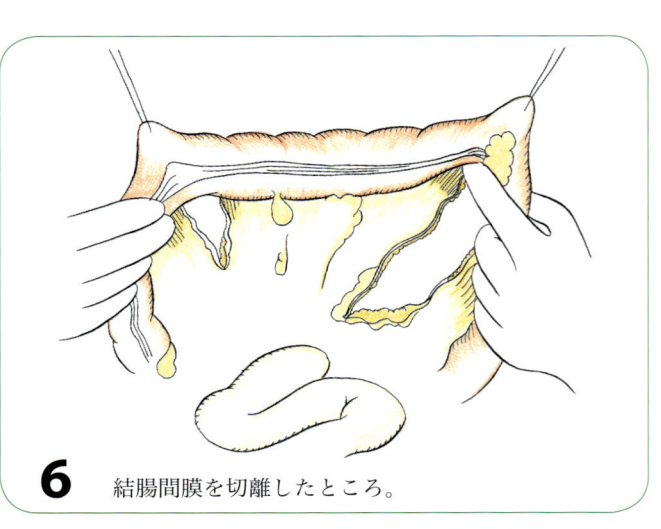

1 左尿管はS状結腸〜下行結腸外側より，腎下極付近まで遊離してあるので，トライツ靱帯外側の無血管野に窓をつくり，ここから左尿管を引き出す。

2 右尿管も同様に，上行結腸内側に大きな窓を形成し，ここから右尿管を引き出す。

3 左右の窓を十二指腸の背側で交通させるため，左のトライツ外側の窓から手指で鈍的に剝離して，左尿管を右の窓から引き出す。

4 大網を横行結腸より，横行結腸約15cmが十分遊離できるように，外す。

5 中結腸動脈を基に，図のように結腸を遊離する。

6 結腸間膜を切離したところ。

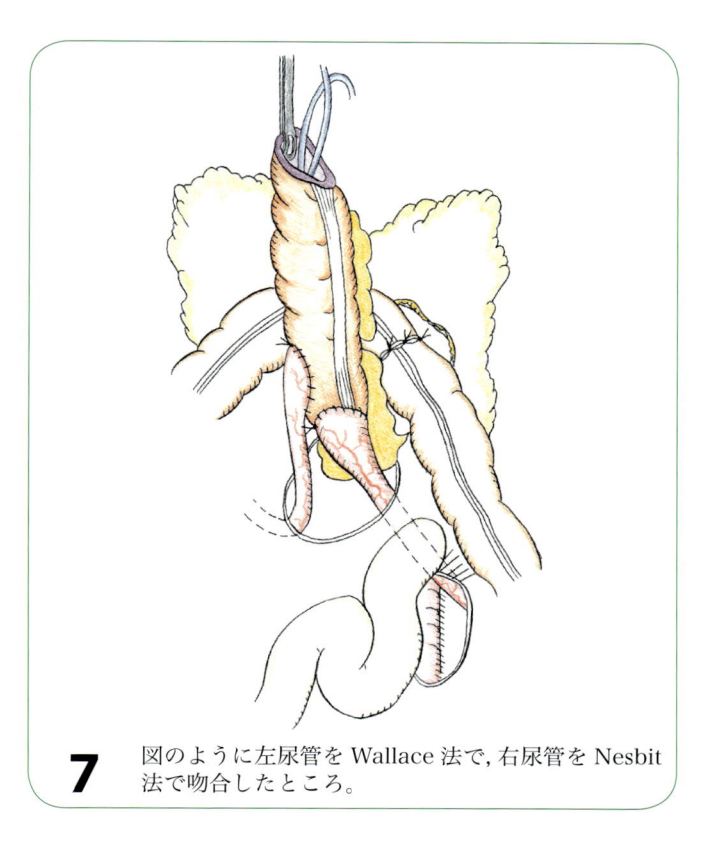

7 図のように左尿管を Wallace 法で，右尿管を Nesbit 法で吻合したところ。

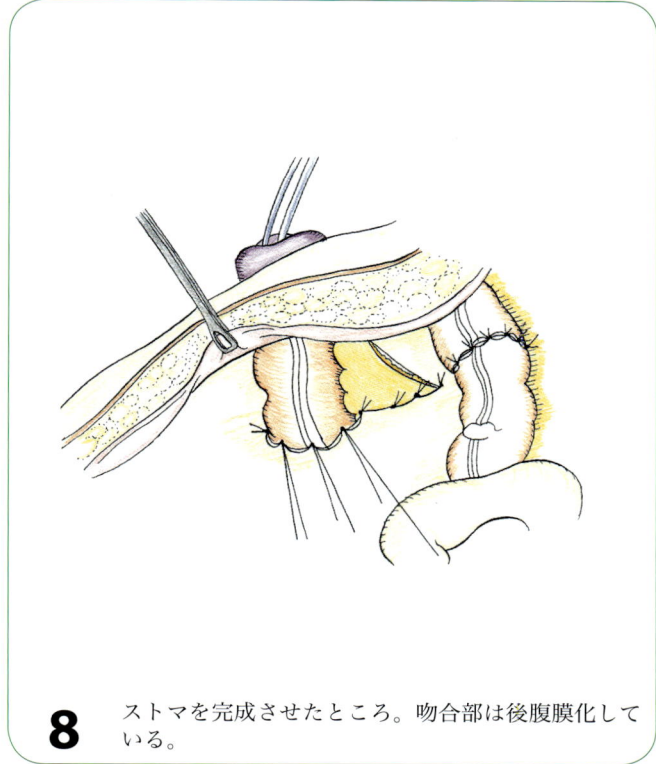

8 ストマを完成させたところ。吻合部は後腹膜化している。

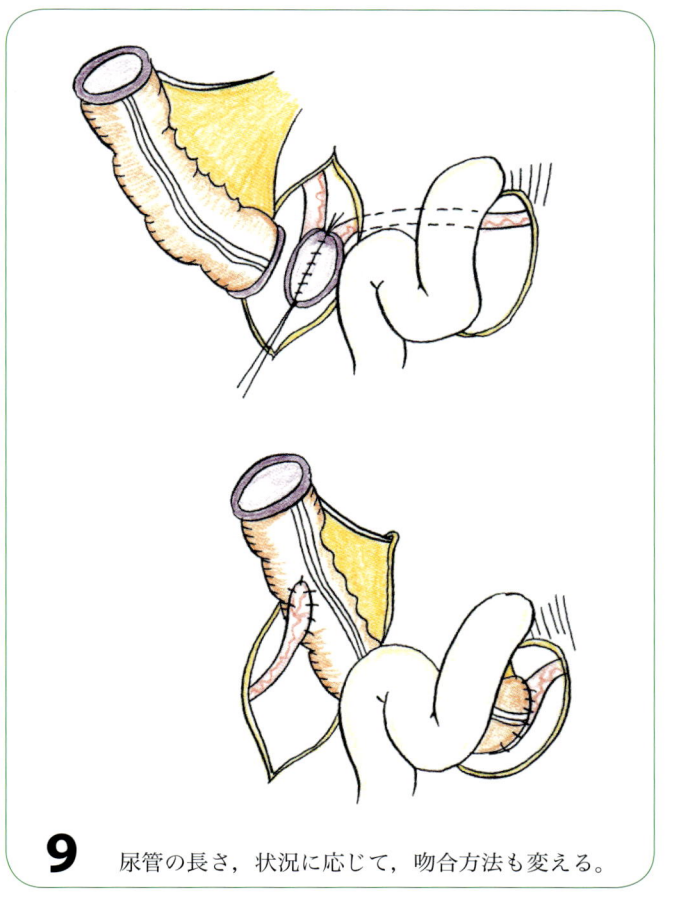

9 尿管の長さ，状況に応じて，吻合方法も変える。

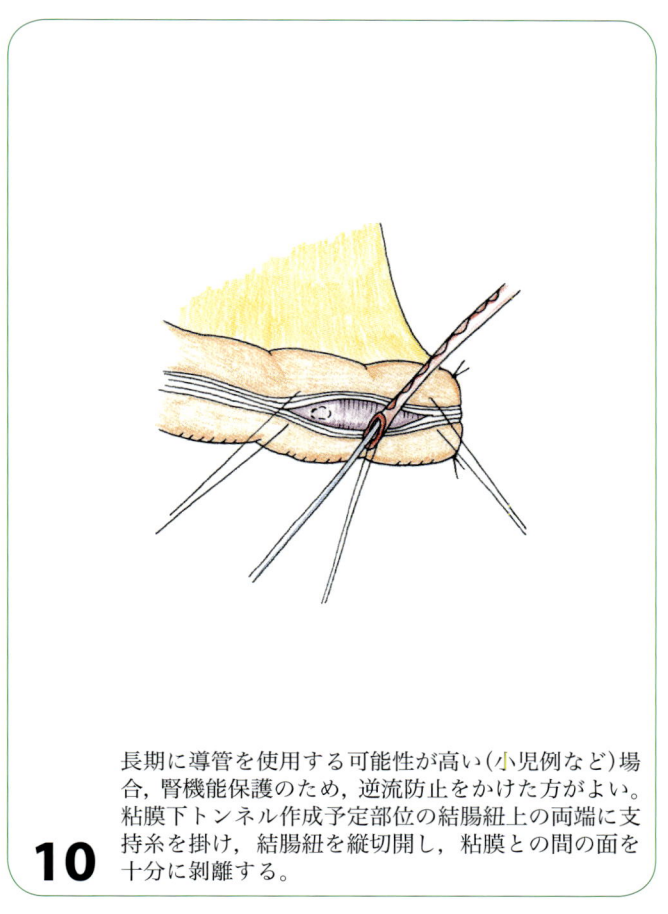

10 長期に導管を使用する可能性が高い（小児例など）場合，腎機能保護のため，逆流防止をかけた方がよい。粘膜下トンネル作成予定部位の結腸紐上の両端に支持糸を掛け，結腸紐を縦切開し，粘膜との間の面を十分に剝離する。

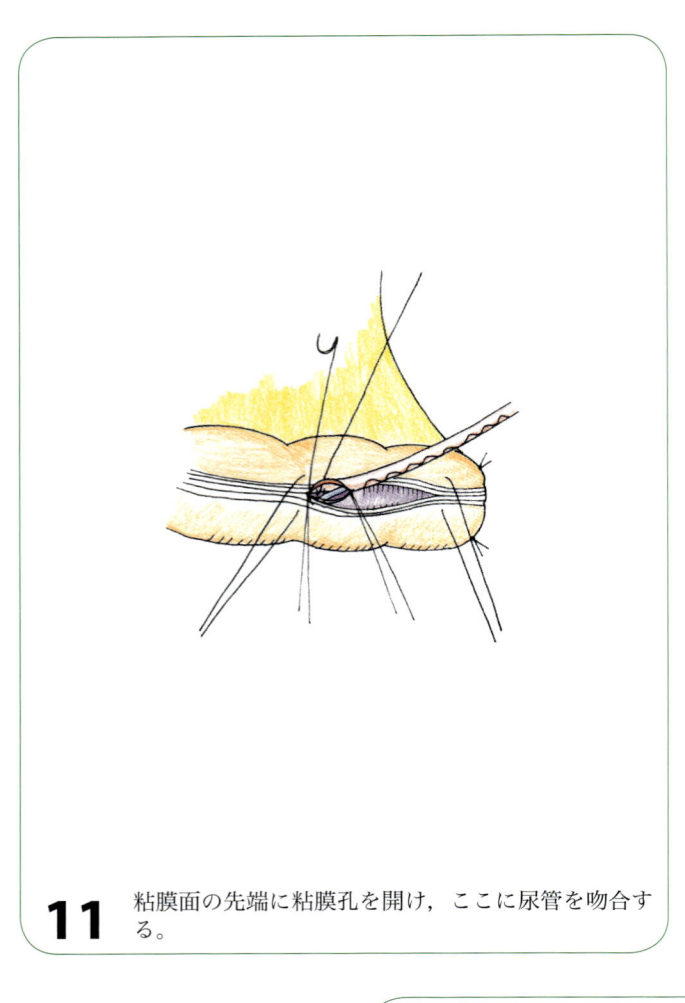

11 粘膜面の先端に粘膜孔を開け,ここに尿管を吻合する。

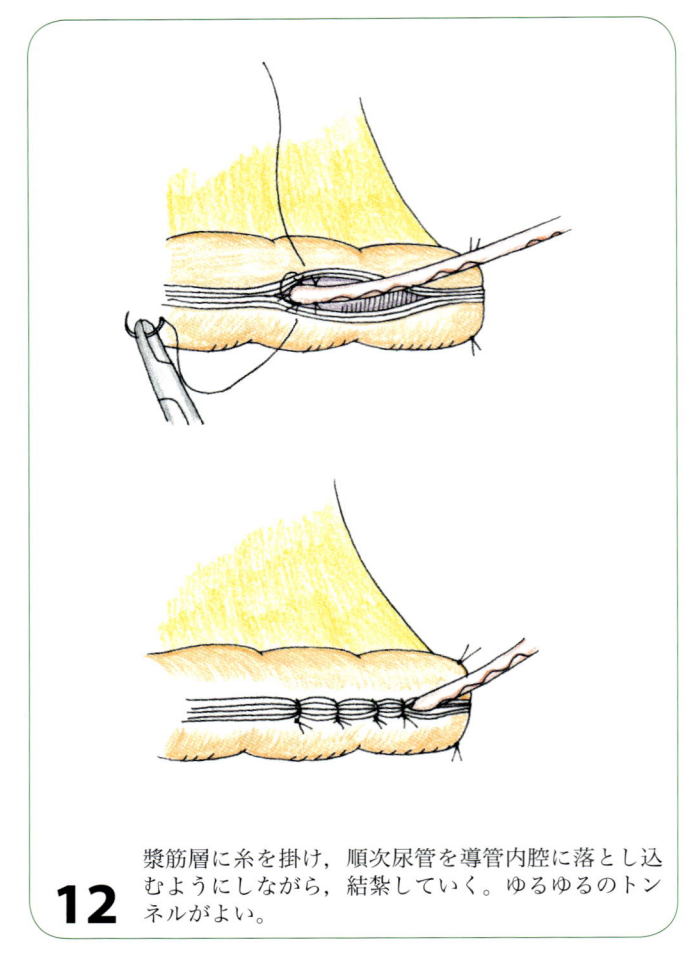

12 漿筋層に糸を掛け,順次尿管を導管内腔に落とし込むようにしながら,結紮していく。ゆるゆるのトンネルがよい。

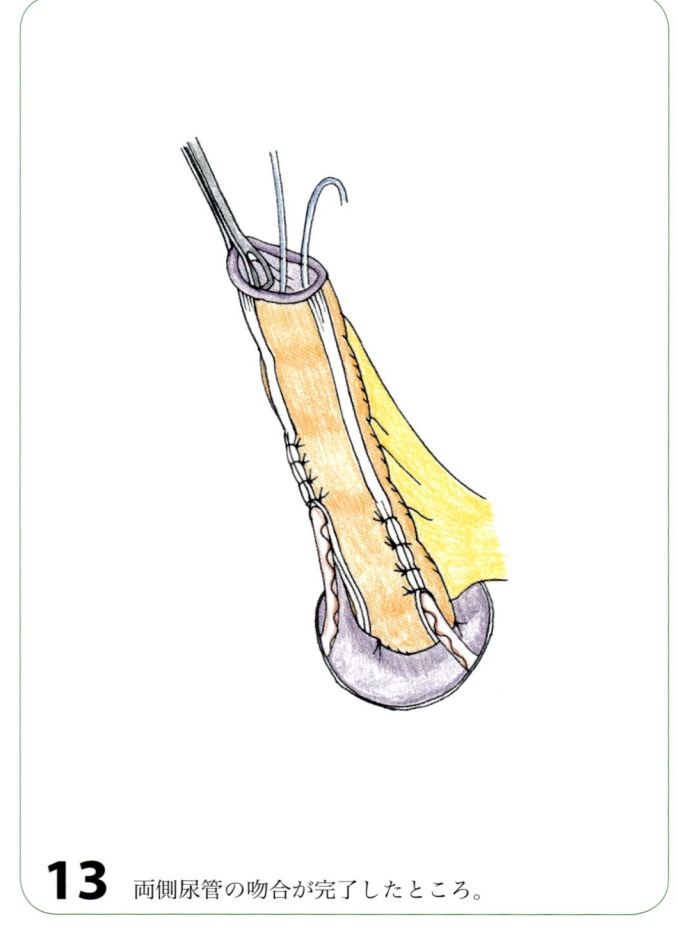

13 両側尿管の吻合が完了したところ。

A 失禁型尿路変向術 313

6 S状結腸導管法

骨盤内臓全摘を施行し，人工肛門と尿路変向を同時に造設する場合，S状結腸の末端を尿路の導管用に切離してもらい人工肛門をその口側で作成してもらうと，新たに回腸を遊離する必要もなく，腸管の吻合部もなくなる。

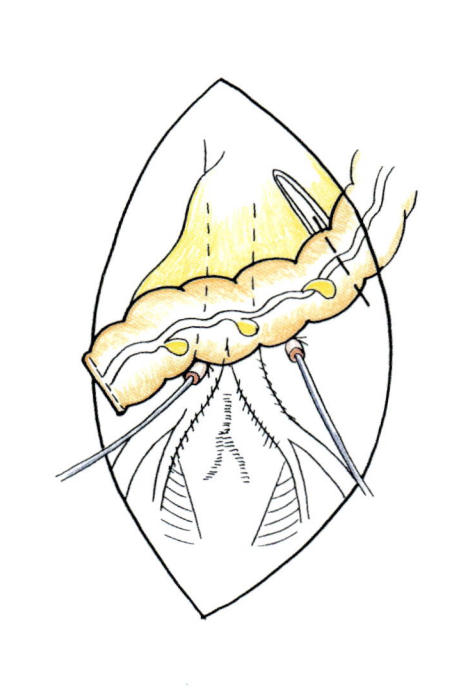

1 骨盤内臓器全摘後，S状結腸の末端を15cmほど余分に取ってもらえるように消化器外科の先生に頼んでおく。

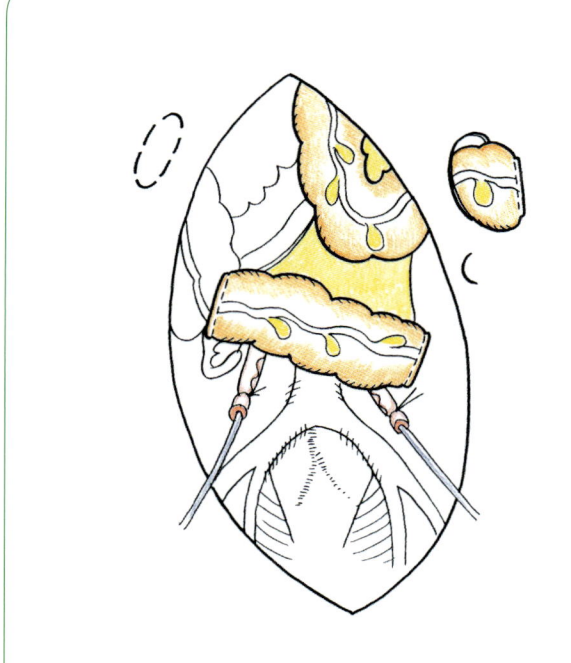

2 人工肛門にも支障のないように，下行結腸外側も切り上げてもらう。両側尿管は短くなっていることが多いので，腎付近まで剝離する。

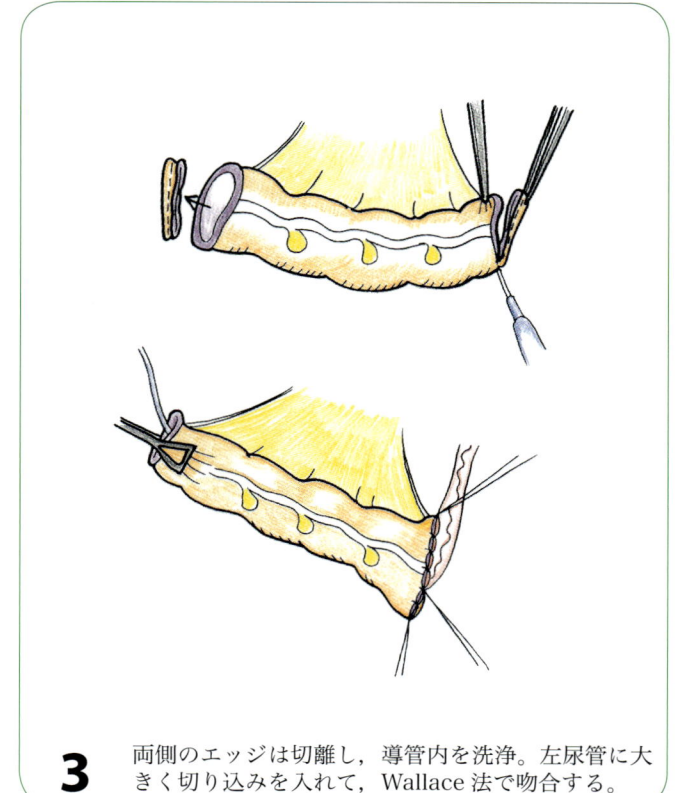

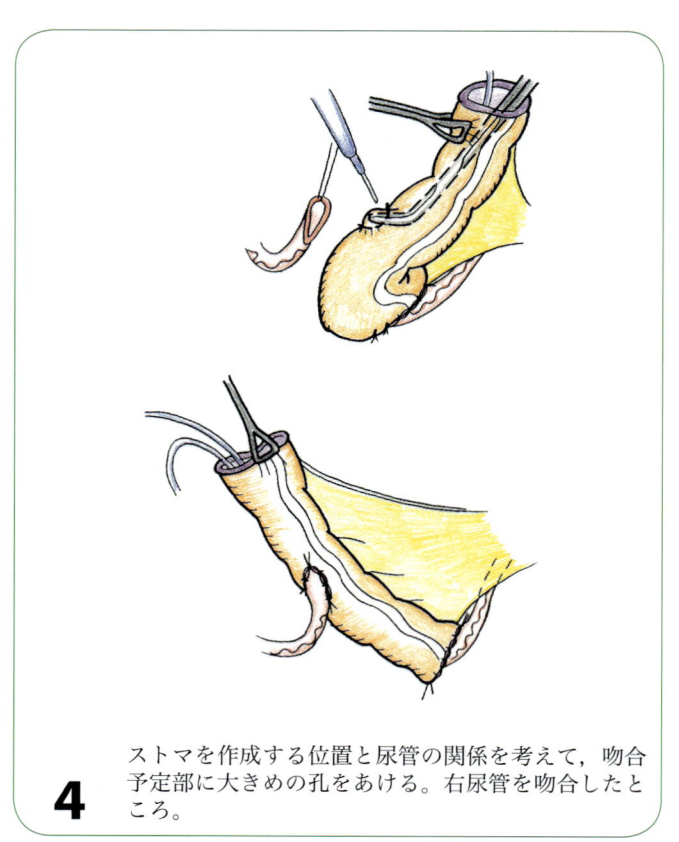

3 両側のエッジは切離し，導管内を洗浄。左尿管に大きく切り込みを入れて，Wallace法で吻合する。

4 ストマを作成する位置と尿管の関係を考えて，吻合予定部に大きめの孔をあける。右尿管を吻合したところ。

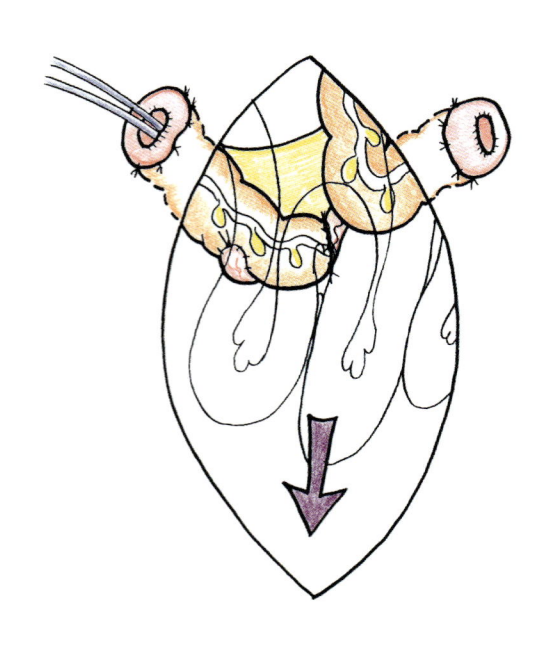

5　ダブルストマの完成である。小腸は回盲部から順番に確認しながら，導管の前面を通し，骨盤内に落とし込む。

7 回腸－回腸端々吻合

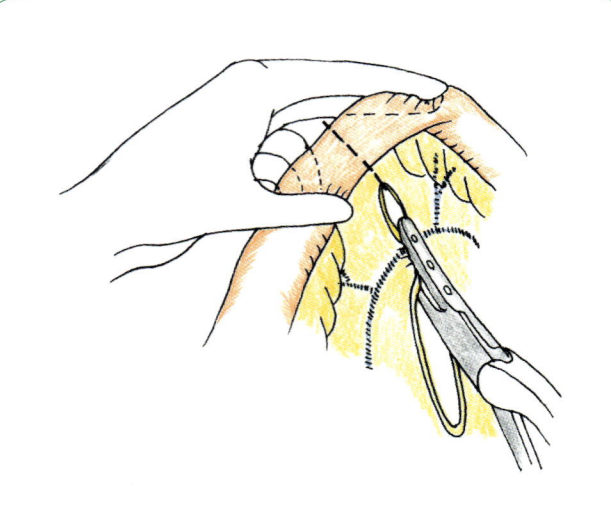

1　尿路再建術は腸管を遊離すること多く，回腸－回腸吻合法にはさまざまな方法があるが(成書参照)，最近覚えた，回腸－回腸吻合法を紹介する。切離予定部位に腸間膜を切り込むが，無影燈の光を横から当て，無血管野は電気メスで切開し窓を形成する。血管が横切るところは，図のように，シーリングして切断する。

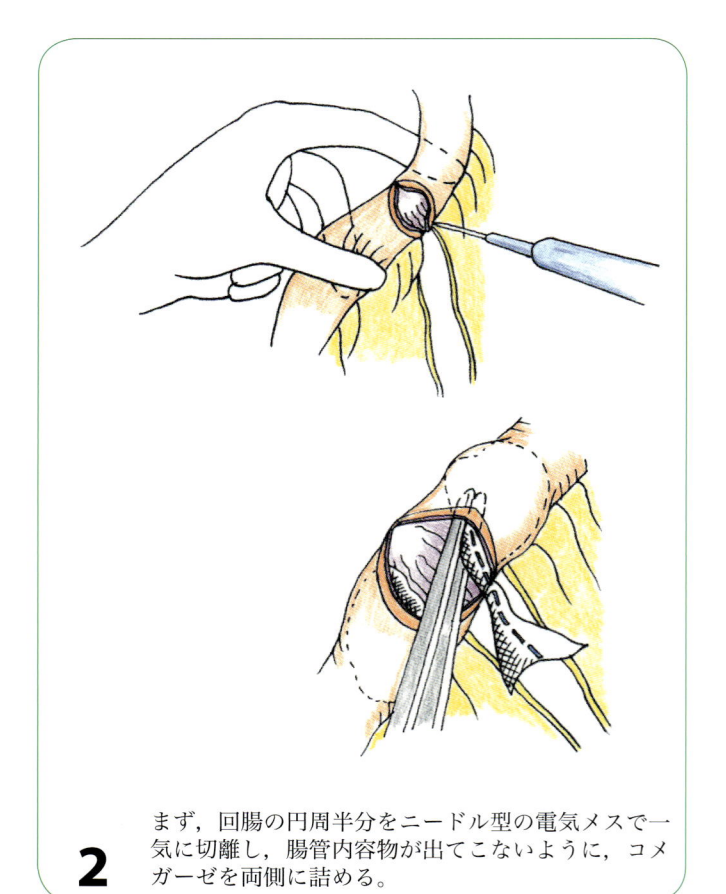

2　まず，回腸の円周半分をニードル型の電気メスで一気に切離し，腸管内容物が出てこないように，コメガーゼを両側に詰める。

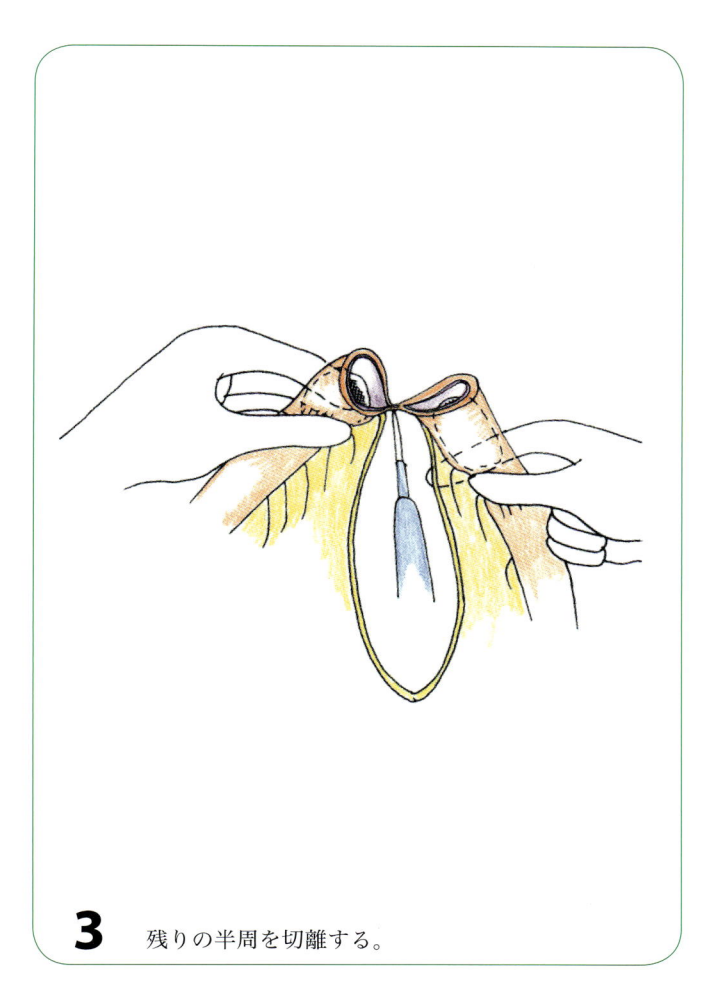

A 失禁型尿路変向術

3 残りの半周を切離する。

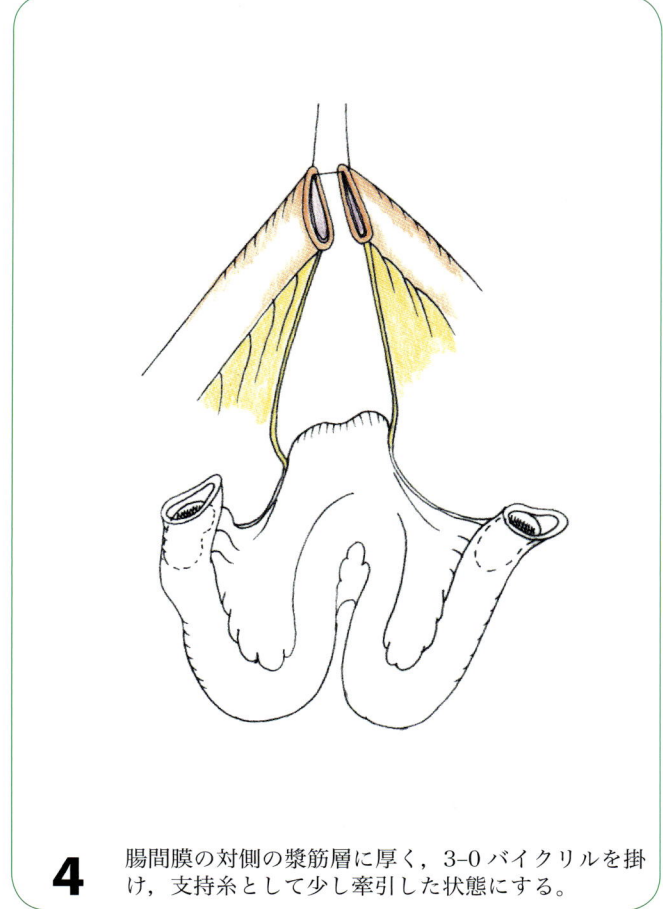

4 腸間膜の対側の漿筋層に厚く，3-0 バイクリルを掛け，支持糸として少し牽引した状態にする。

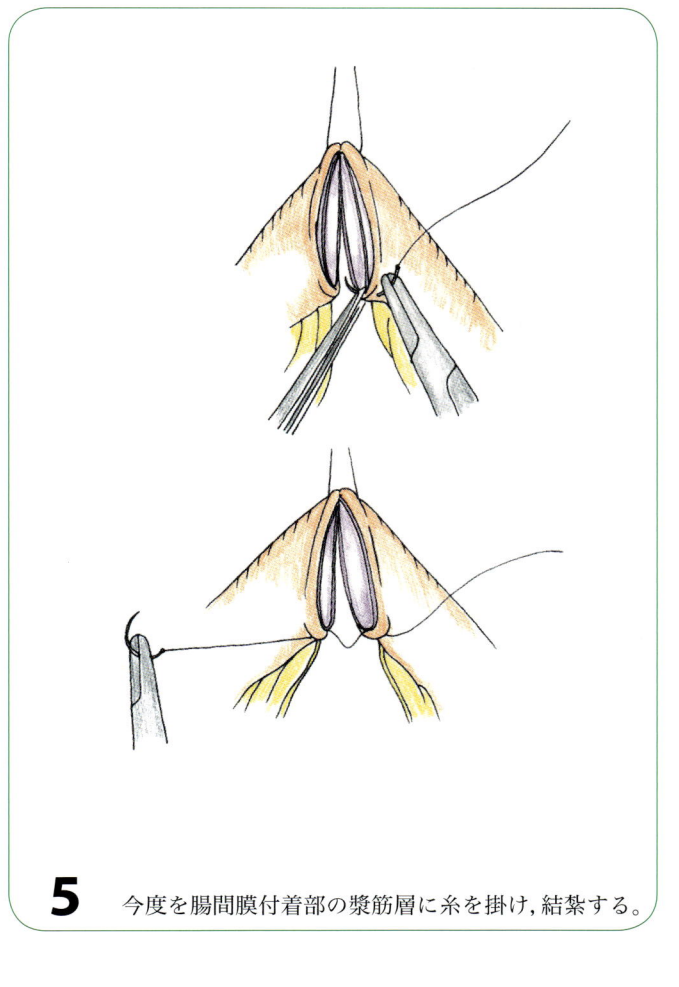

5 今度を腸間膜付着部の漿筋層に糸を掛け，結紮する。

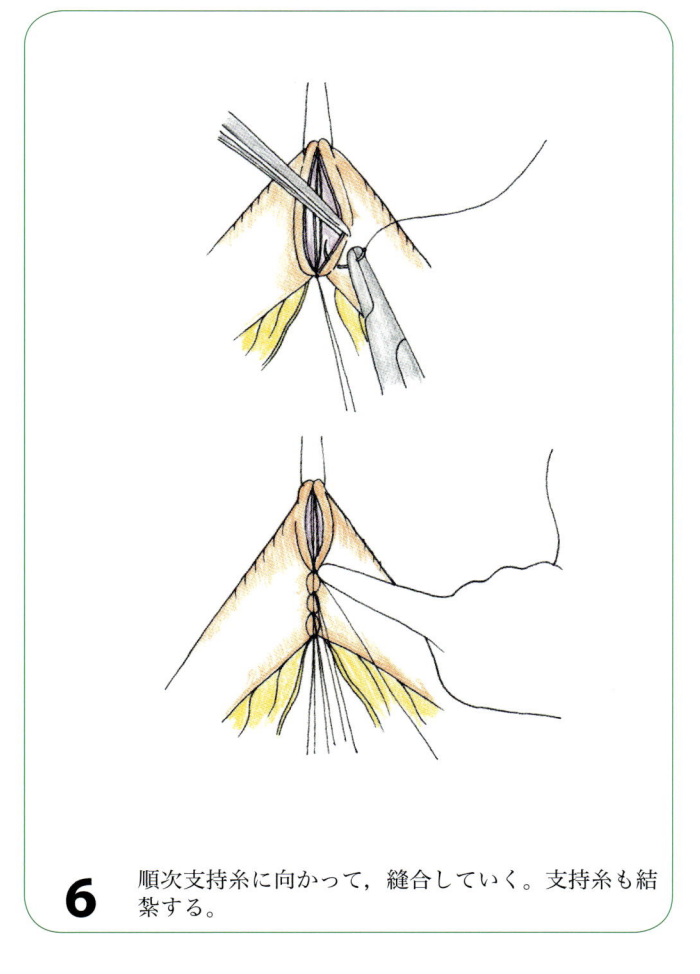

6 順次支持糸に向かって，縫合していく。支持糸も結紮する。

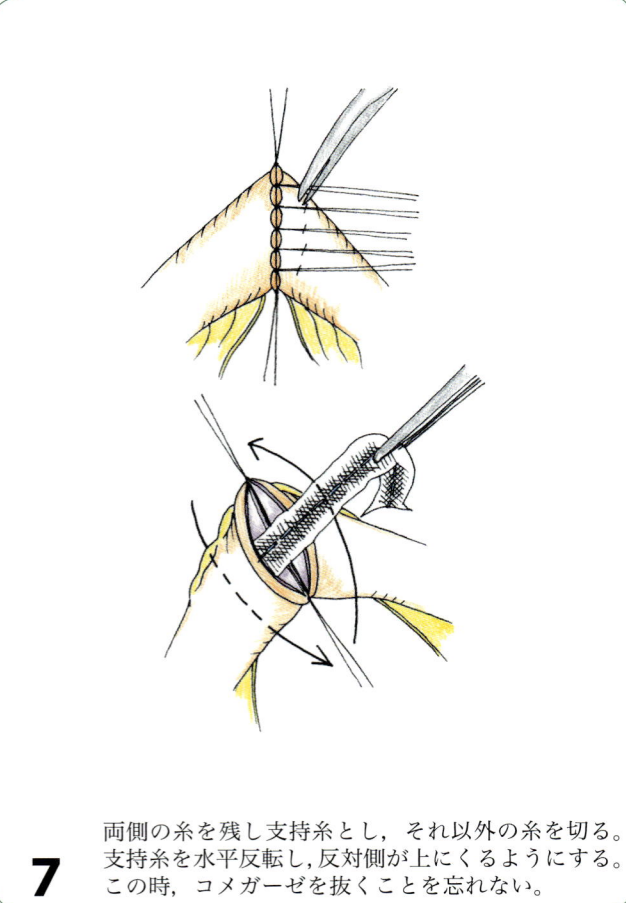

7 両側の糸を残し支持糸とし，それ以外の糸を切る。支持糸を水平反転し，反対側が上にくるようにする。この時，コメガーゼを抜くことを忘れない。

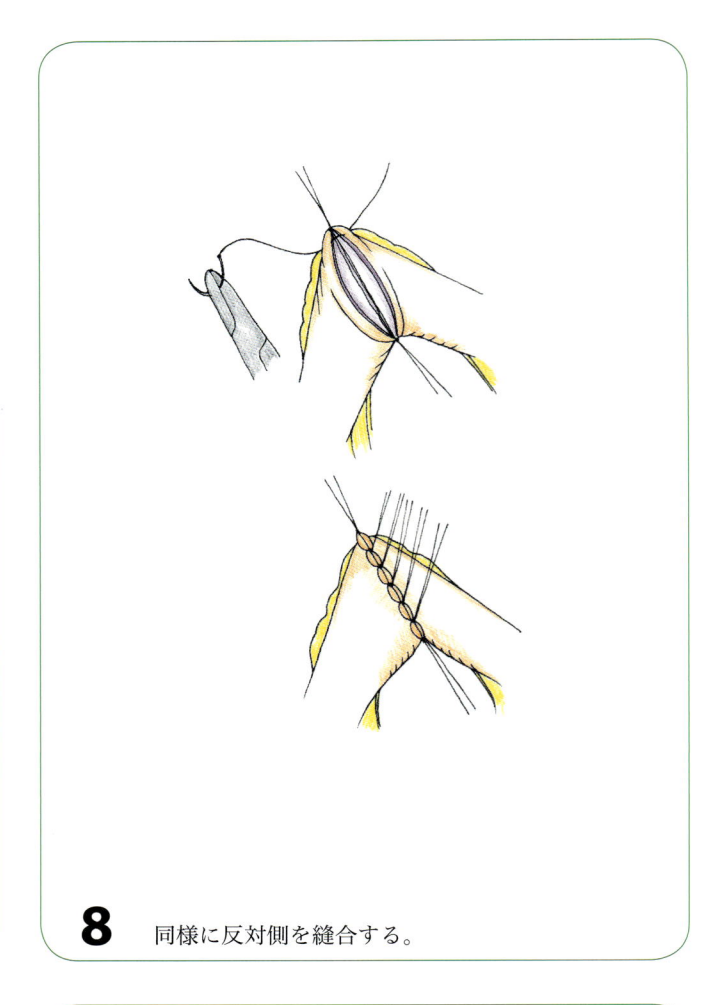

8 同様に反対側を縫合する。

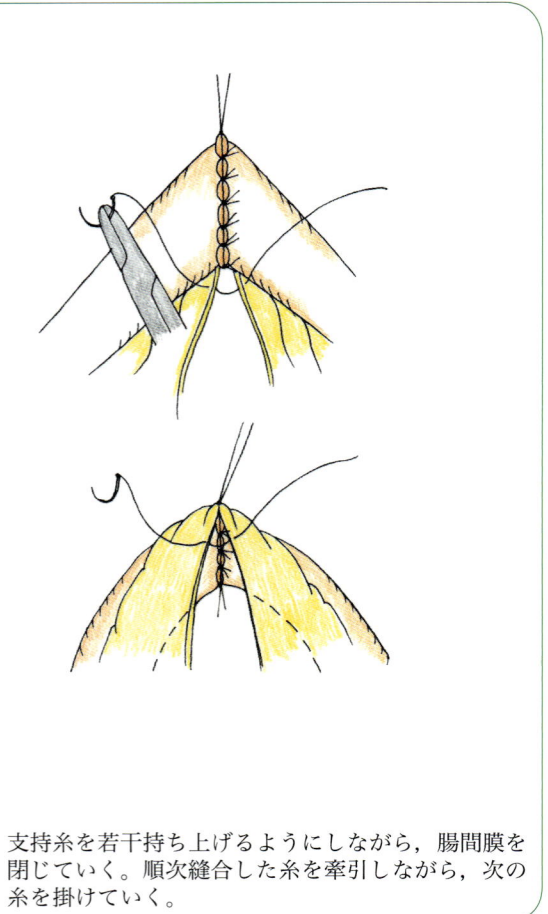

9 支持糸を若干持ち上げるようにしながら，腸間膜を閉じていく。順次縫合した糸を牽引しながら，次の糸を掛けていく。

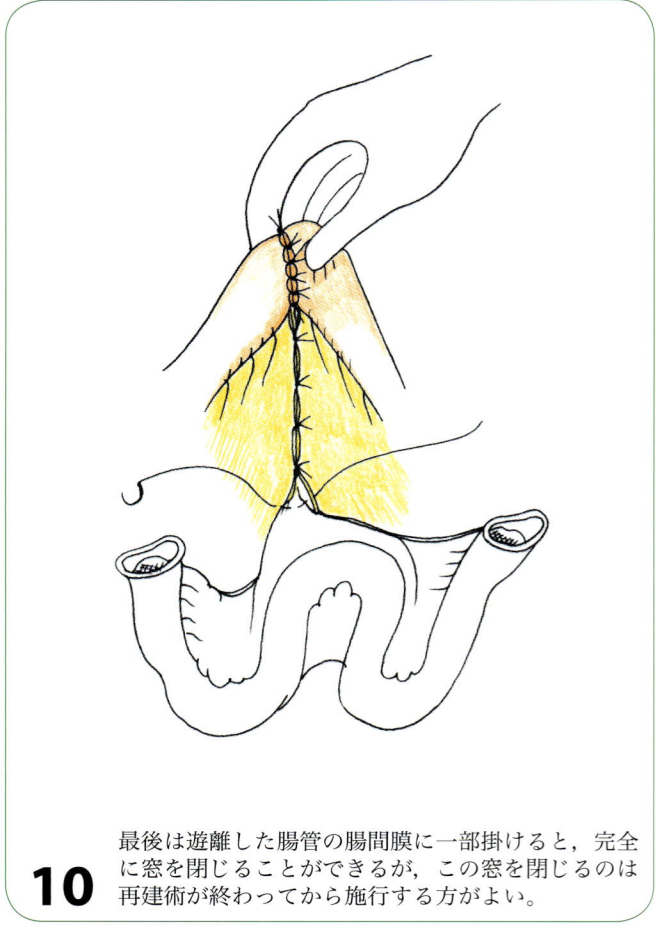

10 最後は遊離した腸管の腸間膜に一部掛けると，完全に窓を閉じることができるが，この窓を閉じるのは再建術が終わってから施行する方がよい。

B 新膀胱の作成

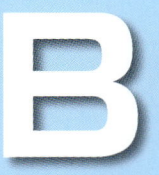

8 Serous-lined tunnel principle

ここで簡単に serous-lined tunnel 法の原理について説明しておく。この方法は回腸にも結腸にも適応できるが,特に粘膜下トンネルの作成が困難な回腸に,逆流防止術や禁制弁を作成するときに有用である。

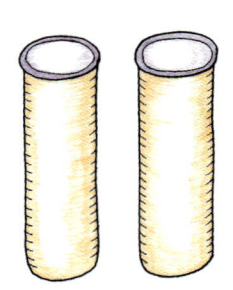

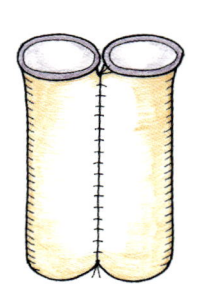

1 回腸でパウチを作成する際は必ず,腸管をU字やW字,あるいはN字型に並べてから脱管腔化するが,このときいくつかの脚の漿膜面が接することになる。このお互いに接する脚を脱管腔化する前に吸収糸で連続縫合しておく。

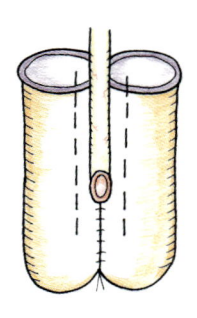

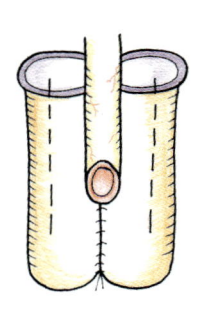

2 これで脱管腔化すると,縫合線の両側にフラップによる樋ができるのでここに尿管や禁制弁となる管状物を置く。脱管腔化する際,管状物の径が細くても太くてもフラップの大きさを変えることによって対応することができる。

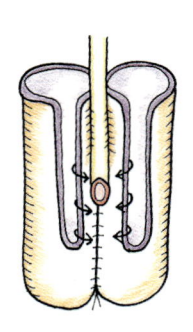

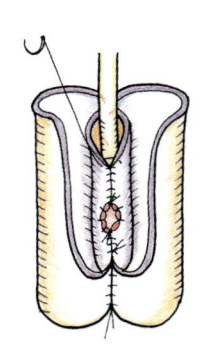

3 尿管を樋のところに置き,尿管を両側の回腸フラップで覆うことによって,漿膜面に裏打ちされたトンネル内に埋没することができる。尿管断端は回腸と粘膜-粘膜吻合ができ,尿管の遠位部も尿の曝露を免れる。

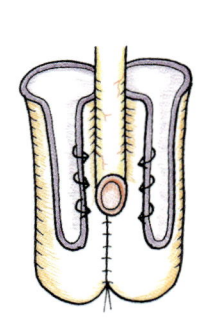

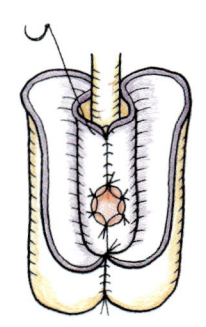

4 もちろん太い尿管にもフラップを大きめにとって対応できる。

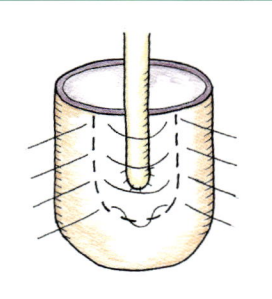

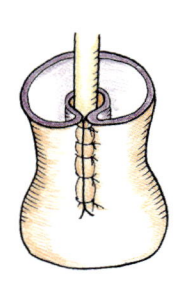

5 この原理はパウチを完成してからも管状物を吻合したあと，その管状物をトンネル内に埋没させるようにしても，同様の原理で禁制弁などの作成が可能である。

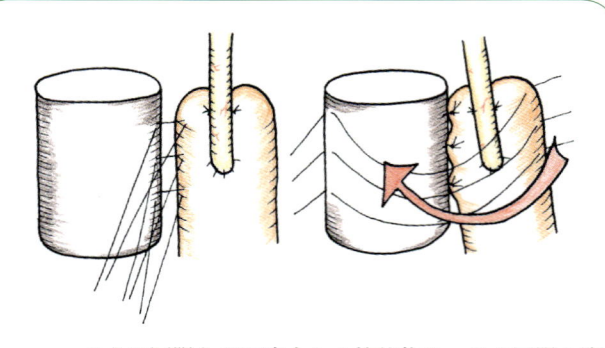

6 さらに回腸などに吻合した管状物を，その回腸と腹壁の筋肉や腰筋などとの間に挟み込んでも，この原理を適応できる。

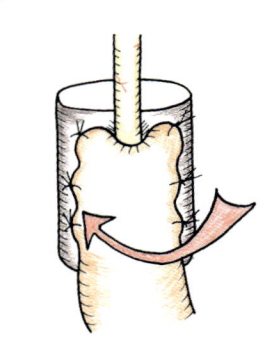

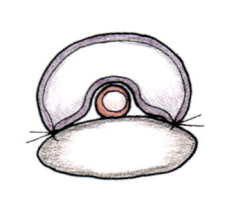

7 尿管を回腸と腰筋の間に挟み，固定したところである。右は横断図。

9 回腸による新膀胱作成

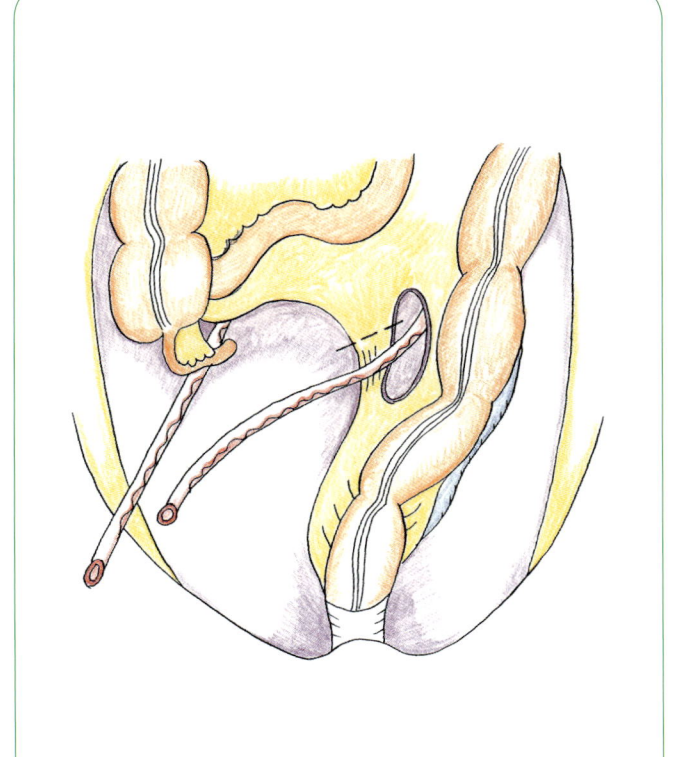

1 まずは膀胱全摘後の基本型。左尿管を十分上方まで剝離し右側に移動。尿管は断端を迅速診断に提出し，陰性になるまで切除する。

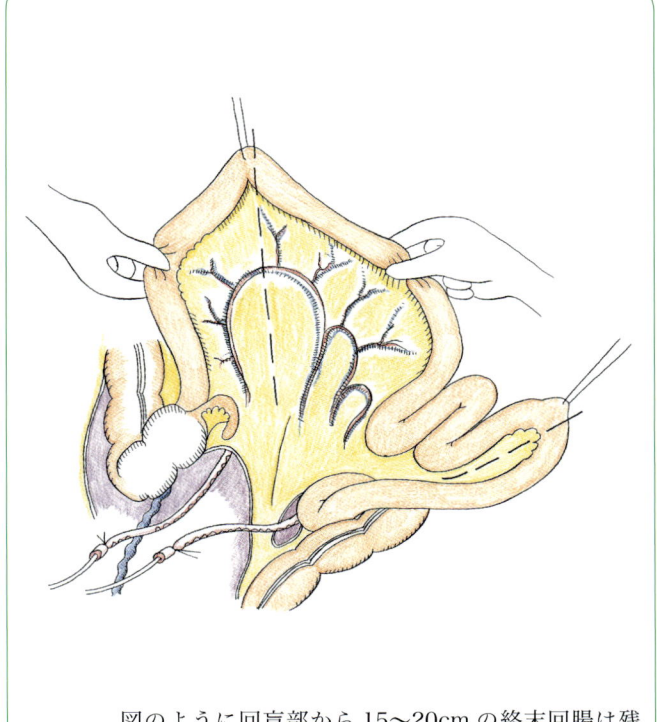

2 図のように回盲部から15〜20cmの終末回腸は残し，約45cmの回腸を遊離する。無影燈に透かして，一番大きな回結腸動脈のループを切り込み，肛門側の断端にし，そこから45cm計測して，口側端を決め，支持糸を掛けておく。

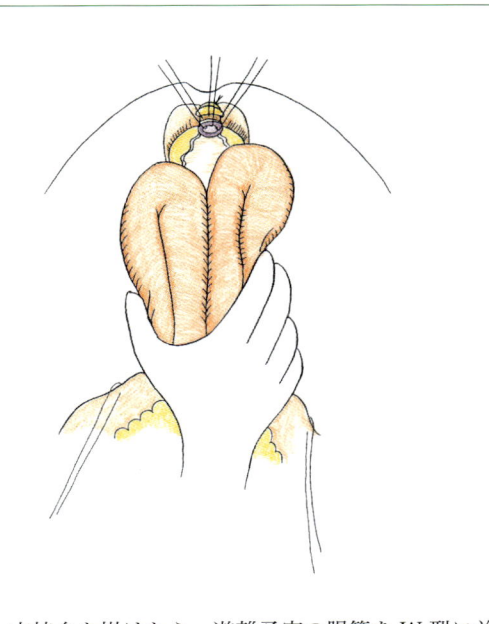

3 支持糸を掛けたら，遊離予定の腸管をW型に並べ，一番の底部が尿道断端付近に余裕で届くかどうか，確認しておく。この時点で明らかに届きそうもないと判断したら，S状結腸の利用を考慮する。

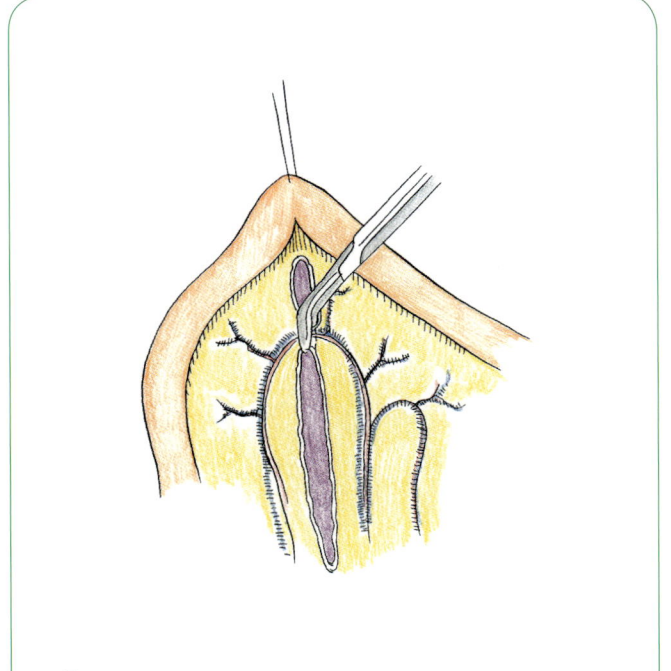

4 腸間膜を切り込む。

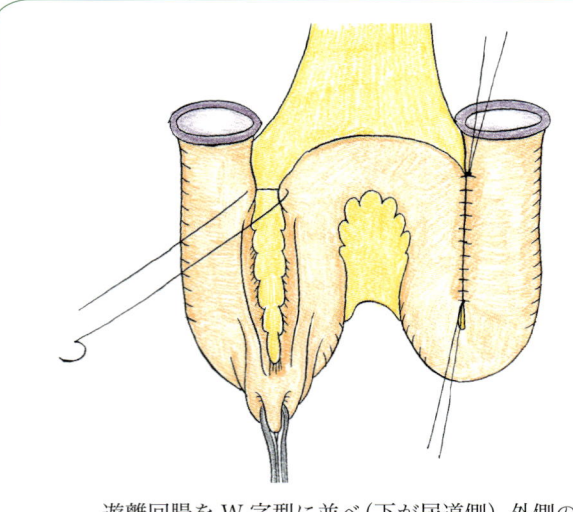

5 遊離回腸をＷ字型に並べ（下が尿道側），外側の脚と内側の脚が接する漿膜面を 3-0 バイクリルまたは PDS で連続縫合する。このとき外側の脚が少し頭側に 2〜3 cm 長くなるようにすることと，内側脚間に水平なセグメントを形成するのがコツ。

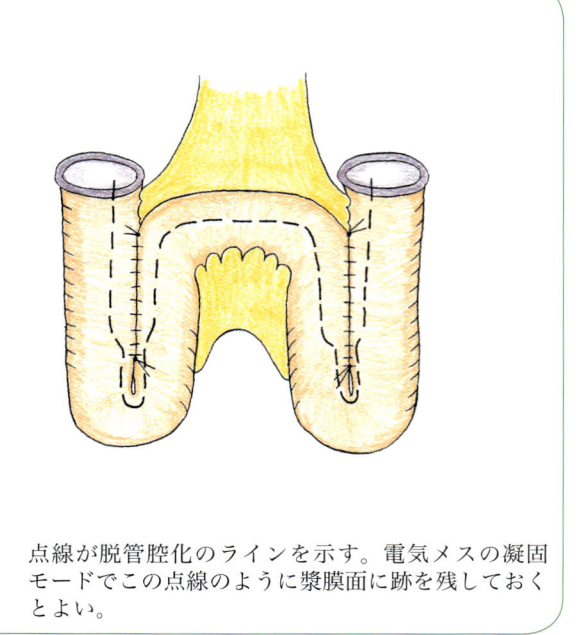

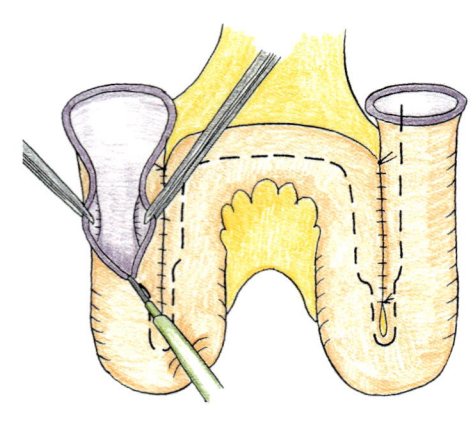

6 点線が脱管腔化のラインを示す。電気メスの凝固モードでこの点線のように漿膜面に跡を残しておくとよい。

7 助手に片方のエッジを把持してもらい，電気メスの凝固モードで脱管腔化していく。このとき，助手がさらに長鑷子などで内腔を広げてくれると切離しやすくなる。

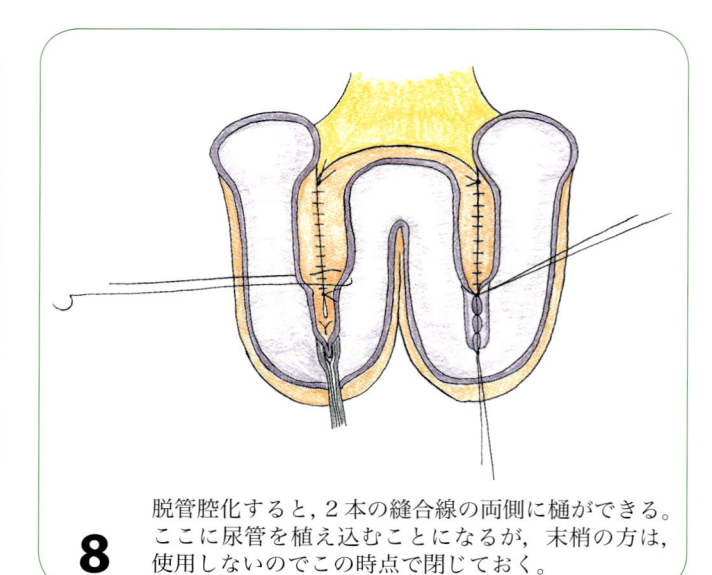

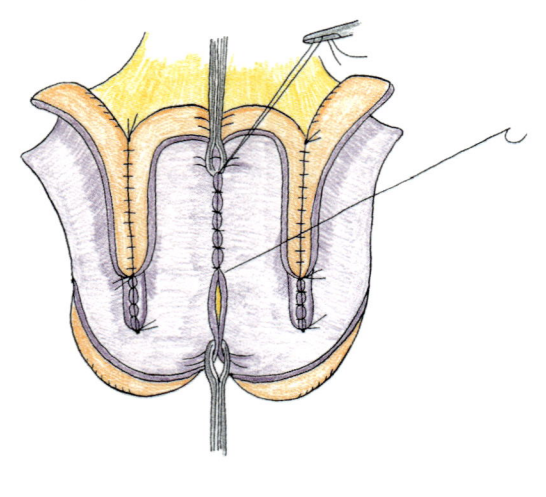

8 脱管腔化すると，2本の縫合線の両側に樋ができる。ここに尿管を植え込むことになるが，末梢の方は，使用しないのでこの時点で閉じておく。

9 次に正中のフラップをお互いに連続縫合し，後壁を形成する。エッジをバブコック鉗子で把持し，助手に引っ張り気味にしてもらうとよい。

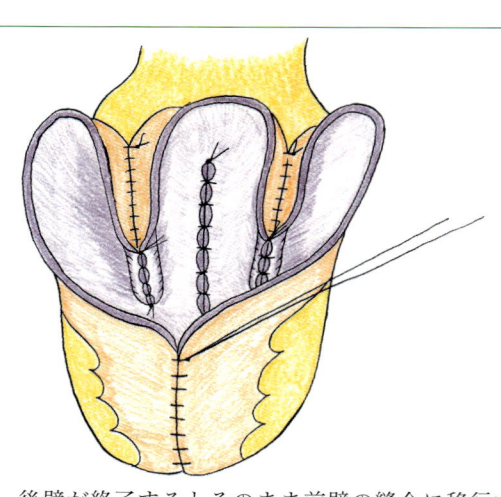

10 後壁が終了するとそのまま前壁の縫合に移行するが，前壁の縫合も半分くらいまでできたら中断していったん結紮しておき，尿道との吻合に移る。前壁を完全に形成してしまうと，後の尿管吻合が困難になる。

B 新膀胱の作成 321

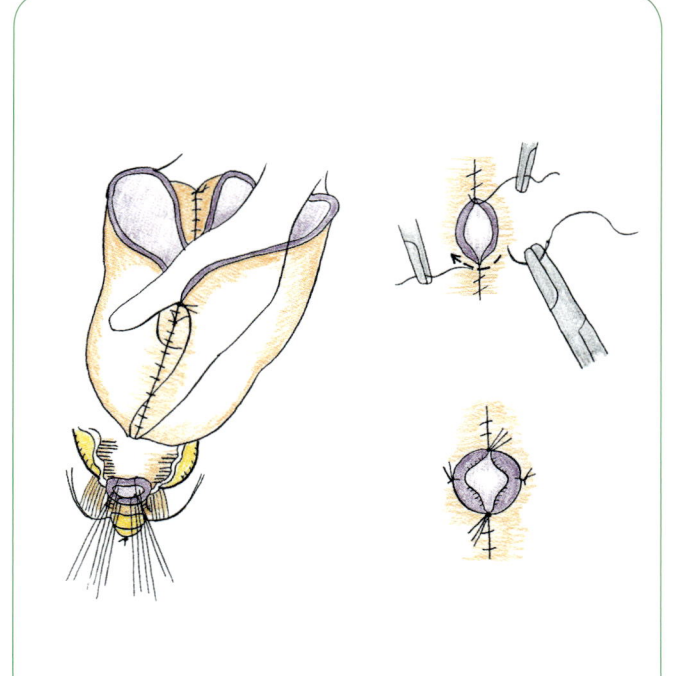

11 尿道との吻合孔の作成をパウチの最下端に作成するが，いくつかの方法がある。まず最下端あたりの縫合線を少し，ばらして断端をモスキート鉗子で把持。1指入るくらいの孔になるように両側に糸を掛け，結紮さらに鉗子で把持している糸とも結紮する。

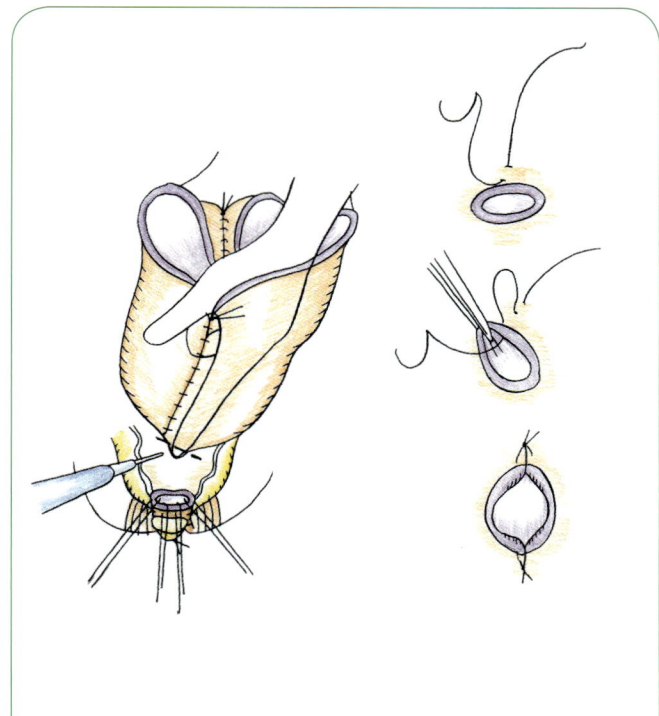

12 もう一つは最下端になりそうな回腸壁を図のように電気メスで横切開する。いずれにしても狭窄予防に粘膜を翻転している（あまり意味がないという説もあるが）。

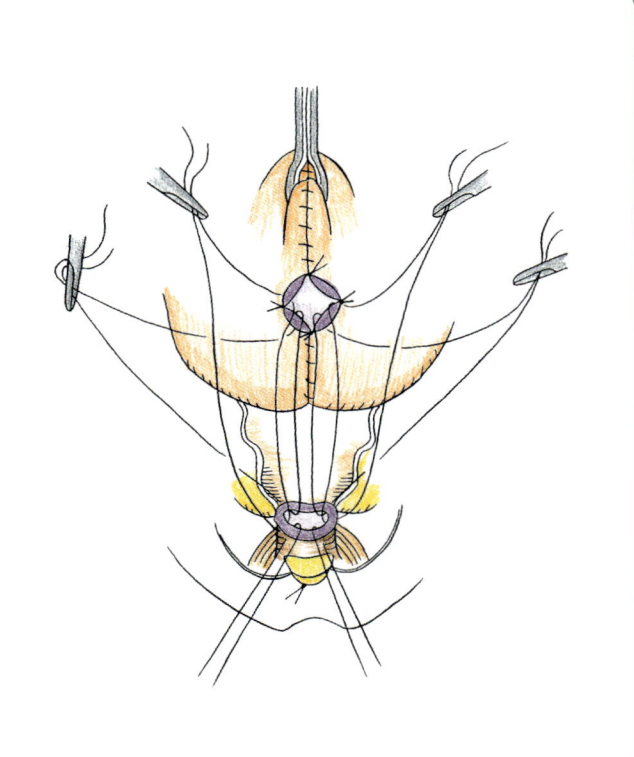

13 先に尿道断端に掛けた針糸を6時方向の針糸から順番に回腸パウチの粘膜孔へ内外に掛けていく。

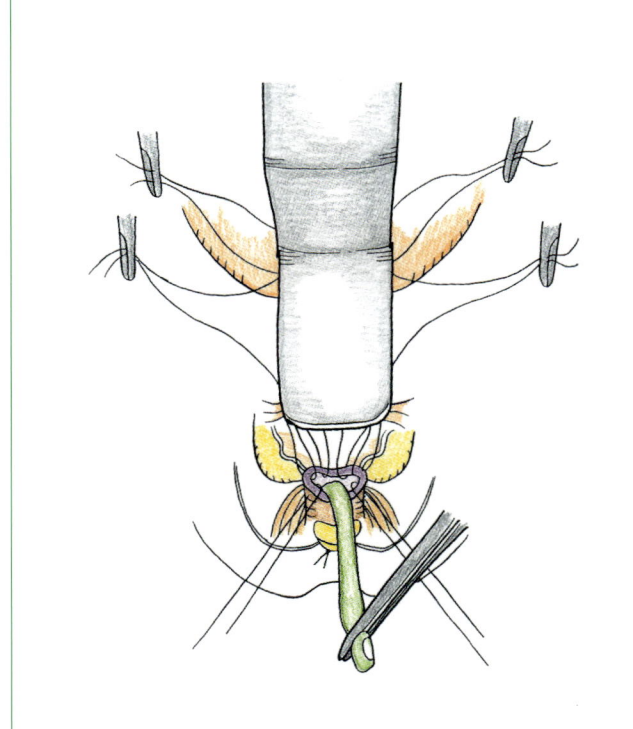

14 下4針を掛けた時点で腸ベラまたは左手，またはスティックガーゼでこの4針を尿道断端より下方に圧排して，バルーンカテーテルを挿入し，一度上方に引き出す。

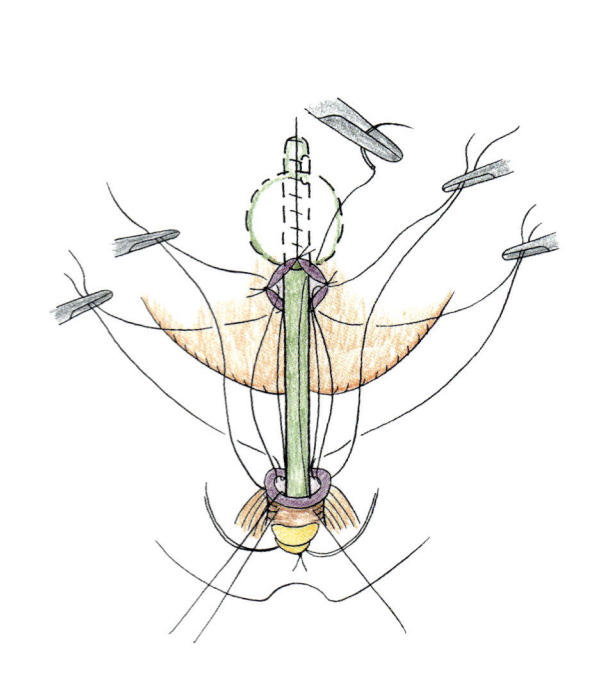

15 カテーテル先端を回腸パウチの粘膜孔へ挿入し，バルーンを 15ml ほど膨らませておき，残りの上 2 針を粘膜孔に掛ける。このようにすれば糸がカテーテルに絡んで抜けなくなることはない。

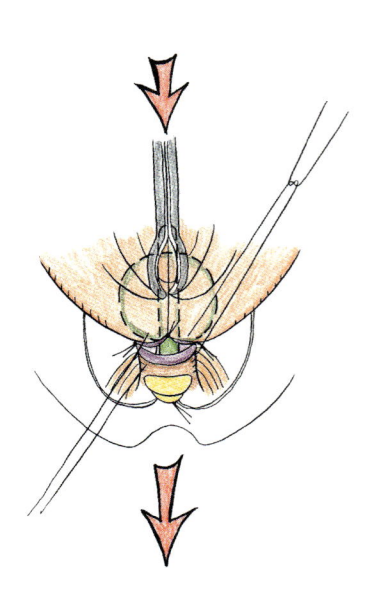

16 糸のたるみをなくして，助手にカテーテルを牽引してもらうか，バブコック鉗子でパウチを尿道に押しつけるようにしながら，6 時方向の糸から順番に結紮していく。すべて吻合し終わったら，バルーンカテーテルの水を 20～30ml にする。

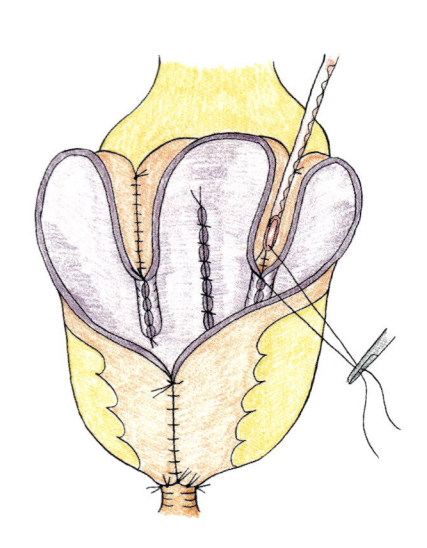

17 左尿管先端を，届けば樋の最下端へ，届かなければ届くところの回腸フラップに粘膜－粘膜縫合する。尿管は spatulate しておく。

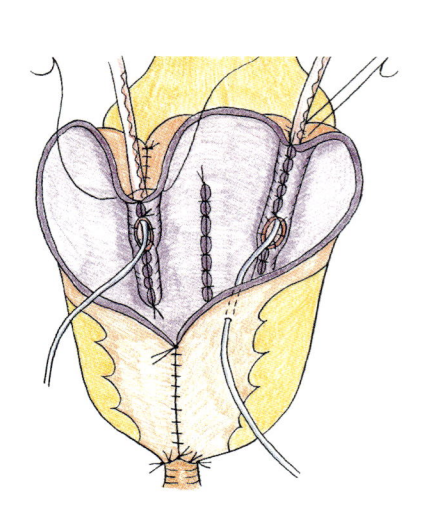

18 尿管断端の粘膜－粘膜吻合が完成したら，両側回腸フラップを尿管上で合わせ，尿管を包むようにトンネルを形成する。ここは連続縫合でよい。尿管がトンネルから出るところで 1 針，尿管と回腸壁とを固定すると，トンネルの短縮予防となる。右尿管も同様。スプリントを挿入し，ラピッドバイクリルで固定する。

B 新膀胱の作成

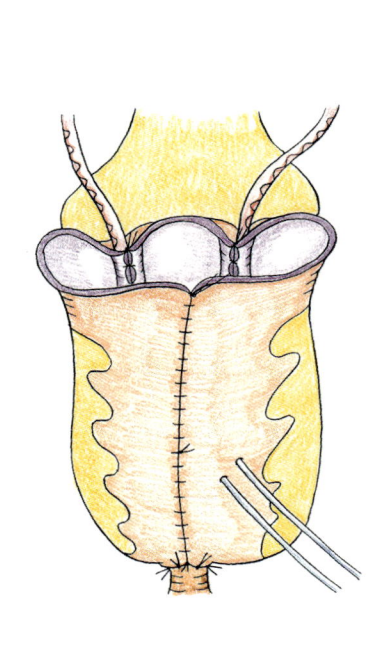

19 スプリントを壁外に引き出し，残りの前壁縫合を完成させる。

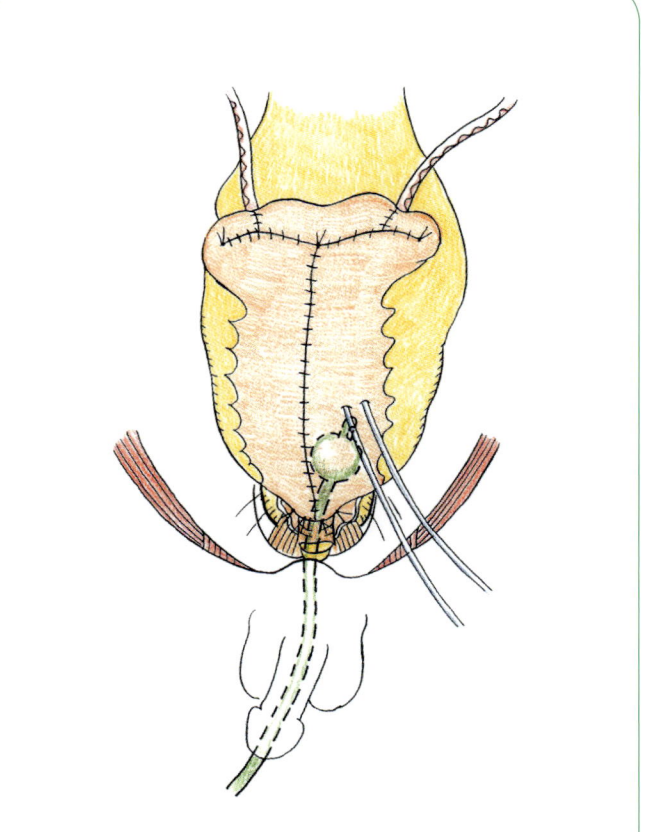

20 最後にパウチの上端を横に縫合して，パウチが完成する。

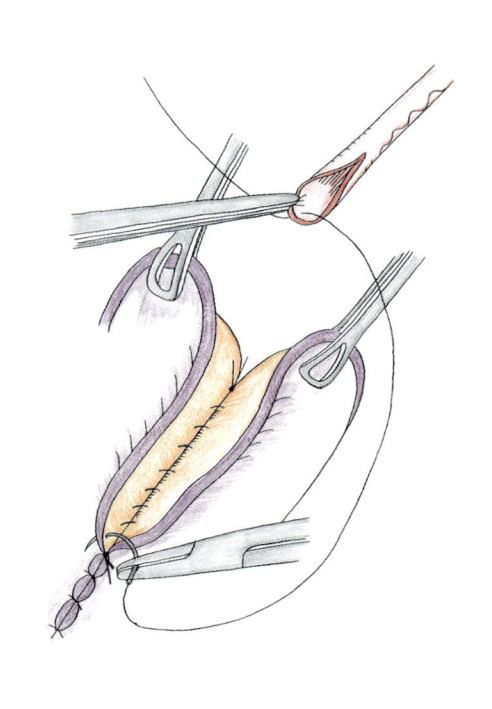

21 拡大図。尿管断端と回腸フラップの最下端に針糸を掛ける。最下端に届かないときは，届く範囲に回腸フラップに掛け，それより下方のフラップは連続縫合で閉じておく。

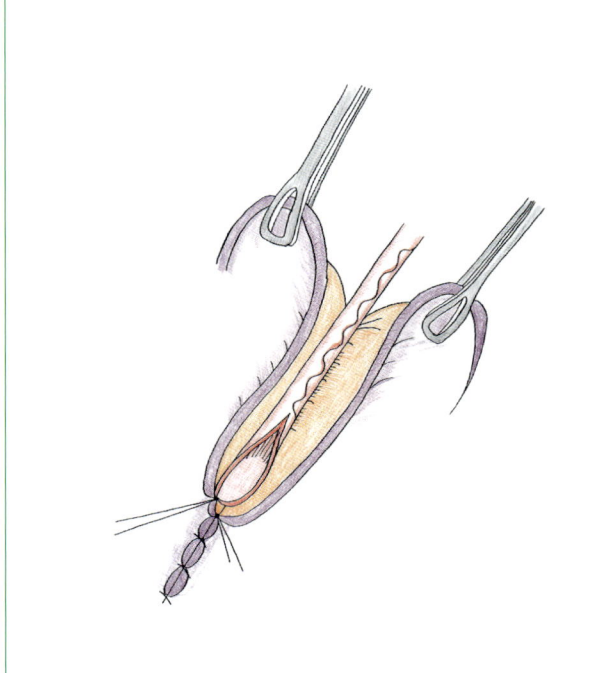

22 結紮する。トンネルの長さは最低4cmもあれば十分だが，通常5〜6cmくらいになるようにしている。

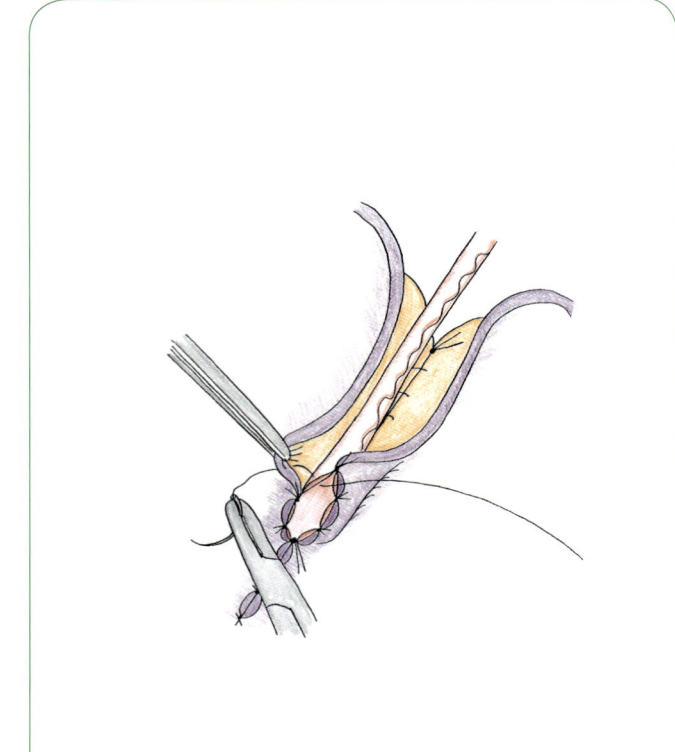

23 尿管と回腸フラップの粘膜−粘膜吻合を完成させる。

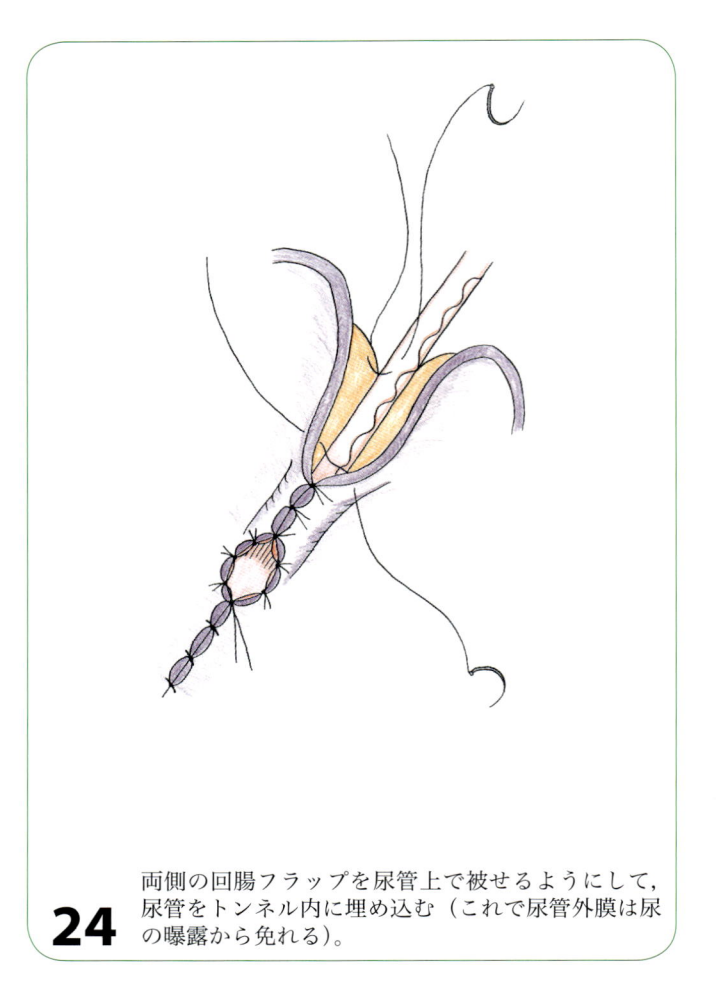

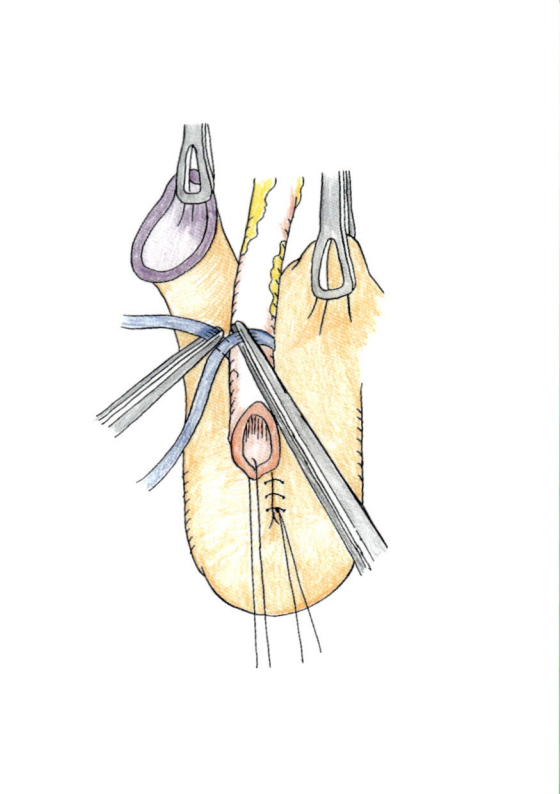

24 両側の回腸フラップを尿管上で被せるようにして，尿管をトンネル内に埋め込む（これで尿管外膜は尿の曝露から免れる）。

25 拡張した尿管の場合。外径をテープなどで測定するとよい。

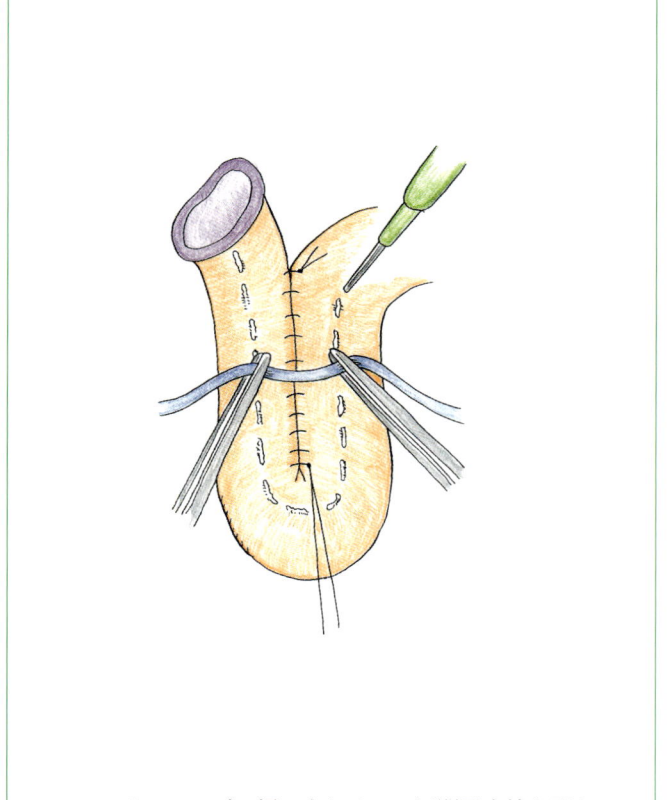

26 そのテープの幅に合わせて，切開予定線を引き，フラップを大きめにとる。

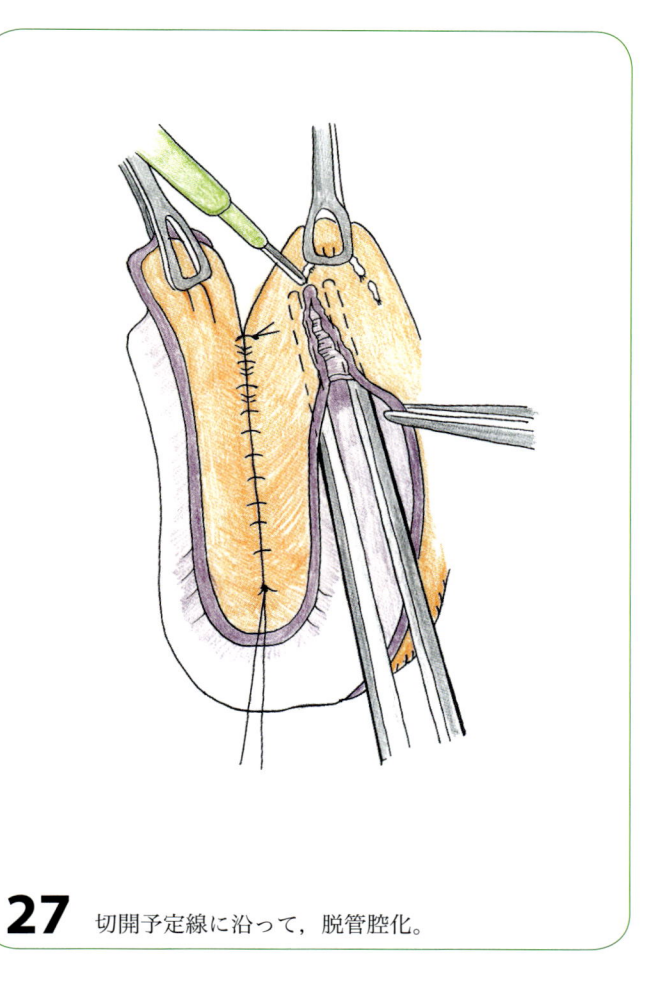

27 切開予定線に沿って，脱管腔化．

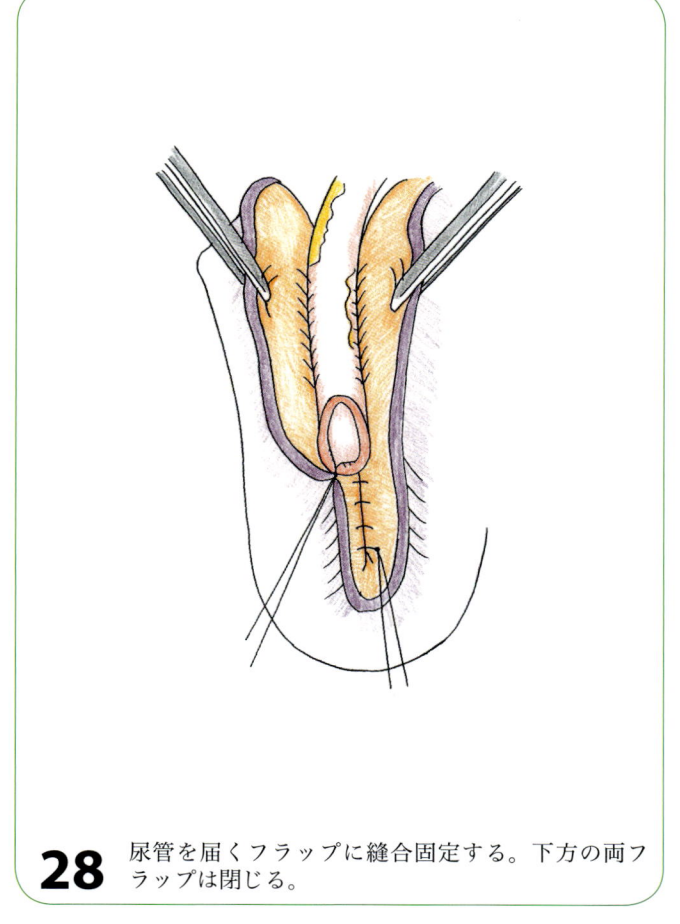

28 尿管を届くフラップに縫合固定する．下方の両フラップは閉じる．

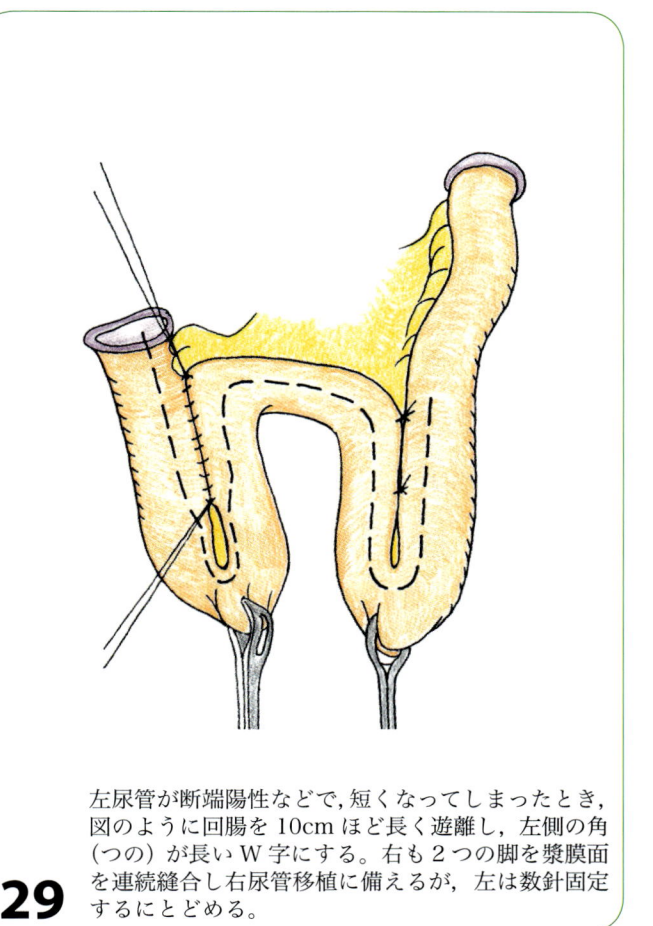

29 左尿管が断端陽性などで，短くなってしまったとき，図のように回腸を10cmほど長く遊離し，左側の角（つの）が長いW字にする．右も2つの脚を漿膜面を連続縫合し右尿管移植に備えるが，左は数針固定するにとどめる．

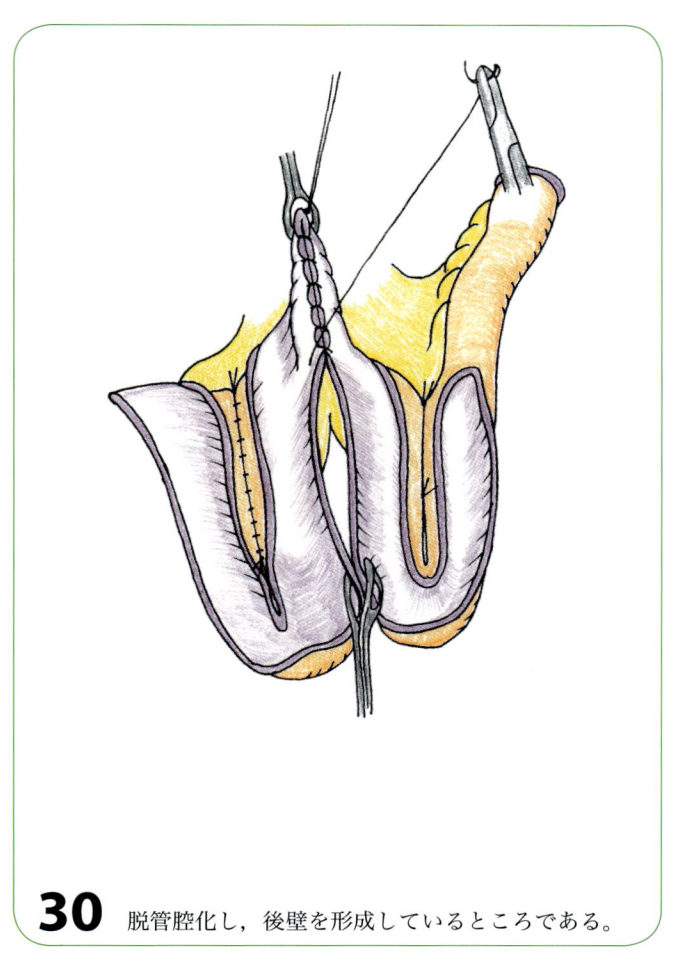

30 脱管腔化し，後壁を形成しているところである．

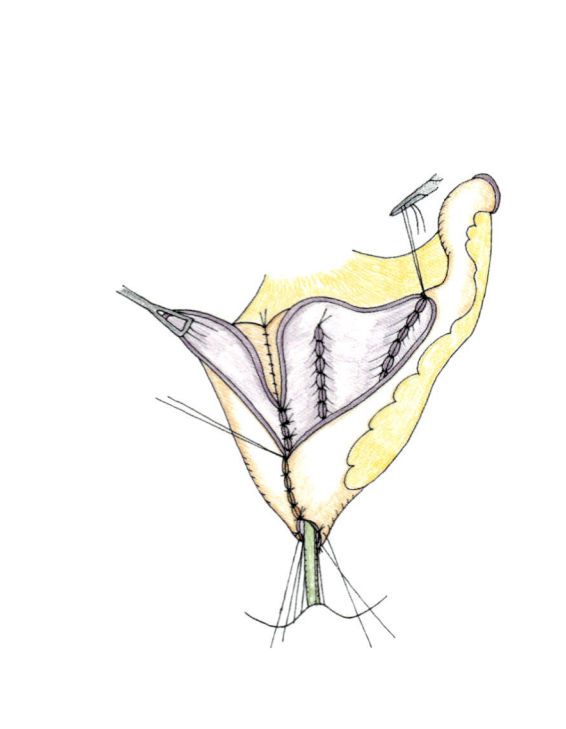

31 右側は樋を完成させるが，左側は連続縫合で閉じてしまう．尿道との吻合を先に終える．

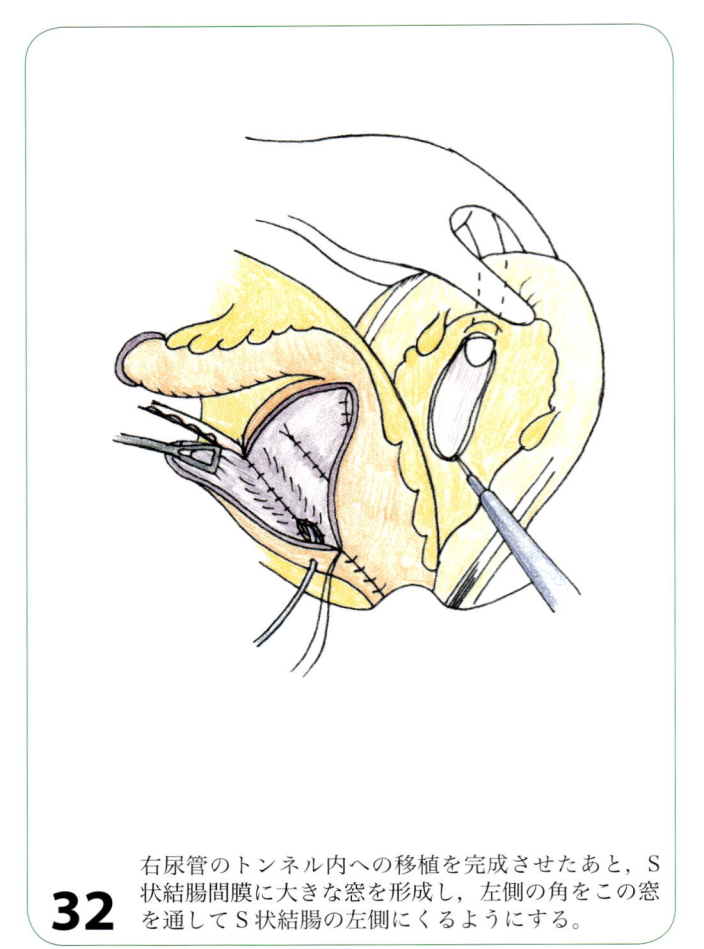

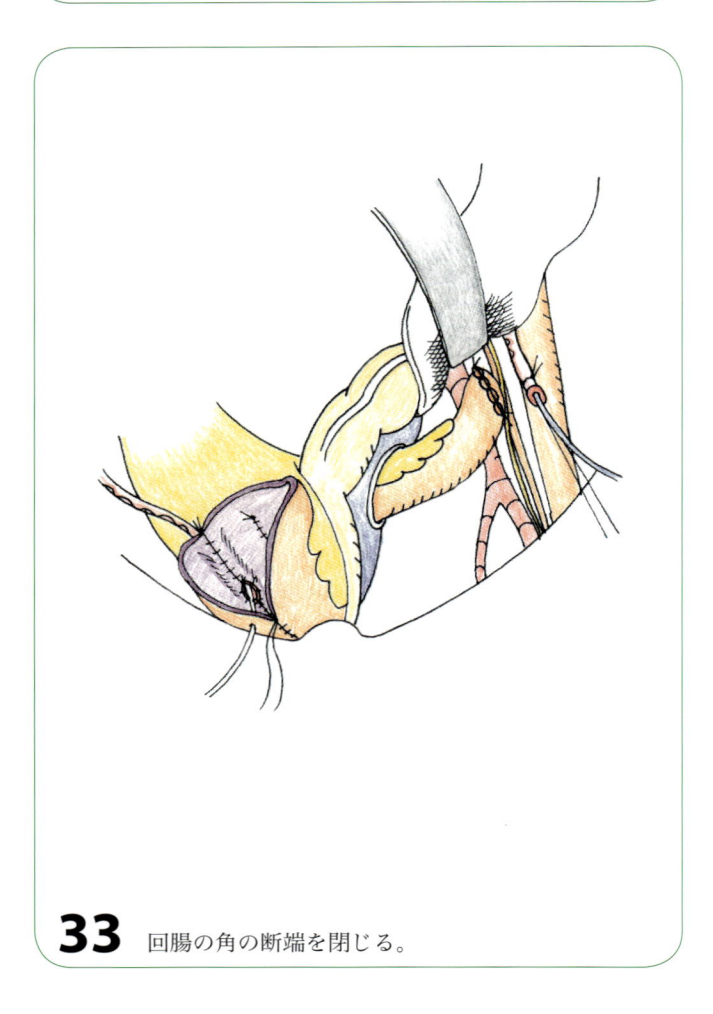

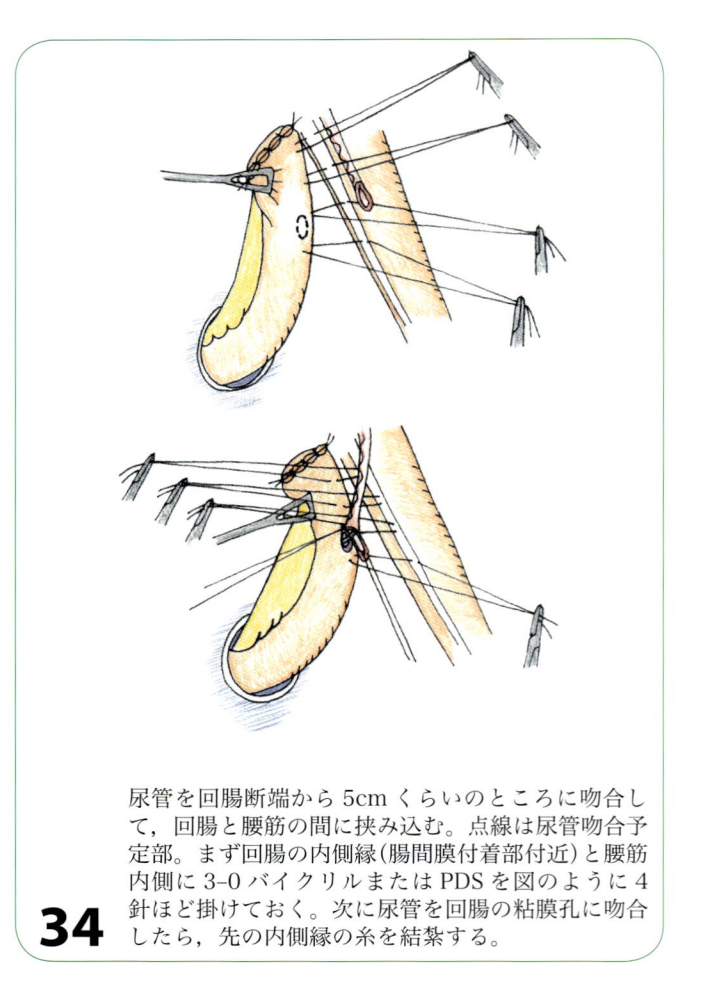

32 右尿管のトンネル内への移植を完成させたあと，S状結腸間膜に大きな窓を形成し，左側の角をこの窓を通してS状結腸の左側にくるようにする．

33 回腸の角の断端を閉じる．

34 尿管を回腸断端から5cmくらいのところに吻合して，回腸と腰筋の間に挟み込む．点線は尿管吻合予定部．まず回腸の内側縁（腸間膜付着部付近）と腰筋内側に3-0バイクリルまたはPDSを図のように4針ほど掛けておく．次に尿管を回腸の粘膜孔に吻合したら，先の内側縁の糸を結紮する．

B 新膀胱の作成　327

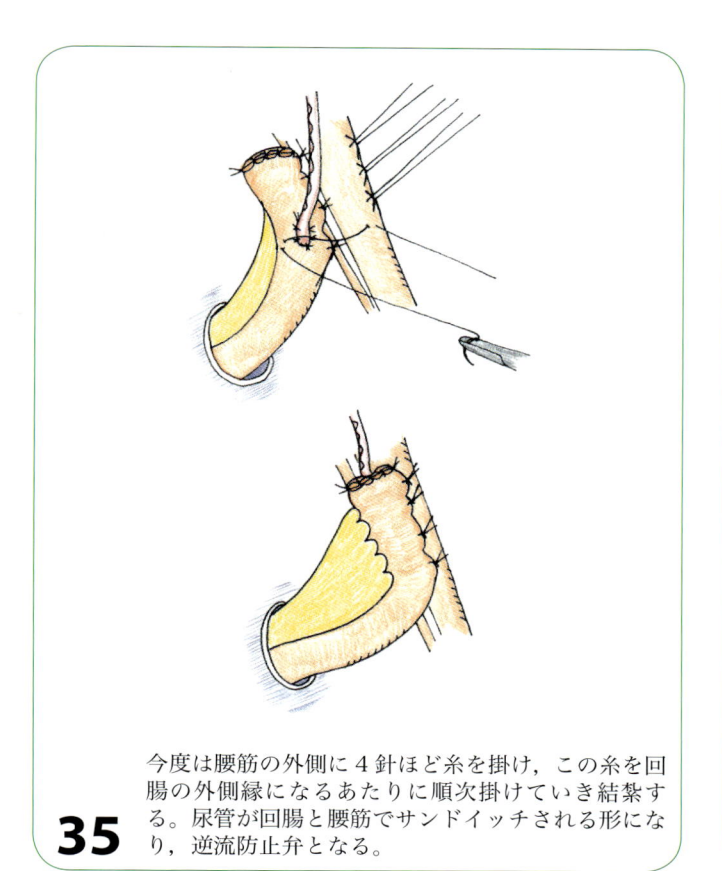

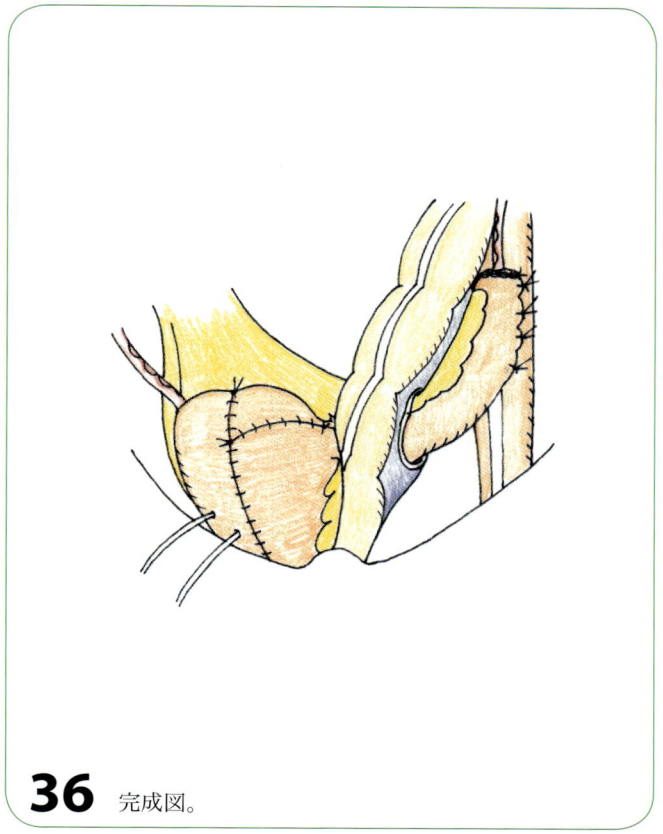

35 今度は腰筋の外側に4針ほど糸を掛け，この糸を回腸の外側縁になるあたりに順次掛けていき結紮する。尿管が回腸と腰筋でサンドイッチされる形になり，逆流防止弁となる。

36 完成図。

10 Studer 法

　最近は簡便さから，Studer 法を選択する術者も多い。この方法は両方の尿管が短くなってしまったときに有用である。

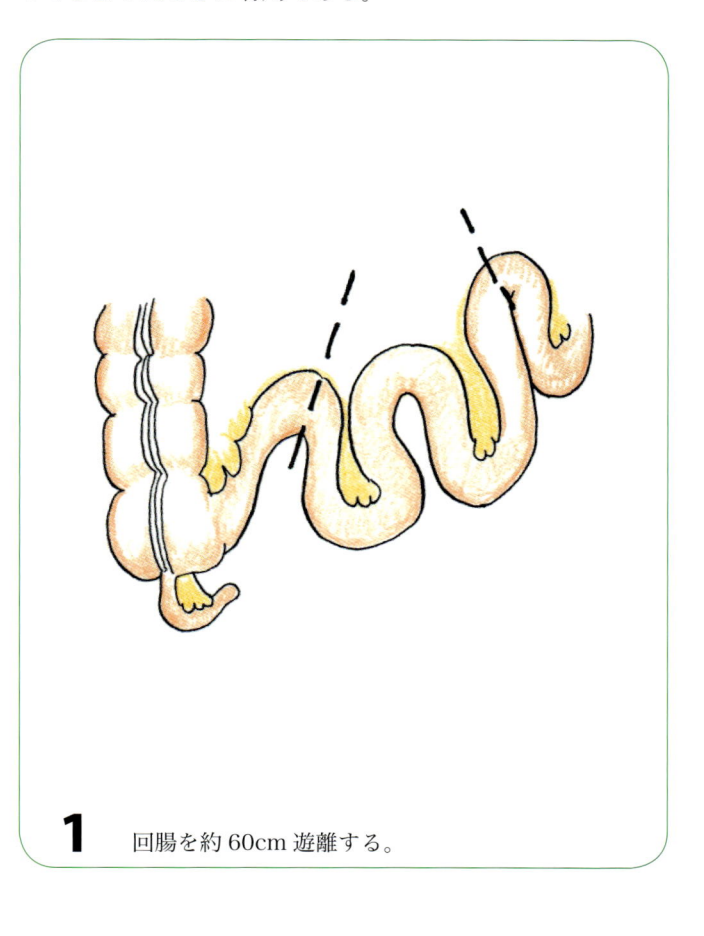

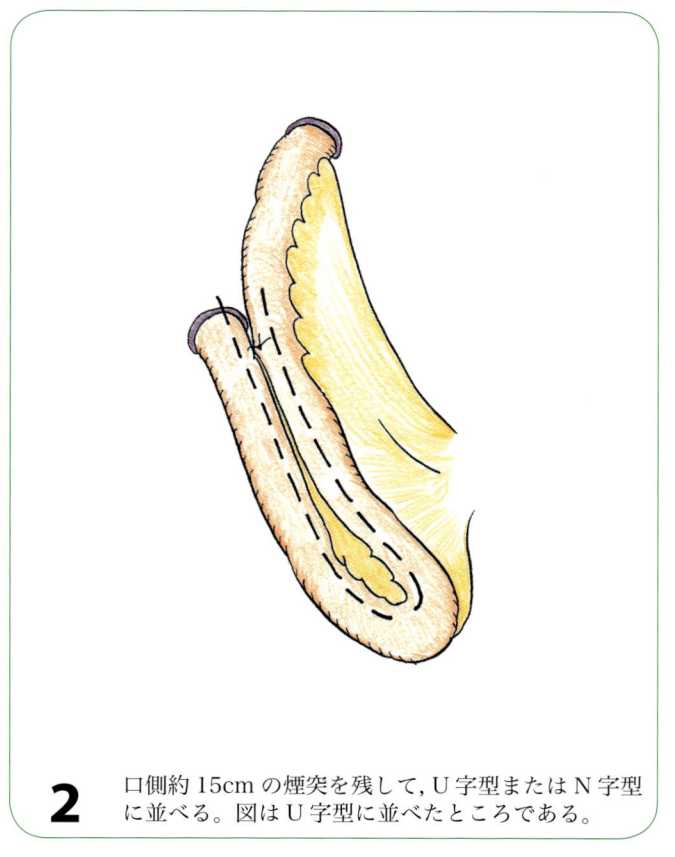

1 回腸を約60cm遊離する。

2 口側約15cmの煙突を残して，U字型またはN字型に並べる。図はU字型に並べたところである。

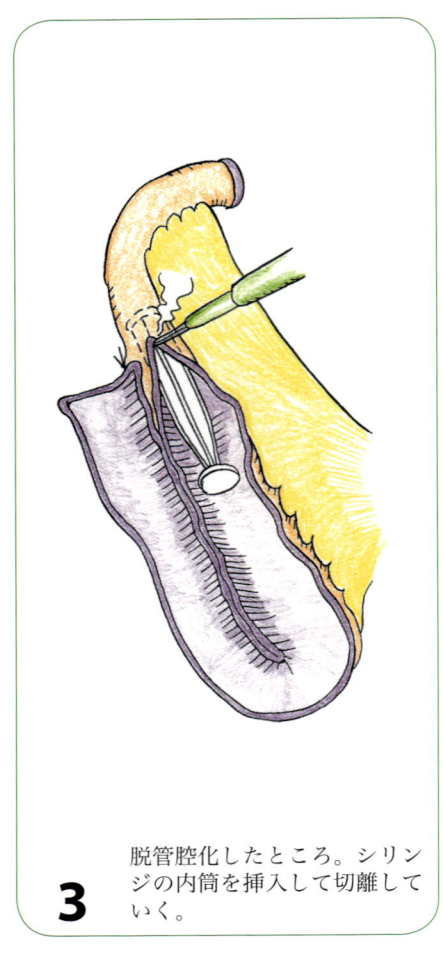

3 脱管腔化したところ。シリンジの内筒を挿入して切離していく。

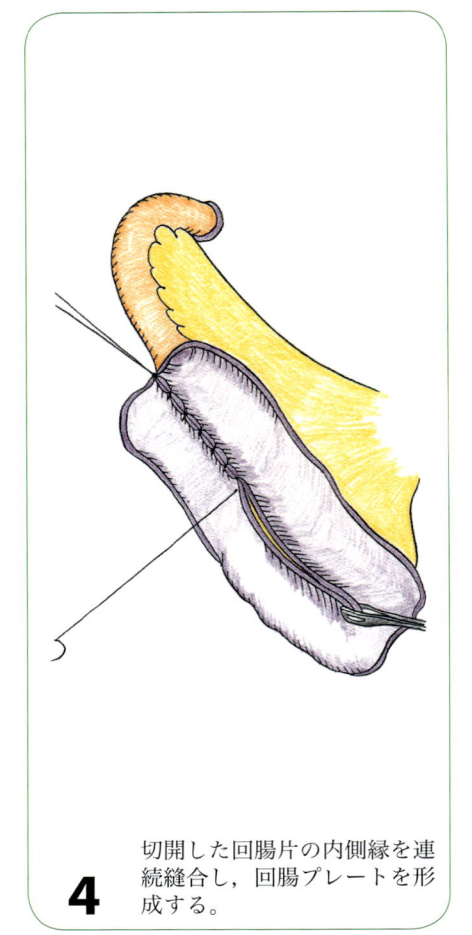

4 切開した回腸片の内側縁を連続縫合し，回腸プレートを形成する。

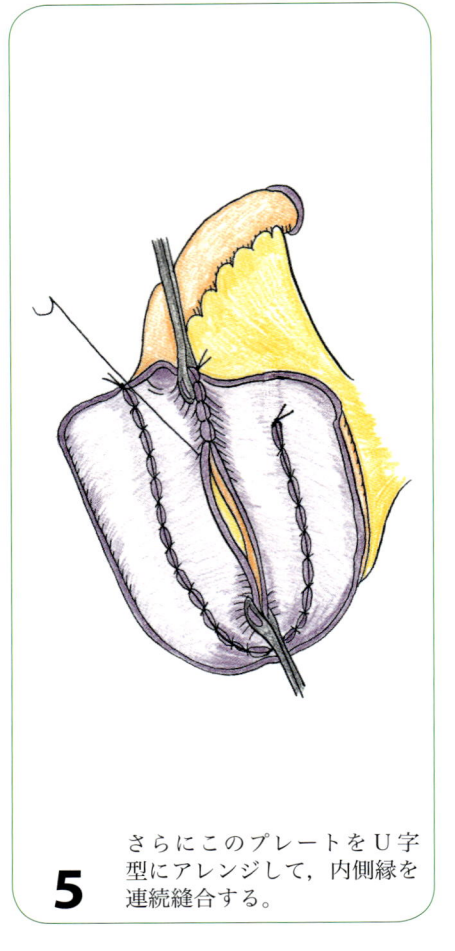

5 さらにこのプレートをU字型にアレンジして，内側縁を連続縫合する。

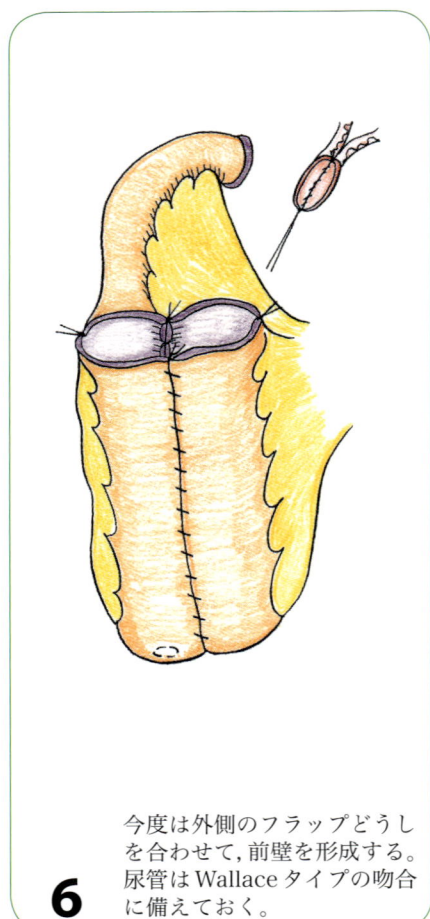

6 今度は外側のフラップどうしを合わせて，前壁を形成する。尿管はWallaceタイプの吻合に備えておく。

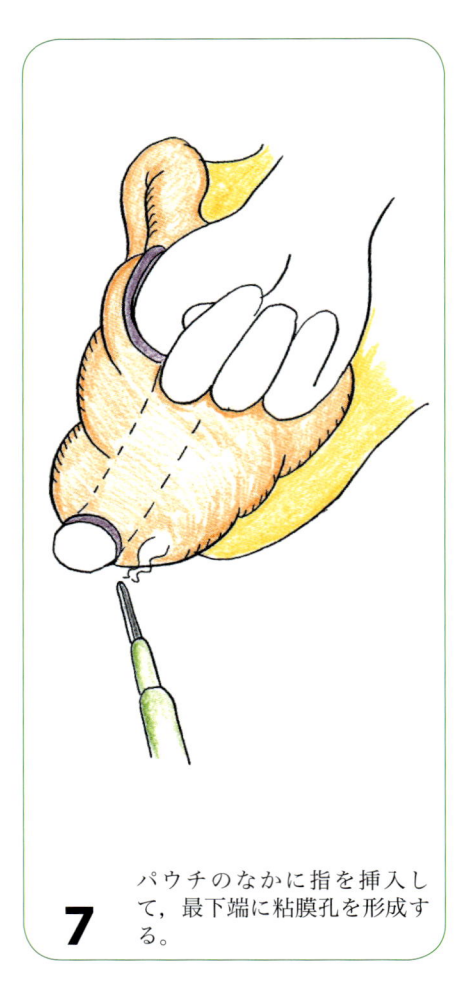

7 パウチのなかに指を挿入して，最下端に粘膜孔を形成する。

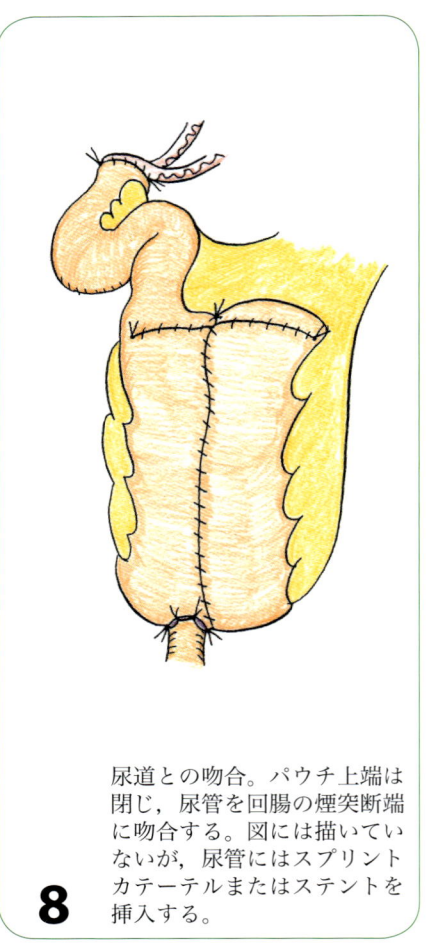

8 尿道との吻合。パウチ上端は閉じ，尿管を回腸の煙突断端に吻合する。図には描いていないが，尿管にはスプリントカテーテルまたはステントを挿入する。

11 新膀胱補稿

　回腸を約 45cm 遊離して，いつもの W 字型で両側尿管を serous-lined tunnel 内に移植する予定であったが，回腸を遊離した後，両側尿管断端の陽性が続き，両方とも尿管が短くなってしまった。

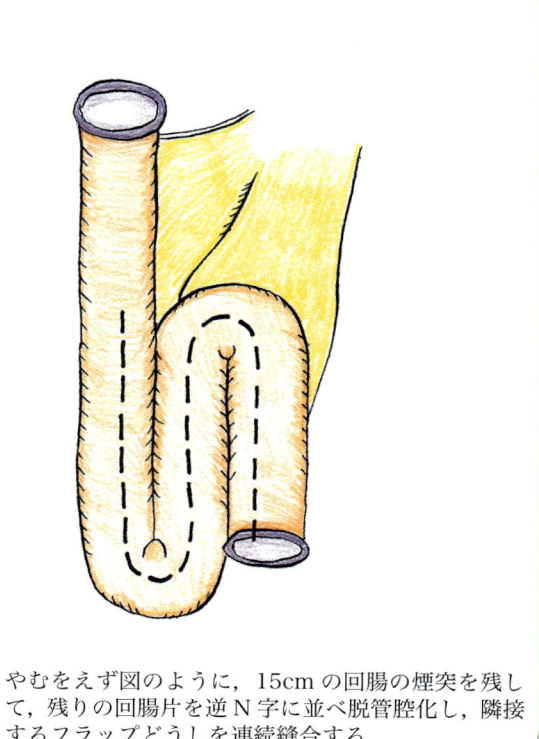

1 やむをえず図のように，15cm の回腸の煙突を残して，残りの回腸片を逆 N 字に並べ脱管腔化し，隣接するフラップどうしを連続縫合する。

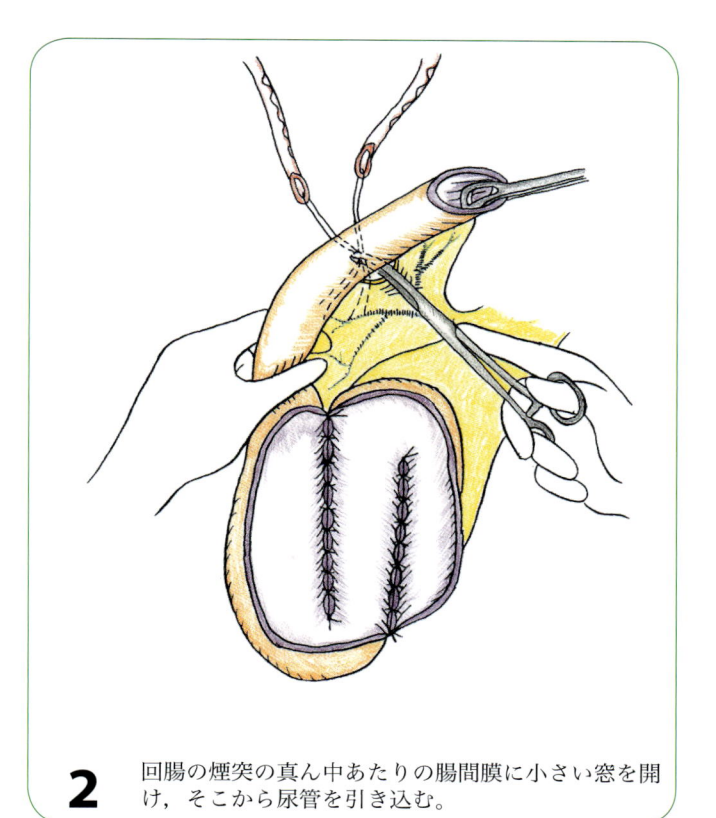

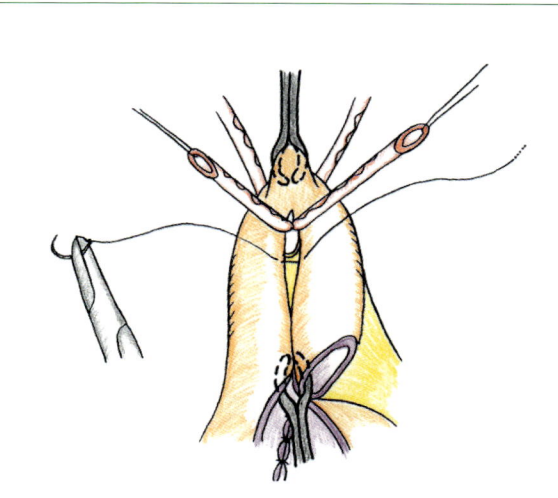

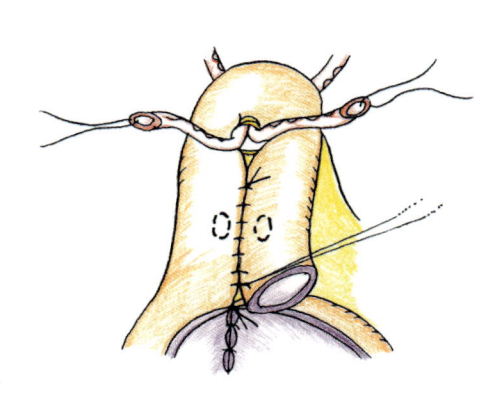

2 回腸の煙突の真ん中あたりの腸間膜に小さい窓を開け，そこから尿管を引き込む。

3 煙突を逆 U 字にし，尿管を締め付けないように腸間膜付着部付近の漿筋層を連続縫合する。点線の円は尿管吻合用に粘膜孔を開けるところである。

330　6　尿路再建術

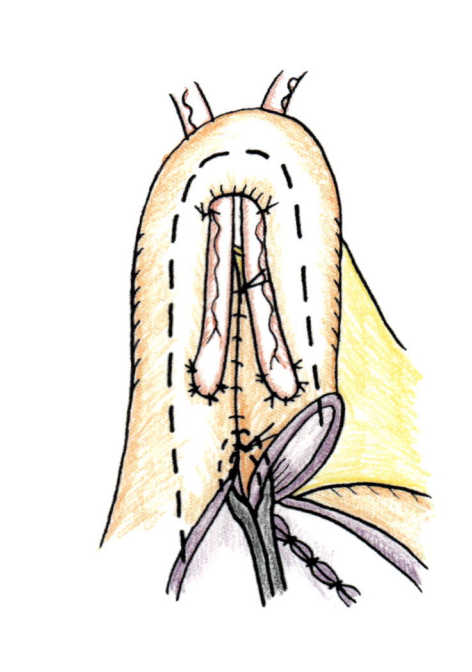

4 両側尿管を吻合し，点線の位置で脱管腔化する。

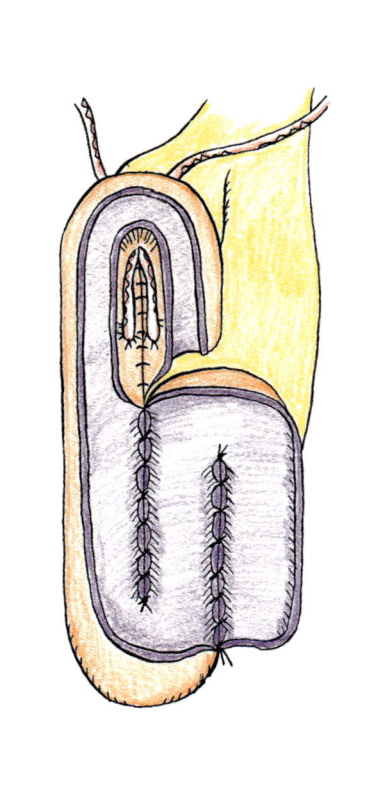

5 脱管腔化したところ。

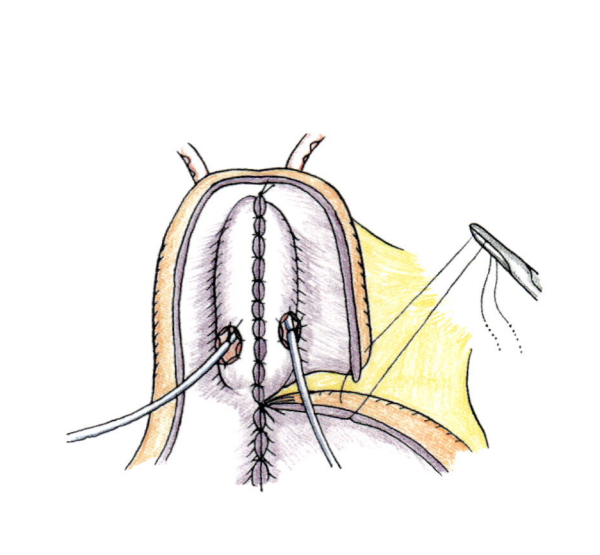

6 この内側のフラップどうしを合わせて，両側尿管を同じ serous-lined tunnel 内に埋没させる。スプリントを挿入したところ。

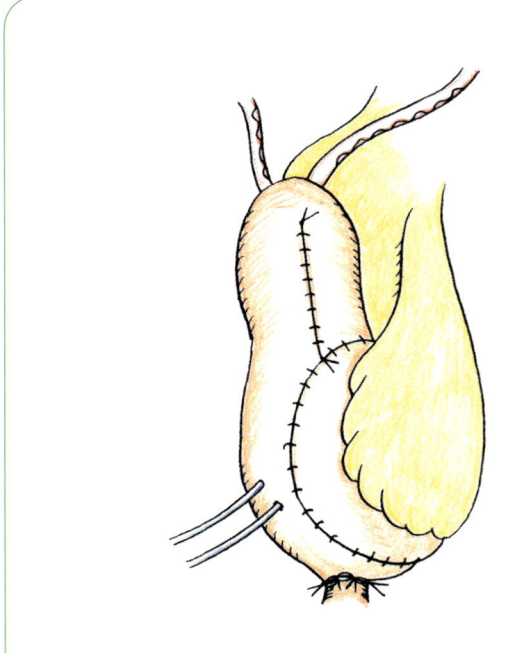

7 尿道に吻合したあと，前壁を形成して新膀胱を完成させる。

12 S状結腸による新膀胱の作成

稀に回腸による新膀胱を予定していたが，予定の回腸片が尿道に全く届きそうもないというような症例がある。個人的な経験からは，少し太り気味で臍下が長い患者は要注意と思われる。このような症例では，回盲部の位置が高く，回腸の腸間膜が短い。逆にこのような症例は結腸の発達がよく，まさにS状結腸を使いなさいといっているようである。

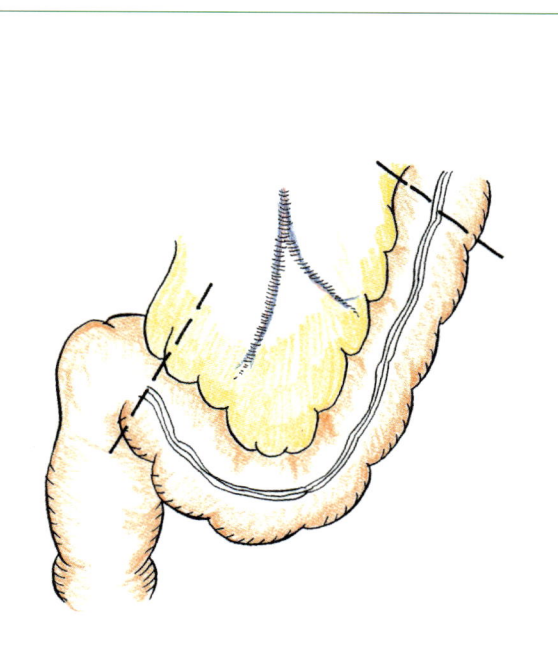

1 図にようにS状結腸動脈を基に，S状結腸約30cm遊離する。遊離する前にS状結腸外側の腹膜を脾結腸曲付近まで切り上げておくとよい。

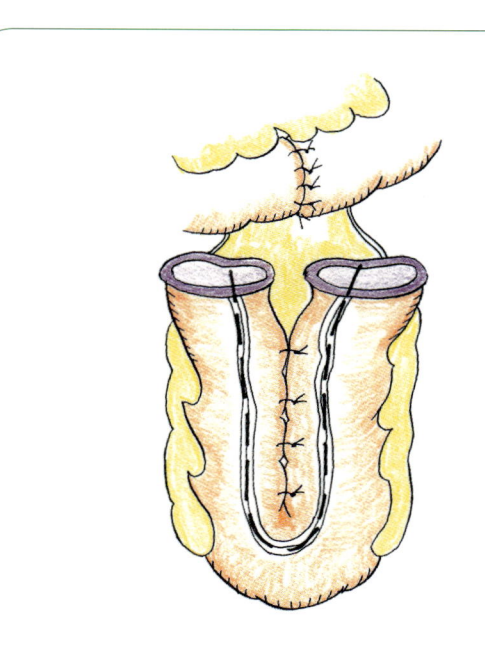

2 結腸-結腸吻合後，遊離結腸片をU字型に並べ，お互いの内側縁を数針固定しておく。図のように結腸紐のところで脱管腔化する。

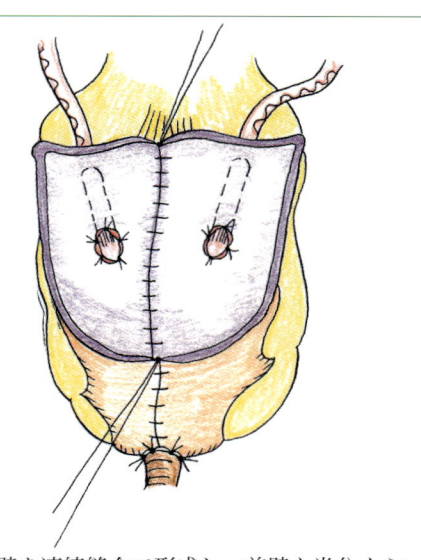

3 後壁を連続縫合で形成し，前壁も半分くらい形成したところで，中断して尿道吻合を完成させる。左右の尿管を粘膜下トンネル法で後壁に移植する。

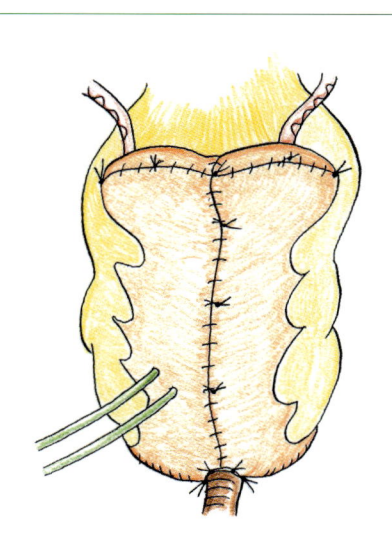

4 尿管に挿入したステントを引き出して，前壁の残りと上部を閉鎖して，パウチを完成させる。

C 禁制尿路変向術

　最近は新膀胱の適応拡大に伴い，禁制尿路変向術はあまり作成する機会がなくなってきている。禁制尿路変向は手技が煩雑なこともあり，できる術者が少なくなっているのも一因のような気がする。しかし適応となる症例も実際あり，状況や患者さんの希望に応じて作成できるように，身につけておくべきである。

13 マインツパウチ

筆者が実際，1995年頃，マインツでみた方法である。

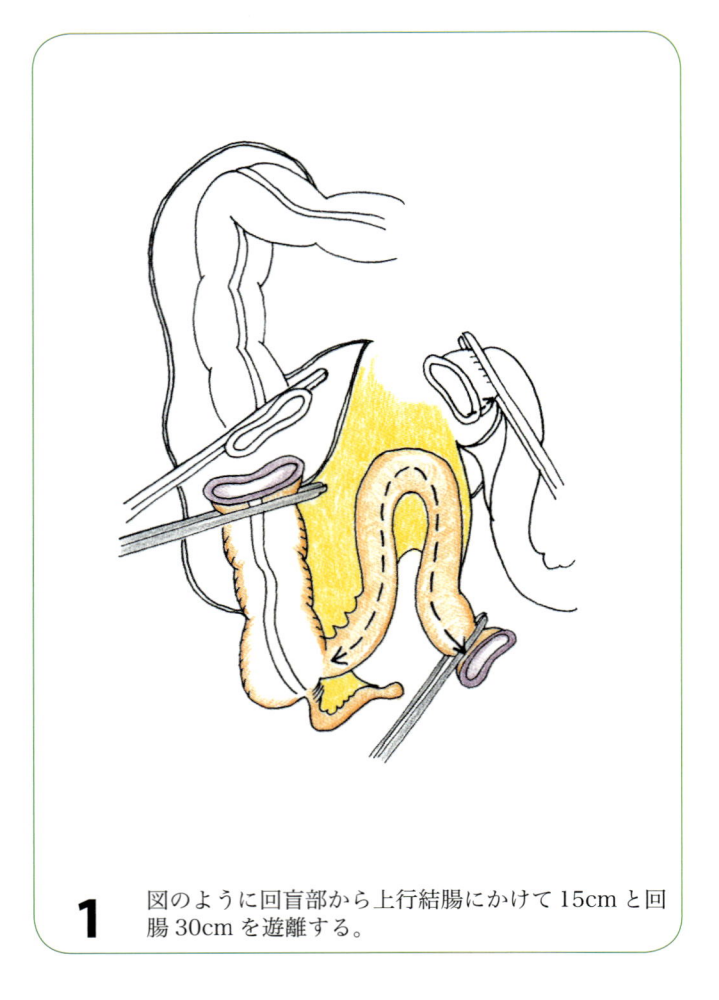

1 図のように回盲部から上行結腸にかけて15cmと回腸30cmを遊離する。

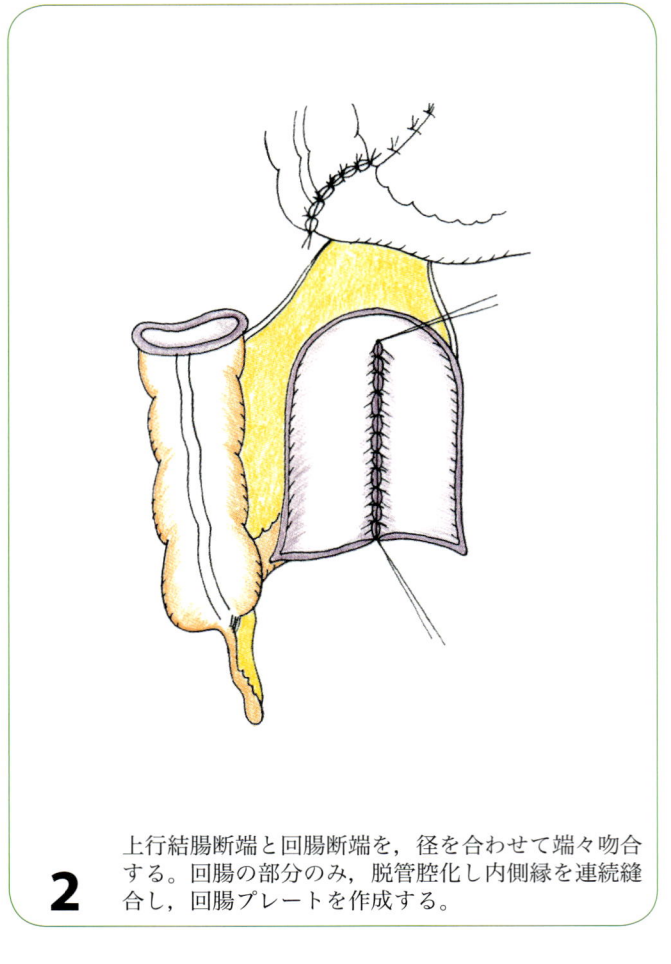

2 上行結腸断端と回腸断端を，径を合わせて端々吻合する。回腸の部分のみ，脱管腔化し内側縁を連続縫合し，回腸プレートを作成する。

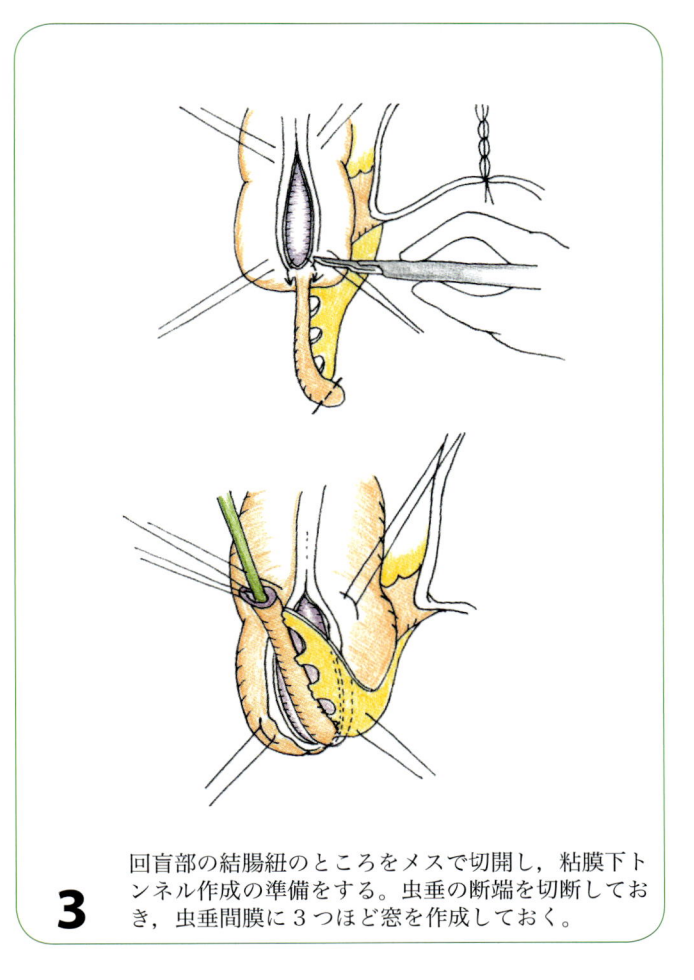

3 回盲部の結腸紐のところをメスで切開し，粘膜下トンネル作成の準備をする。虫垂の断端を切断しておき，虫垂間膜に3つほど窓を作成しておく。

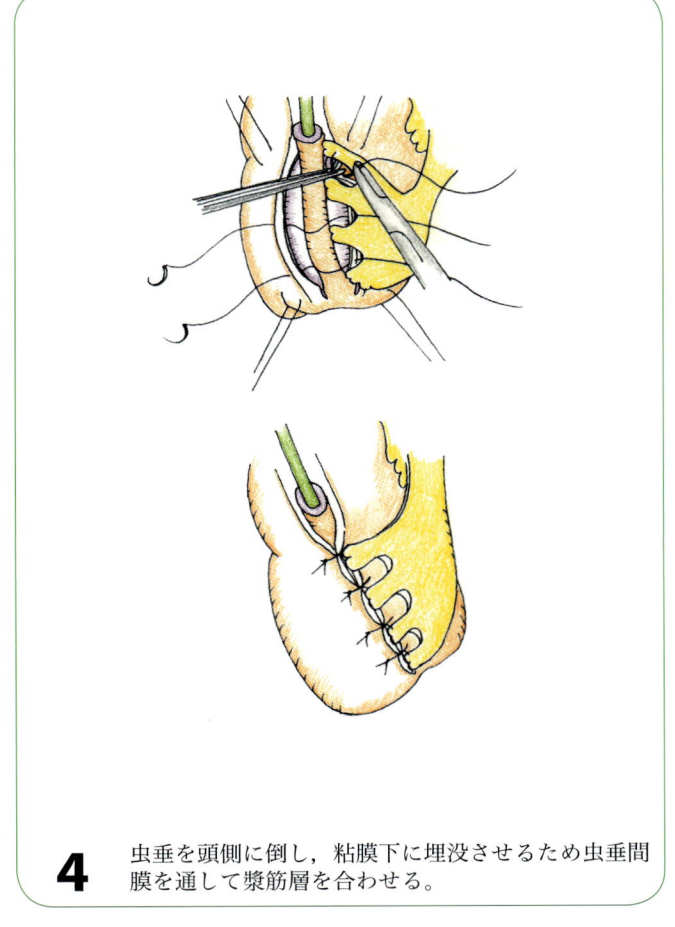

4 虫垂を頭側に倒し，粘膜下に埋没させるため虫垂間膜を通して漿筋層を合わせる。

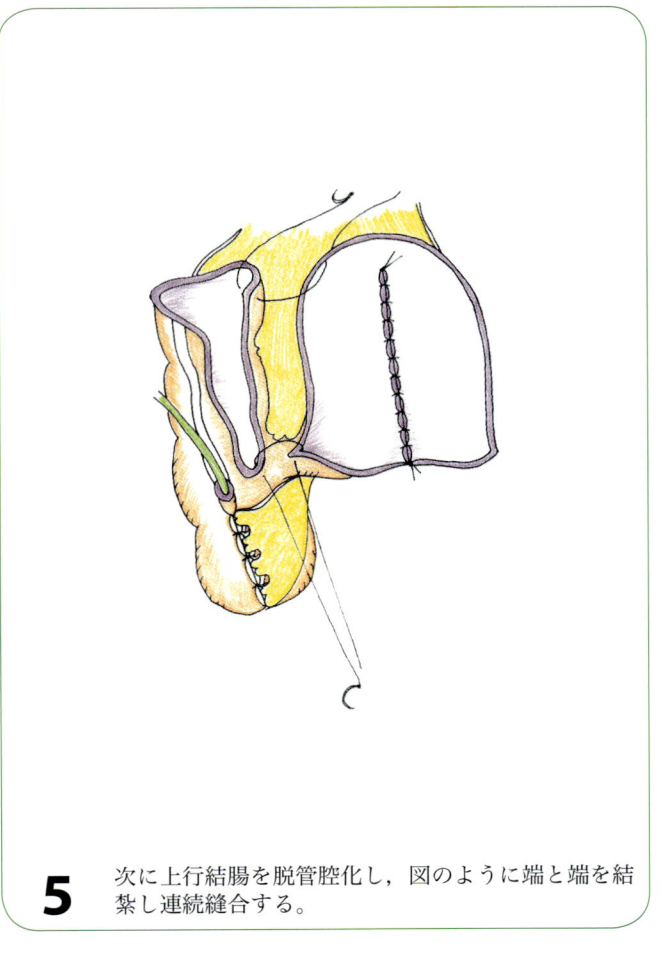

5 次に上行結腸を脱管腔化し，図のように端と端を結紮し連続縫合する。

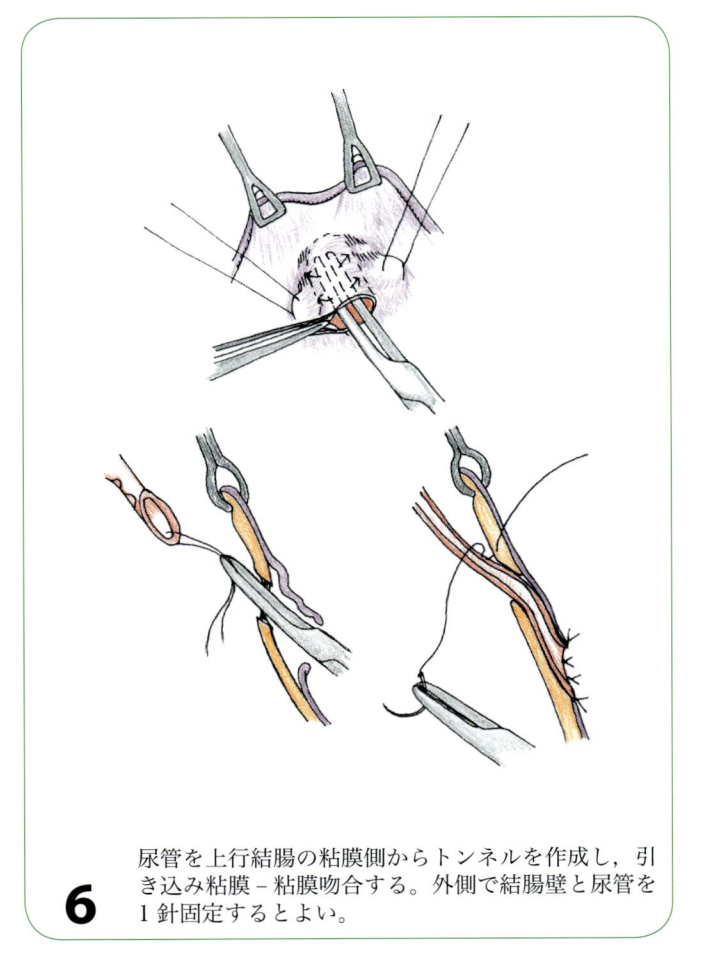

6 尿管を上行結腸の粘膜側からトンネルを作成し，引き込み粘膜−粘膜吻合する。外側で結腸壁と尿管を1針固定するとよい。

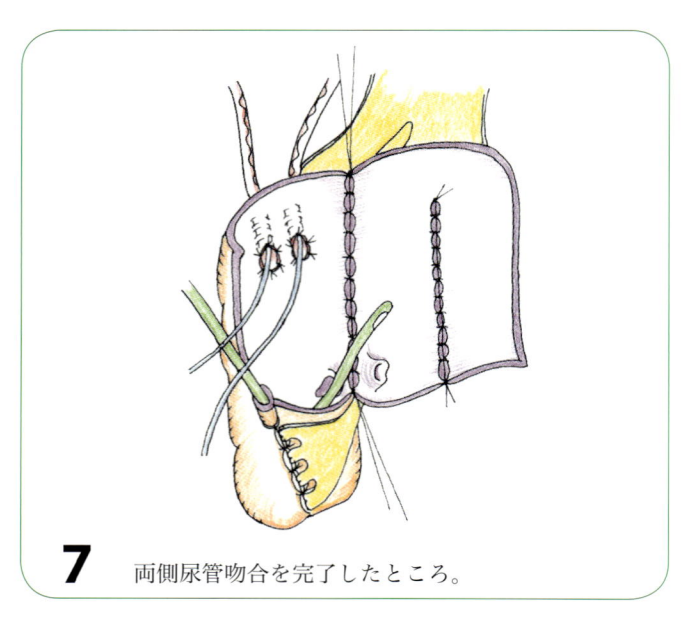

7 両側尿管吻合を完了したところ。

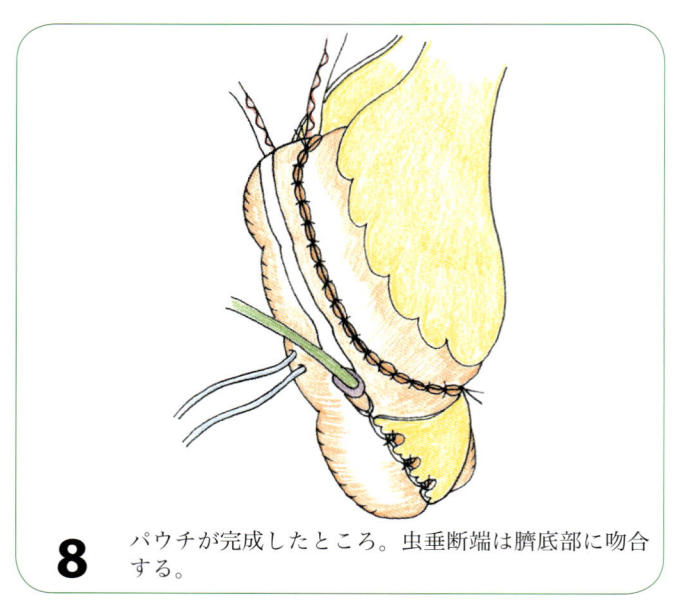

8 パウチが完成したところ。虫垂断端は臍底部に吻合する。

14 マインツパウチ変法

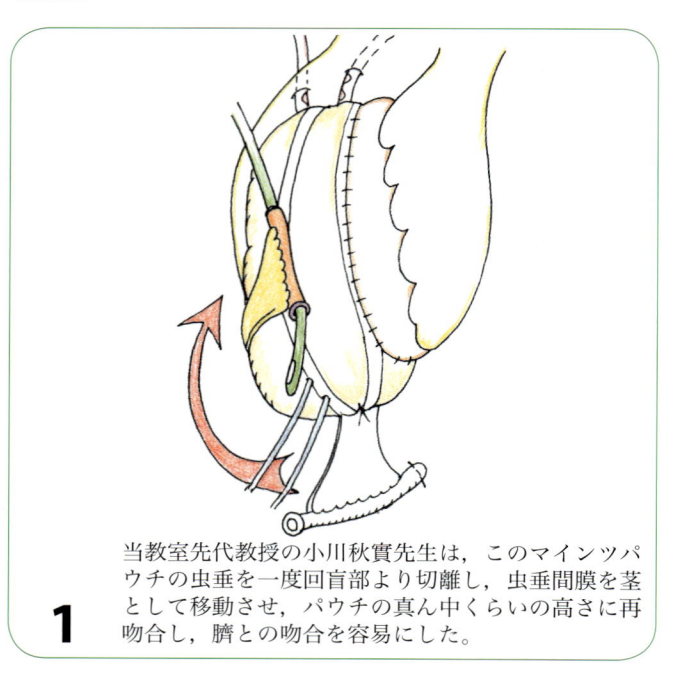

1 当教室先代教授の小川秋實先生は，このマインツパウチの虫垂を一度回盲部より切離し，虫垂間膜を茎として移動させ，パウチの真ん中くらいの高さに再吻合し，臍との吻合を容易にした。

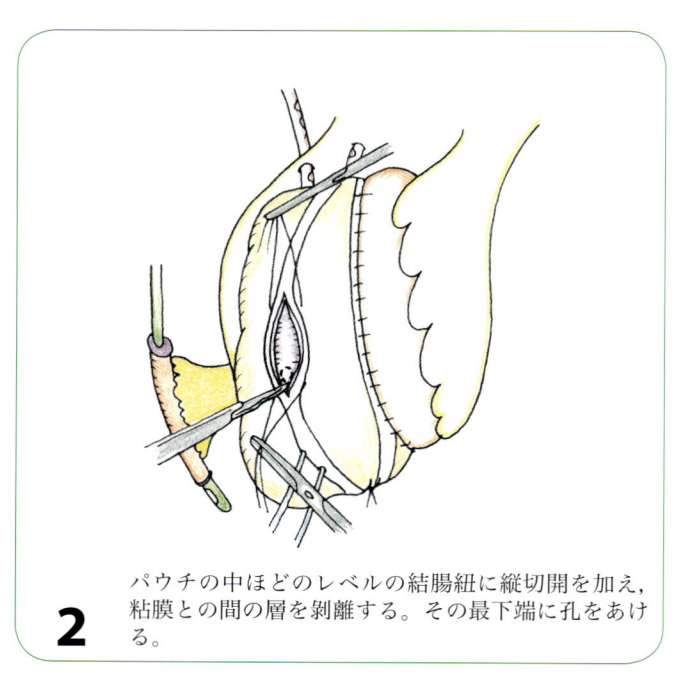

2 パウチの中ほどのレベルの結腸紐に縦切開を加え，粘膜との間の層を剥離する。その最下端に孔をあける。

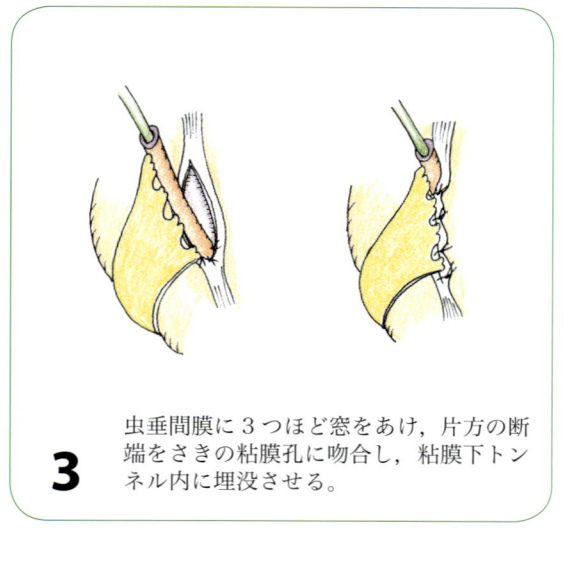

3 虫垂間膜に3つほど窓をあけ，片方の断端をさきの粘膜孔に吻合し，粘膜下トンネル内に埋没させる。

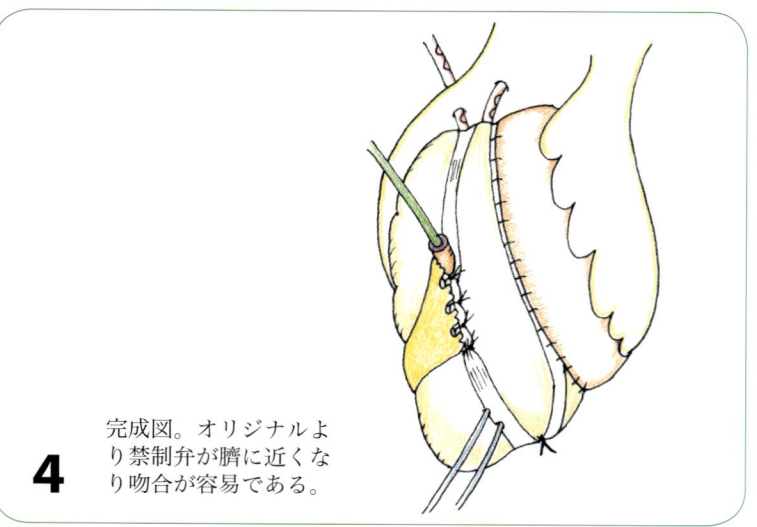

4 完成図。オリジナルより禁制弁が臍に近くなり吻合が容易である。

15 虫垂の取り扱いと結腸への粘膜下トンネル法

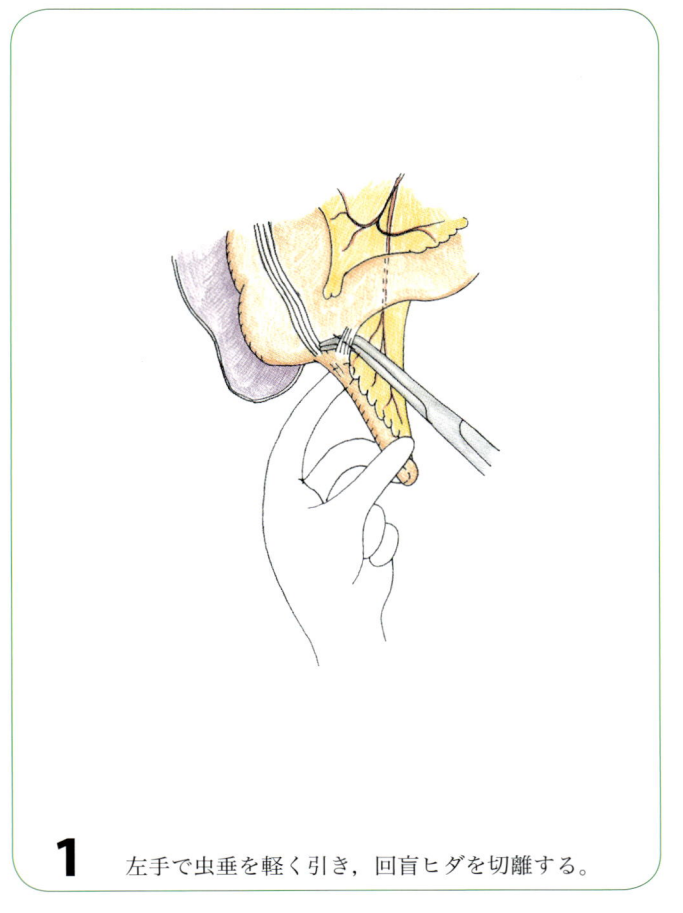

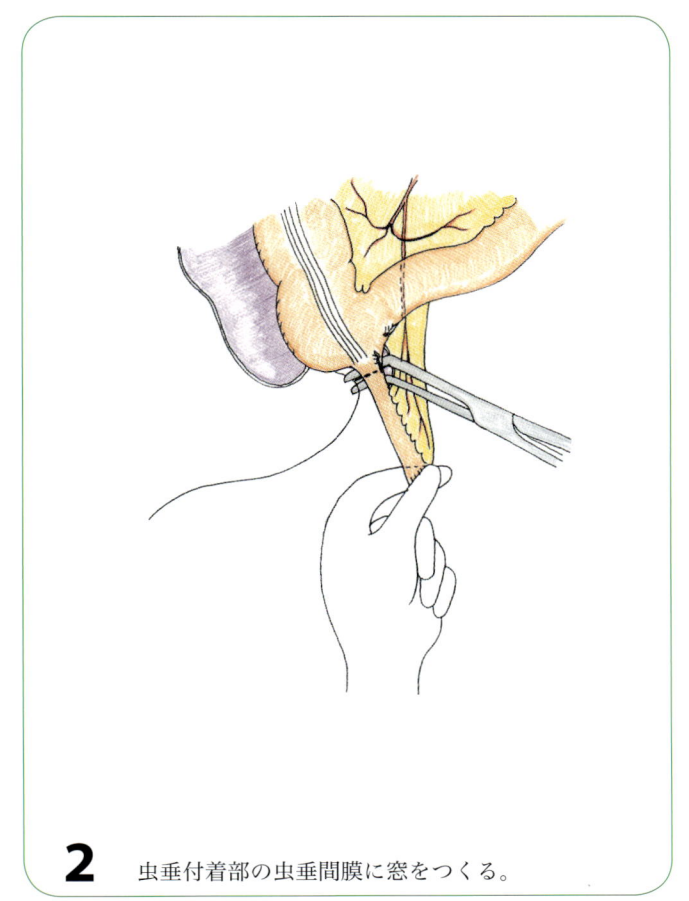

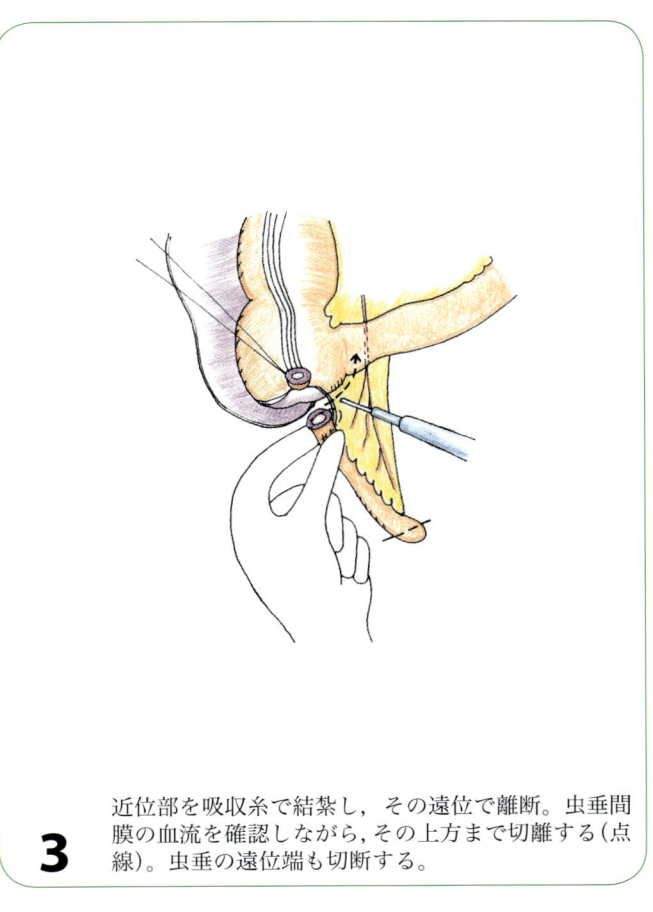

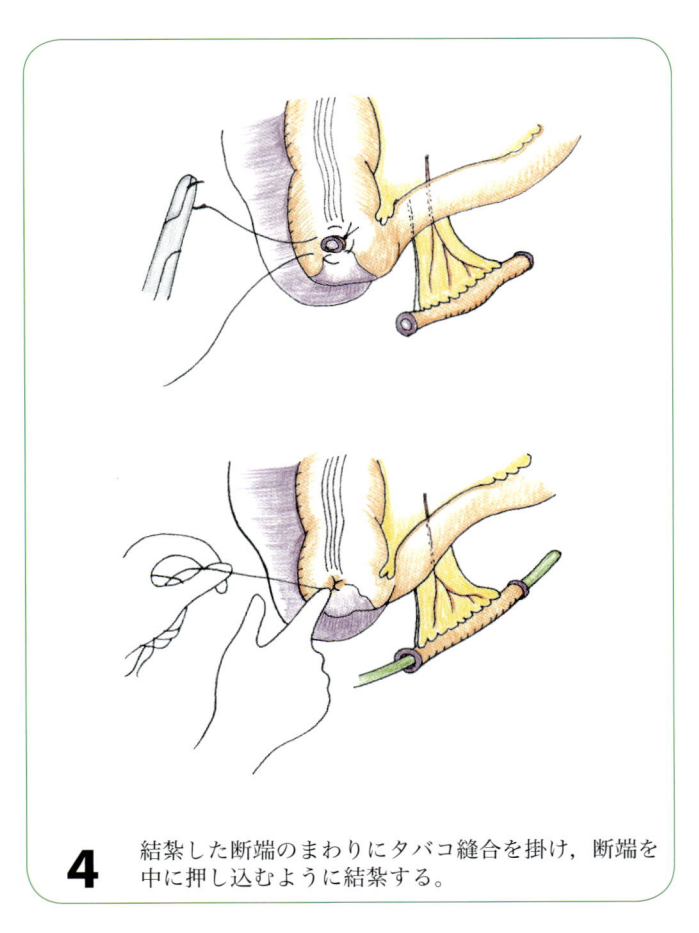

1 左手で虫垂を軽く引き，回盲ヒダを切離する。

2 虫垂付着部の虫垂間膜に窓をつくる。

3 近位部を吸収糸で結紮し，その遠位で離断。虫垂間膜の血流を確認しながら，その上方まで切離する（点線）。虫垂の遠位端も切断する。

4 結紮した断端のまわりにタバコ縫合を掛け，断端を中に押し込むように結紮する。

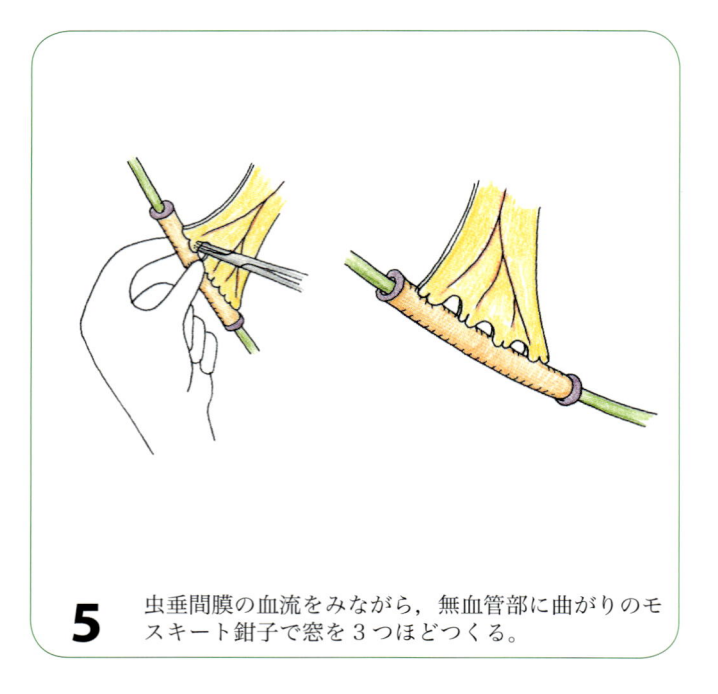

5 虫垂間膜の血流をみながら，無血管部に曲がりのモスキート鉗子で窓を3つほどつくる。

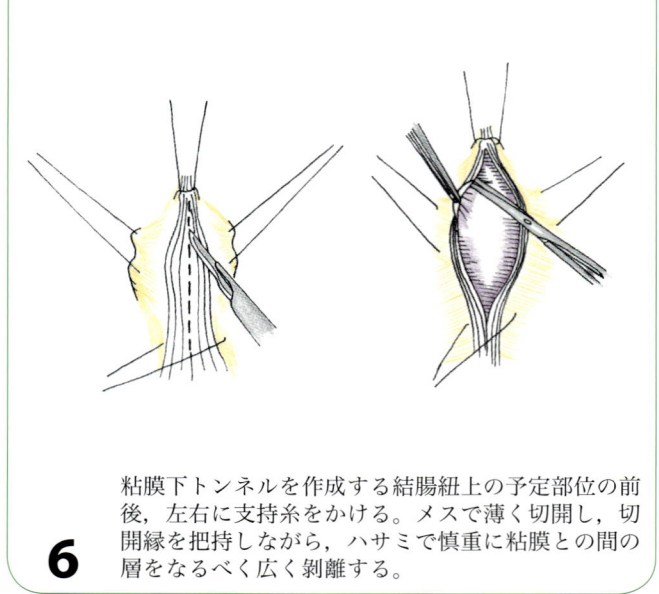

6 粘膜下トンネルを作成する結腸紐上の予定部位の前後，左右に支持糸をかける。メスで薄く切開し，切開縁を把持しながら，ハサミで慎重に粘膜との間の層をなるべく広く剥離する。

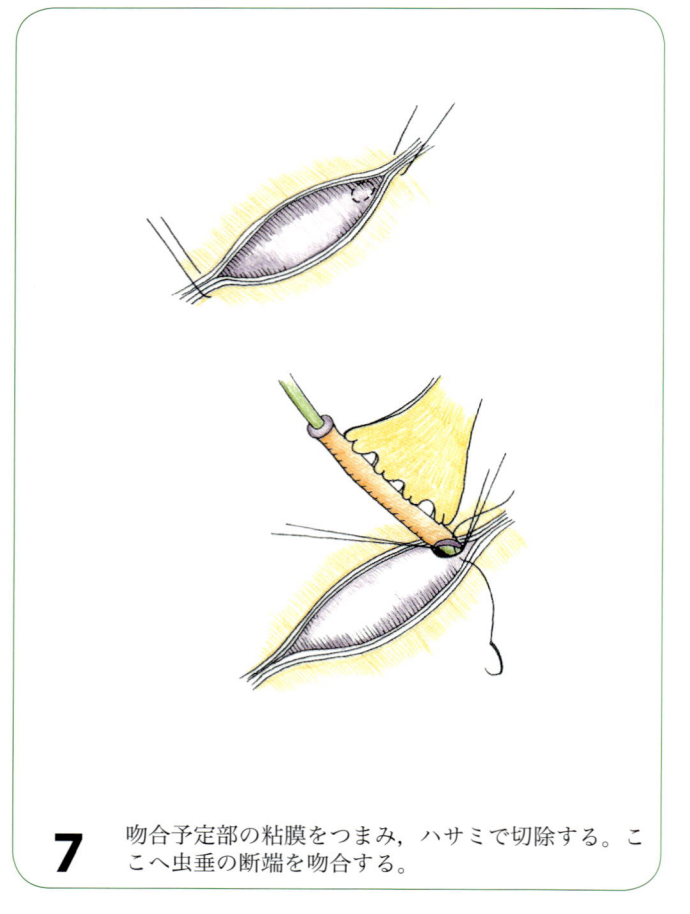

7 吻合予定部の粘膜をつまみ，ハサミで切除する。ここへ虫垂の断端を吻合する。

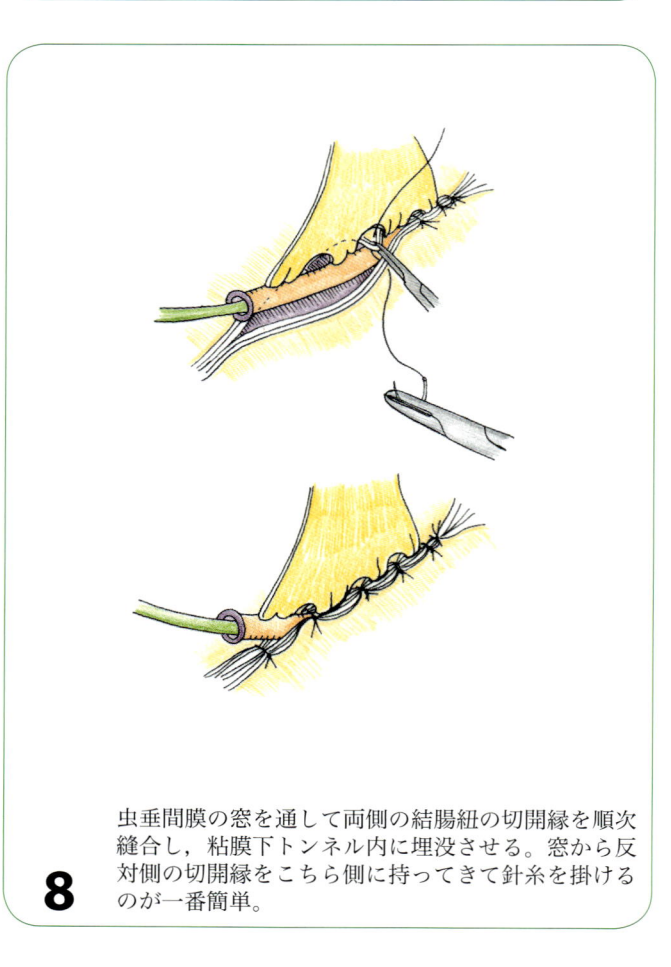

8 虫垂間膜の窓を通して両側の結腸紐の切開縁を順次縫合し，粘膜下トンネル内に埋没させる。窓から反対側の切開縁をこちら側に持ってきて針糸を掛けるのが一番簡単。

16 われわれの禁制尿路変向術

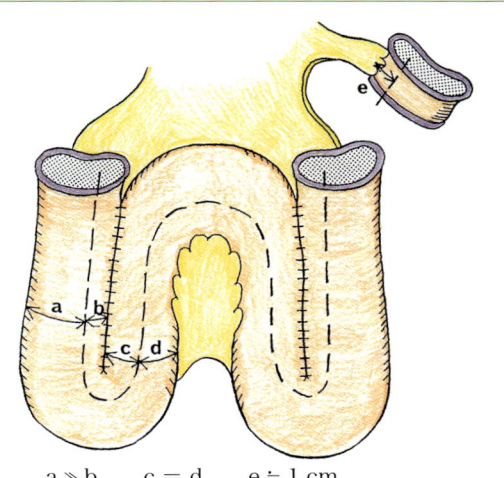

1

a ≫ b　　c = d　　e ≒ 1 cm
b ≒ 1 cm

図のようにパウチ自体は，先に説明した新膀胱作成の場合と同様である。このデザインは尿管が普通の太さであることを仮定した場合である。あとで禁制弁をパウチの前壁に埋没させるので，前壁になるフラップが大きくとれるように工夫してある。尿管が太い場合，尿管を包むフラップを大きくとる必要があり，前壁のフラップがその分，小さくなるが今まで問題になったことはない。禁制弁はパウチ用の回腸片より，口側に幅 2.5 cm の小片を遊離して，Yang-Monti 管を作成している。以前，虫垂や狭小化回腸で作成したこともあったが，Yang-Monti 管が優れている。

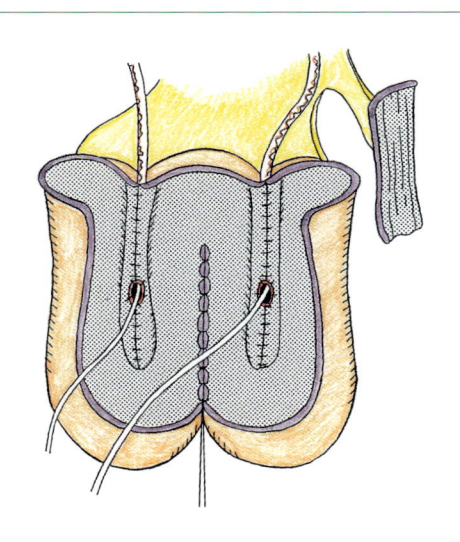

2

尿管を serous-lined tunnel 内に移植したところ。小回腸片は腸管間付着部より，1 cm くらいのところで切開（脱管腔化）し，細長い短冊状のプレートにして，これを縦に再管腔化することによって Yang-Monti 管を作成する。

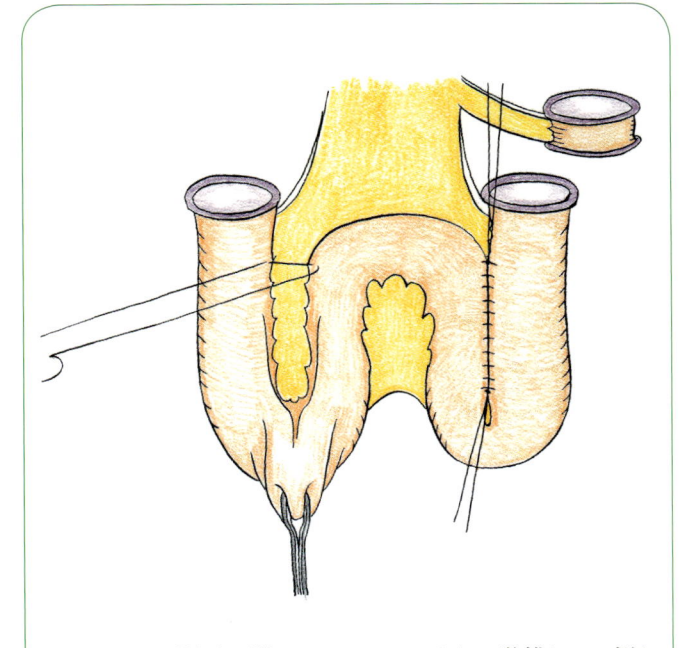

3

まず終末回腸を 45〜50 cm くらい遊離し，口側から（肛側からでも，あるいは両側から遊離して 1 つ予備にしてもよい），約 2.5 cm の小回腸片を遊離し，腸間膜血管の走行をみながら，長めに腸間膜を切り込んでおくとあとで可動性がよくなる。残りのメインの回腸片は新膀胱と同様 W 字に並べて外側の 2 列の脚が接する漿筋層を連続縫合しておき，尿管の移植に備える。

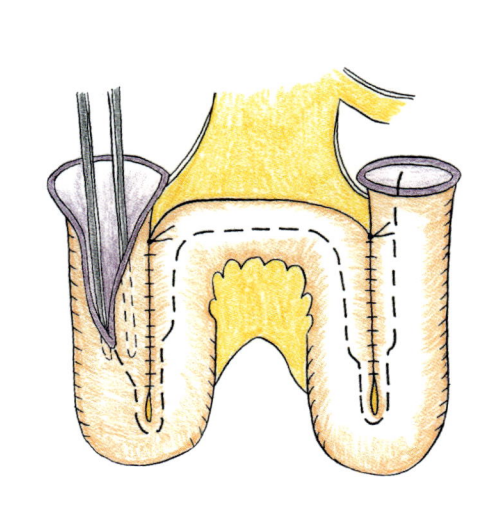

4

点線のラインで脱管腔化する。

5 2つの樋にそれぞれ2本の尿管を吻合する。

6 2本の尿管を吻合したところ。小回腸片は腸間膜付着部より，1cmくらいのところで切開（脱管腔化）し，細長い短冊状のプレートにし，末梢を少しトリミングする。

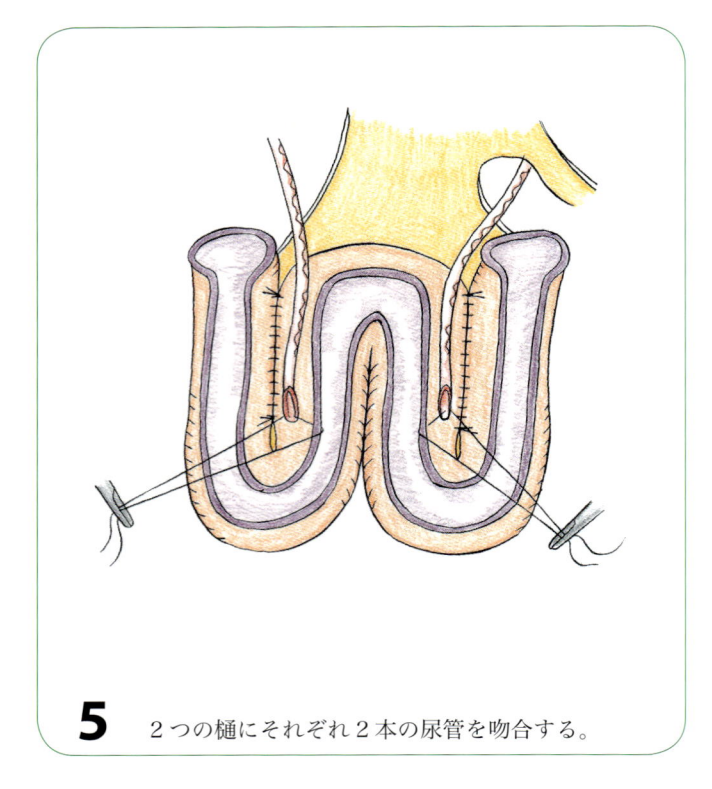

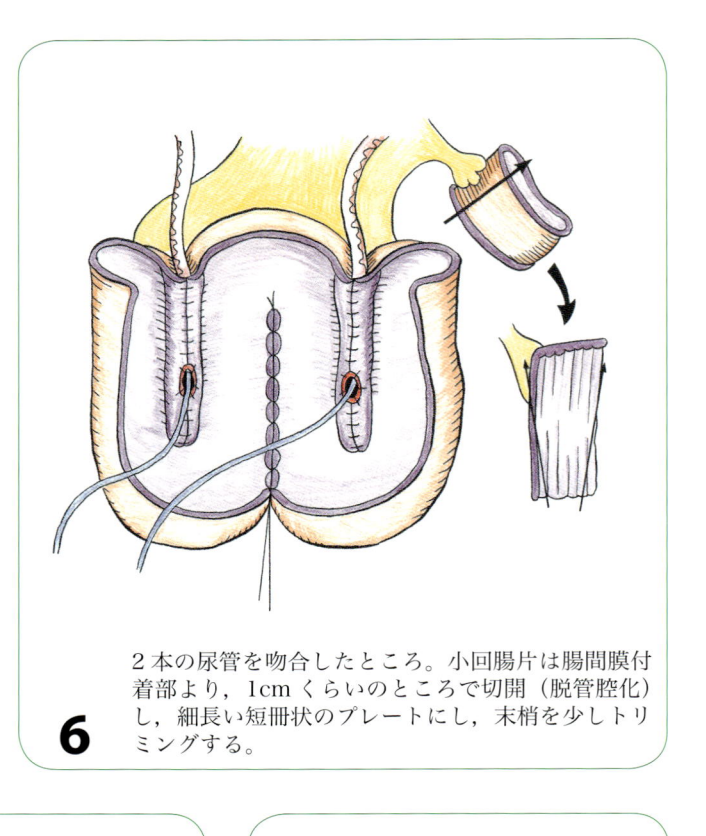

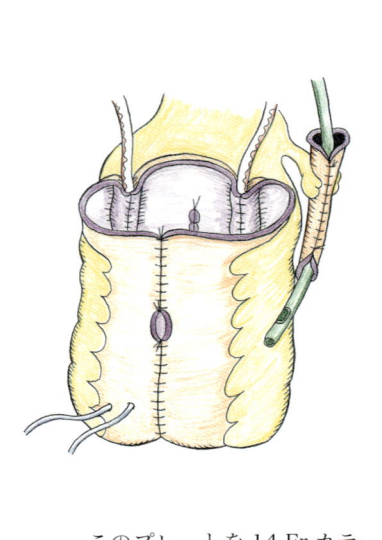

7 このプレートを14 Frカテーテルに被せるようにして，細長い管（やや円錐状）を完成する。パウチの前壁を完成させるが，中間のあたりに小さい粘膜孔を残しておく。

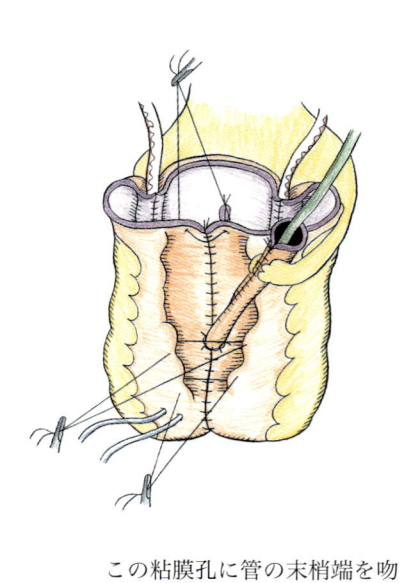

8 この粘膜孔に管の末梢端を吻合する。この管の末梢部を前壁に埋没させるように，吻合部下方より順次，2-0 PDSで漿筋層を覆い被せていく。

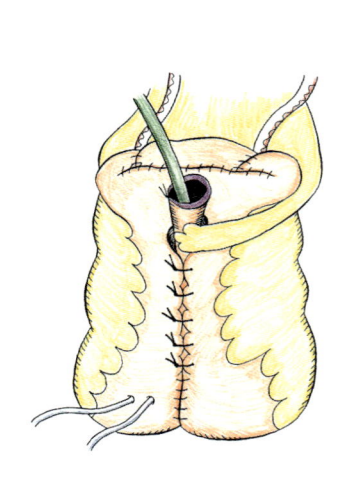

9 これによってYang-Monti管が，前壁のserous-lined tunnel内に埋没されることになり，flap valveの原理で禁制弁として働く。上壁を閉じる。

17 回腸によるYang-Monti管(reconfigured ileum)の原理と作成法

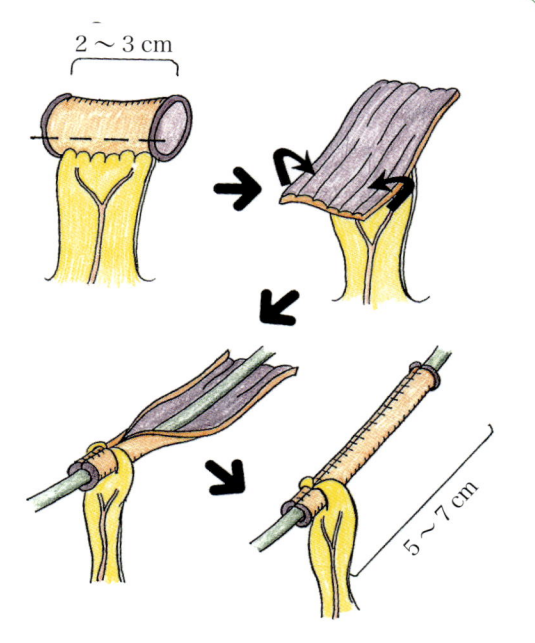

1 回腸は2cmの長さがあれば、禁制弁用の管が作成可能であるが、個人的にはまず2.5〜3cm遊離しておき、余分な部分を切除していったほうが血流の面で安全と考えている。腸間膜付着部より1cmのところで切開し、長軸に沿って管を作成すると、6〜7cmの管が作成できるといわれているが、日本人の場合は約5cmである。

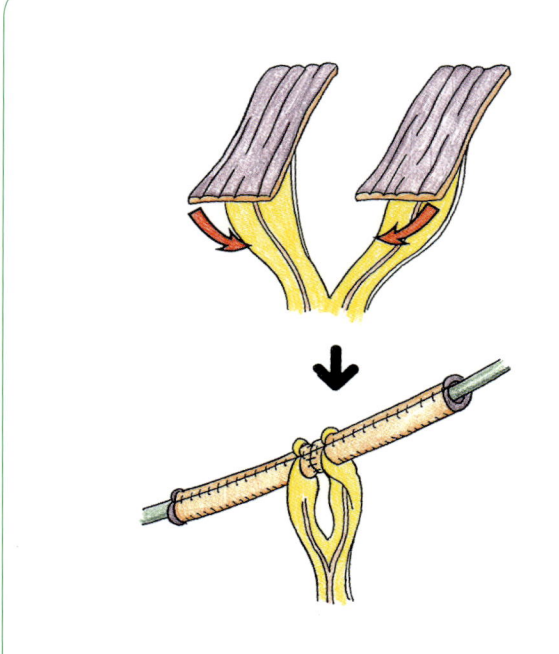

2 長さが足りない時や尿管の代用に使用する時は、管を2つ連結させればよい。Yang-Monti管の利点は、いつでも作成可能であり、何と言っても腸間膜のない部分があるので、粘膜下トンネルでもserous-lined tunnelにでも容易に埋没できる利点がある。

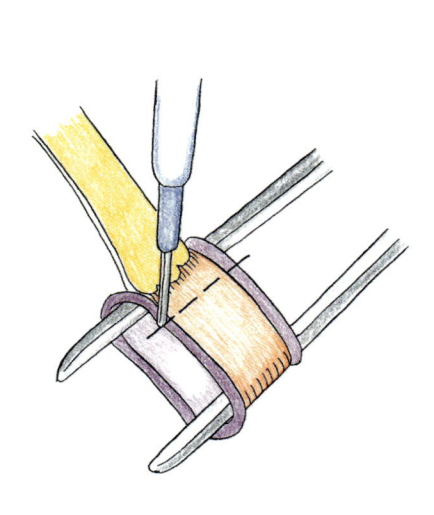

3 まず腸間膜付着部より1cm離れたところで切離する。

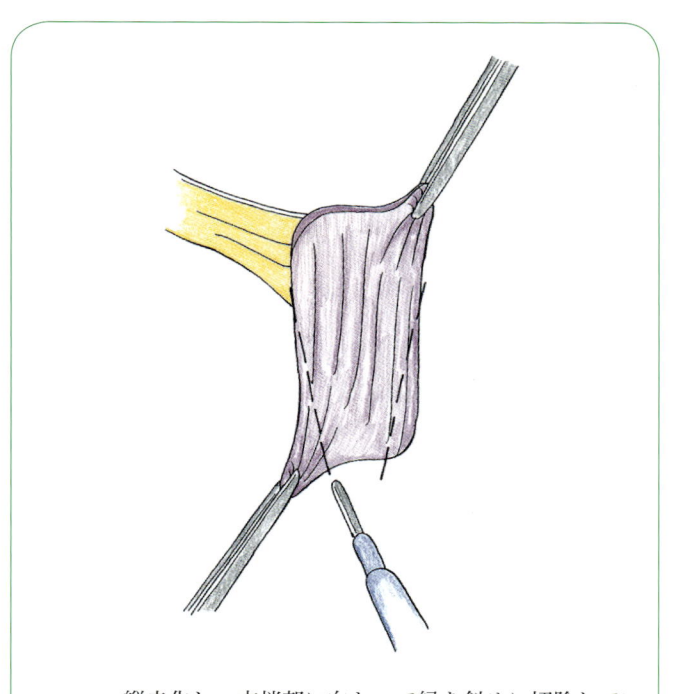

4 縦走化し、末梢部に向かって縁を斜めに切除している。

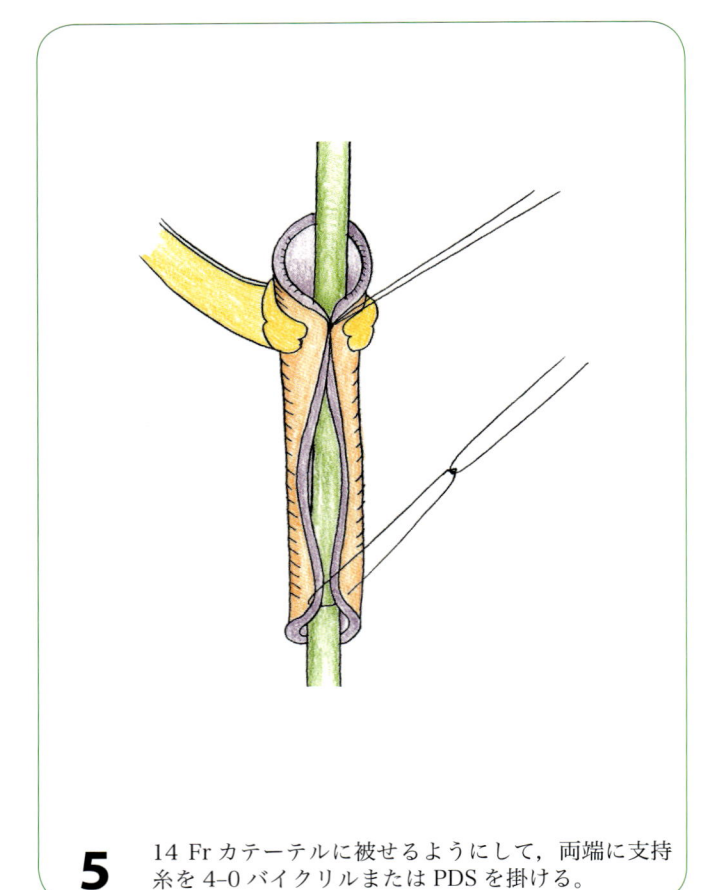

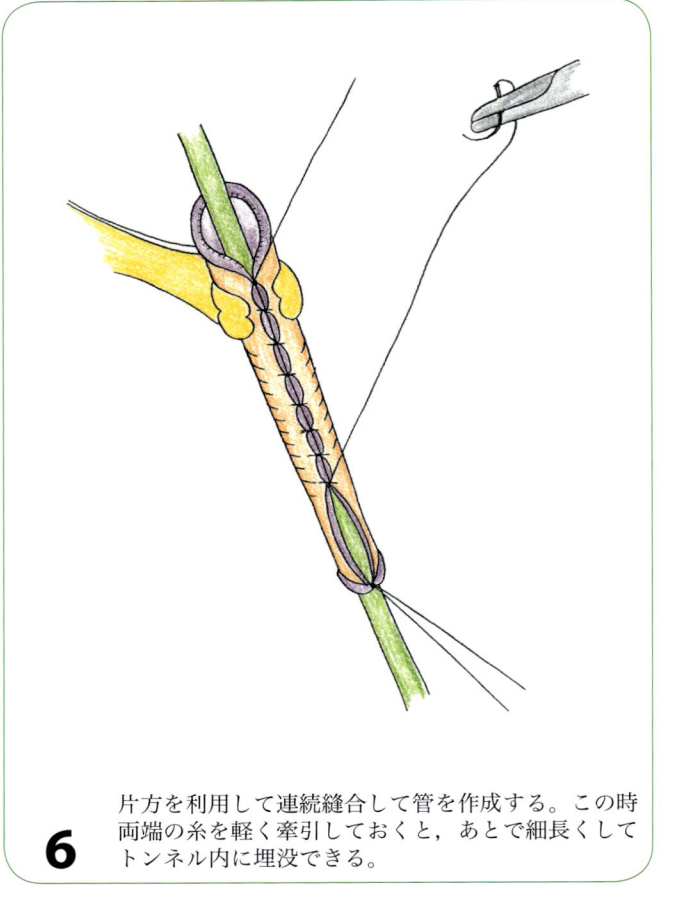

5 14 Fr カテーテルに被せるようにして，両端に支持糸を 4-0 バイクリルまたは PDS を掛ける。

6 片方を利用して連続縫合して管を作成する。この時両端の糸を軽く牽引しておくと，あとで細長くしてトンネル内に埋没できる。

18 禁制弁を臍底部に吻合

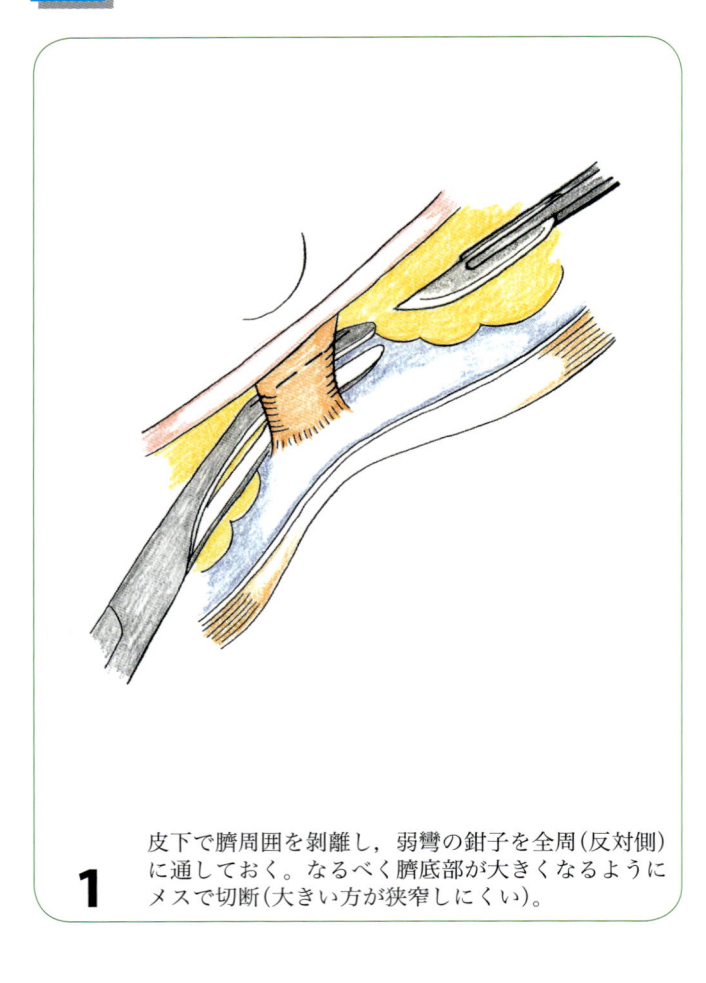

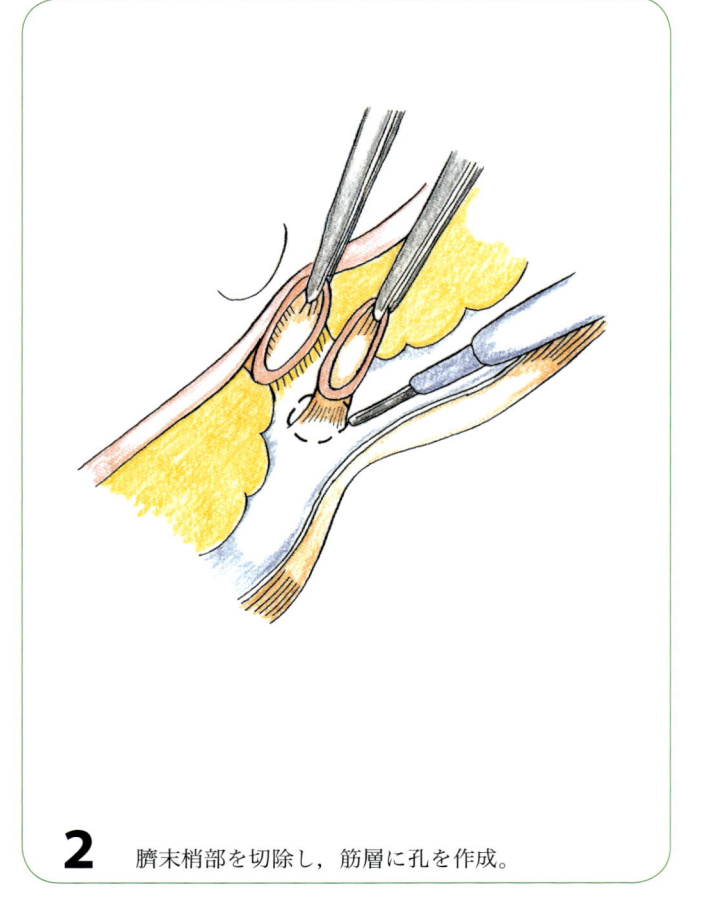

1 皮下で臍周囲を剝離し，弱彎の鉗子を全周（反対側）に通しておく。なるべく臍底部が大きくなるようにメスで切断（大きい方が狭窄しにくい）。

2 臍末梢部を切除し，筋層に孔を作成。

C 禁制尿路変向術 341

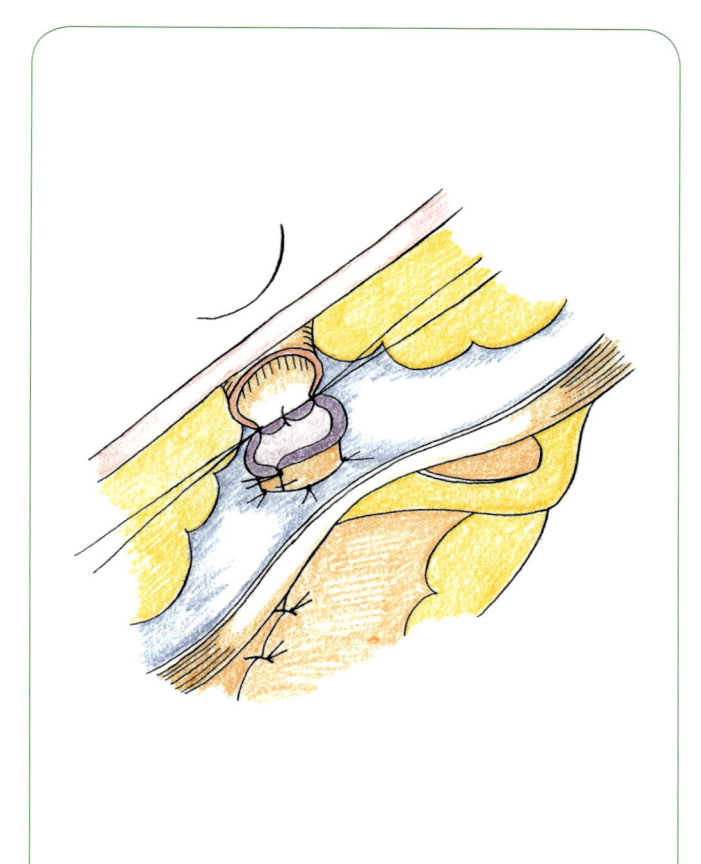

3 この孔から禁制弁の吻合側を引き出し筋層と数針固定し，まず反対側を 4-0 PDS で 3 針ほど縫合する。

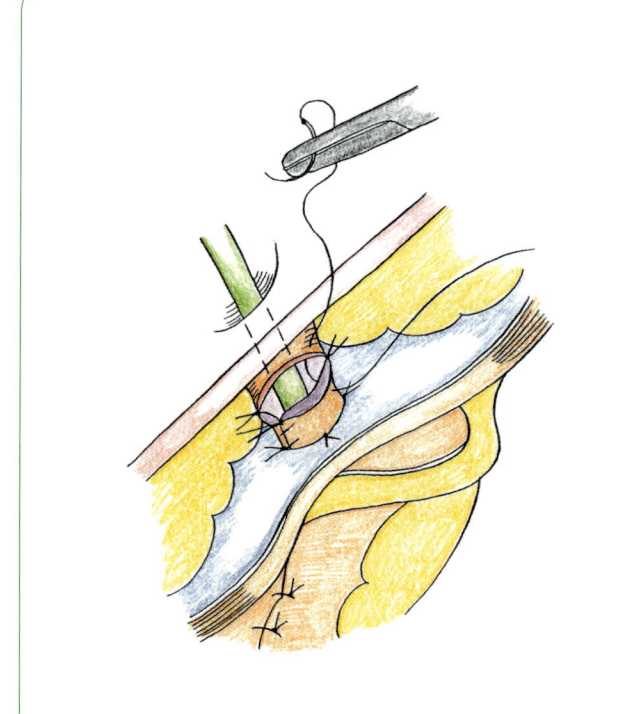

4 次に臍からカテーテルを挿入し，こちら側を何針か縫合する。

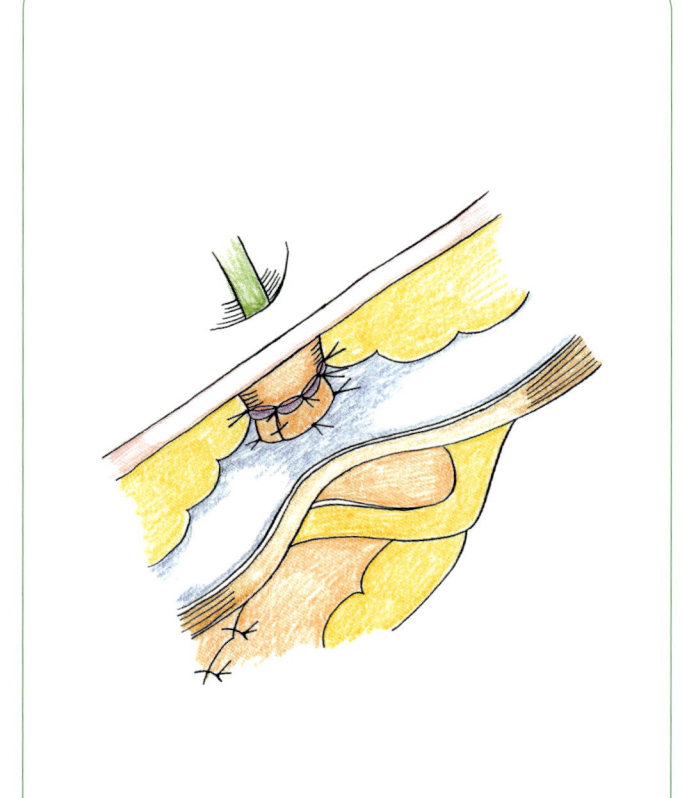

5 吻合が完了したところである。

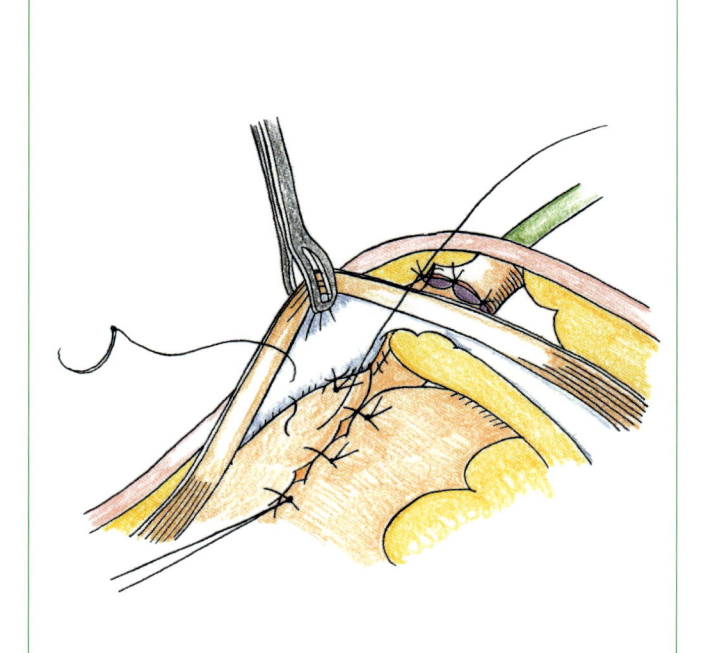

6 吻合部に張力がかからないように，パウチの一部（臍に近いところ）を数針，2-0 PDS で腹壁裏面に固定しておく。禁制弁を埋没させたときの漿筋層を結紮した糸を残しておいて利用することが多い。

19 結腸による禁制尿路変向術

　骨盤腔に放射線照射の既往があり，禁制尿路変向術を希望された場合，筆者らは横行結腸を利用して禁制パウチを作成している。禁制弁や尿管は serous-lined tunnel 法でも粘膜下トンネル法でも作成可能である。まず serous-lined tunnel 法による方法を紹介する。

〈Serous-lined tunnel 法〉

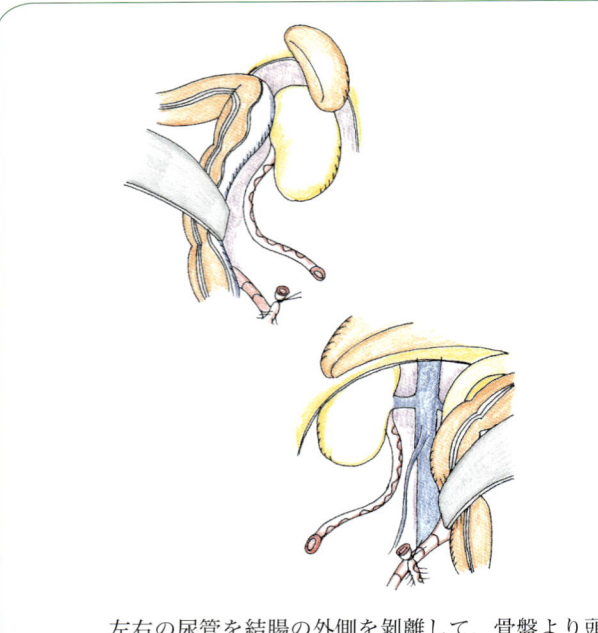

1 左右の尿管を結腸の外側を剝離して，骨盤より頭側（総腸骨動脈より上方）で確保し，結紮・切断する。尿管も照射内の部分を使用すると狭窄になる。また血流に十分気をつけて，腎門部方向へ剝離しておく。

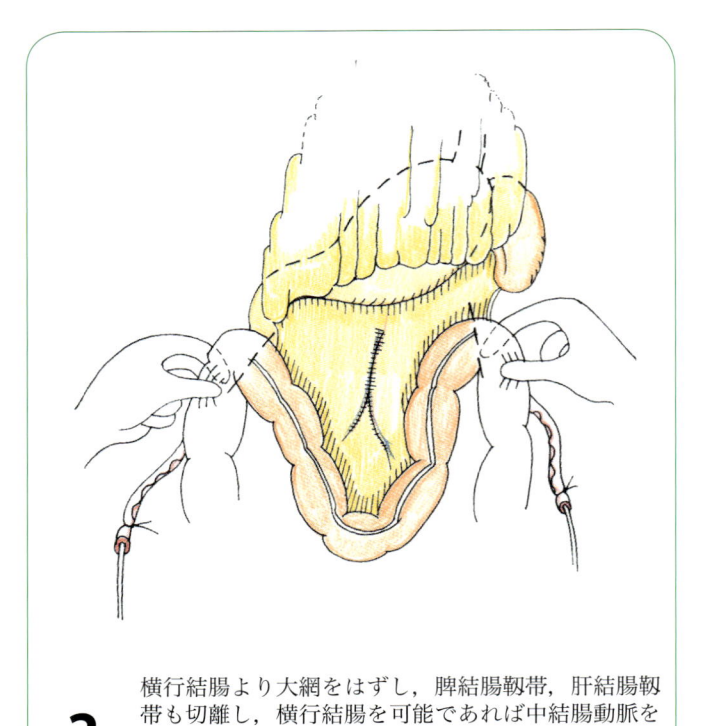

2 横行結腸より大網をはずし，脾結腸靱帯，肝結腸靱帯も切離し，横行結腸を可能であれば中結腸動脈を基に約 30cm 遊離する。

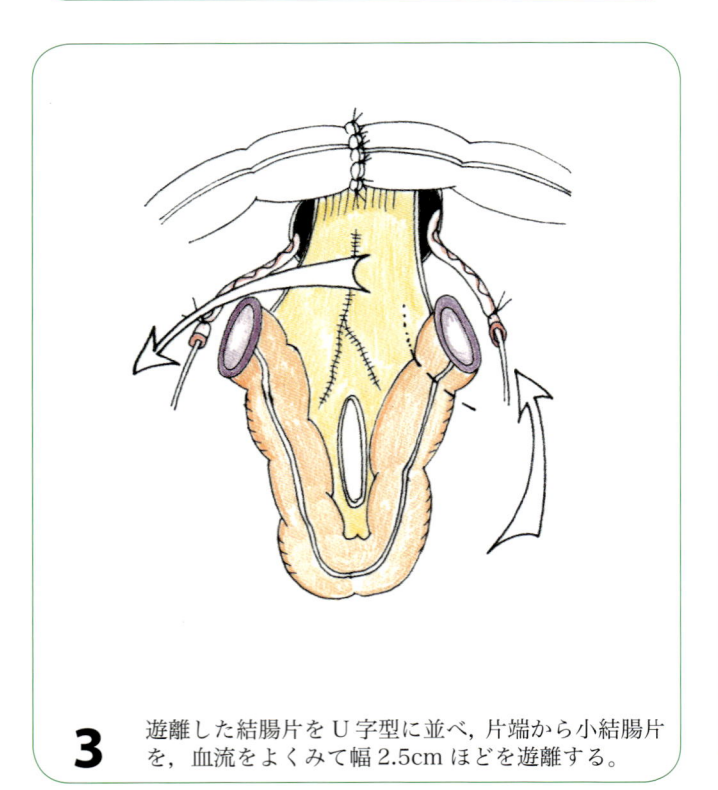

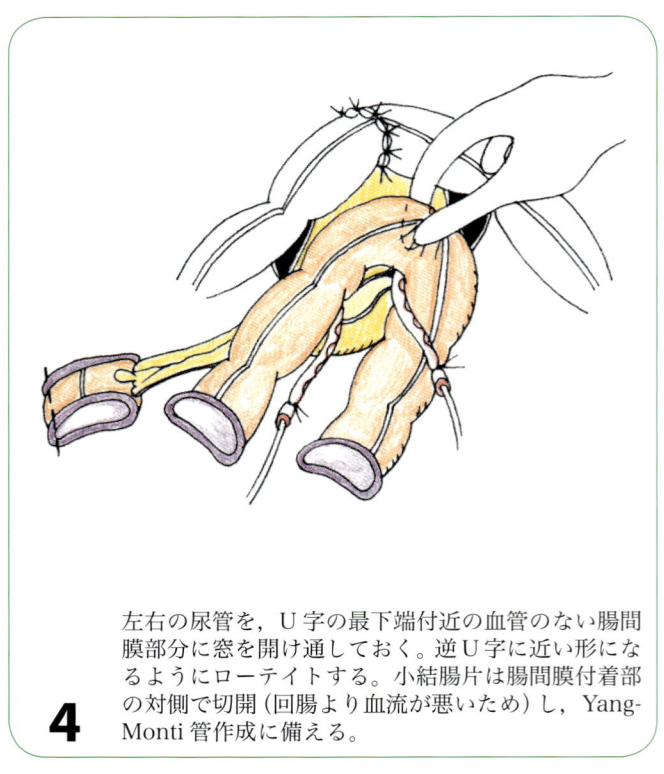

3 遊離した結腸片を U 字型に並べ，片端から小結腸片を，血流をよくみて幅 2.5cm ほどを遊離する。

4 左右の尿管を，U 字の最下端付近の血管のない腸間膜部分に窓を開け通しておく。逆 U 字に近い形になるようにローテイトする。小結腸片は腸間膜付着部の対側で切開（回腸より血流が悪いため）し，Yang-Monti 管作成に備える。

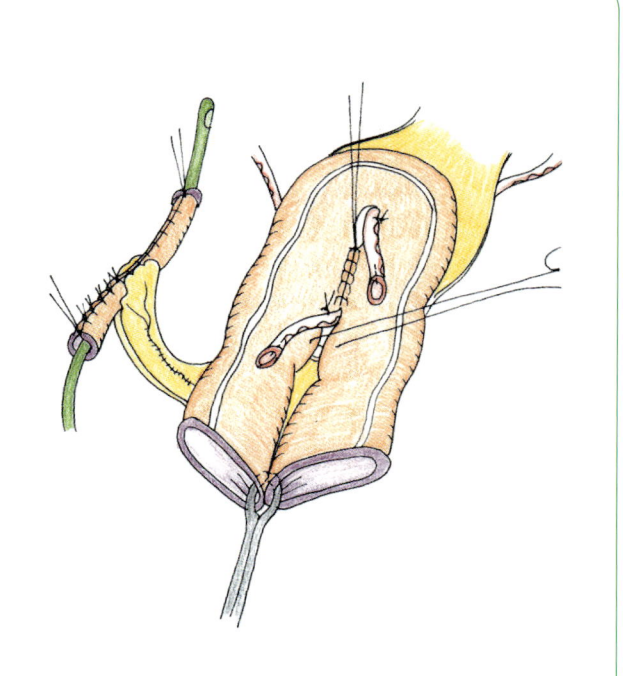

5 14 Fr のカテーテルに被せて Yang-Monti 管を完成させるが(太ければトリミングしてから)，パウチへの吻合側は連続縫合でよいが，臍部への吻合側は一部結節縫合にしておき，長すぎる場合切断できるようにしておく。尿管はそれぞれ自然な位置から出し，腸間膜付着部の漿筋層を連続縫合する。

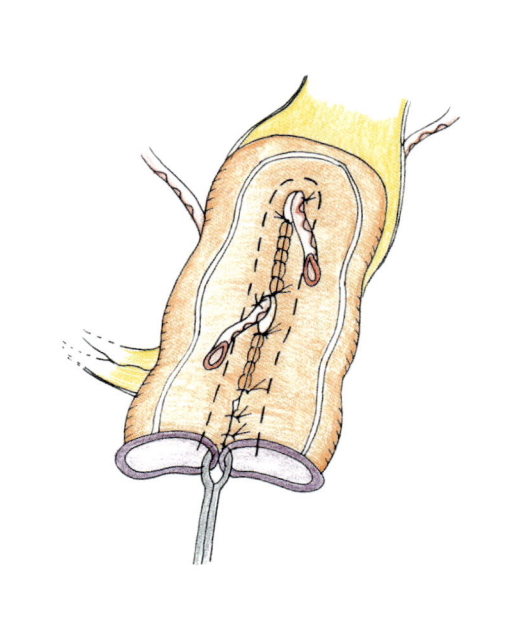

6 尿管をそれぞれ腸間膜の出口のところで1針ずつ固定し，尿管を覆える分だけ，点線部に沿って脱管腔化する。

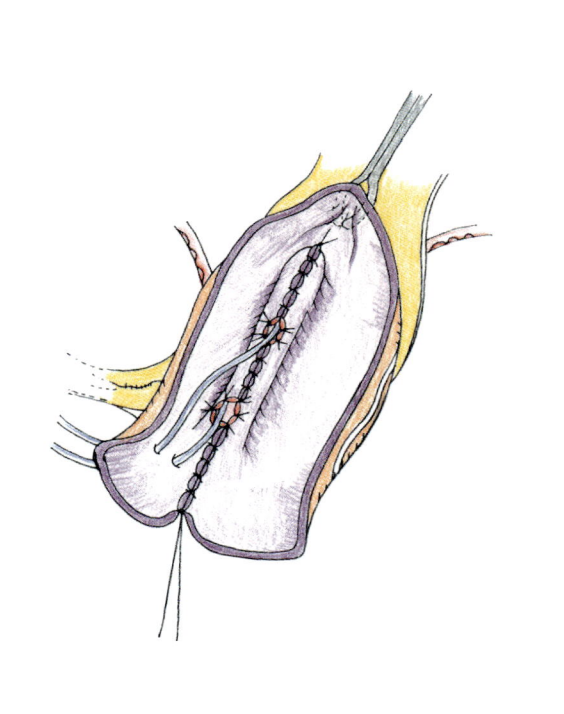

7 尿管を serous-lined tunnel 内に粘膜–粘膜吻合する。スプリントを挿入しておく。

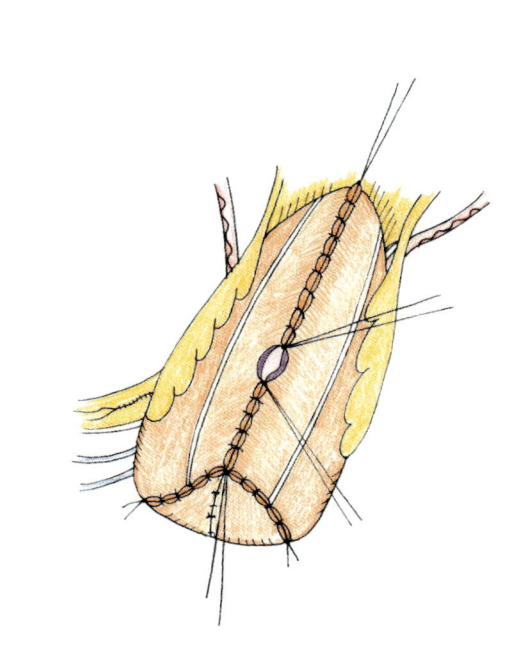

8 パウチを閉じるが，前壁上の一つの粘膜孔を残しておく。

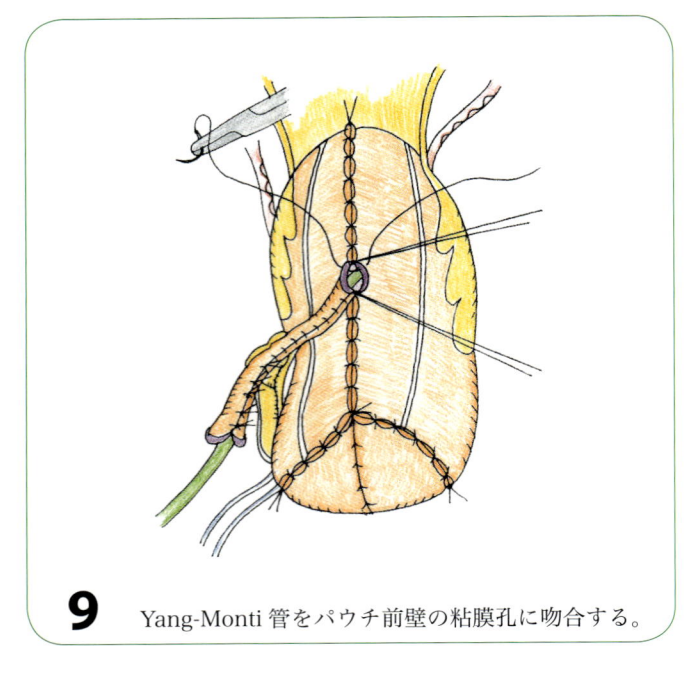

9 Yang-Monti管をパウチ前壁の粘膜孔に吻合する。

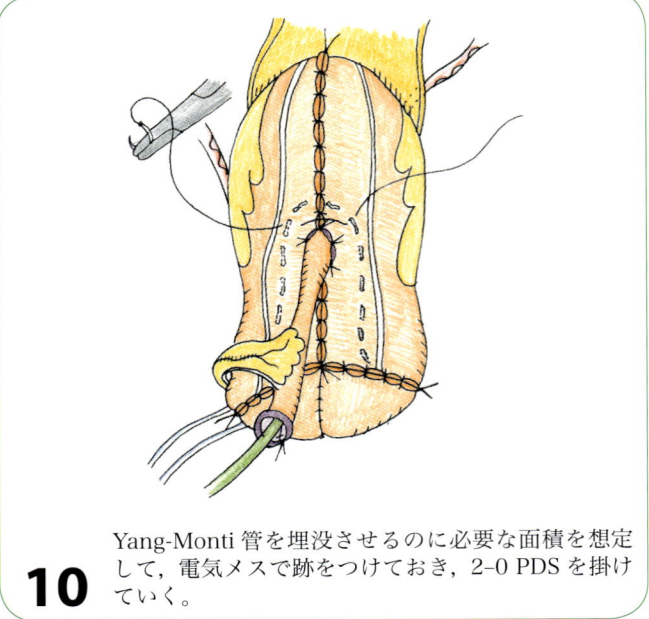

10 Yang-Monti管を埋没させるのに必要な面積を想定して，電気メスで跡をつけておき，2-0 PDSを掛けていく。

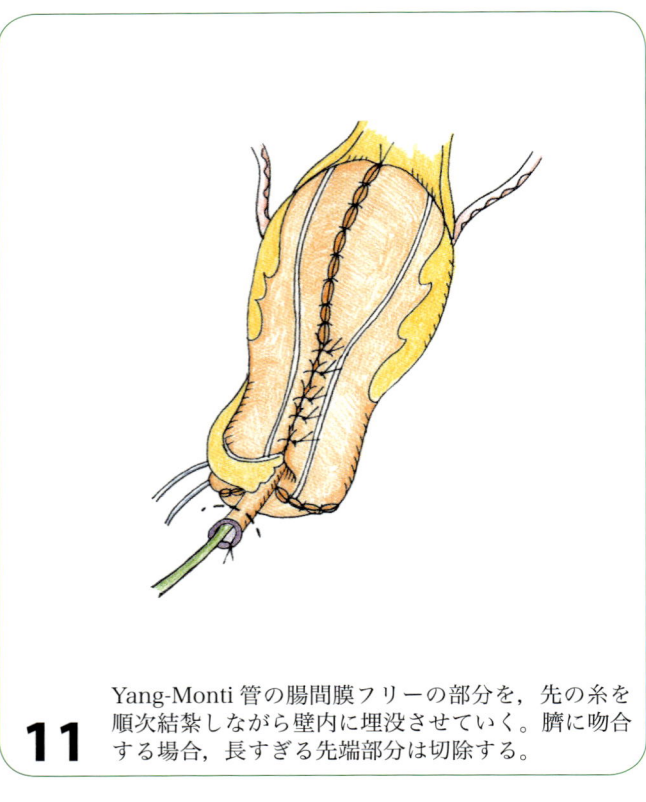

11 Yang-Monti管の腸間膜フリーの部分を，先の糸を順次結紮しながら壁内に埋没させていく。臍に吻合する場合，長すぎる先端部分は切除する。

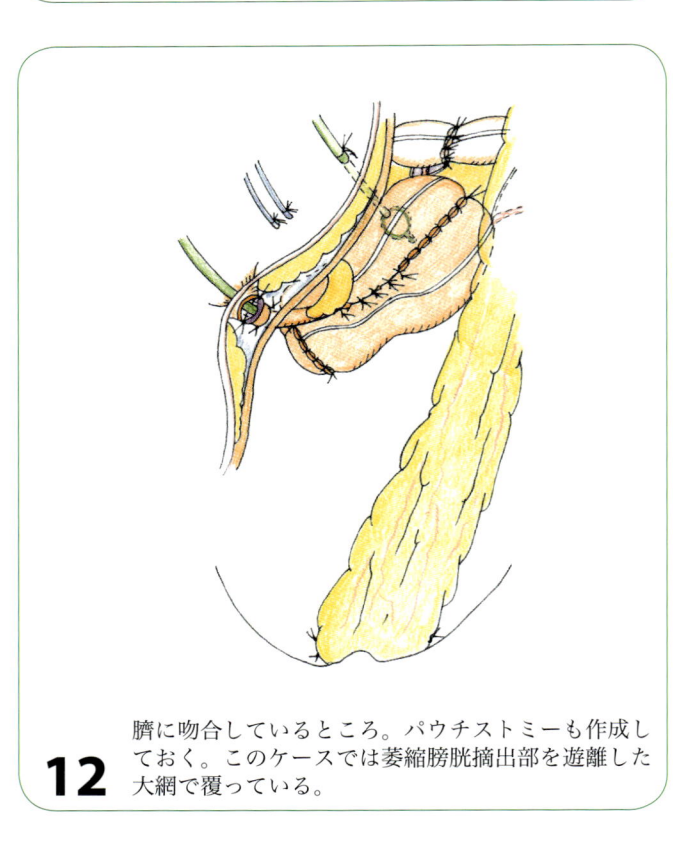

12 臍に吻合しているところ。パウチストミーも作成しておく。このケースでは萎縮膀胱摘出部を遊離した大網で覆っている。

C 禁制尿路変向術

〈粘膜下トンネル法〉

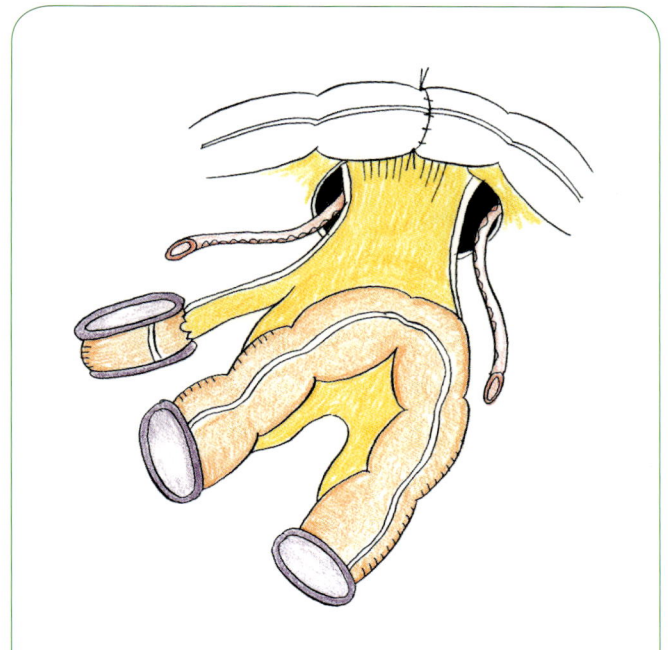

13 粘膜下トンネル法でも尿管や禁制弁の作成が可能である。

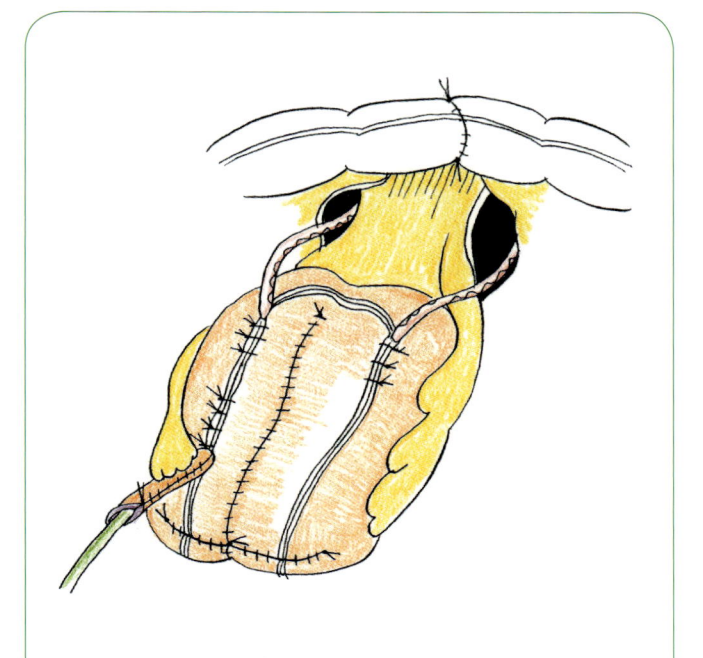

14 パウチを完成させたあと，尿管も Yang-Monti 管も結腸紐上に作成した粘膜下トンネル内に吻合。

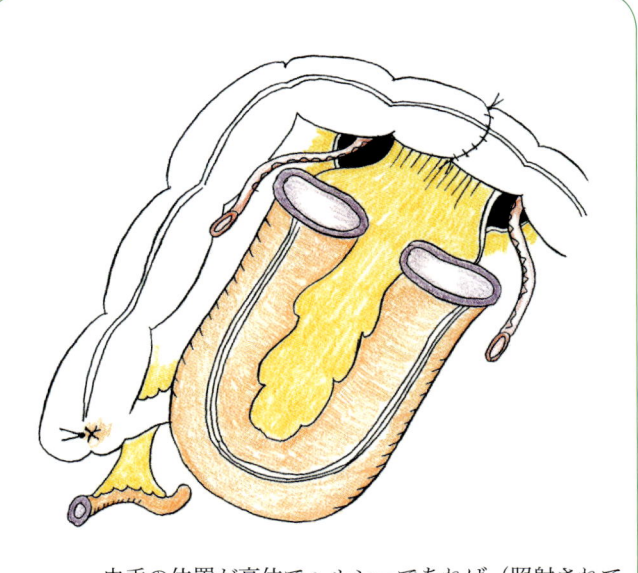

15 虫垂の位置が高位でヘルシーであれば（照射されていないという保証はないが），結腸を U 字型に並べてパウチ底部に届きそうかどうか確認して，届きそうなら虫垂を遊離する。

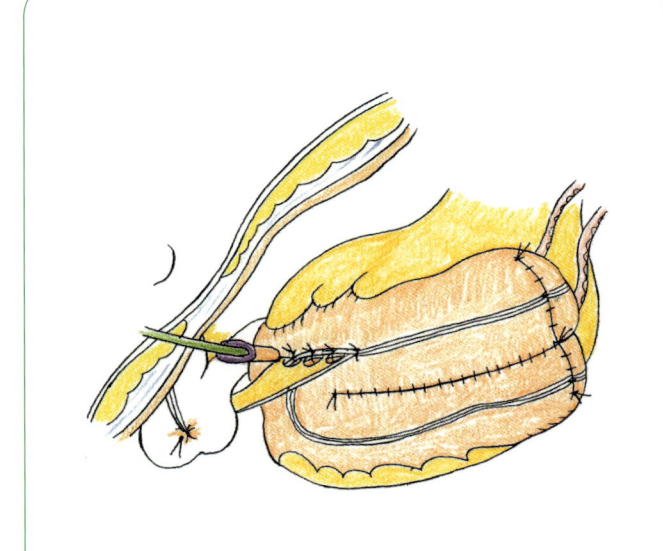

16 虫垂を粘膜下トンネル内に吻合し，反対側を臍底部に吻合する。尿管も粘膜下トンネル法で吻合した。

〈Same pedicle concept〉

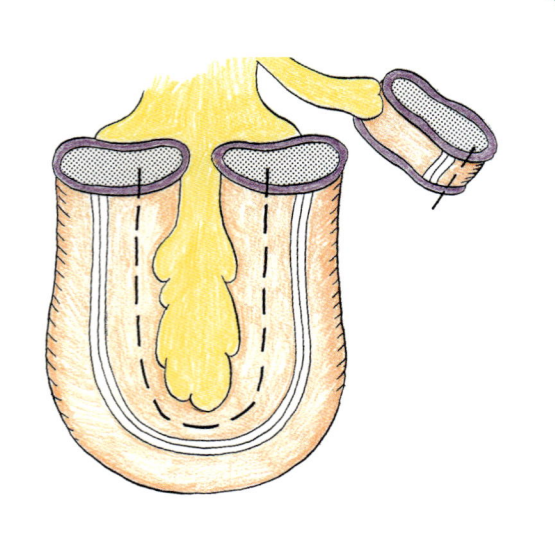

17 ここで "same pedicle concept" ついて説明しておくと，禁制パウチと Yang-Monti 管は同じ血管茎（腸間膜）に由来するので，回腸でパウチを作るにも結腸で作るにも，一つは腸管－腸管吻合が一つになるというメリットがある。

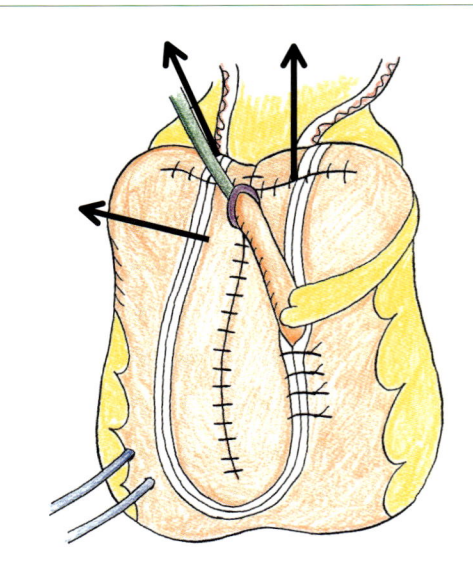

18 そして何よりも同じ血管茎に由来するので，禁制弁がパウチに近接していて吻合しやすいこと，またパウチと禁制弁が同じ方向に移動することが容易なので，臍部などに吻合しやすい。

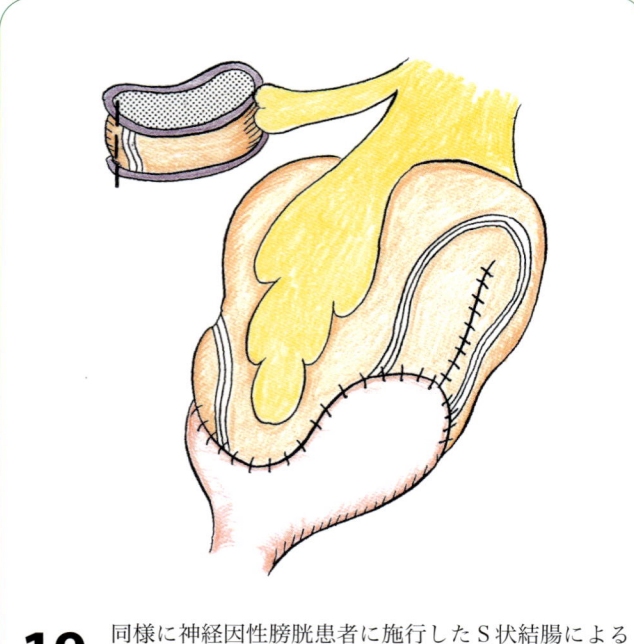

19 同様に神経因性膀胱患者に施行したS状結腸による膀胱拡大術である。

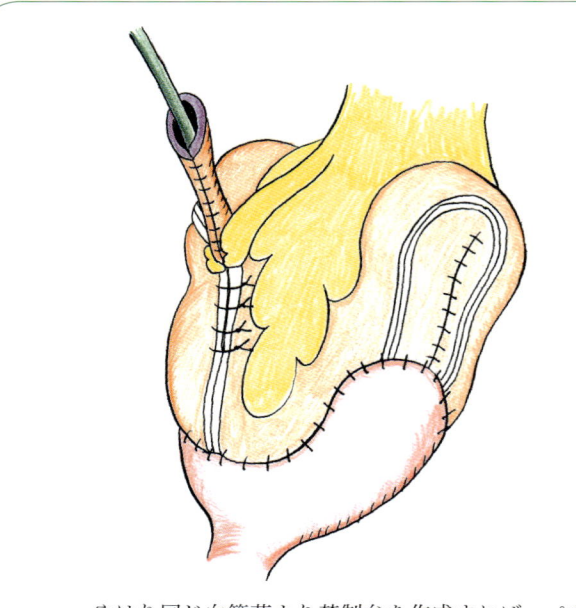

20 やはり同じ血管茎より禁制弁を作成すれば，パウチへの吻合は容易である。反対側は臍部に吻合し，臍ストマから導尿できるようにした。

〈Yang-Monti 管〉

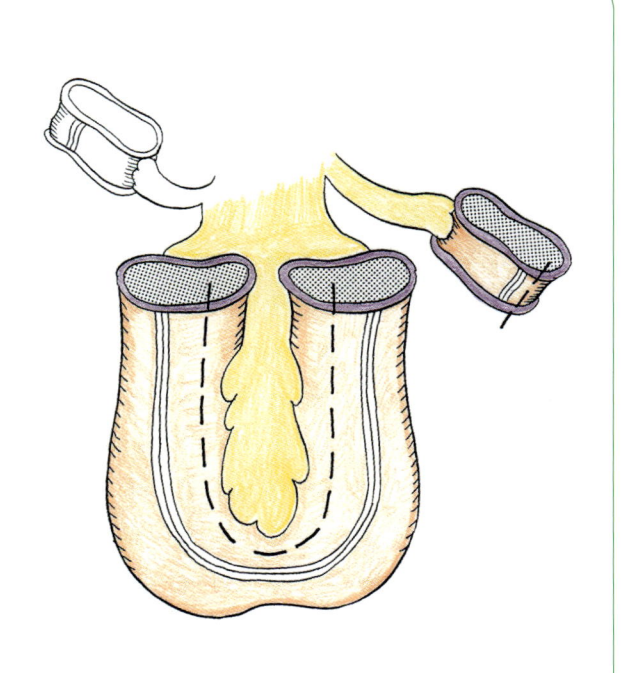

21 Yang-Monti 管はパウチ用の腸管より，小片で作成可能であるので，血流障害の疑いがある場合や管状構造物が尿路再建に複数必要になりそうな場合，いくつか予備を作成しておくことができる．パウチの両端から小結腸片を2つ準備した．

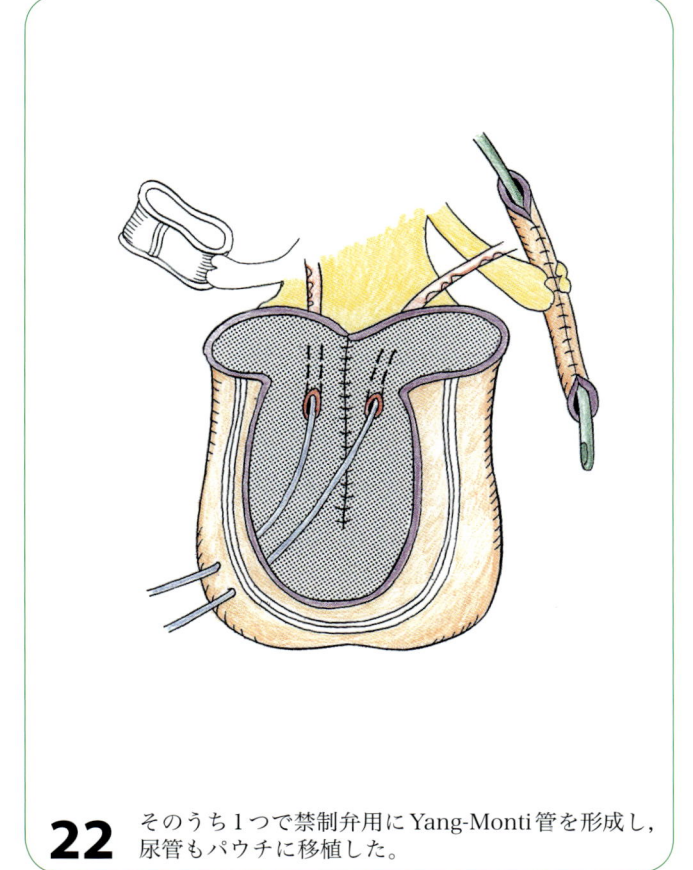

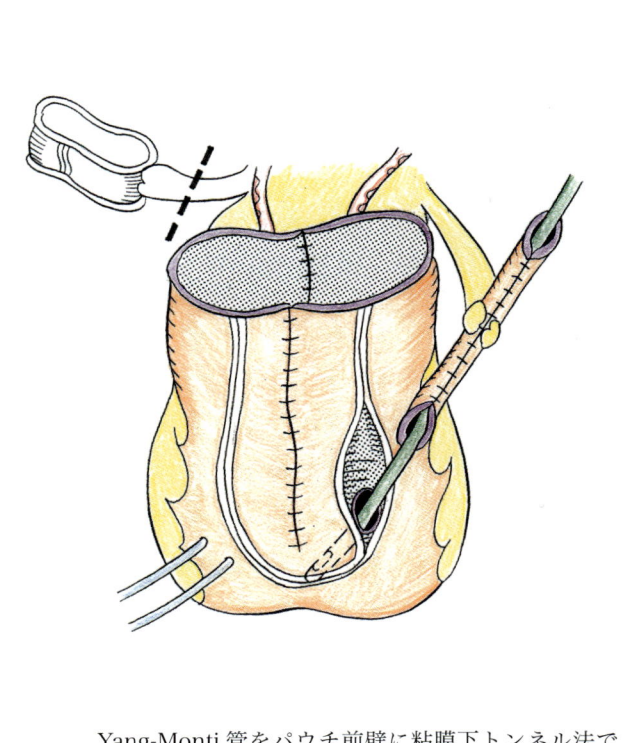

22 そのうち1つで禁制弁用にYang-Monti管を形成し，尿管もパウチに移植した．

23 Yang-Monti 管をパウチ前壁に粘膜下トンネル法で移植する．この時点でこの禁制弁に全く問題がなければ，予備の小結腸片は切除する（点線）．色が悪くなった場合などは予備の小結腸片を使用する．

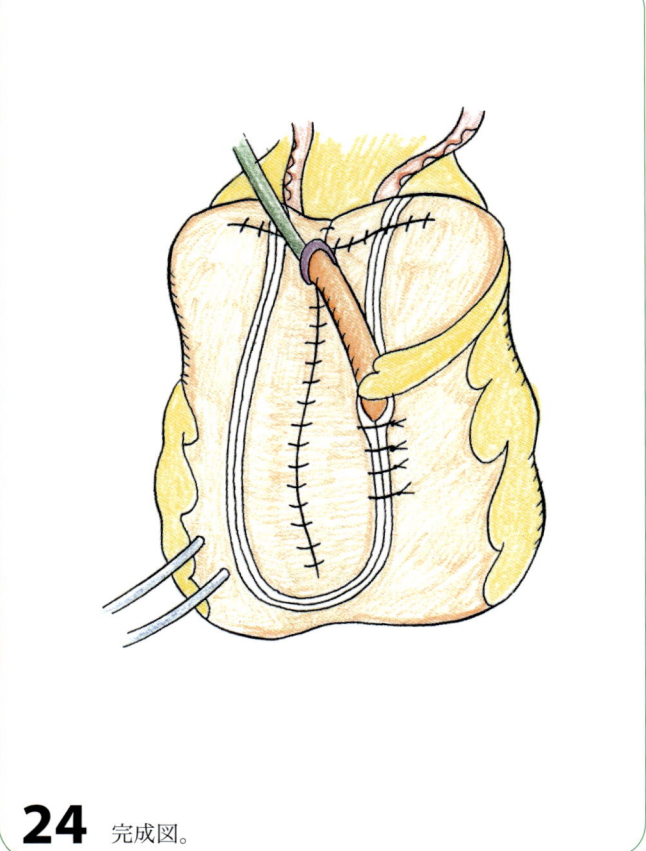

24 完成図．

20 横行結腸による禁制尿路変向補稿

　60歳の女性で20年以上前に子宮頸癌のため他院で放射線照射施行。その後，腎後性腎不全のため臍より上のレベルに両側の尿管皮膚瘻となっており，両側ともに太いカテーテルが挿入されており，10年以上も3週間毎にガイドワイヤーを使用して交換が必要であり，詰まればすぐ発熱するという状態だった。あるとき腎周囲膿瘍が腰筋まで進展し，ドレナージのため入院。このとき下行結腸と尿管との瘻孔が疑われ，時期をみて横行結腸による禁制パウチ作成を決断した。

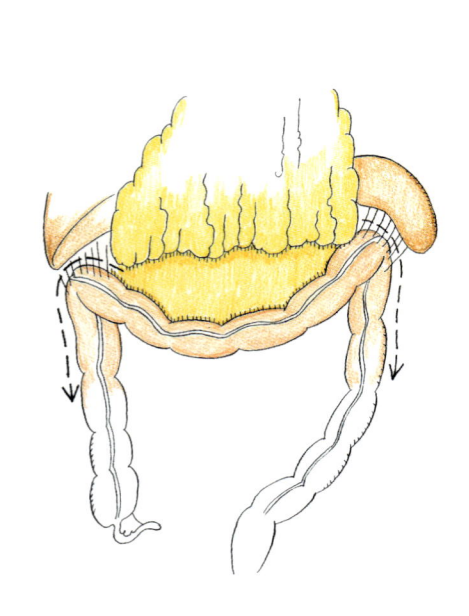

1 まず横行結腸より大網を外し，上行，下行結腸の外側まで遊離し，横行結腸を十分授動する。

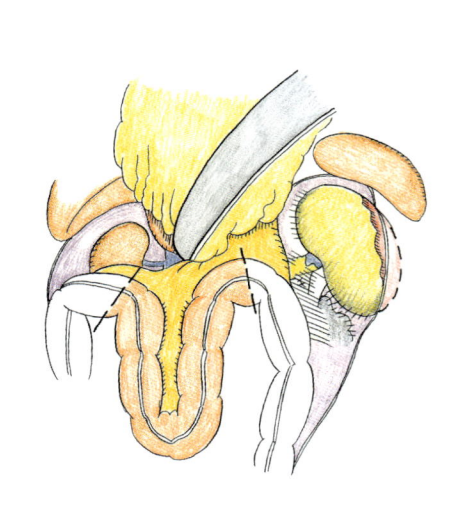

2 右腎は術前の腎シンチで無機能であったので摘出。左腎周囲は強固に癒着しており，この時点で腎盂に吻合するために代用尿管が一つ必要な気がした。結腸を約30cm遊離した。

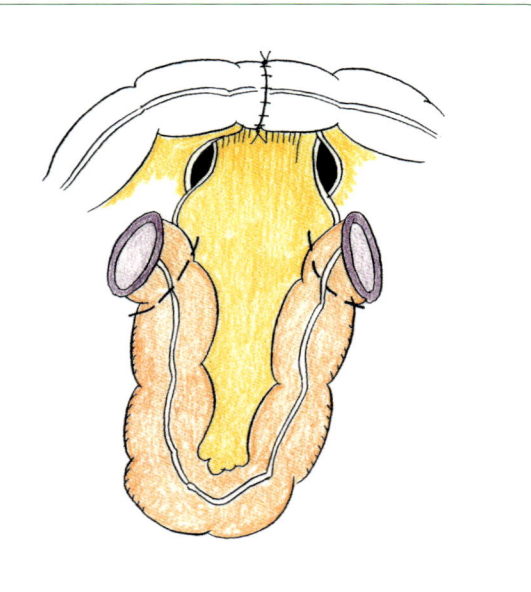

3 一つは禁制弁用，もう一つは代用尿管用に結腸片を2つ用意することにした。

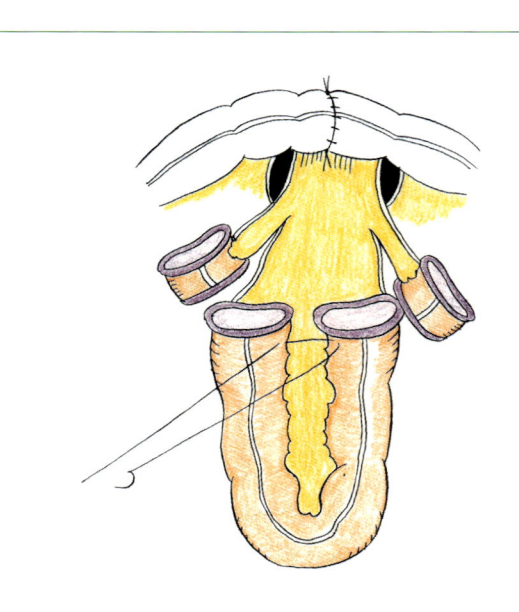

4 パウチ用の結腸はU字型に並べ，隣接する漿膜面を連続縫合しておく。

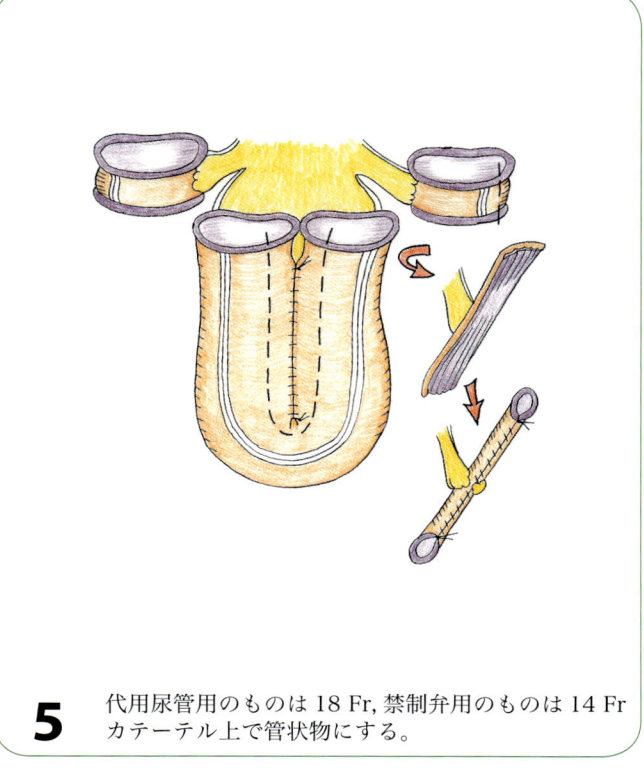

5 代用尿管用のものは 18 Fr, 禁制弁用のものは 14 Fr カテーテル上で管状物にする。

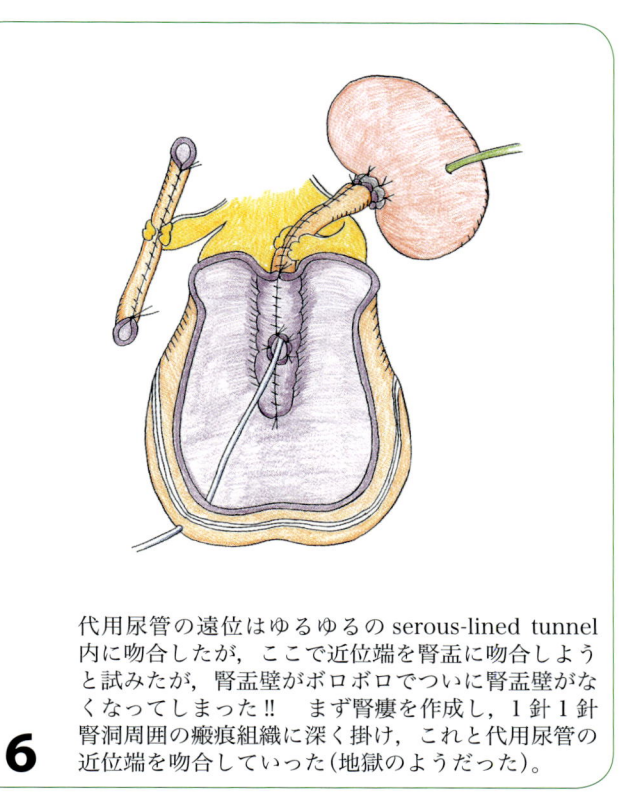

6 代用尿管の遠位はゆるゆるの serous-lined tunnel 内に吻合したが，ここで近位端を腎盂に吻合しようと試みたが，腎盂壁がボロボロでついに腎盂壁がなくなってしまった!! まず腎瘻を作成し，1針1針腎洞周囲の瘢痕組織に深く掛け，これと代用尿管の近位端を吻合していった（地獄のようだった）。

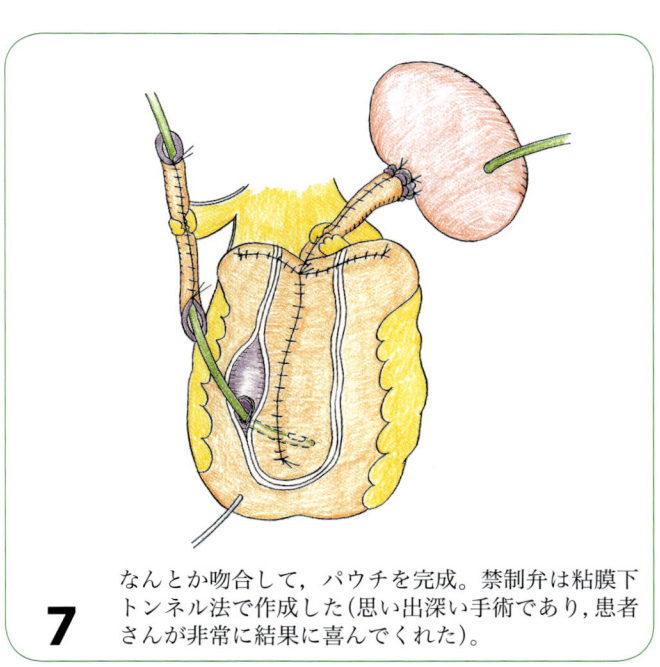

7 なんとか吻合して，パウチを完成。禁制弁は粘膜下トンネル法で作成した（思い出深い手術であり，患者さんが非常に結果に喜んでくれた）。

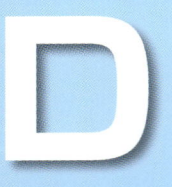

D その他の尿路再建術

21 膀胱拡大術

　尿路結核治療後に萎縮膀胱となった男性患者に単純膀胱摘出後に回腸による膀胱拡大術を施行する。回腸を40cm遊離し，基本的には新膀胱作成と同様にW字型に並べパウチを形成する。

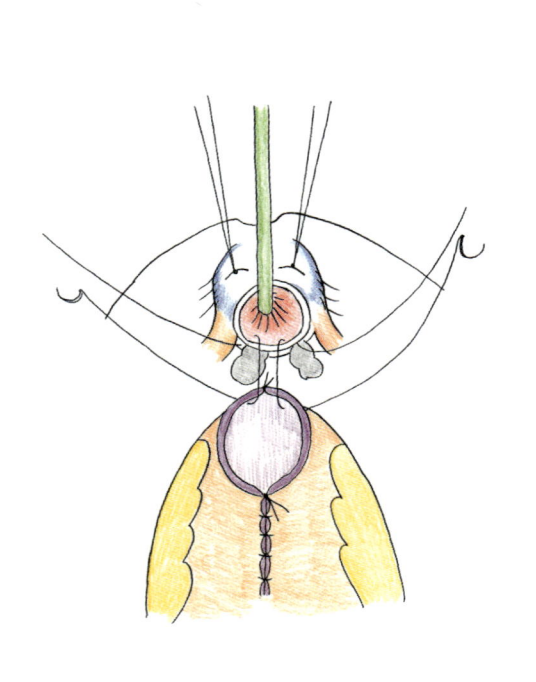

1 膀胱頸部に吻合するためパウチ最下端部を少し大きめに縫合しないで開けておき，背面より順次針糸を掛け結紮していく。

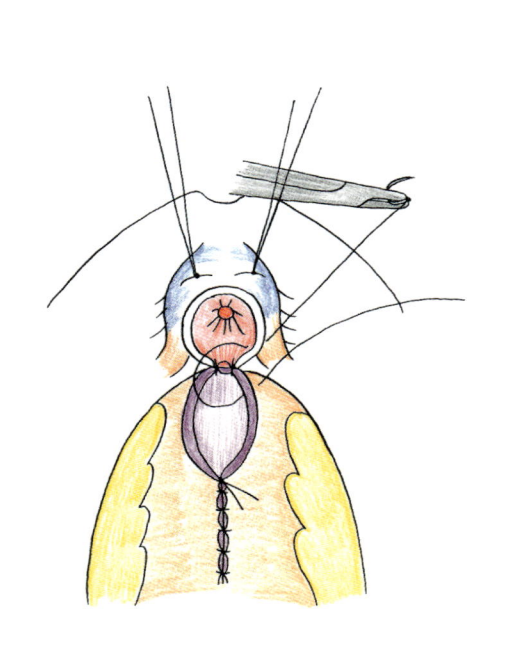

2 途中で連続縫合に切り替えてもよいが，左右均等に結節縫合していくほうがうまくいくような気がする。

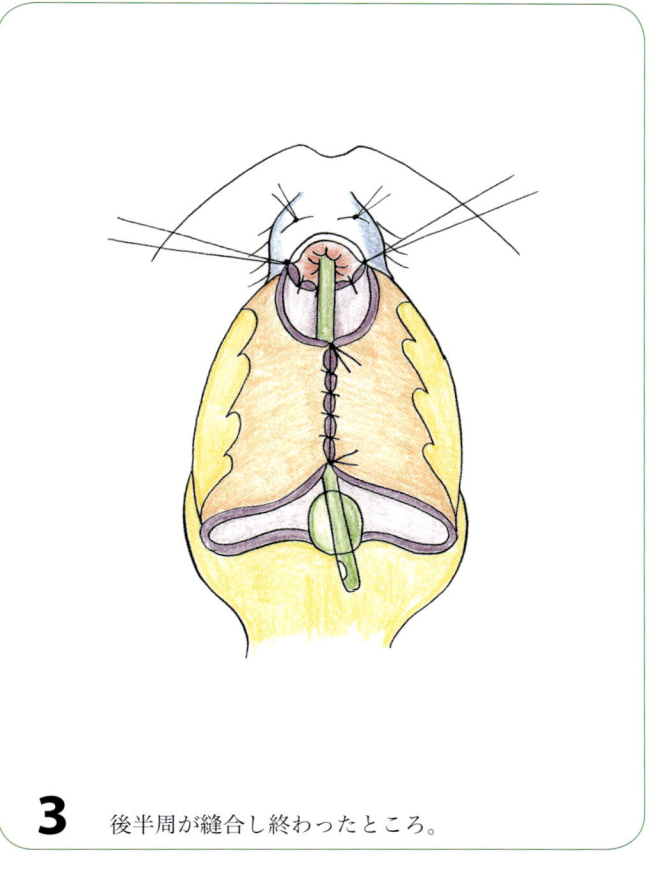

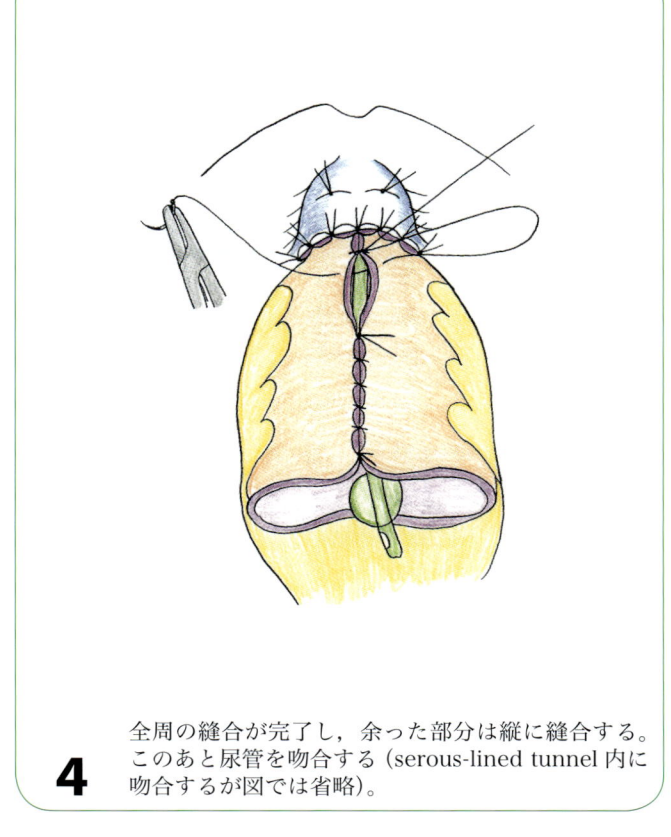

3 後半周が縫合し終わったところ。

4 全周の縫合が完了し，余った部分は縦に縫合する。このあと尿管を吻合する (serous-lined tunnel 内に吻合するが図では省略)。

22 二分脊椎などによる神経因性膀胱患者で，回腸で膀胱を拡大する場合

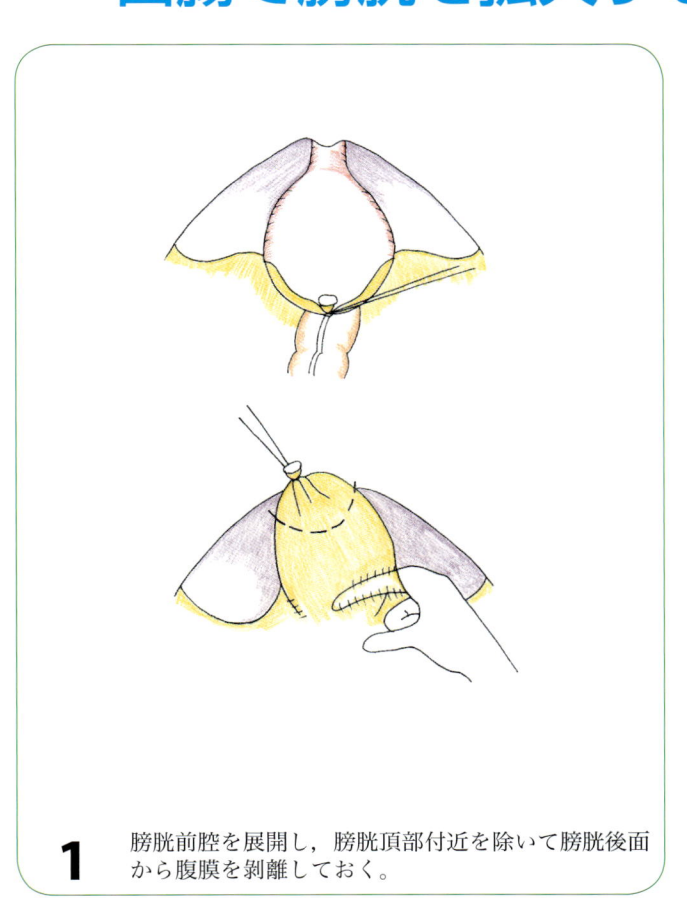

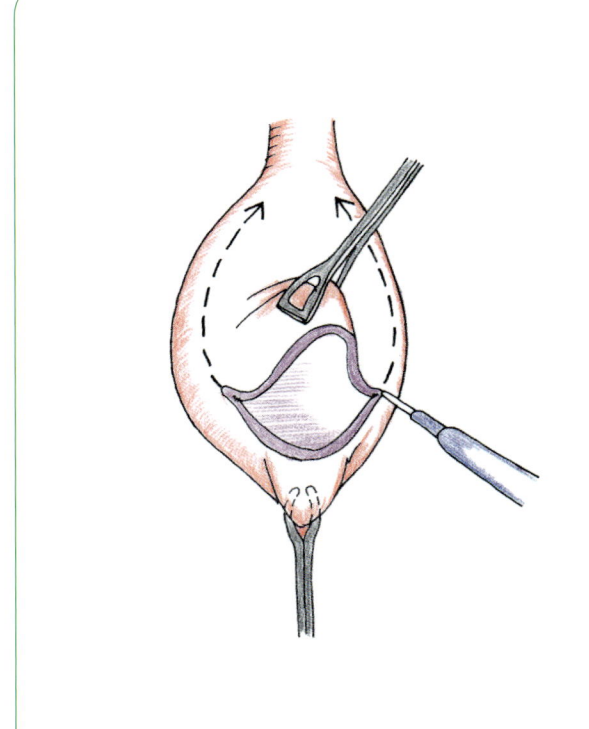

1 膀胱前腔を展開し，膀胱頂部付近を除いて膀胱後面から腹膜を剥離しておく。

2 膀胱の前面に近いラインで膀胱頸部付近まで，電気メスで冠状に切開する。

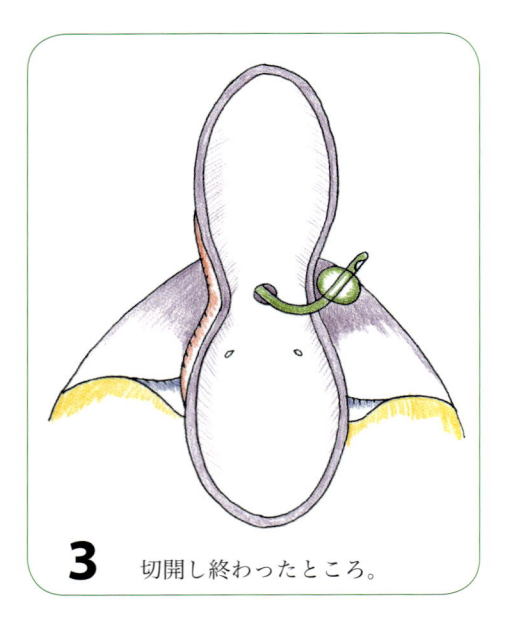

3 切開し終わったところ。

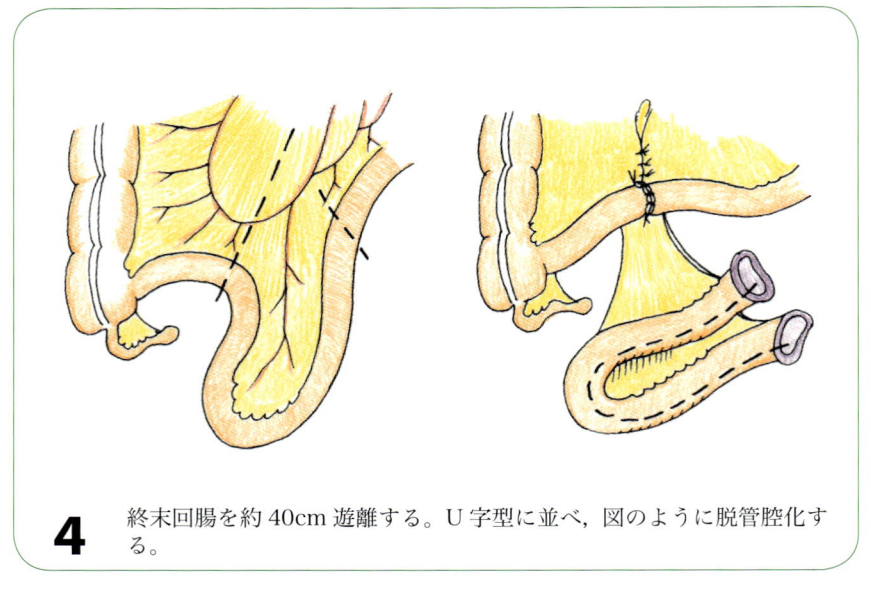

4 終末回腸を約 40 cm 遊離する。U 字型に並べ，図のように脱管腔化する。

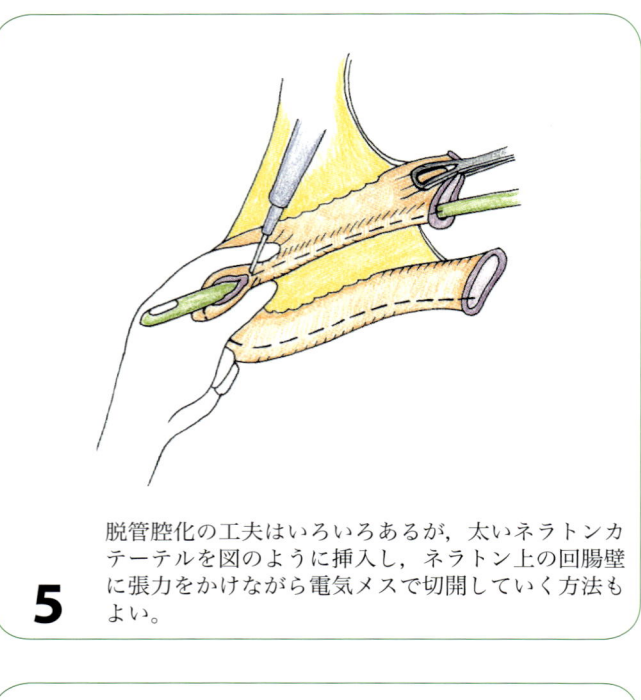

5 脱管腔化の工夫はいろいろあるが，太いネラトンカテーテルを図のように挿入し，ネラトン上の回腸壁に張力をかけながら電気メスで切開していく方法もよい。

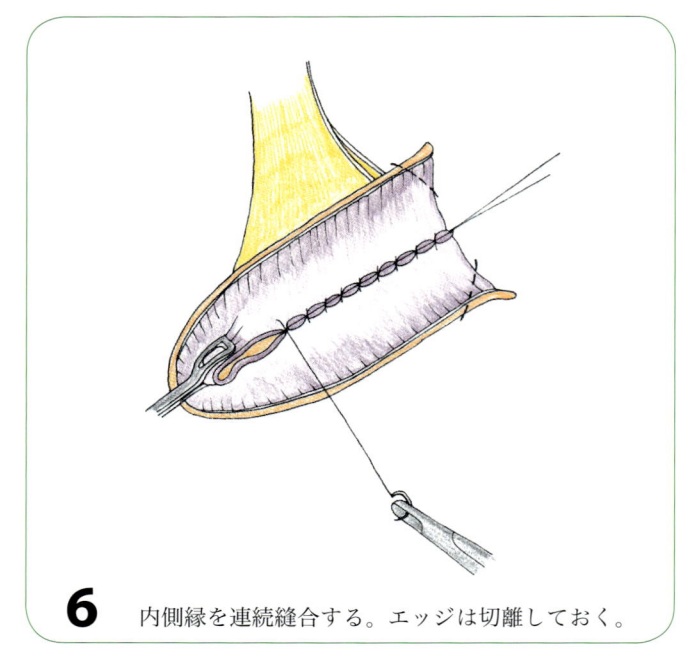

6 内側縁を連続縫合する。エッジは切離しておく。

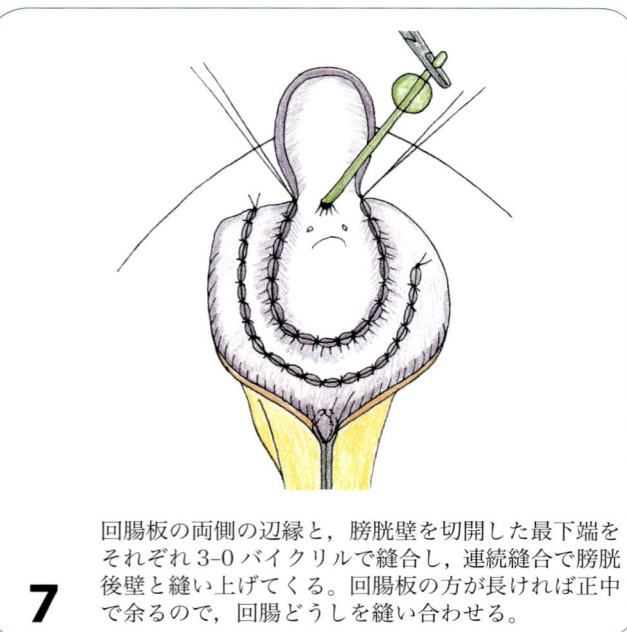

7 回腸板の両側の辺縁と，膀胱壁を切開した最下端をそれぞれ 3-0 バイクリルで縫合し，連続縫合で膀胱後壁と縫い上げてくる。回腸板の方が長ければ正中で余るので，回腸どうしを縫い合わせる。

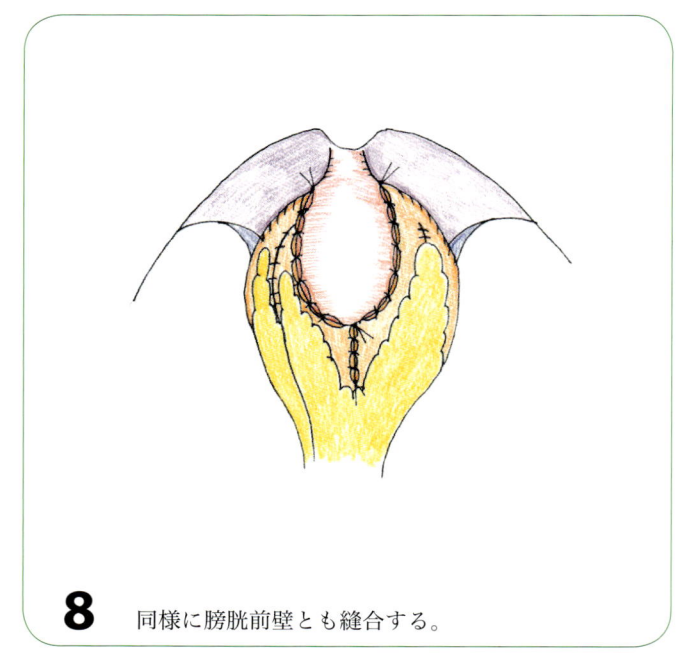

8 同様に膀胱前壁とも縫合する。

23 S状結腸で膀胱を拡大する場合

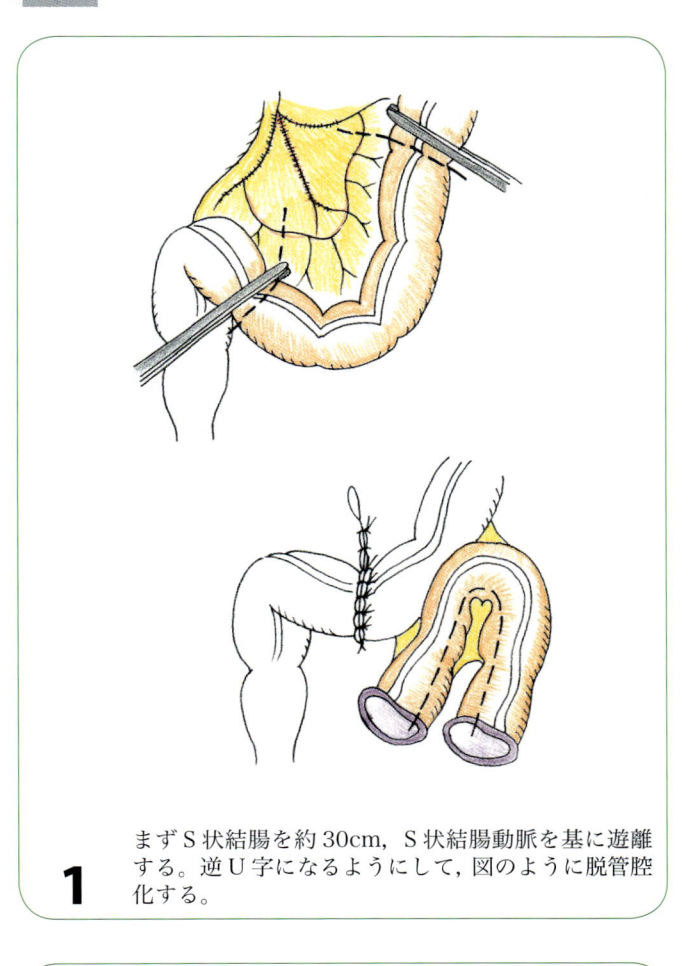

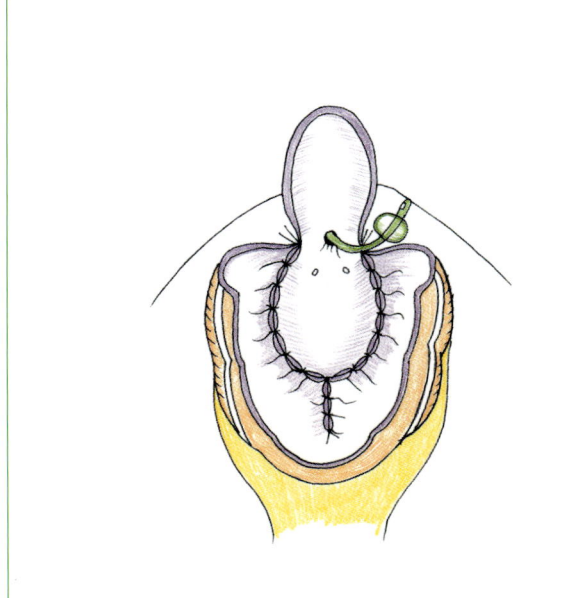

1 まずS状結腸を約30cm，S状結腸動脈を基に遊離する。逆U字になるようにして，図のように脱管腔化する。

2 この両側端と膀胱後壁の最下端を縫合し，それぞれ連続縫合で膀胱と結腸片を縫い上げてくる。

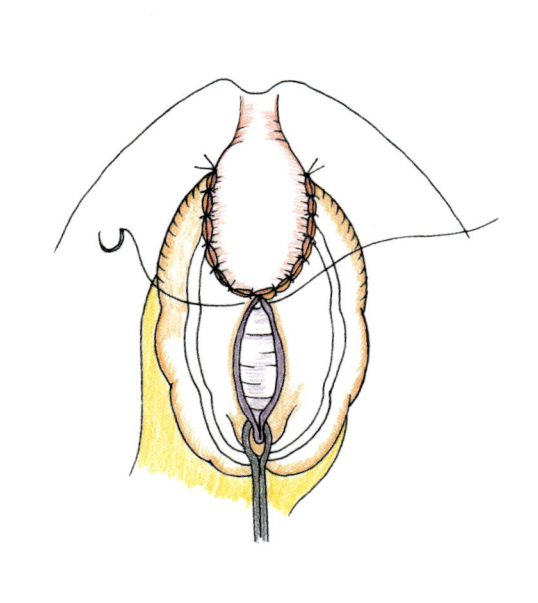

3 膀胱前壁と結腸とを縫合したところ。余った結腸片はお互いに正中で縫い合わせる。

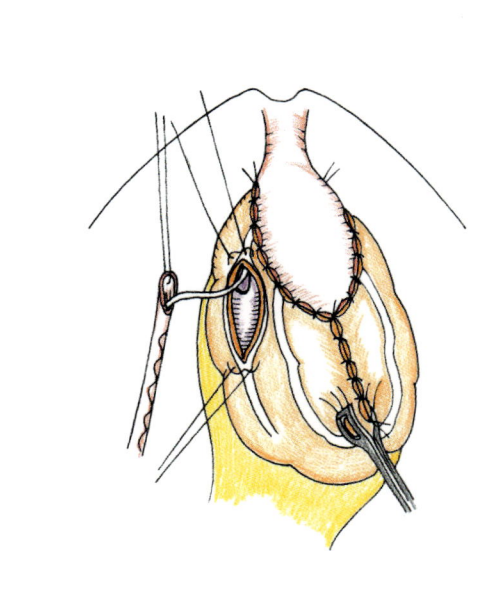

4 尿管の植えかえが必要なときは，結腸紐上に粘膜下トンネルを作成して吻合する。

24 回腸による代用尿管

わが国ではこの手術の適応疾患は非常に限られているが，下部尿管に限局した尿管腫瘍の患者に膀胱のカフを十分大きくとって下部尿管を部分切除してこの方法を試みている。

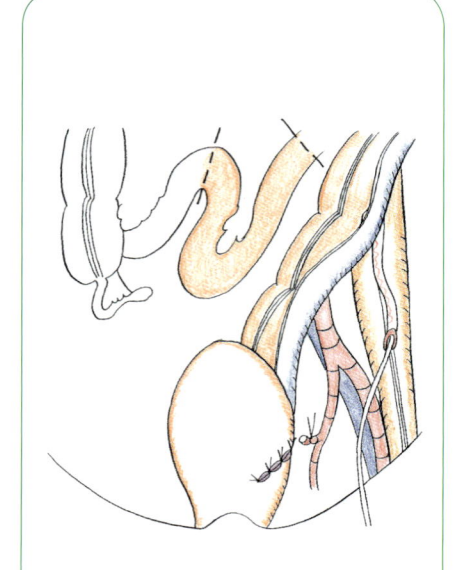

1 膀胱カフを抜いた欠損部を縫合し，尿管を腎下極付近まで血流に気をつけて剥離しておく。終末回腸を約20cm遊離する。

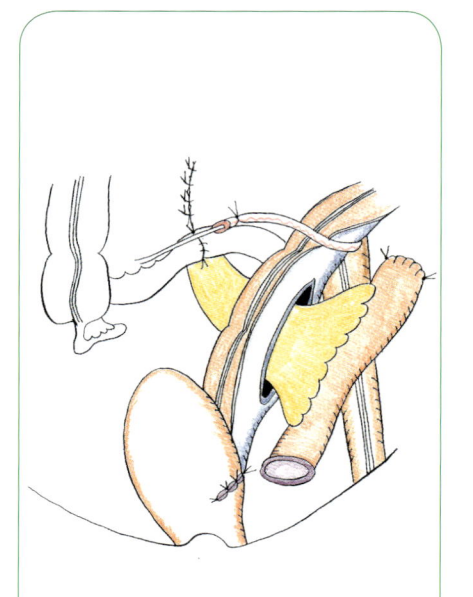

2 左側の場合，S状結腸間膜に大きな窓を開けて，ここへ遊離した回腸を腸間膜ごと通してしまう。回腸片の上端は閉じておく。

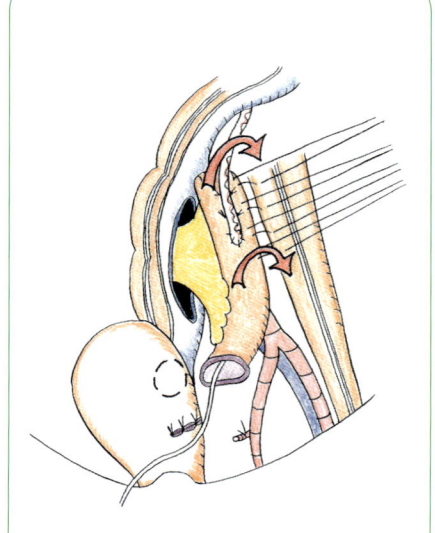

3 Spatulateした尿管を回腸片の上端から5cmくらいのところに吻合する。この尿管を回腸と腰筋の間に挟み込むので，腰筋の内側に3-0バイクリルまたはPDSを4-5針掛け，対応する回腸片の内側にも掛けて結紮する。

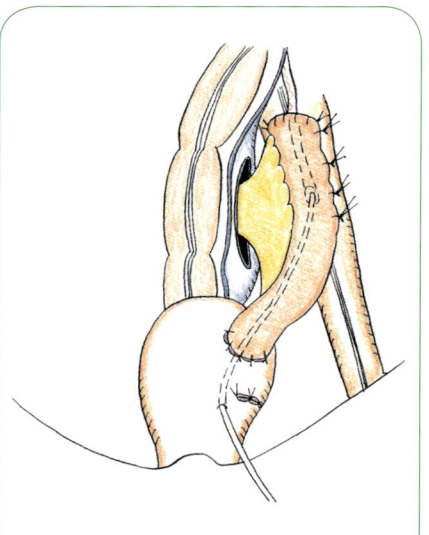

4 同様に腰筋の外側にも針糸を掛け，対応する回腸片の外側にくるあたりに掛けておき，結紮すると尿管が遠位5cmにわたって，回腸片と腰筋の間に挟まれることになる。あとは回腸片の下端を膀胱頂部付近にボタンホールを開け，吻合する。回腸片が長すぎる場合は吻合前に切除する。

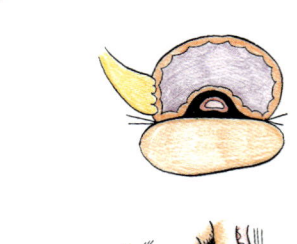

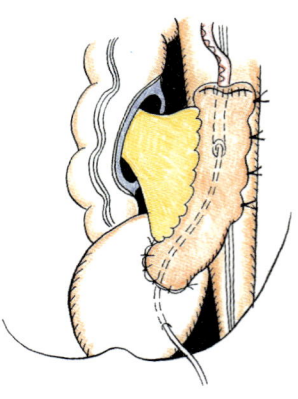

5 このように左側の場合，順蠕動となる。

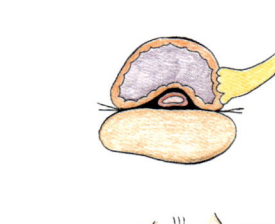

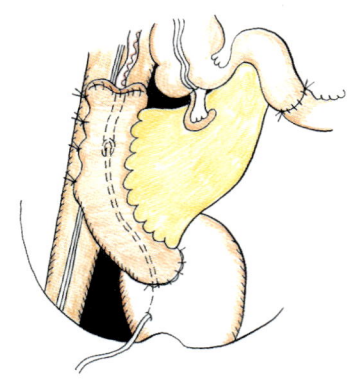

6 右側の場合，自然に回腸片を持ってくると逆蠕動になるが，回腸と尿管の間に逆流防止弁があるためか，うまくいっている。

D　その他の尿路再建術

25 胃瘻造設

術後の経鼻胃管の苦痛を避ける目的で，以前は膀胱全摘，腸管利用尿路再建術の際はルチーンで胃瘻を作成していたが，正中創を上方に延長しなければならないので，最近は行っていない。しかし，創が上腹部に及ぶ場合は作成する価値がある。

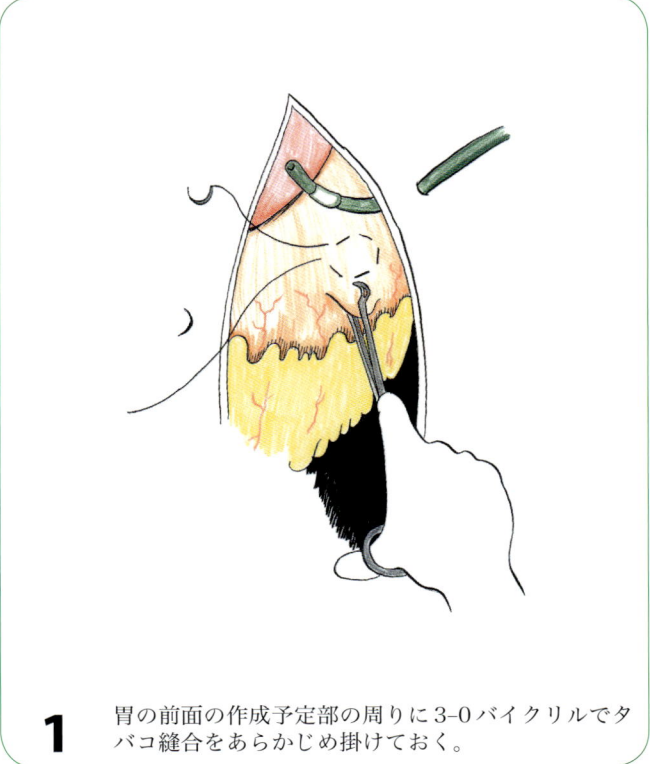

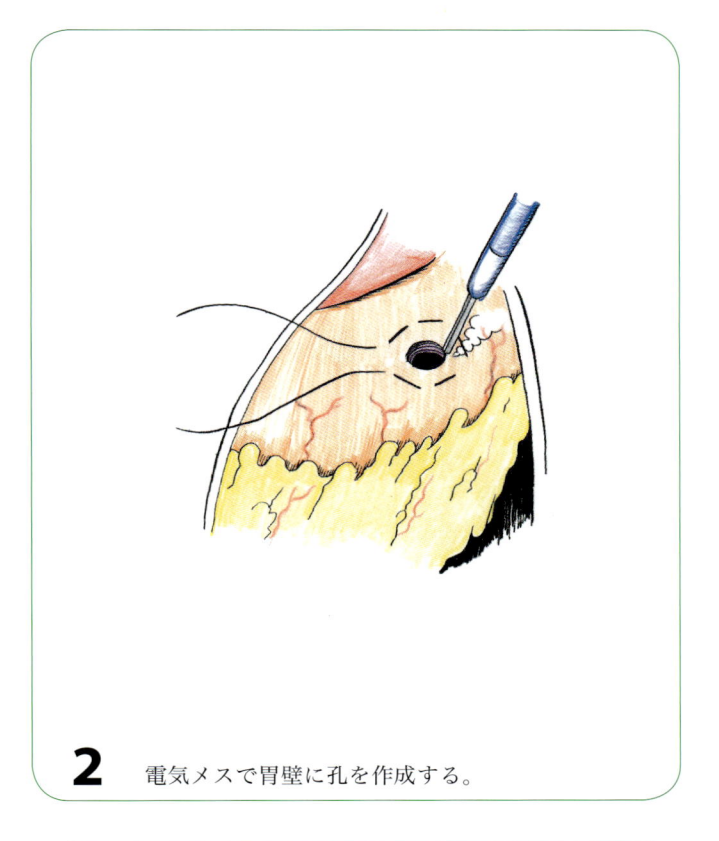

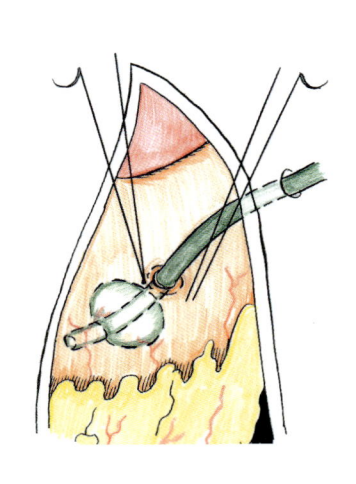

1 胃の前面の作成予定部の周りに3-0バイクリルでタバコ縫合をあらかじめ掛けておく。

2 電気メスで胃壁に孔を作成する。

3 経皮的に通しておいた16-18 Fr腎盂カテーテルを挿入し，バルーンを膨らませ壁に当たるように引き戻しておき，先のタバコ縫合を結紮する。さらに2針ほど，3-0バイクリルを挿入部周囲の胃筋層に掛けておく。

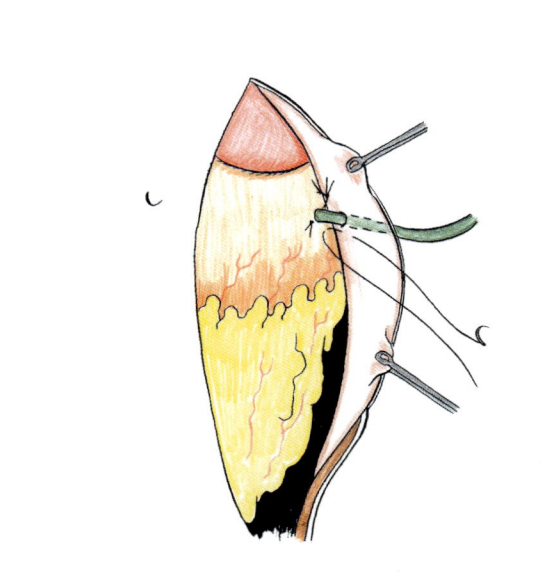

4 この針糸を利用して挿入部周囲の胃壁を腹壁裏面に縫いつけて，胃壁と腹壁裏面に距離ができないようにする。

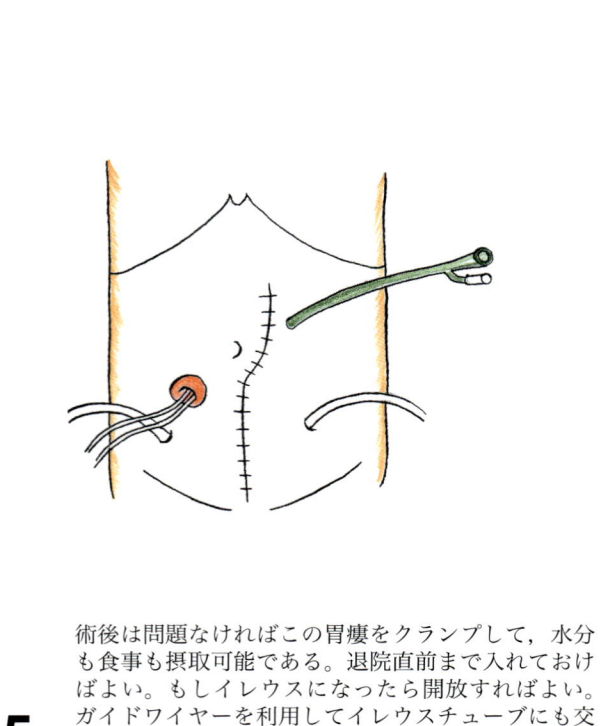

5 術後は問題なければこの胃瘻をクランプして，水分も食事も摂取可能である。退院直前まで入れておけばよい。もしイレウスになったら開放すればよい。ガイドワイヤーを利用してイレウスチューブにも交換できる。

26 特殊な膀胱瘻（1）

外陰部 Paget 病の再発で外陰部を広範に切除（陰茎，両側精巣を含む。尿道は球部尿道まで切除し，断端は結紮）。禁制型の膀胱瘻を試みた。

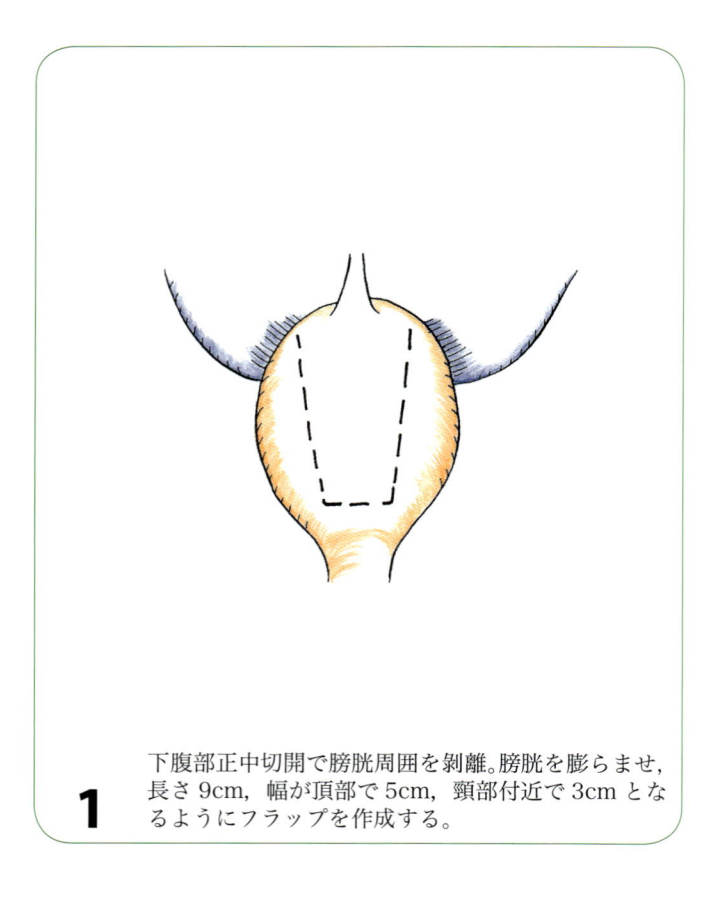

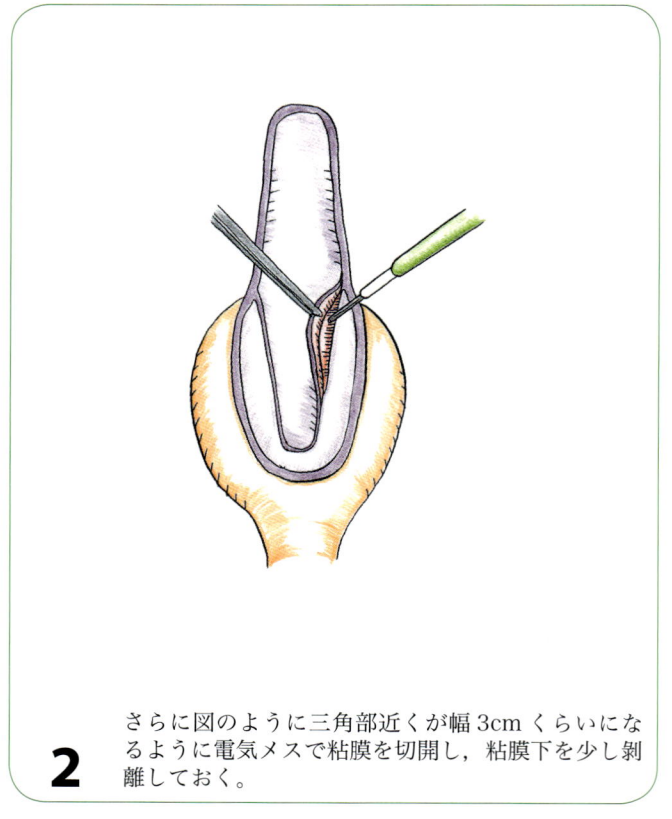

1 下腹部正中切開で膀胱周囲を剥離。膀胱を膨らませ，長さ9cm，幅が頂部で5cm，頸部付近で3cmとなるようにフラップを作成する。

2 さらに図のように三角部近くが幅3cmくらいになるように電気メスで粘膜を切開し，粘膜下を少し剥離しておく。

D　その他の尿路再建術

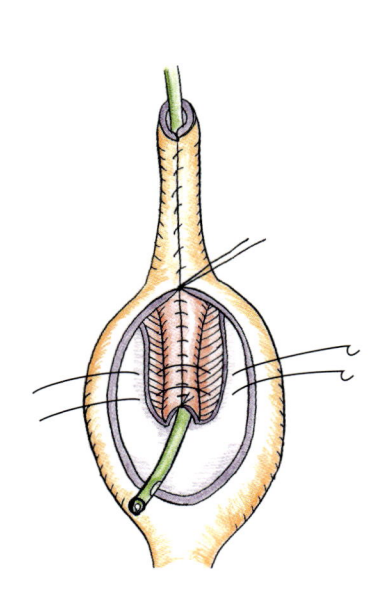

3 膀胱フラップは16 Frカテーテルに被せるように連続縫合し，粘膜フラップの部分は同様にカテーテルを覆うように，連続縫合する。

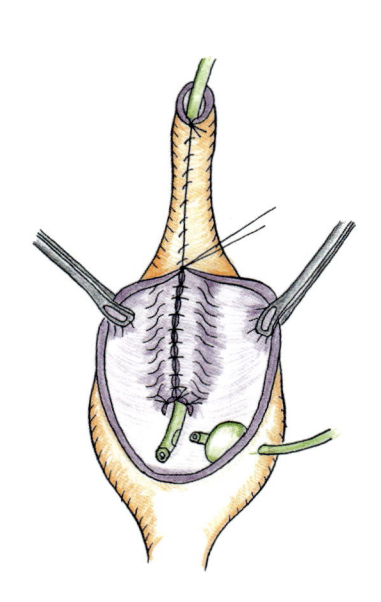

4 さらに外側の粘膜縁を合わせて，さきの粘膜フラップで作成したチューブを覆うようにする。粘膜縁を合わせるときは，筋層にも掛かるような感じで厚めにとる。

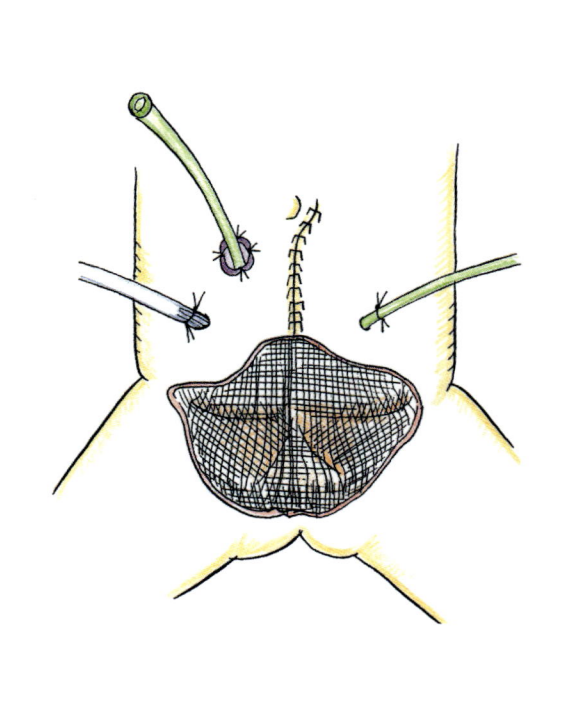

5 会陰の皮膚欠損部は自家皮膚移植し，膀胱瘻は右下腹部にストマを形成する(臍までは届かない)。

27 特殊な膀胱瘻(2)

稀な膀胱後部腫瘍（腺癌，精嚢あるいはミュラー管嚢胞由来？）で20年近く前に腫瘍を含めて前立腺全摘施行してあるが，膀胱と尿道の吻合部粘膜面に頻回に再発し，内視鏡で切除を繰り返してきたが，いよいよコントロールできなくなり，吻合部を腫瘍とともに切除した。経過中，両側の精巣に転移があり，両側精巣摘除されている。

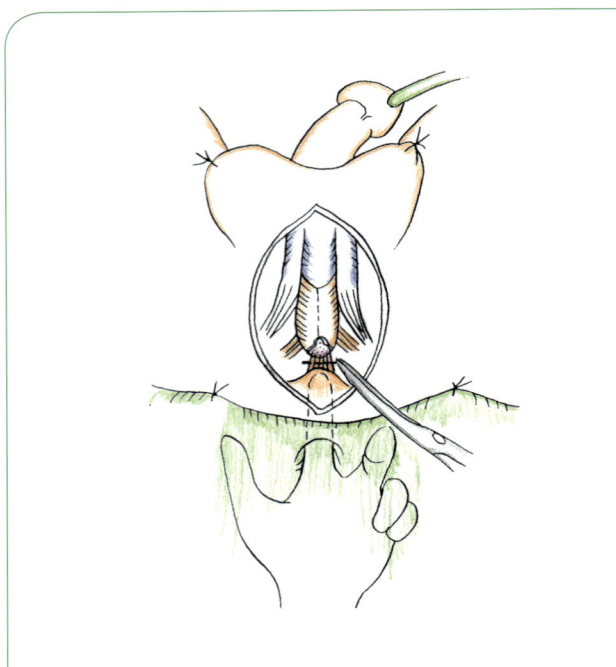

1 吻合部と直腸面の癒着が想定されたので，会陰側からも直腸に指を入れ，直腸尿道筋を切断し，吻合部と直腸の間をある程度剥離する。

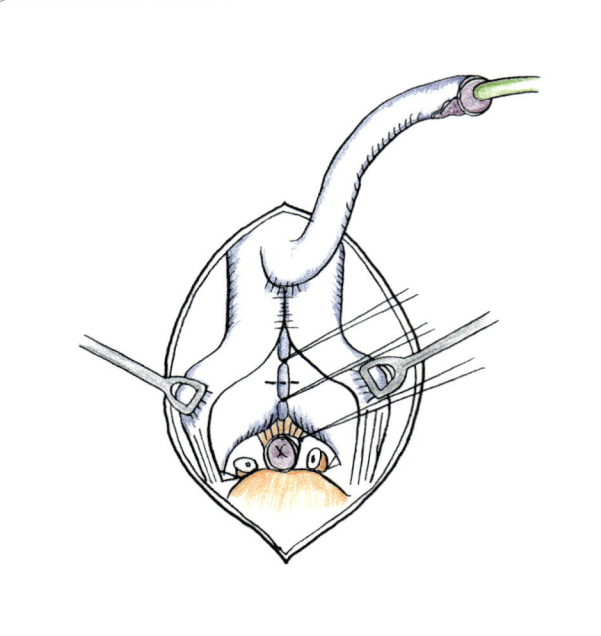

2 尿道は球部で切断し，球部尿道を剥離しておく。陰茎背静脈を結紮切断し，恥骨弓下も鈍的にある程度剥離しておく。

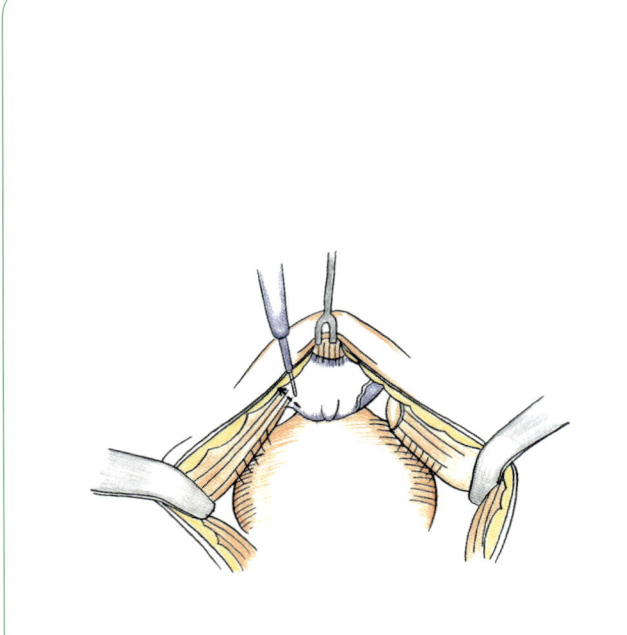

3 下腹部正中切開で膀胱を以前の癒着を少しずつ剥離しながら，恥骨後面より剥離する。恥骨を切除するため腹直筋付着部も部分的に切断する。

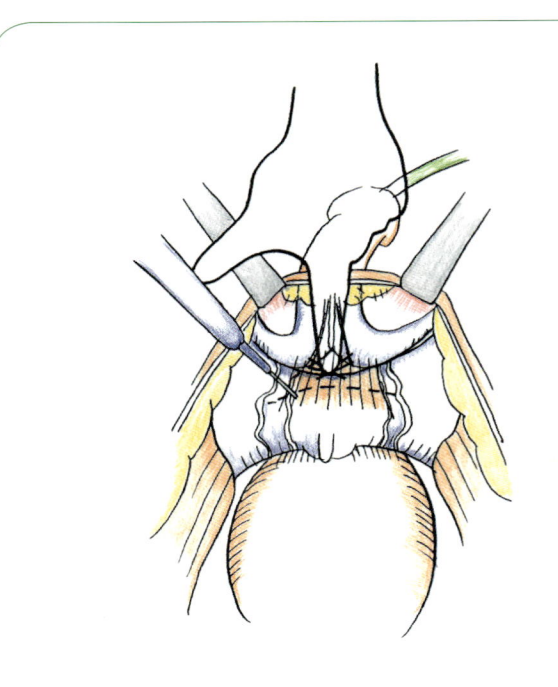

4 恥骨を十分露出したら，陰茎背側を指で下方に押しながら，陰茎提靱帯を電気メスで切断していく。

D その他の尿路再建術 359

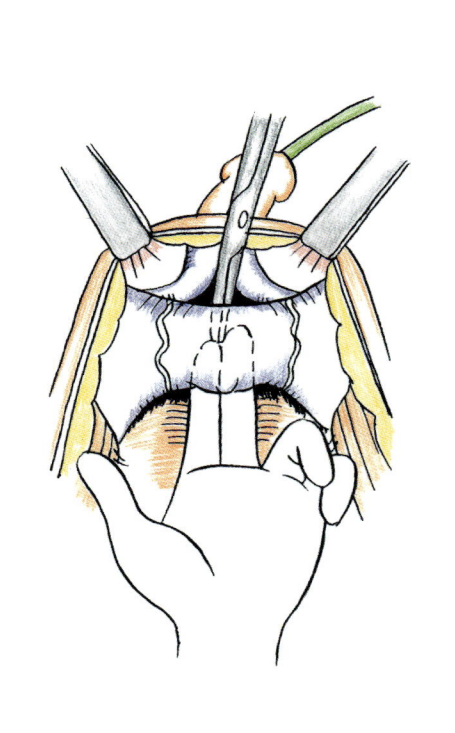

5 陰茎背側が恥骨からはずれたら，弱彎の鉗子と指を用いて恥骨下面ぎりぎりで鉗子を通し，指も通るようにする。

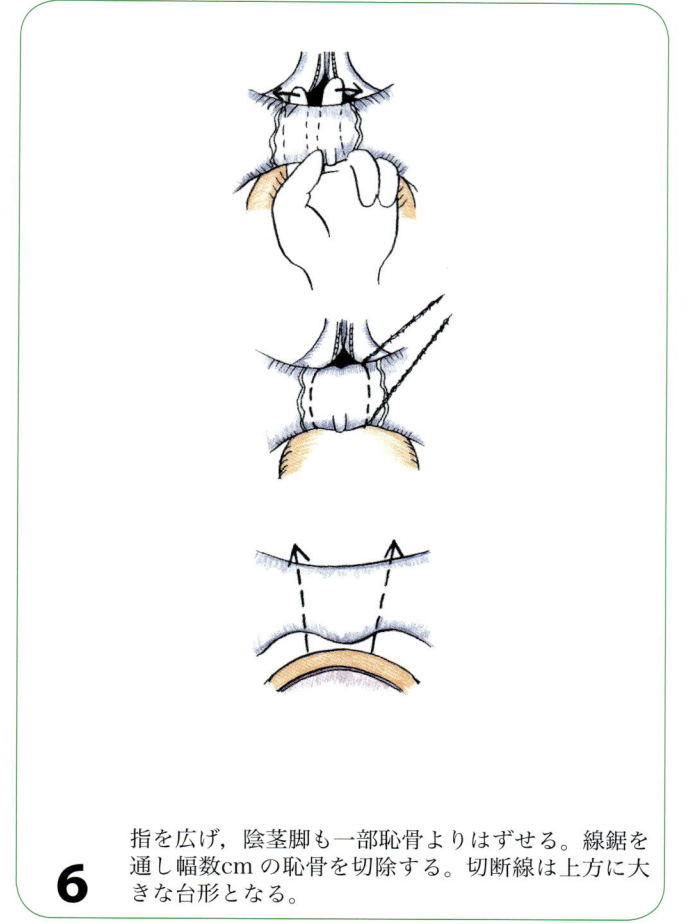

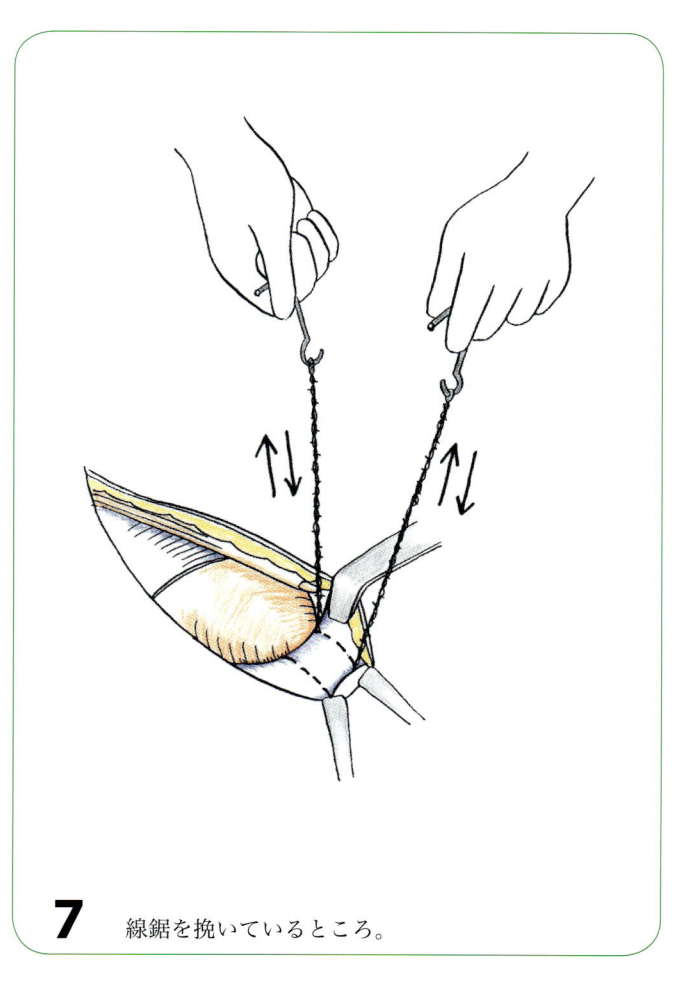

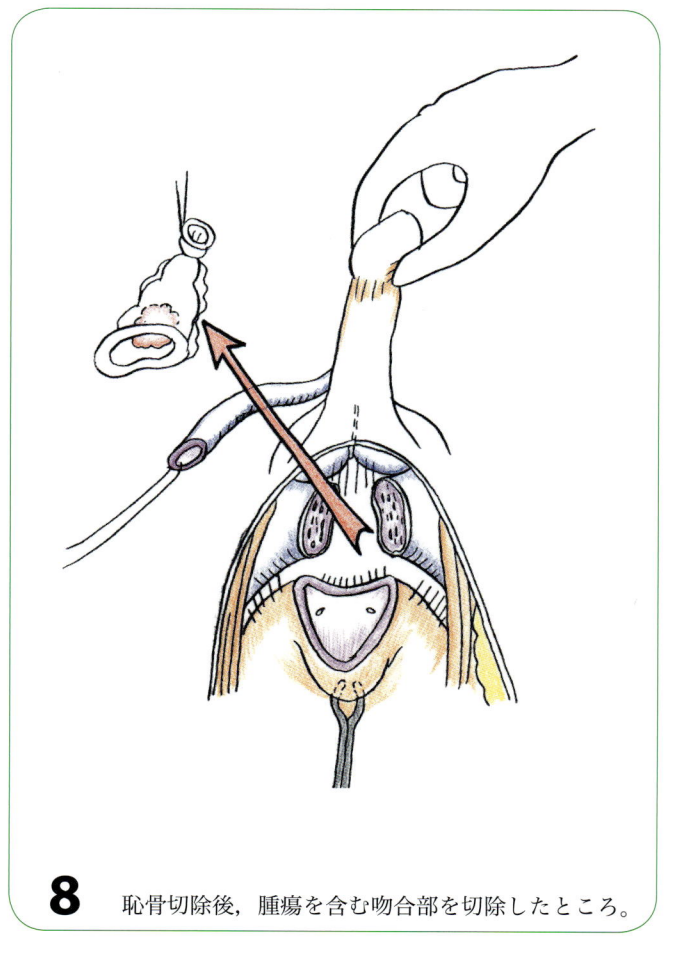

6 指を広げ，陰茎脚も一部恥骨よりはずせる。線鋸を通し幅数cmの恥骨を切除する。切断線は上方に大きな台形となる。

7 線鋸を挽いているところ。

8 恥骨切除後，腫瘍を含む吻合部を切除したところ。

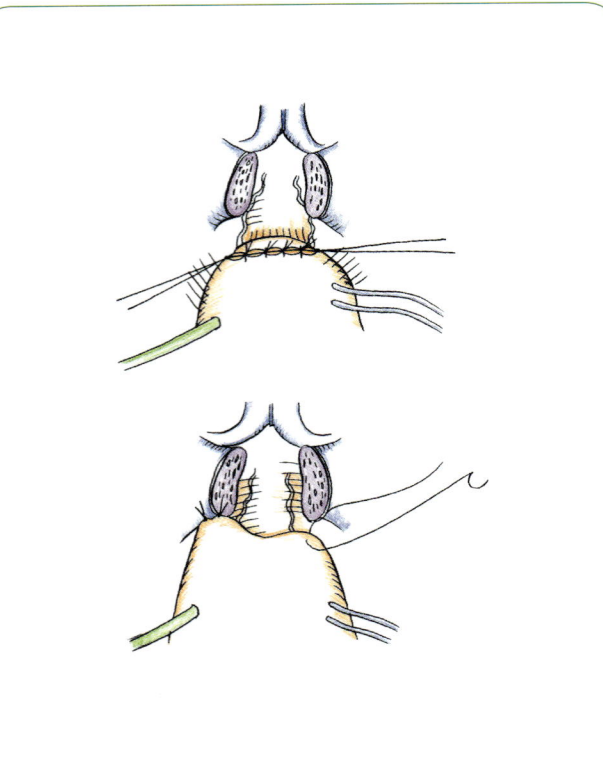

9 尿管口に気をつけて膀胱を閉鎖（スプリントカテーテルを挿入した）。膀胱の下端部を図のように恥骨骨膜に縫いつける。

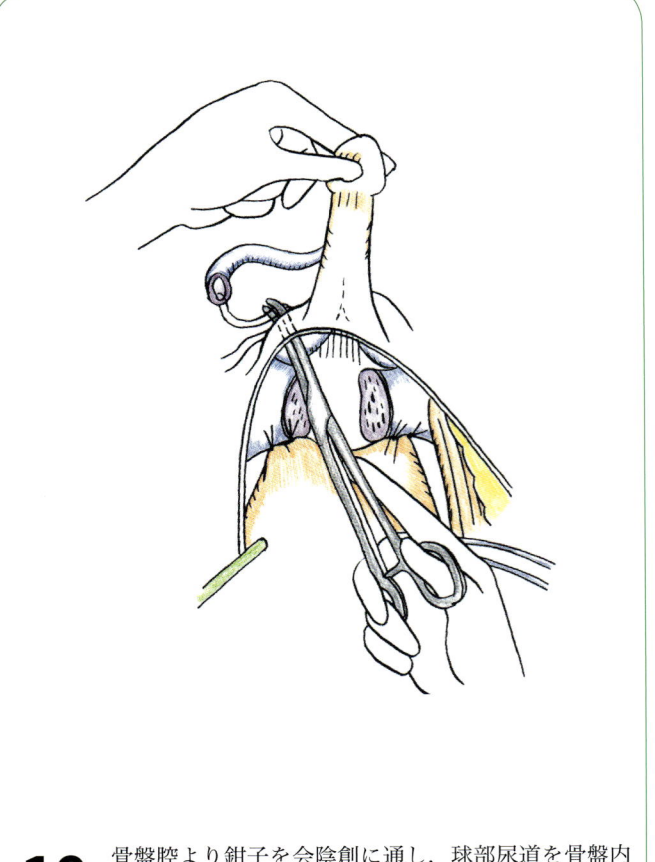

10 骨盤腔より鉗子を会陰創に通し，球部尿道を骨盤内に引き込む。

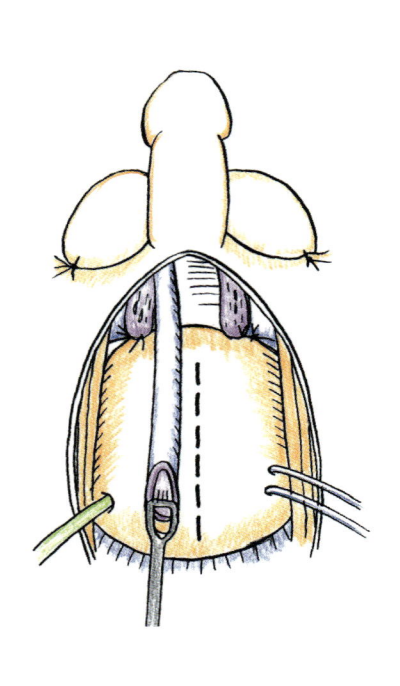

11 引き込んだところ。陰茎提靱帯が切断されているので，陰茎が屈曲することはない。膀胱前壁に粘膜下トンネルを作成する（点線）。

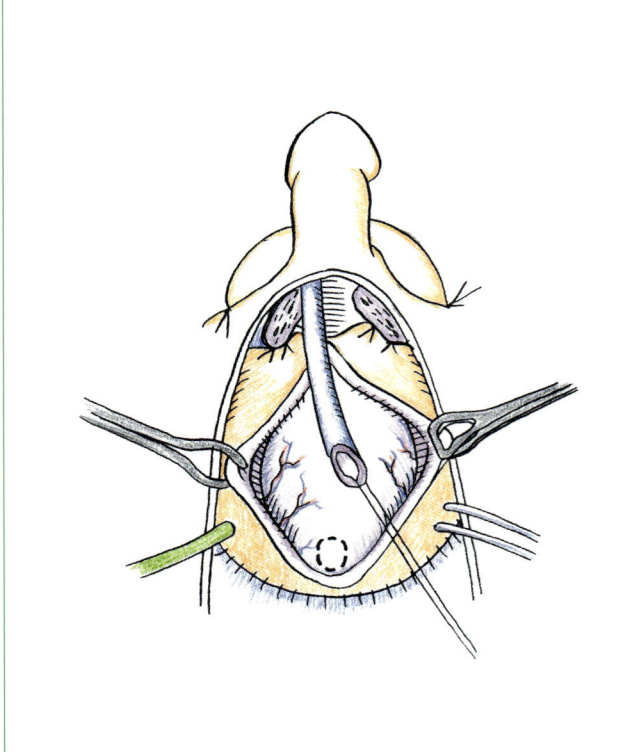

12 膀胱を膨らませ，十分大きな粘膜下トンネルを作成する。

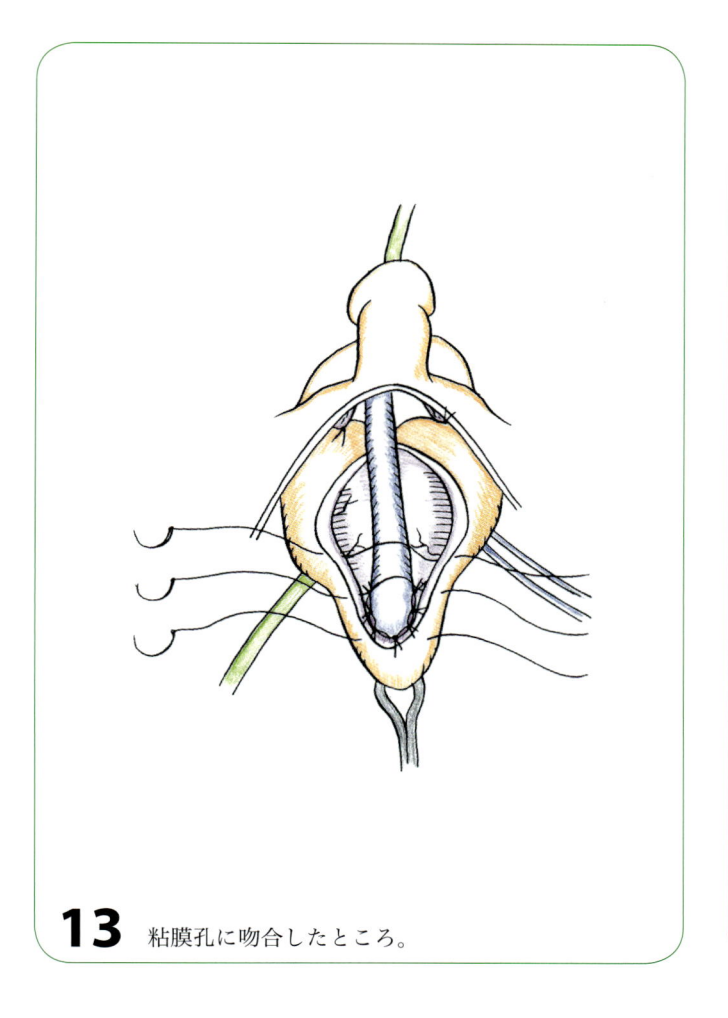

D その他の尿路再建術　361

13 粘膜孔に吻合したところ。

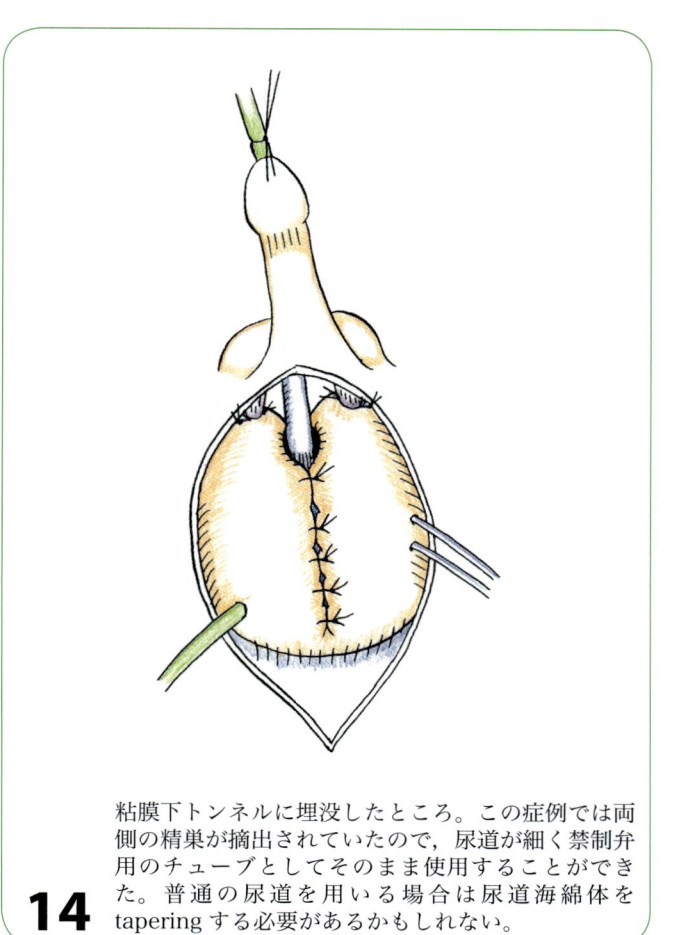

14 粘膜下トンネルに埋没したところ。この症例では両側の精巣が摘出されていたので，尿道が細く禁制弁用のチューブとしてそのまま使用することができた。普通の尿道を用いる場合は尿道海綿体をtaperingする必要があるかもしれない。

付録
マンスーラ
～エジプトの泌尿器疾患と手術～

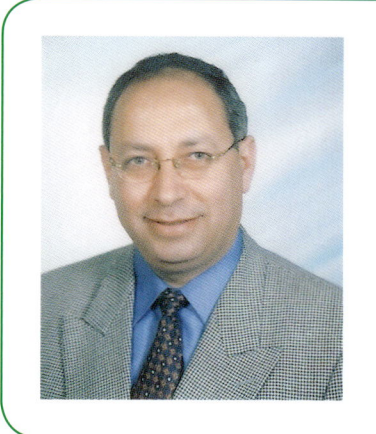

Prof. Hassan Abol-Enein
　現マンスーラ，Urology and Nephrology Center の Director。私のマンスーラ滞在中からの師匠であり，メンターである。Serous-lined tunnel 法による新膀胱の作成は彼の考案による。

　マンスーラという短い章(付録)を設けるのは，個人的な思い入れもあるが，日本の若い泌尿器科医にこのすばらしいエジプトの施設のことを知ってもらいたいという思いがあるからである。この本の膀胱全摘についての記述はほとんどこのマンスーラで習った方法を踏襲しているし，尿路再建術，とくに serous-lined principle については，わたしがトレーニング中だったころ (1994–1995年)，ちょうど臨床応用が盛んに行われている時期に一致していた。

　ナイルデルタの中に位置するマンスーラは農業用の灌漑用水を中心にビルハルツ住血吸虫がはびこっており，膀胱癌の患者も多く，泌尿器科の問題を抱える患者は今でも溢れている。このマンスーラの Urology and Nephrology Center には優秀な外科医が日々切磋琢磨しており，そのうちの何人かは天才といっても過言ではない。この施設には開放手術用の手術室が3つ，内視鏡手術専用の手術室が1つあり，毎日朝から晩までフル稼働している。膀胱全摘術は毎日少なくとも1例はあり，生体腎移植も週に1～2例はある。膀胱全摘を含めて開放手術は毎日7～8例はあってどんな順序で見学するかいつも頭を悩ませていた。またその頃より腹腔鏡手術も多数行われていた。当時，いろいろな手術を見学し，助手を務め，時には術者をさせてもらうことはたいへん有意義なことであったが，なんといっても楽しかったのは個性豊かなエジプトの外科医のスタイルの違いや，態度の違いを観察することであった。また外科医のトレーニングには経験数が必要であることを肌で実感したし，環境が技術に磨きをかけることも実感した。この施設のことを知ったのは，現聖路加国際病院泌尿器科の村石修先生がイギリス留学中に，サウジアラビアの医師にこの施設のことを聞いたというところから始まったが，実際この施設に到達するまで，どんなところなのか不安はつきなかった。

　この施設に辿り着いてからまず頭に浮かんだ故事成句は，「百聞は一見に如かず」と，なぜか「虎穴に入らずんば虎児を得ず」である。これはタイガーマスクの虎の穴と，泌尿器科外科医のトレーニングセンターがなぜか，だぶってみえたせいであろうか。いずれにせよここは泌尿器科外科医にとって世界一の教育センターであると信じている。最近は小児泌尿器科専門の病棟も新設され，近くに分院も開設されますます発展しているようである。また短期間のトレーニングコースも提供しているので，ぜひ機会があれば参加することを勧める次第である。

1 エジプトの泌尿器医療事情

　学生の講義の息抜きに「エジプトの泌尿器」と題して，エジプトで行われている泌尿器医療の実際を紹介することがある。

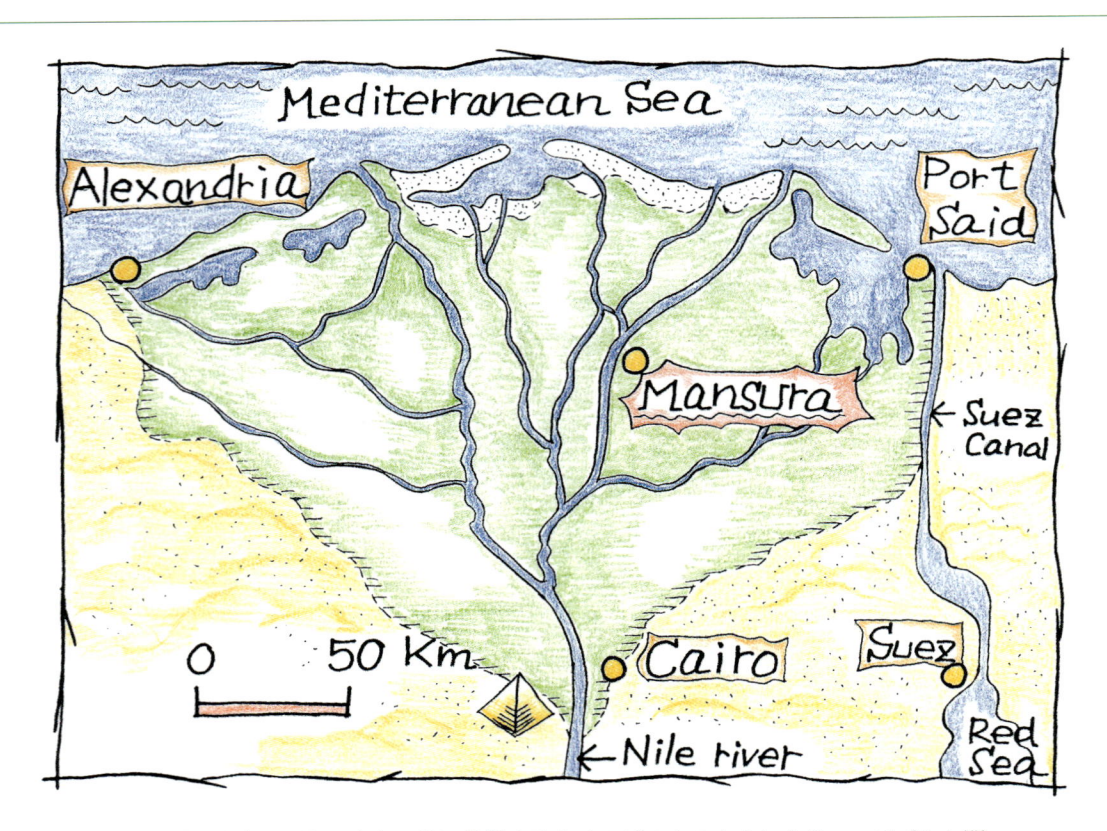

1 マンスーラはカイロから150kmくらい北に位置するナイルデルタの中心にある。エジプトと聞くと砂漠やラクダのイメージかもしれないが，このナイルデルタは肥沃な農業地帯である。しかしながら，網目状に巡らされた農業用の灌漑用水路がビルハルツ住血吸虫に汚染されている。

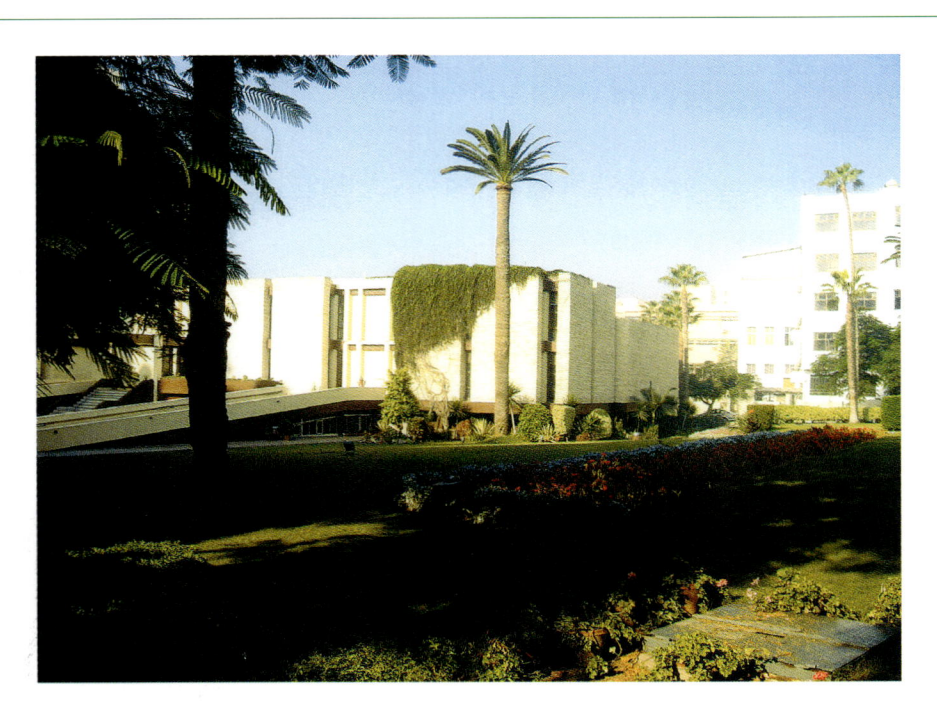

2 マンスーラ Urology and Nephrology Center。エジプトのイメージとはかけ離れた，近代的でりっぱな病院ときれいな庭園がある。

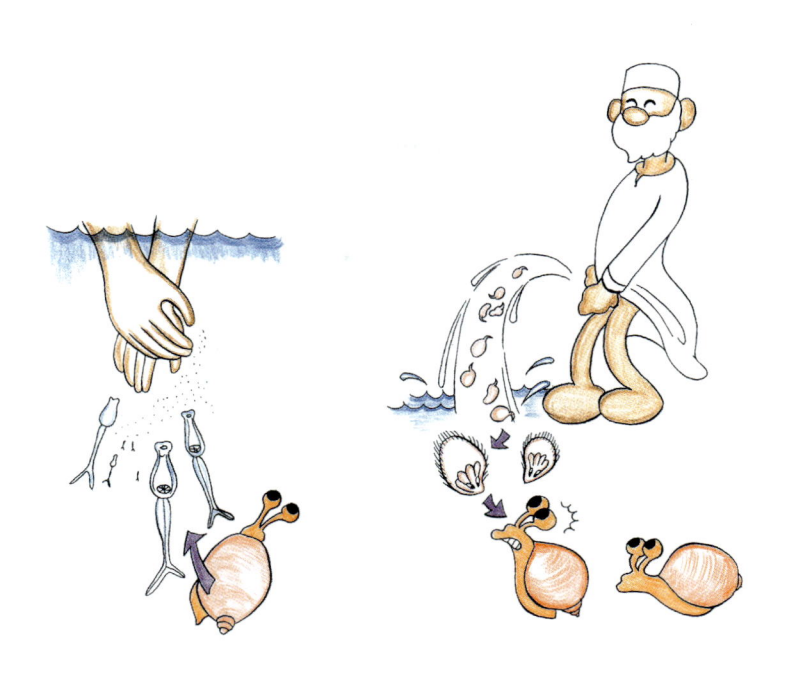

3 ビルハルツ住血吸虫のライフサイクル。ヒトには経皮的に感染し，最終的には尿路系の静脈叢に寄生する。膀胱壁に卵を産みホストが放尿することによって孵化して巻き貝に寄生する。

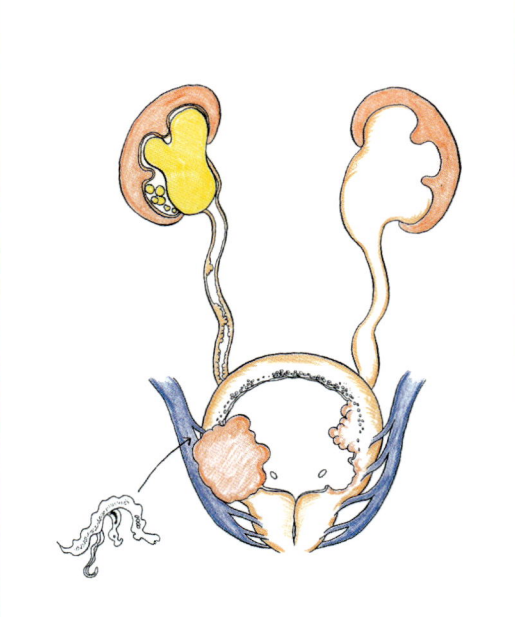

4 膀胱壁や尿管下端の虫卵による慢性炎症で尿路系にさまざまな病変が生じる。無治療で20〜30年経つと膀胱に扁平上皮癌が発生するといわれている。

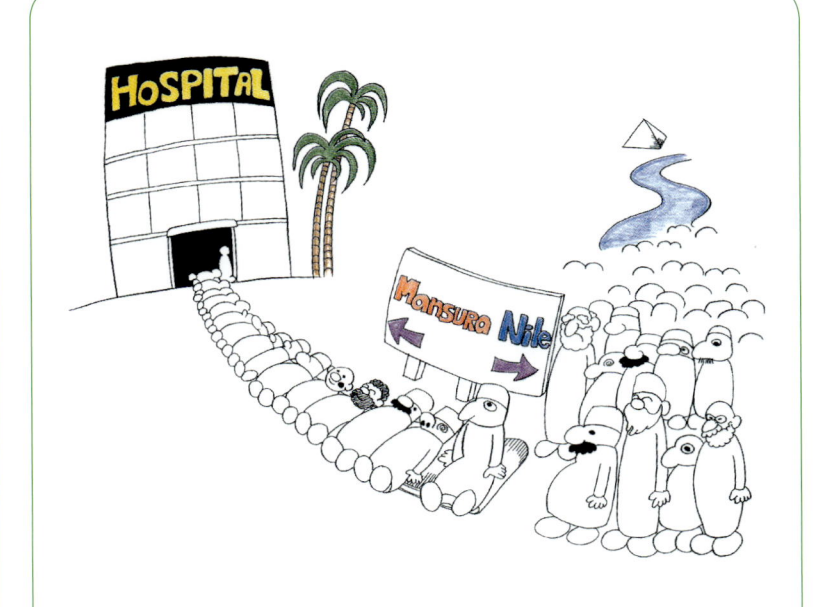

5 私の滞在中の印象は，ナイルよりウジャウジャと患者が発生し，ベルトコンベア式に次々に腕のよい外科医に治療されていくという感じである。泌尿器の問題の多いエジプトでは外科医の経験が豊富でよく訓練されている。米国やカナダではエジプト出身の泌尿器科医が大勢活躍している。「エジプトはナイルの賜」というが，「ビルハルツ住血吸虫がエジプトの泌尿器科医を優秀にしている」といっても過言ではない。

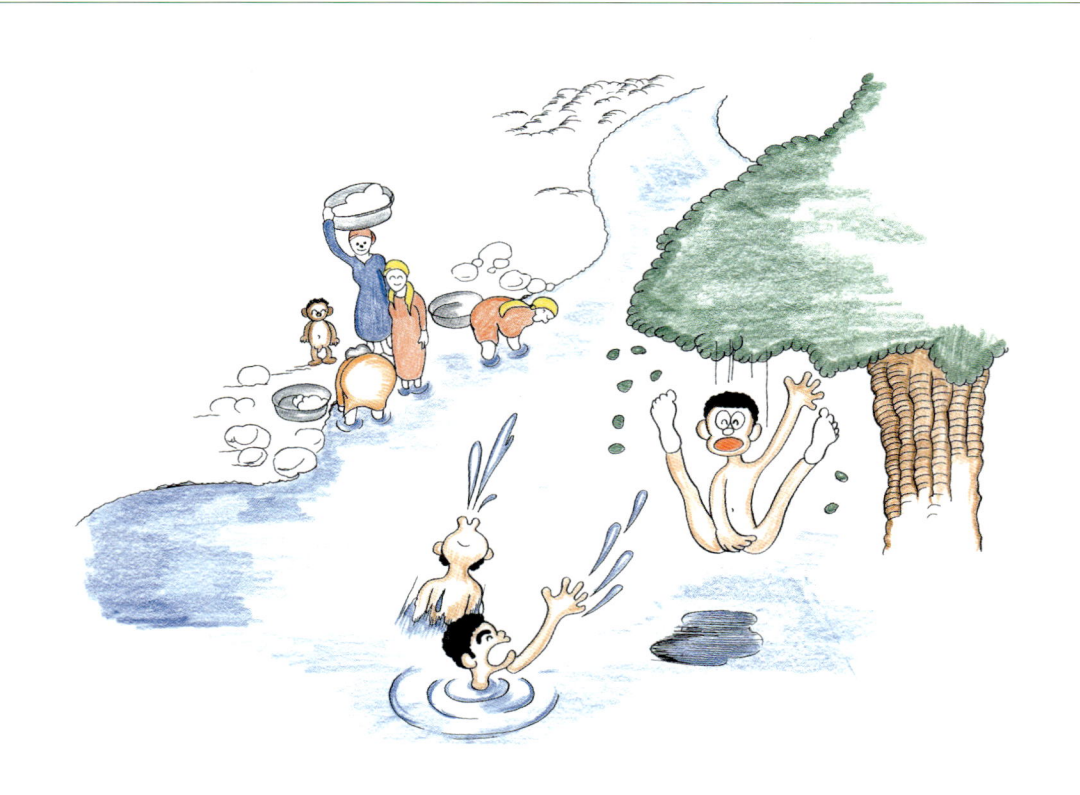

6 問題は経済発展が遅れているために，農村地帯に上下水道が完備していないことである。今後経済が発達して上下水道を完備すれば，ビルハルツ住血吸虫症は激減し，膀胱癌も減るであろうが，泌尿器科医の腕が落ちることが心配である。

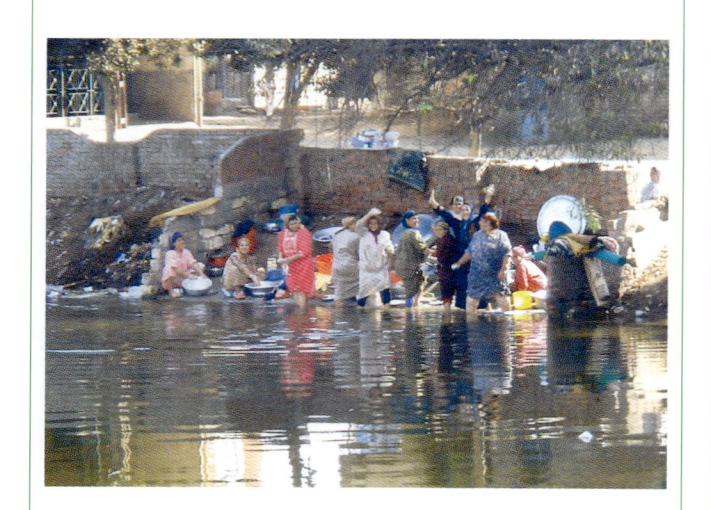

7 川で洗い物をするエジプトの女性たち。ビルハルツ住血吸虫による膀胱癌の心配をするものはいない。

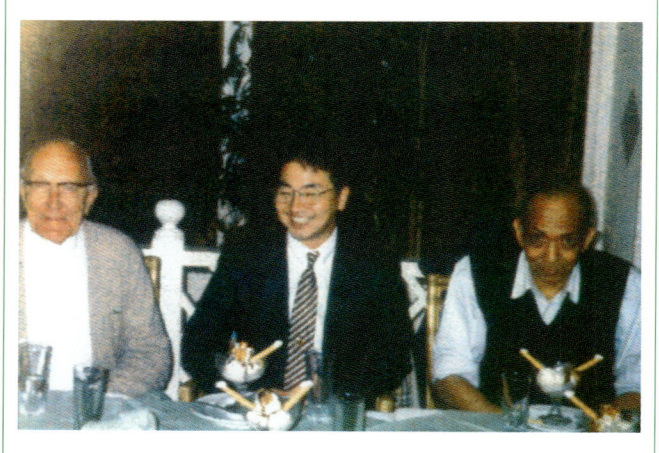

8 マンスーラ市内のレストランで。右がこのセンターの創始者である Professor Ghoneim で，左はスウェーデンの外科医 Kock である。あの有名なコックパウチもこのマンスーラで Urethral Kock (neo-bladder) となった。

2 エジプトにおける尿路変向の歴史

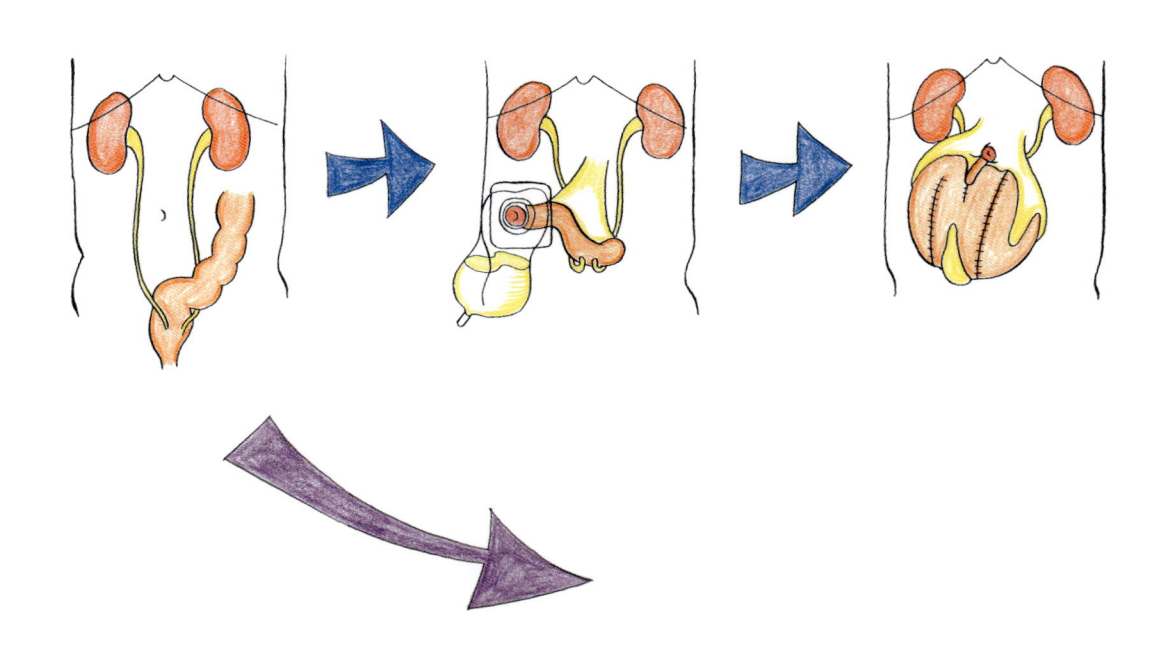

1 尿路変向の歴史は，尿管S状結腸吻合術から，回腸導管，最近になって自己導尿型の禁制尿路変向もオプションとして行われるようになってきた(青の矢印)。もちろん最近は自排尿型の新膀胱もある。ところがエジプトでは最初の尿管S状結腸吻合術にいろいろ改良を加えた時期があった(紫の矢印)。これは暑くて集尿具を貼るのに適さないこと（日本のほうがよほど蒸し暑いと思うが），経済的に集尿具を購入することができないなどと説明されている。

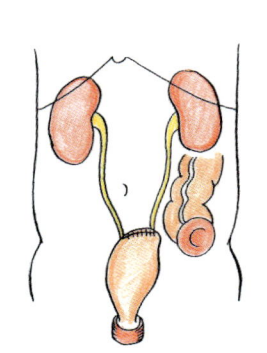

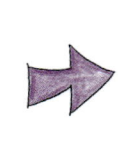

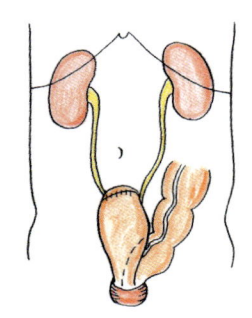

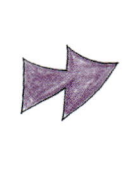

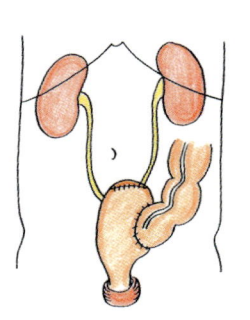

2 最初は逆に糞路を犠牲にして，人工肛門にし，本来の直腸に尿管を吻合していた。これは大便のほうは犠牲にするという過激な考え方にも思えるが，大便は常時出るわけではないので，あとはバンドみたいなものを閉めておけば，管理が簡単ということらしい。次に試みられたのがS状結腸の断端も肛門括約筋を通すという方法であるが，どうも両方の禁制が保てなかったらしい。そして今度はS状結腸断端を直腸に端側吻合するようにしたが，失禁や尿路感染の問題は解決できなかったようだ。

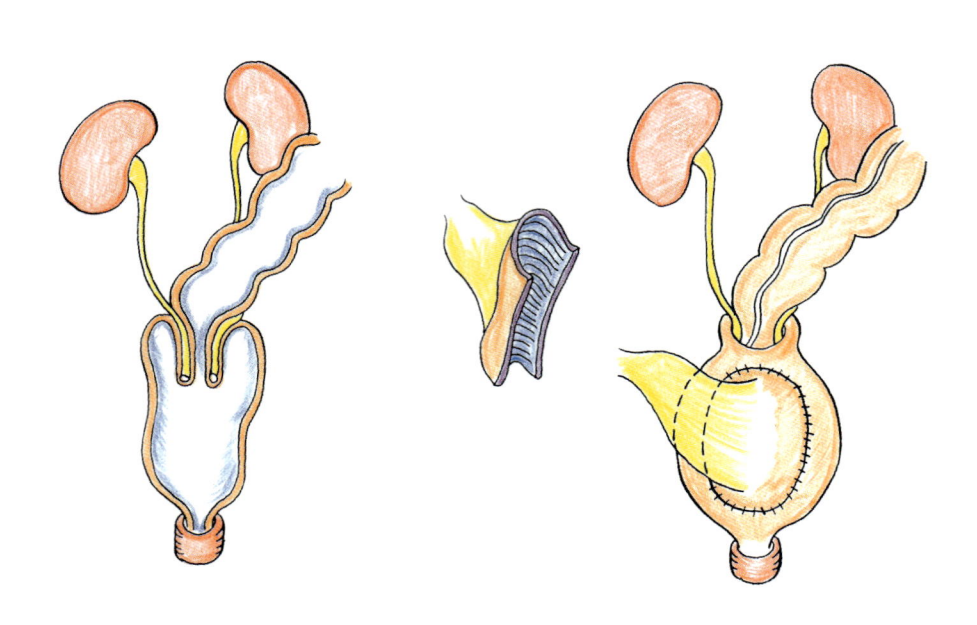

3 そこで Professor Ghoneim が考案したのが，valved rectum with ileal patch という方法で，逆流防止弁があることと膀胱の容量を大きくした。しかしながら手技は煩雑である。

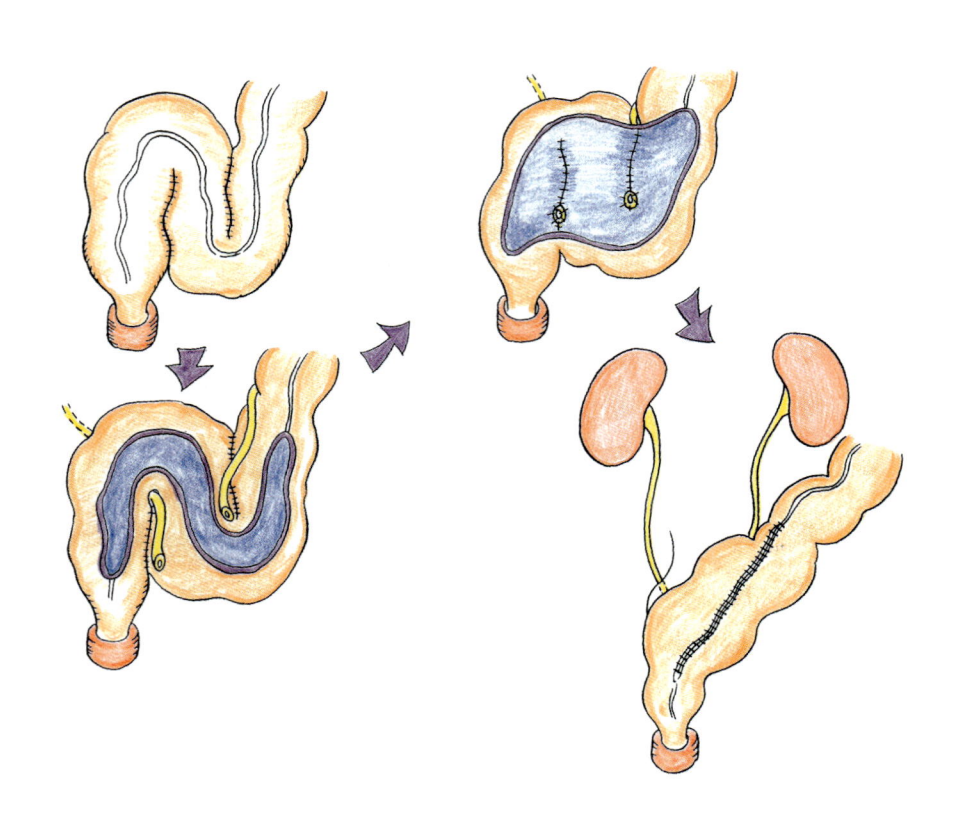

4 わたしがマンスーラに滞在中（1994年）は，Mainz pouch II が発表された後で，recto-sigmoid pouch と称して，serous-lined tunnel 法で尿管を移植する方法で，膀胱癌で特に予後の悪そうな症例にさかんに行われていた。筆者はとても簡単で症例を選べばよい方法であると感じた。しかしいくら簡便になっても，特に高齢者では失禁の問題，小児では成長障害の問題があり，現在マンスーラではこの方法の選択は全くないとのことである。

3 Recto-sigmoid pouch

ここで前述の recto-sigmoid pouch を紹介する。

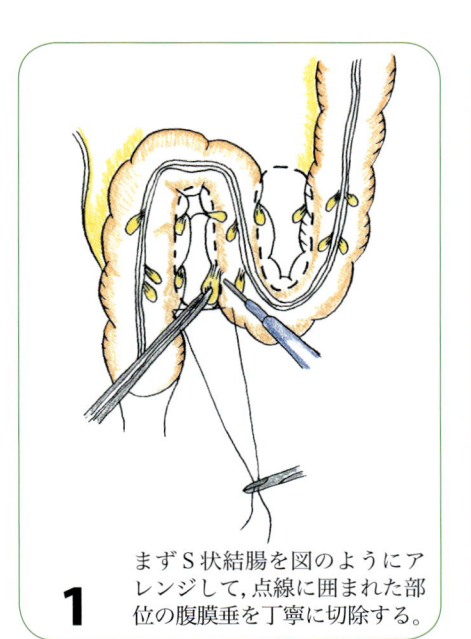

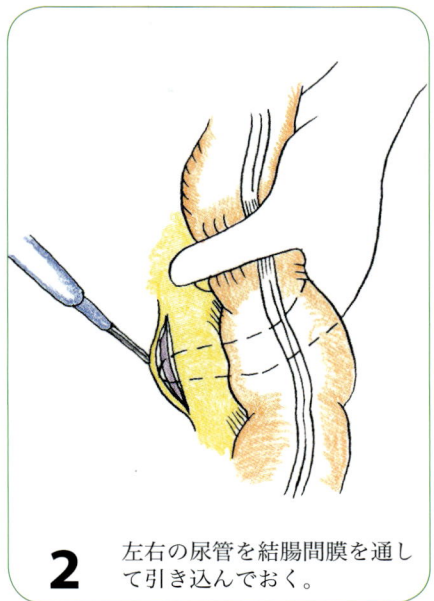

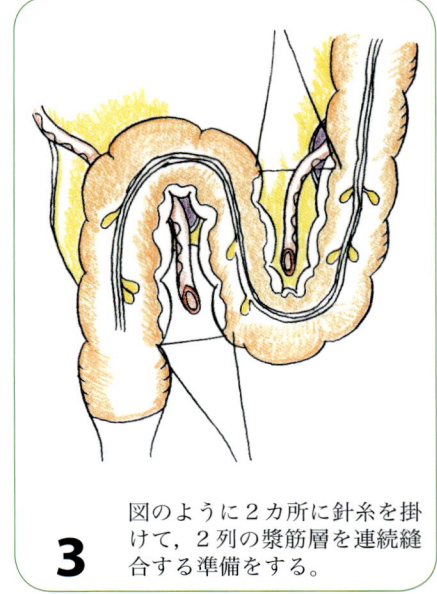

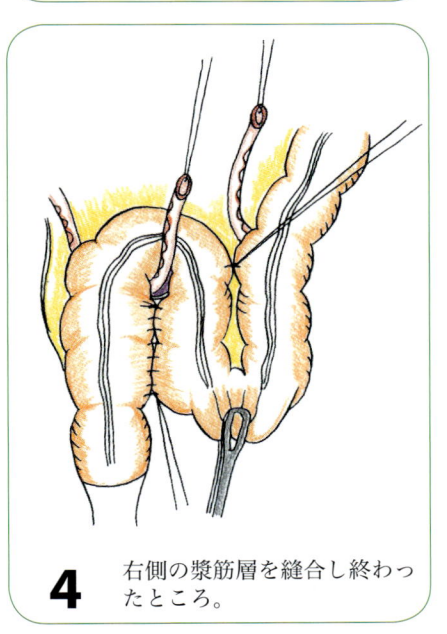

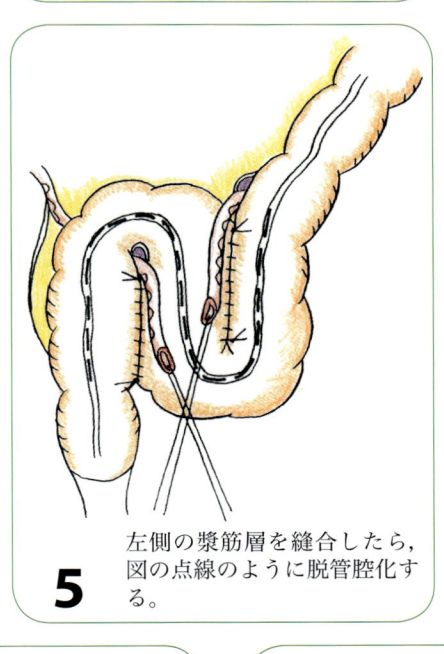

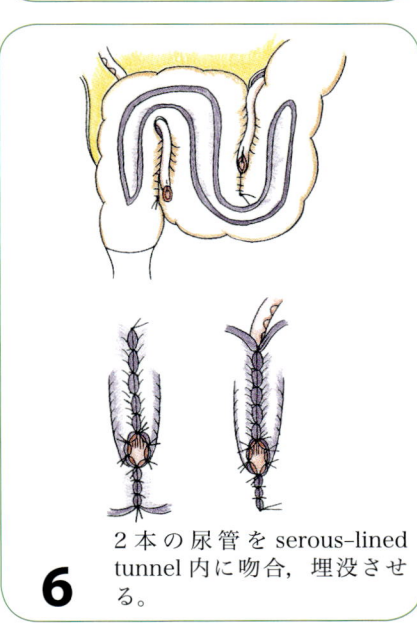

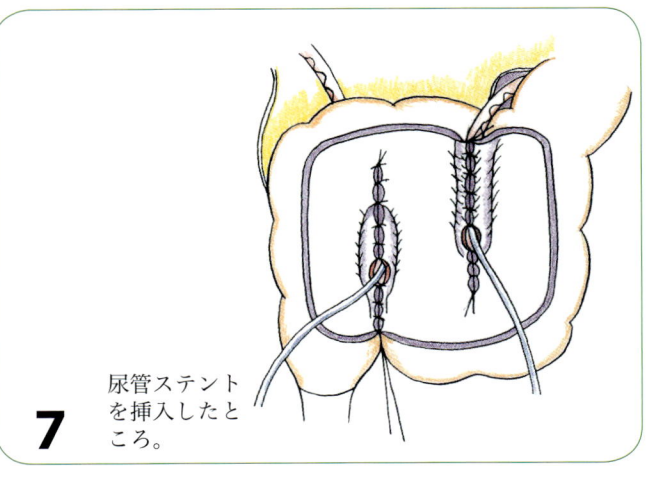

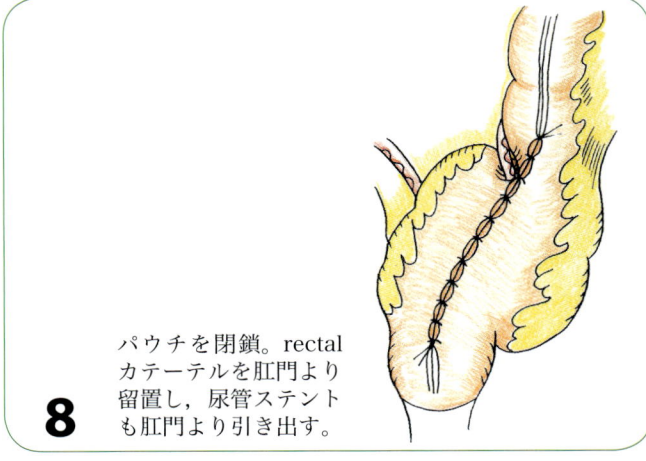

1 まず S 状結腸を図のようにアレンジして，点線に囲まれた部位の腹膜垂を丁寧に切除する。

2 左右の尿管を結腸間膜を通して引き込んでおく。

3 図のように 2 カ所に針糸を掛けて，2 列の漿筋層を連続縫合する準備をする。

4 右側の漿筋層を縫合し終わったところ。

5 左側の漿筋層を縫合したら，図の点線のように脱管腔化する。

6 2 本の尿管を serous-lined tunnel 内に吻合，埋没させる。

7 尿管ステントを挿入したところ。

8 パウチを閉鎖。rectal カテーテルを肛門より留置し，尿管ステントも肛門より引き出す。

4 新膀胱の歴史

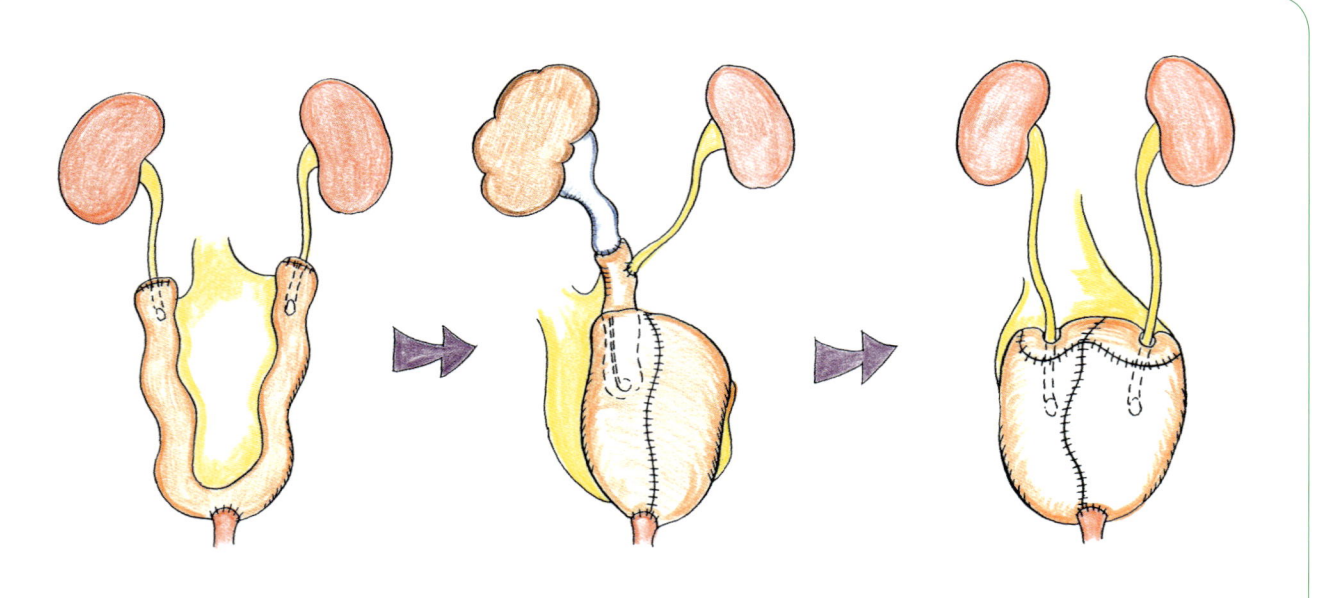

1 Camey法による新膀胱(左)から，マンスーラでも当初はurethral Kock pouch(中)を長い間行ってきた時期があり，この方法はビルハルツ住血吸虫症による非常に硬く拡張した尿管によく対応できていたが，ニップルバルブのトラブルやステイプラー使用による結石形成が問題であった。この問題を見事に解決したのが，Hassan Abol-Enein (現Urology & Nephrology Center: Directer) が考案したserous-lined tunnel法による新膀胱である(6章参照)。

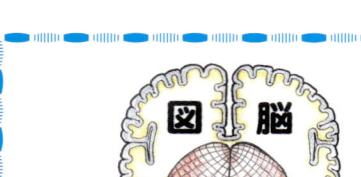

図脳 ひと(他人や先人)の気がつかないものを見る図脳 1

ビルハルツ住血吸虫による泌尿器疾患の多いエジプトで，よくエジプト人の泌尿器科医にどうやって日本住血吸虫を撲滅したかの質問を受けた。当時は勉強不足でうまく答えられなかったが，帰国後読んだ「死の貝」(小林照幸著：文藝春秋)で多くの先人(医学者)の日本住血吸虫撲滅への泥臭い努力や苦労を知ることができた。この中で当時九州大学の衛生学教授だった故宮入慶之助が新種の微小な巻き貝(のちに宮入貝と命名される)を中間宿主であると突きとめるくだりは圧巻である。初めて虫メガネでミラシジウムが次々にその小さな貝に吸い込まれるように入っていくのを観察し，興奮が落ちついた頃，助手の鈴木稔に「鈴木君，愉快だなあ。実に愉快じゃないか」と語るのである。日本の医学教育でこうした先人のナマの歴史を教えないのは残念である。わたしはたまたまラジオでこの宮入慶之助が信州の松代の出身で小さな宮入慶之助記念館が長野市に在ることを知り，訪れることにした。彼はその後，エジプトにも調査に行かれビルハルツ住血吸虫の中間宿主の発見にも貢献したと知って妙な感慨に耽った。

さて彼が宮入貝を発見後，日本住血吸虫の流行地で続々と宮入貝の存在が明らかになった。それこそ掃いて捨てるほど棲息していたのである。先人の医学者が躍起になって中間宿主の貝や生物を探していたのに，宮入貝はそこに必ずいたはずだったのに候補にはならなかったのである。新種の巻き貝であったということもあるかもしれないが，人間の図脳は一度認識すると見えるようになるものも，認識していないものはそこにあっても見えないということがあるのではないだろうか。よく隠し絵で，一度分かれば，あるいは教えてもらえば見えるようになるけど，そうでなければ見えないというやつである。身近な例では，昆虫の好きな少年には見つかるナナフシや草に隠れているバッタも，興味のない少年にとってはそこにいるといわれてもなかなか見えない。手にとってやって初めて見えるという具合である。山菜取りやキノコ狩りにしても初心者と名人ではこの差は歴然とする。さらに名人になると学習によって，どういう環境のところに山菜やキノコが生えているか，図脳によってわかるのである。

5 T-pouch

　それでも，この地域の土管のような尿管には対応できないことがある．最近彼らはT-pouch という方法で対応している．これを 2005 年膀胱癌のトレーニングコースに参加したとき，ライブサージェリーで見たときのスケッチから紹介する．

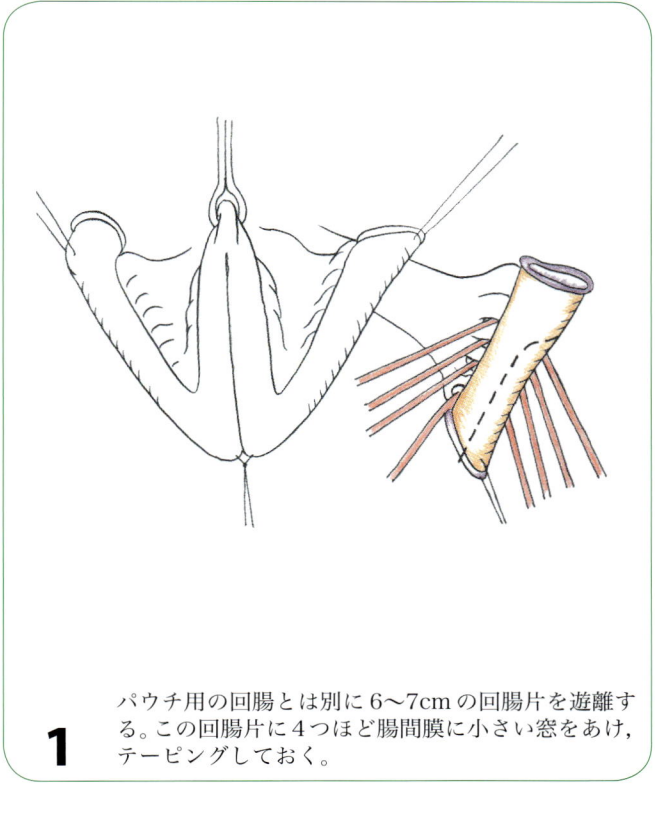

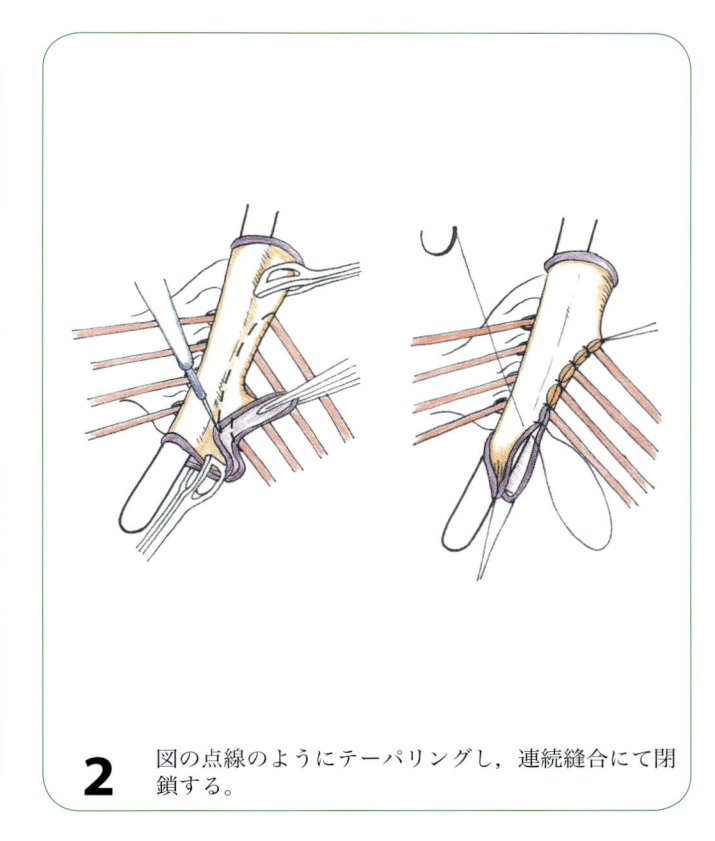

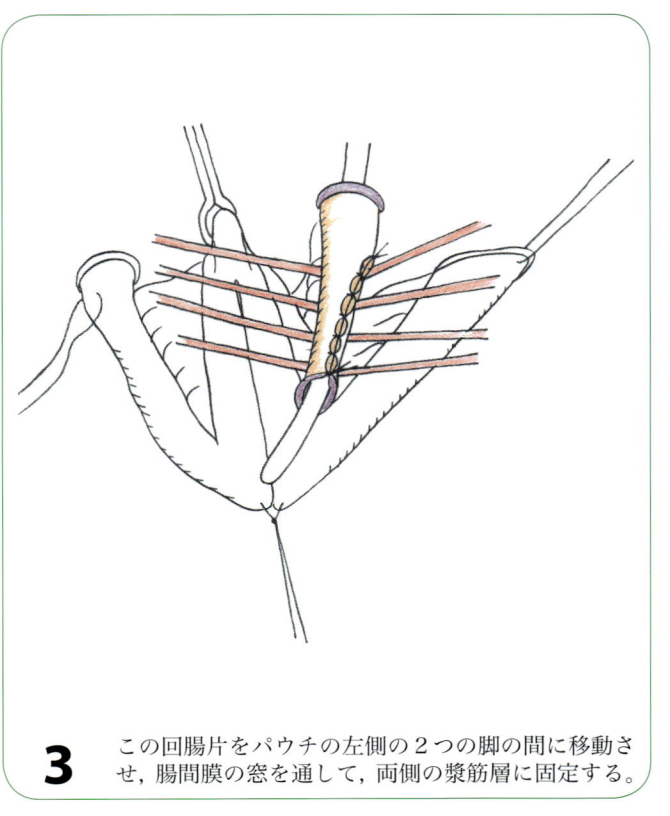

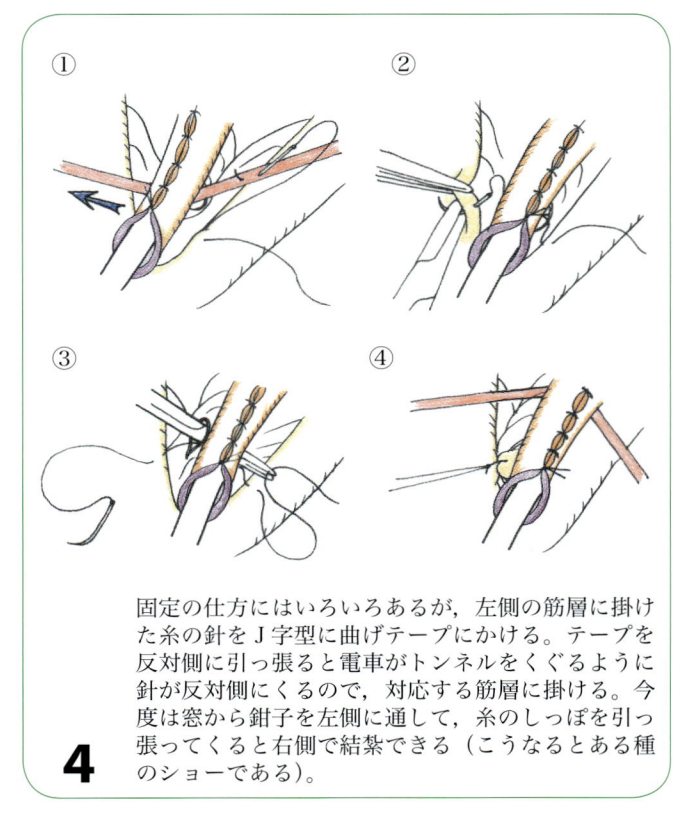

1 パウチ用の回腸とは別に 6〜7cm の回腸片を遊離する．この回腸片に 4 つほど腸間膜に小さい窓をあけ，テーピングしておく．

2 図の点線のようにテーパリングし，連続縫合にて閉鎖する．

3 この回腸片をパウチの左側の 2 つの脚の間に移動させ，腸間膜の窓を通して，両側の漿筋層に固定する．

4 固定の仕方にはいろいろあるが，左側の筋層に掛けた糸の針を J 字型に曲げテープにかける．テープを反対側に引っ張ると電車がトンネルをくぐるように針が反対側にくるので，対応する筋層に掛ける．今度は窓から鉗子を左側に通して，糸のしっぽを引っ張ってくると右側で結紮できる（こうなるとある種のショーである）．

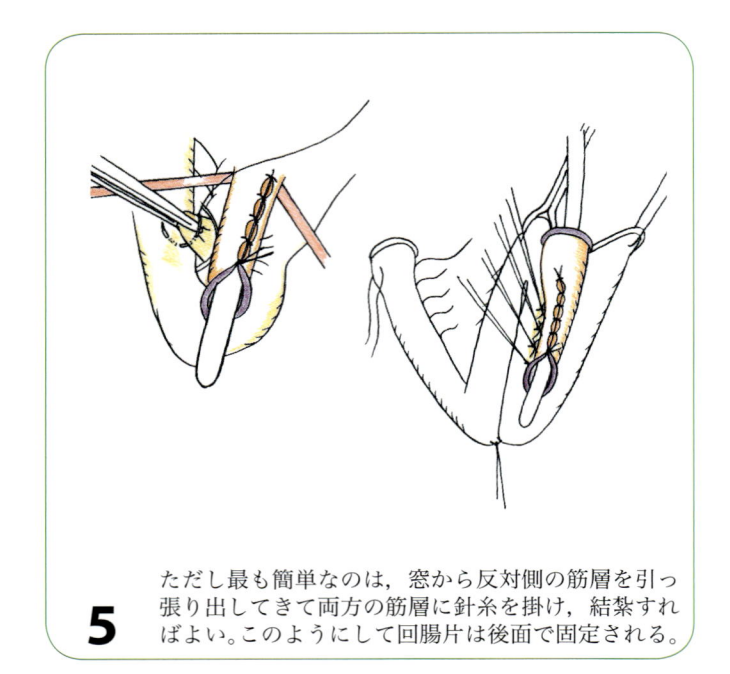

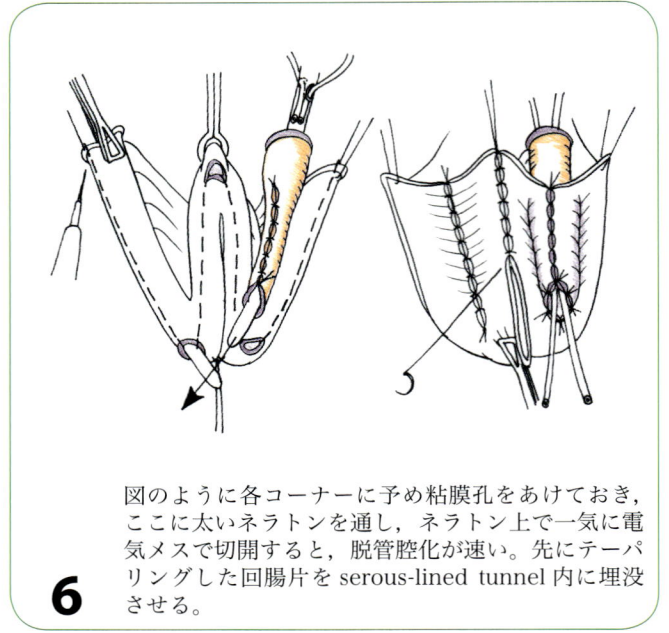

5 ただし最も簡単なのは，窓から反対側の筋層を引っ張り出してきて両方の筋層に針糸を掛け，結紮すればよい。このようにして回腸片は後面で固定される。

6 図のように各コーナーに予め粘膜孔をあけておき，ここに太いネラトンを通し，ネラトン上で一気に電気メスで切開すると，脱管腔化が速い。先にテーパリングした回腸片を serous-lined tunnel 内に埋没させる。

7 パウチを完成させ，尿道に吻合する。出っ張った回腸片をパウチ周囲に固定する。

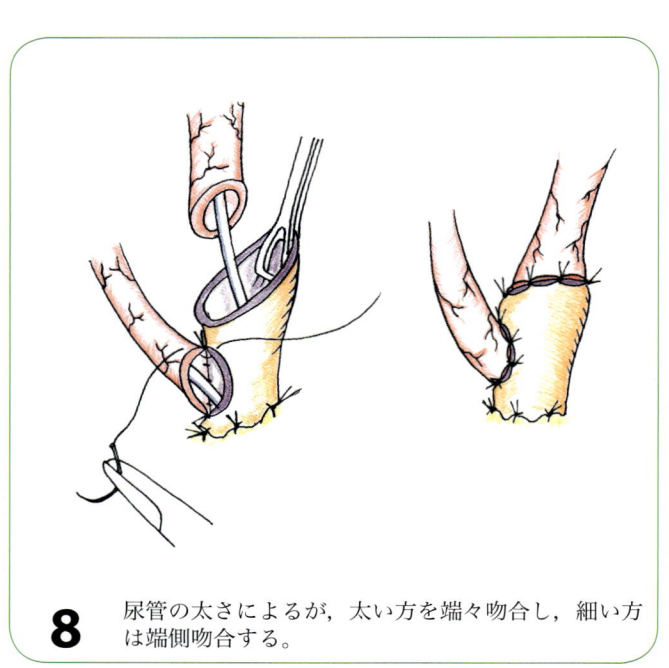

8 尿管の太さによるが，太い方を端々吻合し，細い方は端側吻合する。

6 Yang-Monti 管による代用尿管

　この地域の大きな泌尿器科的な問題の一つは，やはりビルハルツ住血吸虫症による尿管狭窄による無尿で，緊急入院する患者は異常に多い。このような患者にいままでさまざまな回腸尿管などで対応してきたが，もともとこれらの患者の腎の予備能が悪いため，アシドーシスに陥ることが多い。この方法は回腸の表面積を最小にして，尿管を代用できる。

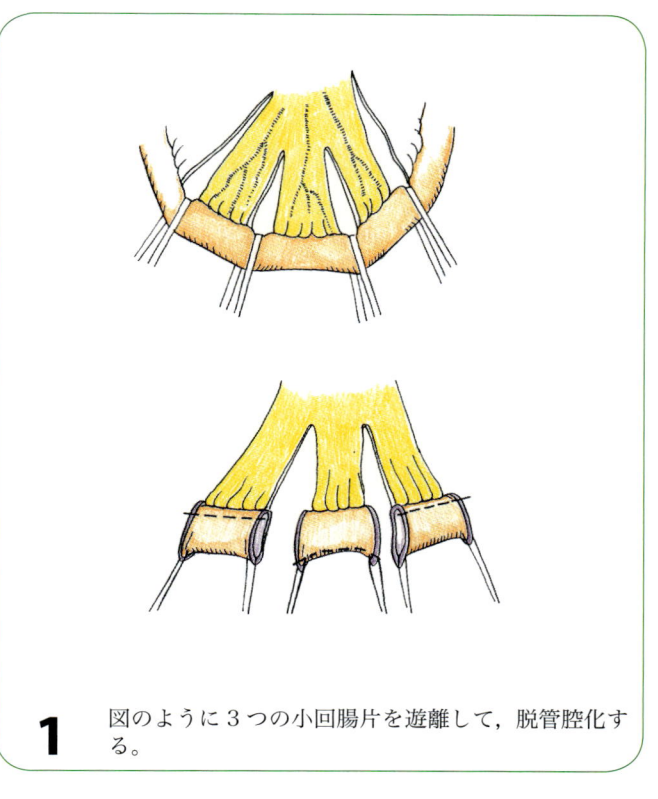

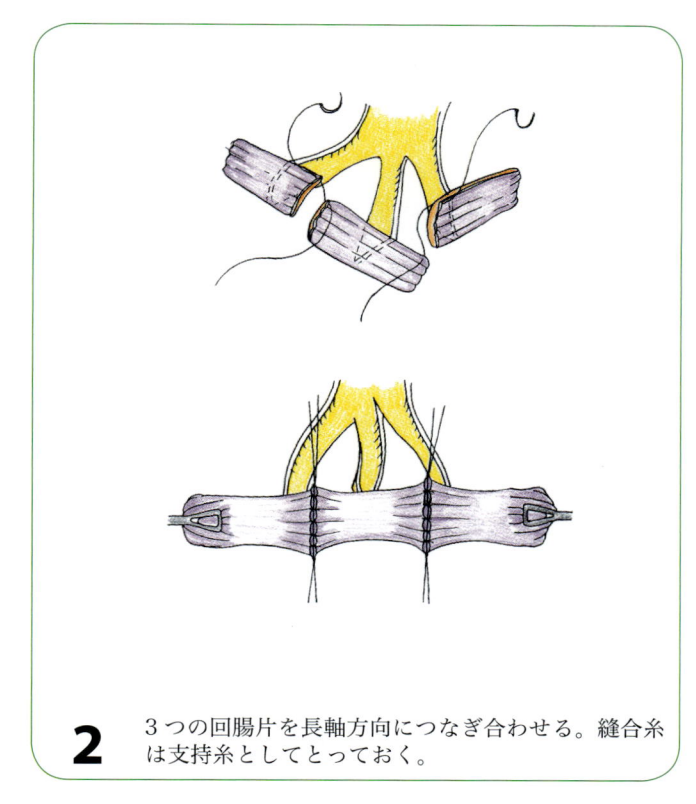

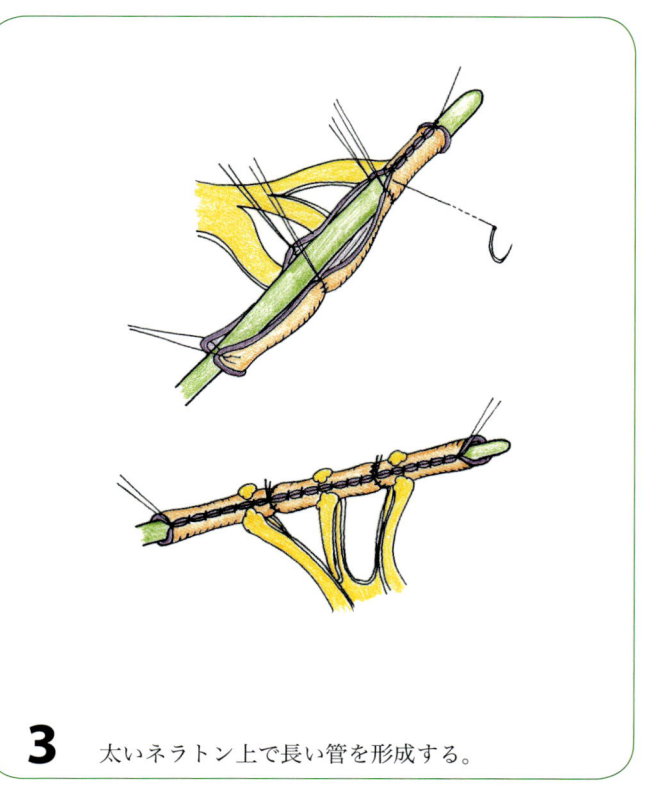

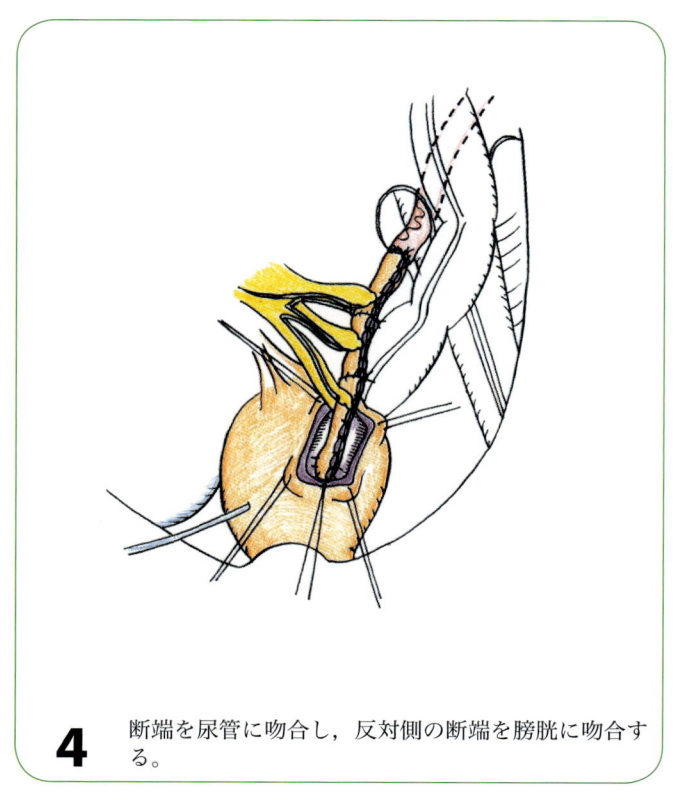

1 図のように3つの小回腸片を遊離して，脱管腔化する。

2 3つの回腸片を長軸方向につなぎ合わせる。縫合糸は支持糸としてとっておく。

3 太いネラトン上で長い管を形成する。

4 断端を尿管に吻合し，反対側の断端を膀胱に吻合する。

7 上部尿路結石の手術

エジプトでは結石も多い。センターにはESWLの装置が3台あり，毎日15例くらいの砕石を施行しているが，対応できないためかPNLやopen surgeryも多い。本邦ではほぼopen surgeryは廃れてしまったが，参考になることもあるかもしれないので簡単に紹介する。

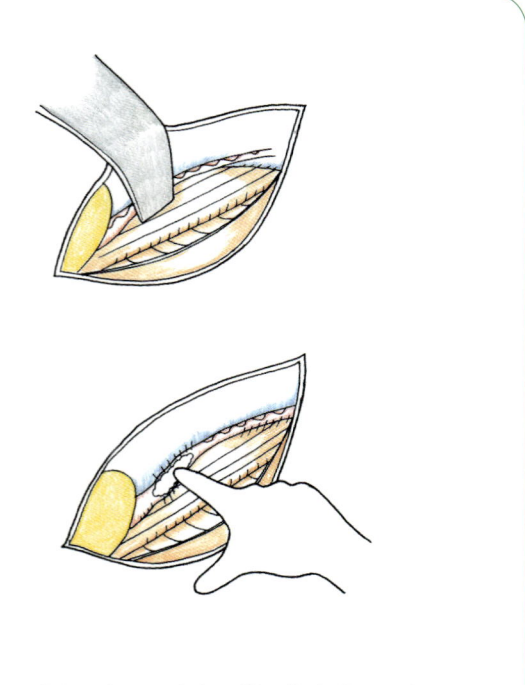

1 右尿管切石術：腰部斜切開で後腹膜に到達し，尿管越しに結石を触知する。

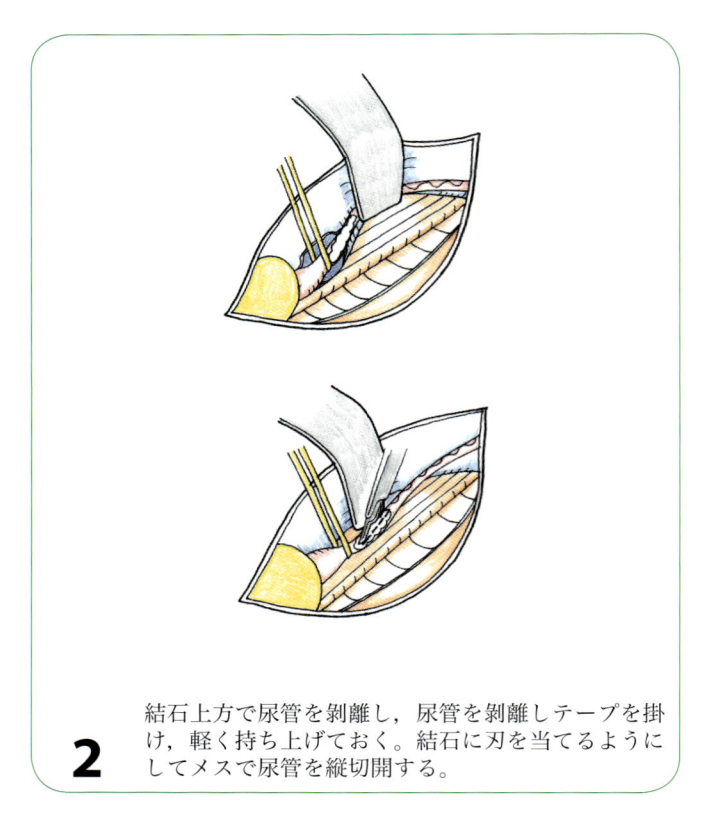

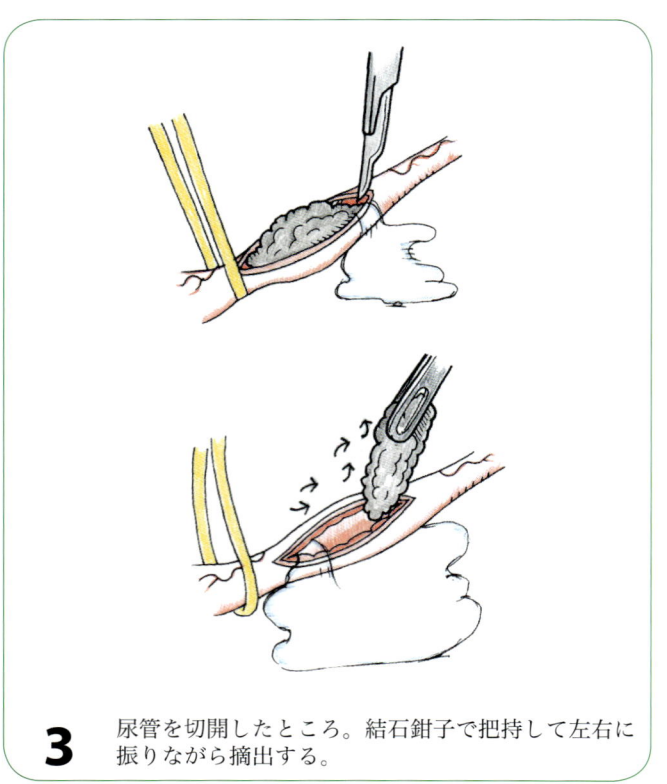

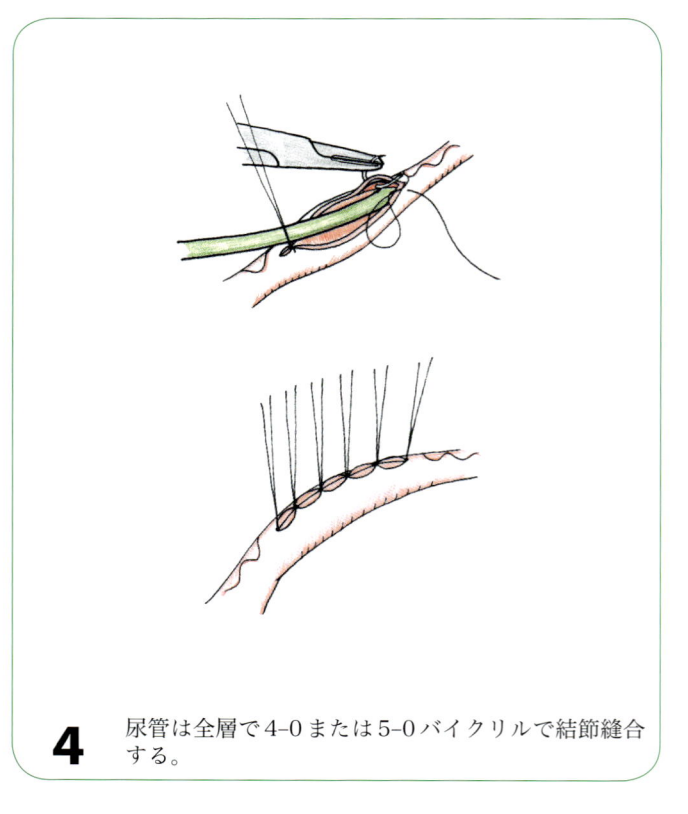

2 結石上方で尿管を剥離し，尿管を剥離しテープを掛け，軽く持ち上げておく。結石に刃を当てるようにしてメスで尿管を縦切開する。

3 尿管を切開したところ。結石鉗子で把持して左右に振りながら摘出する。

4 尿管は全層で4-0または5-0バイクリルで結節縫合する。

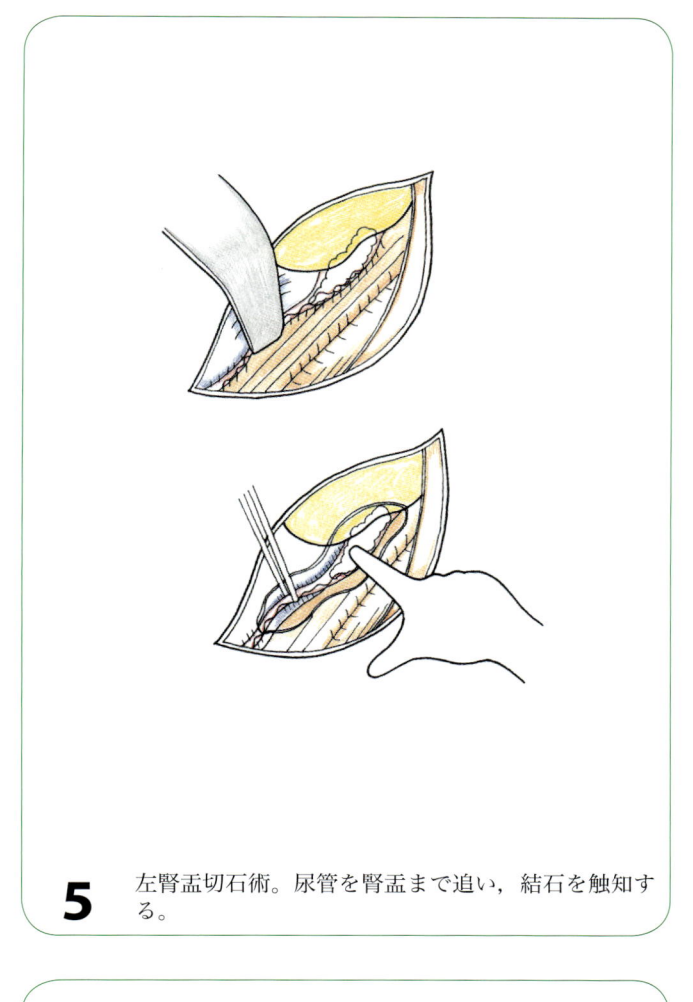

5 左腎盂切石術。尿管を腎盂まで追い，結石を触知する。

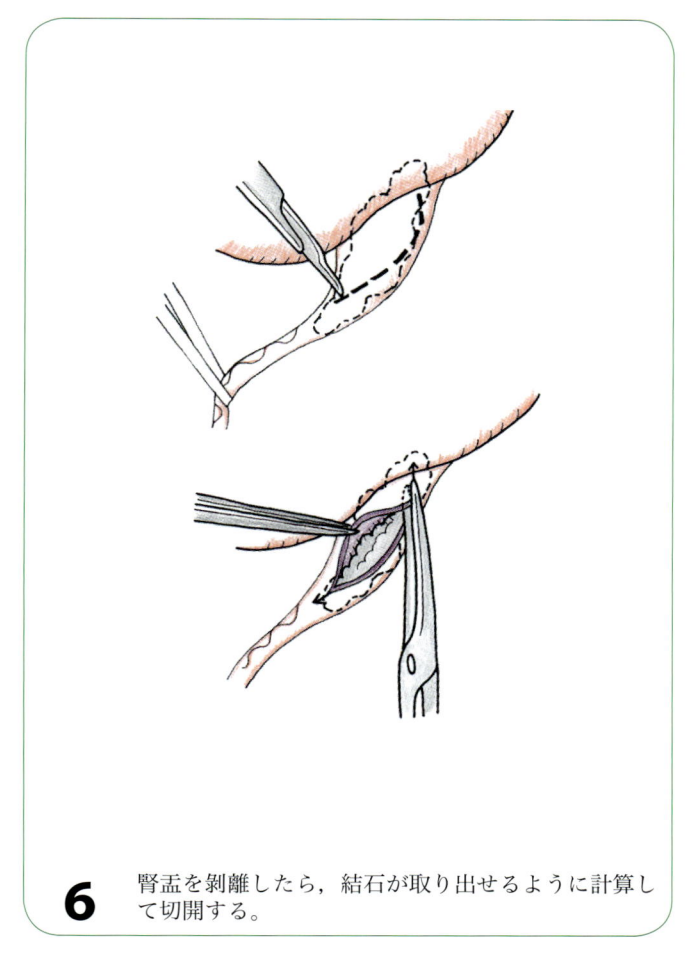

6 腎盂を剝離したら，結石が取り出せるように計算して切開する。

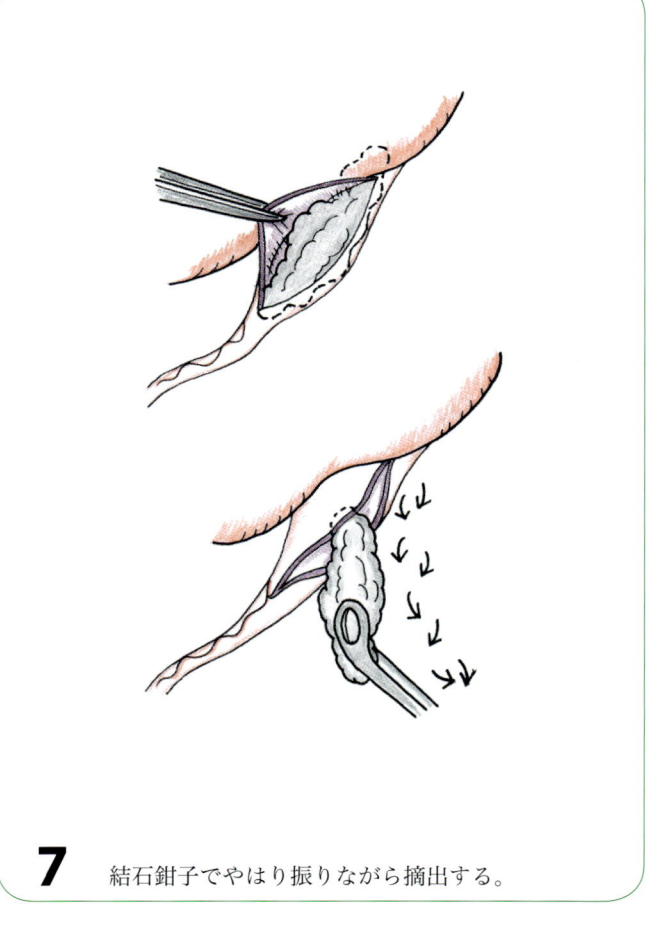

7 結石鉗子でやはり振りながら摘出する。

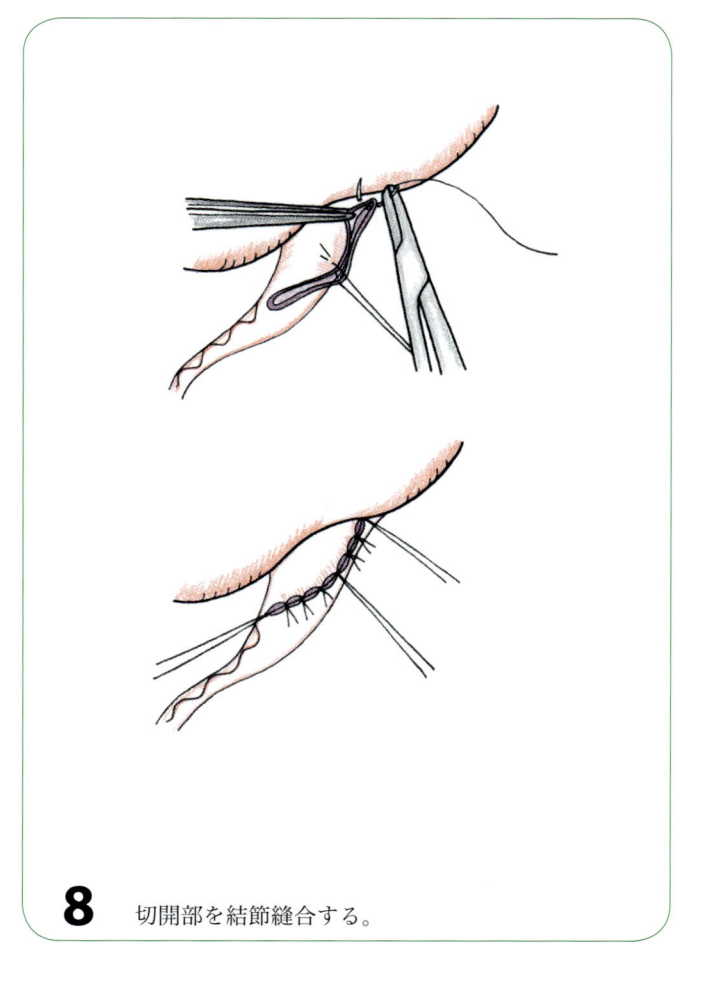

8 切開部を結節縫合する。

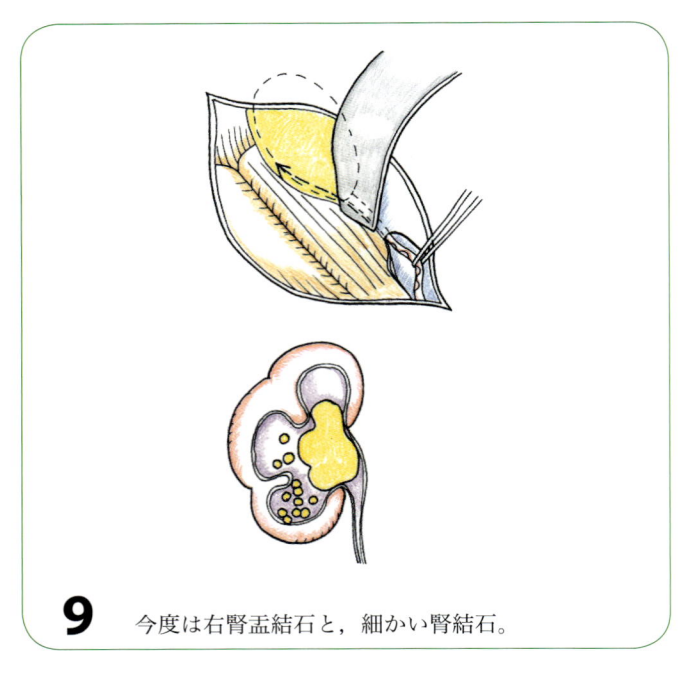

9 今度は右腎盂結石と，細かい腎結石。

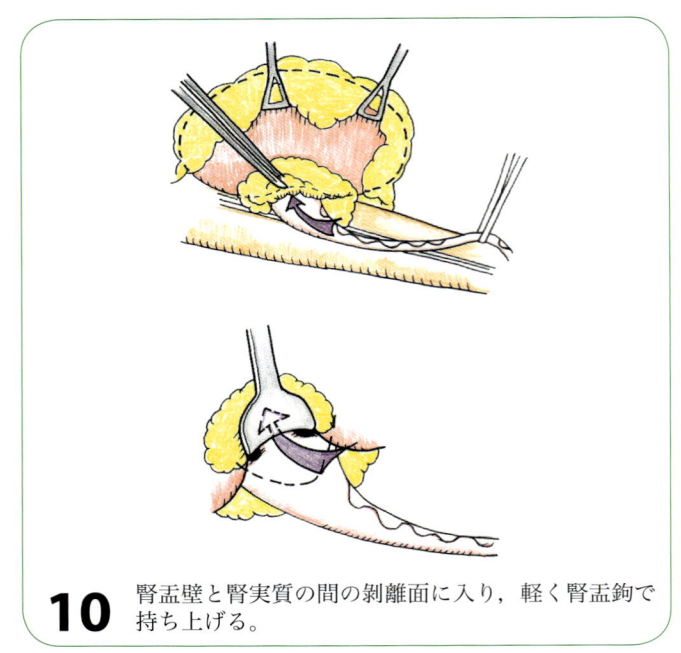

10 腎盂壁と腎実質の間の剝離面に入り，軽く腎盂鉤で持ち上げる。

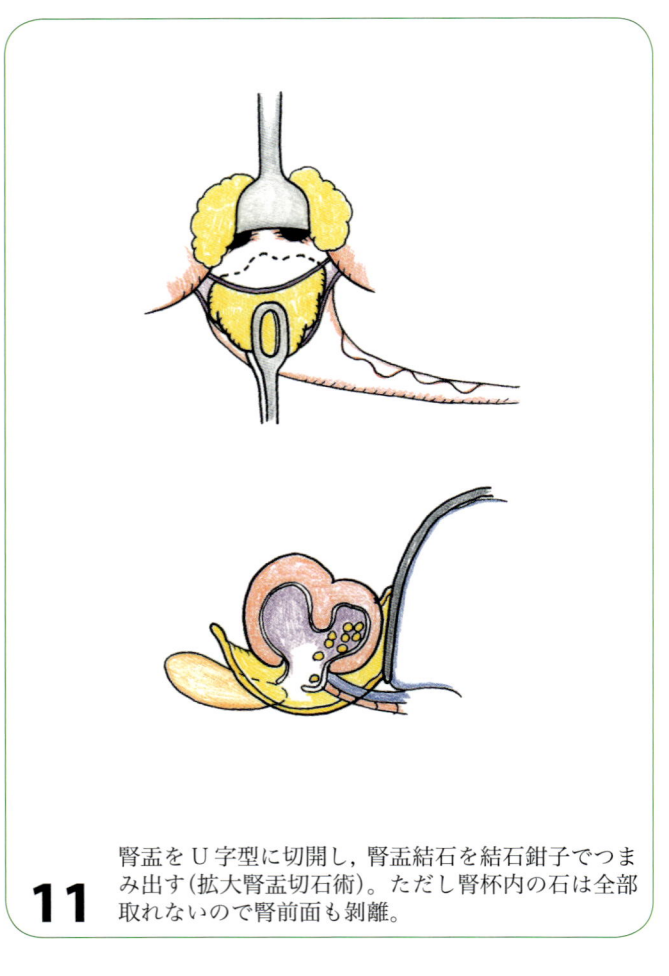

11 腎盂をU字型に切開し，腎盂結石を結石鉗子でつまみ出す（拡大腎盂切石術）。ただし腎杯内の石は全部取れないので腎前面も剝離。

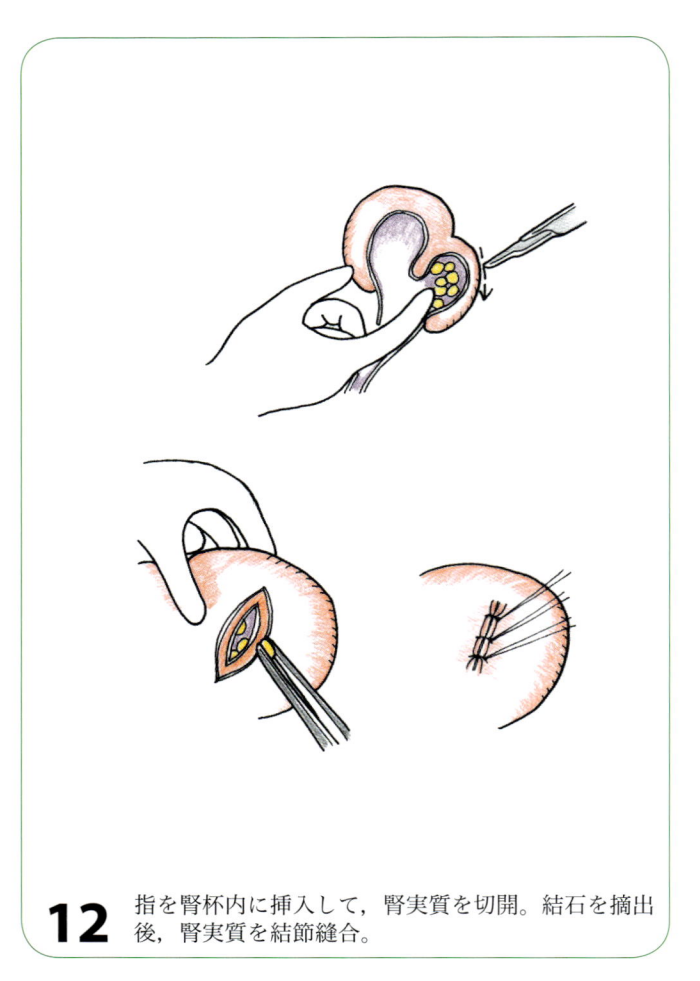

12 指を腎杯内に挿入して，腎実質を切開。結石を摘出後，腎実質を結節縫合。

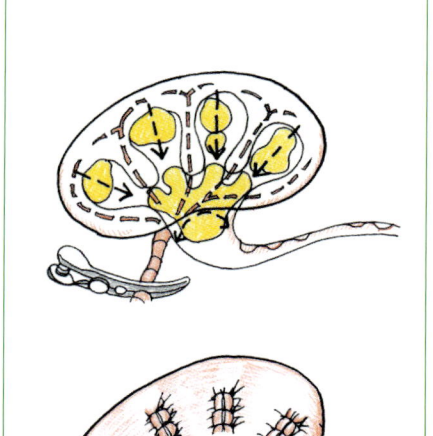

13 図のような腎盂結石と腎杯内の結石の場合，腎盂結石は拡大腎盂切石術で，拡張した腎杯内の結石は図のように放射上に走向する葉間動脈を避けて，腎切開し摘出。この間，腎動脈はクランプしておく。

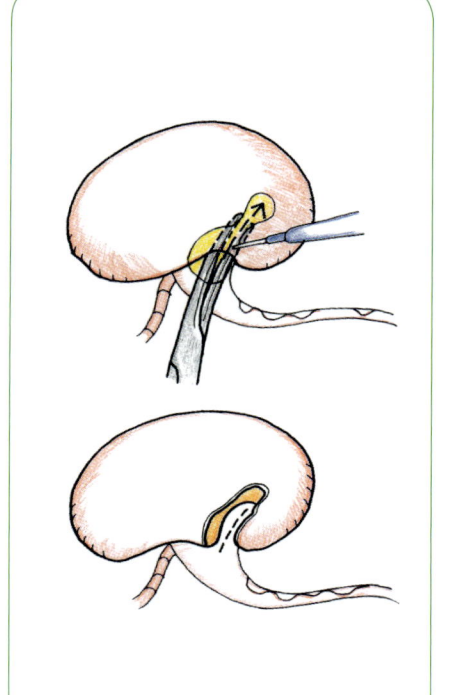

14 図のような結石の場合，腎盂と実質の間に鉗子を入れて電気メスで切開。腎盂も切開。

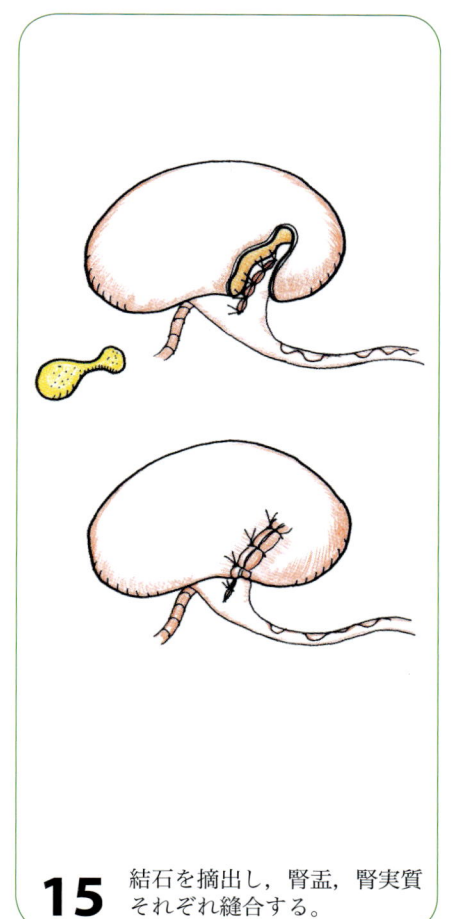

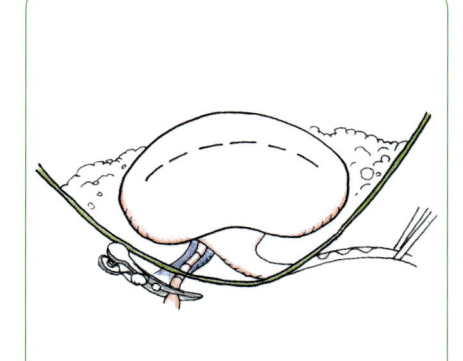

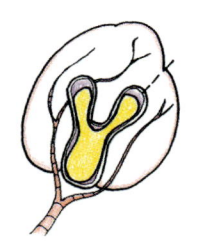

15 結石を摘出し，腎盂，腎実質それぞれ縫合する。

16 サンゴ状結石の場合の腎切石術。腎動脈をクランプしてアイススラッシュで腎実質を冷やしてから，腎後面の無血管野に沿って後方の腎杯の結石に向かって腎実質を切開する。

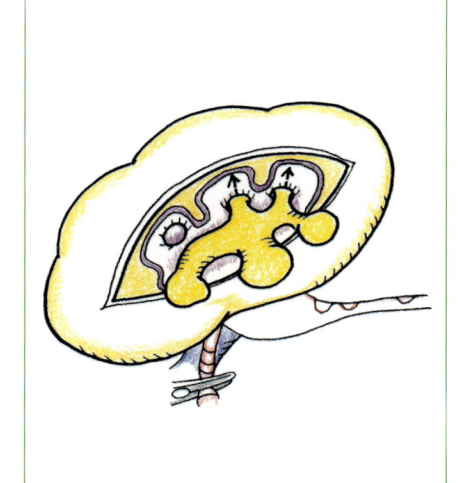

17 前方の結石が抜けないときは，腎杯頸部を切開して摘出する。

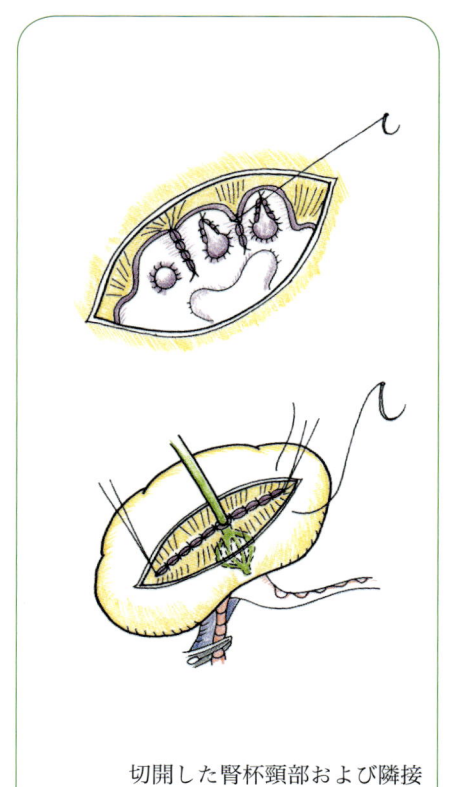

18 切開した腎杯頸部および隣接する腎杯の粘膜を連続縫合する。腎瘻を挿入し，腎杯粘膜を連続縫合する。腎実質に厚く吸収糸で結節縫合し腎実質を閉じる。

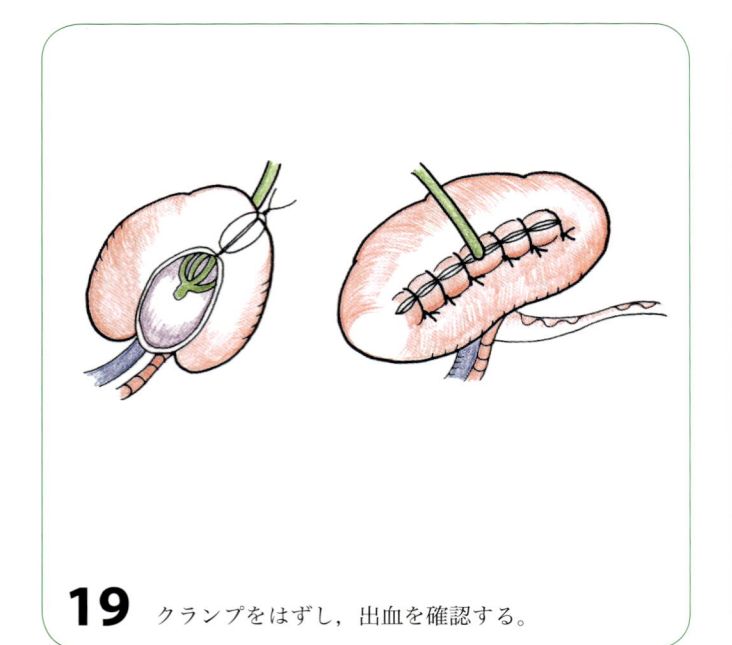

19 クランプをはずし，出血を確認する。

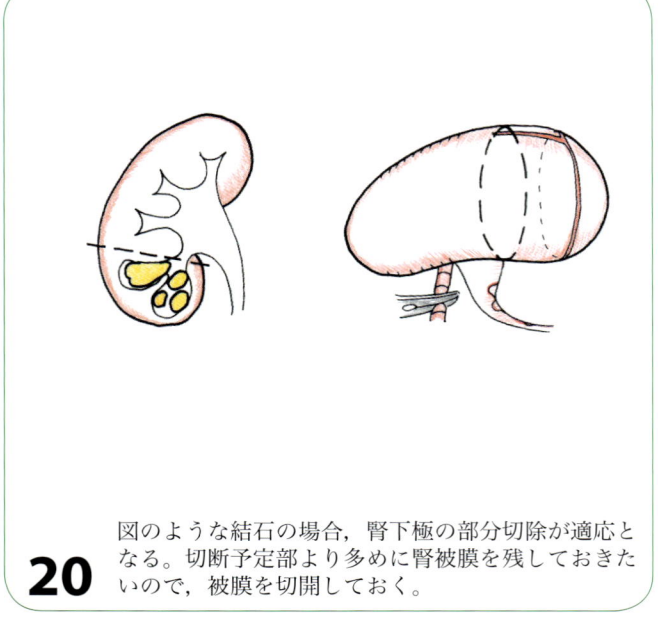

20 図のような結石の場合，腎下極の部分切除が適応となる。切断予定部より多めに腎被膜を残しておきたいので，被膜を切開しておく。

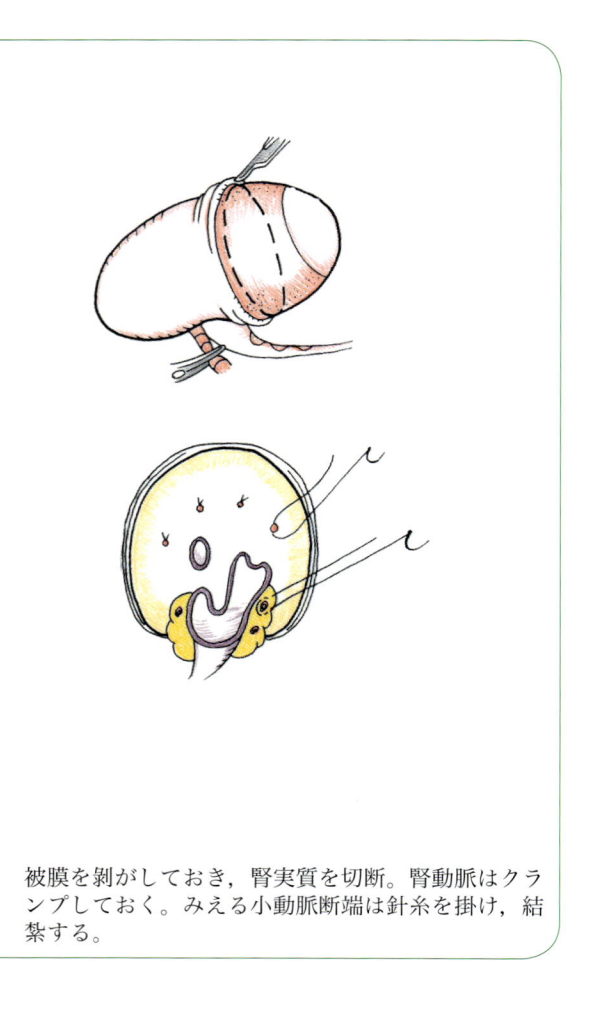

21 被膜を剥がしておき，腎実質を切断。腎動脈はクランプしておく。みえる小動脈断端は針糸を掛け，結紮する。

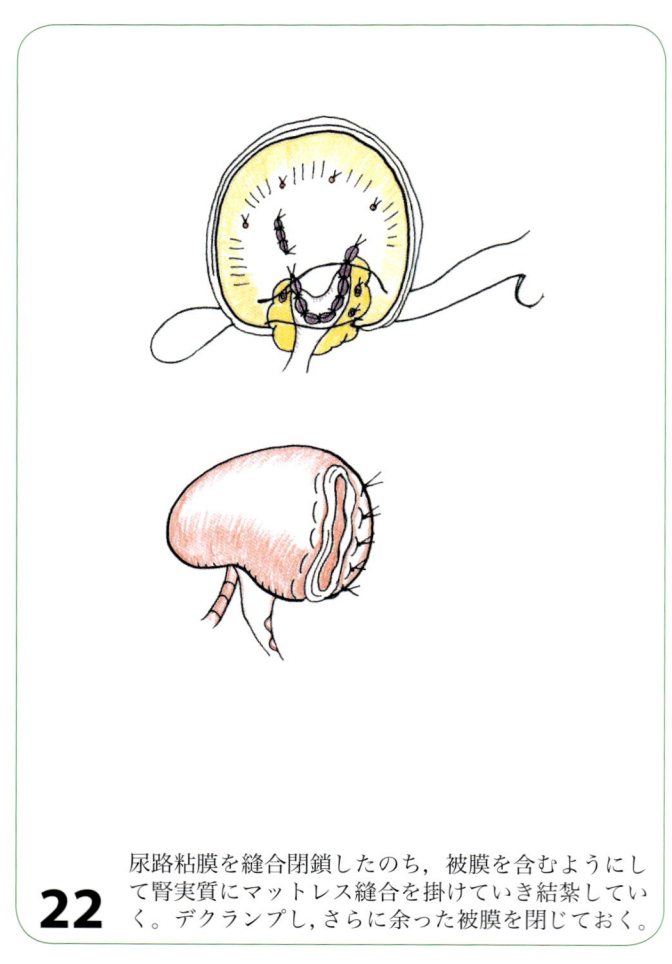

22 尿路粘膜を縫合閉鎖したのち，被膜を含むようにして腎実質にマットレス縫合を掛けていき結紮していく。デクランプし，さらに余った被膜を閉じておく。

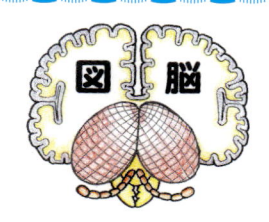

ひと（他人や先人）の気がつかないものを見る図脳 2

　この「見える，見えない」の違いはどこからくるのか。やはり新しいものを見たい，発見したいという強い好奇心や，新しいものを捉えたいという意欲や願望ではなかろうか。あるいはそれらによる観察力や行動力も必要であろう。医学などの学問の分野でいえば，長年の疑問や問題意識も関係してくるであろう。すなわち図脳は好奇心や意欲，あるいは問題意識などで活性化されるのである。もちろん学問の分野では，それでも見えるか見えないかは運ということもあるかもしれない。最近はやりの言葉で言えばセレンディピティー（serendipity）ということになるであろう。有名なパスツールの言葉で，「偶然は準備した心に訪れる」が発見の妙を言い当てている。

　外科医にとっては，必要な外科解剖が見えるか見えないかは大きな違いである。初心者にはいくら説明しても見えないこともある。本当に理解しているのかなと思うときは，大抵，外科解剖が見えていないのである。それでも経験や学習を積むことによって，見えるようになってくる。そして手術を学びたい，早く上達したいという意欲や願望が，外科解剖に対する図脳を刺激するのである。

　話は変わるが，私を懇意にしてくださっている，北見市の古屋聖児先生（古屋病院院長）はひとの気がつかないものを見る図脳が優れている。すなわち慧眼の持ち主である。TUR の名人でもあるが，その臨床経験の豊富さに基づく，アイデアや問題意識の豊富さに感服しているしだいである。もともとは電顕で形態学を学ばれたようだが，現在は，血精液症や精嚢，前立腺の正中嚢胞の研究に凝ってらっしゃる。私も正中嚢胞の研究に加えていただき，毎年総会の時には，「ミュラー管嚢胞ではなく，拡張した男性子宮」を証明するために，私の図脳を鍛えてもらっている。そしていつも驚くのは，北見付近にこの病態がやたらに多いことである。一度見えるようになることが，この病態を見つけやすくするという，私の説を裏付けてくれているように思う。

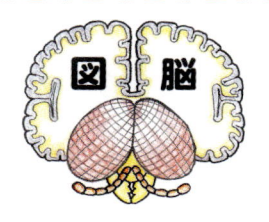

ひと（他人や先人）の気がつかないものを見る図脳 3

　亜熱帯の沖縄に来てみると，さすがに本州とは風景が異なる。街路樹にしても，"やんばる"の森にしても「芸術的な木や植物」が多く，デイゴの花も気候風土に映えて絵心をかき立てられる人も多いのではないか。アントニオ・ガウディの「わたしの師匠は，あそこに生えている一本の木だ」とか，あるいは「人間は常に自然から発見する。人間が行うことはすべて，自然のなかに書き込まれている」いう言葉を思い出す。こうして考えると多くの偉大な芸術家達は，自然から学ぶという共通の姿勢を見いだすことができる。医師や外科医も学ぶのは患者さんからであり，人間の心や体，すなわち自然から学んでいるのである。

　話は脱線したが，最近，何回か県立沖縄中部病院の泌尿器科部長・新垣義孝先生に尿道の手術の勉強をさせていただいている。ある日，私が図脳論の話をしたら，新垣先生も「臨床研究」のあり方というタイトルで似たような話を創作してマンガ入りで研修医たちに講演しているとのことで，とても面白かったので紹介させていただく。

　A さんと B さんが，それぞれ 2 本に分かれた川の支流で，砂金取りをしていた。A さんの川からは砂金がたくさん取れるが，B さんの川では砂金が全く取れない。ある日，B さんは，A さんをだまくらかしてそれぞれの川を交換することにした。ところが交換後も，B さんは砂金が全く取れない。「A がみんな取り尽くしてしまった」と思った。一方，A さんの方は，「前の川より，いっぱい取れる。B はなんていいやつなんだ」と思う，というお話である。われわれの臨床医学の世界は，まだまだ分からないことだらけである。教科書だって間違えていることは多い。ここでいう"砂金"は，日常の医療からのちょっとした発見や気づきのことであるが，A も B も砂金は目には入っていたのである。気が付くかどうかは，観察力や問題意識あるいは図脳ということになるであろう。われわれは患者さんから，よく話を聞き，よく観察し，よく学ばねばならない。その積み重ね，繰り返しによって，ある日，砂金を見つけるかもしれない。そして一度，見つければどんどん見つかるものである。この話はどこか日本住血吸虫症の宮入貝発見の話とよく似ているではないか。

参考文献

　参考文献に関しては，先人の数多くの論文やテキストを参照したり，無意識のうちに自分の手技に取り入れているものがあり，ここにすべてを呈示することは不可能である．したがって自著に関するものを中心とさせていただき，多くのものは割愛させていただいた．

自論文で手術手技に関するもの
1. Kato H et al : Ileal pouch with an umbilical stoma : a continent mechanism created by the extramural tunnel technique. Int J Urol 5 : 487–489, 1998.
2. Kato H et al : Serous-lined extramural tunnel technique for uretero-ileal implantation in urinary diversion. Int J Urol 6 : 145–148, 1999.
3. Kato H et al : A case of ileal ureter with proximal antireflux system. Int J Urol 6 : 320–322, 1999.
4. Kato H et al : Transverse colon pouch with total replacement of the ureter by reconfigured colon segment. J Urol 161 : 1902–3, 1999.
5. Kato H et al : Continent ileal pouch using the serous-lined tunnel. Eur Urol 37 : 100–103, 2000.
6. Kato H et al : The serous-lined tunnel principle for urinary reconstruction : a more rational method. BJU international 87 : 783–788, 2001.
7. Kato H et al : Versatility of reconfigured-colon-segment technique for urinary reconstruction requiring use of multiple tubular structures. Urology 59 : 290–293, 2002.
8. Kato H et al : The same-pedicle concept for continent urinary diversion using a Yang-Monti reconfigured tube. Urol Int 72 : 312–317, 2003.
9. Kato H et al : Anatomical reconsideration to renal area : lessons learned from radical nephrectomy or adrenalectomy through a minimal incision over the 12th rib. Int J Urol 11 : 709–713, 2004.
10. Kato H et al : Reconstruction of posterior urethral disruption : tips for success from our experience and from a literature review. Acta Urol Jpn 50 : 729–735, 2004.
11. Kato H et al : Urethral advancement procedure for reconstruction after excision of male parameatal melanoma in situ. Urol Int 74 : 183–184, 2005.
12. Kiyokawa H and Kato H : Radical retropubic prostatectomy through a minimal incision with portless endoscopy : our initial experience. Int J Urol : 7–9, 2006.
13. 井川靖彦, 加藤晴朗：Clam 法による膀胱拡大術．泌尿器外科 9 : 185–192, 1996.
14. 加藤晴朗, 井川靖彦：ストーマ形成．臨床泌尿器科 56 : 1021–1024, 2002.
15. 加藤晴朗, 井川靖彦, 西澤　理：Yang-Manti 法を用いた自己導尿型尿路変向術．臨床泌尿器科 59 : 571–581, 2005.
16. 井川靖彦, 加藤晴朗, 西澤　理：S 状結腸利用膀胱拡大術．臨床泌尿器科 59 : 1009–1017, 2005.

Mansoura で手術に関するもの
1. Abol-Enein H and Ghoneim MA : A novel uretero-ileal reimplantation technique : the serous lined extramural tunnel. A preliminary report. J Urol 151 : 1193–1197, 1994.
2. Abol-Enein H and Ghoneim MA : Further clinical experience with the ileal W-neobladder and a serous-lined extramural tunnel for orthotopic substitution. Br J Urol 76 : 558–564, 1995.
3. Abol-Enein H and Ghoneim MA : A technique for the creation of a continent cutaneus urinary outlet : the serous-lined extramural ileal valve. Br J Urol 78 : 791–792, 1996.
4. Abol-Enein H and Ghoneim MA : Serous-lined extramural ileal valve : a new continent urinary outlet. J Urol 161 : 786–791, 1999.
5. El-Mekresh M, Hafez AT, Abol-Enein H and Ghoneim MA : Double folded rectosigmoid bladder with a new ureterocolic antireflux technique. J Urol 157 : 2085–2089, 1997.
6. Ali-El-Dein B, Ghoneim MA : Bridging long ureteral defects using the Yang-Monti principle. J Urol 169 : 1074–1077, 2003.

その他の論文

1. Yang WH : Yang needle tunneling technique in creating antireflux and continent mechanism. J Urol 150 : 830–834, 1993.
2. Monti PR et al : New technique for construction of efferent conduit based on the Mitrofanoff principle. Urology 49 : 112–115, 1997.
3. Neulander EZ et al : Simple cystectomy in patients requiring urinary diversion. J Urol 164 : 1169–1172, 2000.
4. Takenaka A et al : A novel technique for approaching the endopelvic fascia in retropubic radical prostatectomy, based on an anatomical study of fixed and flesh cadavers. BJU international 95 : 766–771, 2005.

TEXT BOOKS

1. Blandy J, Fowler C : Urology, 2nd ed, Blackwell, Oxford, 1996.
2. Hinman F Jr : Atlas of Urosurgical Anatomy, WB Saunders, Philadelphia, 1993.
3. Marshall FF : Textbook of Operative Urology, WR Saunders, Philadelphia, 1996.
4. Mundy AR : Urodynamic and Reconstructive Surgery of the Lower Urinary Tract, Churchill Livingstone, Edinburgh London Madrid Melbourne New York and Tokyo, 1993.
5. Raz S : Female Urology, 2nd ed, WB Saunders, Philadelphia, 1996.
6. Turner-Warwick R, Chapple C : Functional Reconstruction of the Urinary Tract and Gynaeco-Urology, Blackwell, Oxford, 2002.
7. 小川秋實：膀胱全摘と尿路変向・再建のテクニック，医学書院，1995.
8. 牧野尚彦，篠原　尚：イラストレイテッド外科手術(第2版)，医学書院，2004.
9. 木原和徳：ミニマム創　内視鏡下泌尿器科手術，医学書院，2002.

おわりに（泌尿器外科の秘訣）

　何事も取っ掛かりは難しいというが，実は完成に近づくほど難しいというのが，本当であろう。完成は永遠にないと考えるのが真実である。

　手術もまた，然りである。若い時期はどんどん伸びるが，いくつかの壁を乗り越えて，ようやくある程度の自信がつくというものである。またある程度のレベルに到達すると，見る目ができているので，他人の手術からも多く学ぶことができる。ただ，このレベルに達するまでが，よりよい環境にいるかどうかも重要で，よりよい環境を選ぶことも大切と考える。

　物事を習得するのに，教科書にしたがい一から順番に段階を追っていくのが標準的な学びかたかもしれないが，ある程度の段階にきたら思い切って最高の手術を見て学ぶというのもひとつの方法である。わたしはこの方法を勧める。わたしは泌尿器科医になって9年目ぐらいで，海外の施設で最高の手術を多く見る機会を得て少し自信がついた。解剖，手順，工夫，対処の仕方を十分に熟知していなければ，いつまで経ってもおっかなびっくりの手術から脱することはできない。この本は，わたしが今まで海外で見学し，または自分で行った手術でスケッチなどに記録したものを，もういちどイラストに描きなおしたものである。わたしの考えでは，ある程度は手術は手順の暗記である。この考えに沿ってこの本を見てもらえれば，皆さんの手術に対する考えや学びかたが変わるかもしれない。したがって暇なときに一通りこの本に目を通していただければ，皆さんのお役に立つのではと考えている。

　また副タイトルで図脳（ずのう）という言葉を用いたが，この造語はこの本を執筆中，タイトルを考えながら思いついたもので，手術や外科解剖を理解し，説明するのに視覚的な観察力や解剖に対する問題意識や統合力が重要なことに気づいたからである。イラストや図を描くためには，解剖学的な辻褄が合わないと，うまく描くことはできない。したがって手術の過程をイラスト化するには，手術中は常に外科解剖を考え，観察に集中しながら行うことになる。イラストを描く際も，辻褄が合わなければ手術や解剖のテキストを調べる必要が出てくる。他人の手術もアプローチや解剖のあばき方が異なれば，図脳で考え直す必要が出てくる。したがってこの本を執筆して一番勉強したのは私自身ということになるであろう。手術記録に図を描くと勉強になるということを改めて実感した次第である。したがって皆さんにも手術前には外科解剖の問題点を図脳で意識し，手術中は図脳で観察に集中し，手術の後は図脳で考察し，イラスト化することを勧めます。これらを繰り返せば，手術は必ず上達します。外科解剖の知見や手術の技術は，日進月歩で更新されるので，それらを吸収していくことも大事だが，それでも辻褄が合わないことが生じた場合は，そこに新たな知見や発見が隠されている可能性もある。このようにして，われわれのあまたの先人が外科学を発展させてくれたのだと思う。皆さんの誰かが将来，外科解剖を描きかえてくれる日も来るであろう。

加藤晴朗

索引

▶▶ 和文索引

あ行

アルゴンビームコアギュレーター（ABC） 65

胃大網動脈 28
胃瘻 355
萎縮膀胱 350
一時的会陰瘻 230
陰核 272
陰核脚 272
陰核提靱帯 272
陰茎 184
陰茎海綿体 187, 194, 201, 202, 215, 223, 234
陰茎癌 187, 193, 195
陰茎脚 194, 234, 245, 359
陰茎切除 193
陰茎折症 199
陰茎提靱帯 190, 193, 194, 245, 358, 360
陰茎背静脈 358
陰茎背動静脈 187, 193
陰茎部分切除術 187
陰嚢 204, 283
陰嚢水腫 204
陰嚢皮膚弁 225, 227
陰嚢縫線 210
陰部大腿神経 9

ウインスロー孔 73, 89

会陰瘻 193, 194
永久会陰瘻 229

横隔膜 55, 56
横筋筋膜 56, 164
横行結腸 28, 268, 310, 342, 348
横行結腸導管法 310

か行

下行結腸 310
下腸間膜動脈 91, 98, 296, 309
下部尿管腫瘍 120
下腹壁動静脈 112, 131, 208
仮性包茎 186
外括約筋 147, 162
外鼠径輪 206, 208, 279, 282
外側円錐筋膜 54, 57, 70, 75, 76, 104, 127
外側靱帯（vascular pedicle） 13
外腸骨静脈 10, 106, 107, 138
外腸骨動脈 10, 106
外腸骨リンパ節 9

外尿道括約筋 169, 243
外板, 包皮 185
外腹斜筋 56, 195
外腹斜筋筋膜 196, 206, 286
回結腸動脈 319
回旋動静脈 198
回腸 300, 354
回腸-回腸端々吻合 314
回腸導管（法） 300, 307
回腸パウチ 317, 321, 323
回腸フラップ 317, 322, 326
回腸プレート 328
回盲ヒダ 335
回盲部 300, 319, 331, 332
拡大腎盂切石術 376
鎌状間膜, 肝 82
肝円索 82
肝鎌状間膜 82
肝結腸靱帯 342
肝静脈流入部 84
冠状間膜, 肝 83
冠状溝 184
間欠的精巣捻転症 212
環状切開, 陰茎皮膚の 184, 192

亀頭 185, 201
亀背 75
逆流防止術 290, 292
球海綿体筋 194, 215, 219, 229, 232
球動脈 217, 221
球部尿道 215, 219, 220, 229, 232, 234, 239, 358, 360
球部尿道狭窄 223
挙睾筋 279, 281
虚血性持続勃起症 201
峡部 66
狭窄部尿道 227
狭小化回腸 337
胸膜 56
禁制型膀胱瘻 356
禁制尿路変向術 334, 337
――, 横行結腸による 348
――, 結腸による 342
禁制パウチ 342
――, 横行結腸による 348
禁制弁 317, 318, 337, 338, 339, 340, 345, 346, 347

クーパー靱帯 277
クーリング 64

経会陰式アプローチ 231, 232, 236, 244
経会陰腹式アプローチ 231, 235, 238, 244
経胸経腹アプローチ 72

経恥骨式アプローチ 231, 245
憩室 181
憩室口 47
結腸紐 311, 333, 334, 345, 353

コーエン法 290
コメガーゼ 314
固有鞘膜 210, 211, 213
広範前立腺全摘術, 側方アプローチによる 155
肛門挙筋 19, 145, 147, 153, 154, 166, 272
肛門挙筋筋膜 140, 145, 151, 156, 165
後鞘, 腹直筋 2, 104
後部尿道（膜様部）断裂 231
後腹膜化 271, 311
後腹膜リンパ節郭清術 89
後方靱帯 15, 17, 24, 25, 26, 30, 34, 39
高位精索結紮術, 精索静脈瘤に対する 286
高位精巣摘除術, 精巣腫瘍に対する 206
骨盤筋膜 19, 30, 31, 33, 139, 140, 145, 147, 151, 154, 156, 272
骨盤骨折 231
骨盤内臓全摘 313
骨盤リンパ節郭清 9, 138
根治の腎摘術, 経腹的アプローチによる 77
根治的腎摘術, 左半腎の 66
根治的前立腺全摘術 138
根治的膀胱全摘術 2

さ行

サティンスキー鉗子 61
サンゴ状結石 377
再管腔化 337
臍索, 側方 40
臍靱帯 4
――, 正中 3
――, 側方 3, 45
臍ストマ 346
三角靱帯, 肝の 73
三角部, 膀胱 37

シーリング 10, 13, 163
シャント手術 201
子宮円索 6, 25, 38, 103
失禁型尿路変向術 296
腫瘍血栓 81
集尿具 306
重症尿失禁 276
女性尿道癌 271
女性尿道憩室癌 269

小陰唇　255, 272
小切開手術　127
小児陰嚢水腫　279
小児泌尿器の手術　279
鞘状突起　280, 281, 282
鞘膜腔　213
上行結腸　6, 297, 307, 310, 333, 334
上前腸骨棘　286
上腸間膜動脈　89
上部尿路結石　374
上膀胱動脈　12, 18, 38, 104, 117, 262
神経因性膀胱　346, 351
神経血管束　142, 149, 157, 162, 172, 188
　── とデノンビエ筋膜　174
真性包茎　184
深鼠径リンパ節　195, 198
新吻合術，重複尿管に対する　293
新膀胱　317, 329
新膀胱作成，回腸による　319
人工肛門　313
腎盂形成術　287
腎盂切石術　375
腎盂尿管移行部狭窄　287
腎温存術，下部尿管腫瘍に対する　120
腎筋膜　63
腎周囲脂肪織　60
腎静脈　61
腎切石術　377
腎動脈　61
腎動脈クランプ　64
腎尿管全摘術，傍腹直筋切開による　116
腎杯　288
腎部分切除，肋骨上アプローチによる　63
腎瘻　288

スカルパ筋膜　279, 286
ストマ　304, 309, 313, 357
スポーツ外傷　213
錐体筋　2

正中臍靱帯　3
生体腎移植（レシピエント）　105
性腺静脈　61
精管　4, 5, 6, 14, 36, 40, 41, 103, 132, 139, 206, 285
精管膨大部　144, 149
精丘　236
精細管組織　214
精索　91, 206, 279, 280
精索静脈瘤　286
精巣　205, 283
　──，血管　4
精巣固定術　211
精巣腫瘍　206
精巣上体　210, 283
精巣導帯　282
精巣捻転　211
精巣破裂　213
精嚢　14, 19, 41, 144, 149

浅鼠径リンパ節　195, 198
腺腫，前立腺　177
線鋸　359
全陰茎切除術，陰茎癌に対する　193
前縦靱帯　94, 96, 100
前鞘，腹直筋　2
前部尿道の狭窄　223
前立腺　239
前立腺癌の内分泌療法　210
前立腺床　179
前立腺全摘　138
前立腺側方靱帯　18
前立腺動脈　179
前立腺肥大症　177
前立腺被膜　179
前立腺部尿道　236

鼠径管　206, 208, 279, 282, 285
鼠径靱帯　195
鼠径リンパ節郭清術，陰茎癌に対する　195
鼠径輪
　──，内　5, 40, 206, 279, 282, 286
　──，外　206, 208, 279, 282
総腸骨動脈　110
側方アプローチ，直腸周囲脂肪織からの　155
側方臍索　18, 155
側方臍靱帯　3
側方靱帯　17, 25, 50, 275, 276

た行

ダブルストマ　314
大陰唇　255, 257
大腿管　10, 138
大腿静脈　195, 197
大伏在静脈　195, 196, 198, 201
大網　27, 266, 268, 298, 310, 342, 344, 348
　── の遊離　28
代用尿管　349, 354
　──，Yang–Monti tube による　373
　──，回腸による　354
脱管腔化　317, 320, 325, 328, 330, 331, 333, 337, 338, 352, 353, 369
単純膀胱全摘　274
単純膀胱摘出術　38
短胃動脈　29
短肝静脈　85

チューブレス　296
恥骨　238, 359
恥骨弓下　240
恥骨後式前立腺全摘術　164
恥骨後式前立腺被膜下摘除術　177
恥骨上式前立腺被膜下摘除術　181
恥骨切除　244
恥骨前立腺靱帯　154, 164, 167
　── の切離　151
恥骨尿道腔　232, 216
腟筋膜　254, 278

腟後壁　25, 269
腟切断　26
腟前壁　25, 251, 253, 269, 271, 278
腟粘膜　248, 249, 250, 253, 255, 278
腟壁　265
中結腸動脈　310, 342
虫垂　333, 334, 335, 337, 345
虫垂間膜　335
重複尿管　125, 293
長茎術　190
腸間膜　314–316, 319, 331
腸骨窩　132
腸骨鼠径神経　279
直腸　358
直腸周囲脂肪織　19, 140, 145, 151, 155, 161, 170
直腸前脂肪織　165
直腸尿道筋　221, 358

デノンビエ筋膜　15, 17, 19, 21, 142, 143, 148, 155, 158, 170, 175, 175
　── の離断　161
停留精巣　282

トライツ靱帯　89, 310
導管，ストマ作成の　305
豊田法，尿管皮膚瘻の　299

な行

内精筋膜　280, 281, 282, 286
内鼠径輪　5, 40, 206, 279, 280, 282, 286
内腸骨静脈　111
内腸骨動脈　107, 110, 112
内尿道括約筋　243
内板，包皮　185
内腹斜筋　56, 282, 286
内分泌療法，前立腺癌の　210

ニップル形成，ストマ作成の　306
肉様膜　210, 211, 283
尿管　6, 12, 32, 36, 38, 62, 91, 296, 297, 300, 302, 317
尿管切石術　374
尿管損傷　262
　──，膀胱腟瘻と　267
尿管皮膚瘻術　296
尿管膀胱吻合術，ボアリ法による　258
尿禁制　243
尿生殖三角　240
尿道　31, 215
　── の離断　148
尿道会陰瘻　229
尿道カルンクル切除　248
尿道海綿体　201, 202, 215, 223
　── 陰茎海綿体シャント術　202
尿道括約筋　140, 142, 146, 148
尿道機能温存　250
尿道憩室　222, 253
尿道脱　249
尿道腟瘻　255, 256
尿道摘除術（男性）　215

尿道粘膜　248, 249, 250, 253, 254
尿道抜去　270
尿膜管　41, 48, 122, 132, 285
尿膜管癌　44
尿路結石　374
尿路再建術　295, 350
尿路変向，腹膜外アプローチによる　42

粘膜下トンネル(法)　121, 123, 259, 261, 267, 290, 292, 293, 311, 331, 333, 335, 336, 339, 342, 345, 347, 353, 360
粘膜フラップ　357

は行

バーチ法，腹圧性尿失禁に対する　276
バンチング　158
バンチングテクニック　145, 146
パウチ　337, 341
馬蹄鉄腎　66
背側静脈群(DVC)　20, 140, 141, 146, 148, 153, 159, 167, 270
排尿困難　208
白膜　212, 214
半腎摘除術　66

ビルハルツ住血吸虫(症)　126, 364
ピンチング　20
脾結腸靱帯　342
鼻鏡　236
表在性下腹壁動静脈　198

プラグ法　208
プリングル法　84
婦人泌尿器の手術　248
副腎腫瘍　70
副腎静脈　61
腹圧性尿失禁　276
腹横筋　56, 286
腹腔内精巣　285
腹直筋　102, 164
腹直筋後鞘　2
腹直筋前鞘　2, 102
腹壁動静脈　103

腹膜外アプローチ
　――，胸膜外アプローチと　68
　――　腰部斜切開による　54
腹膜垂　369
腹膜切開　3, 271
振子部尿道　215

ヘルニア修復術，プラグ法による　208
ヘルニア嚢　208, 280, 282, 284
ヘルニア門　209
閉鎖神経　9, 11, 138, 139

ボアリ法　258
包茎　184
包皮　184
包皮小体　185
放射線照射の既往　342
放射線性膀胱炎　275
傍直腸窩　13, 18, 25, 117
傍尿道口囊胞摘出術　252
傍腹直筋切開　102, 105, 116
膀胱と腹膜の剥離　264
膀胱S状結腸瘻　51
膀胱拡大術　350
　――，S状結腸による　346, 353
　――，回腸による　352
膀胱頸部　37, 39, 49, 134, 141, 143, 251
膀胱憩室　46
膀胱手術，腹膜外アプローチによる　40
膀胱全摘　25, 29
　――，逆行性アプローチ　31
膀胱前腔　258
膀胱側腔　258
膀胱側方靱帯　18
膀胱腟瘻　265, 266
　――と尿管損傷　267
膀胱直腸窩　8, 14, 19, 36
膀胱尿管吻合術，Psoas hitch法による　260
膀胱尿道全摘　269
膀胱破裂　274
膀胱フラップ　357
膀胱部腫瘍　358
膀胱部分切除，腹膜外アプローチによる　41

膀胱ヘルニア　208
膀胱壁　265
膀胱瘤　278
膀胱瘻　48, 231, 242, 356, 358
勃起神経　22

ま行

マイクロターゼ　63
マインツパウチ(変法)　332, 334
マルセーユ三角　9
膜様部尿道　216, 219, 232

ミニマム創泌尿器手術　127

メラノーマ，外尿道口の　250

網囊　28
門脈　84

や行

癒合筋膜　58

予防的尿道摘除術　215
腰筋　55, 260, 267
腰静脈　93, 94, 99, 110
腰動脈　95, 99
腰部斜切開　54
腰方形筋　54, 128

ら行

卵管　7, 38
卵巣　7, 38
　――，血管　7

リングリトラクター　8
両側精巣摘除術　210

ループ尿管皮膚瘻　298

肋下動静脈　56
肋骨弓　72
肋骨上アプローチ　63

欧文索引

2期 Fowler–Stephens 法　285
bare area　83, 85
bivalved cystectomy　49, 274
Buck 筋膜　188, 190
Camey 法　370
Cloquet のリンパ節　10, 198
dartos flap　224, 225
dartos pouch　212, 213, 283
distal shunt　201
flank pad　54, 57, 70
Fowler–Stephens 法　285
fusion fascia　56, 58, 79
Gerota 筋膜　54, 70, 128, 130
　──の前葉と後葉　55
　──筋膜後葉　57, 60, 76
　──筋膜前葉　59, 77, 79
Gibson 切開　293

graft failune の腎摘出　115
lateral pelvic fascia　140, 145–149, 151, 156, 157, 159, 162, 165, 169, 170, 172, 174
Martius flap　255, 257
melanoma in situ，傍尿道口の　192
Nesbit 法　302, 303, 311
Pfannenstiel incision　285, 290
proximal shunt　201
psoas hitch 法　260, 262
reconfigured ileum　339
recto–sigmoid pouch　369
S 状結腸　5, 6, 51, 308, 310, 313, 319, 331, 353
　──による新膀胱　331
S 状結腸間膜　36, 309, 326, 354
S 状結腸導管法　313

S 状結腸動脈　331, 353
same pedicle concept　346
serous–lined tunnel（法）　317, 330, 337, 338, 339, 342, 343, 351, 369
Studer 法　327
T–Pouch　371
tunica vaginalis flap　224
urethral Kock pouch　370
V 字フラップ　299
vertical lumbotomy　75
Wallace タイプの吻合　328
Wallace 法　300, 303, 307, 311, 313
Yang–Monti 管（Yang–Monti tube）　337, 338, 343, 344, 345, 346, 347, 373
　──，回腸による　339